临床内科
常用技术与诊疗要点

（上）

杨丽霞等◎主编

吉林科学技术出版社

图书在版编目（ＣＩＰ）数据

临床内科常用技术与诊疗要点/ 杨丽霞等主编. --
长春：吉林科学技术出版社，2016.6
ISBN 978-7-5578-0809-9

Ⅰ．①临… Ⅱ．①杨… Ⅲ．①内科—疾病—诊疗
Ⅳ．①R5

中国版本图书馆CIP数据核字(2016) 第133540号

临床内科常用技术与诊疗要点

Linchuang neike changyong jishu yu zhenliao yaodian

主　　编　杨丽霞　何晓英　卢东齐　邓　飞　张茂华　毕旭明
副主编　王　伟　黄玉蓉　杨　艳　金学洙
　　　　　朱同刚　阎海燕　王　威
出版人　李　梁
责任编辑　张　凌　张　卓
封面设计　长春创意广告图文制作有限责任公司
制　　版　长春创意广告图文制作有限责任公司
开　　本　787mm×1092mm　1/16
字　　数　895千字
印　　张　36.5
版　　次　2016年6月第1版
印　　次　2017年6月第1版第2次印刷

出　　版　吉林科学技术出版社
发　　行　吉林科学技术出版社
地　　址　长春市人民大街4646号
邮　　编　130021
发行部电话/传真　0431-85635177　85651759　85651628
　　　　　　　　　85652585　85635176
储运部电话　0431-86059116
编辑部电话　0431-86037565
网　　址　www.jlstp.net
印　　刷　虎彩印艺股份有限公司

书　　号　ISBN 978-7-5578-0809-9
定　　价　140.00元

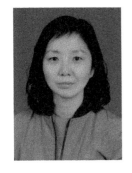

杨丽霞

1977年出生。甘肃省平凉市崆峒区人，临床医学本科学历，学士学位，2001年8月开始在心内科工作至今。曾先后在西京医院心脏内科、兰州军区总医院心脏介入治疗培训基地进修培训。发表文章多篇。擅长冠心病、高血压、心力衰竭、风湿性心脏病、心律失常等疾病的诊断治疗，冠心病的介入治疗、心律失常的介入治疗，还有其他大内科疾病的诊治。获2009年度"万名医师下乡活动"优秀共产党员，2010年度甘肃省医院感染控制知识竞赛优胜奖，2011年度甘肃省抗菌药物临床应用知识竞赛优胜奖，2012年度甘肃省急救技能大赛优胜奖和技术标兵称号。

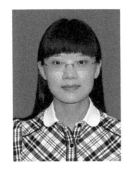

何晓英

1975年出生。1999年毕业于泸州医学院临床医学系，医学硕士，副教授。现就职于西南医科大学附属医院神经内科。从事医疗、教学、科研17年，具有丰富的临床经验和扎实的理论基础，擅长脑血管疾病、癫痫、头痛、神经系统变性等疾病的诊治。共发表论文30余篇，主持及参研了国家"十一五"支撑课题、省部级、厅局级课题等10余项，通过四川省科学技术厅鉴定科研成果1项，获四川省科学技术进步奖三等奖1项，四川省医学科技奖一等奖1项，泸州市科技进步奖一等奖1项。

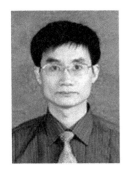

卢东齐

1965年出生。1989年7月毕业于安徽医科大学医学系，现就职于安庆市第二人民医院，肾内科副主任医师，从事肾内科专业。专业特长：中西医结合治疗各种肾脏疾病、血液净化、腹膜透析及内科急危重症的救治、肾活检穿刺术、肾囊肿穿刺减压及硬化术、临时性及带涤伦套导管中心静脉插管术、动静脉内瘘成形术等。在《中国煤炭工业杂志》及《中西医结合肾脏病杂志》发表论文多篇。

编　委　会

前　言

　　内科学作为临床医学的基础学科，重点论述人体各个系统各种疾病的病因、发病机制、临床表现、诊断、治疗与预防。随着社会的发展，国人生活的环境条件不断变化，疾病的诊断、治疗手段也在不断进步。内科疾病的防治不仅是针对病因十分明确的，如感染、营养缺乏、理化病因所致疾病，还要更加重视心理、社会和环境因素、生活方式引起的疾病。临床医生只有不断学习新理论和新技术，才能对常见多发内科病做出快速的诊断和治疗，减轻患者的病情。

　　本书分两篇，第一篇重点介绍了内科的基本理论、基本操作、ICU 以及老年常见多发病等内容。第二篇重点介绍了内科常见的呼吸系统、循环系统、消化系统、泌尿系统、神经系统、内分泌系统疾病、心内科介入治疗与护理等内容。本书内容选材较新颖，图表清晰，详细而不繁杂，实用性较强，希望对于临床一线医务工作者处理相关问题提供参考，也可作为各医学院校学生和基层医生学习之用。

　　在编写过程中，由于作者较多，写作方式和文笔风格不一，再加上时间有限，难免存在疏漏和不足之处，望广大读者提出宝贵意见和建议，以便在下次出版时修正，谢谢。

编　者

2016 年 6 月

前 言

目　录

第一篇　总论

总论

第一章　水电解质及酸碱平衡紊乱

第一节　人体正常体液调节

水是人体内含量最多的成分，体内的水和溶解在其中的物质构成了体液（body fluid）。体液以细胞膜为界分为细胞内液（intracellular fluid，ICF）和细胞外液（extracellular fluid，ECF）。ECF 因存在部位不同分为血浆和细胞间液（interstitial fluid），后者包括淋巴液。体液中的各种无机盐、低分子有机化合物和蛋白质都是以离子状态存在的，称为电解质（electrolate）。

人体的新陈代谢是在体液中进行的，体液的含量、分布、渗透压、pH 及电解质含量必须维持正常，才能保证生命活动的正常进行。各部位体液之间受机体生理机制的调节处于动态平衡。机体有很多非常精细的生理调控系统来维持内环境平衡，这些生理调控系统包括各种缓冲体系和高效率的肺及肾脏器官功能。它们协调工作，调节着细胞内与细胞外的水、电解质和 pH 的平衡。

一、水平衡

婴儿出生时，水分约占总体重的 70%，1 岁以后至中年逐渐降至 60%，其后男性降至 50%，女性因脂肪所占比例增加而使水分比例较男性约少 5%。约 2/3 的总体水（total body water，TBW）分布在 ICF，1/3 存在于 ECF，ICF 和 ECF 之间被细胞膜分隔。ECF 又被毛细血管内皮分隔为 3/4 为细胞间液，1/4 为血管内液。血管内液（全血）的无细胞液体部分（血浆）约占 60%，红细胞等约占 40%。

每天水的最少需求量可通过估算，如肾脏每天排出（尿液）1 200mL，皮肤蒸发和肺部呼出约 200mL，而体内由于氧化产生一部分水（代谢水）。因此，为维持体内水的平衡，成人一天至少应补充 1.5~2L 水。

二、体液中的电解质

体液中的各种无机盐、低分子有机化合物和蛋白质以离子状态存在，称为电解质。它们都具有维持体液渗透压的作用，保持着体内液体的正常分布。其中主要阳离子有钠离子（Na^+）、钾离子（K^+）、钙离子（Ca^{2+}）和镁离子（Mg^{2+}），主要阴离子包括氯离子（Cl^-）、碳酸氢根（HCO_3^-）、磷酸根（HPO_4^{2-}、$H_2PO_4^-$）、硫酸根（SO_4^{2-}）以及有机阴离子如乳酸和蛋白质。体液中氢离子（H^+）的浓度约为其他电解质的百万分之一，体液的酸碱度以（pH）表示，即 $pH = -\log[H^+]$。

1. **体液中电解质的分布及平衡** Na^+、K^+、Cl^- 等是血浆中主要电解质。细胞间液是血浆透过毛细血管的超滤液，其电解质成分和浓度与血浆很相似，但血浆中含有较多的蛋白质，而细胞间液的蛋白质含量较少。细胞外液中主要阳离子和阴离子为 Na^+ 和 Cl^-，而 K^+ 主要分布在细胞内液，这种分布的不同主要是因为细胞膜上钠-钾泵的主动转运功能。钠-钾泵将 Na^+ 从细胞内泵出细胞外，同时将细胞外的钾回收到细胞内。因此，钠-钾泵在维持细胞内外电解质浓度的平衡起着重要的作用。体液中阳离子总数应与阴离子总数相等，并保持电中性。

2. **阴离子间隙** 阴离子间隙（anion gap，AG）是指细胞外液中阳离子总数与阴离子总数之差，计算公式为：$AG = (Na^+ + K^+) - (Cl^- + HCO_3^-)$。波动范围是（$12 \pm 2$）mmol/L。在机体的各种疾病中，因代谢紊乱、酸性代谢产物增多，导致酸中毒，表现为 AG 增加。临床上 AG 升高常见于：①肾功能不全导致的氮质血症或尿毒症，引起磷酸盐和硫酸盐的潴留。②严重低氧血症、休克、组织缺氧等引起的乳酸堆积。③饥饿时或糖尿病患者，因脂肪动员分解增强，酮体堆积，形成酮血症和酮尿症。AG 降低见于低蛋白血症等。

3. **渗透压** 渗透压是指溶质分子通过生物膜的一种吸水力量，使其达到平衡的一种压力。溶液的渗透压与溶解在其中带电荷或不带电荷的颗粒数成比例，而与溶质的分子量、半径等特性无关。由于血浆中晶体溶质数目远远大于胶体数目，所以血浆渗透压主要由晶体渗透压构成。血浆胶体渗透压主要由蛋白质分子构成，其中，白蛋白的分子量较小，数目较多（白蛋白＞球蛋白＞纤维蛋白原），决定血浆胶体渗透压的大小。

4. **体液的交换** 在正常人体，每天补充的水和电解质在体内不断地在各区间进行交换，其中包括血浆与细胞间液、细胞间液与细胞内液之间的交换。人体的消化液、血浆、细胞间液和细胞内液等体液之间不断进行水分的交换，同时伴有营养物质的吸收、代谢物的交换以及代谢终产物的排出。所以体液的交换在维持生物体的生命活动中占有重要地位。各种体液在经常不断地进行交换的过程中保持着动态平衡。若体液中水分和电解质发生数量的改变，可产生脱水、水肿或电解质紊乱等病理症状。

（1）血浆与细胞间液之间的体液交换：血浆与细胞间液的交换主要是在毛细血管部位进行的。血浆的胶体渗透压比细胞间液的胶体渗透压高，通常将此压力差称为血浆有效胶体渗透压。水分在血管与细胞间液之间的交换是由毛细血管的血压和血浆有效胶体渗透压决定的。毛细血管动脉端的血压约为34mmHg，静脉端约为12mmHg。血浆有效胶体渗透压基本恒定，约为22mmHg。

（2）细胞间液与细胞内液之间的体液交换：细胞间液与细胞内液隔以细胞膜，细胞膜是一种功能极其复杂的半透膜。液体总是由渗透压低的一侧流向渗透压高的一侧。当细胞外液渗透压升高时，水由细胞内转移至细胞外以维持体液渗透压的平衡。当细胞外液渗透压降低时，也需要依赖水分由细胞外液进入细胞内而起到调节渗透压的作用。

（卢东齐）

第二节 体液代谢失调

体液动态平衡依赖于机体对水和电解质调节，一旦这种调节失常，就会造成体液平衡失调。水平衡失调常伴有电解质以及渗透压的平衡失调。体液代谢失调可以有 3 种表现：容量失调、浓度失调和成分失调。容量失调是指等渗性体液的减少或增加，只引起细胞外液量的变化，而细胞内液容量无明显改变。浓度失调是指细胞外液中的水分增加或减少，以致渗透微粒的浓度发生改变，即使渗透压发生改变。由于钠离子构成细胞外液渗透微粒的 90%，此时发生的浓度失调就表现为低钠血症或高钠血症。细胞外液中其他离子的浓度改变虽能产生各自的病理生理影响，但因渗透微粒的数量小，不会造成对细胞外液渗透压的明显影响，仅造成成分失调，如低钾血症或高钾血症，低钙血症或高钙血症，以及酸中毒或碱中毒等。

一、水平衡失调

水平衡失调可表现为总体水过少（脱水）或过多（水肿），或变化不大但水分布有明显差异，即细胞内水增多而细胞外水减少，或细胞内水减少而细胞外水增多。水失平衡的基本原因为水摄入和排出不相等，不能维持体内水的动态平衡。

（一）脱水

脱水是指体液丢失造成细胞外液减少。根据其伴有的血钠或渗透压的变化，脱水又分为低渗性脱水即细胞外液减少合并低血钠；高渗性脱水即细胞外液减少合并高血钠；等渗性脱水即细胞外液减少而血钠正常。各种脱水的分类的区别见表 1-1。

表 1-1 3 种不同类型脱水的特点

	高渗性脱水	等渗性脱水	低渗性脱水
特点	水丢失多于 Na^+ 丢失，血浆渗透压升高	丢失的水和电解质基本平衡，血浆渗透压变化不大	电解质丢失多于水的丢失，血渗透压降低
原因	水摄入不足或丢失过多	消化液丢失，大面积烧伤，反复放胸水、腹水等	丢失体液时，只补充水而不补充电解质
临床表现	口渴、尿少、体温上升及出现各种神经精神症状	血容量不足、血压下降、外周血循环障碍等	无口渴感、患者易恶心、呕吐、四肢麻木、无力以及神经精神症状
实验室检查	血浆 Na^+ > 150mmol/L 或 Cl^- + HCO_3^- >140mmol/L	血浆 Na^+ 为 130~150mmol/L 或 Cl^- + HCO_3^- 为 120~140mmol/L	血浆 Na^+ < 130mmol/L 或 Cl^- + HCO_3^- <120mmol/L

（二）水肿

当机体摄入水过多或排出减少，使体液中水增多、血容量增多以及组织器官肿胀，称为水肿或水中毒。引起水肿的原因有血浆蛋白浓度降低、充血性心力衰竭、水和电解质排泄障碍等。水肿后由于血浆渗透压出现不同的变化，又可分为高渗性、等渗性和低渗性水肿。

二、钠平衡失调

Na^+ 是细胞外液主要阳离子，对保持细胞外液容量、调节酸碱平衡、维持正常渗透压和细胞生理功能具有重要意义。细胞外液钠浓度的改变可由水或钠的含量变化而引起，故钠平衡失调常伴有水平衡失调。临床上测定血浆 Na^+ < 130mmol/L 称为低钠血症（hyponatremia），Na^+ > 150mmol/L 称为高钠血症（hypernatremia）。

（一）低钠血症

1. 病因　低钠血症可由钠减少或水增多引起，常见原因如下。

（1）肾性因素：肾功能损害引起的低钠血症有渗透性利尿、肾上腺功能低下、肾素生成障碍以及急、慢性肾功能衰竭等。

（2）非肾性因素：如呕吐、腹泻、肠瘘、大量出汗和烧伤等。除钠丢失外还伴有水丢失，血浆渗透压降低，引起水分向细胞内转移，出现细胞水肿，严重者可出现脑水肿。

2. 临床表现

（1）轻度：血 Na^+ < 135mmol/L，无口渴感，有恶心，呕吐，视觉模糊等。

（2）中度：血 Na^+ < 130mmol/L，有休克初期表现，如脉细速，血压不稳或下降，起立晕倒，尿少而尿中 Na^+ 和 Cl^- 浓度明显下降。

（3）重度：血 Na^+ < 120mmol/L，神志不清，肌痉挛，昏迷，休克。

（二）高钠血症

1. 病因

（1）水摄入不足：昏迷、拒食、消化道病变引起饮水困难，脑外伤、脑血管意外等导致渴感中枢迟钝或渗透压感受器不敏感。

（2）水丢失过多：①经肾外丢失，喘息状态、过度换气、气管切开等可使水从呼吸道丢失过多，胃肠道渗透性水样腹泻也可造成本症。②经肾丢失，主要由中枢性尿崩症及肾性尿崩症或应用大量渗透性利尿药引起。未被控制的糖尿病导致渗透性利尿也可导致高钠血症。

（3）水转入细胞内：乳酸性酸中毒时，糖原大量分解为小分子的乳酸，使细胞内渗透压过高，水转移到细胞内，也造成高钠血症。

（4）钠输入过多：常见于注射 $NaHCO_3$，过多输入高渗性 NaCl 等，患者多伴有严重血容量过多。

（5）肾排钠减少：见于右心衰竭、肾病综合征、肝硬化腹水等肾前性少尿，急、慢性肾功能衰竭等肾性少尿，使用排钾保钠类药物等。

2. 临床表现　临床表现取决于血钠浓度升高的速度和程度，急性高钠血症比慢性高钠血症的症状较严重。高钠血症主要临床表现为神经精神症状。早期主要症状为口渴、尿量减少、软弱无力、恶心呕吐和体温升高；体征为口唇干燥、皮肤失去弹性、眼窝下陷。晚期则出现脑细胞失水的临床表现，如烦躁、易激惹或精神淡漠、思睡、抽搐或癫痫样发作和昏迷；体征有肌张力增高和反射亢进等，严重者因此而死亡。

三、钾平衡失调

（一）钾的生理功能

钾在人体的主要生理功能：①参与细胞内的正常代谢。②维持细胞内容量、离子、渗透压及酸碱平衡。③维持神经肌肉的应激性。④维持心肌的正常功能。

（二）钾的代谢

细胞内钾约占总钾量的 98%，细胞外液钾仅占 2%，血浆钾仅占 0.3%。正常血浆钾浓度为 3.5 ~ 5.5mmol/L。钾代谢平衡包括两个方面：①摄入与排出平衡，人体钾的来源完全从外界摄入。②细胞内、外平衡。

肾排钾受多种因素影响：①醛固酮能促进各段肾小管对钠的重吸收和钾的排泄。②醛固酮分泌除受肾素 - 血管紧张素系统调节外，还受到血钾、钠浓度的影响，当血钾升高、血钠降低时，醛固酮合成增加。③体液酸碱平衡改变也影响肾脏对钾的排泄，酸中毒时，尿钾增多；碱中毒时，尿钾减少。

（三）血钾异常

临床上以测定血清钾的浓度为准。影响血钾浓度的因素：①各种原因引起钾自细胞内移出时，则血钾增高。相反，某原因使细胞外液钾进入细胞内，血钾即降低。②细胞外液稀释时，血钾降低，浓缩时，血钾增高。③钾总量过多往往血钾过高，钾总量缺乏则常伴有低血钾。但当细胞外液的钾大量进入细胞内或血浆受到过分稀释时，钾总量即使正常，甚至过多时，也可能出现低血钾。若细胞内钾向细胞外大量释放或血浆明显浓缩时，钾总量即使正常甚至缺钾时也可能出现高血钾。④体液酸碱平衡紊乱，必定会影响到钾在细胞内外液的分布及肾排量的变化。

临床观察钾平衡时，除了观察血钾浓度外，还应考虑影响血钾的其他因素，如肾功能、醛固酮及肾素水平、酸碱平衡、尿电解质等，以便综合分析钾平衡紊乱的原因和对机体代谢的影响程度。

1. 低钾血症　是指实验室检查血清钾 <3.5mmol/L。

（1）病因：①钾摄入不足，如慢性消耗性疾病，长时间进食不足使钾摄入减少，而肾脏照常排钾。②钾排出增多，如严重呕吐、腹泻、胃肠减压和肠瘘等因消化液丢失造成低钾。肾上腺皮质激素有促进排钾作用，长期应用可能引起低血钾。③细胞外钾进入细胞内，如静脉输入过多葡萄糖，尤其是加用胰岛素时，钾进入细胞内促进葡萄糖合成糖原，很易造成低血钾。代谢性碱中毒或输入过多的碱性药物，形成急性碱血症，H^+ 从细胞内移出到细胞外中和碱性，细胞外钾则进入细胞内，造成低血钾。④血浆稀释也可造成低血钾症。

（2）临床表现：低血钾改变了细胞内外钾含量的比例而影响神经肌肉的兴奋性，也影响细胞膜的功能，使患者出现低血钾的临床症状。严重低钾血症可出现肌无力，导致麻痹和呼吸衰竭。低血钾最重要的是影响心肌功能，表现为室上性心动过速、心传导阻滞、室性期外收缩和室性心动过速，严重者心跳停止于收缩期。典型心电图改变为 T 波降低、变平甚至倒置，进而出现 ST 段降低、QT 间期延长和 U 波，但并不是所有低钾血症患者心电图具有上述典型改变，因此不能仅依据心电图诊断有无低钾血症。其他肌肉功能紊乱包括痉挛、肌束自发性收缩、麻痹性肠梗阻、换气过低、低血压、搐搦、横纹肌溶解。持续性低钾血症还可损害肾浓缩功能，引起多尿伴继发性烦渴。虽然低钾血症同样可伴随代谢性酸中毒发生，如腹泻和肾小管酸中毒，但常常有代谢性碱中毒。低钾血症导致碱中毒的原因为 K^+ 自细胞内代偿性移至细胞外液，将通过 Na^+、H^+ 交换进行，每移出 3 个 K^+，即有 2 个 Na^+ 和 1 个 H^+ 进入细胞内，细胞外液 H^+ 浓度降低；同时肾脏远曲小管 Na^+、K^+ 交换减少，而 Na^+、H^+ 交换，H^+ 排泄增加，患者出现低钾性碱中毒，而尿液反成酸性，称为反常性酸性尿。

2. 高钾血症　是指实验室检查血清钾 >5.5mmol/L。

（1）病因：①钾输入过多，如钾溶液输入过快或量过大，特别是肾功能不全、尿量减少时，又输入钾溶液，尤其容易引起高钾血症。②排泄障碍，如少尿或无尿，如急性肾功能衰竭。③细胞内钾向细胞外转移，如大面积烧伤，组织细胞大量破坏，细胞内钾大量释放入血。代谢性酸中毒，血浆 H^+ 往细胞内转移，细胞内的钾转移到细胞外。与此同时，肾小管上皮细胞泌 H^+ 增加，泌钾减少，使钾潴留于体内。

（2）临床表现：高钾血症可出现神经肌肉症状，如肌肉酸痛、苍白和肢体湿冷等一系列类似缺血现象。主要毒性作用在心脏，可发生心内传导阻滞，出现心跳变慢及心律不齐，引起循环功能衰竭，甚至引起纤维性颤动，最后心脏停搏于舒张期。典型心电图表现为 T 波高尖、P 波下降，进而出现 QRS 波增宽。

四、钙平衡失调

（一）体内的钙的组成

体内的钙大部分以磷酸钙和碳酸钙的形式储存于骨骼中。血清钙浓度的正常值为 2.5mmol/L．其中 45% 为离子化钙，对维持神经肌肉的稳定性起重要作用；约 50% 为与血清蛋白相结合的非离子化钙；5% 为与血浆和组织之间液中其他物质相结合的非离子化钙。离子化与非离子化钙的比例与血液 pH 相关，酸中毒时 pH 降低离子化钙增加，碱中毒时 pH 上升可使离子化钙减少。

（二）影响血钙浓度因素

甲状旁腺激素增加血钙、降低血磷；降钙素、维生素 D 代谢物质降低血钙。氢离子浓度降低可减少离子钙浓度。离子钙是钙的生理活性形式。pH 每升高 0.1，离子钙降低 3% ~ 8%。白蛋白减少可降低总钙水平，但不影响离子钙浓度。

（三）血钙异常

1. 高血钙

（1）病因：多数高钙血症患者由甲状旁腺功能亢进或恶性肿瘤所致。甲状旁腺功能亢进症时可分泌过多的甲状旁腺素，促使破骨细胞活性增加，动员骨钙释放入血，近端肾小管对钙的回吸收增加，并间接促进肠钙吸收而形成高钙血症。恶性肿瘤可伴溶骨性转移，多见于乳腺癌、肾癌、肺癌和前列腺癌等，溶骨性转移引起大量骨质破坏，其释放出的钙超过肾和肠清除钙的能力，出现高血钙。约有 1/3 的患者在出现高血钙时可合并有低钾血症。

（2）临床表现：取决于血钙增高的程度和速度，主要表现为：①食欲不振、恶心、呕吐为最常见。②肾浓缩能力降低同时有溶质性利尿，患者有多尿、多饮、烦渴。③可损害神经系统传导，患者情绪低沉、失眠和表情淡漠等。严重者可有嗜睡、恍惚、幻觉，甚至昏迷。④高钙血症可增强心脏收缩，影响心脏传导，有心动过速或心动徐缓，心律失常，血压轻度增高，容易发生洋地黄中毒。当血钙≥3.75mmol/L 时，多数患者病情迅速恶化，如不及时抢救，常死于肾功能衰竭或循环衰竭。

2. 低血钙

（1）病因：①甲状旁腺激素（PTH）缺乏或作用受阻。②维生素 D 缺乏或代谢异常。③慢性肾功能不全。④急性胰腺炎。

（2）临床表现：Ca^{2+} 浓度 < 1.5mmol/L 即可出现低钙血症的症状和体征。临床上常表现感觉异常、口唇麻木、深部腱反射亢进、痉挛、无力、恍惚和惊厥。患者也可出现 Chvostek 征（当手指敲击颧弓部位第Ⅶ对颅神经时出现嘴角颤动）或 Trousseau 征（当血压计袖带高于收缩压时充气 3min 以上，即可引起手部痉挛）。pH 每下降 0.1，离子钙的浓度大约会升高 0.05mmol/L，这是因为 H^+ 替代了与白蛋白结合的 Ca^{2+}；同样，如果 pH 升高，钙与白蛋白结合增多，因此，碱中毒的患者可有总体钙正常，而 Ca^{2+} 降低。难治性心力衰竭患者的血钙浓度也会降低。

五、镁平衡失调

正常成人体内镁总量约为 1 000mmol，约合镁 23.5g，约有 50% 的镁存在于骨骼内，其余几乎都存在于细胞内，仅有 1% 存在于细胞外液中。血清镁浓度的正常值为 0.70 ~ 1.20mmol/L。当机体血清镁浓度降低时，肾脏的排镁并不停止。在许多疾病中，均可出现镁代谢的异常。

（一）镁缺乏

1. 病因 长期的胃肠道消化液丧失，如肠瘘或大部分小肠切除术后，长期进食不足；长期应用无镁溶液治疗，静脉高营养未加适量镁作补充等。

2. 临床表现 常见症状有记忆力减退、精神紧张、易激动、神志不清、烦躁不安、手足徐动症样运动等。患者面容苍白、精神萎靡。严重缺镁者可有癫痫发作。

对于存在诱发因素且伴低血镁症状的患者，应该怀疑有镁的缺乏。镁缺乏常和缺钾与缺钙同时存在，在某些低钾血症患者中，若补钾后情况仍无改善时，应考虑有镁缺乏。血清镁浓度的测定一般对确诊价值不大，因为镁缺乏不一定会出现血清镁过低，而血清镁过低也不一定有镁缺乏。必要时，镁负荷试验有助于镁缺乏的诊断。正常人在静脉输注氯化镁或硫酸镁 0.25mmol/kg 后，注入量的 90% 很快地从尿内排出，而在镁缺乏患者，注入相同量的溶液后，输入镁的 40% ~80% 可保留在体内，甚至每天从尿中仅排出镁 1mmol。

（二）镁过多

1. 病因 常见于肾功能不全时，或应用硫酸镁治疗子痫的过程中。早期烧伤、大面积损伤或外科应激反应、严重细胞外液不足和严重酸中毒也可引起血清镁的增高。

2. 临床表现 疲倦、乏力、腱反射消失和血压下降等。血清镁浓度有较大的增高时，心脏传导功能发生障碍，心电图显示 PR 间期延长，QRS 增宽和 T 波升高，与高钾血症时的心电图变化相似。晚期可出现呼吸抑制、嗜睡和昏迷，甚至心搏骤停。血镁 >3.5mmol/L 深部腱反射消失；血镁 >4mmol/L 出现肌无力；血镁 >5mmol/L 可有低血压；血镁 >8mmol/L 时出现呼吸麻痹。

（卢东齐）

第三节 酸碱平衡失调

正常人体的动脉血 pH 为 7.35～7.45，正常血液酸碱度是维持人体代谢及生理功能所必需的。pH < 7.35 为酸血症，pH > 7.45 为碱血症。机体通过多种方式调节血液酸碱度在正常范围内。当 H^+ 增加时，首先通过细胞外的缓冲系统降低其浓度，其次通过呼吸增快由肺排出 CO_2，部分 H^+ 进入细胞内，最后由肾脏排出 H^+，回收 HCO_3^-。肾脏虽然调节过程缓慢，但是作用重要，在处理酸碱平衡失调时需注意保护肾功能。

细胞内外的缓冲系统包括：碳酸氢盐－盐酸系统（$HCO_3 - H_2CO_3$）系统、血红蛋白（$HbO_2 - HHbO_2$ 及 $Hb - HHb$）系统、磷酸盐（$B_2HPO_4 - BH_2PO_4$）系统、血浆蛋白质（$Pr - HPr$）系统。碳酸氢盐－盐酸系统负责细胞外液的缓冲调节，血红蛋白缓冲系统负责细胞内液的缓冲，前者更为重要。细胞内外缓冲系统的特点是作用快，但缓冲能力有限，还需依靠肾脏和肺的调节。

正常氧代谢的最终产物主要是 CO_2 与 H_2O_2。正常成人在静息状态下每分钟产生 CO_2 约 200mL，相当于 10mmol。在剧烈运动时代谢亢进，CO_2 的产生量可增加 10 倍，由于肺的代偿作用，PCO_2 是相当恒定的，保持在 36～44mmHg。如果机体产生 CO_2 增多，通过 CO_2 对延髓呼吸中枢以及化学感受器的作用，呼吸运动加快、增强，通气量增加，CO_2 排出亦增加；反之亦然，这就是肺的调节作用。

正常情况下，肾脏每天可排出 H^+ 50～100mmol。当体内 H^+ 产生增加时，肾脏的排 H^+ 功能可增加 10 倍。肾脏排出 H^+ 保留 HCO_3^- 作用，就是肾脏调节酸碱平衡的基本形式。

机体对维持酸碱平衡的调节有以下几个特点：①"肺快肾慢"，快与慢是指代偿作用的产生并达到最大代偿程度和消退的速率而言。肺代偿起始于代谢指标变化后 30～60min，在数小时内即可达高峰；与此相反，肾的代偿则始于呼吸指标变化后 8～24h，在 5～7 天方能达到最大代偿程度。肾代偿的消退亦慢，约需在呼吸指标纠正后 48～72h。充分认识"肺快肾慢"这一特点，对临床病情判断与治疗都是十分重要的。②代偿作用是有限度的，如肾代偿肺的极限，是指单纯性呼酸的患者，当 $PaCO_2$ > 60mmHg 并继续升高时，肾代偿也无法使血液中的 HCO_3^- 超过 40mEq/L；换言之，HCO_3^- ≤40mEq/L 或 BE ≤15mEq/L 就是肾代偿的极限。此时患者的 $PaCO_2$ 若进一步增加（>60mmHg），pH 就会随着 $PaCO_2$ 的上升而相应下降。根据同一法则，慢性呼酸患者，如果 BE > 15mEq/L，则不应单纯归咎于代偿所致，而应考虑此病例合并有代碱，因而应当作出复合性酸碱失衡的判断。③代偿是机体的一种生理性反应，它以原发性酸碱失衡为动力，属于继发性改变，代偿不会"过度"。临床上发现"过度代偿"，应考虑复合性酸碱失衡。

判断机体酸碱平衡失调的指标包括：①血 pH。②呼吸性指标：二氧化碳分压（PCO_2）和氧分压（PO_2）。③代谢性指标：标准碳酸氢盐（SB）、实际碳酸氢盐（AB）、剩余碱（BBE）、缓冲碱（BB）等。酸碱平衡由呼吸和代谢两个部分组成。机体新陈代谢可产生两种酸，即呼吸酸（H_2CO_3）和代谢酸。呼吸酸来自 H_2CO_3，又可分解成 CO_2 和 H_2O，由于 CO_2 可由肺排出，因而称为挥发性酸。代谢酸一般均来自氨基酸、脂肪和碳水化合物的中间代谢产物（乳酸等有机酸，还有磷酸及硫酸等无机酸），它们均由肾脏排出。由此可以看出，酸碱平衡与机体的呼吸、代谢状态以及肺、肾功能有着密切的关系。

血液酸碱度的异常多伴有电解质的改变，特别是代谢性因素导致的酸碱平衡失调。酸碱平衡失调一般分为 4 种：代谢性酸中毒、代谢性碱中毒、呼吸性酸中毒及呼吸性碱中毒（表 1 - 2）。

表 1 - 2　酸碱平衡失调的代偿变化

	最初改变	代偿性反应	预期代偿	代偿时限	代偿极限
代谢性					
酸中毒	↑HCO_3^-	↓PCO_2	$PCO_2 = 1.5 (HCO_3^-) + 8 \pm 2$		
			$HCO_3^- \downarrow 1mmol/L$，$PCO_2 \downarrow 1 \sim 1.3mmHg$		
			pH 的后两位数 = PCO_2（如 $PCO_2 = 28$，pH = 7.28）		
			$HCO_3^- + 15$ = pH 的后两位数（$HCO_3^- = 15$，pH = 7.30）		
碱中毒	↑HCO_3^-	↑PCO_2	$HCO_3^- \uparrow 10mmol/L$，$PCO_2 \uparrow 6mmHg$	12 ~ 24h	10mmHg
			$HCO_3^- + 15$ = pH 的后两位数（$HCO_3^- = 35$，pH = 7.50）		
呼吸性					
酸中毒					
急性	↑PCO_2	↑HCO_3^-	$PCO_2 \uparrow 10mmHg$，$HCO_3^- \uparrow 1mmol/L$	几分钟	30mEq/L
慢性	↑PCO_2	↑HCO_3^-	$PCO_2 \uparrow 10mmHg$，$HCO_3^- \uparrow 3.5mmol/L$	3 ~ 5d	42 ~ 45mEq/L
碱中毒					
急性	↓PCO_2	↓HCO_3^-	$PCO_2 \downarrow 10mmHg$，$HCO_3^- \uparrow 2mmol/L$	几分钟	30mEq/L
慢性	↓PCO_2	↓HCO_3^-	$PCO_2 \downarrow 10mmHg$，$HCO_3^- \uparrow 5mmol/L$	3 ~ 5d	12 ~ 15mEq/L

（卢东齐）

第四节　单纯性酸碱平衡紊乱

一、单纯性代谢性酸中毒

单纯性代谢性酸中毒（metabolic acidosis）是指血浆 HCO_3^- 原发性减少，导致血浆 pH 下降的酸碱平衡紊乱。按 AG 值的变化，代谢性酸中毒可分为 AG 增高型和 AG 正常型。

（一）病因与机制

1. AG 增高型代谢性酸中毒　特点是血浆固定酸增多，AG 增高，血氯含量正常。常见原因如下：

（1）固定酸摄取过多：如大量服用阿司匹林，使血浆中的有机酸阴离子增多而引起酸中毒。

（2）固定酸生成过多：①乳酸性酸中毒，见于休克、心力衰竭、低氧血症等，可导致组织细胞缺血缺氧，乳酸生成增加引起酸中毒。②酮症酸中毒，糖尿病时，因胰岛素相对或绝对不足使葡萄糖利用减少，脂肪加速分解，可生成大量酮体（β - 羟丁酸、乙酰乙酸和丙酮），当超过外周组织氧化利用和肾脏排出能力时，可造成酮症酸中毒。

（3）固定酸排出减少：肾功能衰竭时，固定酸经肾排泄障碍而在体内蓄积，肾小管泌

H^+产NH_4^+和重吸收HCO_3^-能力减弱，使血浆中的H^+增高，SO_4^{-2}、HPO_4^{2-}等相应增多。

2. AG 正常型代谢性酸中毒　特点是 AG 正常，血氯升高。常见的原因如下。

（1）摄入氯过多：见于长期或大量服用氯化铵、盐酸精氨酸等药物，在体内生成大量的 HCl，并消耗血浆中 HCO_3^-，导致酸中毒。

（2）经消化道丢失 HCO_3^- 过多：见于严重腹泻、小肠和胰腺外引流等情况。大量 $NaHCO_3$ 随肠液丢失，增强肾小管对 Na^+ 和 Cl^- 的重吸收，导致血浆 Cl^- 增高。

（3）肾脏泌 H^+ 功能障碍：①肾功能不全时肾小管泌 H^+ 和重吸收 HCO_3^- 减少。②肾小管性酸中毒，排 H^+ 功能障碍，血浆 H^+ 增高。③长期或大量应用碳酸酐酶抑制剂，如过多服用乙酰唑胺，造成肾小管上皮细胞生成 H_2CO_3 减少，肾小管泌 H^+ 和重吸收 HCO_3^- 障碍。

（二）机体的代偿

1. 血液与细胞内的缓冲作用　代谢性酸中毒发生 $2 \sim 4h$ 后，血液中的 H^+ 可被血浆缓冲系统的缓冲，生成弱酸 H_2CO_3，进一步解离为 CO_2 经肺排出。H^+ 还以离子交换方式进入细胞内，K^+ 从细胞内逸出，导致血钾升高。

2. 肺的代偿作用　酸中毒时肺的代偿反应十分迅速，发病后 $10min$ 即可启动，$12 \sim 24h$ 达到高峰。血液中 H^+ 浓度增加可引起呼吸中枢兴奋，肺泡通气量增加，CO_2 排出增多，肺的代偿作用随着酸中毒的加重而逐步增强。

3. 肾的代偿作用　肾脏的调节作用相对较为缓慢，常在酸中毒发生数小时后启动，$3 \sim 5$ 天才能达到最高峰。除肾性自身原因外，其他任何原因导致的代谢性酸中毒，肾脏均可发挥其排酸保碱的重要调节作用。当血液 H^+ 升高时，肾小管泌 H^+、泌 NH_4^+ 和重吸收 HCO_3^- 增多，加速固定酸从尿液排泄。

4. 血气的变化　HCO_3^- 原发性降低，AB、SB、BB 均降低，BE 负值加大，通过呼吸代偿后，$PaCO_2$ 可继发性下降。代谢性酸中毒经机体代偿后，若 HCO_3^- ∶ H_2CO_3 接近 20∶1，血液 pH 正常，称代偿性代谢性酸中毒，否则称为失代偿性代谢性酸中毒。

（三）对机体的影响

1. 心血管系统　①心肌收缩力减弱：血 H^+ 增高可引起心肌细胞代谢障碍，阻碍心肌细胞 Ca^{2+} 内流和肌浆网的 Ca^{2+} 释放，导致心肌收缩力减弱。②室性心律失常：多由于酸中毒时血钾升高引起，可出现传导阻滞、心室纤颤，甚至心搏骤停。③血管张力降低：H^+ 增高时，毛细血管前括约肌及微动脉平滑肌对儿茶酚胺的反应性降低，血管床扩张，回心血量减少，血压下降。

2. 中枢神经系统　酸中毒时可影响细胞内氧化磷酸化过程，脑组织 ATP 生成减少，抑制性介质 $\gamma -$ 氨基丁酸生成增多，导致中枢神经系统代谢障碍，表现为意识障碍、嗜睡、昏迷，甚至因呼吸和血管麻痹而致死亡。

二、单纯性呼吸性酸中毒

单纯性呼吸性酸中毒（respiratory acidosis）是指 $PaCO_2$（或血浆 H_2CO_3）原发性升高，血浆 pH 下降的一种酸碱平衡失调。依据其病程长短可分为急性和慢性两种。

（一）原因与发病机制

1. CO_2排出减少　常见于呼吸通气功能障碍所致的CO_2排出受阻，具体如下。

（1）呼吸中枢抑制：如颅脑损伤、脑卒中、呼吸中枢抑制剂（吗啡、安定类）应用过量、酒精中毒等，呼吸中枢抑制引起呼吸减慢，导致CO_2潴留。

（2）呼吸肌麻痹：如重症肌无力、急性脊髓灰质炎、有机磷农药中毒、重度低钾血症等，呼吸肌乏力，肺泡扩张受限，导致CO_2排出障碍。

（3）呼吸道梗阻：如喉头水肿、痉挛、异物堵塞气管等，也可因支气管哮喘、慢性阻塞性肺部疾患导致。

（4）胸廓病变：如严重的胸部创伤、大量气胸及胸腔积液等，胸廓活动受限导致CO_2排出减少。

（5）肺部疾患：如呼吸窘迫综合征、急性心源性肺水肿、重度肺气肿等，因严重通气障碍和肺泡通气急剧减少而引起CO_2排出受阻。

（6）呼吸机使用不当：如通气量设置过低，使CO_2排出减少。

2. CO_2吸入过多　如矿井塌陷时机体吸入过多的CO_2而引起。

（二）机体的代偿调节

呼吸性酸中毒的原发病为肺通气功能障碍，碳酸氢盐缓冲系统和肺不能有效进行缓冲和代偿，此时必须依赖血液非碳酸氢盐缓冲系统和肾脏发挥代偿作用。

1. 细胞内外离子交换和细胞内缓冲　急性呼吸性酸中毒时主要的代偿方式，但代偿能力有限，往往出现失代偿状态。

2. 肾的调节作用　慢性呼吸性酸中毒时主要的代偿方式，肾小管上皮细胞谷氨酰胺酶活性增强，肾小管泌H^+、NH_4^+和重吸收HCO_3^-明显增多，酸性物质随尿排出体外，血浆HCO_3^-增高，若HCO_3^-：H_2CO_3接近20：1，则形成代偿性呼吸性酸中毒。

3. 血气参数变化状况

（1）急性呼吸性酸中毒：由于出现CO_2急剧潴留，肾脏来不及发挥代偿作用，HCO_3^-/H_2CO_3值减少，血浆pH下降，常为失代偿性呼吸性酸中毒。其血气参数变化为：$PaCO_2$原发性增高，AB＞SB，BB、BE变化不大。

（2）慢性呼吸性酸中毒：虽然有CO_2的潴留，但肾脏已经充分代偿，可使HCO_3^-：H_2CO_3接近或达到20：1，血浆pH略低或正常，形成失代偿性或代偿性呼吸性酸中毒。其血气参数变化为：$PaCO_2$原发性增高，AB、SB、BB均升高，AB＞SB，BE正值增大。

（三）对机体的影响

呼吸性酸中毒对心脏的影响与代谢性酸中毒类似，不同的是PCO_2升高可引起一系列血管运动和神经精神障碍。

1. CO_2对血管的舒张作用　体内的CO_2可直接扩张脑血管，使脑血流量增加，颅内压及脑脊液压增高，引起持续性头痛，尤以夜间和晨起时为甚。

2. 中枢神经系统功能障碍　主要起因于高碳酸血症。常见于$PaCO_2$＞80mmHg时，早期症状为头痛、焦虑、不安等，晚期可见震颤、精神错乱、嗜睡、昏迷等"CO_2麻醉"表现，严重时可产生肺性脑病。

三、单纯性代谢性碱中毒

单纯性代谢性碱中毒（metabolic alkalosis）是指血浆 HCO_3^- 原发性增高，导致血浆 pH 升高的一种酸碱平衡紊乱。根据应用盐水后的疗效可分为盐水反应性碱中毒和盐水抵抗性碱中毒两类。

（一）原因与发病机制

1. H^+ 丢失过多

（1）经胃丢失：正常情况下，胃黏膜壁细胞能将胞质中的 CO_2 和 H_2O 催化生成 H_2CO_3，后者解离为 H^+ 和 HCO_3^-。H^+ 与来自血浆的 Cl^- 生成 HCl，进食时分泌到胃腔内，成为胃液的主要成分。HCO_3^- 则返回血液，一过性地使血浆 HCO_3^- 升高，称"餐后碱潮"。这种状况直到酸性食糜进入十二指肠，其内的 H^+ 刺激肠黏膜细胞和胰腺分泌大量 HCO_3^-，并与 H^+ 中和。剧烈呕吐时，大量 HCl 随胃液丢失，难以足量中和血浆中的 HCO_3^-，使血浆中 HCO_3^- 原发性升高，形成代谢性碱中毒。

（2）经肾丢失

1）应用利尿药：长期应用某些利尿剂（如速尿）能抑制肾小管髓袢升支重吸收 Cl^-、Na^+ 和 H_2O，使远曲小管滤液中 Na^+ 和 Cl^- 增高，H^+ 锐降，并伴流量增大和流速加快，从而导致远曲小管和集合管泌 H^+、K^+ 增加，重吸收 HCO_3^- 增多，Cl^- 随尿液大量排出，产生低氯性碱中毒。

2）盐皮质激素增多：原发性或继发性醛固酮增多症时，体内增多的醛固酮除可促使集合管保 Na^+ 排 K^+、泌 H^+ 外，还可刺激其泌氢细胞排泌 H^+，结果血浆 H^+ 浓度降低，造成低钾性碱中毒。

2. 碱性物质负荷过量 常为医源性因素导致。如肾功能不全的患者输注过多的碳酸氢钠，或大量输入库存血（含柠檬酸盐），因肾小管对 HCO_3^- 的排泌障碍而使血浆 HCO_3^- 原发性升高。

3. H^+ 向细胞内转移 低钾血症时，出现细胞内、外 $K^+ - H^+$ 交换，K^+ 移出细胞外，H^+ 进入细胞内，血浆 H^+ 下降，形成代谢性碱中毒。此时，由于肾小管上皮细胞内 H^+ 增多，肾小管泌 H^+ 相应增加，尿液呈酸性称反常性酸性尿。

（二）机体的代偿调节

1. 肺的代偿调节 为代谢性碱中毒的主要调节方式。代偿反应较快，在发病后数分钟开始启动，$12 \sim 24h$ 可达到代偿高峰。其调节过程为，当血浆 H^+ 降低时，呼吸中枢受抑制，呼吸运动减弱，肺泡通气量减少，$PaCO_2$ 或 H_2CO_3 继发性升高，以维持 HCO_3^-：H_2CO_3 接近 20：1。但由于受到呼吸抑制所致的 PaO_2 降低和 $PaCO_2$ 升高反向调节的影响，又可反射性地兴奋呼吸中枢使呼吸运动增强，肺泡通气量增大，结果肺的上述调节作用往往有限，难以达到完全代偿。

2. 体液的缓冲作用和细胞内、外离子交换 代谢性碱中毒时，体液缓冲系统中的弱酸（H_2CO_3、HHb、$HHbO_2$、Hpr、HPO_4^-）可直接缓冲增多的 HCO_3^-。同时 H^+ 下降，细胞内、外 $H^+ - K^+$ 交换增多，H^+ 移出细胞外，K^+ 进入细胞内，出现继发性低钾血症。

3. 肾的调节作用 作用较为缓慢，$3 \sim 5$ 天后才可达到代偿高峰。碱中毒时，血浆 H^+

下降，肾小管泌 H^+、泌 NH_4^+ 和重吸收 HCO_3^- 减少，血浆 HCO_3^- 继发性下降，尿液中 HCO_3^- 排出增多，呈碱性尿（低钾性碱中毒除外）。

4. 血气参数的变化　经过上述代偿调节，血浆 HCO_3^-/H_2CO_3 比值可正常或升高，血浆 pH 相应正常或增大，可出现代偿性或失代偿性代谢性碱中毒。其血气参数变化为：HCO_3^- 原发性升高，AB、SB、BB 均增高，AB＞SB，BE 正值增大。

（三）对机体的影响

1. 中枢神经系统功能障碍　重度代谢性碱中毒时常有烦躁不安、精神错乱、谵妄、意识障碍等临床表现，其发生机制与血浆 H^+ 下降时，脑组织内 γ-氨基丁酸生成减少，对中枢神经系统抑制减弱和血红蛋白氧离曲线左移所致的脑组织缺氧等有关。

2. 血红蛋白氧离曲线左移　受血浆 pH 升高的影响所致，Hb 与 O_2 的亲和力增强，引起血红蛋白氧离曲线左移，流经组织血液中的 Hb 不易释放 O_2，引起组织缺氧。

3. 血浆游离 Ca^{2+} 降低　常见于急性代谢性碱中毒，因血浆 H^+ 降低，血浆游离钙转化为结合钙，使血浆游离钙浓度降低，造成神经肌肉应激性增高，出现面部和肢体肌肉抽动、手足搐搦、惊厥等症状。

4. 低钾血症　为代谢性碱中毒所致。其发生机制为：血浆 H^+ 降低时，细胞内外 H^+-K^+ 交换增多，H^+ 移出细胞外，K^+ 进入细胞内，可直接降低血 K^+。此外，肾小管上皮细胞泌 H^+ 减少，尿 K^+ 排出增多，导致低钾血症。

四、单纯性呼吸性碱中毒

单纯性呼吸性碱中毒（respiratory alkalosis）是指血浆 H_2CO_3 原发性减少，以致血浆 pH 升高的一种酸碱平衡紊乱。根据其发病时间可分为急性呼吸性碱中毒和慢性呼吸性碱中毒两种类型。

（一）原因与发病机制

1. 低氧血症　如肺水肿、肺炎、间质性肺疾患等外呼吸功能障碍，或吸入气 PaO_2 过低，均可造成肺通气过度，以致 CO_2 排出过多。

2. 肺疾患　急性呼吸窘迫综合征（ARDS）、肺梗死、肺炎等所致的呼吸性碱中毒，其发生机制除低氧血症作用外，还与肺牵张感受器和肺毛细血管旁感受器受刺激，以致肺过度通气有关。

3. 呼吸中枢受到直接刺激　通常可直接刺激呼吸中枢，导致过度通气。常见的疾患：①中枢神经系统疾病，如脑外伤、脑肿瘤、脑炎等。②精神障碍，如癔病发作。③某些药物，如水杨酸、氨等。④机体代谢率过高，如甲状腺功能亢进、高热等。

4. 人工呼吸机使用不当　如通气量设置过大，患者 CO_2 排出过多。

（二）机体的代偿调节

1. 急性呼吸性碱中毒　主要的代偿调节方式是细胞内外离子交换和细胞内缓冲。代偿调节的过程为：①细胞内 H^+ 外逸，受血浆 H_2CO_3 迅速下降的影响，由细胞内非碳酸氢盐缓冲系统（血红蛋白、磷酸、蛋白质等）和细胞代谢产物乳酸提供的 H^+，可迅速通过细胞内外 H^+-K^+ 交换而移出细胞外，与 HCO_3^- 结合生成 H_2CO_3，使血浆 H_2CO_3 有所回升，HCO_3^-

浓度相应下降。同时，细胞外 K^+ 进入细胞，形成继发低钾血症。②血浆中的 HCO_3^- 进入红细胞，部分血浆 HCO_3^- 通过与 Cl^- 互相交换而进入红细胞内，与胞质中的 H^+ 生成 H_2CO_3，并解离为 CO_2 和 H_2O，CO_2 从红细胞中移出可提高血浆 H_2CO_3。但由于该种代偿能力相当有限，故急性呼吸性碱中毒往往失代偿。

2. 慢性呼吸性碱中毒　主要靠肾脏充分代偿调节。但这种代偿作用较为缓慢，因此难以在急性呼吸性碱中毒时起效。通常经它可使肾小管上皮细胞泌 H^+、泌 NH_4^+ 和重吸收 HCO_3^- 少，血浆 HCO_3^- 下降，尿液为碱性。

3. 血气参数变化状况

（1）急性呼吸性碱中毒大多为失代偿性的，故 $PaCO_2$ 原发性降低，血浆 pH 升高，AB < SB，BB、BE 基本不变。

（2）慢性呼吸性碱中毒经肾充分代偿调节后，可出现代偿性或失代偿性两种。故 $PaCO_2$ 原发性降低，血浆 pH 正常或升高，AB < SB，SB、AB、BB 继发性减少，BE 负值增大。

（三）对机体的影响

呼吸性碱中毒时，低碳酸血症可导致脑血流量减少，患者容易产生眩晕、抽搐（与血浆游离 Ca^{2+} 减少有关）、四肢及口周围感觉异常、意识障碍等临床表现。此外，多数重度患者血浆磷酸盐明显降低，细胞内 H^+ 下降，使糖原分解加强。

（卢东齐）

第五节　混合性酸碱平衡失调

混合性酸碱平衡失调是由各种原因引起的，由 2 个或 2 个以上原发改变和相应的代偿改变所构成的酸碱平衡失调。通常所说的复合性酸碱平衡失调是指各种单纯性代谢性酸碱平衡失常与单纯性呼吸性酸碱平衡失常同时出现。在呼吸性酸碱平衡失调中，不可能同时既存在呼碱，又有呼酸，所以没有呼碱和呼酸合并存在。而代谢性酸碱平衡失调则不然，代谢性酸碱平衡失调的类型很多，而残余阴离子（residual anion，RA）概念的引入使我们有可能对各种单纯性代谢性酸碱失衡加以区分。RA = [（Na^+ + K^+ + 8）- （HCO_3^- + Cl^-）] mEq/L，RA 的正常值为 12mEq/L，RA 增高提示有酸中毒的存在，往往是复合性酸碱失衡中代酸存在的唯一线索。如果在此基础上再加上一种呼吸性酸碱失衡，就构成了三重酸碱失衡。复合性酸碱失衡的改变比较复杂，要根据病因、病程、干预措施（如机械通气等）、电解质及酸碱检查结果等，进行动态观察、综合分析，才能做出准确的判断。

混合性酸碱平衡紊乱（mixed acid‐base disorders）是指在多种原因的作用下，同一患者同时出现 2 种或 3 种酸碱平衡紊乱类型的状况。

一、双重性酸碱平衡紊乱

（一）呼吸性酸中毒合并代谢性酸中毒

1. 原因　①心跳呼吸骤停。②急性肺水肿。③慢性阻塞性肺疾患伴严重缺氧。④累及心肌和呼吸肌的重度低钾血症。⑤药物及一氧化碳中毒等。

2. 特点　呼吸性和代谢性双重因素均促使向酸中毒发展，以致 HCO_3^- 减少时呼吸不能完全代偿，$PaCO_2$ 增多时肾脏不能代偿，呈严重失代偿状态，此时，血浆 pH 显著降低，SB、AB、BB 均下降，AB ＞ SB，AG 增大，血清 K^+ 浓度升高，伴有高钾血症。

（二）代谢性碱中毒合并呼吸性碱中毒

1. 原因　在危重患者较为多见，如低氧血症、败血症、机械通气过度、颅脑外伤、妊娠中毒症等导致呼吸性碱中毒的因素；而剧烈呕吐、胃肠引流、大量输入库存血或频繁应用利尿药等是引起合并代谢性碱中毒的主要病因。

2. 特点　呼吸性与代谢性的双重因素均促使向碱中毒发展，两者之间不能相互代偿，故而出现严重的失代偿状态，血浆 pH 升高明显，SB、AB、BB 均升高，AB ＜ SB，$PaCO_2$ 降低，伴有低钾血症。

（三）呼吸性酸中毒合并代谢性碱中毒

1. 原因　常见于慢性阻塞性肺疾患或慢性肺源性心脏病的患者，在通气未改善之前，因过多使用碱性药物（$NaHCO_3$）、过急过度人工通气，或大量应用利尿剂等导致。

2. 特点　呼吸性与代谢性的双重因素使血浆 pH 变化方向相反，效应相互抵消。故血浆 pH 可正常、略高或略低，AB、SB、BB 均升高，BE 正值增大。

（四）代谢性酸中毒合并呼吸性碱中毒

1. 原因　①慢性肝病、高血氨并发肾功能衰竭。②糖尿病，肾功能衰竭并发感染，感染性休克等危重患者伴发热或机械通气过度。

2. 特点　HCO_3^- 和 $PaCO_2$ 均显著降低（即小于代偿的最低值），pH 变动不大，可在正常范围内。

（五）代谢性酸中毒合并代谢性碱中毒

1. 原因　常见于肾功能衰竭或糖尿病伴剧烈呕吐、严重胃肠炎伴呕吐、腹泻伴低钾血症、脱水等情况。

2. 特点　因为引起血浆 HCO_3^- 升高和降低的原因同时存在，并相互抵消，故血浆 pH 和 HCO_3^- 可在正常范围内，$PaCO_2$ 可正常、略高或略低。若 AG 增大型代谢性酸中毒合并代谢性碱中毒，则测量 AG 值具有重要的诊断意义。

二、三重性酸碱平衡紊乱

由于呼吸性酸中毒和呼吸性碱中毒不可能并存发生于同一患者，故这种酸碱平衡紊乱，只存在以下两种类型。

1. 呼吸性酸中毒合并 AG 增高性代谢性酸中毒和代谢性碱中毒　其特点在于 $PaCO_2$ 明显增高，AG ＜ 16mmol/L，HCO_3^- 一般会升高，Cl^- 显著下降。

2. 呼吸性碱中毒合并 AG 增高性代谢性酸中毒和代谢性碱中毒　其特点在于 $PaCO_2$ 降低，AG ＜ 16mmol/L，HCO_3^- 升高或降低，Cl^- 一般降低。

总之，酸碱平衡紊乱复杂多变，应在充分掌握原发病情的基础上，及时结合实验室检查结果，通过综合分析，合理判断，以便作出正确结论。

三、酸碱平衡紊乱的判断

对于酸碱平衡紊乱的实验室诊断，主要依赖于血气分析检测的系列指标。除测定指标

pH、PCO_2、PO_2 外，还有计算指标 12 ~ 16 项之多。根据这些指标，结合患者临床症状，对其酸碱中毒的类型，代偿程度以及治疗经过的观察，可以得到有价值的诊断。

（一）酸碱平衡紊乱的一般判断

当 pH、$PaCO_2$、HCO_3^- 以及 AG 值均在参考值范围内时，可认为机体无酸碱平衡失调发生。

1. 一般判断　酸血症 pH < 7.35，碱血症 pH > 7.45；代酸 BE < -3mEq/L，或 RA > 15mEq/L；代碱 BE > 3mEq/L；PCO_2 < 4.66kPa，应考虑为呼吸性碱中毒；PCO_2 > 5.99kPa，应考虑呼吸性酸中毒；HCO_3^- < 22mmol/L，应考虑代谢性酸中毒；HCO_3^- > 27mmol/L，应考虑代谢性碱中毒；AG > 16mmol/L，应考虑代谢性酸中毒。

2. 评价　若患者临床症状不明显而 pH 有异常，则可从 $PaCO_2$（mmHg）和 HCO_3^-（mmol/L）变化程度进行区别，具体见表 1 - 3。

表 1 - 3　酸碱平衡紊乱的一般判断分析表

pH	$HCO_3^- \times PaCO_2$ 值	$PaCO_2$ 与 HCO_3^- 变化		诊断
< 7.4	> 1 000	$PaCO_2$ ↑↑↑	HCO_3^- ↑	呼吸性酸中毒
< 7.4	> 1 000	$PaCO_2$ ↓	HCO_3^- ↓↓↓	代谢性酸中毒
> 7.4	< 1 000	$PaCO_2$ ↓↓↓	HCO_3^- ↓	呼吸性碱中毒
> 7.4	< 1 000	$PaCO_2$ ↑	HCO_3^- ↑↑↑	代谢性酸中毒

以上的方法可初步评估 4 种单纯性酸碱平衡紊乱，但不够准确，只能作为参考。为避免对临床上存在的大量混合性酸碱平衡紊乱的错判或漏判，必须结合临床症状、完整的病史、治疗情况，并充分考虑机体的代偿能力，对患者的血液酸碱平衡紊乱作出较为客观全面的评价。酸碱平衡诊断步骤如图 1 - 1 所示。

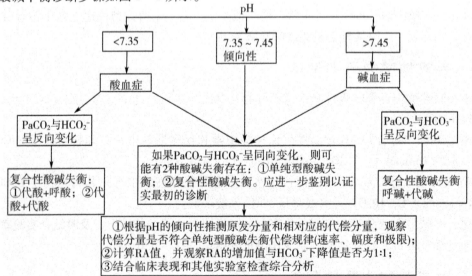

图 1 - 1　酸碱平衡诊断步骤示意图

（二）血液酸碱平衡失调综合判断

此法结合病史、血气分析及电解质测定，应用正常人群参考范围，通过酸碱平衡紊乱预计代偿公式以及电中和原理进行综合分析。

（三）血液酸碱平衡失调与血钾的关系

酸碱平衡失调可以影响到钾的平衡，反过来，血钾的高低也可造成酸碱平衡失调，上述几种情况总结如下：

（1）细胞外液 H^+ 增高（即酸中毒）引起高钾血症。

（2）细胞外液 H^+ 减少（即碱中毒）引起低钾血症。

（3）细胞外液 K^+ 增高引起酸中毒和反常性碱性尿。

（4）细胞外液 K^+ 降低引起碱中毒和反常性酸性尿。

实际上不是所有酸中毒患者都有高血钾，也不是所有低血钾都有碱中毒，因为血钾浓度并不代表体钾的总量。在体钾总量不足但同时有脱水及严重酸中毒时（如腹泻），血钾可以正常。如果在此情况下测定血钾已有降低，则表示全身缺钾很严重；如果患者有低血钾病史而又有酸中毒，那么一旦用碱性药物纠正了 pH 后，应当预见到血钾将显著下降，应及时补充。

（何晓英）

第六节　水、电解质与酸碱平衡紊乱的处理原则

一、水平衡失调

（一）脱水

1. 等渗性缺水　首先应尽可能同时处理引起等渗性缺水的原因，以减少水和钠的丧失。针对细胞外液量的减少，用平衡盐溶液或等渗盐水尽快补充血容量。脉搏细速和血压下降等症状常表示细胞外液的丧失量已达体重的 5%，可先从静脉给患者快速滴注上述溶液约 3 000mL（按体重 60kg 计算），以恢复血容量。如无血容量不足的表现时，则可给患者上述用量的 1/2 ~ 2/3，即 1 500 ~ 2 000mL，补充缺水量，或按红细胞压积来计算补液量。补等渗盐水量（L）＝红细胞压积上升值/红细胞压积正常值×体重（kg）×0. 20，此外，还应补给日需要量水 2 000mL 和氯化钠 4. 5g。

等渗盐水含 Na^+ 和 Cl^- 各 154mmol/L，而血清内 Na^+ 和 Cl^- 的含量分别为 142mmol/L 和 103mmol/L。两者相比，等渗盐水的 Cl^- 含量比血清的 Cl^- 含量高 50mmol/L。正常人肾有保留 HCO_3^-、排出 Cl^- 的功能，故 Cl^- 大量进入体内后，不致引起高氯性酸中毒。但在重度缺水或休克状态下，肾血流减少，排氯功能受到影响。从静脉内输给大量等渗盐水，可导致血 Cl^- 过高，有引起高氯性酸中毒的危险。平衡盐溶液的电解质含量和血浆内含量相仿，用来治疗缺水比较理想，可以避免输入过多的 Cl^-，并对酸中毒的纠正有一定帮助。目前常用的平衡盐溶液有乳酸钠和复方氯化钠溶液（1. 86% 乳酸钠溶液和复方氯化钠溶液之比为 1 ：2）与碳酸氢钠和等渗水溶液（1. 25% 碳酸氢钠溶液和等渗盐水之比为 1 ：2）两种。在纠正缺水后，钾的排泄会有所增加，K^+ 浓度也会因细胞外液量增加而被稀释降低，故应注意低钾血症的发生。一般应在尿量达 40ml/h 后补充氯化钾。

2. 低渗性缺水 应积极处理致病原因。针对细胞外液缺钠多于缺水和血容量不足的情况，采用含盐溶液或高渗盐水静脉输注，以纠正体液的低渗状态和补充血容量。

（1）轻度和中度缺钠：根据临床上缺钠程度来估计需要补给的液体量。例如，体重60kg的患者，测定血清钠为128mmol/L，则估计每千克体重丧失氯化钠0.5g，共缺钠盐30g，一般可先补给50%，即15g，再加上氯化钠的日需要量4.5g，共19.5g，可通过静脉滴注5%葡萄糖氯化钠约2 000mL来完成。此外，还应给日需要液体量2 000mL，并根据缺水程度，再适当增加一些补液量。余下50%的钠，可在第2天补给。

（2）重度缺钠：对于出现休克者，应首先补足血容量，以改善微循环和组织器官的灌流。晶体液如乳酸复方氯化钠溶液、等渗盐水和胶体溶液如琥珀酰明胶、羟乙基淀粉、右旋糖酐和血浆白蛋白溶液等都可应用。但晶体液的用量一般要比胶体液用量大2～3倍。此后开始静脉滴注高渗盐水（3%氯化钠溶液）200～300mL，尽快纠正血钠过低，以进一步恢复细胞外液量和渗透压，使水分从水肿的细胞内移出。以后根据病情再决定是否需继续给予高渗盐水或改用等渗盐水。

一般可按下列公式计算需要补充的钠盐量：

需补充的钠盐量（mmol）＝［血钠的正常值（mmol/L）－血钠测得值（mmol/L）］×体重（kg）×0.60（女性为0.50）。

按17mmol Na^+＝1g氯化钠计算补给氯化钠的量。当天补给50%和日需量4.5g，其中2/3的量以5%氯化钠溶液输给，其余量以等渗盐水补给。以后可测定血清 Na^+、K^+、Cl^- 和做血气分析，作为进一步治疗时的参考。

（3）缺钠伴有酸中毒：在补充血容量和钠盐后，由于机体的代偿调节功能，酸中毒常可同时得到纠正，一般不需要在治疗的开始就使用碱性药物。如经血气分析测定，酸中毒仍未完全纠正时，可静脉滴注5%碳酸氢钠溶液100～200mL或平衡盐溶液200mL，以后视情况再决定是否继续补给。在尿量达到40ml/h后，应补充钾盐。

3. 高渗性缺水 应尽早去除病因，使患者不再丢失体液，以利机体发挥自身的调节功能。对于不能口服的患者，可经静脉滴注5%葡萄糖氯化钠溶液或0.45%氯化钠溶液，来补充已丧失的液体。估计需要补充已丧失的液体量有两种方法：①根据临床表现的严重程度，按体重百分比的丧失来估计。每丧失体重的1%，补液400～500mL。②根据血 Na^+ 浓度来计算。补水量（mL）＝［血钠测得值（mmol/L）－血钠正常值（mmol/L）］×体重（kg）×4。计算所得的补水量不宜在当天一次补给，以免发生水中毒；一般可分2天补给。当天先给补水量的50%，余下的50%在次日补给。此外，还应补给日需要量2 000mL。

必须注意的是，血清 Na^+ 测定虽有增高，但因同时有缺水，血液浓缩，体内总钠量实际上仍有减少。故在补水的同时应适当补钠，以纠正缺钠。如同时有缺钾需纠正时，应在尿量超过40ml/h后补钾，以免引起血钾过高。经过补液治疗后，若酸中毒仍未纠正，可酌情补给碳酸氢钠溶液。

（二）水中毒

预防水中毒的发生比治疗水中毒更为重要，对于容易发生抗利尿激素分泌过多者，如存在疼痛、失血、休克、创伤和大手术等诱发因素，急性肾功能不全的患者和慢性心功能不全的患者，应严格限制入水量。对水中毒患者，应立即停止水分摄入，在机体排出多余的水分后，程度较轻者，水中毒即可解除。程度较重者，除禁水外，用利尿剂促进水分排出。一般用渗透性利尿剂，如20%甘露醇或25%山梨醇200mL静脉内快速滴注，以减轻脑细胞水肿和增加水分排出。也可静脉注射袢利尿剂，如呋塞米和依他尼酸。尚可静脉滴注5%氯化钠溶液，以迅速改善体液的低渗状态和减轻脑细胞肿胀。

二、电解质平衡失调

(一) 钾平衡失调

1. 低钾血症 应尽早解除造成低钾血症的病因，以减少或终止钾的继续丢失。临床上较难判定缺钾的严重程度，可参考血清钾测定的结果来初步确定补钾量。血清钾 < 3mmol/L，补给 K^+ 200～400mmol，一般才能提高血清钾1mmol/L。血清钾为3.0～4.5mmol/L，补给 K^+ 100～200mmol，一般即可提高血清钾1mmol/L。细胞外液的钾总量仅为60mmol，如果从静脉中输注的含钾溶液过速，血钾即可在短时间内迅速增高，可引起致命的后果。补钾的速度一般不宜超过20mmol/h（1.5g氯化钾），每天补钾量则不宜超过100～200mmol（7.5～15g氯化钾）。如患者有休克，应先输给晶体或胶体溶液，以尽快恢复血容量。待每小时尿量超过40mL后，再从静脉输给氯化钾溶液。低血钾时常伴有细胞外碱中毒，和钾一起输入的 Cl^- 可有助于减轻碱中毒。此外，氯缺乏还能影响肾保钾的能力，故输给KCl，除可补充 K^+ 外，还可增强肾的保钾作用，有利于低钾血症的治疗。完全纠正体内缺钾需时较长，患者能够口服后，可服氯化钾缓释片。

2. 高钾血症 高钾血症的患者有心跳骤停的危险，故发现患者有高钾血症后，应立即停给一切带有钾的药物或溶液，并尽快处理原发疾病和改善肾功能，避免食用含钾量较高的食物，以免血钾更加增高。降低血清钾浓度的方法有：

（1）使 K^+ 暂时转入细胞内：①静脉注射5%碳酸氢钠溶液60～100mL后，继续静脉滴注碳酸氢钠100～200mL。高渗碱性溶液可使血容量增加，K^+ 得到稀释，K^+ 移入细胞内或由尿排出，有助于酸中毒的治疗。注入的 Na^+，也可对抗 K^+ 的作用。②用25%葡萄糖溶液100～200mL，每4～6g葡萄糖加1U胰岛素静脉滴注，可使 K^+ 转移入细胞内，暂时降低血清钾浓度。必要时每3～4h重复给药。③肾功能不全，不能补液过多者，可用10%葡萄糖酸钙溶液100mL、11.2%乳酸钠溶液50mL、25%葡萄糖溶液400mL，加入胰岛素30U，行静脉持续滴注24h，每分钟6滴。④静脉注射10%葡萄糖酸钙溶液20mL，钙与钾有对抗作用，能缓解 K^+ 对心肌的毒性作用。葡萄糖酸钙可重复使用。也可用30～40mL葡萄糖酸钙加入静脉补液内滴注。

（2）应用阳离子交换树脂：每天口服4次，每次15g，可从消化道携带走较多的 K^+。同时口服山梨醇或甘露醇导泻，以防发生粪块性肠梗阻。也可加10%葡萄糖溶液200mL后做保留灌肠。

（3）透析疗法：有腹膜透析和血液透析两种，一般用于上述疗法仍不能降低血清钾浓度时。

(二) 钙平衡失调

1. 高钙血症 有下述情况时应紧急处理：血钙 > 3mmol/L，有临床表现、不能口服和肾功能异常者。

（1）静脉输注生理盐水5～10L，纠正脱水状态，必要时进行有创血流动力学监测。

（2）呋塞米40mg静脉注射，注意不能加重脱水。伴有低钾血症或低镁血症患者，应同时纠正。避免使用噻嗪类利尿药，因为可加重高钙血症。

上述治疗无效者，可用降钙素0.5~4MRC/kg，持续静脉滴注24h，或每6h1次肌内注射。同时给予氢化可的松25~100mg，每6h1次静脉滴注。血清钙增高达4.5mmol/L时，即有生命危险。对甲状旁腺功能亢进症应进行手术治疗，才能根本解除高钙血症的病因。对骨转移性癌患者，可给低钙饮食和充足的水分，防止缺水，以减轻症状和痛苦。乙二胺四乙酸（EDTA）和硫酸钠等药物输注，均可以暂时降低血钙浓度。

2. 低钙血症　无症状的患者可口服葡萄糖酸钙片，每天1~4g，每6h1次，可联合应用维生素D（0.2μg，每天2次）。牛奶含钙量低，不适于补钙。

有症状的患者，可给予10%葡萄糖酸钙或氯化钙10mL，10min内静脉注入。如有碱中毒，需同时纠治，以提高血内离子化钙的浓度。必要时可多次给药（葡萄糖酸钙1g含Ca^{2+} 2.5mmol；氯化钙1g含Ca^{2+} 10mmol）。对需要长期治疗的患者可服乳酸钙，或同时补充维生素D。

（三）镁失调

1. 低血镁　首先纠正容量不足和低钾血症、低钙血症和低磷酸盐血症。震颤性谵妄期间，第1h给予2g硫酸镁，随后在头24h内给予6g，每15min检查深部腱反射。若血镁>3.5mmol/L，患者深部腱反射消失，此时应停止输注含镁溶液。

一般可按0.25mmol/（kg·d）的剂量补充镁盐。如患者的肾功能正常，而镁缺乏又严重时，可按1mmol/（kg·d）补充镁盐。常用氯化镁溶液或硫酸镁溶液静脉滴注。患者有搐搦时，一般用硫酸镁溶液静脉滴注，可以较快地控制抽搐。用量以每千克体重给10%硫酸镁0.5mL计算。静脉给镁时应避免给镁过多、过速，以免引起急性镁中毒和心搏骤停。如遇镁中毒。应即静脉注射葡萄糖酸钙或氯化钙溶液作用抗剂。完全纠正镁缺乏需要时较长，故在解除症状后，仍应继续每天补镁1~3周。一般用量为50%硫酸镁5~10mmol（相当50%硫酸镁2.5~5mL），肌内注射或稀释后静脉注射。

2. 高血镁　首先用生理盐水纠正脱水，无肾功能衰竭的患者，应用呋塞米20~40mg静脉注射。酸中毒患者应改善通气，必要时静脉输注5%碳酸氢钠50~100mL。有症状的患者，予以10%氯化钙5mL静脉注射，以对抗镁的作用。

三、酸碱失衡

（一）代谢性酸中毒

治疗上以消除引起代谢性酸中毒的原因为主要措施。由于机体可通过加速肺通气排出CO_2，肾排H^+保Na^+和HCO_3^-来调节酸碱平衡的能力，因此只要病因被消除和增加补液来纠正缺水，轻度的酸中毒（血浆$HCO_3^->16~18mmol/L$者）常可自行纠正，一般不需要使用碱性药物治疗。

对血浆$HCO_3^-<10mmol/L$的患者，应立刻用液体和碱剂进行治疗。常用碱性溶液为5%碳酸氢钠溶液，碳酸氢钠可离解为Na^+和HCO_3^-，HCO_3^-与体液中的H^+合成H_2CO_3，再离解为H_2O和CO_2，CO_2可由肺部排出，降低体内的H^+浓度，从而改善酸中毒。而Na^+留于体内，可提高细胞外液渗透压和增加血容量。5%碳酸氢钠溶液每20mL含有

Na^+ 和 HCO_3^- 各 12mmol。一般稀释为 1.25% 溶液后应用。在估计输给 $NaHCO_3$ 的用量时，应考虑到体内非 HCO_3^- 缓冲系统的缓冲作用。因为输入体内的碳酸氢钠的一半会很快会被非 HCO_3^- 缓冲系所释放的 H^+ 结合。下列公式可计算拟提高血浆 HCO_3^- 所需的 $NaHCO_3$ 的量。所需 HCO_3^- 的量（mmol）=［HCO_3^- 正常值（mmol/L）- HCO_3^- 的测得值（mmol/L）］×体重（kg）×0.4。一般可将应输给量的一半在 2~4h 内输完，以后再决定是否继续输给剩下的量的全部或一部分。不宜过快地使血浆 HCO_3^- 超过 14~16mmol/L，以免出现手足抽搐、神志改变和惊厥。过快纠正酸中毒，还可引起大量 K^+ 转移至细胞内，导致低钾血症，应注意避免。输注醋酸钾，可避免氯化钾引起的体内 Cl^- 多。在酸中毒时，离子化 Ca^{2+} 增多，即使患者有总体的低钙血症，仍可无手足抽搐的低钙表现。但在纠正酸中毒后，离子化 Ca^{2+} 减少，便有发生手足抽搐的可能，应及时静脉注射葡萄糖酸钙予以纠正。

（二）代谢性碱中毒

治疗上应着重于对原发疾病的积极治疗。对胃液丢失引起的代谢性碱中毒，可输注等渗盐水或葡萄糖盐水，恢复细胞外液量和补充 Cl^-，纠正低氯性碱中毒，使 pH 恢复正常。碱中毒时几乎都会伴发低钾血症，故需同时补给 KCl，才有利于碱中毒的纠正，但补给钾盐应在患者尿量超过 40mL/h 后。对缺钾性碱中毒，必须补充钾才能纠正细胞内外离子的异常交换，并终止 H^+ 从尿中继续排出。

治疗严重碱中毒时（血浆 HCO_3^- 45~50mmol/L，pH > 7.65），可应用盐酸的稀释溶液来迅速消除过多的 HCO_3^-。输入的酸只有一半可用于中和细胞外 HCO_3^-，另一半会被非碳酸氢盐缓冲系统所中和。采用下列公式计算需补给的酸量，即：需要补给的酸量（mmol）=［测得的（mmol/L）- 目标 HCO_3^-（mmol/L）］×体重（kg）×0.4。下列公式也应用：［Cl^- 的正常值（mmol/L）- Cl^- 的测得值（mmol/L）］×体重（kg）×0.2，算出盐酸用量。第 1 个 24h 内一般可给计算所得的补给量一半。

纠正碱中毒也不宜过于迅速，一般也不要求完全纠正。在治疗过程中，可以反复测定尿内的氯含量，如尿内有多量的氯，表示补氯量已足够，不需再继续补充。

（三）呼吸性酸中毒

需尽快改善患者的通气功能和治疗原发病。必要时，予以气管插管或气管切开，使用呼吸机改善换气功能。如因呼吸机使用不当而发生酸中毒，则应调整呼吸机的频率、压力或容量。单纯给高浓度氧，对改善呼吸性酸中毒的帮助不大，反而使呼吸中枢对缺氧刺激不敏感，呼吸功能更受抑制。

导致慢性呼吸性酸中毒的多为慢性肺疾患，故其治疗比较困难。一般方法为控制感染、扩张小支气管、促进排痰等措施，以改善换气功能和减轻酸中毒的程度。该类患者耐受手术的能力较差，围手术期容易发生呼吸衰竭，导致酸中毒进一步加重，故应做好围手术期的肺功能维护。呼吸性酸中毒时应慎用碱性药物，尤其是在通气尚未改善前要严加控制。一般在通气改善后可慎重应用三羟甲基氨基甲烷（THAM，一种不含钠的有机碱）。一般不用碳酸氢钠，以免加重高碳酸血症和并发代谢性碱中毒。

（四）呼吸性碱中毒

应积极处理原发疾病。用纸袋罩住口鼻，增加呼吸道死腔，减少 CO_2 的呼出和丧失，以提高血液 PCO_2，也可给患者吸入含 5% CO_2 的氧气。如系呼吸机使用不当所造成的通气过度，应调整呼吸机。静脉注射葡萄糖酸钙可消除碱中毒时低钙引起的手足抽搐。

（何晓英）

第二章　内分泌疾病的免疫发病机制

许多内分泌疾病都是由自身免疫机制介导的。自身免疫几乎可以影响所有的内分泌腺体，造成这些腺体不同程度的破坏，引起临床症状。

一、免疫系统的概述

参与免疫反应的细胞包括 T 细胞、B 细胞、NK 细胞、单核巨噬细胞、树突状细胞等。免疫应答的一个重要特点是其特异性。这保证了机体能正确地与外来抗原反应，但不与机体自身抗原反应，从而保护机体，避免自身免疫反应的发生。

T、B 淋巴细胞是免疫系统的主要组成部分。T、B 淋巴细胞个体的多样性是其抗原识别特异性的基础。几乎针对每一种抗原，机体都存在与其对应的淋巴细胞。一些 T 淋巴细胞识别细胞表面的抗原后，增殖并分化为细胞毒性 T 淋巴细胞，它能消灭受感染的宿主细胞；另一些淋巴细胞在抗原刺激后则分化为辅助性 T 细胞，分泌细胞因子，通过这些细胞因子促进炎症反应和抗体的产生。B 淋巴细胞识别可溶性或结合于细胞表面的抗原，激活的 B 细胞分泌抗体，这些抗体既可以中和、封闭引起感染的微生物，又可以促进中性粒细胞或单核细胞吞噬微生物；或通过激活补体来清除引起感染的微生物。

尽管 T、B 细胞的功能不同，但其产生免疫应答多样性和特异性的机制相似。T 细胞通过 T 细胞表面受体（T cellreceptor，TCR）识别抗原。而 B 细胞通过细胞表面抗体（surface immunoglobulin）来识别抗原。TCR 和 sIg 具有相似的结构域。TCR 通常由两条不同的肽链构成，体内多数 TCR 是由 α、β 链经 2 硫键连接构成。sIg 则由两条轻链、两条重链构成，每对轻链、重链形成一个抗原结合位点。TCR 或 sIg 的每条肽链都包含恒定区和可变区。恒定区把整个分子锚定在细胞表面，并与细胞膜上或细胞内的信号转导蛋白作用，激活淋巴细胞。可变区是抗原结合位点之所在。

（一）抗原识别

TCR 和免疫球蛋白之间最大的不同在于它们识别抗原的方式不同。抗体和抗原直接结合，通常抗原蛋白上的一些氨基酸（一般少于 20 个氨基酸）与抗体结合。抗体与抗原结合的部位通常是由重链和轻链的可变区共同构成。抗原、抗体间的作用力主要有：氢键、范德华力、静电作用、疏水键等。一些抗体识别复杂的表位，这些表位由多肽链组成，或者它们有特殊的二级或三级结构。另一些抗体识别蛋白上的线性表位，而不区分其空间构象。

与抗体不同，TCR 一般不单独识别抗原。它们识别与 MHC 结合的抗原（MHC－抗原复合物）。MHC 基因区域高度连锁，并且高度多态。它们调控一系列免疫反应。在人体，它们不仅决定移植反应，还决定 T 细胞是否对外来抗原起反应，以及反应的结果。

（二）MHC 分子的结构

MHC 分子主要有两类：MHC Ⅰ 类分子和 MHC Ⅱ 类分子。MHC Ⅰ 类分子由一条重链和一条轻链组成，其中的轻链也被称做 β_2 微球蛋白。重链是由 MHC 区的基因编码，而轻链是由其他基因编码的。人类编码 MHC Ⅰ类分子的等位基因有很多。主要包括约 50 个 HLA - A，100 个 HLA - B 和 50 个 HLA - C 等位基因。所有有核细胞上都表达 MHC Ⅰ类分子。MHC Ⅰ类分子重链（α 链）的主要特点是：其胞外段由 3 个区域组成，每个区域约有 90 个氨基酸残基。头两个，α_1 和 α_2，离膜最远，包含一些多态性基团，它们是不同 MHC Ⅰ类分子等位基因编码的结果（HLA）。而最靠近膜的 α_3，在不同独特型间是不同的。但在同一独特型中，此区通常是恒定的。Ⅰ类分子还含有一段 25 氨基酸残基的穿膜部分，和一段 30 氨基酸残基的胞内部分。

α_1 和 α_2 区域形成一个肽结合位点。此结合位点包括一个由 8 个 β 折叠肽段构成的"床"，和由 2 个 α 螺旋构成的"壁"。MHC Ⅰ类分子的晶体结构表明与 MHC Ⅰ类分子结合的肽段具有特定的长度和化学性质。大多数天然的与Ⅰ类分子结合的多肽是 9 到 11 个氨基酸组成的肽段。多肽的氨基和羧基端与Ⅰ类分子的结合位点作用，以及通过其侧链与结合位点间的作用，把多肽固定在 MHC 上的结合位点。Ⅰ类分子的不同决定了结合位点的大小和化学性质。有些倾向于结合芳香族氨基酸，而有些倾向于结合带电荷的氨基酸。因此，来自不同个体的Ⅰ类分子能结合和递呈同一抗原的不同部分。

MHC Ⅱ类分子也是由两条多肽链构成。两条链都由 MHC 基因编码。人类有三种类型的Ⅱ类分子：HLA - DR，HLA - DQ，HLA - DP。与 MHC Ⅰ类分子不同，MHC Ⅱ类分子只在某些细胞表面表达，主要表达在 B 淋巴细胞、单核细胞、巨噬细胞和树突状细胞。这些细胞被称作"专职递呈细胞"，因为它们细胞表面表达 MHC Ⅰ、Ⅱ类分子。

MHC Ⅱ类分子的结构与 MHC Ⅰ类分子相似。α 链、β 链细胞外段的远端形成与抗原肽结合的"沟槽"，它们靠近膜的区域和免疫球蛋白很相似。和Ⅰ类分子一样，MHC Ⅱ类分子也有穿膜区和一个小的细胞内区。MHC Ⅱ类分子的沟槽的末端是开放的，这样，它可以容纳 10~30 个氨基酸残基。在Ⅰ类分子中，多肽的结合要有一定的构象，而 MHC Ⅱ类分子的要求要低一些。对同一多肽，不同Ⅱ类分子的结合力可能不同。并且，一个多肽可以结合多种Ⅱ类分子。

（三）抗原递呈

递呈给 MHC Ⅰ类分子的多肽主要来自内源性的蛋白质，它们主要在细胞内降解。许多蛋白质在富含多种蛋白酶的溶酶体降解。细胞内的蛋白质被降解成小的多肽片段后，被位于内质网表面的 TAP（transport antigenic pepetides）分子转运到内质网内。之后，肽段与 MHC Ⅰ类分子结合，并被转运到细胞膜上，再递呈给淋巴细胞。

与Ⅱ类分子结合的多肽主要是外源性蛋白质。外来蛋白质被吞入内噬体（endosome）- 溶酶体，被降解成小的肽段，同时新合成的 MHC Ⅱ类分子也被高尔基体从内质网转运至内噬体代谢通路上。之后，多肽 - MHC Ⅱ类分子复合物被转移至细胞表面。通常，内源性蛋白质由Ⅰ类分子结合，外源性蛋白质由Ⅱ类分子结合，但也有些例外的情况。当外源性蛋白质进入细胞后，如果直接释放到胞质内，那蛋白质也可以被Ⅰ类分子递呈。相反，某些病毒感染也能产生一些蛋白质，它们能进入内质网系统，并被Ⅱ类分子递呈。抗原递呈上的重叠保证了最强的免疫反应，但也可能导致不适当的反应或自身免疫性疾病。

抗原递呈的类型决定 T 细胞反应的性质。如病毒感染细胞后，病毒基因编码的蛋白多肽与 MHC I 类分子结合。多肽 – MHC I 类分子复合物主要被 CD_8^+ T 细胞识别，这些 CD_8^+ T 细胞具有溶细胞的功能。TCR 上的多态性位点与多肽 – MHC 复合物表面的氨基酸作用，导致 T 细胞激活。CD_8^+ T 细胞激活后，一些溶解细胞的酶和蛋白质被释放，导致被病毒感染的细胞的死亡，病毒也被清除。如果抗原是由 MHC II 类分子递呈，这些抗原会激活 CD_4^+ 辅助性 T 细胞，引起细胞因子的释放。细胞因子会促进 B 细胞分化、释放抗体；它们还促进巨噬细胞吞噬并清除抗原。由此，抗原通过刺激免疫反应来清除产生抗原的病原体。针对细胞内病原体（如病毒）的免疫应答会清除被感染的细胞，而针对细胞外病原，则引起 B 细胞的激活和抗体分泌。

（四）对自身抗原的耐受

抗体和 TCR 的丰富多样性，使体内也存在针对自身抗原的 B、T 淋巴细胞。正常情况下，这些自身反应性淋巴细胞或者被清除或者通过诱导耐受的机制而失活。丧失对自身抗原的耐受是自身免疫性疾病发生的主要原因。这种耐受是在免疫系统发生发育的不同阶段产生的。诱导耐受的一个特点是：所有 B、T 淋巴细胞在发育的某个阶段与自身抗原结合，这些细胞就被清除或失活。这样，只有那些非自身反应性的淋巴细胞能发育成熟。识别自身抗原的淋巴细胞主要通过以下几种方式被清除或失活。首先是细胞凋亡。在某个发育阶段，与自身抗原的结合会激活细胞凋亡途径，引发细胞凋亡。其次，是自身抗原的结合诱导细胞无能（anergy），特别是当抗原递呈细胞缺乏一些共刺激因子时。另外，有些潜在的自身反应性淋巴细胞并不增殖或对自身抗原发生反应。这种现象被称作"免疫忽视"。

在胸腺中，大多数 T 淋巴细胞成熟过程中失去了对自身抗原的反应能力。当 T 淋巴细胞的前体离开骨髓进入胸腺时，它们并不表达 TCR 或 CD4、CD8。CD4、CD8 是成熟 T 淋巴细胞表面与 TCR 相连糖蛋白。在成熟细胞，这些共存的受体主要有两种作用。一是和 MHC 分子的抗原结合位点外的部分结合，CD4 与 MHC II 类分子的 β_2 区域的氨基酸结合；CD8 与 I 类分子的 α_3 区域的氨基酸结合。这种结合加强了 T 细胞与抗原递呈细胞间的作用，增加了抗原经 TCR 的信号转导的发生。二是 CD4、CD8 的胞内段与淋巴细胞特异性酪氨酸蛋白激酶 Lck 相连。当 CD4、CD8 分子分别与 I、II 类分子结合后，Lck 被激活并磷酸化其他与 TCR 连接的蛋白质，引起一系列 T 细胞激活的反应。当 T 淋巴细胞在胸腺中发育的时候，未成熟的淋巴细胞同时表达 CD4、CD8 分子，而细胞表面的 TCR 也在低水平表达。在"正向选择"（positive selection）的过程中，表达 TCR 的细胞识别胸腺上皮上的 MHC，并进行成熟分化。而不能识别胸腺上皮上的 MHC 的细胞则不被激活，并死亡。与胸腺上皮上的 MHC 的作用是正向选择所必要的。胸腺中 CD4、CD8 细胞进入胸腺髓质，在此它们与来自骨髓的抗原递呈细胞相遇，这些抗原递呈细胞上有自身抗原肽，如果未成熟的 CD4、CD8 细胞识别这些自身抗原，并且以较高的亲和力与之接合，那么这些未成熟的细胞就会发生凋亡。这样，淋巴细胞的成熟需要识别 MHC – 抗原复合物，但同时要清除那些与自身抗原有高亲和力的细胞。

在胸腺外，自身反应性 T 细胞也被调节。T 细胞的激活需要至少两种信号。首先是 TCR 识别多肽 – MHC 复合物，其次是 T 细胞上的分子与抗原递呈细胞上的共刺激分子间的作用。T 细胞表面的 CD28、CTLA – 4 与抗原递呈细胞（B 细胞、单核细胞或树突状细胞等）表面的 B7 – 1、B7 – 2 作用。当两类信号分别通过 TCR 和 CD28 传递给 T 细胞后，T 细胞便被激活，或者增殖，或者分泌 IL－2。没有 CD28 这样的第二信号存在，TCR 的信号转导会引起"失能"。在体内，失能的 T 细胞不能对抗原递呈细胞所递呈的抗原肽反应。因此，如果外周 T 细胞持续被缺乏共刺激因子的抗原递呈细胞所递呈的自身多肽刺激，可消除这些 T 细胞。然而，在免疫反应过程中，共刺激分子表达的改变，已经耐受的 T 细胞克隆可被激活。在感染过程中，IL－2 等细胞因子的存在下，如果被激活的 T 细胞与带有自身抗原的递呈细胞结合，则能引起病理性的后果。

二、自身免疫性疾病的发病机制

机体对自身抗原的识别和反应失常，导致了自身免疫性疾病的发生。对自身免疫性疾病的机制仍不很清楚，但从大量的观察与实验中，人们提出了一些假说，它们在不同程度上总结和概括了自身免疫现象。

（一）分子模拟

所谓分子模拟是指机体针对某些病原微生物抗原的反应也会针对机体自身抗原；这是因为这些病原微生物抗原与机体组织抗原之间具有相似性。病原微生物抗原可以是蛋白质、碳水化合物或脂质。B 细胞针对这些抗原产生的抗体可以和自身的抗原反应，因此也可以把这种反应看成抗原、抗体间的交叉反应。

很早以前就知道微生物与人体抗原有交叉反应性。比如针对链球菌多糖和糖蛋白的抗体可以和心脏、血管的抗原结合，导致风湿热等疾病。对与 MHC 分子结合并纯化的自身抗原进行测序分析，发现许多自身抗原与微生物蛋白质具有潜在的交叉反应性。人体平时也存在自身反应性 T 细胞，但它们与自身抗原的结合力低，不导致 T 细胞的广泛激活并发生疾病。病原体上的某些抗原可能比自身抗原与这些细胞上的受体的结合力更高，于是激活这些潜在的致病性 T 细胞，激活后增殖产生的 T 细胞的激活阈值降低，于是对以前不反应的自身抗原也发生反应。从而，产生自身免疫性疾病。

热休克蛋白是一类在进化过程中很保守的蛋白质。由于其广泛存在，并且高度保守，来自热休克蛋白的肽段可以和 MHC 结合，成为针对细菌热休克蛋白的反应性 T 细胞的靶点。比如，针对分枝杆菌热休克蛋白 65 的反应性 T 细胞，参与非肥胖糖尿病小鼠（NOD）胰岛炎的发生。从 NOD 分离出的这种反应性 T 细胞，注射到对糖尿病不易感的正常小鼠，也会引起胰岛炎。

尽管大多数对自身抗原具有高反应性的 T、B 细胞通常都被负向选择（negative selection）而清除了。但几乎所有微生物抗原在人体都有其受体，而这些微生物和人体组织又有交叉反应，因此，分子模拟仍不少见。但不一定每次反应都会引起疾病，这与具体的组织也有关，比如，链球菌感染后的心肌炎可以很短暂，并且对心脏没有什么功能上的影响；但心脏瓣膜的炎症可以很严重，并引起长期的症状。

（二）自身抗原性增强

体内自身反应性 T 细胞的清除和免疫耐受是不完全的。实际上，通过体外实验，仍可以检测到体内存在对多种自身抗原发生反应的 T 细胞。这些自身反应性 T 细胞之所以在体内对自身抗原不识别，一是因为某些自身抗原局限在某些部位没有和这些 T 细胞接触，如中枢神经系统；二是因为蛋白质中的某些可以与 T 细胞接触的表位需要被消化和酶解后才能暴露出来。因此，如能促使以上两种情况发生，就有可能诱发自身免疫反应。炎症等因素使血管通透性增大，使得某些未曾暴露的抗原可以与反应性 T 细胞接触；炎症造成的组织破坏使得一些蛋白质、核酸、碳水化合物或脂质与 B 细胞接触，或被递呈给 T 细胞。另外，炎症时释放的细胞因子可上调 MHC 分子的表达，促进抗原的递呈。这些都是可能引发自身抗原反应的因素。

（三）免疫耐受异常

发育中的 T 细胞、B 细胞识别自身抗原，然后这些能与自身抗原结合的淋巴细胞被清除。免疫耐受的产生和维持都与这些淋巴细胞的清除有关。这些淋巴细胞的清除主要是通过凋亡过程。在某些情况下，与抗原结合的淋巴细胞会发生凋亡；如在胸腺内识别自身抗原，或在抗原识别时没有适合的共刺激分子等。

虽然大部分自身反应性 T 细胞在胸腺中被清除了，但仍有一些自身反应性 T 细胞迁移到外周，不过它们仍保持对自身抗原的耐受。如果淋巴细胞凋亡异常，自身反应性较强的 T 细胞不能被正常清除，便可能会发生自身免疫性疾病。比如，Fas 表达异常的患者会发生淋巴细胞增殖。Fas 是细胞表面的受体，FasL 与之结合，产生的信号转导可以引发细胞凋亡。

（四）免疫调节异常

不同免疫细胞对同一抗原的不同反应也影响着自身免疫疾病的发生。根据细胞所分泌的细胞因子，T 细胞中至少存在 Th1 和 Th2 两个亚群。Th1 主要分泌 IL-2，INF-7 和 TNF。Th1 参与迟发型超敏反应、巨噬细胞的激活，并刺激 IgG 型抗体的产生。Th2 细胞分泌 IL-4、IL-5 等细胞因子。Th1 和 Th2 两群 T 细胞可以对同一抗原发生反应，但其产生的结果是不同的。

Th1 和 Th2 细胞可相互间调节。IL-12 可诱导原始淋巴细胞分化成 Th1 细胞，Th1 细胞产生的 IFN-γ 抑制 Th2 细胞的发育。而 Th2 细胞产生的 IL-4、IL-10 等也抑制 Th1 细胞的增殖，并促进 Th2 细胞的反应。Th1 和 Th2 细胞间的平衡在一定程度上影响针对某一抗原的免疫反应的结果。比如，在 EAE 模型，病变部位以 Th1 细胞浸润为主，把从 EAE 小鼠分离出的 Th1 细胞注射到健康小鼠，会导致 EAE，而从 EAE 小鼠分离出的 Th2 细胞则没有此作用。

Th1 细胞在 1 型糖尿病的发病中也起重要作用。雌性 NOD 小鼠在产出后的头 6 个月内自发产生糖尿病，最早浸润胰岛的就是 Th1 细胞，针对 Th1 细胞细胞因子 IFN-γ 的抗体可以防止糖尿病的发生；同样，用 Th2 细胞细胞因子 IL-4 来抑制 Th1 细胞的发育，也可以防止糖尿病的发生。Th1 免疫是机体针对细胞内病原的主要免疫反应。但过强和过久的 Th1 免疫反应对机体可能带来害处。而针对同一抗原的 Th2 反应可以控制免疫反应。增强 Th2 反应可能会抑制某些自身免疫性疾病的发生。

Th1 和 Th2 细胞间平衡理论被用于解释对自身反应的控制。根据这个理论，靶组织的破坏是由占主导的 Th1 途径引起，靶细胞被 INF-7 活化的巨噬细胞所杀伤。Th1 和 Th2 细胞间平衡理论强调 Th1 和 Th2 之间的相互关系，这就是说，如果 Th1 途径转向 Th2 途径，那么 Th1 调节的自身免疫反应就会被抑制。这样，对自身的耐受就会保存，即，有害的损伤反应被降低。反之亦然。

三、免疫与常见的内分泌疾病

下面着重从免疫的角度来介绍两个常见自身免疫性内分泌疾病（自身免疫性甲状腺疾

病和 1 型糖尿病）的发病机制。

（一）自身免疫甲状腺疾病（AITD）中的免疫机制

1. T 淋巴细胞在自身免疫性甲状腺疾病中的作用　甲状腺抗原特异性的 T 细胞激活，是自身免疫性甲状腺病发病的重要环节。在自身免疫性甲状腺疾病的患者，可以观察到自身反应性的 T 细胞聚集到甲状腺中。桥本病患者的甲状腺中浸润的 T 细胞，大部分是已激活的 Th1 细胞，Th2 细胞很少见，并且浸润的 CD8 细胞与 CD4 细胞间的比例要大于在外周血中的比例。在患 Graves 病和桥本病的患者，这些细胞表达的 TCR Vβ 片段还呈现一定的限制性。

在桥本甲状腺炎，病毒感染或其他因素激活甲状腺抗原特异性的 Th 细胞。这些 T 细胞被激活之后，它们诱导 B 细胞分泌甲状腺抗体。血清中甲状腺抗体的高低与人种有关。最常见的是针对甲状腺过氧化物酶或甲状腺球蛋白的抗体。前者与甲状腺功能异常密切相关。甲状腺过氧化物酶抗体的出现与甲状腺淋巴细胞炎症及甲状腺破坏密切相关。甲状腺过氧化物酶抗体能固定补体，直接损伤甲状腺细胞。在有些桥本甲状腺炎的患者，促甲状腺激素受体的抗体能阻断促甲状腺激素的作用，从而引起甲状腺功能降低。不过，促甲状腺激素受体的抗体并不引起甲状腺细胞的破坏。甲状腺球蛋白抗体的功能还不清楚。

2. 抗原的作用　自身免疫性甲状腺病被认为是一种与免疫调节紊乱有关的疾病。疾病产生的原因是由于自身抗原特异性的 T 细胞没有被充分的抑制，从而导致这群细胞对与甲状腺有关的抗原发生反应，并引起组织损伤。如前所述，抗原要能够被递呈给特异性 T 细胞，才能激活 T 细胞。在甲状腺，抗原递呈细胞不仅包括巨噬细胞和树突状细胞，还有甲状腺细胞，因为他们也能够表达 MHC I 和 MHC II 分子。损伤发生后激活的巨噬细胞、淋巴细胞分泌 IFN-7，在其作用下，甲状腺细胞表面的 HLA-DR 的表达会显著增加。它会促进或加重自身免疫性甲状腺病。甲状腺细胞不过是 AITD 中免疫调节失常事件的被动受害者，免疫调节功能的紊乱，还有环境因素通过对免疫系统中非特异性因素的影响加速了病情，再加上特异基因的缺陷共同促进了疾病的发生。

3. 免疫反应的基因控制　大量的流行病学研究表明遗传因素在自身免疫性甲状腺病的发生中起重要作用。已经发现了一些自身免疫性甲状腺病的易感基因。在白人中 Graves 病的发生与 HLA-DR3 相关，比如构成 HLA-DR3 的一条链的某个氨基酸的点突变影响 Graves 病的发生。在白人中，HLA-DR3、HLA-DR3 和 HLA-DQw7 可能增加与桥本甲状腺炎的发病概率。萎缩性甲状腺炎也与 HLA-DR3 相关。不过，相对来说，带有 HLA-DR3 基因的人患自身免疫性甲状腺炎的概率只是轻微增加（大约 3 倍）。具有针对 TSH 受体免疫反应（不管是刺激性还是封闭性抗体）的患者与不具有针对自身 TSH 受体免疫反应的患者相比，其 HLA 类型显著不同。其他如 CTLA-4 基因也可能与自身免疫性甲状腺病的发生有关。当然，还有很多其他基因在自身免疫性甲状腺疾病的发生过程中起作用，但是这些基因的性质和功能仍待研究。

（二）1 型糖尿病的免疫学原理

有证据表明 1 型糖尿病好发于某些特定的家系，因此有很强的遗传学背景。这一疾病在同卵双生子中的发病一致性约为 50%，但是在发病的起始时间上却有很大的区别，这表明疾病在易感人群中的发生是随机的。因此疾病的发生既有遗传学背景，也有非遗传学影响。

目前已经发现的人类 1 型糖尿病的易感基因位于 20 多个不同的染色体区域。其中与 1 型糖尿病的易感性最相关的是 6 号染色体 p21.3 编码 MHC 分子的区域。1 型糖尿病在家族中的遗传有 40% 是由 MHC 分子基因型决定的。

HLA - DQB1 基因是人类 1 型糖尿病的主要易感基因。此基因编码 HLA Ⅱ 类分子 HLA - DQ 的一条多肽链。和其他 HLA Ⅱ 类分子一样，DQ3.2 也是以异二聚体存在。因为此基因与 HLA - DR4 通常是连锁的，所以以前用检测 HLA - DR4 来判断携带易感 IDDM 基因的人。DQ3.2 分子的蛋白质结合区域有四个主要的蛋白质结合点。DQ3.2 上的这四个氨基酸是抗原的锚定位点，它们对 HLA - 多肽复合物的形成有重要影响。这四个氨基酸分别位于 1、4、6、9 位，中间被其他氨基酸隔开。其中 4、9 位的氨基酸与糖尿病的发病关系最大。与 DQ3.2 结合的多肽分子在 4 位是一个脂肪侧链，而在 9 位是带负电荷的侧链，这样的多肽与 DQ3.2 结合紧密，形成 HLA - 多肽复合物。如果把多肽上与 9 位结合的氨基酸换成不带负电荷的氨基酸，多肽就会很快从 HLA 上解离下来。

在胸腺淋巴细胞克隆性选择的过程中，9 位带有负电荷的自身多肽与 HLA 的亲和力高，HLA - 多肽复合物存在的时间长。而有类似结构但 9 位氨基酸电荷不同的氨基酸只与 HLA 有中、低亲和力的结合，存在的时间短。与自身抗原肽 - HLA 复合物结合力高的 T 细胞，在发育过程中发生凋亡而被剔除；而与 HLA - 多肽复合物结合力低的 T 细胞则会发育、生存。当这些 T 细胞在外周与 9 位带有负电荷的自身多肽 - HLA 复合物结合时，HLA - 多肽 - T 细胞受体间的作用会因 HLA - 多肽的高稳定性而提高；这样，HLA - 多肽 - T 细胞受体引发的信号转导的时间也会增加，就会激活自身反应性的 T 细胞。

在遗传方面，除了 HLA 基因外，还发现其他许多免疫相关的基因与 1 型糖尿病的发病有关。如 1 型自身免疫性多发性内分泌综合征（autoimmune polyendocrine syndrome type - 1，APS - 1），是由 AIRE 基因发生突变造成的。AIRE 蛋白主要表达在胸腺髓质的上皮细胞，与淋巴细胞的负性选择有关。另一个新近发现的引发 1 型糖尿病的基因突变是 X 染色体连锁自身免疫 - 过敏综合征（X - linked autoimmunity - allergicdisregulation syndrome，XLAAD）。它是由被称作 FOXP3 的基因突变造成的。FOXP3 是一个转录因子，它调控 $CD4^+$ $CD25^+$ 调节性 T 细胞的发育。$CD4^+$ $CD25^+$ 调节性 T 细胞对维持机体对自身组织的免疫耐受有重要作用。

在 9 月龄的患病婴儿就能检测到抗胰岛的抗体。这包括胰岛素抗体、GAD65 和 ICA512（IA - 2）。通常胰岛素抗体最早出现。多种抗体阳性，提示在几年内发生糖尿病的可能很大。目前，针对自身抗原的研究主要集中在两个胰岛抗原：胰岛素和 GAD65。在人和 NOD 小鼠［非肥胖糖尿病小鼠（nonobese diabetic，NOD）能自发性产生类似人类 1 型糖尿病。在 NOD 小鼠的研究为认识 1 型糖尿病提供了许多线索］，在糖尿病发病早期，可以检测到胰岛素和 GAD65 的自身抗体。在 NOD 小鼠中分离出了胰岛素特异性的 $CD4^+$ 和 $CD8^+$ T 细胞。1 型糖尿病患者的 $CD4^+$ T 细胞能识别 NOD 小鼠胰岛素 B 链上的抗原性位点：9～23 位氨基酸。

抗原递呈在 1 型糖尿病发病的 3 个不同阶段可能有重要作用。这 3 个阶段是：克隆选择、激活胰岛反应性的 T 细胞、胰岛炎症。MHC 与糖尿病发病的易感性有关，这不仅与其在胰岛部位递呈抗原的作用有关，而且也因为它与胸腺 T 细胞克隆性选择有关。这种选择对自身免疫性疾病的发生有重要作用。人类 MHC 分子的不同组合类型与 1 型糖尿病的易感性有关。MHC 分子通过促进胸腺正向或负向的选择胰岛反应性的 T 细胞，从而影响糖尿病发病。胰岛反应性 T 细胞在外周被自身抗原或有交叉反应性的微生物抗原激活，之后，这些被激活的 CD4$^+$T、CD8$^+$T 细胞引起胰岛炎和胰岛 B 细胞的丧失。CD8$^+$T 细胞可以通过穿孔素直接造成细胞裂解，而 CD4$^+$T 细胞可以通过释放 TNF－a 等细胞因子来杀伤胰岛 B 细胞。MHC Ⅰ、Ⅱ类分子表达的上调，以及抗原的释放增加都会增强胰岛自身抗原的递呈。当大部分胰岛 B 细胞丧失的时候，就会发生糖尿病。

MHC Ⅰ、Ⅱ类分子基因剔除的 NOD 小鼠都不发生糖尿病。可见，MHC Ⅰ、Ⅱ类分子是发病必需的。在穿孔素或 TNF－α 基因剔除的情况下，可减轻疾病的发生，而在两者都剔除的情况下，NOD 小鼠不发生糖尿病。这些都表明 CD4$^+$、CD8$^+$T 细胞对发病有协同作用。

从可以检测到自身抗体到发生糖尿病通常要几年的时间。T 细胞表面与 T 细胞激活有关的共刺激分子，CD28 及其配体（B7－1、B7－2）与其发病的速度有关。在 CD28 或其配体（B7－1、B7－2）基因剔除的 NOD 小鼠，胰岛炎进展速度快，很快就发生糖尿病。

（王 伟）

第三章 心肺脑复苏技能

第一节 心肺复苏

心肺复苏（cardiopulmonary resuscitation，CPR）是心肺复苏技术的简称，是针对心跳和呼吸停止所采取的抢救措施，即采用胸外按压或其他方法建立暂时的人工循环并恢复心脏的自主搏动和血液循环，用人工呼吸代替自主呼吸并恢复自主呼吸，达到恢复苏醒和挽救生命的目的。现代心肺复苏包括基本生命支持（basic life support，BLS）、高级生命支持（advance cardiovascular life support，ACLS）和持续生命支持（persistent life support，PLS）三个部分。

一、生存链

1992 年《心肺复苏指南》提出"生存链"的基本概念。具体描述了早期识别与启动急救系统、早期心肺复苏、早期除颤以及早期高级生命支持。生存链包含的重要原则：①如果生存链中的任何一个环节薄弱或中断，都将会使生存率降低。②其中"早期识别与启动急救系统"这一环节最为重要。2010 年《心肺复苏指南》（以下简称 2010 年指南）继续强调，有效 BLS 是 ACLS 成功的基础，即开始尽可能少地中断高质量 CPR，数分钟内对室颤（VF）/无脉室速（VT）患者进行电除颤。新"生存链"的第五个环节即心脏骤停后续治疗，强调多学科综合优化救治的重要性。

二、基本生命支持

BLS 是一系列的操作程序，包括对心跳、呼吸停止的判断，基本循环和呼吸支持等干预的技术。CPR 中有 A、B、C、D 四步，即：A：开放气道；B：人工通气；C：循环支持；D：电除颤。现场急救人员首先要对患者有无反应、有无意识，呼吸和循环体征做出准确判断。只要发现无意识、无呼吸（包括无效呼吸）立即向急救医疗服务系统求救，如果有 2 名以上急救人员在场，一名应立即实施 CPR，另一名则快速求救。心肺复苏的基本程序：识别判断、呼叫急救系统和心肺复苏（CPR）。

1. 识别判断 BLS 的"识别判断"阶段极其关键，经过准确识别，无意识、反应、呼吸即实施 CPR（按 C－A－B 顺序）。正确判断患者心跳、呼吸停止需要急救人员有迅捷的反应能力，无论是判断过程，还是相继采取的急救措施，时间要求非常短暂和迅速，不应超过 10s。只要发病地点不存在危险并适合，应就地抢救。急救人员在患者身旁快速判断有无损伤和反应。可轻拍或摇动患者，并大声呼叫："您怎么了!"如果患者有头颈部创伤或怀疑有颈部损伤，要注意可能造成脊髓损伤，对患者不适当的搬动会造成截瘫。

2. 启动急救系统 如发现患者无反应、无意识及无呼吸，只有一人在现场，要先拨打急救电话，启动急救系统，目的是求救于专业急救人员，并快速携带除颤器到现场。如果是淹溺或其他原因窒息所致，应立即进行五组 CPR（约 2min），再去打电话。2 人以上时，一人打电话，另一人马上实施 CPR。

3. 心肺复苏准备　如果患者无反应，急救人员应判断患者有无呼吸或是否为无效呼吸，先使患者取仰卧位，即先行 30 次心脏按压，再开放气道。患者无反应时，因肌张力下降，舌体和会厌可能把咽喉部阻塞（舌是造成呼吸道阻塞的最常见原因）。有自主呼吸时，吸气过程气道内呈负压，也可将舌或会厌（或两者同时）吸附到咽后壁，造成气道阻塞。常用的开放气道方法有两种，即仰头提颏法和推举下颌法。如无颈部创伤，两种方法都可以采用，对非专业人员因推举下颌法难于学习，故不推荐采用；专业急救人员对于怀疑有颈椎脊髓损伤的患者，应避免头颈部的延伸，可使用推举下颌法。

三、人工呼吸

检查呼吸开放气道后，不再推荐采用感觉有无气息（流），观察胸部有无起伏动作，听有无气流呼出声音的方法。一经观察确定无意识，及无呼吸或出现无效呼吸，即判断为心搏骤停。

绝大多数呼吸或心搏骤停患者均无呼吸，偶有患者出现异常或不规则呼吸，或有明显气道梗阻征的呼吸困难，这类患者开放气道后即可恢复有效呼吸。开放气道后发现仍无呼吸或呼吸无效时，应立即行人工通气，如果不能确定通气是否有效，也应立即进行人工通气。采用人工呼吸时，每次通气必须使患者的肺膨胀充分，可见胸廓上抬。常用的人工呼吸的方式包括口对口呼吸、口对鼻呼吸、口对气管套管呼吸、口对面罩呼吸以及球囊－面罩通气。

四、循环支持

1. 循环评估　2010 年指南规定对非专业急救人员，在行 CPR 前不再要求将检查颈动脉搏动作为一个必需的诊断步骤。因此，非专业急救人员无需根据脉搏检查结果来确定是否需要胸外按压或电除颤，如果发现无反应、无自主呼吸即按心搏骤停处理。对于专业急救人员可检查脉搏，但不能超过 10s，如不能确定有无脉搏，应立即进行 CPR。专业急救人员在检查循环体征时，要一方面检查颈动脉搏动，一方面观察呼吸、咳嗽和运动情况，专业人员能鉴别正常呼吸、濒死呼吸，以及心搏骤停时其他通气形式。评价时间不要超过 10s，如果不能肯定是否有循环，则应立即开始胸外按压。

2. 胸外按压　CPR 期间循环支持的主要措施是胸外按压，部位要求在胸部正中进行按压，要求按压可产生 60 ~ 80mmHg 的收缩压，通过增加胸内压或直接挤压心脏产生血液流动，通过胸外按压使血液流向肺，并辅以适当的呼吸，就可为脑和其他重要器官提供充足的氧气，以便行电除颤。2010 年专家达成共识：①CPR 时为保证组织器官的血流灌注，必须实施有效的胸外按压。②成人按压频率至少 100 次/分，按压深度不少于 5cm，每次按压后胸廓完全回复，按压与放松比大致相等。③尽量避免胸外按压的中断。④在建立人工气道前，成人单人 CPR 或双人 CPR，按压/通气比率都为 30：2，气管插管以后，按压与通气可能不同步，通气 8 ~ 10 次/分，按压频率大于 100 次/分。

3. 单纯胸外按压的 CPR　如果旁观者未经过心肺复苏培训，则应进行单纯胸外按压的心肺复苏，即仅为突然倒下的成人患者进行胸外按压，并强调在胸部正中用力快速按压，或者按照急救调度人员的指示操作。所有经过培训的非专业施救者应至少为心搏骤停患者进行胸外按压。另外，如果经过培训的非专业施救者有能力进行人工呼吸，应按照 30 次按压对应 2 次呼吸的比率进行按压和人工呼吸。单纯胸外按压（仅按压）心肺复苏对于未经培训的施救者更容易实施，而且更便于调度员通过电话进行指导。另外，对于心脏病因导致的心搏骤停，单纯胸外按压心肺复苏或同时进行按压和人工呼吸的心肺复苏的存活率相近。

4. 咳嗽 CPR　目的是启动本身自主的 CPR，这在理论上是可能的，但在临床应用时有一定限制。临床上要求严密监护患者，心搏骤停一定要在目击下发生，在患者意识丧失之前要用力咳嗽，而且这一情况只有在心脏骤停前的 10～15s 可行。咳嗽可使患者胸内压升高，使血流继续流动，以保持清醒的意识。

五、电击除颤

大多数成人突发非创伤性心搏骤停的原因是 VF，电除颤是救治 VF 最为有效的方法。早期电除颤也是心脏性猝死患者复苏成功的关键。心律分析证实为 VF/无脉性 VT 应立即进行 1 次电除颤，之后做 5 组 CPR，再检查心律，必要时再次除颤。单相波除颤器首次电击能量选择 360J，双相波除颤器首次电击能量选择 150J 或 200J。心脏静止与无脉电活动电除颤均无益。如果任何施救者目睹发生院外心搏骤停且现场有 AED，施救者应从胸外按压开始心肺复苏，并尽快使用 AED。在医院和其他机构使用现场的 AED 或除颤器治疗心搏骤停的医务人员应立即进行心肺复苏，并且尽快使用准备好的 AED/除颤器。

六、心肺复苏药物的应用

心脏停搏时，用药应考虑在其他方法之后，如急救人员应首先开展基本生命支持、电除颤、适当的气道管理，而非先应用药物。开始 BLS 后，尽快建立静脉通道，同时考虑应用药物抢救。心肺复苏期间常用的复苏药物包括：

1. 肾上腺素　肾上腺素作为血管收缩药有百年历史，作为 CPR 基本用药已有四十多年历史。主要药理作用有：增强心肌收缩力；增加冠状动脉及脑血流量；增加心肌自律性和减低除颤阈值等。目前肾上腺素仍被认为是复苏的一线选择用药，可用于电击无效的 VF/无脉性 VT、心脏静止或无脉性电活动（PEA）。用法是 1mg 静脉推注，每 3～5min 重复一次，每次从周围静脉给药时应该稀释成 20ml，以保证药物能够到达心脏。因心内注射可增加发生冠状动脉损伤、心脏压塞和气胸的危险，同时也会延误胸外按压和肺通气开始的时间，因此，仅在开胸或其他给药方法失败或困难时才考虑应用。

2. 血管加压素　血管加压素实际上是一种抗利尿激素。当给药剂量远远大于其发挥抗利尿激素效应时，它将作为一种非肾上腺素能样的周围血管收缩药发挥作用。血管加压素是通过直接刺激平滑肌 V1 受体而发挥作用的。平滑肌的收缩可产生一系列的生理效应，包括皮肤苍白、恶心、小肠痉挛、排便感和支气管痉挛，对女性还可引起子宫收缩。如果动脉给药，血管加压素因其对血管的收缩作用，对食管静脉曲张破裂出血有良好的治疗效果。此外，在腹部血管造影时，血管加压素可以促进胃肠道平滑肌收缩，减少肠道内气体的影响。对意识清楚的冠心病患者并不建议使用该药，因为该药增加周围血管阻力作用可诱发心绞痛的发作。在正常循环的模型中，血管加压素的半衰期为 10～20min，这较心肺复苏时肾上腺素的半衰期要长。

CPR 时血管加压素与 V1 受体作用后，可引起周围皮肤、骨骼肌、小肠和血管的强烈收缩，而对冠状动脉血管和肾血管床的收缩作用相对较轻，对脑血管亦有扩张作用。因该药没有 β 肾上腺素能样活性，故 CPR 时不会引起骨骼肌血管舒张，也不会导致心肌耗氧量增加。血管加压素被认为是与肾上腺素相比对心搏骤停可能同样有效的一线药物，在长时间缺血情况下，两者联合使用的效果是单用肾上腺素或血管加压素的 3 倍。血管加压素一般可在第一或第二次电除颤后通过静脉或骨髓途径给药一次（40U），肾上腺素可每 3～5min 给药一次（1mg），血管加压素或许可替代第一或第二剂肾上腺素。40U 的血管加压素加 1mg 肾上腺素，疗效优于 1mg 肾上腺素（Ⅱa 级推荐）。

3. 胺碘酮　胺碘酮属于Ⅲ类抗心律失常药物。2005 年《心肺复苏指南》更加突出了胺碘酮治疗各种心律失常的主流地位，更适合于严重心功能不全患者的治疗。如射血分数 < 40% 或有充血性心衰征象时，胺碘酮为首选的抗心律失常药物。因为在相同条件下，胺碘酮作用更强，且比其他药物致心律失常的可能性更小。2005 年《心肺复苏指南》推荐：当 CPR、2 次电击除颤以及给予血管加压素后，如 VF/无脉性 VT 仍持续，应考虑给予抗心律失常药物，优先选用胺碘酮静注，若无胺碘酮，可使用利多卡因 75mg 静注。胺碘酮用法：心搏骤停患者如为 VF/无脉性 VT，初始剂量为 300mg 溶入 20～30ml 生理盐水或葡萄糖液内快速推注，3～5min 后再推注 150mg，维持剂量为 1mg/min 持续静滴 6h。非心搏骤停患者，先静脉给予负荷量 150mg（3～5mg/kg），10min 内注入，后按 1～1.5mg/min 持续静滴 6h。对反复或顽固性 VF/VT，必要时应增加剂量再快速推注 150mg。一般建议每日最大剂量不超过 2g。

胺碘酮具有负性心肌收缩力和扩血管的作用，可引起低血压和心动过缓。这常与给药的量和速度有关，预防的方法就是减慢给药速度，尤其是对心功能明显障碍或心脏明显扩大者，更要注意注射速度，监测血压。

4. 利多卡因　仅作为无胺碘酮时的替代药物：初始剂量为 1～1.5mg/kg 静脉推注。如 VF/VT 持续，可给予额外剂量 0.5～0.75mg/kg，5～10min 一次，最大剂量为 3mg/kg。

5. 异丙肾上腺素　异丙肾上腺素是纯 β 受体兴奋剂，具有正性肌力作用，加速时相效应，增加心肌耗氧，加重心肌缺血和心律失常。其适应证是心动过缓，需植入起搏器者，或者尖端扭转型室速（除外先天性长 QT 间期后，可临时使用），滴速宜慢，不能静脉推注。

6. β 受体阻滞剂　对于一些难治性多形性 VT、尖端扭转型 VT、快速单形性 VT 或室扑（频率大于 260 次/分）及难治性 VF，可试用静脉 β 受体阻滞剂。美托洛尔每隔 5min，每次 5mg 静脉注射，直至总剂量 15mg；艾司洛尔 0.5mg/kg 静脉注射（1min），继以 50～300μg/min 静滴维持。

7. 硫酸镁　仅用于尖端扭转型 VT（Ⅱb 类推荐）和伴有低镁血症的 VF/VT 及其他心律失常两种情况。用法：对于尖端扭转型 VT，紧急情况下可用硫酸镁 1～2g 稀释后静脉注射，5～20min 注射完毕；或 1～2g 加入 50～100ml 液体中静滴。必须注意，硫酸镁快速给药有可能导致严重低血压和心搏骤停。

8. 儿茶酚胺类药物　本类药物不仅能较好地稳定心脏电活动，而且具有良好的正性肌力和收缩外周血管作用。当不需要肾上腺素的变时效应时，可考虑使用多巴胺或多巴酚丁胺。多巴胺的推荐剂量：5～20μg/（kg·min），超过 10μg/（kg·min）可以导致体循环和内脏血管的收缩。多巴酚丁胺具有很强的正性肌力作用，无明显血管收缩作用，常用于严重收缩性心功能不全的治疗，剂量范围 5~20μg/（kg·min）。

9. 钙剂　钙离子在心肌收缩和冲动传导中有重要的作用。但回顾性和前瞻性研究均表明，心搏骤停患者应用钙剂治疗无效。另外，有理论根据表明，补钙过多导致的高血钙可能对机体有害。只有高血钾、低血钙或钙通道阻滞剂中毒时，钙剂治疗有效，其他情况均不用钙剂治疗。对于高血钾触发的难治性 VF，可给予 10% 葡萄糖酸钙 5~20ml 静脉注射。

10. 碳酸氢钠　在心搏骤停和复苏后期，足量的肺泡通气是控制酸碱平衡的关键。高通气可以通过减少二氧化碳潴留，纠正呼吸性酸中毒。很少有研究表明，缓冲碱治疗可以改善预后。只有在一定的情况下，应用碳酸氢盐才有效，如患者原有代谢性酸中毒、高钾血症、三环类或苯巴比妥类药物过量。此外，对于心脏停搏时间较长的患者，应用碳酸氢盐治疗可能有益。但只有在除颤、胸外心脏按压、气管插管、机械通气和血管收缩药治疗无效时方可考虑应用该药。应根据患者的临床状态应用碳酸氢盐：使用时，以 1mmol/kg 作为起始量，在持续 CPR 过程中每 15min 重复 1/2 量，最好根据血气分析结果调整补碱量，防止产生碱中毒。

11. 阿托品　阿托品（atropine）可阻断或逆转胆碱能介导的心率下降和房室结传导的降低，是治疗急性症状性心动过缓的一线药物（Ⅱa 类）。成人临床试验表明静脉用阿托品可提高心率，改善心动过缓相关的症状和体征，应考虑作为症状性窦性心动过缓、房室结水平传导阻滞或窦性停搏患者等待经皮或经静脉起搏器治疗时的临时治疗措施。对将要停搏的缓慢心律，阿托品 1mg 静注，每 3~5min 一次，总剂量不超过 3mg，对心脏静止和 PEA，使用阿托品治疗可能无获益。

（杨丽霞）

第二节　除颤与电复律

一、定义

心脏电复律（cardioversion）是指在严重快速心律失常时，将一定强度的电流直接或经胸壁作用于心脏使全部或大部分心肌在瞬间除极，将异常心脏节律转复为正常窦性节律，然后心脏自律性最高的起搏点（通常是窦房结）重新主导心脏节律的治疗过程。电除颤（defibrillation）是以一定量的电流冲击心脏从而使室颤终止的方法，用于治疗室颤。电复律主要用于治疗快速性心律失常。

二、电复律/电除颤的种类

1. 直流电复律/除颤　根据所使用电流的性质不同可以区分为直流电与交流电复律/电除颤。交流电放电时电流量大，放电时间长达 20ms，不易避开心室易损期，易引起心肌损伤及更严重的心律失常，甚至可直接导致心功能恶化。因此，交流电复律/电除颤很快便废弃不用。近四十多年来世界各国均采用直流电复律。与交流电复律相比，直流电复律放电量容易控制，安全性较高，且便于同步电复律。

2. 同步与非同步电复律/电除颤　临床根据治疗过程中是否采用同步触发可以将电复律/电除颤区分为同步与非同步电复律/电除颤。同步电复律是指利用同步触发装置，用体表心电图 R 波来控制电流脉冲的发放，使电流仅在心动周期的绝对不应期中发放（脉冲电流落在 R 波的下降支上，而避免落在 T 波顶峰前 20～30ms 以内的易损期），避免诱发室颤，临床上用于除室颤或心室扑动以外的其他快速性心律失常的转复。不用同步触发装置可在任何时间内放电，用于转复室颤或心室扑动，称为非同步电复律，临床上通常仅用于室颤或心室扑动的复律治疗；还有就是无法识别 R 波的快速室性心动过速，由于无法以同步直流电进行电复律，只能非同步电击（相当于除颤）。

3. 体内与体外电复律/电除颤　根据复律（除颤）电极板位置不同可以分为体内与体外电复律/电除颤。体内电复律/电除颤常用于心脏手术或急症开胸抢救的患者，一个电极板置于右室面，另一个电极板置于心尖部，电流能量通常为 20～30J，一般不超过 70J。非手术情况下，大多采用经胸壁复律（除颤），亦即体外电复律/电除颤；通常将 APEX（阴极电板）放在左前胸或心尖部，STERNUM（阳极电板）放在右胸或后背，从而保证电流可以正好通过心脏，达到理想的除颤效果。

4. 单向波和双向波电复律/电除颤　根据除颤波形的不同，现代除颤仪分为两种类型，即单向波和双向波。单向波是指半个正弦波，双向波是指完整的正弦波。双向波的优点是单向波结束心脏干扰杂波后再给出一个方向的引导性电波，该引导性电波接近心脏正常电信号，因此能更有效激发起心脏的正常工作。

5. 经食管内低能量电复律　所需能量较小（20～60J），患者不需要麻醉即可耐受，同时可避免皮肤烧伤，但仍需对食管电极导管的设计和安置进行不断改进，将来有望成为一种有前途的处理快速性心律失常的新方法。

6. 经静脉电极导管心脏内电复律　通常采用四极电极导管，在 X 线透视下将导管电极通过肘前或颈静脉插入右心，该导管可兼作起搏、程序刺激和电复律之用。所需能量一般为 2～6J，患者多能耐受，初始电击从低能量开始，然后逐渐增加电能。主要适用于心内电生理检查中发生的房颤。

7. 埋藏式心脏复律除颤器　近年来，经静脉置放心内膜除颤电极已取代了早期开胸放置心外膜除颤电极。埋藏式心脏复律除颤器的体积也明显减小，已可埋藏于胸大肌和胸小肌之间，甚至像起搏器一样可埋藏于皮下囊袋之中。可同时具备抗心动过缓起搏、抗心动过速起搏、低能电转复和高能电除颤等功能。

8. 自动体外除颤仪　自动体外除颤仪（automated external defibrillator，AED）AED 是一种由计算机编程与控制的、用于体外电除颤的、自动化程度极高的除颤仪。AED 具有自动分析心律的功能。当电极片粘贴好之后，仪器立即对心搏骤停者的心律进行分析，迅速识别与判断可除颤性心律（心室颤动或无脉性室速），一旦患者出现这种可除颤性心律，AED 便通过语音提示和屏幕显示的方式，建议操作者实施电除颤。AED 体积小、重量轻，便于携带与使用，不仅专业人员，即使是非专业人员，在经过规定的学时培训之后，也完全可以安全、正确地掌握 AED 的操作方法。其操作步骤是相同的，即开机、分析心律、建议是否电击。现代的 AED 大多采用双向波技术。

目前一般情况下所说的电复律/电除颤均指在体外采用直流电进行的电击操作，因此，下文所述电复律/电除颤均指体外直流电复律（除颤）。

三、电复律/电除颤的适应证

心脏电复律对终止折返性心动过速特别有效。原则上，任何形式的心动过速，只要导致低血压、充血性心力衰竭或心绞痛，而内科治疗又不能迅速奏效时，均应电击终止。转复成功后，患者的血流动力学状态几乎均能改善。

1. 心室颤动和心室扑动　一旦出现心室颤动或心室扑动，通常即可引起显著的血流动力学障碍，应立即使用非同步电击复律，而且越早越好，因为除颤成功的可能性随着时间的流逝而降低且室颤可能在数分钟内转为心脏停搏。对于顽固性心室颤动患者，必要时可静脉推注利多卡因或胺碘酮等药物；若电击前室颤波很细小，可以静脉注射肾上腺素，使颤动波变大，以提高转复的成功率。

2. 室性心动过速　室性心动过速经药物治疗无效或伴有严重血流动力学障碍及频发阿斯综合征应紧急行同步直流电电击复律；但是对于无法识别 R 波的快速室性心动过速，有时只能进行非同步电复律治疗。

3. 心房颤动　心房颤动是选用同步直流电复律中最常见的一种心律失常。电复律即刻成功率在 70% ~ 96%。由于心房颤动的病因各异，病程长短不一，对药物反应差异较大，故在电复律的选择上应多方权衡。心房颤动行电复律治疗应遵循下述原则：有血流动力学障碍或症状严重，但药物治疗未能有效时需尽快电复律；无明显血流动力学障碍不需紧急电复律，但电复律后可望维持窦律，改善心功能，缓解症状。

心房颤动有下列情况者可考虑电复律：①心室率快、药物治疗无效；②房颤后心力衰竭或心绞痛恶化或不易控制；③持续房颤病程在 1 年以内且房颤前窦房结功能正常；④心脏、左房扩大不明显（心胸比例 < 60%，左房直径 < 55mm）；⑤二尖瓣病变已经手术纠治 6 周以上者；⑥原发病（如甲状腺功能亢进、急性心肌梗死、肺炎、肺栓塞等）已得到控制，但心房颤动仍持续存在的患者；⑦预激综合征合并快速房颤，如药物无效且存在血流动力学障碍，应尽快电复律；如心室率过快（ > 200 次/分）时应考虑同步直流电复律，当心室率达 250 次/分，立即给予同步直流电复律。

但是近年来对以心房大小、瓣膜病变严重程度来决定是否进行电复律有不同意见，不少临床学家认为对房颤患者都应给予 1 次电复律的机会。

4. 心房扑动　心房扑动药物治疗通常较为困难，而电复律对心房扑动有较高的转复率，成功率几乎为 100%，且所需能量较小，50J 以下能量电击，95% 的患者可转复为窦性心律。故有人提出电复律是终止心房扑动的首选方法，特别是快速心室率引发低血压、心力衰竭或心绞痛的患者，可立即同步电复律。

5. 阵发性室上性心动过速　绝大多数室上速不需要首选电复律，应根据具体情况首选兴奋迷走神经的方法转复，或选用药物转复方法，也可选用食管调搏治疗。但少数顽固性阵发性室上速经治疗无效，发作持续时间长，并伴有血流动力学障碍，如血压下降、诱发或加重心绞痛或心力衰竭，此时无论是窄 QRS 波还是宽 QRS 波均应立即行直流电复律治疗。

6. 异位性心动过速性质不明　异位性心动过速而性质不明（如室上性心动过速伴差异性传导抑或室性心动过速不能明确鉴别时）而导致用药困难且伴有明显血流动力学障碍者也可进行电复律。

四、电复律/电除颤的禁忌证

下列情况禁用电复律：①洋地黄中毒引起的快速性心律失常。洋地黄中毒时心脏对电击的敏感性增加，容易导致恶性室性心律失常（如心室颤动）的发生，因此，若此时电刺激可引起不可逆的心搏停止。②室上性心律失常伴高度或完全性房室传导阻滞或持续心房颤动未用影响房室传导药物情况下心室率已很缓慢。③伴有病态窦房结综合征（即快－慢综合征）。④近期有动脉栓塞或经超声心动图检查发现心房内存在血栓而未接受抗凝治疗者。

房颤患者存在下列情况时不宜进行电复律：①拟近期接受心脏外科手术者。②电解质紊乱尤其是低血钾，电复律应该在纠正后进行。③甲状腺功能亢进伴房颤而未对前者进行正规治疗者。④左心功能严重损害者，因转复后有发生急性肺水肿可能。另外，心脏、心房明显增大（心胸比例 >65%，超声显示左房内径 >55mm）者，即使成功转复维持窦律的可能性也不大。⑤复律后在奎尼丁或胺碘酮的维持下又复发或不能耐受抗心律失常药物维持治疗者。⑥伴风湿活动或感染性心内膜炎而未控制的心脏病患者。⑦房颤为阵发性，既往发作次数少、持续时间短，预期可自动转复者，因为电复律并不能预防其复发。

此外，尖端扭转型室性心动过速或多形性室速伴有低钾血症者，QT 间期延长者应慎用电复律。异位起搏点自律性增加所致的快速性心律失常电复律疗效较差，即使复律成功后也容易复发。因此，自律性增高的房性心动过速、非阵发性交界性心动过速、加速性室性自主心律一般不主张用电复律治疗。

以上所列适应证及禁忌证都是相对的，应从每个患者的具体临床情况出发全面评估获益与风险，不能生搬硬套。

五、常见并发症

除了对患者选择和操作方法不当外，电复律的并发症可能与原有心脏疾患和所用电能大小有关。据报道，电击能量为 150J 时，并发症的发生率为 6%，大于 300J 时，并发症发生率可达 30%，因此，应尽量避免高能量电击。

1. 心律失常 ①常见房性或室性早搏，窦性心动过缓和房室交界性逸搏，多为暂时性，一般不需处理；②窦性停搏、窦房阻滞或房室传导阻滞，多见于原有窦房结功能低下或房室传导系统有病变者，静脉滴注异丙肾上腺素或阿托品有助于提高心室率。

2. 心肌损伤 高能量电击后血清心肌酶（CK、LDH、AST）升高，大多可在 5~7 天恢复正常。少数患者心电图可见 ST－T 改变，偶见异常 Q 波和高钾性 T 波改变。

3. 低血压 多发生于高能量电击后，可持续数小时，多可自行恢复；如血压下降明显可用多巴胺、间羟胺（阿拉明）等血管活性药物。

4. 皮肤灼伤 几乎所有患者在电复律后电极接触部位均有皮肤灼伤，可见局部红斑水疱，多由于电极板按压不紧、导电糊过少或涂抹不均所致，一般无须特殊处理。

5. 血栓栓塞 心脏电复律后血栓栓塞的发生率约为 1.5%，多为心房栓子脱落导致外周动脉栓塞；过去曾有反复栓塞史者，尤其是房颤患者复律前应注意评估给予抗凝治疗的必要性。

6. 肺水肿及心力衰竭 由于电复律后左房机械性功能受到抑制，或受到肺栓塞的影响而出现肺水肿及心力衰竭，可使用扩血管药物及利尿剂治疗，必要时给予机械通气治疗。

六、电复律／电除颤的能量选择

电复律／电除颤的能量通常用焦耳来表示，即能量（J）＝功率（W）×时间（s）。能量大小的选择主要根据心律失常的类型和病情，在实际操作中需要考虑患者的体重等指标，如体重轻者可选用较小能量，而体重重者则常需使用较大能量。一般情况下，不同心律失常的单向波电复律／电除颤能量选择如下：心房扑动 50～100J，心房颤动 100～200J，室上性心动过速 100～150J，室性心动过速 100～200J，心室颤动 200～360J。而双向波电复律／电除颤能量则常为单向波能量的一半。一般一次电击未奏效时可增加电能再次电击。

七、电复律前的注意事项

（1）电复律／电除颤一般需要住院进行，需要进行全面的体格检查和有关实验室检查（包括心电图和血液化验等）。

（2）正在抗凝治疗者，应测定凝血酶原时间和活动度。如果患者正在服用洋地黄类药物，应在复律前停服 24～48h。

（3）电击前 8h 内应禁食禁水，避免复律过程中发生恶心和呕吐。

（4）12 导联心电图记录及心电连续监测，建立静脉通道，末梢氧分压达 90% 以上。

（5）房颤持续 48h 以上或不能确定房颤时间，转复前应常规抗凝治疗。转复前应用华法林 3 周，转复成功后持续应用 4 周，且应控制国际标准化比值（INR）在治疗范围内（1.8～3.0）。

（6）服药的目的是建立相应药物的血药浓度以利于复律后窦律的维持，同时明确对药物的耐受性。另外，亦有少数患者用药后可转复为窦律从而免于电击。常用的可选择药物包括 I c 类和 III 类抗心律失常药物。

（7）在电复律／电除颤时，应注意两个电极之间的胸壁不要涂凝胶、乳膏或盐水等导电物质，以避免电流可能沿胸壁表面流动，而未通过心脏。

若心电显示为细颤，应坚持心脏按压或用药，先用 1% 肾上腺素 1mL 静脉推注，3～5min 后可重复一次，使细颤波转为粗颤波后，方可施行电击除颤。触电早期（3～10min 内）所致的心搏骤停，宜先用利多卡因 100mg 静注。

八、操作过程中的注意事项

施行电复律的房间应较宽敞，除了除颤器外，还应具备各种复苏设施，例如氧气、急救箱、血压和心电监护设备等。患者仰卧于硬板床上，松解患者衣领、腰带，一般需要快速、安全和有效地麻醉，以保证电复律和电除颤时患者没有不适感和疼痛感，目前最常使用的是丙泊酚或咪达唑仑直接静脉注射。

患者一旦进入理想的麻醉状态后，暴露胸部，连接除颤器心电监测导联，记录心电图。并将两个涂有导电糊或裹有湿盐水纱布的电极分别置于相应位置。将一电极板置于胸骨右缘第 2、3 肋间，另一电极板置于心尖部。两个电极板之间距离不少于 10cm，电极板放置要紧贴皮肤，并有一定压力。准备放电时，操作人员不应再接触患者、病床以及同患者相连接的仪器，以免发生触电。电击复律成功后关闭除颤仪电源，充分清洁电极板并放回电极槽内。

九、电复律/电除颤后注意事项

电复律后应立即进行心电监测，并严密观察患者的心率、心律、血压、呼吸和神志，监测应持续24h。观察电复律术后是否有并发症：如皮肤烧伤、心肌损伤、循环栓塞、肺水肿以及各种形式的心律失常等。

心室颤动的患者复律后在监护室留院观察，房颤、室上性心动过速复律后于普通病房留院观察1~7d。

患者清醒后，卧床休息1~2d，清醒2h内避免进食水，防止恶心、呕吐。活动量以不引起心慌、胸闷为度。

清醒2h后给予高热量、高维生素，易消化饮食，保持排便通畅，避免情绪激动、吸烟、过度劳累、进食刺激性食物等。

严格按医嘱服药，定期复查；有心慌胸闷、呼吸困难应立即就诊，条件允许的情况下，反复发作的室性心动过速、心房颤动，应尽早安装除颤起搏器或经皮导管射频消融治疗。

指导患者规律服药，告知服药的注意事项，避免诱发因素，保持心情舒畅，适当增加活动。心脏病有复发的可能性，告知患者做好心理准备。

对于心房颤动患者，即使复律前未使用抗凝药物治疗，但是复律后仍需要抗凝4周，因为心房功能的恢复可能延迟至窦性心律恢复后3周。

十、最新国际指南亮点

最新国际指南亮点主要包括以下几点（详见表3-1）。

表3-1　2010年版《心肺复苏指南》的更新

2000年版	2005年版	2010年版
1. 婴儿和儿童CPR时，按压/通气比为5：1；成人CPR时，按压/通气比为15：2	1. 强调胸外按压的质量和频率，要求"用力而快速按压，按压频率100次/分"	1. 调整了心肺复苏的流程，由A-B-C更改为C-A-B，把心脏按压放在了最重要的位置
2. 未强调胸外按压的质量和速率、胸腔完全恢复状态，以及减少中断胸外按压的重要性	2. 所有单人CPR时，按压/通气比均为30：2	2. 在除颤之前进行胸外按压，在除颤1次结束之后马上再进行胸外按压
	3. 每次按压后使胸廓完全恢复到正常位置，压/放时间50%：50%	3. 按压频率至少100次/分，按压深度至少5cm
	4. 应尽量控制中断胸外按压的时间	4. 连续按压，尽可能减少按压中断，持续按压，不过早放弃患者
		5. 可以在治疗科室使用机械按压

（1）AHA《心肺复苏指南》中的按压通气要求比发生了显著变化，从5：1到15：2到目前的30：2或连续按压，并要求避免过度通气。在2005年版本之后，美国亚利桑那大学心脏中心GordonA. Ewy等提出了纯胸外按压不通气的方式，并通过临床证实持续胸外按压即可提供充足的氧供。

（2）指南越来越强调在除颤之前，先进行胸外按压，使心脏得到足够的灌注。尤其是2010年《心肺复苏指南》，调整了心肺复苏的流程，由A-B-C更改为C-A-B，并要求更高的按压频率和按压深度。强调高质量的有效胸外按压。

（3）指南越来越重视不间断按压，和持续按压，减少中断次数并且不要过早放弃患者。

（4）2010年《心肺复苏指南》针对心肺复苏的高质量要求促使我们考虑使用一种高效、便携的移动心肺复苏设备来辅助或部分替代人工按压。

（杨丽霞）

第三节　食管调搏技术

早在1774年，内科医生Squires首次提出，体外电刺激可以作用于人体心脏。次年（1775年），丹麦的内科医生Abildgaard进行了电刺激作用于人体心脏的研究。1952年美国哈佛大学医学院PauJM. Zoll医生首次在人体胸壁的表面施行脉宽2ms、强度为75～150V的电脉冲刺激心脏，成功地为1例心脏停搏患者进行心脏复苏。此后拉开了心脏电刺激与心脏电生理研究的序幕。

1957年食管心房调搏技术被成功地应用于临床。1969年Burack将食管调搏技术成功地应用于起搏心室。1972年Stopczyk经食管测定了心房不应期。1973年Monotoyo应用食管心房调搏术进行心脏电生理检查，并将其用于各种快速性心律失常的治疗。自此，经食管起搏心脏成为心脏电生理的重要检查方法。

1978年蒋文平教授率先在国内应用食管调搏技术进行心脏电生理检查，其后的十余年间，各项心脏电生理检查（测定窦房结、房室结功能，终止与诱发心动过速等）基本依赖于食管调搏，该技术如雨后春笋般在我国蓬勃发展，成为我国最热门的心脏电生理检查技术。1990年后，随着心内电生理与射频消融技术在我国迅速开展，加之食管心房调搏技术存在多个难以逾越的瓶颈，使这项红极一时的电生理检查跌至冰点，极少有人问津，甚至形成"谈食管调搏而色变"的局面。但是改革与坚守始终是这项技术的坚持与进取者们的信念，经过十余年的不懈努力，终于使其华丽转身，打破了束缚多年的瓶颈，进入了一个崭新的发展阶段，成为真正意义的具有我国特色的安全、便捷、实用、易于掌握的无创心脏电生理检查技术，特别适用于射频消融术前的诊断、急诊终止快速性心律失常，并成为那些尚不具备心内电生理检查条件的医院进行心脏电生理检查时的主要选择，也成为衔接心电图与临床的不可或缺的桥梁。

一、刺激仪的发展历程

早在20世纪80年代初，由徐大栋工程师设计，蒋文平、郭继鸿等教授参与研发，由苏州东方电子仪器厂生产的第一代食管电生理刺激仪（XD－1型）问世，并开始应用于临床。其采用模拟电路产生刺激波，以变压器隔离人体和电源，随机发放的模式进行食管心房起搏。虽然当时的刺激仪电路简单，但开启了我国自主设计、研发与生产心脏电生理刺激仪的先例。为了迎合临床的需求，各种品牌、型号的刺激仪如雨后春笋般出现，使食管心房调搏检查技术进入了临床的鼎盛期。此后，一些品牌的刺激仪因存在各种设计上的欠缺，逐步退出历史舞台。然而，生产我国自己的心脏刺激系统一直是坚持者的信念。在自主研发理念的推动下，苏州东方电子仪器厂先后推出了XD－2、DF－3、DF－4、DF－5型心脏刺激仪。内部设计也从早期的数模混合程控电路，逐步发展为程控电路；从原来电路复杂，故障率高，进展到使用精密激光微调技术的集成电路，使数字处理与医学数据分析合为一体，系统技术指标完全符合 12 导联心电图的行业标准。

二、消除、降低插管与刺激引起的痛苦

插管引起的咽部不适感，甚至恶心、呕吐是伴随食管调搏检查的一个重要的临床不良反应。虽然有多种解决方法，例如下管同时吞咽食物或水等，但均没有形成系统的、规模性的临床研究与解决方案。李中健等报告从 1995 年起，连续 6 年借鉴消化内科胃镜检查中使用润滑止痛胶（内含 1% 的盐酸丁卡及适量氯己定）的经验，在 548 例食管调搏患者中试用润滑止痛胶，通过多项指标观察，结果显示：该方法可减少或消除因插管引起的咽部不适感，也可解除部分因调搏刺激引起的灼痛等不适反应。该方法虽然未能从根本上解决食管调搏引起的刺激与烧灼感，但至少解决了插管中的不适感或呕吐症状，有利于更多的适应证患者接受检查和治疗。

三、刺激、记录系统的革新

1. 解决落后的存储方式　自 2005 年起，为了解决以往食管调搏检查中的种种不便与问题，历时 3 年由我国自行设计、生产的集刺激与记录技术于一身的新型心脏电生理刺激仪 DF - 5 问世，其采用嵌入式系统和计算机联机系统，融合数 - 模混合电路、数字处理技术以及医学数据分析等先进技术．实现了心脏电生理刺激、记录、分析、报告、存档等一系列功能的一体。经浙江省人民医院和苏州大学第一附属医院反复的临床试验与厂家不断完善硬件的改革与软件设

集刺激、记录、分析、报告与存档等功能于一身的新型心脏电生理刺激仪，不仅可以随意调整记录速度、心电图波形振幅，还可直接测量各种间期。本图为将速度调整为 100mmis 后测量右房到左房（食管电图记录）的房间传导时间计，新一代刺激仪科学与人性化设计的存储方式使经食管调搏技术的存储从原来的纸质记录，手工剪贴的方式转变为计算机硬盘储存，这种存储方式可完整地保存患者检查过程中所有的心电图资料，彻底结束了依靠手工进行心电图记录、整理、剪贴、测量与分析的时代。

2. 食管导联心电图记录方法的改革　以往利用胸导联（单极）连接食管电极导管的方法记录出单极食管导联心电图，或利用双极肢体导联记录双极食管导联心电图，虽然 P 波也高大、清晰，但同步记录时必须舍弃某一胸导联（单极食管导联心电图），或出现同步的肢体导联都变为食管导联心电图（双极食管导联心电图）的弊病，无法做到真正同步记录食管导联与 12 导联心电图。新型无创心脏电生理仪设有独立的心电图记录系统与滤波双极食管导联心电图（EB）记录系统，不需要在体表心电图与食管电极导管之间反复连接。

3. 随意调整心电图电压、增减导联、改变速度　普通 12 导联心电图机只能依照设定的程序选择记录导联，极大限制了心电图的记录与分析。新型的心脏电生理刺激仪吸纳了多通道心内电生理记录仪的精华部分，增加了记录或分析时随意调整心电图电压、增减心电图导联和随意改变心电图显示与记录速度的功能，该三项功能对病例的分析与诊断提供了极大便利（图 3 - 1）。

4. 增加刺激时同步记录食管导联心电图的功能　在刺激时不能同步记录食管导联心电图一直是食管心房调搏多年来不能解决的难题，新型心脏电生理刺激仪的记录系统破解了这

道难题。该系统除了在自主心律时记录食管导联心电图外，还可在发放刺激的同时记录到清晰的食管导联的 P 波（图 3 - 2），解决了长期以来，食管调搏对诱发出的短暂心律失常不能确诊或无法进行鉴别诊断的问题。如果进行横向比较的话，新型电生理刺激仪的记录系统有与心内多导记录仪异曲同工之妙。

　　图 3 - 3 为 1 例刺激后即刻出现短暂心律失常患者的心电图。图中给予 S_1S_2 刺激，S_2 刺激后出现连续 3 个窄 QRS 波群，如单纯从体表心电图分析无法得出确切诊断。从同步记录的食管心电图可见：在 3 个窄 QRS 波群前面均有 P 波，且 RP 间期 >70ms，结合体表心电图有心室预激的表现，提示这 3 个连续、快速出现的窄 QRS 波为 S_2 刺激诱发的短暂房室折返，比较 V_1 导联与食管导联 P 波的发生顺序，提示右侧旁路，与体表心电图结论一致。食管心房调搏诊断：预激综合征诱发短暂房室折返，右侧房室旁路。

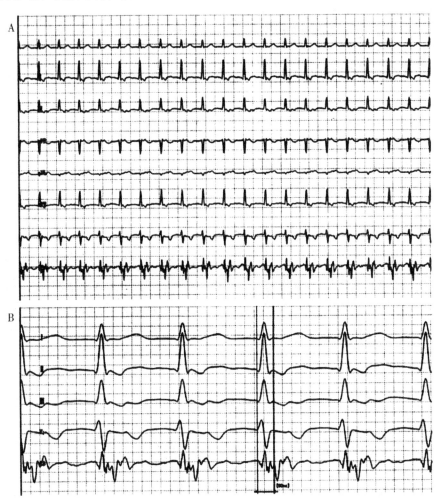

图 3 - 1　随意增减振幅、导联与速度后的心电图

A. 心动过速时记录的常规 6 个肢体导联、V_1 导联和食管导联心电图；B. 在 A 图的基础上减少了导联，增加了导联振幅、提高纸速，使测量更清晰，诊断更便捷

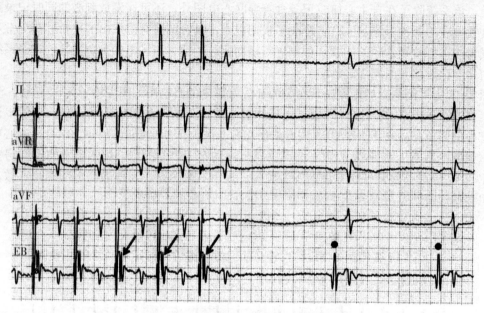

图 3-2　刺激时同步记录食管与体表心电图

图中刺激脉冲后的食管导联（EB）箭头指示处可见明显的起搏的 P 波，其与窦性心律时记录的食管导联心电图的 P 波（圆点指示）形态一致

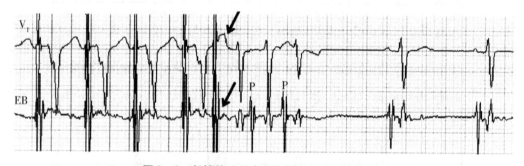

图 3-3　起搏停止后出现短暂心律变化心电图

5. 增加起搏同步记录双极胸导联心电图的功能　Fontaine 发现双极胸导联可增加 Epsilon 波的检出率，创建了 Fontaine 导联。利用 Fontaine 提出的原理，新型心脏电生理仪增加了同步记录双极胸导联心电图功能。对体表心电图 P 波不清晰的患者，应用同步记录双极胸导联心电图亦可提高对 P 波的识别能力。图 3-4 为开启双极胸导联功能后记录的常规 12 导联心电图、双极胸导联（BC）和食管导联心电图（EB）。与普通 12 导联相比，双极胸导联记录的 P 波振幅明显增高。特别是在发放刺激信号后食管导联 P 波与脉冲信号十分贴近时（B 图），双极胸导联记录的 P 波可明确标识出有效夺获，使对夺获的判断更加容易。如果双极部位靠近右胸部位，对诊断隐匿性旁路的部位、测量窦律或起搏时的房间传导时间等有更大的临床价值。

晚近有人对 51 例食管调搏诱发出顺向型房室折返性心动过速的患者发作前及发作时常规 12 导联、滤波双极食管导联和双极胸导联心电图进行分析，观察各导联 P 波形态及发生先后顺序。结果：心动过速发作时，双极胸导联 P 波清晰者 21 例（41.2%）明显高于体表

心电图 V_1 导联（17 例，33.3%）；双极胸导联 P 波出现率（61.4%）明显高于 V_1，导联（52.9%）（$P<0.05$）；且右侧旁路伴有顺向型房室折返性心动过速发作时，双极胸导联 P 波领先于食管双极导联 P 波，左侧旁路伴有顺向型房室折返性心动过速发作时，食管双极导联 P 波领先于双极胸导联 P 波。该研究证实双极胸导联心电图可记录到清晰的 P 波，与 V_1 导联相结合，可进一步提高顺向型房室折返性心动过速定位诊断的准确率（图 3 - 5）。

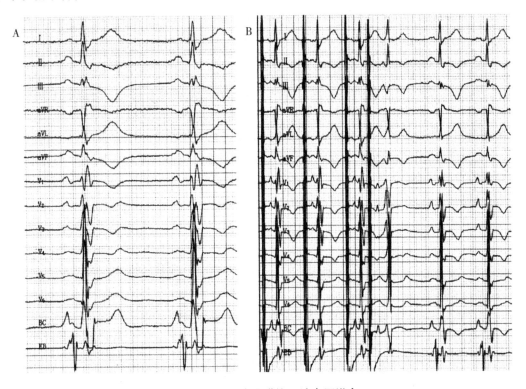

图 3 - 4　双极胸导联使 P 波电压增高

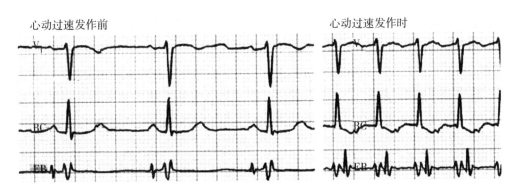

图 3 - 5　双极胸导联在顺向型房室折返性心动过速发作前与发作中的心电图

四、有效降低起搏电压的革命

对食管调搏起搏电压的技术革命经历了几个关键的阶段。食管调搏早期，刺激脉宽限定在 2ms 内，使有效夺获心房的起搏电压过高，因引起受检者严重的食管烧灼感而不被普遍接受。直至 1978 年新的研究发现，在食管与心房之间的组织与腔隙可起到电容器的功效，能有效降低起搏阈值，当脉宽从 2ms 逐渐增加到 9.8ms 后，起搏电压可明显下降到 20 ~ 30V，受检者食管局部的烧灼感也随之明显减轻，该技术因而被大部分患者接受。尽管如此，仍有少部分患者难以耐受这种强度的刺激。起搏电压过高始终是制约食管调搏技术广泛、深入开展的最主要难题。

2012 年，根据将刺激正极对称置于刺激负极两侧时可以有效增加阳极的面积，降低接触电阻，使刺激电极单位面积的电流密度下降的原理，刺激仪生产厂家研发并成功应用双阳极对称刺激方式（图 3 - 6），有效降低了起搏阈值电压。近期一项仍在进行中的临床试验表明，采用该项技术的大部分患者进行食管调搏时，起搏电压均低于 15V，平均 10 ~ 12V，最低起搏电压仅为 5V，接近心内电生理检查的起搏电压。临床研究证实，10 ~ 12V 左右的刺激强度，患者食管的烧灼感全部消失。该项技术改革具有划时代的意义，破除了笼罩在食管调搏头顶三十余年的阴霾，完全推翻了食管调搏电压无法降低的理念，是一次革命性的技术突破，更是食管调搏受检者最大的福音，从而免除了那些不是必须进行心内电生理检查患者接受有创检查的风险。特别是在介入性诊断与治疗严格的准入制度下，食管调搏使不能开展心内电生理的医疗机构进行心脏电生理检查成为可能。

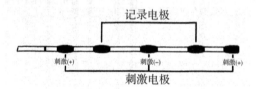

图 3 - 6　新型 5 极食管电极导管设计原理示意图

五、食管调搏技术的临床应用

食管调搏技术的临床应用可简单地概括为 8 个字：复制、诊断、治疗、急救。

（一）复制

电生理与心电图最本质的区别在于后者对心律失常仅是简单的记录，而前者则对心律失常具有复制的能力。食管心脏电生理技术（食管调搏）可以复制各种折返性快速性心律失常及缓慢性心律失常。

1. 复制缓慢性心律失常　食管调搏对缓慢性心律失常的复制包括对窦房结自律性、传导性功能降低的检出以及对房室结的传导功能下降的复制。

（1）检出窦房结自律性降低：窦房结的自律性与传导功能的下降，在体表与动态心电图中的检出率均不高，近年国内文献报告在 2 800 例同步 12 导联动态心电图中，检出窦性停搏≥3.1s 者 130 例，检出率为 4.6%。另一项研究对 46 例有不同程度胸闷、气短、头晕、黑矇及发作性晕厥等症状的患者进行动态心电图与食管调搏检查，结果：动态心电图记录到窦性停搏、窦性心动过缓者 11 例（24%），而经食管调搏检出窦房结功能异常者高达 41 例（88.1%）。提示对窦房结功能的筛查仍然主要依靠心脏电生理检查，其不仅可对窦房结功能定性，还可以定量。

图 3 - 7　患者男，反复晕厥，心电图示窦性心动过缓。为了解窦房结功能行食管调搏检查。A 图为安静状态下的心电图示窦性心动过缓。B 图给予 200 次/分的 S_1S_1 刺激，连续

刺激30s，停止刺激后，出现窦房结长达6 100ms的停搏（正常值＜1 500ms）。提示窦房结自律性降低。

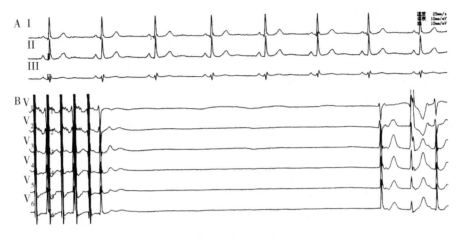

图 3 - 7   测定窦房结功能

（2）复制房室结的传导功能下降：房室结传导能力可通过食管心房调搏逐步提高起搏心房的频率，观察房室结前向传导的能力。房室结功能正常时，给予150次/分的S_1S_1刺激，房室结出现文氏阻滞；给予180次/分的刺激，房室结出现2∶1阻滞。如果检查中低于该值提示房室结传导功能降低。

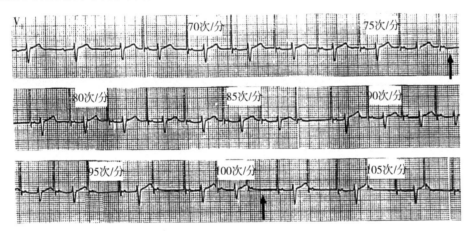

图 3 - 8   检测房室结功能

图3 - 8为食管调搏检出房室结传导功能低下的心电图，图中第1个箭头指示处，心房起搏频率75次/分，出现房室结文氏传导，此后逐渐提高起搏频率，房室结阻滞程度逐渐加重，当起搏频率增加到100次/分时（第2个箭头），房室呈2∶1传导。提示该患者房室结传导能力明显降低。

2. 复制快速性折返性心动过速

（1）复制室上性心动过速：食管调搏复制折返性室上性心动过速的成功率高，特别是对房室结与房室折返性心动过速，可高达95%以上，且安全、可靠。

图3 - 9为1例食管调搏应用S_1S_1刺激诱发房室折返性心动过速患者的心电图，图中可

见仅发放 2 个 S_1S_1 刺激，第 2 个刺激后 PR 间期延长后出现室房逆传并诱发房室折返性心动过速，比较食管导联与 V_1 导联 P 波出现时间，不难诊断该旁路位于左侧壁。

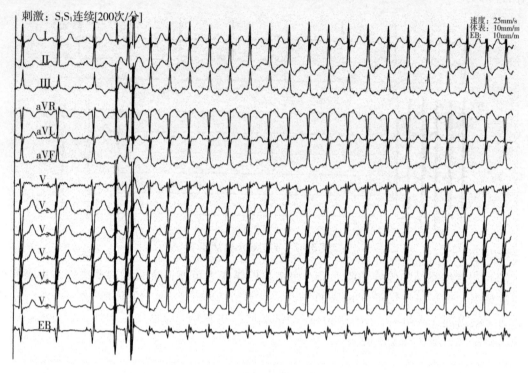

图 3 - 9 S_1S_1 刺激诱发房室折返性心动过速

（2）复制室性心动过速：食管调搏除复制室上性心动过速外，还可复制部分特发性室性心动过速。单纯经食管心房调搏刺激诱发室性心动过速的发生率较低，静脉滴注异丙肾上腺素后诱发室速的比例可从原来的 20% 提高到 40% 。

图 3 - 10 为 1 例应用食管调搏诱发宽 QRS 波心动过速的心电图。图中可见连续 S_1S_1 刺激停止后出现宽 QRS 波心动过速，根据食管导联心电图可明确看到第 2 个 P 波有效夺获心室，测量该 QRS 波与其前面 QRS 波时限无缩短，说明该 QRS 波为室性融合波，且心房频率慢于心室率；根据体表心电图 V_1 导联呈右束支传导阻滞，Ⅱ、Ⅲ、aVF 导联呈 rS 型，电轴位于无人区，提示该宽 QRS 波心动过速为特发性左室室性心动过速。

3. 复制特殊心电现象

（1）复制裂隙现象：裂隙现象是指在激动或兴奋传导的方向上（正向或逆向），心脏特殊传导系统中存在不应期及传导性显著不同的区域，当远侧水平面有效不应期长，而近端水平面相对不应期较长时，激动传导就可能出现一种伪超常传导的现象，称为裂隙现象。食管调搏可复制多种裂隙现象，例如：食管电极周围组织与心房肌之间的裂隙现象、希浦系统与房室结之间的裂隙现象、束支与房室结之间的裂隙现象等。

图 3 - 11 是食管心房调搏时记录的心电图，应用 S_1S_2 程序起搏，S_1S_1 间期700ms，每条心电图的第 2 个数字表示 S_1S_2 的联律间期值，观察 S_2 刺激后的反应，A 条 S_1S_2 间期300ms，S_2 刺激后心房冲动经房室结下传，QRS 波群正常。B 条中 S_1S_2 联律间期缩短到 290ms，S_2 刺激后房室结不能下传心室，C 条 S_1S_2 联律间期再次缩短到 280ms，S_2 刺激更加提前，下

传时更应当遇到房室结的有效不应期而不下传，但是该 S_2 刺激之后房室结反而下传心室，并诱发了房室折返性心动过速，提示电生理检查时，在房室结的近端与远端或房室结与希浦系统之间出现了裂隙现象。

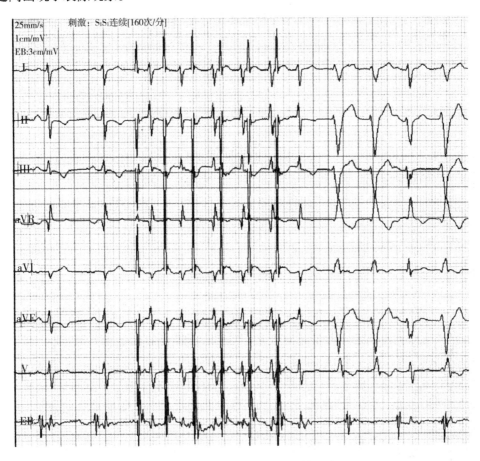

图 3-10 S_1S_1 刺激诱发特发性室速

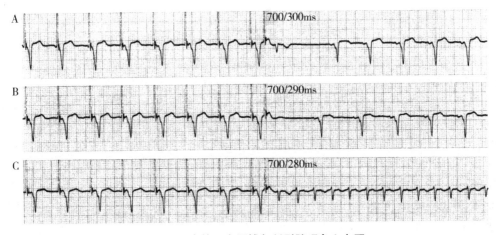

图 3-11 食管心房调搏复制裂隙现象心电图

（2）复制房室结 1：2 下传心室现象：房室结 1：2 下传心室是一种临床十分罕见的房

室结双径路传导现象，表现为 1 次窦性激动经房室结快、慢径路 2 次下传激动心室，这种情况连续发生，导致 2 倍于心房率的心室率。心电图特点：①窦性心律；②心室率为心房率的 2 倍；③出现长短 2 种 PR 间期，且每种 PR 间期时限基本一致，即短 PR 间期和长 PR 间期时限各自相对恒定。文献中曾将此称为"阵发性非折返性室上性心动过速"，临床呈现心动过速无休止性发作，长期平均心室率增快，可进展为心动过速性心肌病。应用食管调搏可以复制该现象。

图 3-12 为应用 S_1S_2 刺激复制房室结 1：2 下传心室现象。图中 S_2 刺激的脉冲后可见起搏的 P 波（食管导联），其后跟随 2 个 QRS 波群，第 2 个 QRS 波群前无 P 波，提示 S_2 脉冲后起搏的 P 波同时分别经快慢径路下传心室，引起心室除极两次。

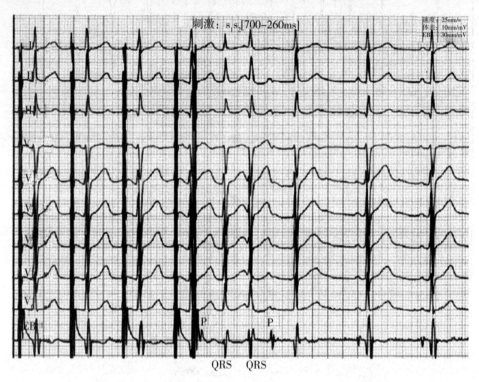

图 3-12　应用 S_1S_2 刺激复制房室结 1：2 下传心室现象

4. 复制心肌缺血　经食管心脏起搏负荷试验通过食管电极导管，应用心脏刺激仪发放起搏脉冲间接刺激心脏起搏心房，从而提高受试者的心率，增加其心肌耗氧量，使心肌出现暂时性供氧与需氧的失衡，从而揭示心肌缺血，达到心脏负荷试验的目的。食管心脏起搏负荷试验的阳性标准（出现以下任一项者为阳性）：①以 R 波为主的导联中 ST 段水平型或下斜型压低≥0.1mV，ST 段与 R 波顶点垂线的交角 >90°，持续 0.08s（J 点后 0.08s 出现缺血性水平或下斜型 ST 段压低≥0.05mV，并维持 2min；如原有 ST 段下移者应在原基础上再下移 >0.05mV，并维持 2min）。食管心房起搏停止后，最前 3 个或 3 个以上 QRS-T 波形中出现缺血型 ST 段压低 >0.1mV。②典型的心绞痛发作。③严重心律失常（频繁发作，室性心动过速及心室颤动；多源性室性期前收缩还应结合有无 ST 段改变及当时的症状来判定）。④收缩压下降≥20mmHg。文献报道，食管心房起搏负荷试验检测冠心病的敏感性为 64%～85%，特异性为 72%～88%。晚近有人比较单纯应用食管调搏负荷试验与静脉使用多巴胺

$10\mu g/$（$kg \cdot min$）+食管调搏负荷试验，结合冠状动脉造影，结果：单纯食管调搏负荷试验诊断冠心病的敏感性为57.1%，特异性为77.8%。多巴胺联合食管调搏负荷试验诊断冠心病的敏感性为81.0%，特异性为88.9%，联合负荷试验敏感性明显高于单纯食管调搏负荷试验（$P < 0.05$）。

（二）诊断

1. 食管调搏的诊断作用　食管调搏通过复制各种心律失常、心电现象以及心律失常时同步记录食管导联心电图得以对复杂心律失常进行诊断。

（1）食管调搏对预激综合征的诊断：食管调搏不仅可以检测旁路不应期，诱发房室折返性心动过速，测定折返的诱发条件和终止窗口以及检出预激的高危患者，明确房室折返性心动过速的发生机制、特点和折返的类型，对显性旁路进行定位诊断，还可以利用旁路与房室结不同的电生理特性检出不完全显性预激，从而可以对不完全显性预激进行诊断与旁路定位，特别是可以对隐匿性预激进行确诊及旁路定位。

图3-13为1例显性预激伴有阵发性心悸病史患者的心电图，为诱发心动过速，确定心动过速的发生机制行食管调搏检查。检查前体表心电图示预激伴右前侧壁旁路。检查中给予$S_1S_2S_3$刺激，当S_2S_3刺激缩短至500/320ms时，S_3脉冲后δ波消失，PR间期延长，提示旁路进入有效不应期，心房冲动经房室结下传，呈窄QRS波群。该QRS波群后V_1与食管导联均可见明显的逆传P波，测量上述2个导联RP间期：食管导联的RP间期明显短于V_1，导联，说明房室逆传时左房率先除极，高度提示左侧的房室之间存在1条快速逆向传导通道-旁路。食管调搏结果证实：本例患者除了右前侧壁的显性旁路外，左侧壁还有1条隐匿性旁路。

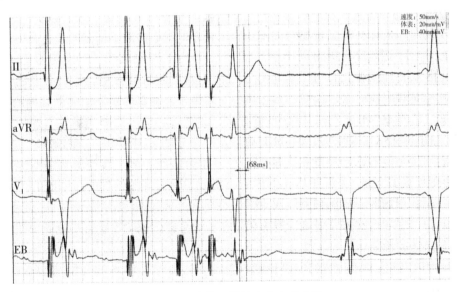

图3-13　食管调搏检出房室双旁路

（2）食管调搏对房室结双径路的诊断：人体房室结存在传导速度和不应期截然不同的两条径路，称为房室结双径路、其中一条径路传导速度快但不应期长称快径路，其是房室结的优势传导径路；另一条径路传导速度慢而不应期短称为慢径路，心率正常时慢径路不显露或极少显露。食管调搏可以用早搏刺激检出房室结双径路，表现为 S_2 刺激后，S_2R 间期在传导过程中突然延长，且延长时间 >60ms 并可以持续一段时间，提示房室结存在双径路传导。食管调搏是检出房室结双径路最有效的无创性检查方法。

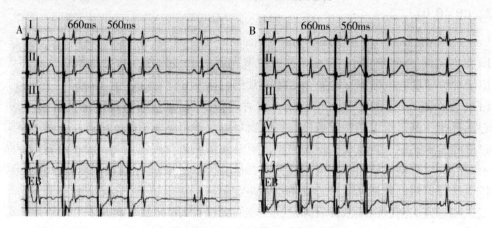

图 3 - 14 S_1S_2 刺激诊断房室结双径路

图 3 - 14 显示给予患者 S_1S_2 刺激。A 图 S_2 刺激后，S_2R 间期 220ms；B 图将 S_1S_2 联律间期缩短 10ms 后，再次给予 S_1S_2 刺激，S_1 刺激后，S_2R 间期突然延长至 430ms，延长量达 210ms，提示房室结除正常传导途径外，还存在 1 条缓慢传导通路，即慢径路。该图证实了房室结双径路的诊断。

2. 食管心电图对复杂心律失常的诊断作用　食管心电图因其 P 波高大，对诊断复杂心律失常有独到之处。

（1）对复杂心律失常的诊断：心房波（P/F 波）的频率、部位、极性以及与 QRS 波群的关系是分析复杂心律失常最重要的依据，当体表心电图心房波不清楚时，常常使心电图的分析与诊断陷入困境或误导诊断。

图 3 - 15 为女性患者，59 岁，因心慌、气短、双下肢水肿入院，体表心电图诊断：房颤、三度房室传导阻滞、室性逸搏、室性早搏二联律。为确定诊断描记食管心电图，发现 P 波规律出现，心房率 100 次/分，不能下传心室。经食管心电图诊断为窦性心律伴三度房室传导阻滞（图 3 - 15A）。植入永久心脏起搏器术中记录的心内心电图（图 3 - 15B）可见高右房和低右房按窦性心律顺序除极，证实心房节律为窦性心律，其经房室结下传到希氏束（希氏束电图可见 H 波），希氏束后无下传的心室波，仅为规律出现的由临时起搏器发放的起搏脉冲（S_1）引起的心室除极波（V 波），心房与心室之间没有传导关系。心内电图诊断：窦性心律、三度房室传导阻滞，阻滞部位在希浦系统，证实了食管心电图窦性心律、三度房室传导阻滞的诊断。

（2）对宽 QRS 波心动过速的鉴别诊断：食管心电图对宽 QRS 波的鉴别诊断有神奇的、一锤定音的作用。

图 3 - 16 的 A、B 图均为宽 QRS 波心动过速（肢体导联 + V_1 导联 + 食管导联心电图），单纯依靠心电图无法对其作出准确诊断，同步记录食管心电图后诊断变得容易。图 A 通过食管心电图可见 RP 间期固定，且 >70ms，提示心室与心房之间有传导与被传导的关系，根据诊断标准不能判断图 A 为房室折返性心动过速伴左束支传导阻滞。图 B 中的 P 波埋藏在

QRS 波群内，提示心房与心室同时除极，该特点只在房室结折返性心动过速时才出现，因此图 B 的诊断为房室结折返性心动过速伴左束支传导阻滞。

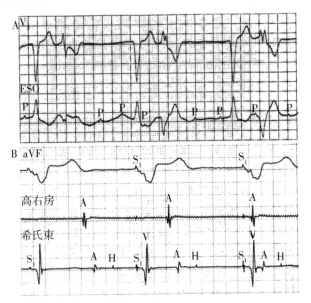

图 3－15 经食管心电图（ESO）排除房颤的诊断

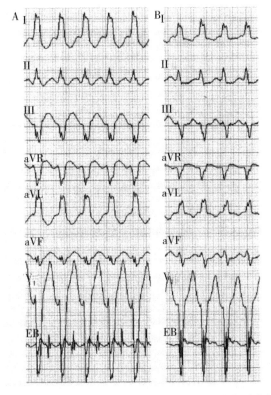

图 3－16 食管心电图对宽 QRS 波心动过速的鉴别诊断

（3）对室速时室房逆传的诊断：食管心电图对室速逆传的诊断有独到之处，不仅能够快速判断室房分离，而且可以确定不同比例的室房逆传。

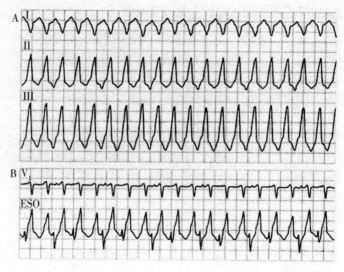

图 3-17　食管导联心电图（ESO）诊断室速 3 ∶ 2 逆传心电图

图 3-17 为 1 例宽 QRS 波心动过速心电图，根据图中心房率慢于心室率，V_1 导联呈类左束支传导阻滞，Ⅱ、Ⅲ 导联主波直立，不难做出右室室速的诊断。如果单纯观察体表心电图，特别是 V_1 导联时，可以发现 RP 间期相对固定，似乎室速呈 3 ∶ 1 逆传心房，结合与 V_1 导联同步记录的食管心电图时，室速伴 3 ∶ 1 逆传的诊断立即被推翻。食管心电图中可清晰看到 QRS 波群后有 2 个连续逆传的 P 波，且 RP 间期逐渐延长，第 3 个 QRS 波群后没有逆传 P 波。该现象重复出现，因此，根据食管心电图提供的证据，诊断为室性心动过速伴室房 3 ∶ 2 逆传。

（三）治疗

1. 终止室上性心动过速　室上性心动过速是指起源于希氏束分叉以上的连续 3 个或 3 个以上自发的心动过速或程序心房刺激诱发的连续 6 个或 6 个以上的心动过速。室上性心动过速发作时，可用食管心房调搏的方法迅速终止心动过速。

（1）终止心动过速的机制：心脏程序刺激终止折返性心动过速的机制是通过刺激脉冲打入折返环路的可激动间隙而完成的（图 3-18）。

图中白色部分代表折返环中的可激动间隙，黑色表示折返环中处于有效不应期的部分，这部分也称为折返波波长，前部为波锋，尾部为波尾。图中两部分之和等于折返周期。可激动间隙（ms）= 折返周期（ms）- 波长（波长 = 传导速度×有效不应期）

（2）终止折返性心动过速的方法：心脏程序刺激的 3 种方法均可终止折返性心动过速。其中以 S_1S_1 刺激终止心动过速的有效率最高。终止方法：①超速抑制：用高于患者心动过速心率的 20%~30% 或 30 次/分的频率发放 S_1S_1 刺激，可有效终止心动过速。②亚速刺激终止心动过速：刺激频率小于患者心动过速的心率，通过非同步的起搏方法将刺激脉冲打入可激动间隙，以终止心动过速，该方法终止成功率低于超速抑制的方法。③早搏刺激：可选用 RS_2 和 S_1S_2 刺激，适时的早搏刺激打入可激动间隙后，也可终止心动过速，但其有效率低于 S_1S_1 刺激的超速抑制。

图 3-19 为用 3 种不同刺激方法终止室上性心动过速,图 A 采用超速抑制,连续发放快速 S_1S_1 刺激后心动过速有效终止。图 B 采用亚速刺激时,未能有效终止心动过速。图 C 应用早搏刺激,心动过速被终止。

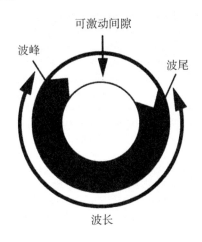

图 3-18 可激动间隙示意图

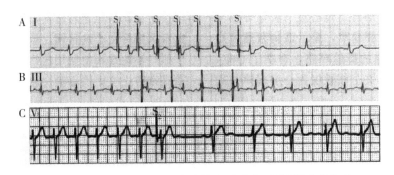

图 3-19 应用不同方法终止室上性心动过速。图中数字单位为 ms

2. 终止心房扑动 心房扑动是临床较常见的心律失常,心房扑动的患者多数合并器质性心脏病或在心脏外科手术后、房颤药物复律的过程中等出现,少数为特发性心房扑动。心房扑动多数为阵发性,也可以持续数天,甚至数年。心房扑动发作时心房肌连续地快速除极和复极,频率一般在 240~350 次/分之间,其经常伴房室 2:1 下传,使心室率较快并伴有明显的血流动力学改变,能使器质性心脏病患者合并的心衰加重,心功能恶化而导致死亡。心房扑动对药物治疗反应差,是常见的内科急症,需要紧急处理。

食管心房调搏主要用于终止典型心房扑动,对不典型心房扑动的终止效果差。终止时选择 S_1S_1 刺激。利用快速的 S_1S_1 刺激脉冲(刺激频率在 400~500 次/分左右,连续 5~15 个刺激)打入房扑折返环的可激动间隙,达到终止房扑的目的。典型心房扑动终止的成功率可高达 80%~90%。心房扑动终止后有 3 种反应:①心房扑动直接转为窦性心律(图 3-20);②心房扑动先被转为心房颤动再自行恢复为窦性心律;③心房扑动终止后成为心室率缓慢的房颤。

3. 终止室性心动过速 经食管心室超速刺激终止室性心动过速需要较高的起搏电压,且不易成功起搏,使临床应用受到一定的限制。而采用食管心房刺激终止室性心动过速所需要的起搏电压远低于心室起搏电压，且不易引起室颤，是一种相对简单、安全的方法。

经食管心房刺激终止室速时，心房激动需要进入心室折返环路的可激动间隙方可终止室速（图3-20），因此只有具备了下述条件，室速才能够被终止：①心房肌、房室结不应期较短的室速，其利于快速心房刺激时的心房冲动下传心室；②心房刺激频率的选择需符合房室结下传的能力，过快的心房刺激频率可使心房冲动下传心室时，因遇到房室结生理性阻滞而不能全部到达心室，影响终止效果；③频率较慢的室速终止率相对高，因为频率较慢室速折返环路更长，可激动间隙也更大，利于经房室结下传的传导打入折返环。从安全角度考虑，建议应用食管调搏终止室速时，应选择血流动力学相对稳定的室速。

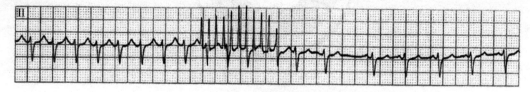

图3-20 食管心房调搏终止心房扑动

应用刺激频率为500次/分的S_1S_1刺激终止房扑，刺激停止后房扑恢复窦性心律

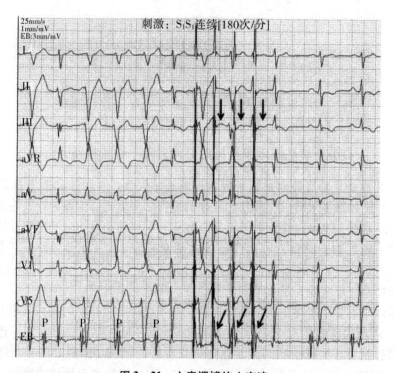

图3-21 心房调搏终止室速

图3-21 患者因反复心动过速伴心悸就诊，同步记录体表与食管心电图可见宽QRS波心动过速，V_1导联呈Rs型，电轴位于无人区，伴有室性融合波与房室分离，心电图诊断：特发性左室室速。给予180次/分的S_1S_1心房刺激，竖箭头指示的第2个刺激脉冲后起搏脉

冲有效夺获心房并下传心室（食管导联可见起搏的 P 波），QRS 波群变窄，提示该刺激通过房室结下传并有效打入室速的折返环路，夺获了心室，有效终止了室速。此后的 2 个刺激仅为心房起搏并通过房室结下传，与终止心动过速无直接关系。

（4）对特殊人群的治疗：对特殊人群的治疗主要是指该类人群特别是妊娠者发生了快速性心律失常后，不能或不便使用药物终止心动过速时，食管心房调搏是终止心动过速的首选方法（图 3－22）。

图 3－22 为 1 例 30 岁妊娠女性，妊娠期间多次发生室上性心动过速。图 3－22A 为同步记录的体表与食管心电图，图中可见 P 波与 QRS 波群重叠，说明心房与心室同时除极，该现象是房室结折返性心动过速的特征性心电图表现，经食管导联心电图诊断该心动过速为房室结折返性心动过速。图 3－22B 经食管给予心房 200 次/分的 S_1S_1 刺激有效终止了心动过速。此后该患者每次心动过速时都主动要求应用食管调搏终止心动过速。该病例提示食管心房调搏对于那些不能或不便使用药物终止心动过速的患者而言是临床终止室上性心动过速的首选方法。

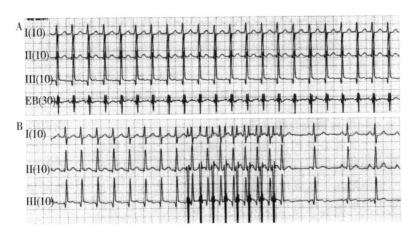

图 3－22　应用食管调搏终止妊娠患者房室结折返性心动过速

（四）急救

食管调搏开展的早期就不断有应用食管心房调搏进行急救的相关报告。1984 年张永庆率先报告了经食管调搏抢救 1 例严重心动过缓伴晕厥的 71 岁女性患者，图 3－23 为该患者入院时记录的心电图，心电图显示窦性静止、交界区性逸搏心律、一度房室阻滞（图 3－23A、B）。图 3－23C、D 为经食管心房起搏时心电图，持续给予 68 次/分（起搏电压 35V）的 S_1S_1 刺激及药物治疗后，患者神志恢复。图 3－23E 经静脉滴注异丙肾上腺素 1mg 后，患者恢复窦性心律，进而停止经食管心房起搏。

此后，不断有经食管调搏抢救危重患者的报告。需要指出的是，虽然食管心房调搏在以往的急救中起到了一定的作用，但因食管心房调搏是心房起搏，而经食管心室起搏不稳定，对三度房室传导阻滞引起急性心室频率过缓导致晕厥的病例不适用。因此，在使用食管心房起搏抢救危重病例时，应该注意适应证的选择。在有条件的医院急诊救治过缓性心律失常引起的晕厥或猝死需要紧急心脏起搏时，仍应首选临时起搏器而不是经食管心房/心室起搏。

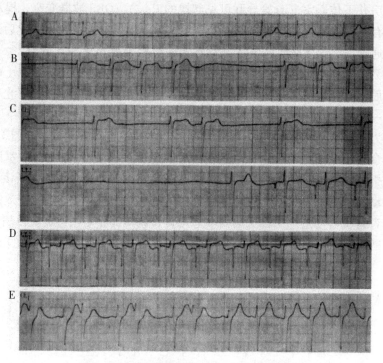

图 3-23 食管调搏抢救严重心动过缓病例

六、食管调搏技术绚丽的未来

食管调搏除了长期以来用于诱发与终止快速性室上性心动过速、测定传导系统不应期、测定窦房结功能等检查之外，随着起搏电压的有效降低使原本不宜开展的项目得以实施，使其临床的应用范围得以拓展，填补了不能开展心内电生理检查的医疗机构进行电生理检查的空白，可进一步提高临床与心电图医生对心律失常的认识水平。

随着对食管心脏电生理认识水平的不断提高，对该技术的不断改进与革新，我们有理由相信：食管心脏电生理这一具有我国特色的无创性心脏电生理技术将迎来更加绚丽的春天。

（邓　飞）

第四节　心脏临时起搏技术

一、概述

自 20 世纪 30 年代初期，Hyman 首先应用钟表式机械发生器在人体进行了经胸心脏起搏术。20 世纪 50 年代初，Zoll 经皮穿刺进行心脏临时起搏成功地抢救了一例心脏停搏的患者。20 世纪 50 年代末，经皮和经食管心脏起搏的可行性得到肯定。在过去的二十年里，临时起搏术已成为处理严重心动过缓和某些心动过速的可靠方法。

心脏临时起搏的方法有以下几种：经皮起搏、经静脉心内膜起搏、经食管起搏和经胸起搏。临时起搏方式的选择通常取决于当时的情况，如紧急状况、是否可能需要植入永久心脏起搏器、患者本身的特殊因素（如身体状况、解剖部位情况、可利用的静脉入路等）和可能的并发症等。这些因素中大多数可能是发生在紧急情况下，而需要进行临时起搏的患者血流动力学常不稳定（或即将不稳定），并常需要迅速对心血管的衰弱状态进行预防和治疗干预。通常对不同的患者所采用的临时起搏方法因人而异，比如极严重的心率减慢发生在抢救室内，应首选经皮穿刺进行起搏，一旦稳定则改用经静脉心内膜起搏。各种临时起搏方法的优缺点比较见表 3 - 2。本节将简要介绍几种常用的临时起搏方法，主要侧重于经静脉心脏临时起搏术，经食管起搏在我国已普遍开展，本节不再赘述。

表 3 - 2 临时起搏的方法学

方法	优点	缺点
经皮	无创	缺点
	并发症少	不能长期应用
短期内可靠		
经静脉	较舒适	需要中心静脉入路
	可靠	
	可行房室顺序起搏	
经食管	相对无创	只能起搏心房
经胸	开始迅速	起搏钢丝常常放置困难
		起搏效果不一（常因为患者非常危重）
并发症高		
经心外膜	心脏直视手术后短期	仅用于心脏直视手术后
	内非常有效	
	并发症少	

二、经皮心脏起搏

在所有的临时起搏方法中，经皮心脏起搏是指出现严重缓慢性心律失常时在几秒内可以即刻施行的唯一非介入性治疗手段。尽管在 20 世纪 50 年代初其可行性已得到肯定，但直到最近由于一系列技术和仪器的改进，经皮起搏才得以更广泛应用。经皮心脏起搏现已成为迅速治疗缓慢性心律失常的有效治疗手段。由于经皮起搏属于非介入性治疗手段，其并发症发生率非常低，目前为止还未出现骨骼肌损伤、皮肤损伤或与经皮起搏有关的其他问题的报道。经皮起搏的最大弊病是不能保证稳定有效和可靠的心脏起搏。早期的研究显示，经皮起搏的总有效率为 70% ~ 80%。当出现持续性心动过缓或心脏收缩功能丧失（5min 以内），迅速进行经皮起搏是非常有效的（90%）。现今，经皮起搏失败者多见于心肺复苏的延误并最终导致循环衰竭的患者，在这部分患者中，缺血、缺氧及电解质紊乱的状态下有效起搏常更加困难。

经皮起搏心脏是依赖安放在胸壁上的电极片使电流通过，并可激动心肌和起搏心脏。标准的电极片为 $70 \sim 120 cm^2$ 大的贴片，以提供对胸部窗口足够的覆盖面，并减少皮肤与电极片之间的电流密度，从而减轻对皮肤的刺激。儿科所用的电极片面积为 $30 \sim 50 cm^2$。起初，高阻抗（$500 \sim 1\,000\Omega$）电极片可以降低皮肤与电极片之间的电流密度而使患者更能适应，但该电极不能用于心脏转复或除颤。更新设计的低阻抗电极（$50 \sim 100\Omega$）能够获得更有效的起搏，患者更易耐受，而且又可以用于心脏转复和除颤。

合适的电极放置是决定经皮成功起搏的最重要的因素之一，标准的负极电极应直接覆盖在心尖部相当于体表心电图 V_3 的位置，阳极应安置于（建议）背部脊柱与左侧或右侧肩胛骨的下半部之间，如果使用背部电极无效，也可选用以右前胸乳头上方大约 6 ~ 10cm 的距离为中心安置电极阳极。由于骨骼可增加阻抗，背部电极不应直接安置于脊柱或肩胛骨上。假如电极松脱，起搏夺获的可能将下降 10%。电极片所致的阈值增加可能和心室与电极片负极之间的距离较大有关。

所用的脉冲发生器（多数情况是除颤器/起搏器二者结合的仪器）必须在较宽的脉宽下产生强电流夺获心肌组织，在 20 ~ 40ms 脉宽下起搏阈值的范围在 20 ~ 140mA（通常为 40 ~ 70mA）。由于高而宽的起搏刺激信号可以产生明显的伪差，有时使标准心电图的记录图形难以辨认。现在的经皮起搏系统有特殊的模拟心电图显示功能，其对每次刺激信号有 100ms 的抑制，以降低伪差的影响。一旦电极安置后，必须确定是否有效起搏夺获。在患者能够耐受下起搏夺获确定后，应当应用高于阈值 5 ~ 20mA 的输出进行起搏。

经皮起搏的并发症发生率非常低，患者主要不能耐受的原因是疼痛和咳嗽。然而，由于设计方法的改进已使皮肤表面的电流密度明显减低，引起皮肤神经刺激的情况明显减轻，但对骨骼肌的刺激还有发生，且患者很不适应。因此，进行经皮起搏的所有患者必须适当镇静，一旦病情稳定，应当立即改用经静脉心脏起搏。

三、经静脉心内膜起搏

近年来随着介入医学的普及和提高，越来越多的临床医生可以在 X 线指引下熟练地安置心脏临时起搏器，该方法简单，容易操作。但在实际临床工作中，相当多的患者由于疾病危重或条件所限，要求必须迅速在床旁进行心脏临时起搏。简单而适用的方法是应用漂浮电极导管在床旁植入，但由于目前缺乏规范的植入方法以及大量的临床病例的经验，使许多医师在床旁临时起搏方面得不到正规培训，并走了许多弯路。

应用漂浮电极导管进行床旁心脏临时起搏于 1973 年首先由 Schnitzler 等报道，并使此项技术在国外迅速得到推广应用，并已成为医院急救必不可少的医疗技术之一，挽救了许多患者的生命。20 世纪 80 年代 Roberto Lang 等对此项技术进行了更深入的研究，并与 X 线指导下植入临时起搏器进行了比较，结果显示该项技术具有操作时间短、脱位率和心律失常发生率低的优点。北京大学人民医院自 1995 年开始在体表心电图指导下完成了数百例应用漂浮电极导管进行床旁心脏临时起搏术，现将经验和体会作一简要介绍。

（一）适应证

应用指征主要包括：①严重病态窦房结综合征、房室传导阻滞伴明显血流动力学障碍及严重脑缺血临床症状；②有永久起搏器植入指征而需行心脏临时起搏过渡者；③心肌梗死合并窦性停搏、房室传导阻滞而又避免应用增加心肌耗氧量药物者；④快慢综合征或慢快综合征应用抗心律失常药物困难者；⑤长 QT 间期合并多形性室速者；⑥超速刺激终止室性心动过速；⑦心肺复苏的抢救等。

（二）器械及设备

普通心电图机或监护仪、心脏临时起搏器、18 号普通穿刺针和 6F 或 7F 动脉鞘、5F 漂浮电极导管及必要的局部麻醉和抢救药品、除颤器和消毒包（如静脉切开包等）。

（三）右心室起搏心电图的特点

右心室起搏主要有两个部位，即右室心尖部起搏和右室流出道起搏。右室心尖部起搏区域起搏的特点是起搏稳定，脱位率低，如电极导管预留长度合适，即使患者站立、行走，导管也不易脱位。其起搏点位于心室的下方，引起的心脏激动必然经心尖部通过心室肌逆向沿室间隔向上扩布，并先后激动右室、左室游离壁、基底部，最后终止于左室基底部，心室电轴将向左、向上、向后，心电图表现为类左束支传导阻滞伴电轴左偏图形，其Ⅱ、Ⅲ、aVF导联呈主波向下图形。右室流出道为另一常用起搏部位，也是漂浮电极导线最容易到达的部位。我们知道右室呈近似锥体形，室上嵴将其分为下方的固有心室和上方的漏斗部。漏斗部为肺动脉的起点，即肺动脉圆锥。右室流出道肺动脉圆锥系一近乎垂直的短管，始于室上嵴的游离缘，止于肺动脉瓣，长约1.5cm，此部位无肌小梁，表面光滑。该部位由于起搏的最早激动点位于心室心底部，心室电轴常指向左下，表现为电轴正常或轻度右偏。起搏心电图在Ⅱ、Ⅲ和aVF导联呈主波向上图形。

（四）植入方法

1. 穿刺部位的选择　主要有三个，即左锁骨下静脉、右侧颈内静脉和右侧股静脉。首选左锁骨下静脉，其优点是导管走行方向与血管走向一致，不易进入其他分支，另外植入后不影响患者的肢体活动。对穿刺技术经验不足的医师建议可首选右侧股静脉，尽量不选用左股静脉。穿刺部位选择应因时、因地而异，当受到其他原因的限制如呼吸机、心脏按压等影响时，应果断决定最佳起搏部位。

2. 导管深度的判定　根据我们研究的结果，三种不同穿刺部位到达心腔的距离不同，经左锁骨下静脉、右侧颈内静脉和右侧股静脉到达三尖瓣口的距离大约分别为30cm、20cm和40cm，当然要受到患者身高和穿刺点远近等因素的影响。这样，术者根据起搏部位的不同可相应继续把电极送入相应的长度，以避免导管送入过多或过少造成起搏不良。有时由于进入流出道导管过多，造成导管顶端在肺动脉口上下弹动，则引起起搏和感知功能不良。此时根据导管的进入深度和Ⅱ导联起搏图形特点将导管回撤几厘米即可。

3. 具体操作过程　以经左锁骨下静脉起搏为例，首先连接好肢体导联心电图，并描记Ⅱ导联（或Ⅲ、aVF导联）心电图，常规消毒皮肤，铺无菌巾，应用Seldinger穿刺技术在局麻下穿刺成功，根据血液颜色、血管压力判定进入静脉系统后送入6F或7F动脉鞘。无菌状态下取出漂浮电极导管，以1ml空气向远端球囊充气，观察球囊是否完好，之后使球囊恢复非充气状态，把电极的尾端交给助手，并根据正负极与临时起搏器相连，开启临时起搏器，选择起搏电压大于5V，感知敏感度1.0~3.0mV，起搏频率高于自主心率10~20次/分。在"带电"状态下沿鞘管送入漂浮电极导管，结合鞘管的长度，当球囊穿过鞘管后由助手向球囊充气1.0ml，继续向前送入导管，连续描记观察Ⅱ导联心电图，一旦出现心室起搏后，说明电极导管的顶端已跨过三尖瓣环，应立即让助手对气囊放气，并迅速继续向前送入电极导管，当出现Ⅱ导联主波向下的起搏图形，则继续送入7~8cm，如出现Ⅱ导联主波向上的图形，则继续送入4~5cm即可。一般情况下，无论是右室流出道起搏，还是心尖部起搏，只要起搏阈值较低（一般小于1.0V），临时起搏器起搏和感知功能正常，均可认为起搏成功。如患者确实需要搬动、转院等，对操作熟练者，可以通过调整导管位置，尽量保持心尖部起搏。

4. 其他　危重患者可保留鞘管，可连同导管一起固定于皮肤上，如患者条件允许，为减少感染机会，尽可能在保持导管稳定的情况下，把鞘管退至体外，对电极导管进行固定。术后应注意抗感染，定期换药，应用抗生素预防感染等。原则上，临时电极导管保留一般不超过两周。

（五）VVI 起搏心电图起搏、感知功能的判定

心脏临时起搏器的安置，首要条件要求医生必须掌握 VVI 起搏心电图起搏、感知功能的判定，临时起搏器植入后，注意观察有无感知或起搏功能障碍。起搏功能常常容易判定，感知功能常需仔细分析。

四、存在问题及解决办法

心脏起搏在心肺复苏中的作用是肯定的，但不是万能的，切记不能忽视原发病的抢救，尤其是呼吸功能的改善与维护，否则电 - 机械分离是不可挽回的，多数患者的电活动常可维持很长时间，机械活动常很快丧失，尽管有人曾试用大剂量钙剂来试图改善这种电 - 机械分离现象，但常收效甚微。植入心脏起搏电极后尽管起搏图形尚可，但已出现心脏电 - 机械分离，之后 QRS 波形将逐渐增宽、振幅逐渐减低。这种情况下如果机械活动丧失，漂浮电极肯定是无效的，必须改用普通电极"盲插"或直接心腔穿刺进行起搏，但起搏成功率常下降。对存在严重三尖瓣反流的病例，漂浮电极常植入困难，容易脱位，应加以注意，必要时只能在 X 线指导下应用普通电极植入进行起搏。

在体表心电图指引下应用漂浮电极导管进行床旁心脏临时起搏，是一项简单而适用的方法，具有省时、迅速、简单易行的特点，易于在临床推广应用，只要正规操作，临床医生非常容易掌握，必将对挽救患者的生命、提高抢救成功率起到积极的作用。

五、经食管心脏起搏

经食管心脏起搏在我国已应用多年，也是我国早期心脏电生理检查的主要手段。由于食管位于心脏后方，上段与左房后壁紧贴，下段靠近左室。当把记录电极置于食管时可记录食管心电图，并进行心脏电生理检查。由于上述特点，通过食管进行心脏临时起搏成为可能。由于起搏的部位主要是左心房，因此经食管心脏起搏主要适用于严重窦性停搏而房室结功能正常的患者，而对于房室传导阻滞而引起的心室停搏无效。当出现这种情况时，早期也有报道，当把食管电极继续向下推送时，起搏的食管电极可以与左心室比邻而夺获心室达到临时心脏起搏的作用，偶有对昏迷患者通过已插入的气管插管送入食管电极起搏心室的报道。

经食管心脏临时起搏适用于病窦综合征的患者，同样也适用于快速性心律失常的诊断和终止。其主要不足是需要更大的体外起搏脉冲的发放，输出电压常高达 10V 以上，起搏脉宽达到 10 ~ 20ms。当患者清醒时，持续食管起搏患者常不能耐受，可尽早更换经静脉起搏等措施。

六、心外膜心脏起搏

多种心脏手术后常使用经心外膜起搏保驾，以防止术后发生缓慢性心律失常，也适用于起搏器依赖而需电极导线拔除的患者。手术时，暴露出顶端的钛包裹的电极，缝合在心房和

心室的外膜上。在外面连接临时起搏器，一般放置电极的目的是预防心脏手术后短期合并的缓慢性或快速性心律失常。并可同时记录心房、心室的心电图与体表心电图对照，用于鉴别诊断不同类型的心动过速，而这一系统最重要的作用为维持和改善患者术后的血流动力学，通过调整恰当的心率和房室顺序，可使每搏量和心排血量达到最佳状态。在一项对连续70名开胸术患者的研究中，术后应用心外膜起搏术，其诊断或治疗的有效性达80%。心外膜起搏的导联是用于标准的双极或单极，但安置后数天起搏阈值和感知阈值有升高的倾向，特别设计的心外膜起搏导联与非绝缘加硬导线可提供更低的起搏阈值，导线可简单地由体外拔出。使用临时心外膜起搏相当安全，在一组包含9 000名患者的大规模临床观察中，除有3例患者无法取出电极外，未发现其他并发症，而对这3名患者的电极导线于皮肤处剪除后，也无任何后遗症发生。心外膜起搏因其有效性和安全性已在临床广泛应用。

总之，心脏临时起搏术是临床必备的抢救技术，也是心血管医生必须了解和掌握的重要治疗手段，应用得当可以及时挽救患者的生命。医生应根据患者的不同情况及时采取不同的临时起搏措施，为后续的有效治疗赢得宝贵的时间。

（邓　飞）

第五节　心包穿刺术

心包腔包裹在心脏表面，位于脏层心包（内层）和纤维壁层心包（外层）之间，正常情况下腔内含有大约50ml浆液，其压力在 $-5cm\ H_2O$ 至 $+5cm\ H_2O$ 之间波动。一旦心包内液体容量和压力增加，将压迫心腔并限制心室充盈，导致心排血量下降和心脏压塞。往往需要行心包穿刺术，必要时还需要留置引流装置。

一、心包穿刺术的适应证

心包穿刺既可用于诊断，也可用于治疗，主要适应证包括：大量心包积液出现心脏压塞症状者，穿刺抽液以解除压迫症状；抽取心包积液协助诊断，确定病因；心包腔内给药治疗（详见表3-3）。

表3-3　心包穿刺的适应证

心脏压塞或心包积液即将发生压塞
心包积液原因未明，需要抽液分析
心包积液由感染所致，需要抽液培养
复发或特拉维夫性心包积液
缓解心包积液相关的症状如呼吸困难、食管压迫等
心包腔内给药

二、心包穿刺术的禁忌证

对于已出现心脏压塞的患者，心包穿刺是挽救生命的重要措施之一，因而无绝对禁忌证。然而，当心包穿刺的风险增高时，则必须特别小心。另外，在某些情况下，外科手术也是心包穿刺的重要替代手段。

由升主动脉夹层所致的心脏压塞或心包积血，由于心包穿刺有可能加重出血和导致休克，应列为心包穿刺的禁忌证，此时应选择急诊外科修补主动脉并行心包积血引流。不过，也有学者认为，在患者转运至手术室前，为了稳定病情，也可行心包穿刺以少量引流积血而适当升高血压。另外，由心肌梗死后左心室游离壁破裂或创伤导致的心包积血也往往需要外科手术。出血素质患者（如 INR、PT、APTT 升高或血小板减少）也是非急诊心包穿刺的相对禁忌证，必要时应考虑使用维生素 K 和血制品（如新鲜冰冻血浆、血小板等）。对于反复或化脓性心包积液，外科手术可能优于心包穿刺。此外，对于多腔分隔的包裹性、位置偏后或容量较小的心包积液，经皮穿刺在技术上往往存在困难，且效果不佳，而外科手术则更具优势。心包穿刺前必须特别注意的临床情况见表 3-4。

表 3-4　心包穿刺前需要特别注意的临床情况

- 继发于 A 型主动脉夹层的心包积血
- 外伤性心包积血
- 继发于心肌梗死后心室游离壁破裂的心包积血
- 出血素质
  - ——使用抗凝剂
  - ——INR、APTT、PT 升高
  - ——血小板计数低于 50 000/mm^3
- 反复心包积液
- 化脓性心包积液
- 需要引流的小量心包积液
- 包裹性心包积液
- 拟穿刺部位有感染者或合并菌血症或败血症者
- 无法配合手术操作的患者

三、心包穿刺的术前准备

（1）药品：2% 利多卡因及各种抢救药品。

（2）器械：5ml 注射器、50ml 注射器、22G 套管针、胸腔穿刺包。如行持续心包液引流则需要准备：穿刺针、导丝、尖刀、扩皮器、外鞘管、猪尾型心包引流管、三通管、肝素帽 2 个、纱布等。

（3）心脏监护仪、除颤器。

（4）术前行超声心动图检查协助确定部位、进针方向与深度。同时测量从穿刺部位至心包的距离，以决定进针的深度。

（5）开放静脉通路。

（6）向患者及家属说明手术目的及方法，解除紧张情绪。

（7）签署手术知情同意书。

四、心包穿刺的监测与判断

心包穿刺术中可能发生心律失常等并发症，必须在心电监护下完成。另外，在穿刺过程中，若将穿刺针与心电或压力监测器等相连，可以协助判断穿刺针的位置；通过穿刺针注射生理盐水，还能通过超声确认穿刺针的位置。确认穿刺针或导管进入心包腔的技术见表 3 - 5。

表 3 - 5　确认穿刺针或导管在心包腔的技术

- 通过穿刺针监测心电信号
  - ——ST 段抬高/室性早搏提示刺激或穿刺心包
  - ——PR 段抬高/房性早搏提示进入右心房
- 监测压力
  - ——观察心包腔压力曲线（出现右心室压力波形提示进入右心室）
- 注射摇动后的生理盐水，超声观察到达心包腔的微泡
- 于透视引导下注射对比剂
- 插入 0.889mm（0.035 英寸）的 J 型导丝，透视下观察导丝包绕心脏走行

五、心包穿刺操作技术

1. X 线透视与造影剂指示下心包穿刺引流　急性心脏压塞一旦确诊，应立即在 X 线透视和造影剂提示下行心包穿刺引流术。通过采取这一措施，多数急性心脏压塞患者可避免开胸手术，同时为需行心脏修补术的患者赢得宝贵时间。超声指引下的心包穿刺引流被公认是一种安全有效的措施。但是，在必须立即穿刺时超声设备不一定到位，相比之下造影剂指示下心包穿刺引流术操作简单、快速、准确、可靠，该穿刺方法可作为在介入操作时急性心脏压塞紧急处理的首选措施。

穿刺途径：①剑突旁穿刺：为目前最常用的途径，尤其适用于急性心脏压塞的紧急心包穿刺。由剑突与左肋弓角下方 1 ~ 2cm 经膈肌穿刺心包前下方。取平卧位，局部麻醉，逐层浸润，当穿刺针越过左肋弓，应迅速将针尾下压使穿刺针与腹壁呈 15°角，穿刺方向指向左肩。一般进针 3 ~ 5mm 可达心包壁，有抵抗感后轻微用力再进针 3 ~ 5mm，如阻力突然消失，则表明进入心包腔。该穿刺径路的主要缺点是可能穿刺肝左叶。②心尖区穿刺：由第 5 或第 6 肋间心浊音界内侧 2cm 处穿刺，穿刺针向后、向内指向脊柱的方向进针，肥胖的患者可选择该穿刺途径。该穿刺径路不适用于慢性阻塞性肺疾病患者，有损伤冠状动脉左前降支、胸膜及肺的风险，应用较少。如果剑突穿刺失败，心尖区穿刺是可选择的替代途径。③胸骨左缘穿刺：注射器负压下于胸骨左缘 3 ~ 4 肋间垂直进针，抽吸出血液后先注射造影剂证实进入心包腔后，方可置入导丝和鞘管。该途径的优点是不会伤及肝，但技术要求较高，在积液量较小或进针过快时均可能刺入右心室。

使用长度为 8cm 的 18 号穿刺针，如图 3 - 24 所示，穿刺时应在后前位持续 X 线透视下缓慢负压进针，回抽出血性液体后推注少量造影剂，如造影剂沿心包腔分布，则证实穿入心包。如进针过程中未抽出血性液体，但 X 线透视显示针尖可能已经位于心包腔，亦可推注少量造影剂予以证实或者排除。如果造影显示穿刺针进入心室，应迅速而平缓地回撤穿刺针，穿刺针穿破心室肌一般不引起严重出血。穿刺针进入心包腔后，经穿刺针送入 0.889mm（0.035 英寸）、145cm 长的导丝至心包腔内，通过长导丝送入动脉鞘，沿导丝经动脉鞘送入猪尾导管进行引流。多数患者在引流后症状迅速缓解。患者血流动力学稳定后，可通过向心包内注射少量造影剂观察残存积血量及新积血量产生的速度。每次经猪尾导管抽出心包积液后均应使用 5ml 生理盐水冲入导管，以防导管被血栓堵塞。待无新出现的积血或积血产生的速度已非常缓慢时，可将引流管固定于皮肤，尾端连于三通管后保持无菌，引流

管腔内充入肝素盐水，保留 12~24h 引流液少于 50ml，可拔除引流管。

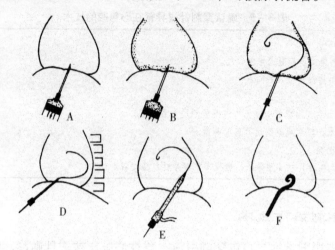

图 3-24　心包穿刺示意图

A. 18 号穿刺针连于装有造影剂的注射器，在剑突与左肋交角处进针；B. 抽出血性液体后推注造影剂 3~5ml，造影剂沿心包腔分布证实穿入心包；C. 经穿刺针送入 0.889mm（0.035 英寸）、145cm 长导丝至心包内足够长度（确保不被弹出）；D. 可用左前斜位进一步证实导丝在心包；E. 经导丝送入鞘管（也可用扩张器扩张后直接经导丝静脉留管），如果患者症状重，鞘管进入心包后即可经鞘管引流；F. 经鞘管将猪尾导管送入心包足够深度。引流完后将猪尾导管固定，尾端无菌包裹，以备可能的再次引流

2. 超声引导下心包穿刺引流　急性心脏压塞多是在导管室处理的，如果病情允许，行心脏超声检查明确心脏压塞的诊断，并在超声引导联合 X 线透视与造影剂指示下进行心包穿刺引流，有助于提高心包穿刺引流的成功率，减少并发症。如果急性心脏压塞发生于床旁，可于床旁行超声引导下心包穿刺引流。

穿刺前行心脏超声检查可确定心包积液的量、积液最深的位置和积液与体表最近的位置。穿刺时采取平卧位，如在床旁穿刺可采用 45°半卧位，穿刺针针尾连接装有 10ml 生理盐水或利多卡因的注射器，进针位点采取剑突旁或心尖区途径。以负压进针，超声探头在剑突旁可指导进针方向和进针深度。当回抽到血性液体提示穿刺针已在心包腔，必要时还可通过穿刺针注射生理盐水或利多卡因作为对比剂，多普勒超声可根据声学影在心包腔内还是心腔内明确穿刺针的位置。如果经剑突旁途径失败，可采用经心尖区途径，但是超声不能透过空气，应避免在有肺遮挡心脏的位置进针（也为避免气胸）。穿刺针进入心包腔后的后续处理同 X 线透视与造影剂指示下心包穿刺引流。

3. 心包穿刺引流失败的处理　如果经皮心包穿刺失败，而心脏压塞引起心跳、呼吸骤停，情况危急，为进一步抢救赢得时间可采用非常规的经心腔心包腔引流。Verrier 等首先在动物的心脏压塞模型中通过穿刺右心耳将 4F 导管置入心包腔引流证明了该方法的有效性和安全性。Verrier 等将 8F 长鞘置于右心耳，头端装有穿刺针的 4F 导管在长鞘辅助下刺穿右心耳，0.356mm（0.014 英寸）的长导丝通过 4F 导管和穿刺针被置入心包腔。撤出装有穿刺针的 4F 导管，沿导线将普通 4F 导管置入心包腔。通过 4F 导管向心包腔注入生理盐水或肝素化的血液，成功建立了急性心脏压塞的模型。最终通过 4F 导管抽吸引流，成功处理急性心脏压塞。Fisher 报道两例经穿房间隔途径行左侧旁路消融术时发现消融导管进入心包腔，患者出现心脏压塞的症状。Fisher 将消融导管继续向心包腔送入一段以后，沿消融导管将 8.5F Daig 长鞘送入心包腔，沿 8.5F Daig 长鞘将 0.813mm（0.032 英寸）长导丝送入心包腔，通过 Daig 长鞘抽吸心包腔积液。当心包腔内积液抽吸干净后，保留导丝，撤出 Daig 鞘而将 5F 多功能导管沿导丝送入心包腔继续引流。观察 30～75min 后，超声证实无心包腔积液，撤出多功能导管，保留导丝，1h 后仍无心包积液，拔除导丝，超声随访观察无心包腔积液。采用 Fisher 等方法的前提是在长鞘辅助下导管明确位于心包腔。

六、心包穿刺术中的注意事项

（1）严格掌握适应证，应由有经验的医师操作或指导，并在心电监护下进行穿刺。穿刺及引流过程中要密切观察患者症状和生命体征的变化。

（2）为了避免损伤心肌和血管，最好用套管针进行心包穿刺。

（3）向患者做好解释工作，嘱其在穿刺过程中不要深呼吸或咳嗽，麻醉要充分。

（4）穿刺过程中如出现期前收缩，提示可能碰到了心肌，要及时外撤穿刺针。

（5）引流液有血时，要注意是否凝固，血性心包积液是不凝固的，如果抽出的液体很快凝固，则提示损伤了心肌或动脉，应立即停止抽液，严密观察有无心脏压塞症状出现，并采取相应的抢救措施。

（6）抽液速度要慢，首次抽液量一般不宜过大。

（7）取下空针前应关闭橡胶管，以防空气进入。

（8）为了防止合并感染，持续引流时间不宜过长。如果需要长期引流，应考虑行心包开窗术等外科处理，并酌情使用抗生素。

七、心包穿刺术的并发症处理

如果穿刺的目的是为了缓解心脏压塞，则术后应注意压塞复发征象。如果未留置导管或导管堵塞，这种危险的确存在。心包穿刺术的并发症可能包括：心腔被穿破或撕裂，冠状动脉撕裂，心室颤动，气胸，穿入腹腔，感染。

1. 心腔被穿破或撕裂　这种危险经常存在。当积液量少或为分隔包裹性积液时容易发生，要想完全避免不太可能。一般而言，刺入心肌，尤其是左室心肌后果不大，但右房或右室被刺破后，尤其是合并肺动脉高压时，可能需要手术修补。除非操作者有十足把握肯定导引钢丝是在心包腔内，否则决不可顺导丝插入扩张管或导管，否则后果不大的穿刺孔可能被扩大成裂口而危及患者生命。

如果确认穿刺针进入了心腔，应尽快采取如下措施：①立即拔出穿刺针，拔出导引钢丝。②监视心脏压塞的征象及其进展。③请心胸外科医师会诊。④如心脏压塞进展迅速，应做好准备以便再次穿刺引流，必要时手术引流。

2. 冠状动脉撕裂　对此人们常有担心，实际上非常罕见。倘若发生，可引起急性心脏压塞或心室颤动。

3. 心室颤动　可由冠状动脉撕裂引起。当术者接触穿刺针头并同时接触未接地的心电图机外壳，在针尖触及心室（左室或右室）之际，心电图机外壳上的漏出电流即可由术者和穿刺针导入心脏而引起室颤。一旦发生应立即拔针除颤。

4. 气胸　发生气胸表明穿入胸腔，损伤了肺。慢性阻塞性肺疾病患者或采用肋骨旁或心尖途径穿刺时容易发生。治疗气胸一般无需插管引流。

5. 穿入腹腔　大量腹水时可能发生，如果操作时未将针尖送至肋缘、继而将针尖略偏移以避开肋缘面时也可发生。如有腹水时可抽出草黄色液体，术者因此误认为穿刺针已进入心包，并随即将导管送入腹腔。穿入腹腔一般无严重后果，除非误穿腹内脏器。

（邓　飞）

第四章 内科基本操作

第一节 口服给药法

药物经口服后，经胃肠道吸收后，可发挥局部或全身治疗的作用。

一、摆药

（一）药物准备类型

1. 中心药房摆药　目前国内不少医院均设有中心药站，一般设在医院内距离各病区适中的地方，负责全院各病区病人的日间用药。

病区护士每日上午在医生查房后把药盘、长期医嘱单送至中心药站，由药站专人处理医嘱，并进行摆药、核对。口服药摆每日3次量，注射药物按一日总量备齐。然后由病区护士当面核对无误后，取回病区，按规定时间发药。发药前须经另一人核对。

各病区另设一药柜，备有少量常用药、贵重药、针剂等，作为临时应急用。所备的药物须有固定基数，用后及时补充，交接班时按数点清。

2. 病区摆药　由病区护士在病区负责准备自己病区患者的所需药品。

（二）用物

药柜（内有各种药品）、药盘（发药车）、小药卡、药杯、量杯（10～20ml）、滴管、药匙、纱布或小毛巾、小水壶（内盛温开水）、服药单。

（三）操作方法

1. 准备　洗净双手，戴口罩，备齐用物，依床号顺序将小药卡（床号、姓名）插于药盘上，并放好药杯。

2. 按服药单摆药　一个病人的药摆好后，再摆第2个病人的药，先摆固体药再摆水剂药。

（1）固体药（片、丸、胶囊）：左手持药瓶（标签在外），右手掌心及小指夹住瓶盖，拇指、示指和中指持药匙取药，不可用手取药。

（2）水剂：先将药水摇匀，左手持量杯，拇指指在所需刻度，使与视线处于同一水平，右手持药瓶，标签向上，然后缓缓倒出所需药液。应以药液低面的刻度为准。同时有几种水剂时，应分别倒入不同药杯内。更换药液时，应用温开水冲洗量杯。倒毕，瓶口用湿纱布或小毛巾擦净，然后放回原处。

3. 其他

（1）药液不足1ml须用滴管吸取计量，1ml=15滴。为使药量准确，应滴入已盛好少许冷开水药杯内，或直接滴于面包上或饼干上服用。

（2）病人的个人专用药，应注明床号、姓名、药名、剂量、时间，以防差错。专用药不可借给他人用。

（3）摆完药后，应根据服药单查对 1 次，再由第 2 人核对无误后，方可发药。如需磨碎的药，可用乳钵研碎。用清洁巾盖好药盘待发。清洗滴管、乳钵等，清理药柜。

二、发药

（一）用物

温开水、服药单、发药车。

（二）操作方法

1. 准备　发药前先了解病人情况，暂不能服药者，应作交班。

2. 发药查对，督促服药　按规定时间，携服药单送药到病人处，核对服药单及床头牌的床号、姓名，并询问病人姓名，回答与服药本一致后再发药，待病人服下后方可离开。

3. 根据不同药物的特性正确给药

（1）抗生素、磺胺类药物应准时给药，以保持药物在血液中的有效浓度。

（2）健胃、助消化药物宜在饭前或饭间服。对胃黏膜有刺激的药宜在饭后服。

（3）对呼吸道黏膜有安抚作用的保护性镇咳药，服后不宜立即饮水，以免稀释药液降低药效。

（4）某些由肾排出的药物，如磺胺类，尿少时可析出结晶，引起肾小管堵塞，故应鼓励多饮水。

（5）对牙齿有腐蚀作用和使牙齿染色的药物，如铁剂，可用饮水管吸取，服后漱口。

（6）服用强心苷类药物应先测脉率、心率及节律，若脉率低于 60 次/分或节律不齐时不可服用。

（7）有配伍禁忌的药物，不宜在短时间内先后服用，如呋喃妥因与碳酸氢钠溶液等碱性药液。

（8）催眠药应就寝前服用。

发药完毕，再次与服药单核对一遍，看有无遗漏或差错。药杯集中处理。清洁药盘放回原处。需要时做好记录。

（三）注意事项

（1）严格遵守三查七对制度（操作前、中、后查，核对床号、姓名、药名、浓度、剂量、方法、时间），防止发生差错。

（2）老、弱、小儿及危重病人应协助服药，鼻饲者应先注入少量温开水，后将药物研碎、溶解后由胃管注入，再注入少量温开水冲洗胃管。更换或停止药物，应及时告诉病人。若病人提出疑问，应重新核对清楚后再给病人服下。

（3）发药后，要密切观察服药后效果及有无不良反应，若有反应，应及时与医生联系，给予必要的处理。

（杨晓芬）

第二节　注射给药法

注射给药是将无菌药液或生物制品用无菌注射器注入体内，达到预防、诊断、治疗目的的方法。

一、药液吸取法

1. 从安瓿内吸取药液　将药液集中到安瓿体部，用消毒液消毒安瓿颈部及砂轮，在安瓿颈部划一踞痕，重新消毒安瓿颈部，拭去碎屑，掰断安瓿。将针尖斜面向下放入安瓿内的液面下，手持活塞柄抽动活塞吸取所需药量。抽吸毕将针头套上空安瓿或针帽备用。

2. 从密封瓶内吸取药液　除去铝盖的中央部分并消毒密封瓶的瓶塞，待干。往瓶内注入与所需药液等量空气（以增加瓶内压力，避免瓶内负压，无法吸取），倒转密封瓶及注射器，使针尖斜面在液面下，轻拉活塞柄吸取药液至所需量，再以示指固定针栓，拔出针头，套上针帽备用。

若密闭瓶或安瓿内系粉剂或结晶时，应先注入所需量的溶剂，使药物溶化，然后吸取药液。黏稠药液如油剂可先加温（遇热变质的药物除外），或将药瓶用双手搓后再抽吸，混悬液应摇匀后再抽吸。

3. 注射器内空气驱出术　一手指固定于针栓上，拇指、中指扶持注射器，针头垂直向上，一手抽动活塞柄吸入少量空气，然后摆动针筒，并使气泡聚集于针头口，稍推动活塞将气泡驱出。若针头偏于一侧，则驱气时应使针头朝上倾斜，使气泡集中于针头根部，如上法驱出气泡。

二、皮内注射法

皮内注射法是将少量药液注入表皮与真皮之间的方法。

（一）目　的

（1）各种药物过敏试验。

（2）预防接种。

（3）局部麻醉。

（二）用　物

（1）注射盘或治疗盘内盛 2% 碘酊、75% 乙醇、无菌镊、砂轮、无菌棉签、开瓶器、弯盘。

（2）1ml 注射器、$4\frac{1}{2}$ 号针头，药液按医嘱。药物过敏试验还需备急救药盒。

（三）注射部位

（1）药物过敏试验在前臂掌侧中、下段。

（2）预防接种常选三角肌下缘。

（四）操作方法

（1）评估：了解病人的病情、合作程度、对皮内注射的认识水平和心理反应，过敏试验还需了解病人的"三史"（过敏史、用药史、家族史）；介绍皮内注射的目的、过程，取得患者配合；评估注射部位组织状态（皮肤颜色、有无皮疹、感染及皮肤划痕阳性）。

（2）准备用物：并按医嘱查对后抽好药液，放入铺有无菌巾的治疗盘内，携物品至病人处，再次核对。

（3）助病人取坐位或卧位，选择注射部位，以75%乙醇消毒皮肤、待干。乙醇过敏者用生理盐水清洁皮肤。

（4）排尽注射器内空气，示指和拇指绷紧注射部位皮肤，右手持注射器，针尖斜面向上，与皮肤呈5°刺入皮内，放平注射器，平行将针尖斜面全部进入皮内，左手拇指固定针栓，右手快速推注药液0.1ml。也可右手持注射器左手推注药液，使局部可见半球形隆起的皮丘，皮肤变白，毛孔变大。

（5）注射毕，快速拔出针头，核对后交代病人注意事项。

（6）清理用物，按时观察结果并正确记录。

（五）注意事项

（1）忌用碘酊消毒皮肤，并避免用力反复涂擦。

（2）注射后不可用力按揉，以免影响结果观察。

三、皮下注射法

皮下注射法是将少量药液注入皮下组织的方法。

（一）目的

（1）需迅速达到药效和不能或不宜口服时采用。

（2）局部供药，如局部麻醉用药。

（3）预防接种，如各种疫苗的预防接种。

（二）用物

注射盘，1~2ml注射器，5~6号针头，药液按医嘱准备。

（三）注射部位

上臂三角肌下缘、上臂外侧、股外侧、腹部、后背、前臂内侧中段。

（四）操作方法

（1）评估患者的病情、合作程度、对皮下注射的认识水平和心理反应；介绍皮下注射的目的、过程，取得患者配合；评估注射部位组织状态。

（2）准备用物，并按医嘱查对后抽好药液，放入铺有无菌巾的治疗盘内，携物品至病人处，再次核对。

（3）助病人取坐位或卧位，选择注射部位，皮肤做常规消毒（2%碘酊以注射点为中心，呈螺旋形向外涂擦，直径在5cm以上，待干，然后用75%乙醇以同法脱碘2次，待干）或安尔碘消毒。

（4）持注射器排尽空气。

（5）左手示指与拇指绷紧皮肤，右手持注射器、示指固定针栓，针尖斜面向上，与皮肤呈30°~40°，过瘦者可捏起注射部位皮肤，快速刺入针头2/3，左手抽动活塞观察无回血后缓缓推注药液。

（6）推完药液，用干棉签放于针刺处，快速拔出针后，轻轻按压。

（7）核对后助患者取舒适卧位，整理床单位，清理用物，必要时记录。

（五）注意事项

（1）持针时，右手示指固定针栓，切勿触及针梗，以免污染。

（2）针头刺入角度不宜超过45°，以免刺入肌层。

（3）对皮肤有刺激作用的药物，一般不作皮下注射。

（4）少于1ml药液时，必须用1ml注射器，以保证注入药量准确无误。

（5）需经常做皮下注射者，应建立轮流交替注射部位的计划，以达到在有限的注射部位吸收最大药量的效果。

四、肌内注射法

肌内注射法是将少量药液注入肌肉组织的方法。

（一）目的

（1）给予需在一定时间内产生药效，而不能或不宜口服的药物。

（2）药物不宜或不能静脉注射，要求比皮下注射更迅速发生疗效时采用。

（3）注射刺激性较强或药量较大的药物。

（二）用物

注射盘、2～5ml注射器，6～7号针头，药液按医嘱准备。

（三）注射部位

一般选择肌肉较丰厚、离大神经和血管较远的部位，其中以臀大肌、臀中肌、臀小肌最为常用，其次为股外侧肌及上臂三角肌。

1. 臀大肌注射区定位法

（1）十字法：从臀裂顶点向左或向右侧画一水平线，然后从该侧髂嵴最高点做一垂直线，将臀部分为4个象限，选其外上象限并避开内角（内角定位：髂后上棘至大转子连线）即为注射区。

（2）连线法：取髂前上棘和尾骨连线的外上1/3处为注射部位。

2. 臀中肌、臀小肌注射区定位法

（1）构角法：以示指尖与中指尖分别置于髂前上棘和髂嵴下缘处，由髂嵴、示指、中指所构成的三角区内为注射部位。

（2）三指法：髂前上棘外侧三横指处（以患者的手指宽度为标准）。

（3）股外侧肌注射区定位法：在大腿中段外侧，膝上10cm，髋关节下10cm处，宽约7.5cm。此处大血管、神经干很少通过，范围较大，适用于多次注射或2岁以下婴幼儿注射。

（4）上臂三角肌注射区定位法：上臂外侧、肩峰下2～3横指处。此处肌肉不如臀部丰厚，只能做小剂量注射。

（四）病人体位

为使病人的注射部位肌肉松弛，应尽量使病人体位舒适。

（1）侧卧位下腿稍屈膝，上腿伸直。

（2）俯卧位足尖相对，足跟分开。

（3）仰卧位适用于病情危重不能翻身的病人。

（4）坐位座位稍高，便于操作。非注射侧臀部坐于座位上，注射侧腿伸直。一般多为门诊病人所取。

（五）操作方法

（1）评估患者的病情、合作程度、对肌内注射的认识水平和心理反应；介绍肌内注射的目的、过程，取得患者配合；评估注射部位组织状态。

（2）准备用物，并按医嘱查对后抽好药液，放入铺有无菌巾的治疗盘内，携物品至病人处，再次核对。

（3）协助病人取合适卧位，选择注射部位，常规消毒或安尔碘消毒注射部位皮肤。

（4）排气，左手拇指、示指分开并绷紧皮肤，右手执笔式持注射器，中指固定针栓，用前臂带动腕部的力量，将针头迅速垂直刺入肌内，一般刺入 2.5～3cm，过瘦者或小儿酌减，固定针头。

（5）松左手，抽动活塞，观察无回血后，缓慢推药液。如有回血，酌情处理，可拔出或进针少许再试抽，无回血方可推药。推药同时注意观察病人的表情及反应。

（6）注射毕，用干棉签放于针刺处，快速拔针并按压。

（7）核对后协助患者穿好衣裤，安置舒适卧位，整理床单位。清理用物，必要时做记录。

（六）Z 径路注射法和留置气泡技术

1. Z 径路注射法　注射前以左手示指、中指和环指使待注射部位皮肤及皮下组织朝同一方向侧移（皮肤侧移 1～2cm），绷紧固定局部皮肤，维持到拔针后，迅速松开左手，此时位移的皮肤和皮下组织位置复原，原先垂直的针刺通道随即变成 Z 形，该方法可将药液封闭在肌肉组织内而不易回渗，利于吸收，减少硬结的发生，尤其适用于老年人等特殊人群，以及刺激性大、难吸收药物的肌内注射。

2. 留置气泡技术　方法为用注射器抽吸适量药液后，再吸入 0.2～0.3ml 的空气。注射时，气泡在上，当全部药液注入后，再注入空气。其方法优点：将药物全部注入肌肉组织而不留在注射器无效腔中（每种注射器的无效腔量不一，范围从 0.07～0.3ml），以保证药量的准确；同时可防止拔针时，药液渗入皮下组织引起刺激，产生疼痛，并可将药液限制在注射肌肉局部而利于组织的吸收。

（七）注意事项

（1）切勿将针梗全部刺入，以防从根部衔接处折断。万一折断，应保持局部与肢体不动，速用止血钳夹住断端取出。若全部埋入肌肉内，即请外科医生诊治。

（2）臀部注射，部位要选择正确，偏内下方易伤及神经、血管，偏外上方易刺及髂骨，引起剧痛及断针。

（3）推药液时必须固定针栓，推速要慢，同时注意病人的表情及反应。如系油剂药液更应持牢针栓，以防用力过大针栓与乳头脱开，药液外溢；若为混悬剂，进针前要摇匀药液，进针后持牢针栓，快速推药，以免药液沉淀造成堵塞或因用力过猛使药液外溢。

（4）需长期注射者，应经常更换注射部位，并用细长针头，以避免或减少硬结的发生。若一旦发生硬结，可采用理疗、热敷或外敷活血化瘀的中药如蒲公英、金黄散等。

（5）2 岁以下婴幼儿不宜在臀大肌处注射，因幼儿尚未能独立行走，其臀部肌肉一般发育不好，有可能伤及坐骨神经，应选臀中肌、臀小肌或股外侧肌注射。

（6）两种药液同时注射又无配伍禁忌时，常采用分层注射法。当第一针药液注射完，随即拧下针筒，接上第二副注射器，并将针头拔出少许后向另一方向刺入，试抽无回血后，即可缓慢推药。

五、静脉注射法

（一）目的

（1）药物不宜口服、皮下或肌内注射时，需要迅速发生疗效者。

（2）做诊断性检查，由静脉注入药物，如肝、肾、胆囊等检查需注射造影剂或染料等。

（二）用物

注射盘、注射器（根据药量准备）、7～9 号针头或头皮针头、止血带、胶布，药液按医嘱准备。

（三）注射部位

1. 四肢浅静脉　肘部的贵要静脉、正中静脉、头静脉；腕部、手背及踝部或足背浅静脉等。

2. 小儿头皮静脉　额静脉、颞静脉等。

3. 股静脉　位于股三角区股鞘内，股神经和股动脉内侧。

（四）操作方法

1. 四肢浅表静脉注射术

（1）评估患者的病情、合作程度、对静脉注射的认识水平和心理反应；介绍静脉注射的目的、过程，取得患者配合；评估注射部位组织状态。

（2）准备用物，并按医嘱查对后抽好药液，放入铺有无菌巾的治疗盘内，携物品至病人处，再次核对。

（3）选静脉，在注射部位上方 6cm 处扎止血带，止血带末端向上。皮肤常规消毒或安尔碘消毒，同时嘱病人握拳，使静脉显露。备胶布 2～3 条。

（4）注射器接上头皮针头，排尽空气，在注射部位下方，绷紧静脉下端皮肤并使其固定。右手持针头使其针尖斜面向上，与皮肤呈 15°～30°，由静脉上方或侧方刺入皮下，再沿静脉走向刺入静脉，见回血后将针头与静脉的角度调整好，顺静脉走向推进 0.5～1cm 后固定。

（5）松止血带，嘱病人松拳，用胶布固定针头。若采血标本者，则止血带不放松，直接抽取血标本所需量，也不必胶布固定。

（6）推完药液，以干棉签放于穿刺点上方，快速拔出针头后按压片刻，无出血为止。

（7）核对后安置舒适卧位，整理床单位。清理用物，必要时做记录。

2. 股静脉注射术　常用于急救时加压输液、输血或采集血标本。

（1）评估、查对、备药同四肢静脉注射。

（2）病人仰卧，下肢伸直略外展（小儿应有人协助固定），局部常规消毒或安尔碘消毒皮肤，同时消毒术者左手示指和中指。

（3）于股三角区扪股动脉搏动最明显处，予以固定。

（4）右手持注射器，排尽空气，在腹股沟韧带下一横指、股动脉搏动内侧 0.5cm 垂直或呈 45°刺入，抽动活塞见暗红色回血，提示已进入股静脉，固定针头，根据需要推注药液或采集血标本。

（5）注射或采血毕，拔出针头，用无菌纱布加压止血 3～5 分钟，以防出血或形成血肿。

（6）核对后安置舒适卧位，整理床单位。清理用物，必要时做记录，血标本则及时送检。

（五）注意事项

（1）严格执行无菌操作原则，防止感染。

（2）穿刺时务必沉着，切勿乱刺。一旦出现血肿，应立即拔出，按压局部，另选它处注射。

（3）注射时应选粗直、弹性好、不易滑动而易固定的静脉，并避开关节及静脉瓣。

（4）需长期静脉给药者，为保护静脉，应有计划地由小到大，由远心端到近心端选血管进行注射。

（5）对组织有强烈刺激的药物，最好用一副等渗生理盐水注射器先行试穿，证实针头确在血管内后，再换注射器推药。在推注过程中，应试抽有无回血，检查针梗是否仍在血管内，经常听取病人的主诉，观察局部体征，如局部疼痛、肿胀或无回血时，表示针梗脱出静脉，应立即拔出，更换部位重新注射，以免药液外溢而致组织坏死。

（6）药液推注的速度，根据病人的年龄、病情及药物的性质而定，并随时听取病人的主诉和观察病情变化，以便调节。

（7）股静脉穿刺时，若抽出鲜红色血，提示穿入股动脉，应立即拔出针头，压迫穿刺点 5～10 分钟，直至无出血为止。一旦穿刺失败，切勿再穿刺，以免引起血肿，有出血倾向的病人，忌用此法。

（六）特殊病人静脉穿刺法

1. 肥胖病人　静脉较深，不明显，但较固定不滑动，可摸准后再行穿刺。

2. 消瘦病人　皮下脂肪少，静脉较滑动，穿刺时须固定静脉上下端。

3. 水肿病人　可按静脉走向的解剖位置，用手指压迫局部，以暂时驱散皮下水分，显露静脉后再穿刺。

4. 脱水病人　静脉塌陷，可局部热敷、按摩，待血管扩张显露后再穿刺。

六、动脉注射法

（一）目的

（1）采集动脉血标本。

（2）施行某些特殊检查，注入造影剂如脑血管检查。

（3）施行某些治疗，如注射抗癌药物作区域性化疗。

（4）抢救重度休克，经动脉加压输液，以迅速增加有效血容量。

（二）用物

（1）注射盘、注射器（按需准备）7～9号针头、无菌纱布、无菌手套、药液按医嘱准备。

（2）若采集血标本需另备标本容器、无菌软塞，必要时还需备酒精灯和火柴。一些检查或造影根据需要准备用物和药液。

（三）注射部位

选择动脉搏动最明显处穿刺。采集血标本常用桡动脉、股动脉。区域性化疗时，应根据病人治疗需要选择，一般头面部疾病选用颈总动脉，上肢疾病选用锁骨下动脉或肱动脉，下肢疾病选用股动脉。

（四）操作方法

（1）评估患者的病情、合作程度、对动脉注射的认识水平和心理反应；介绍动脉注射的目的、过程，取得患者配合；评估注射部位组织状态。

（2）准备用物，并按医嘱查对后抽好药液，放入铺有无菌巾的治疗盘内，携物品至病人处，再次核对。

（3）选择注射部位，协助患者取适当卧位，消毒局部皮肤，待干。

（4）戴手套或消毒左手示指和中指，在已消毒范围内摸到欲穿刺动脉的搏动最明显处，固定于两指之间。

（5）右手持注射器，在两指间垂直或与动脉走向呈40°。刺入动脉，见有鲜红色回血，右手固定穿刺针的方向及深度，左手以最快的速度注入药液或采血。

（6）操作完毕，迅速拔出针头，局部加压止血5～10分钟。

（7）核对后安置病人舒适卧位，整理床单位。清理用物，必要时做记录，如有血标本则及时送检。

（五）注意事项

（1）采血标本时，需先用1：500的肝素稀释液湿润注射器管腔。

（2）采血进行血气分析时，针头拔出后立即刺入软塞以隔绝空气，并用手搓动注射器使血液与抗凝剂混匀，避免凝血。

（张茂华）

第三节　外周静脉通路的建立与维护

一、外周留置针的置入

（1）经双人核对医嘱，对病人进行评估，告知患者用药的要求，征得同意后，开始评估血管，血管选择应首选粗直弹性好的前臂静脉，注意避开关节。

（2）按六步法洗手、戴口罩。按静脉输液，进行物品准备，包括利器盒、6cm×7cm透明贴膜、无菌贴膜、清洁手套，22～24G留置针，要注意观察准备用物的质量有效期。

（3）将用物推至床边，经医患双向核对、协助患者取舒适体位。再次选择前臂显露好，容易固定的静脉。

（4）核对液体后，开始排气排液，连接头皮针时，要将头皮针针尖插入留置针肝素帽前端，进行垂直排气，待肝素帽液体注满后再将头皮针全部刺入，回挂于输液架，准备无菌透明敷料。

（5）用含碘消毒剂，以穿刺点为中心进行螺旋式、由内向外皮肤消毒 3 次，消毒范围应大于固定敷料尺寸。

（6）将止血带扎于穿刺点上方 10cm 处。戴清洁手套。再次排气，双向核对，调松套管及针芯。

（7）穿刺时，将针头斜面向上，一手的拇指、示指夹住两翼，以血管上方 15°～30°进针，见到回血后，压低穿刺角度，再往前进 0.2cm，注意进针速度要慢，一手将软管全部送入，拔出针芯，要注意勿将已抽出的针芯，再次插入套管内。

（8）穿刺后要及时松止血带、松拳、松调节器。

（9）以穿刺点为中心，无张力方法粘贴透明敷料，要保证穿刺点在敷料中央。脱手套，在粘贴条上注明穿刺的时间和姓名，然后覆盖于白色隔离塞，脱去手套，用输液贴以 U 形方法固定延长管。

（10）调节滴速，填写输液卡。核对并告知患者注意事项。

二、外周静脉留置针封管

（1）按六步法洗手、戴口罩。

（2）准备治疗盘：无菌盘内备有 3～4ml 肝素稀释液、无菌透明敷料（贴膜）、棉签、含碘消毒液、弯盘。

（3）显露穿刺部位，关闭调节器。

（4）分离头皮针与输液导管后，用肝素稀释液以脉冲式方法冲管，当剩至 1ml 时，快速注入，夹闭留置针，拔出针头。用输液贴以 U 形方法固定延长管。

（5）整理床单位，取下输液软袋及导管按要求进行处理。

三、外周静脉留置针置管后再次输液

（1）经双人核对医嘱后，按照六步法洗手、戴口罩。准备用物，包括 75% 乙醇、小纱布、输液贴、头皮针、输入液体、弯盘。

（2）查对床号姓名，对患者说明操作目的、观察穿刺局部，查对液体与治疗单，排气排液。

（3）揭开无菌透明敷料、反垫于肝素帽下，用 75% 乙醇棉球（棉片）摩擦消毒接口持续 10 秒（来回摩擦 10 遍）。

（4）再次排气排液后，将头皮针插入肝素帽内，打开留置针及输液调节器，无菌透明敷料固定肝素帽，头皮针导管。

（5）调节滴速，填写输液卡。整理好病人衣被，整理用物并做好观察记录。

四、外周静脉留置针拔管

（1）按六步法洗手后，准备治疗盘，内装：棉签、无菌透明敷料、含碘消毒液、弯盘。

（2）显露穿刺部位，去除固定肝素帽的无菌透明敷料，轻轻地将透明敷料边缘搓起，以零角度揭开敷料，用含碘消毒液消毒穿刺点 2 遍。

（3）用干棉签按压局部，拔出留置针，无渗血后用输液贴覆盖穿刺点。

（4）整理床单位并做好拔管记录。

（张茂华）

第四节　中心静脉通路的建立与维护

一、中心静脉穿刺置管术

中心静脉置管术是监测中心静脉压（CVP）及建立有效输液给药途径的方法，主要是经颈内静脉或锁骨下静脉穿刺，将静脉导管插到上腔静脉，用于危重病人抢救、休克病人、大手术病人、静脉内营养、周围静脉穿刺困难、需要长期输液及使需经静脉输入高渗溶液或强酸强碱类药物者。局部皮肤破损、感染，有出血倾向者是其禁忌证。

（一）锁骨下静脉穿刺

锁骨下静脉是腋静脉的延续，起于第一肋骨的外侧缘，成年人长 3～4cm。

1. 选择穿刺点　锁骨上路、锁骨下路。后者临床常用。

2. 穿刺部位　为锁骨下方胸壁，该处较为平坦，可进行满意的消毒准备，穿刺导管易于固定，敷料不易跨越关节，易于清洁和更换；不影响患者颈部和上肢的活动，利于置管后护理。

3. 置管操作步骤　以右侧锁骨下路穿刺点为例。

（1）穿刺点为锁骨与第一肋骨相交处，即锁骨中 1/3 段与外 1/3 交界处，锁骨下缘 1～2cm 处，也可由锁骨中点附近进行穿刺。

（2）体位：平卧位，去枕、头后仰，头转向穿刺对侧，必要时肩后垫高，头低位 15°～30°，以提高静脉压使静脉充盈。

（3）严格遵循无菌操作原则，局部皮肤常规消毒后铺无菌巾。

（4）局部麻醉后用注射器细针做试探性穿刺，使针头与皮肤呈 30°～45°向内向上穿刺，针头保持朝向胸骨上窝的方向，紧靠锁骨内下缘徐徐推进，可避免穿破胸膜及肺组织，边进针边抽动针筒使管内形成负压，一般进针 4cm 可抽到回血。若进针 4～5cm 仍见不到回血，不要再向前推进以免误伤锁骨下动脉，应慢慢向后退针并边退边抽回血，在撤针过程中仍无回血，可将针尖撤至皮下后改变进针方向，使针尖指向甲状软骨，以同样的方法徐徐进针。

（5）试穿确定锁骨下静脉的位置后，即可换用导针穿刺置管，导针穿刺方向与试探性穿刺相同，一旦进入锁骨下静脉位置，即可抽得大量回血，此时再轻轻推进 0.1～0.2cm，使导针的整个斜面在静脉腔内，并保持斜面向下，以利导管或导丝推进。

（6）让病人吸气后屏气，取下注射器，以一只手固定导针并以手指轻抵针尾插孔，以免发生气栓或失血，将导管或导丝自导针尾部插孔缓缓送入，使管腔达上腔静脉，退出导针。如用导丝，则将导管引入中心静脉后再退出导丝。

（7）抽吸与导管相连接的注射器，如回血通畅说明管端位于静脉内。

（8）取下输液器，将导管与输液器连接，先滴入少量等渗液体。

（9）妥善固定导管，无菌透明敷料覆盖穿刺部位。

（10）导管放置后需常规行 X 线检查，以确定导管的位置。插管深度，左侧不宜超过15cm，右侧不宜超过 12cm，已能进入上腔静脉为宜。

（二）颈内静脉穿刺

颈内静脉起源于颅底，上部位于胸锁乳突肌的前缘内侧；中部位于胸锁乳突肌锁骨头前缘的下面和颈总动脉的后外侧；下行至胸锁关节处与锁骨下静脉汇合成无名静脉，继续下行与对侧的无名静脉汇合成上腔静脉进入右心房。

1. 选择穿刺点部位　颈内静脉穿刺的进针点和方向，根据颈内静脉与胸锁乳突肌的关系，分为前路、中路、后路 3 种。

2. 置管操作步骤

（1）以右侧颈内中路穿刺点为例，确定穿刺点位，锁骨与胸锁乳突肌的锁骨头和胸骨头所形成的三角区的顶点，颈内静脉正好位于此三角区的中心位置，该点距锁骨上缘3~5cm。

（2）体位：病人平卧，去枕，头后仰，头转向穿刺对侧，必要时肩后垫一薄枕，头低位 15°~30°使颈部充分外展。

（3）严格遵循无菌操作原则，局部皮肤常规消毒后铺无菌巾。

（4）局部麻醉后用注射器细针做试探性穿刺，使针头与皮肤呈 30°，与中线平行直接指向足端。进针深度一般为 3.5~4.5cm，以进针深度不超过锁骨为宜。边进针边抽回血，抽到静脉血即表示针尖位于颈内静脉。如穿入较深，针已对穿颈静脉，则可慢慢退出，边退针边回抽，抽到静脉血后，减少穿刺针与额平面的角度（约30°）。

（5）试穿确定颈内静脉的位置后，即可换用导针穿刺置管，导针穿刺方向与试探性穿刺相同。当导针针尖到达颈静脉时旋转取下注射器，从穿刺针内插入引导钢丝，插入时不能遇到阻力。有阻力时应调整穿刺位置，包括角度、斜面方向和深浅等。插入导丝后退出穿刺针，压迫穿刺点同时擦净钢丝上的血迹。需要静脉扩张器的导管，可插入静脉扩张器扩张皮下或静脉。将导管套在引导钢丝外面，导管尖端接近穿刺点，引导钢丝必须伸出导管尾端，用手抓住，右手将导管与钢丝一起部分插入，待导管进入颈静脉后，边退钢丝、边插导管。一般成年人从穿刺点到上腔静脉右心房开口处约10cm，退出钢丝。

（6）抽吸与导管相连接的注射器，如回血通畅说明管端位于静脉内。

（7）用生理盐水冲洗导管后即可接上输液器或 CVP 测压装置进行输液或测压。

（8）妥善固定导管，用无菌透明敷料（贴膜）覆盖穿刺部位。

二、外周静脉置入中心静脉导管

外周静脉置入中心静脉导管，是指经外周静脉穿刺置入的中心静脉导管，其导管尖端的最佳位置在上腔静脉的下 1/3 处，临床上常用于 7 天以上的中期和长期静脉输液治疗，或需要静脉输注高渗性、有刺激性药物的病人，导管留置时间可长达 1 年。

（一）置管操作步骤

（1）操作前，要先经双人核对医嘱。再对患者进行穿刺前的解释工作，得到患者的理解配合。

（2）对病人的穿刺部位静脉和全身情况进行评估。血管选择的标准：在患者肘关节处，取粗而直，静脉瓣少的贵要静脉、正中静脉或头静脉，要注意避开穿刺周围有皮肤红肿、硬结、皮疹和感染的情况。当血管选择好以后，要再次向患者告知穿刺时可能发生的情况，以及穿刺配合事项，经同意，签署知情同意书。

（3）操作前，要按照六步法进行洗手、戴口罩。准备用物，具体包括：治疗盘内装有75%乙醇、含碘消毒液、生理盐水100ml、利多卡因1支。治疗盘外装有三向瓣膜 PICC 穿刺导管套件1个、PICC 穿刺包（穿刺包内装有测量尺、无菌衣、无粉手套2副、棉球6个、镊子2~3把、止血带、大单1条、治疗巾2块、洞巾1块、20ml 空针2副、5ml 空针1副、1ml 空针1副、大纱布3块、小纱布2块。剪刀、10cm×12cm 无菌透明敷料1张）、免洗手消毒液。

（4）查对患者床号与姓名，嘱患者身体移向对侧床边，打开 PICC 穿刺包，手臂外展与身体呈90°，拉开患者袖管，测量置管的长度与臂围，具体测量方法是：从穿刺点沿静脉走行，到右胸锁关节，再向下至第3肋间，为置入导管的长度。接着，在肘横纹上10cm 处，绕上臂一圈，测出臂围值，做好测量的记录。

（5）戴无菌手套，取出无菌巾垫于穿刺手臂下方，助手协助倒消毒液。消毒皮肤要求是先用乙醇棉球，以穿刺点为中心，进行螺旋式摩擦消毒，范围为直径≥10cm，当去除皮肤油脂后，再用碘剂以同样的方法，顺时针方向与逆时针方向分别交叉，重复两次进行消毒。建立无菌屏障。铺治疗巾，将止血带放于手臂下方，为扩大无菌区域，还应铺垫大单，铺洞巾。

（6）穿无菌衣、更换无粉手套，先抽取20ml 生理盐水2次，再用2ml，最后用1ml 注射器抽取利多卡0.5ml。打开 PICC 穿刺导管套件。用生理盐水预冲导管，用拇指和示指轻轻揉搓瓣膜，以确定导管的完整性。再分别预冲连接器、减压套筒、肝素帽和导管外部，最后，将导管浸入生理盐水中充分润滑导管，以减少对血管的刺激。打开穿刺针，去除活塞，将穿刺针连接5ml 注射器。

（7）扎止血带，并嘱患者握拳，在穿刺点下方，皮下注射利多卡因呈皮球状，进行局部麻醉。静脉穿刺时，一手固定皮肤，另一手持针以进针角度呈15°~30°的方向进行穿刺。见到回血后，保持穿刺针与血管的平行，继续向前推进1~2mm，然后，保持针芯位置，将插管鞘单独向前推进，要注意避免推进钢针，造成血管壁的穿透。

（8）松开止血带，嘱病人松拳，以左手拇指与示指固定插管鞘，中指压住插管鞘末端处血管，防止出血，接着，从插管鞘内撤出穿刺针。一手固定插管鞘，另一手将导管自插管鞘内缓慢、匀速地2cm 长度推进。当插入20cm 左右时，嘱患者头侧向穿刺方，转头并低头，以确保穿刺导管的通畅。在送管过程中，左手的中指要轻压血管鞘末端，以防出血。当导管置入预定的长度时，在插管鞘远端，用纱布加压止血并固定导管。将插管鞘从血管内撤出，连接注射器抽回血，冲洗导管。双手分离导管与导丝衔接处，一手按压穿刺点并固定导管，另一手将导丝以每次3~5cm 均匀的速度轻轻抽出，然后撤出插管鞘。当确认预定的置入长度后，在体外预留5~6cm，以便于安装连接器。

（9）修剪导管长度，注意勿剪除毛茬，安装连接器。先将减压套筒套到导管上，将导管连接到连接器翼形部分的金属柄上，使导管完全平整的套住金属柄，再将翼形部分的倒钩和减压套筒上的沟槽对齐锁定，最后，轻轻牵拉导管以确保连接器和导管完全锁定。用生理盐水，以脉冲式方法进行冲管，当推至所剩 1ml 液体时，迅速推入生理盐水，连接肝素帽。

（10）导管的固定，是将距离穿刺点 0.5～1cm 处的导管安装在固定翼的槽沟内。在穿刺点上方，放置一块小纱布吸收渗血，使导管呈弧形，用胶带固定接头，撤出洞巾，再用无菌透明敷料固定导管，要注意无菌透明敷料下缘与胶带下缘平齐。用第 2 条胶带，以蝶形交叉固定于贴膜上，用第 3 条胶带，压在第 2 条胶带上，将签有穿刺时间与患者姓名胶带固定于第 3 条胶带上。用小纱布或输液贴，包裹导管末端，固定在皮肤上。为保护导管以防渗血，用弹力管状绷带加压包扎穿刺处。

（11）向患者交代注意事项。整理用物并洗手。摄胸部 X 线片，以确定导管末端的位置，应在上腔静脉下 1/3 处。

（12）最后在病历上填写置管情况并签名。

（二）PICC 置管后输液

（1）输液前，要先进行双人核对医嘱和治疗单，按照六步洗手法进行洗手、戴口罩。准备治疗盘，盘内装有：乙醇棉片、无菌贴膜、已经连有头皮针的含 20ml 生理盐水的注射器、预输入的液体、弯盘、治疗单，以及免洗手消毒液。

（2）进入病房先查对床号姓名，并与患者说明操作的目的，观察穿刺部位，必要时测量臂围。

（3）查对液体与治疗单，常规排气、排液。揭开输液无菌透明敷料反垫于肝素帽下。用 75% 乙醇棉球，擦拭消毒接口约 10 秒钟。再接入头皮针，抽回血，确定导管在血管腔内后，以脉冲式方法冲洗导管，当推至所剩液体为 1ml 时，快速推入。

（4）分离注射器，连接输液导管，松调节器。最后，用无菌透明敷料固定肝素帽和头皮针，在固定头皮针时，固定完毕后，整理患者衣被，调节滴数，交代注意事项并做好记录。

（三）PICC 冲洗与正压封管

为了预防导管堵塞，保持长期使用，给药前、后，使用血液制品，静脉采血后应冲管。休疗期应每周冲洗 1 次并正压封管。

（1）用六步法洗手、戴口罩。

（2）准备治疗盘，内装贴膜、含 10～20ml 生理盐水注射器 1 副、弯盘。

（3）经查对床号姓名，观察穿刺部位，关闭输液调节器。

（4）揭开输液无菌透明敷料反垫于肝素帽下分离输液导管与头皮针，接 10～20ml 生理盐水注射器，以脉冲式方法冲洗导管。推至最后 1ml 时，进行正压封管。具体方法是：将头皮针尖斜面退至肝素帽末端，待生理盐水全部推入后，拔出头皮针，用无菌透明敷料固定肝素帽。

（5）整理病人衣被，做好观察记录。

（四）PICC 维护操作

为保证外周中心静脉导管的正常使用，应保证每天对患者进行消毒维护。

（1）要按六步洗手法进行洗手、戴口罩。

（2）准备用物：治疗盘内装有石油烷、免洗手消毒液、棉签、皮尺、胶布、肝素帽、头皮针连接预冲注射器、弯盘、PICC 维护包（包内装有无菌手套、2 副、75% 乙醇、碘伏棉棒各 3 根、乙醇棉片 3 块、小纱布 1 块、10cm×12cm 高潮气通透贴膜 1 张、胶带 4 条）。

（3）查对床号和姓名，与患者说明导管维护的目的。观察穿刺部位情况，必要时测量臂围。

（4）揭敷料时，要注意由下往上揭，以防带出导管，同时，还要避免直接接触导管。消毒双手，用石油烷擦除胶布痕迹。

（5）戴无菌手套：用消毒棉片消毒固定翼 10 秒钟。用 75% 的乙醇棉棒，去除穿刺点直径约 1cm 以外的胶胨，再用碘伏棉棒，以穿刺点为中心进行皮肤消毒 3 次，消毒范围应大于无菌透明敷料范围，包括消毒导管。预冲肝素帽，去除原有肝素帽，用 75% 乙醇棉片，擦拭导管末端。

（6）将注满生理盐水的肝素帽连接导管，用生理盐水，以脉冲式方法进行冲管，当冲至剩 1ml 液体时，将头皮针拔出，使针尖位于肝素帽内，快速推入，然后拔出头皮针。

（7）更换无菌手套，安装固定翼，随后，将导管呈弧形进行胶带固定接头。用透明敷料固定导管，固定时，要保证贴膜下缘与胶带下缘平齐，第 2 条胶带以蝶形交叉固定于无菌透明敷料上，第 3 条胶带压在第 2 条胶带上，第 4 条签上姓名与时间后固定于第 3 条胶带上。用无菌小纱布包裹导管末端，用胶带固定于皮肤，做好维护记录。

三、植入式输液港建立与维护

（一）操作前准备

1. 置管部位的选择 置管部位的选择要综合比较其他发生机械性并发症、导管相关性血流感染的可能性。置管部位会影响发生继发导管相关性血流感染和静脉炎的危险度。置管部位皮肤菌群的密度是造成 CRBSI 的一个主要危险因素。由经过培训的医生依不同的治疗方式和患者体型来选输液港植入的途径：大静脉植入、大动脉植入、腹腔内植入，输液座放于皮下。输液港导管常用的植入部位主要为颈内静脉与锁骨下静脉。非随机实验证实了颈内静脉置管发生相关性感染的危险率高。研究分析显示，床旁超声定位的锁骨下静脉置管与其他部位相比，可以显著降低机械性并发症。对于成年患者，锁骨下静脉对控制感染来说是首选部位。当然，在选择部位时其他的一些因素也应该考虑。目前临床应用较多的是锁骨下静脉，实际植入的位置要根据患者的个体差异决定。植入位置解剖结构应该能保证注射座稳定，不会受到患者活动的影响，不会产生局部压力升高或受穿衣服的影响，注射座隔膜上方的皮下组织厚度在 0.5~2cm 为适宜厚度。

2. 经皮穿刺导管植入点选择 自锁骨中外 1/3 处进入锁骨下静脉，然后进入胸腔内血管。

（二）输液港的选择

由医生依不同的治疗方式和患者体型做出选择。标准型及急救凹形输液港适用于不同体型的成年人及儿童患者。双腔输液港适用于同时输入不兼容的药物。术中连接式导管可于植入时根据需要决定静脉导管长度。

输液港种类有多种选择：①单腔末端开口式导管输液港或单腔三向瓣膜式导管输液港；②小型单腔末端开口式导管输液港或小型单腔式三向瓣膜式导管输液港；③双腔末端开口式导管输液港或双腔三向瓣膜式导管输液港。

输液港附件——无损伤针的选择：①蝶翼针输液套件适用于连续静脉输注；②直形及弯形无损伤针适用于一次性静脉输注。

（三）穿刺输液操作步骤

（1）向患者说明操作过程并做好解释工作。

（2）观察穿刺点和局部皮肤有无红、肿、热、痛等炎性反应，若有应随时更换敷料或暂停使用。

（3）消毒剂及消毒方法：先用乙醇棉球清洁脱脂，向外用螺旋方式涂擦，其半径 10～12cm。以输液港为圆心，再用碘伏棉球消毒 3 遍。

（4）穿刺输液港：触诊定位穿刺隔，一手找到输液港注射座的位置，拇指与示指、中指呈三角形，将输液港拱起；另一手持无损伤针自三指中心处垂直刺入穿刺隔，直达储液槽基座底部。穿刺时动作要轻柔，感觉有阻力时不可强行进针，以免针尖与注射座底部推磨，形成倒钩。

（5）穿刺成功后，应妥善固定穿刺针，不可任意摆动，防止穿刺针从穿刺隔中脱落。回抽血液判断针头位置无误后即可开始输液。

（6）固定要点：用无菌纱布垫在无损伤针针尾下方，可根据实际情况确定纱布垫的厚度，用无菌透明敷料固定无损伤针，防止发生脱落。注明更换无菌透明敷料的日期和时间。

（7）输液过程中如发现药物外渗，应立即停止输液，并即刻给予相应的医疗处理。静脉连续输。

（8）退针，为防止少量血液反流回导管尖端而发生导管堵塞，撤针应轻柔，当注射液剩下最后 0.5ml 时，为维持系统内的正压，以两指固定泵体，遍推注边撤出无损伤针，做到正压封管。

（9）采血标本时，用 10ml 以上注射器以无菌生理盐水冲洗，初始抽至少 5ml 血液并弃置，儿童减半，在更换注射器抽出所需的血液量，诸如备好的血标本采集试管中。

（10）连接输液泵设定压力超过 25psi（磅/平方英寸）时自动关闭。

（11）以低于插针水平位置换肝素帽。

（12）封管，以加压的形式从圆形注射港的各角度边推注药液边拔针的方法拔出直角弯针针头暂停输注，每月用肝素盐水封管 1 次即可。

（四）维护时间及注意事项

1. 时间

（1）连续性输液，每 8 小时冲洗 1 次。

（2）治疗间歇期，正常情况下每 4 周维护 1 次。

（3）动脉植入、腹腔植入时，每周维护 1 次。

2. 维护注意事项

（1）冲、封导管和静脉注射给药时必须使用 10ml 以上的注射器，防止小注射器的压强过大，损伤导管、瓣膜或导管与注射座连接处。

（2）给药后必须以脉冲方式冲管，防止药液残留注射座。

（3）必须正压封管，防止血液反流进入注射座。

（4）不能用于高压注射泵推注造影剂。

（毕旭明）

第五节　骨髓穿刺术与活检术

一、骨髓穿刺术

骨髓穿刺术是采取骨髓液的一种常用诊断技术。

（一）目的

采取骨髓液进行骨髓象检查，协助诊断造血系统疾病、传染病及寄生虫病，以作为某些遗传代谢性疾病和感染性疾病的辅助诊断，判断疾病预后及观察治疗效果。

（二）适应证

（1）各种造血系统疾病的诊断、鉴别诊断及治疗随访。

（2）放疗、化疗及应用免疫抑制剂后观察骨髓造血情况。

（3）不明原因的红细胞、白细胞、血小板数量增多或减少及形态学异常。

（4）不明原因发热的诊断与鉴别诊断，可做骨髓培养，骨髓涂片找寄生虫等。

（三）禁忌证

骨髓穿刺的绝对禁忌证少见，遇到下列情况要注意：

（1）血友病、穿刺部位皮肤感染的病人。

（2）凝血功能障碍的病人。

（3）小儿及不合作者不宜做胸骨穿刺。

（四）术前准备及护理

（1）了解、熟悉病人病情，对病人进行评估。

（2）心理指导：①向病人说明骨髓穿刺诊断的主要作用：骨髓是各类血细胞的"制造厂"，是人体内最大、最主要的造血组织。诊断血液病常需做骨髓穿刺。如白血病是造血系统疾病，其特征为白细胞在生长发育过程中异常增生。常规的抽血化验只能反映外周血中细胞的变化，不能准确反映出造血系统的变化。抽取骨髓液作检查，既能诊断白血病又能区分其类型，为治疗提供相应的资料。②消除病人思想顾虑，以取得合作：向病人说明骨髓检查所抽取的骨髓是极少量的，一般约0.2g，而人体正常骨髓量平均约为2 600g。身体内每天要再生大量的血细胞，因此，骨髓穿刺对身体没有影响。③骨髓穿刺操作简单，先行局部消毒、麻醉，然后将穿刺针刺入骨髓，除在骨髓抽取的瞬间稍有酸痛感外，基本上感觉不到疼痛。骨髓抽出后，病人可以马上起床活动。

（3）与病人及家属谈话，交代检查目的、简要说明检查过程及可能发生情况，打消病人恐惧心理，并请病人在知情同意书上签字。

（4）器械准备：一次性骨髓穿刺针、一次性骨髓穿刺包、一次性口罩、一次性帽子、75%酒精、0.5%活力碘、2%利多卡因、治疗盘、无菌棉签等。

（5）操作者熟悉操作步骤，戴口罩、帽子。

（五）分类

（1）髂嵴穿刺术。

（2）脊椎棘突穿刺术。

（3）胸骨穿刺术。

（六）操作方法

（1）穿刺部位选择：①髂前上棘：常取髂前上棘后上方1~2cm处作为穿刺点，此处骨面较平，容易固定，操作方便安全。②髂后上棘：穿刺点位于骶骨两侧髂骨上缘6~8cm与脊椎旁开2~4cm之交点处。③胸骨柄：此处骨髓含量丰富，当上述部位穿刺失败时，可做胸骨柄刺，但此处骨质较薄，其后有心房及大血管，严防穿透而发生危险，较少选用。④腰椎棘突：位于腰椎棘突突出处，极少选用。

（2）体位：胸骨及髂前上棘穿刺时取仰卧位，前者还需用枕头垫于背后，以使胸部稍突出。髂后上棘穿刺时应取侧卧位。腰椎棘突穿刺时取坐位或侧卧位。

（3）常规消毒皮肤，戴无菌手套、铺消毒洞巾，用2%利多卡因做局部浸润麻醉直至骨膜。

（4）将骨髓穿刺针固定器固定在适当长度上（髂骨穿刺约1.5cm，肥胖者可适当放长，胸骨柄穿刺约1.0cm），以左手拇、食指固定穿刺部位皮肤，右手持针于骨面垂直刺入（若为胸骨柄穿刺，穿刺针与骨面成30°~40°角斜行刺入），当穿刺针接触到骨质后则左右旋转，缓缓钻刺骨质，当感到阻力消失，且穿刺针已固定在骨内时，表示已进入骨髓腔。

（5）用干燥的20ml注射器，将内栓退出1cm，拔出针芯，接上注射器，用适当力度缓慢抽吸，可见少量红色骨髓液进入注射器内，骨髓液抽吸量以0.1~0.2ml为宜，取下注射器，将骨髓液推于玻片上，由助手迅速制作涂片5~6张，送检细胞形态学及细胞化学染色检查。

（6）如需做骨髓培养，再接上注射器，抽吸骨髓液2~3ml注入培养液内。

（7）如未能抽得骨髓液，可能是针腔被皮肤、皮下组织或骨片填塞，也可能是进针太深或太浅，针尖未在髓腔内，此时应重新插上针芯，稍加旋转或再钻入少许或再退出少许，拔出针芯，如见针芯上带有血迹，再行抽吸可望获得骨髓液。

（8）抽吸完毕，插入针芯，轻微转动，拔出穿刺针，随后将消毒纱布盖在针孔上，稍加按压，用胶布加压固定。

（9）嘱病人卧床休息，整理用物，将标本及时送检。

（七）注意事项

（1）穿刺针进入骨质后避免摆动过大，以免折断。

（2）胸骨柄穿刺不可垂直进针，不可用力过猛，以防穿透内侧骨板。

（3）抽吸骨髓液时，逐渐加大负压，做细胞形态学检查时，抽吸量不宜过多，否则会使骨髓液稀释，但也不宜过少。

（4）骨髓液抽取后应立即涂片。

（5）多次干抽时应进行骨髓活检。

（6）注射器与穿刺针必须干燥，以免发生溶血。

（7）术前应行出凝血时间、血小板等检查。

（八）术后处理

（1）术后应嘱病人静卧休息，同时做好标记并送检骨髓片，清洁穿刺场所，做好穿刺记录。

（2）抽取骨髓和涂片要迅速，以免凝固。需同时做外周血涂片，以作对照。

（九）术后护理

骨髓穿刺虽为有创性检查，但因操作简单、骨髓液抽取少、病人痛苦小，故对机体无大的损害，不需要特殊护理。对于体质弱、有出血倾向者，检查后应采取下列措施。

（1）止血：一般以压迫止血为主。

（2）卧床休息：检查后，穿刺局部会有轻微的疼痛。病人可卧床休息，限制肢体活动，即可恢复正常。

（3）防止感染：穿刺时，局部组织应经过严格消毒。保持穿刺局部皮肤的清洁、干燥，覆盖的纱布被血或汗打湿后，要及时更换。针孔出现红、肿、热、痛时，可用2%碘酊或0.5%活力碘等涂搽局部，每天3~4次。若伴有全身发热，则应与医生联系，根据病情适当选用抗生素。

二、骨髓活检术

骨髓活检术全称为骨髓活体组织检查术，是采用特制的穿刺针取一小块0.5~1cm长的圆柱形骨髓组织来做病理学检查的技术。操作方法与骨髓穿刺术完全相同，取出的材料保持了完整的骨髓组织结构，能弥补骨髓穿刺的不足。

（一）目的

骨髓穿刺检查在大部分病人中可以成功，但是如果遇到了"干抽"现象，即抽不出骨髓液时，就无法诊断。这种情况见于骨髓硬化症、骨髓纤维化症（原发性和继发性），尤其是恶性肿瘤（像乳腺癌、肺癌、前列腺癌、胃癌等）的骨髓转移所致骨髓纤维化以及某些白血病（例如毛细胞白血病）、淋巴瘤病人的骨髓穿刺术常不能成功。采用骨髓活检术就能够弥补骨髓穿刺术的不足，而且活检取材大，不但能了解骨髓内的细胞成分，而且能保持骨髓结构，恶性细胞较易识别，便于病理诊断。还有些疾病的诊断需要了解骨髓组织结构，比如再生障碍性贫血、骨髓增生异常综合征、恶性肿瘤骨髓转移等就需要骨髓病理学检查。骨髓活检术对再生障碍性贫血骨髓造血组织多少的了解有一定意义；骨髓活检组织切片的原始细胞分布异常（ALIP）现象对骨髓增生异常综合征的诊断有重要意义。另外，骨髓活检对骨髓坏死或脂肪髓的判断也有意义。

（二）适应证

（1）多次抽吸取材失败。

（2）为正确判定血细胞减少症病人骨髓增生程度及其病因。

（3）可疑罹患骨髓纤维化、真性红细胞增多症、原发性血小板增多症、骨髓增生异常综合征、恶性淋巴瘤、多发性骨髓瘤、淀粉样变性、肉芽肿病、转移瘤和再生障碍性贫血的病人。

（4）骨髓活检对急性粒细胞白血病的诊断以及化疗是否达到真正完全缓解的判断有意义。凡涂片已达完全缓解，但一步法双标本取材之活检切片内仍可检出白血性原始细胞簇，就应继续给予巩固化疗，直至切片内此种异常定位的白血性原始细胞簇消失为止。

（5）在急性粒细胞白血病缓解后化疗及长期无病生存期，应定期做骨髓一步法双标本取材，倘若涂片细胞计数未达复发标准，而切片内出现了异常原始细胞簇，提示已进入早期复发，应及时作再诱导处理。

（6）慢性粒细胞白血病慢性期应常规做骨髓活检，以测定病人属何种组织学亚型。

（7）未正确判断骨髓铁贮存，尤其疑为贮铁降低或缺铁时，在骨髓活检切片上做铁染色较涂片为优。

（8）对骨病本身和某些骨髓疾患，例如囊状纤维性骨炎、骨纤维发育异常症、变应性骨炎、骨软化症、骨髓疏松症和骨髓腔真菌感染等的诊断，骨髓活检也能提供有意义的资料。

（三）禁忌证

除血友病外，骨髓活检目前尚无绝对的禁忌证，即使在血小板减少和其他许多出血性疾病时，进行此项操作也比较安全，病人一般均能接受。

（四）术前准备及护理

（1）了解、熟悉病人病情，对病人进行评估。

（2）心理指导：①向病人说明骨髓活检术的主要作用。②消除病人的思想顾虑，以取得病人合作。

（3）与病人及家属谈话，交代检查目的、简要说明检查过程及可能发生情况，打消病人恐惧心理，取得并请病人在知情同意书上签字。

（4）器械准备：一次性骨髓穿刺针、一次性骨髓穿刺包、一次性口罩、一次性帽子、75%酒精、0.5%活力碘、2%利多卡因、治疗盘、无菌棉签等。

（5）操作者熟悉操作步骤，戴口罩、帽子。

（五）操作方法

骨髓检查需要抽取骨髓标本，骨髓穿刺一般是由有经验的医生和护士执行的特殊穿刺检查，穿刺前会为病人进行认真的消毒处理，并严格按无菌操作规程进行操作。术前会给病人注射麻药作局部麻醉，以减轻病人痛苦。骨髓穿刺一般在病人的髂骨上进行。病人需要侧身卧床，医生会在髂后上棘或髂前上棘选取适当的部位进行穿刺，一般只抽取极少量的骨髓。这不会使得病人的骨髓量有明显减少，也不会影响病人的骨髓造血功能。抽取的骨髓标本一般需要立即做涂片处理或抗凝处理，以便进行各种化验检查。在患某些血液病或怀疑有骨髓转移的恶性肿瘤时，骨髓检查可能要进行多次，用于判断疾病进展和治疗效果，此时病人应积极配合医生进行骨髓检查。

（六）注意事项

（1）开始进针不宜太深，否则不宜取得骨髓组织。

（2）由于骨髓活检穿刺针内径较大，抽取骨髓液的量不易控制。因此，一般不用于吸取骨髓液做涂片检查。

（3）穿刺前应检查出凝血时间，有出血倾向者，穿刺时应特别注意，血友病病人禁止做骨髓活检检查。

（杨　艳）

第六节 淋巴结穿刺与活检术

一、淋巴结穿刺术

淋巴结分布于全身各部位，许多原因可使淋巴结肿大，如感染（细菌、病毒、真菌、丝虫）、结核病、造血系统肿瘤（白血病、淋巴瘤）、转移瘤等。淋巴结穿刺取得抽出液，以其制作涂片做细胞学或细菌学检查可协助上述疾病的诊断。

（一）方法

（1）选择适合穿刺的部位，一般取肿大较明显的淋巴结。

（2）常规消毒局部皮肤和术者手指。

（3）术者以左手食指和拇指固定淋巴结，右手持10ml干燥注射器将针头直接刺入淋巴结内，深度依淋巴结大小而定，然后边拔针边用力抽吸，利用空针内的负压将淋巴结内的液体和细胞成分吸出。

（4）固定注射器内栓，拔出针头后将注射器取下，充气后再将针头内的抽出液喷射到玻璃片上制成均匀涂片，染色镜检。

（5）术后穿刺部位用无菌纱布覆盖，并以胶布固定。

（二）注意事项

（1）最好在饭前刺，以免抽出物中含脂质过多，影响染色。

（2）若未能获得抽出物，可将针头再由原穿刺点刺入，并在不同方向连续刺，抽吸数次，直到取得抽出物为止。

（3）注意选择易于固定的部位，淋巴结不宜过小，且应远离大血管。

（4）在制作涂片之前要注意抽出物的外观性状。一般炎症抽出液呈微黄色，结核病变可见干酪样物，结核性脓液呈黄绿色或乌灰色黏稠状液体。

二、淋巴结活检术

淋巴结的疾病，用望诊和触诊可查知淋巴结表面皮肤的色泽和紧张度、与周围组织的粘连情况，淋巴结的性状以及有无压痛，并结合肿大的速度以及全身症状，再参考血象和血清蛋白的变化，大致可以得出相当准确的诊断。但是，一般来说，为了确诊常常需要对肿大的淋巴结进行活组织检查。

淋巴结活检是采取有创伤的方法取到淋巴结组织做病理检查。取到淋巴结组织的方法主要有两种：①淋巴结穿刺术；②淋巴结切除术。淋巴结切除不会激发其他淋巴器官引起异常；如果切除的淋巴结是正常的，对身体也没有什么影响。

1. 淋巴结穿刺术

（1）淋巴结穿刺取得抽出液制作出涂片进行细胞学或病原学检查可以协助诊断导致淋巴结肿大的有关疾病，如感染（细菌、病毒、真菌、虫）、结核病及白血病、淋巴瘤、恶组、转移癌等。

（2）操作步骤：选择适于穿刺的肿大的淋巴结，常规消毒皮肤及术者手指，用左手食指及拇指固定淋巴结，右手用18~19号针头将针头沿淋巴结长轴刺入淋巴结内，边拔针边用力抽吸，将注射器取下充气后再将针头内抽吸血液，喷到涂片上制成均匀玻片，染色镜检。术后盖以无菌纱布并用胶布固定。

（3）注意事项：①最好在髂前穿刺，以免脂质过多，影响涂片。②若未能抽出吸出物，可将针头在不同方向连续穿刺。③注意选择较大淋巴结，且远离大血管。④涂片前注意抽出物的性状。

2. 淋巴结切除术（淋巴结活体组织检查术）

（1）适应证：淋巴结肿大病人经淋巴结穿刺涂片不能确诊，怀疑淋巴瘤白血病、恶组、免疫母细胞性淋巴结病、结核、肿瘤转移或结节病，应选择淋巴结活检。

（2）活检部位：一般取肿大的淋巴结，周身淋巴结均肿大者应尽量少取腹股间淋巴结。

3. 摘除的淋巴结　应立即用10%甲醛或95%乙醇固定送检。

（杨　艳）

第七节　腰椎穿刺术

腰椎穿刺术是神经科临床常用的检查方法之一，对神经系统疾病的诊断和治疗有重要价值，该法简便易行，亦比较安全；但如果适应证掌握不当，轻者可加重原有病情，重者甚至危及病员安全。

一、适应证

（1）中枢神经系统炎症性疾病的诊断与鉴别诊断：包括化脓性脑膜炎、结核性脑膜炎、病毒性脑膜炎、霉菌性脑膜炎、乙型脑炎等。

（2）脑血管意外的诊断与鉴别诊断：包括脑溢血、脑梗死、蛛网膜下腔出血等。

（3）肿瘤性疾病的诊断与治疗：用于诊断脑膜白血病，并通过腰椎穿刺鞘内注射化疗药物治疗脑膜白血病。

（4）测定颅内压和了解蛛网膜下腔是否阻塞等。

（5）椎管内给药。

二、禁忌证

（1）可疑颅内高压、脑疝。

（2）可疑颅内占位病变。

（3）休克等危重病人。

（4）穿刺部位有炎症。

（5）有严重凝血功能障碍的病人，如血友病病人等。

三、穿刺方法

通常取弯腰侧卧位，自腰2至骶1（以腰3~4为主）椎间隙穿刺。局部常规消毒及麻醉后，戴橡皮手套，用20号穿刺针（小儿用21~22号）沿棘突方向缓慢刺入，进针过程中针尖遇到骨质时，应将针退至皮下待纠正角度后再进行穿刺。成人进针4~6cm（小儿3~

4cm）时，即可穿破硬脊膜而达蛛膜网下腔，抽出针芯流出脑脊液，测压和缓慢放液后（不超过 2~3ml），再放入针芯，拔出穿刺针。穿刺点稍加压止血，敷以消毒纱布并用胶布固定。术后平卧 4~6h。若初压超过 2.94kPa（300mmH$_2$O）时则不宜放液，仅取测压管内的脑脊液送细胞计数及蛋白定量即可。

（1）嘱病人侧卧于硬板床上，背部与床面垂直，头向前，胸部屈曲，两手抱膝紧贴腹部，使躯干呈弓形；或由助手在术者对面用一手抱住病人头部，另一手挽住双下肢腘窝处并用力抱紧，使脊柱尽量后凸以增宽椎间隙，便于进针。

（2）确定穿刺点，以髂后上棘连线与后正中线的交会处为穿刺点，一般取第 3~4 腰椎棘突间隙，有时也可在上一或下一腰椎间隙进行。

（3）常规消毒皮肤后戴无菌手套与盖洞贴，用 2% 利多卡因自皮肤到椎间韧带逐层做局部浸润麻醉。

（4）术者用左手固定穿刺点皮肤，右手持穿刺针以垂直背部的方向缓慢刺入，成人进针深度为 4~6cm，儿童则为 2~4cm。当针头穿过韧带与硬脑膜时，可感到阻力突然消失并有落空感。此时可将针芯慢慢抽出（以防脑脊液迅速流出，造成脑疝），即可见脑脊液流出。

（5）在放液前先接上测压管测量压力，正常侧卧位脑脊液压力为 0.69~1.764kPa 或 40~50 滴/分。若想了解蛛网膜下腔有无阻塞，可做 Queckenstedt 试验，即在测定初压后，由助手先压迫一侧颈静脉约 10s，然后再压迫另一侧，最后同时按压双侧颈静脉；正常时压迫颈静脉后，脑脊液压力立即迅速升高一倍左右，解除压迫后 10~20s，迅速降至原来水平，称为梗阻试验阴性，示蛛网膜下腔通畅。若压迫颈静脉后，不能使脑脊液压力升高，则为梗阻试验阳性，示蛛网膜下腔完全阻塞；若施压后压力缓慢上升，放松后又缓慢下降，示有不完全阻塞。凡颅内压增高者，禁做此试验。

（6）撤去测压管，收集脑脊液 2~5ml 送检；如需做培养时，应用无菌操作法留标本。

（7）术毕，将针芯插入后一起拔出穿刺针，覆盖消毒纱布，用胶布固定。

（8）术后病人去枕俯卧（如有困难则平卧）4~6h，以免引起术后低颅压性头痛。

四、并发症防治

1. 低颅压综合症　低颅压综合症指侧卧位脑脊液压力在 0.58~0.78kPa（60~80 mmH$_2$O）以下，较为常见。多因穿刺针过粗，穿刺技术不熟练或术后起床过早，使脑脊液自脊膜穿刺孔不断外流所致。病人于坐起后头痛明显加剧，严重者伴有恶心、呕吐，或眩晕、昏厥，平卧或头低位时头痛等即可减轻或缓解。少数尚可出现意识障碍、精神症状、脑膜刺激征等，持续一至数日。故应使用细针穿刺，术后去枕平卧（最好俯卧）4~6h，并多饮开水（忌饮浓茶、糖水）常可预防之，如已发生，除嘱病人继续平卧和多饮开水外，还可酌情静脉注射蒸馏水 10~15ml 或静脉滴注 5% 葡萄糖盐水 500~1 000ml，1~2 次/天，数日，常可治愈。也可再次腰穿在椎管内或硬脊膜外注入生理盐水 20~30ml，消除硬脊膜外间隙的负压以阻止脑脊液继续漏出。

2. 脑疝形成　在颅内压增高，当腰穿放液过多过快时，可在穿刺当时或术后数小时内发生脑疝，故应严加注意和预防。必要时，可在术前先快速静脉输入 20% 甘露醇液 250ml 等脱水剂后，以细针穿刺，缓慢滴出数滴脑脊液化气进行化验检查。如一旦出现不幸，应立即采取相应抢救措施，如静脉注射 20% 甘露醇 200～400ml 和高渗利尿脱水剂等，必要时还可自脑室穿刺放液和自椎管内快速推注生理盐水 40～80ml，但一般较难奏效。

3. 原有脊髓、脊神经根症状突然加重　多见于脊髓压迫症，因腰穿放液后由于压力的改变，导致椎管内脊髓、神经根、脑脊液和病变之间的压力平衡改变所致。可使根性疼痛、截瘫及大小便障碍等症状加重，在高颈段脊髓压迫症则可发生呼吸困难与骤停，上述症状不严重者，可先向椎管注入生理盐水 30～50ml，疗效不佳时应急请外科考虑手术处理。

此外，并发症中，还可因穿刺不当发生颅内感染和马尾部的神经根损伤等，但较少见。

五、注意事项

（1）严格掌握禁忌证，凡疑有颅内压升高者必须先做眼底检查，如有明显视乳头水肿或有脑疝先兆者，禁忌穿刺。凡病人处于休克、衰竭或濒危状态以及局部皮肤有炎症、颅后窝有占位性病变者均禁忌穿刺。

（2）穿刺时病人如出现呼吸、脉搏、面色异常等症状，应立即停止操作，并做相应处理。

（3）鞘内给药时，应先放出等量脑脊液，再等量转换性注入药液。

（杨　艳）

第五章 ICU

第一节 危重患者的转运与 ICU 病房的感染控制

一、危重患者转运规程

（1）转运结束后对危重患者的转运过程要向科主任、主管护士或护士长汇报完成转运的全过程。

（2）在转运过程中，医务人员的动作应迅速、敏捷、准确，并争取在最短的时间内把患者安全送到目的地。

护理人员接到转运医嘱后，应立即准备好在转运过程中可能使用的仪器设备，并电话通知与接收患者的部门确认，对方是否做好接应准备。护士长应安排有经验的护士负责患者转运。院内危重患者的转运使用病床进行转运，到达转运目的地后，除有诊断或治疗上的必要外，原则上患者不再换床。转运患者时按需要准备以下设备：①急救型号的简易人工呼吸器。②携带手提式多功能监护仪，持续心电图、血氧、血压监测。③给氧，备氧气袋或小氧气筒。④开静脉通路最好选择使用留置针，开辟两条静脉通道。

（3）转运前应派人确认转运道路畅通无阻，电梯做好接应准备。

（4）下达患者转运医嘱前，负责医生应事先与接收患者的部门取得系，提前了解接收医院或科室的基本情况，比如医院的设备、床位、医疗条件等是否有能力接收患者或者是愿意接收转出的患者，告知患者的情况以及需做的准备，并记录告知内容。下达书面医嘱后，医生应向负责转运患者的护士交代转运注意事项，并协助护士转运患者。

（5）在转运前和到达后，责任护士应检查生命体征。如脉搏、呼吸、血压、瞳孔、神志。

（6）如患者是病区间的转移，如转运至手术室或其他病区时，负责转运责任护士应与接收部门的责任护士进行交接。交接内容包括转运过程中任何的病情变化、与转运有关的其他特殊情况、交接时患者的生命体征指标、静脉通路、液体性质和量、各种管道、患者随身物品、治疗情况、病历等，并记录在《患者转科交接记录单》中。只有当双方交接完成后方可离开。责任医生同样应进行床旁交接。书写转科记录和转入记录。

（7）向院外转运危重患者时，应派具有相应资历的合格医生、护士负责转运。转运途中发生的病情变化及救治应记录在《转诊记录单》中。

（8）转运时患者的病情记录应随同患者转移。医护人员在交接患者的同时交接病历。

（9）病情危重的患者原则上应尽量减少对患者的搬运，以就地检查和抢救为原则。如确有必要进行转运时，应征得科主任和专业负责人的同意。转运前向患者及家属说明情况，阐明患者进行转运的必要性、危险性，并征得患者和（或）家属的同意。病情虽然危重，但不是紧急转运的必须签署危重患者转运知情同意书。在抢救情况下危重患者的转运也须征得患者家属或关系人的口头同意，并记录在病历中。在特殊情况下可请示医务部主任或总值班。

二、危重患者的安全转运流程

（一）概述

（1）危重患者常因诊断和治疗的需要而进行医院院前、院内、院外的转运，而这种转运需要持续药物和生命体征的维持，所以危重患者的转运是一件大事。

（2）对危重患者安全转运关键在于掌握转运的指征及风险评估，转运人员的组成，转运的急救器械、药品的准备，转运前的预防处理，途中的观察与抢救。

（二）危重患者的转运

1. 转运指征

（1）众多的转运患者中哪些属危重患者：①有单个或多个重要脏器功能障碍的患者，此类患者在病房或转运途中都有可能随时发生病情恶化。②有循环、呼吸或中枢神经系统疾病的患者，此类患者在搬运过程中有可能随时发生意外，甚至立即死亡。

（2）为何需要转运：①院际转运：a. 向专科医院转运：特殊的治疗。b. 向上级医院转运：更多更好的资源。c. 院前转运：交通事故、院外紧急发病等。②院内转运：a. 特殊检查：CT、MRI、血管造影等。b. 介入治疗或手术。c. 专科治疗。

（3）禁止转运：心跳、呼吸停止；有紧急插管指征，但未插管；血流动力学极其不稳定者。

2. 转运风险评估

（1）危重患者的转运其收益和风险是并存的，无论是医生的需要还是面对家属，我们都要在转运前和转运中进行风险评估。风险评估来自于医务人员的经验和患者的生理学参数。

（2）转运风险：①转运风险较大的患者主要涉及呼吸、中枢神经和心血管系统功能障碍的疾病。②转运风险较小的科室是 ICU，ICU 的患者得到高级监护，病情为医生基本掌握，容易把握和选择转运时机。③转运风险较大的科室是急诊科，急诊的患者伤情未知成分多，需要迫切的检查和治疗。

3. 转运的危险因素

（1）转运过程中的并发症：①窒息（2%）；②血氧饱和度改变（31%）；③人工气道移位或滑脱（2%）；④输液通路堵塞或滑脱（5%）；⑤导管脱落（19%）；⑥心率改变（41%）。

（2）危险因素：①转运设备及基本药品准备不足：尤其是紧急转运或院际转运（路途远、时间长）。交接不完善：交接病情（包括路途中特殊的病情变化和处理）、治疗方案、心理状况等。转运陪送人员组成不合理：低年资护士、护理员、实习生甚至无医务人员。②转运计划不周：路线选择、辅助部门或科室的准备。

三、转运过程中的危险事件

（一）与病情相关的危险事件

（1）中枢神经系统颅内压增高、剧烈烦躁。
（2）呼吸系统 低氧血症、高气道压、分泌物阻塞、剧烈咳嗽。
（3）循环系统低血压、高血压、心动过速或过缓、其他心律失常。
（4）其他：出血、高热等。

（二）与设备相关的危险事件

1. 负压系统　无负压吸引或吸引力不够。
2. 输注设备　断开、电池不足、长度不足、输液架出现问题。
3. 监护仪　功能异常、电池不足、干扰、看不到屏幕。
4. 通气设备　呼吸回路断开、呼吸囊漏气、密封不够、氧气源不足、电池不足。

四、院内安全转运

（一）负责转运的人员

（1）一定的抢救经验和应急能力。
（2）熟练的气道管理技术。
（3）熟悉转运中使用的各项设备。
（4）现场心肺复苏技术。
（5）危重患者的转运至少由两人陪同：通常是一名医生和一名护士。

（二）转运的设备

（1）设备与急救药品要根据患者选配，达到流动式专科 ICU 的标准。
（2）确保足够的后备电能（电池），配带在目的地可用的电源线。
（3）氧气要比预计转运时间多 30min 的供应量。
（4）具备声音或可视的报警功能。
（5）设备通常有不同的型号，请选择合适型号的设备。
（6）选择熟悉的设备并检查以确保它能正常运转。
（7）易于固定在床边，不要将设备放在患者身上。
（8）轻巧可移动，适用于电梯等环境。

（三）注意事项

（1）做好应急处理转运途中突然出现呼吸心搏骤停，立即就地抢救行心肺复苏，同时呼叫附近医务人员协助救护；做好转运中记录。
（2）密切观察患者的病情变化如神志、瞳孔、呼吸、脉率及末梢血氧饱和度等情况，保持静脉通路通畅以及各种引流管的固定及引流情况；机械通气患者注意观察气道、呼吸机运转及氧气供应情况。
（3）转运时拉起床栏，保持安全合适的体位。一般置平卧位，头（置于平车大轮端）偏向一侧，上下坡时保持头高位，防止窒息；如有骨折的患者，注意保护患肢；椎体骨折的患者体下垫一块木板。

五、重症监护室感染控制制度

（一）重症监护室消毒隔离制度

（1）设备表面：呼吸机、监护仪、输液泵、微量注射泵等操作面板用75%乙醇或500mg/L含氯消毒液擦拭，外壳用500mg/L含氯消毒液擦拭，每日一次。

（2）严格遵守无菌技术操作原则，诊疗操作前后均用洗手液洗手或使用速干手消毒剂，无菌持物钳、容器每日灭菌一次，4~8h更换一次，注明启用时间，无菌物品应单独存放并有明显标志，定期检查疑有污染或过期必须重新灭菌。

（3）病房每天两次开窗通风，每次不少于30min，墙面及门窗每日清水擦拭一次，遇血体液污染时，立即使用含有效氯1 000mg/L消毒液擦拭；刷套一床一套，病房床头柜一柜一抹布，各室抹布分开使用，使用后清洗消毒，晾干分类放置。监护室空气每日用多功能动态杀菌机消毒2~3次，每次2h并有记录。

（4）各区地面每天用清水湿试拖擦，被呕吐物、体液或粪便污染时，立即使用1 000mg/L含氯消毒剂擦拖，出现多重耐药菌感染流行趋势或爆发时，使用1 000mg/L含氯消毒剂擦拖，每日至少2次。拖把分区使用，分开清洗、放置，每天消毒一次。

（5）其他物体表面如护士站桌面、患者床、床栏、床头柜表面，每天使用500mg/L含氯消毒液擦拭一次；电话按键、电脑键盘等使用75%乙醇消毒，被血体液污染时，立即使用1 000mg/L含氯消毒剂消毒。

（6）医务人员上班时应衣帽整齐，穿着ICU室内工作服，不准戴戒指、留长指甲，离开工作场所要脱去工作服，私人用品不得带入治疗室。

（7）呼吸机螺纹管、雾化器等一人一用，用后清洗，呼吸机螺纹管送供应室清洗及灭菌处理。

（8）治疗车物品摆放有序：上层为清洁区、下层为污染区，治疗患者顺序先非感染患者，治疗车每日用500mg/L含氯消毒液擦拭。治疗室空气每日用用臭氧杀菌机消毒1~2次，每次1h并有记录。

（9）注射时应做到一人一针一管一用一灭菌；止血带一人一用一消毒；注射药品应现配现用。启用的无菌密封瓶溶液、棉签、棉球袋、针袋等应注明开启时间，超过24h应重新灭菌；抽药液在无菌盘内不得超过2h。

（10）每季度进行消毒后空气、物体表面、医务人员手、消毒剂、消毒物品等采样监测，并保留结果。

（11）传染患者及多重耐药菌感染患者隔离标记醒目，物品单独使用；传染或特殊感染污单应标记"传染"字样送洗衣房洗涤。

（12）一次性医疗用品不得重复使用，医疗垃圾和生活垃圾应分别放置，传染及特殊感染患者生活垃圾视同医用垃圾用双层黄袋封口并送焚烧，登记规范。

（13）便器专人专用，腹泻患者一用一消毒，使用1 000mg/L含氯消毒剂浸泡30min，晾干备用。

（14）连续使用的湿化瓶、输氧面罩、雾化吸入器管道每日消毒；体温表消毒后干放备用；听诊器、血压计每床固定使用保持清洁有污染及时消毒，出院时再终末处理；所有消毒液要现用现配，测试浓度合格。

（二）重症监护室工作人员手卫生管理制度

（1）手消毒剂选择应符合国家相关规定，皮肤刺激性小，有较好的护肤性能。

（2）洗手池每日清洗，定期用500mg/L含氯消毒剂进行消毒。

（3）盛放皂液容器，应定期清洁或消毒，禁止将皂液直接添加至未用完的取液器中。

（4）脱手套或更换手套，应洗手或手消毒。

（5）每次诊疗，护理操作前后，应洗手或者手消毒。

（6）医务人员在接触污染源之前，应戴一次手套（或）乳胶手套（必要时戴双层双套）再进行操作。

（7）医务人员手被感染性物质污染时，应先用流动水冲洗干净，然后用手消毒剂消毒双手，再用流动水洗净干燥后进行各种操作。

（8）病房的治疗车，换药车，病历车，应配备速干手消毒剂。

（9）接触患者黏膜、血液、体液时手可能污染，应戴清洁手套。

（10）在进行手术操作，护理免疫力低下患者，进入体腔的侵入性操作时，应戴无菌手套。

（11）一次性手套在有效期内使用，不得重复使用。

（12）外科洗手，禁止指甲化妆，戴假指甲、戒指等饰品。

（13）科室应配备：皂液，流动水，速干手消毒剂，干手设施，非手触式水龙头（尤其是医院感染重点部门）

（14）医务人员应正确掌握洗手方法及相关知识，保证洗手与手消毒效果。

（三）重症监护室空气消毒制度

1.床单消毒　患者出院或转出后，紫外线车照射床单60min并登记。枕芯，被褥，血压袖带等一并放置内紫外线照射消毒。

2.治疗室空气消毒时间　夜班紫外线照射60min并登记。

3.病区走廊空气消毒时间　夜班紫外线照射60min并登记。

4.病室内空气消毒及换气时间

（1）动态杀菌机：①6：00~8：00；②14：00~16：00；③23：00~1：00。

（2）换气时间：①5：00~6：00；②12：00~13：00；③21：00~22：00。

（四）重症监护室物品消毒制度

（1）特殊感染患者按特殊处理。

（2）其他医疗仪器：如氧气流量表、血压计、微量注射泵、听诊器、输液泵、监护仪等。尤其是频繁接触的物体表面，如仪器的按钮、操作面板，应每天仔细消毒擦拭，建议用75%酒精擦拭消毒。每天一次。

（3）便盆及尿壶应专人专用，每天消毒，对腹泻患者应一用一消毒，方法：1 000mg/L含氯消毒剂浸泡30min，晾干备用。

（4）护理站桌面、患者的床、床栏、床旁桌、床头柜、治疗车、药品柜、门把手等，每天用500mg/L含氯消毒剂擦拭。电话按键、电脑键盘等，应定期用75%乙醇擦拭消毒。每天一次。

（5）吸引瓶用 1 000mg/L 含氯消毒剂浸泡消毒。每天一次。

（6）呼吸机及附属物品：500mg/L 含氯消毒剂擦拭外壳，按钮、面板则用 75% 乙醇擦拭。每天一次。

（五）呼吸机清洗与消毒制度

1. 过滤器

（1）一般有两种，分别为一次性或重复使用，具体应按呼吸机说明书掌握。

（2）对可重复使用的过滤器，可酌情定期用气体消毒，如环氧乙烷、甲醛溶液熏蒸等。

2. 日常消毒

（1）指长期使用呼吸机所进行的工作，通常是每日清洁呼吸机表面一次。

（2）根据具体情况，每周拆卸消毒全部管路、湿化器，并更换备用管路继续工作。

（3）更换管路后，登记备案。

（4）呼吸机主机空气过滤网，需每日清洗，以防引起灰尘堆积，影响机器内部散热。

3. 加温湿化器

（1）塑料部分送供应室清洗及灭菌处理。

（2）金属与电器加热部分，应先用清水冲洗干净，装有过滤纸者应更换内衬过滤纸。

（3）使用中的呼吸机，湿化器内的液体需每天用无菌蒸馏水更换一次，以减少细菌繁殖。

（4）每次使用后，应倒掉湿化器内的液体，避免病原微生物的生长、繁殖及腐蚀呼吸机。

4. 气源过滤网

（1）先将过滤网从压缩泵上取下，用清水冲净表面尘埃后，用力甩干，然后放回原位。

（2）呼吸机在使用过程中，一般 24～72h 清洗一次。

5. 呼吸机外壳

（1）可用温水纱布轻轻擦拭机壳，祛除表面的污物和尘埃。

（2）如果呼吸机推至层流无菌病房时，还需用消毒液清洁表面，尤其是轮胎部分的污垢，需仔细清除。

6. 呼吸机管道

（1）呼吸机螺纹管送供应室清洗及灭菌处理。

（2）管道需定时（每周）更换或消毒，污染时随时更换。

7. 终末消毒　呼吸机终末消毒是指患者停用呼吸机后的消毒处理，这时需要将呼吸机的所有管路系统逐一拆下，彻底消毒后，再按原结构重新安装、调试。

（六）特殊感染隔离区医护人员防护制度

（1）为患者实施近距离操作时（如进行气管切开、气管插管、气管全麻、吸痰、口腔护理、换药等），须戴特殊防护头套、有效防护口罩等，严格进行防护。

（2）为每一位患者诊疗、护理等操作后，应首先将戴手套的双手浸泡于消毒液中 3min（消毒剂选用含有效氯 1 000mg/L 含氯消毒剂），然后摘去手套进行手消毒。

（3）接触每一患者前、后或接触同一患者不同部位前、后必须立即更换手套或进行手消毒。手消毒时要求对其所有表面进行强有力的短暂揉搓 2～3min（手消毒剂选用 0.3%～

0.5%碘伏或0.5%氯已定乙醇溶液等快速手消毒剂）。

（4）医护人员必须严格按照清洁区、半污染区、污染区三区划分和人、物流程要求着装、操作，实施消毒隔离措施，防止人流、物流交叉和逆流。

（5）若接触患者分泌物、排泄物等时应严加防护，加戴防护手套、隔离衣等防护用具，操作后立即实施手浸泡消毒。

（6）护人员应严格遵守留观室、隔离病区的各项操作规程，落实各项消毒隔离措施，按要求穿脱工作服、隔离衣、戴工作帽、戴手套、鞋套等防护物品。

（7）注意呼吸道及黏膜的防护。每次下班前，应采用氯已定（洗必泰）漱口液漱口、浸湿的棉球擦拭消毒鼻孔，0.5%氯已定乙醇溶液浸湿的棉球擦拭外耳道、耳郭，然后淋浴、更衣、更鞋。

（8）采用消毒液进行室内空气和物体表面等消毒时，要严格按照消毒药物使用浓度、剂量和作用时间操作，消毒完毕后分别采用打开门窗通风对流、清水冲洗、擦洗等方式消除残留消毒剂。

（9）房间应打开门窗对流通风，自然通风不良则必须安装足够的通风设施。

（10）医护人员若出现发热，伴有呼吸道症状、体征者，应及时接受必要的检查，以尽快确诊，隔离治疗。

六、重症监护病房的医院感染预防

（一）对留置导管导线的感染预防

在ICU病房内引起患者严重感染，特别是菌血症的来源，首推因留置的各种导管所引起，三通管的应用给治疗带来了许多方便，但如控制不严或使用不当，便是引起菌血症的极其危险的入口。工作人员应熟悉操作的规范，严格执行。导管一般争取在2～3d内拔除，最长不宜超过7d。长期留置导尿管极易引起感染。对昏迷及休克患者需长期导尿者，每日需冲洗膀胱并用新洁而灭消毒尿道外口。另外，心内膜临时起搏导线，胸腔或纵隔引流管留置时间不宜超过1周，否则都易引起感染。导管导线皮肤出入口处，每天用75%酒精或碘伏涂擦后更换敷料。血管内留置导管，如留置时间3d，特别是见导管尖有纤维条索或血栓者，应常规将导管尖端作细菌培养和药敏试验。

（二）交叉感染的控制

气管插管留置时间较长，经气管插管抽吸痰液，由术者操作带入污染而致肺炎者机会较高，而气管切开，抽痰或作雾化吸入治疗机会更多，应该对其严格消毒，术者戴口罩、帽子与消毒手套，主张采用一次性吸痰管。而新近发展的完全密闭式的经人工呼吸机导管抽吸气管内痰液的装置可以杜绝交叉感染。

（三）环境污染的控制

监护病房应处于环境安静，阳光充分，邻近手术室，必须与外界隔离。一般设床4～6个，床与床之间最好用屏障分隔，有条件者应该设置层流空气，经5μm过滤器输入室内，以杜绝污染。每日及时有效处理患者换药敷料，排泄物、遗弃物，各种引流管等，墙、柜、床定时用消毒液擦拭，病室每日用紫外线消毒空气2次，每次1h。严重限制进入ICU内的人员，更换ICU内专用拖鞋，衣帽，口罩整齐，进行无菌操作前，坚持洗手并严格执行无菌操作技术。在处理不同患者或直接接触同一患者不同部位前后必须认真洗手。

（四）合理使用抗生素

外科 ICU 感染率较高的原因之一，就是术前，术中预防性应用抗生素较多，长期大量应用抗生素，不仅增加患者经济负担，还会增加细菌对抗生素的耐药性，反而增加了感染的机会。特别是难以控制的霉菌感染。目前国外趋势对预防性应用抗生素主张缩短疗程，手术前即由静脉滴入，术中继续滴注，术后维持 2 ~ 3d，必要时延续到 5d，很少超过 1 周者，对延长应用抗生素的患者，应每日检查是否有霉菌感染，并加以预防。

（五）防止术中感染

手术中各个环节都有污染手术器械用具、组织及血液的机会，尤以施行体外循环手术时污染机会更多，有时无法判断从何环节受污染，对此，医务人员应加强无菌概念，严格执行消毒隔离制度，执行无菌操作，尤其对用医用人工植入人体心血管系统者更应严格无菌操作，以杜绝污染源。

（六）重视术前隐蔽病灶

如口腔或五官科疾病的潜在感染灶，慢性支扩感染，术前感染未被控制而术后感染发作影响全身。

七、重症监护室医院感染管理

（一）重症监护室工作人员管理

1. 手卫生　应严格执行手卫生标准。下列情况应进行手卫生：接触患者前、接触患者后、进行清洁或侵入性操作前、接触患者体液或分泌物后、接触患者使用过的物品后。建议酒精擦手液（ABHR）消毒法作为 ICU 内主要的手卫生方法。当手上有血迹或分泌物等明显污染时，必须洗手。摘掉手套之后、医护操作在同一患者的污染部位移位到清洁部位时，也必须进行手卫生。有耐药菌流行或暴发的 ICU，建议使用抗菌皂液洗手。

2. 工作帽　一般性接触患者时，不必戴帽子。无菌操作或可能会有体液喷溅时，须戴帽子。

3. 鞋套或更鞋　进入病室可以不换鞋。但如果所穿鞋子较脏，或 ICU 室外尘埃明显时，应穿鞋套或更换不裸露脚背的 ICU 内专用鞋。

4. 口罩　接触有或可能有传染性的呼吸道感染患者时，或有体液喷溅可能时，应戴一次性外科口罩；接触疑似为高传染性的感染如禽流感、SARS 等患者，应戴 N95 口罩。当口罩潮湿或有污染时应立即更换。

5. 手套　接触黏膜和非完整皮肤，或进行无菌操作时，须戴无菌手套；接触血液、体液、分泌物、排泄物，或处理被它们污染的物品时，建议戴清洁手套。护理患者后要摘手套，护理不同患者或医护操作在同一患者的污染部位移位到清洁部位时要更换手套。特殊情况下如手部有伤口、给 HIV/AIDS 患者进行高危操作，应戴双层手套。

6. 工作服　可穿着普通工作服进入 ICU，但应保持服装的清洁。不建议常规穿隔离衣，但接触特殊患者如 MRSA 感染或携带者，或处置患者可能有血液、体液、分泌物、排泄物喷溅时，应穿隔离衣或防护围裙。

7. 人员数量　必须保证有足够的医护人员。医师和护士人数与 ICU 床位数之比必须为

（0.8~1）：1 和（2.5~3）：1 以上。

8. 避免接触　患有感冒、腹泻等可能会传播的感染性疾病时，应避免接触患者。

9. 预防接种　岗前应注射乙肝疫苗（乙肝指标阴性者），每年注射流感疫苗。

10. 培训　每年应接受医院感染控制相关知识的培训，尤其要关注卫生保洁人员的消毒隔离知识和技能的培训、监督。

（二）重症监护室患者管理

（1）重视患者的口腔护理。对存在医院内肺炎高危因素的患者，建议氯己定漱口或口腔冲洗，每 2~6h 一次。

（2）医务人员不可同时照顾正、负压隔离室内的患者。

（3）对于 MRSA、泛耐药鲍曼不动杆菌等感染或携带者，尽量隔离于单独房间，并有醒目的标识。如房间不足，可以将同类耐药菌感染或携带者集中安置。

（4）对于重症感染、多重耐药菌感染或携带者和其他特殊感染患者，建议分组护理，固定人员。接受器官移植等免疫功能明显受损患者，应安置于正压病房。

（5）对于疑似有传染性的特殊感染或重症感染，应隔离于单独房间。对于空气传播的感染，如开放性肺结核，应隔离于负压病房。

（6）如无禁忌证，应将床头抬高 30°。

（7）应将感染与非感染患者分开安置。

（三）重症监护室访客管理

（1）在 ICU 入口处，建议以宣传画廊、小册子读物等多种形式，向访客介绍医院感染及其预防的基本知识。

（2）访客有疑似或证实呼吸道感染症状时，或婴、幼儿童，应避免进入 ICU 探视。

（3）探视呼吸道感染患者，建议戴一次性口罩。对于疑似有高传染性的感染如禽流感、SARS 等，应避免探视。

（4）进入病室探视患者前，和结束探视离开病室时，应洗手或用酒精擦手液消毒双手。

（5）探视期间，尽量避免触摸患者周围物体表面。

（6）若被探视者为隔离患者，建议穿访客专用的清洁隔离衣。访客着鞋较脏，或 ICU 室外尘埃明显时，建议穿鞋套或更换 ICU 内专用鞋。

（7）尽量减少不必要的访客探视。

（四）重症监护室建筑布局和相关设施的管理

（1）放置病床的医疗区域、医疗辅助用房区域、污物处理区域和医务人员生活辅助用房区域等，应相对独立。

（2）每个 ICU 管理单元，至少配置 2 个单人房间，用于隔离患者。设正压病室和负压病室各 1 个。设置病床数量不宜过多，以 8 到 12 张床位为宜。尽量多设为单间或分隔式病房。

（3）ICU 每病床使用面积不得少于 $9.5m^2$，建议 $15~18m^2$，床间距应在 1m 以上；单人房间的每床使用面积建议为 $18~25m^2$。

（4）配备足够的手卫生设施。医疗区域包括单人房间，必须设置洗手池。采用脚踏式、肘式或感应式等非手接触式水龙开关，并配备擦手纸和手套。每张病床旁须放置手部消毒装置（酒精擦手液）1套。

（5）不主张在入口处设置风淋。

（五）重症监护室医疗操作流程管理

（1）除非紧急状况或生命体征不稳定，气管切开、大伤口的清创术等，应尽量在手术室中进行。更换伤口敷料时遵守外科无菌技术。

（2）放置引流管应严格执行无菌操作，保持整个引流系统的密闭性，减少因频繁更换而导致的污染机会。对于胸腔引流管留置时间较长的患者，水封瓶可以每周更换一次，更换时应严格执行无菌操作。必须保持水封瓶在引流部位以下、直立，并告知患者协助及时报告发生的问题。

（3）气管插管/机械通气：严格掌握气管插管或切开适应证。使用呼吸机辅助呼吸的患者应优先考虑无创通气。对气管插管者，吸痰时应严格执行无菌操作。呼吸机螺纹管每周更换2次，有明显分泌物污染时应及时更换。湿化器添加水须使用无菌水，每日更换。螺纹管冷凝水应及时清除，不可直接倾倒在室内地面，不可使冷凝水流向患者气道。每天评估是否可以撤机和拔管。

（4）留置导尿：尽量避免不必要的留置导尿。插管时应严格无菌操作，动作轻柔，减少黏膜损伤。对留置导尿患者，采用密闭式引流系统。不主张使用含消毒剂或抗菌药物的生理盐水进行膀胱冲洗或灌注来预防泌尿道感染。悬垂集尿袋，不可高于膀胱水平。保持尿液引流系统的完整性，不要轻易打开导尿管与集尿袋的接口。保持尿道口清洁，日常用肥皂和水保持清洁即可，但大便失禁的患者清洁以后还需消毒。每天评估能否拔除导尿管。

（5）留置深静脉导管：置管时遵守最大限度的无菌操作要求，包括戴口罩、帽子、铺设大无菌单、无菌手术衣、戴无菌手套前洗手或酒精擦手。权衡利弊后选择合适的穿刺点，成人尽可能选择锁骨下静脉。建议2%氯己定消毒穿刺点皮肤。更换穿刺点敷料的间隔时间，建议无菌纱布为2d，专用贴膜可达7d，但敷料出现潮湿、松动、玷污时应更换。对无菌操作不严的紧急置管，应在48h内更换导管，选择另一穿刺点。怀疑导管相关感染时，应考虑拔除导管，但不要为预防感染而定期更换导管。由经过培训且经验丰富的人员负责留置导管的日常护理。每天评估能否拔除导管。

（六）重症监护室物品管理

（1）便盆及尿壶应专人专用，每天消毒，对腹泻患者应一用一消毒，方法：1 000mg/L含氯消毒剂浸泡30min。

（2）其他医疗仪器：诊疗、护理患者过程中所使用的非一次性物品，如监护仪、输液泵、微量注射泵、听诊器、血压计、氧气流量表、心电图机等，尤其是频繁接触的物体表面，如仪器的按钮、操作面板，应每天仔细消毒擦拭，建议用75%乙醇消毒。对于感染或携带MRSA或泛耐药鲍曼不动杆菌的患者，医疗器械、设备应该专用，或一用一消毒。

（3）护理站桌面、患者的床、床栏、床旁桌、床头柜、治疗车、药品柜、门把手等，每天用500mg/L含氯消毒剂擦拭。电话按键、电脑键盘、鼠标等，应定期用75%酒精擦拭消毒。当这些物品有血迹或体液污染时，应立即使用1 000mg/L含氯消毒剂擦拭消毒。为避免含氯消毒剂对物品的腐蚀，消毒一定的时间（通常15min）后，应使用清水擦抹。

（4）勤换床单、被服，如有血迹、体液或排泄物等污染，应及时更换。枕芯、被褥等使用时应防止体液浸湿污染。

（5）呼吸机及附属物品：500mg/L含氯消毒剂擦拭外壳，按钮、面板则用75%乙醇擦拭，每天一次。耐高热的物品如金属接头、湿化罐等，首选压力蒸汽灭菌。不耐高热的物品如一些种类的呼吸机螺纹管、雾化器，首选洗净消毒装置进行洗净、80～93℃消毒、烘干自动完成，清洁干燥封闭保存备用。亦可选择2%戊二醛、氧化电位水、0.1%过氧乙酸或500mg/L含氯消毒剂浸泡消毒，无菌水冲洗晾干密闭保存备用。不必对呼吸机的内部进行常规消毒。

（七）重症监护室环境管理

（1）不宜在室内及走廊铺设地毯，不宜在ICU入口处放置踏脚垫并喷洒消毒剂，不宜在门把手上缠绕布类并喷洒消毒剂。

（2）墙面和门窗：应保持无尘和清洁，更不允许出现霉斑。通常用清水擦洗即可，但有血迹或体液污染时，应立即用1 000mg/L含氯消毒剂擦拭消毒。各室抹布应分开使用，使用后清洗消毒，晾干分类放置。

（3）地面：所有地面，包括患者房间、走道、污物间、洗手间、储藏室、器材室，每天可用清水或清洁剂湿式拖擦。对于多重耐药菌流行或有医院感染暴发的ICU，必须采用消毒剂消毒地面，每日至少一次，推荐的消毒剂包括0.2%过氧乙酸和1 000mg/L含氯消毒剂，但后者刺激味较大。地面被呕吐物、分泌物或粪便所污染，可用1 000mg/L含氯消毒剂擦拭。不同房间使用的清洁工具，应分开放置，每天至少消毒一次，可用巴斯德消毒法（常用65℃ 10min）或消毒剂浸泡消毒。

（4）禁止在室内摆放干花、鲜花或盆栽植物。

（5）空气：开窗通风、机械通风是保持ICU室内空气流通、降低空气微生物密度的最好方法。洁净ICU，气体交换每小时至少12次。普通ICU，建议开窗换气每日2～3次，每次20～30min。室外尘埃密度较高的ICU，自然通风对精密仪器防护存在隐患。动态空气消毒器，可作为替代方法，但要正确估算仪器的数量和安放位置，并进行效果评价。不建议紫外线照射或消毒剂喷洒消毒空气。负压隔离病室气体交换每小时至少6次。

（八）重症监护室废物与排泄物管理

（1）患者的尿液、粪便、分泌物和排泄物应倒入患者的厕所或专门的洗涤池内。

（2）ICU室内盛装废物的容器应保持清洁，但不必加盖。

（3）拥有ICU的医院，应有完善的污水处理系统，患者的感染性液体可直接倾倒入下水道。否则在倾倒之前和之后应向下水道加倒含氯消毒剂。

（4）生活废物弃置于黑色垃圾袋内密闭运送到生活废物集中处置地点。医疗废物按照《医疗废物分类目录》要求分类收集、密闭运送至医疗机构医疗废物暂存地，由指定机构集中无害化处理。

（5）处理废物与排泄物时医务人员应做好自我防护，防止体液接触暴露和锐器伤。

（九）重症监护室监测与监督

（1）早期识别医院感染暴发和实施有效的干预措施：短期内同种病原体如MRSA、鲍曼不动杆菌、艰难梭菌等连续出现3例以上时，应怀疑感染暴发。通过收集病例资料、流行病学调查、微生物检验，甚至脉冲场凝胶电泳等工具，分析判断确定可能的传播途径，并据此制订相应的感染控制措施。例如鲍曼不动杆菌常为 ICU 环境污染，经医务人员手导致传播和暴发，对其有效的感染控制方法包括严格执行手卫生标准、增加相关医疗物品和 ICU 环境的消毒次数、隔离和积极治疗患者，必要时暂停接收新患者。

（2）加强医院感染耐药菌监测，对于疑似感染患者，应采集相应微生物标本做细菌、真菌等微生物检验和药敏试验。

（3）应进行 ICU 抗菌药物应用监测，发现异常情况，及时采取干预措施。

（4）不主张常规进行 ICU 病室空气、物体表面、医务人员手部皮肤微生物监测，但怀疑医院感染暴发、ICU 新建或改建、病室环境的消毒方法改变，应进行相应的微生物采样和检验。

（5）医院感染管理人员应经常巡视 ICU，监督各项感染控制措施的落实，发现问题及时纠正解决。

（6）应常规监测 ICU 医院感染发病率、感染类型、常见病原体和耐药状况等，尤其是三种导管（中心静脉导管、气管插管和导尿管）相关感染。

（王　威）

第二节　氧气疗法

一、氧疗

（一）低氧

低氧是氧的供应与消耗间的不平衡，组织细胞代谢处于乏氧状态，它比低氧血症有更广泛的含义，因组织细胞氧合不足时的低氧也可能 PaO_2 正常，相反在某些条件下一定程度的低氧，细胞仍进行有氧代谢而无低氧的表现。临床上 PaO_2 低于 10.64kPa（80mmHg）即为低氧，PaO_2 低于 8.0kPa（60mmHg）为低氧血症。

（二）低氧的原因

（1）肺泡中氧分压（PaO_2）下降

1）空气中氧分压低。

2）吸入气中氧浓度低：包括吸入混合气中氧浓度不足和氧源供应中断。

3）通气不足。

（2）肺泡弥散功能减退。

（3）通气/血流比例失调。

（4）循环功能不全

1）心排出量降低。

2）器官血流量不足。

（5）红细胞携氧能力降低。

（6）组织细胞处释氧障碍。

（7）机体氧耗增加。

（三）氧疗的指征

1. 氧疗的目的　在于改善低氧血症，凡用于通气功能不足，灌流不平衡所引起的低氧血症，氧疗有一定帮助。至于较大的右向左分流、静脉血掺杂所致的动脉血氧合不足，氧疗效果颇为有限。氧疗只能预防低氧血症所致的并发症，故氧疗只是防止组织低氧一种暂时性措施，绝不能代替对病因的治疗。

2. 氧疗有两个主要危险　①呼吸中枢借助于缺氧作为兴奋条件的患者，因氧疗而消失其驱动能力，有导致通气量进一步下降的危险。②长时间吸入高浓度氧引起肺部损害（氧毒），在进行氧疗时应特别注意。

3. 氧疗的适应证　需要氧疗的患者大致可以分为两类：第一类包括所有通气正常或有轻度抑制的患者，这类患者任何较高浓度的氧，都能维持满意的血氧分压，只要注意避免长时间吸入高浓度氧的危险。第二类包括所有通气功能异常，主要依赖低氧作为兴奋呼吸中枢的患者，大多数有长期 PCO_2 升高，当肺部慢性疾患急性发作时，呼吸中枢对于 CO_2 的敏感性降低，在开始氧疗以前，必须考虑通气情况，若有疑问，在给予高浓度氧疗以前，先应观察患者对较低浓度氧疗的反应。对通气不良，呼吸依靠低氧兴奋来维持的患者，同时也并发心肌梗死、循环衰竭或大脑缺氧等。保持动脉血的良好氧合，为抢救这类患者的必需措施。在给予高浓度氧吸入时，使用机械通气治疗以控制 PaO_2。对于心搏骤停复苏，低血压治疗，一氧化碳及其他药物中毒以及高热等治疗时，应辅助给予氧疗。

（四）氧疗的方法

1. 控制性氧疗　有 CO_2 潴留的患者，其呼吸中枢对 CO_2 已不敏感，呼吸节奏主要来自低氧对外周化学感受器刺激。这种患者吸氧后易加重 CO_2 潴留，故接受氧疗时，必须控制吸入氧浓度，采取持续低浓度吸氧，亦称控制性氧疗。

2. 中等浓度氧疗　吸入氧浓度在 35% ~ 50%。适用于有明显 VA/Q 失调或显著弥散障碍无 CO_2 潴留的患者，特别是血红蛋白浓度很低或心输出量不足的患者，在出现缺氧时宜采用中等浓度氧疗。

3. 浓度氧疗　吸入氧浓度在 50% 以上。适用于无 CO_2 潴留的极度 VA/Q 失调即有明显静 - 动脉分流的患者，如成人呼吸窘迫综合征，一氧化碳中毒的患者多采用高浓度氧吸入抢救。I 型呼吸衰竭经吸中等浓度氧未能纠正低氧血症者，也可采用高浓度氧吸入。心肺复苏患者在复苏后短时间内一般都采用高浓度氧疗法。

（五）给氧装置和方法

1. 鼻导管、鼻塞　鼻导管为普遍使用的方法，导管宜柔软，顶端剪开一个侧孔，以分散气流，导管尖端应送入鼻咽腔。鼻塞是由塑料或有机玻璃制成球状物鼻塞，插入一侧鼻孔。鼻塞大小以恰能塞住鼻孔为宜。

2. 普通面罩　固定在鼻与口部的面罩有多种规格，一般借管道连接贮气囊和氧源（中心供 O_2 或储气筒）。给氧浓度随每分钟通气量而异，但很难使吸入氧浓度达 100%。

3. 空气稀释面罩（Venturi 面罩）　这种面罩是根据 Venturi 原理制成，氧以喷射状进入面罩，而空气从面罩侧面开口进入面罩。因输送氧的喷嘴有一定口径，以致从面罩侧孔进入空气与氧混合后可保持固定比率，比率大小决定吸入氧气浓度的高低。该面罩对容易产生 CO_2 潴留的患者特别有用，患者也感到舒适，其缺点是饮食，吐痰时要除掉面罩，中断给氧。

4. 氧帐 希望高浓度氧治疗的患者，使用氧帐常不理想。因为必须给予高流量（大约20L/min）方能提高氧帐内氧浓度，而且往往需要30min才能达到60%，若出现漏气氧浓度便会降低。

5. 机械呼吸合并氧疗 机械呼吸可扩张细支气管和肺泡，提高氧疗疗效。为了防止氧中毒，使用呼吸器时，一般采用中等吸氧浓度达到有效的 PaO_2 水平最为理想。但成人呼吸窘迫综合征患者开始机械通气时，可用高浓度氧吸入。

（六）氧疗注意事项

1. 氧疗效果估价

（1）全身状况：若出现收缩压降低、脉压减小和心律失常，都表明病情恶化，说明氧疗未起到作用。皮肤温暖、干燥表示灌注良好。患者意识清楚，表明脑供氧尚好，若神志淡漠，昏乱或躁动，表明脑低氧。若氧疗后，心律失常消失，呼吸困难，发绀有所改善，血压稳定，神志兴奋或抑制状态好转，提示氧疗有效。

（2）血气分析：可直接估量氧疗效果，反应 PaO_2 高低，此外 PaO_2 及酸碱状态有助于对氧疗实际效果作全面了解。

2. 吸入气湿化 鼻咽导管、鼻塞给氧或通过人工气道给氧（气管造口、气管内插管等），干燥气未经过呼吸道生理湿化区，直接进入下呼吸道，使分泌物黏稠，呼吸道纤毛运动减弱。吸入气应有70%湿度，故氧疗时吸入气应通过湿化良好的湿化器。

二、氧疗的不良反应及处理

（一）一般并发症

1. CO_2 蓄积 吸高浓度氧有两种情况可引起 CO_2 蓄积。一为慢性阻塞性肺病，其通气动力主要依靠低氧对外周化学感受器的刺激。一旦吸入高浓度氧，失去了低氧对外周感受器的刺激，通气量急剧降低，造成 CO_2 麻醉。另一种情况是慢性低氧血症的患者 VA/Q 比值低下的区域，因低氧收缩血管，吸氧后有不同程度的舒张，增加 CO_2 蓄积。

2. 收性肺不张 呼吸道不完全阻塞的患者，呼吸空气时，肺泡内氧被吸收后，留下氮而维持肺泡不致塌陷。吸氧后 VA/Q 低落的肺泡内，大部分的氮被吸入的氧所替代，肺泡内氧又迅速弥散至肺循环，肺循环吸收氧的速度超过肺泡吸入氧的速度，而致呼吸道部分阻塞的肺泡萎陷。

（二）氧中毒

1. 晶状体后纤维组织形成 患呼吸窘迫综合征的新生儿接受高浓度氧治疗，可产生眼晶状体后纤维变，从而导致失明。这主要与 PaO_2 高以及视网膜血管发育不成熟有关，成人吸氧不易发生此并发症，新生儿 $PaO_2 > 13.3kPa$（100mmHg）时，发病率最高。

2. 中枢神经系统损害 长期的高浓度氧可出现抽搐和癫痫样发作。

3. 氧中毒性肺损害 吸氧浓度 >50% 达48h 以上，可产生氧中毒，其中肺对氧中毒最为敏感。因为吸入高浓度或高张力氧后，肺是第一个接触器官，其氧分压水平高于其他组织，而高氧引起肺实质细胞与血管内皮细胞受损，可吸引大量白细胞与巨噬细胞，释放大量炎性介质，导致一系列炎性反应，造成氧中毒性肺损害。氧毒性肺损害取决于吸入气中氧分压，而不是氧浓度；肺损害的早期变化是可逆的，及时治疗可以痊愈。

三、高压氧治疗

(一) 高压氧治疗的基本原理

1. 提高氧的弥散

（1）高压氧下肺泡氧分压增高，使肺泡与血液间的氧分压差增大，结果氧从肺泡向血液弥散的量也增大，动脉血氧分压增高。

（2）高压氧下动脉氧分压的增高，使血液的氧向组织弥散增加。另外，高压氧下氧在组织中的有效弥散半径亦有延伸，从而使弥散范围扩大。

2. 增加血氧含量　在高压氧下，血液中氧分压大幅度提高使血氧含量增加。由于在常压下吸空气时，血红蛋白氧饱和度已达97%，无论通过什么手段也不可能再大幅度提高氧合血红蛋白的含量，但是溶解氧量却可以随着血氧分压成正比例地增加。当动脉血氧张力（分压）达 266.7kPa 时，溶解氧较常压吸空气时增加 20 倍，即每 100mL 血液中溶解氧量已有 6mL，相当于机体动 - 静脉血的氧差，这时在没有循环红细胞的情况下，机体大部分组织细胞仍能得到适当的氧供，以满足机体氧化代谢的需要。

3. 增加组织氧含量和储氧量　在高压氧下，不同组织的氧含量都相应增加是毫无疑问的。

4. 抑菌作用　高压氧对需氧菌、厌氧菌和随意厌氧菌都有不同程度的毒性或抑制作用。

5. 促使组织内气泡消失　高压氧可使气泡的体积相应缩小，氧气可把气泡内的惰性气体置换出来，促进气泡气体的溶解，加速组织内气泡消失。

6. 增强化疗放疗对恶性肿瘤的作用　在某些恶性肿瘤的治疗中，采用化学药物和放射线治疗和高压氧疗法相结合的方法可以提高疗效。

(二) 高压氧舱种类和治疗方法

1. 高压氧舱种类　高压氧舱（加压舱、高压舱）是 HBO 治疗的专用设备。为了承受高于大气压的治疗压力，一般用钢材或有机玻璃特制而成。一个完整的高压氧舱应有以下几部分组成，即舱体和舱内设施，加压系统，供氧系统，空调系统，通信系统，照明和监护装置，控制操作系统等。一般高压氧舱有以下两种。

（1）单人氧舱：单人舱体积小，只容纳一个患者，舱内直接用纯氧进行加压，患者在舱内吸纯氧。这种舱的特点为造价低；便于移动；但治疗范围较局限，主要用于抢救及治疗减压病，不宜应用于昏迷有窒息危险的患者；高压纯氧极易燃烧，应严格防燃、防爆。

（2）多人氧舱：舱的体积大，整个舱体为 3 个舱室。最大的可进行外科手术为手术舱；可容纳一批患者同时吸氧治疗的为治疗舱；允许医务人员进出手术舱、治疗舱的小舱为过渡舱。舱内用压缩空气进行加压，舱内氧浓度低于30%。患者在舱内通过面罩、头部氧帐或气管插管吸入氧气（一般为纯氧）。这种舱的特点为造价昂贵；不能移动；一次治疗患者多，治疗范围广，可同时进行手术和吸氧治疗；允许医务人员进出舱内护理患者。

2. 治疗方法　将患者置于高压氧舱内，关闭舱门，在密闭的环境下进行治疗。治疗大体分为 3 个步骤。

（1）加压：将压缩空气或氧气注入加压舱内，以提高舱内的气压，称之为加压。加压速度一般不受特别限制，但当压力从 1ATA 增加到 1.3ATA 时，部分患者由于咽鼓管口开张动作不适应，往往发生耳部胀痛，可减慢加压速度。以后如无不适又可适当加快加压速度。

（2）稳压吸氧：当舱内气压升高至规定值后维持不变，称为稳压。在稳定阶段，患者在舱内可接受吸氧或手术治疗。稳压时间的长短和吸氧时间的分配根据不同的适应证、具体病情及需要确定。高压氧治疗的压力范围一般为 2~3ATA。

（3）减压：治疗完毕后将舱内压逐渐降低至常压的过程，称为减压。减压方法有匀速减压和阶段减压两种。

（三）适应证和禁忌证

1. 适应证 HBO 治疗的适应证很多，并且还在不断地增加，这里仅经海底医疗协会高压氧委员会批准的高压氧疗法的适应证介绍如下：

（1）减压病及气体（空气）栓塞症这是需要 HBO 治疗的绝对适应证。

（2）一氧化碳中毒需要 HBO 治疗的指征为：①昏迷、有神经系统症状和体征、心电图 S-T 段下降或碳氧血红蛋白水平超过40%。如有条件，即使碳氧血红蛋白较低（25%）又未出现其他症状和体征也可开始 HBO 的治疗。②一氧化碳中毒引起呼吸心跳骤停者，最好在 HBO 中复苏。

（3）气性坏疽如有可能，必须在患者得病早期用 HBO。

（4）挤压伤及区隔综合征当因毛细血管血流量减低引起局部缺血性缺氧时。

（5）有病变的移植皮片及皮瓣在皮瓣发绀或不能成活的最初征象出现时即给予治疗。

（6）软组织的各种感染对外周性缺血〔组织 $PO_2 < 4.4kPa$（33mmHg）〕，白细胞失去杀菌功能时，HBO 则有一定作用。

（7）烧伤深二度烧伤在 24h 内开始治疗，再早些更好。

（8）烟雾吸入烟雾吸入通常包括 CO 或氰化物中毒并有严重化学性肺炎。

（9）放射性软组织坏死在不能立即进行手术治疗前，先用 HBO 治疗以创造手术条件。

（10）放射性骨坏死。

（11）慢性顽固性骨髓炎对手术及抗生素治疗无效者。

（12）失血性贫血的特殊病例拒绝接受血液制品、严重溶血或无合适供血者的病例，

（13）放线菌病对抗生素和手术治疗无效，不能进行手术切除术者。

2. 禁忌证

（1）未经处理的气胸这是 HBO 疗法的绝对禁忌证。

（2）早产儿容易发生晶状体后纤维组织形成，所以禁用 HBO。

（3）相对禁忌证有凝血机制异常或有出血倾向者；自发性气胸病史者；胸部手术史者；任何肺部病变者；卡他性与化脓性中耳炎，耳咽管阻塞或通气困难者，急慢性鼻窦炎；青光眼，视网膜剥离，视神经炎病史者，未被控制的高热；癫痫；精神失常；孕妇或月经期；氧过敏试验阳性者；血压在 21/13kPa（160/100mmHg）以上者；先天性球性红细胞症；全身极度衰竭与疲劳者等。

（王 威）

第三节　ICU常用抢救技术

一、急性中毒

1. 概述　凡进入人体达一定量并对组织、器官发生生物化学或生物物理作用，破坏机体正常生理功能的物质，称为毒物。中毒分为急性和慢性中毒两大类，主要由接触毒物的剂量和时间决定。大量毒物短时间内经皮肤、黏膜、呼吸道、消化道等途径进入人体，致使机体受损并发生功能障碍，甚至危及生命称之为急性中毒。急件中毒发病急躁，变化迅速，如不积极治疗，可能危及少命。

2. 病因和发病机制

（1）病因：①职业性中毒：在生产过程中，有些原料、中间产物或成品是有毒的，如不注意劳动保护，与毒物密切接触可发生中毒。在保管、运输及使用过程中，如不遵守安全防护制度，也可能发生中毒。②生活性中毒：在误食、意外接触毒物、用药过量、自杀或谋害等情况下，均可发生中毒。

（2）发病机制：中毒途径系指毒物进入体内产生中毒反应的通路。毒物可通过呼吸道、消化道、皮肤黏膜等途径进入人体。①呼吸道吸收：气体毒物如一氧化碳、硫化氢、砷化氢等，固体毒物分散形成气体状如雾、烟等；②消化道吸收：由于误食有毒的食物或有意服毒所致。可溶性毒物（包括溶于水和醇类）如氰化钾、氰化钠等可从消化道吸收。少数毒物如毒鼠强可从口腔和食道黏膜吸收；③皮肤黏膜吸收：脂溶性毒物如有机磷化合物，可经健康皮肤进入体内。大多数毒物不被完整的皮肤吸收，但皮肤破损后，易从创面吸收。

（3）中毒机制：①抑制酶的活力：氰化物抑制细胞色素氧化酶；有机磷农药抑制胆碱酯酶；重金属抑制含疏基的酶等。②麻醉作用：有机溶剂和吸入性麻醉药亲脂性强。由于脑组织和细胞膜脂类含量高，故可进入脑内而抑制脑功能。③对血红蛋白输氧功能的阻断：如亚硝酸钠的亚硝酸基将血红蛋白的二价铁氧化成为三价铁，形成高铁血红蛋白；一氧化碳与血红蛋白结合形成碳氧血红蛋白。两者均使血红蛋白失去运输氧的功能造成组织缺氧。④对组织的直接化学性损伤：强酸、强碱等腐蚀性化学物质直接与接触部他的组织发生化学反应，引起组织损伤、坏死而产生刺激和腐蚀作用。⑤竞争受体：如筋毒与N_2–乙酰胆碱受体结合，导致骨骼肌神经肌肉接头传导功能阻断，产生骨骼肌麻痹。酚妥拉明、普萘洛尔等分别对α、β肾上腺素能受体的阻断，适量时起治疗作用，过量则引起中毒。

二、有机磷农药中毒

有机磷农药属有机磷酸酯或硫化磷酸酯类化合物，是应用最广泛的一类高效杀虫剂，按其毒性大小可分为四类：①剧毒类：甲拌磷（3911）、对硫磷（1605）、内吸磷（1059）以及苏化203等；②高毒类：敌敌畏、三硫磷、甲胺磷及氧化乐果等；③中度毒类：乐果（4049）、乙硫磷、敌百虫等；④低毒类：马拉硫磷、锌硫磷等。多呈黄色或棕色油状脂溶性液体，挥发性很强，有大蒜臭味，少数为黄白色固体，易溶于多种有机溶剂，不溶或微溶于水，遇强碱性物质可迅速被分解、破坏，毒性可减低或消失。但敌百虫例外，其在碱性溶液中能变成毒性更强的敌敌畏。有机磷农药对人、畜均有毒性，可经皮肤、黏膜，呼吸道、消化道侵入人体，引起中毒。

1. 中毒机制　毒物进入人体分布在肝、肾、肺、脾、肌肉、脑等，主要在肝脏氧化分解，大部分由肾脏排出。体内的有机磷酸酯类的磷酸根与胆碱酚酶活性部分紧密结合，形成磷酰化胆碱酯酶，使其丧失水解乙酰胆碱的能力，导致胆碱能神经释放的乙酰胆碱过多积聚，引起胆碱能神经及部分中枢神经功能过度兴奋，继而转入抑制和衰竭，产生一系列中毒表现。

2. 中毒程度　根据其中毒的程度，临床表现可分为轻、中、重三种情况。①轻度中毒：有头痛、头晕、流涎、恶心、呕吐、腹痛、多汗、乏力、肢体麻木、视力模糊、瞳孔缩小，血胆碱酯酶活力降为 50% ~70%。②中度中毒：除上述症状加重外，进而出现精神恍惚、言语不利、步态蹒跚、呼吸困难、肌束颤动、中度瞳孔缩小等，血脏碱酯酶活力降为 30% ~50%。③重度中毒：除上述症状外，出现下列情况之一者：a. 肺水肿；b. 昏迷；c. 呼吸肌麻痹；d. 脑水肿；e. 胆碱酯酶活力在 30% 以下。

3. 救护措施　急性有机磷农药中毒病情危重者来势凶猛，病情变化多，发展快，应予准确、及时的抢救与治疗，同时要严密观察病情，施以护理，防止并发症，方能使患者转危为安。

4. 解毒治疗　尽早使用胆碱酯酶复能剂和抗胆碱药。

（1）胆碱酯酶复能剂：氯解磷定、解磷定类药物是肟类化合物，使被抑制的乙酰胆碱酯酶活力恢复，有解除烟碱样毒作用，但只对形成不久的磷酰化胆碱酯酶有作用，数日后，磷酰化胆碱酯酶"老化"，其酶的活性即难以恢复。故此类药物中毒早期使用效果较好，对慢性中毒无效。本药须与阿托品合用，可提高疗效。一般用量可予以解磷定 0.5 ~1g，加入葡萄糖液 500mL 中静脉滴注，中度以上中毒者，首剂还可予以静脉注射 0.5g。大剂量肟类药物亦可抑制胆碱酯酶活力，甚至引起呼吸抑制，故应用中需加强呼吸监测。

（2）抗胆碱药：阿托品是胆碱能神经抑制剂，可拮抗毒蕈碱样症状，并解除支气管痉挛，抑制支气管腺体分泌，防止肺水肿的发生及拮抗胆碱酯酶大量积累引起的中枢抑制。合理、准确、及时使用阿托品对有机磷农药中毒的抢救成功起着至关重要的作用。

三、镇定催眠药中毒

镇静催眠药是临床常用的一类药物。其种类有巴比妥类、苯二氮䓬类，除此两类外，常用的还有甲喹酮、格鲁特、水合氯醛等。其中巴比妥类根据其起效时间和作用持续时间分为：①长效类：巴比妥、苯巴比妥，作用持续时间 6 ~8h；②中效类：异戊巴比妥、丙烯巴比妥，作用持续时间 3 ~6h；③短效类：戊巴比妥、司可巴比妥，作用持续时间 2 ~3h；④超短效类：环己巴比妥、硫喷妥钠，作用持续时间 30 ~45min。苯二氮䓬类常用的有氯氮䓬、地西泮、奥沙西泮、硝西泮、氯硝西泮、氟西泮、阿普唑仑、艾司唑仑、三唑仑、劳拉西泮等。镇静催眠药服用过量即可导致中枢神经系统抑制的一系列急性中毒的临床表现，甚至死亡。

1. 中毒机制

（1）巴比妥类药物：易被消化道吸收，脂溶性高的如硫喷妥钠易通过血脑屏障，故作用迅速，脂溶性低的如苯巴比妥钠，进入脑组织速度甚慢。体内消除方式为经肝脏代谢和肾脏排泄，脂溶性高者以肝脏代谢为主，作用快而短，脂溶性低者作用慢而久，部分以原形经肾排出。其作用机制是阻断脑干网状结构上行激活系统。急性中毒时首先出现中枢神经系统受抑制，较大用量能抑制呼吸中枢和血管运动中枢，且可直接损害毛细血管，导致以中枢神经系统和呼吸、循环系统为主要表现的中毒症状和体征，对肝、肾功能的损害是脂肪变性和功能不全。

（2）苯二氮䓬类：主要作用于脑干网状结构和大脑边缘系统（杏仁核、海马等），与促进中枢神经抑制性递 γ - 氨基丁酸（GABA）的释放或突轴的传递有关。该类药物的消除半衰期都很长，其代谢物又具有药理活性，反复服用易产生蓄积，长期服用易产生耐药，甚至出现药物依赖。由于药物的脂溶性高，吸收后很快透过血脑屏障，出现中枢神经系统抑制，死亡主要原因为呼吸抑制。

2. 中毒程度

（1）轻度中毒：头痛，眩晕，嗜睡，言语不清，感觉迟钝，判断力和定向力障碍，反射存在，但一般体温、脉搏、呼吸、血压无明显变化，对外界有一定反应。

（2）中度中毒：昏睡，用强刺激可唤醒，不能言语，眼球震颤，瞳孔略小，对光反射迟钝，腱反射和咽喉反射减弱，体温低，尿少，呼吸浅慢，血压偏低。

（3）重度中毒：昏迷，早期四肢强直，反射亢进，后期全身弛缓，反射消失，瞳孔散大，呼吸不规则，脉搏细弱，血压下降，最后呼吸循环衰竭。

3. 救护措施

（1）支持疗法：维持呼吸功能和循环血容量最为重要，深昏迷者立即行气管插管机械通气，吸氧。急性中毒后血管扩张、血管通透性增加、回心血量减少等致血压降低，故要加强心血管功能监测，扩充血容量，纠正酸中毒，必要时应用多巴胺。

（2）清除毒物：可选用催吐、洗胃、导泻和活性炭吸附等方法清除胃肠道内残余药物。高锰酸钾液洗胃，洗胃后注入硫酸钠导泻并加入活性炭混悬液。

（3）促进毒物排出：①利尿：可加速药物经肾排泄，但不同药物的差异很大，长效巴比妥类增加最显著，短效类排泄量增加不明显。②碱化尿液：用碳酸氢钠、乳酸钠碱化尿液能使肾小管内游离型药物增加，累吸收减少，加速肾脏排泄，可使长效巴比妥类排泄速率增加 3 ~ 5 倍。可给予 5% 碳酸氢钠溶液 100 ~ 200mL 静脉滴注。③透析疗法：常用血液透析，适用于常规治疗无效、病情变化、血药浓度过高和肝肾功能受损影响药物清除者。该法能加快体内药物清除，对巴比妥类的清除相当于健康肾的 20 ~ 30 倍。且能缩短患者的昏迷时间。对长效类效果最明显，中效类次之，短效类几乎无效。后者脂溶性较大，与血浆蛋白结合率高，血浆浓度与组织浓度比值较小，透析效果差。④血液灌流：将患者血通过含有活性炭的滤毒罐，将毒物吸收后输回体内。活性炭对此类药物有较好的吸附性，所以要尽早使用。将活性炭调成 15% 的悬浮液，成人活性炭用量为 50 ~ 100g，1 ~ 15 岁用 20 ~ 50g，1 岁以下按 1g/kg 使用。活性炭在误服后 1h 内使用效果较好，必要时可间隔 2 ~ 4h 重复使用活性炭一次，用量减半。

（4）解毒治疗：氟马泽尼是苯二氮䓬类药拮抗剂，能拮抗其所有的药理效应，作用机制是抑制苯二氮䓬类药与其受体结合，它对苯二氮䓬受体的亲和力比地西泮强 9 倍。一般采用小量分次静脉注射，每次 0.1 ~ 0.2mg，每隔 2 ~ 3min 0.1mg，直至患者苏醒或总量达 2mg，为维持疗效，则用 0.1 ~ 0.4mg/h 进行静滴。

（5）对症治疗：①应用中枢神经系统兴奋剂：对安眠药过量引起意识障碍、反射减弱或消失、呼吸受抑制的患者，可根据病情轻重选用以下药物并注意掌握好剂量。a. 贝美格：50～100mg 加入葡萄糖液 500mL 静脉点滴，根据患者的反应决定继续用药与否及维持剂量。本药比较安全、平稳；b. 可拉明、洛贝林：多用于呼吸中枢衰竭病例，可静脉滴注。②血压下降者：以及时纠正，对用升压药物。③昏迷或抽搐者：可用脱水剂减轻脑水肿。④防止并发症：急性中毒的常见并发症有休克、肺部感染、肾衰竭、体温降低、血栓性静脉炎等，应针对不同情况予以处理。

四、急性一氧化碳中毒

在生产和生活环境中，含碳物质在氧气不足情况下燃烧时可产生大量一氧化碳。如不注意煤气管道的密闭和环境的通风等预防措施，吸入过量一氧化碳后可发生急性一氧化碳中毒，俗称煤气中毒。一氧化碳是无色、无味、无臭的气体，比重 0.967。

1. 发病机制　一氧化碳经呼吸吸入肺后，通过肺泡壁弥散入血与血红蛋白结合成碳氧血红蛋白。由于 CO 与 Hb 的亲和力比氧大 240 倍，而 COHb 离解却比正常 Hb 慢 3 600 倍。因此，血液中 CO 与氧竞争 Hb 时，大部分血红蛋白成为 COHb。COHb 携氧能力差，引起组织缺氧，而 COHb 解离曲线左移，血氧不易释放更加重组织缺氧。此外，一氧化碳还可与还原型细胞色素氧化酶的二价铁结合，抑制该酶活性，影响组织细胞呼吸与氧化过程，阻碍对氧利用。由于中枢神经系统对缺氧耐受件最差，首先受累，严重者发生缺氧窒息死亡或造成永久性神经系统损害。

2. 中毒程度

（1）轻度中毒：可有剧烈的头痛、头晕、四肢无力、恶心、呕吐、嗜睡、意识模糊。原有冠心病的患者可出现心绞痛。血液 COHb 浓度可高于 10%。

（2）中度中毒：可出现皮肤黏膜呈樱桃红色，浅昏迷，对疼痛刺激可有反应，瞳孔对光反射和角膜反射可迟钝，腿反射减弱，呼吸、血压和脉搏可有改变。若及时救治，可无明显的后遗症。血液 COHb 浓度可高于 30%。

（3）重度中毒：深昏迷，各种反射消失。可呈去大脑皮质状态即患者可以睁眼，但无意识，不语，小动，并有肌张力增强。常有脑水肿、呼吸抑制。可有休克和严重的心肌损害，出现心律失常，偶可发生心肌梗死。暂时并发肺水肿、上消化道出血、脑局灶损害、急性肾小管坏死和肾功能衰竭。血液 COHb 浓度可高于 50%。

3. 救护措施　迅速纠正缺氧。

（1）面罩或鼻导管给氧：吸入氧气可加速 COHb 解离，增加 CO 的排出。吸入新鲜空气时，CO 由 COHb 释放出半量约需 4h，吸入纯氧时可缩短至 30～40min，吸入 3 个大气压的纯氧可缩短至 20min，可使心脏和神经系统的并发症和后遗症明显减少。面罩及鼻导管给氧简单而有效。

（2）高压氧舱治疗：高压氧舱是治疗急性一氧化碳中毒最有效的方法。早期显效率 95%，晚期效果欠佳。在高压氧下能非常明显地提高肺氧分压和血氧张力，增加血液组织的氧含量，改善组织的缺氧状态，恢复正常代谢，特别是改善脑组织的氧供，增加脑组织的氧储量，以延缓或控制脑水肿的发生发展，减少脑细胞的缺氧损害。高压氧是通过提高组织氧含量和储氧量，对组织尤其是脑组织的缺氧起着十分重要的保护作用。

（3）自血光量子疗法：即将患者一定量的外周血在体外抗凝、经紫外线照射和充氧后再回输给患者。通过输注充氧血，能促进体内红细胞的氧合作用和显著增加血氧饱和度，改善组织微循环和氧的利用，是治疗一氧化碳中毒的理想疗法。

（4）输血及换血疗法：氧疗时，一氧化碳从体内排出体外需一定的时间。输血应与氧疗同步进行，直接输入新鲜血，正常的血红蛋白可以与氧结合，部分改善缺氧状念。换血疗法即每次静脉放血，继之输入等量的新鲜血或等量的量子血，把重危患者的血每次从静脉中放出 400mL。

（王　威）

第六章　老年呼吸疾病

第一节　慢性肺源性心脏病

一、概述

慢性肺源性心脏病（Chronic Cor Pulmonale），简称慢性肺心病，是由支气管－肺组织、肺血管或胸廓慢性病变等造成肺组织结构和（或）功能异常，引起肺血管阻力增加，肺动脉压力升高，导致右心室肥厚和（或）扩张，或伴有右心功能衰竭的心脏病。常继发于慢性阻塞性肺疾病。

我国 2 000 多万人群调查资料表明，肺心病的平均患病率为 0.48%；老年人的患病率约 1.6%，显著高于非老年组，老年患者占肺心病总体的 48.65%。肺心病的患病率北方高于南方，农村高于城市，山区高于平原；吸烟者的患病率近 4 倍于非吸烟者。肺心病患病率仅次于冠心病占老年心脏病的第二位。

二、病因

1. 支气管、肺疾病　最为常见，占 80%～90%，如 COPD、支气管哮喘、支气管扩张、重症肺结核、尘肺、间质性肺疾病、结节病、过敏性肺泡炎、嗜酸性肉芽肿、药物相关性肺疾病等，其中 COPD 是最主要的病因。

2. 胸廓运动障碍性疾病　较少见，如脊椎结核、严重脊椎后凸、侧凸、类风湿关节炎、胸膜广泛粘连及胸廓成形术后造成的严重胸廓或脊椎畸形，以及神经肌肉疾患如脊髓灰质炎、吉兰－巴雷综合征、重症肌无力等，可使胸廓活动受限，肺组织受压、支气管扭曲或变形，导致肺泡通气不足，肺功能受损。

3. 肺血管疾病　较少见，如特发性肺动脉高压、慢性血栓栓塞性肺动脉高压、肺小动脉炎等，可造成肺动脉内膜增厚、管腔狭窄、阻塞。

4. 其他　原发性肺泡通气不足、先天性口咽畸形、睡眠呼吸暂停低通气综合征等均可产生低氧血症，引起肺血管收缩。

三、发病机制和病理

肺心病的发病机制较为复杂，缺氧和高碳酸血症引起的肺血管收缩；肺血管管腔狭窄、闭塞、毁损及重建等解剖结构的改变；血容量增多及血液黏稠度增加等，均可使肺循环阻力增高，引起肺动脉高压，导致右心室后负荷增加，最终发展为肺心病。肺动脉高压的形成是肺心病发生和发展的中心环节。

四、肺动脉高压的形成

1. 肺血管阻力增加的功能性因素 缺氧、高碳酸血症和呼吸性酸中毒使肺血管收缩、痉挛，其中缺氧性肺血管收缩是肺动脉高压形成最重要的因素，目前认为其机制有以下几个方面：

（1）体液因素：缺氧可激活多种细胞如肥大细胞，中性粒细胞、嗜碱性粒细胞，并损伤血管内皮细胞，产生一系列血管活性物质，其中花生四烯酸代谢产物，包括血栓素 A_2（TXA_2）、前列腺素 I_2（PGI_2）、前列腺素 F2a、白三烯（LTB_4、LTC_4、LTD_4 及 LTE_4）的作用倍受重视。内皮源性舒张因子（EDRF）与内皮源性收缩因子（EDCF）的平衡失调、5 - 羟色胺（5 - HT）、血管紧张素Ⅱ、血小板激活因子（PAF）等在缺氧性肺血管收缩中均具有一定作用。缺氧性肺血管收缩反应并非完全取决于某种血管收缩物质的绝对量，而在很大程度上取决于局部缩血管物质与扩血管物质的比例（如 TXA_2/PGI_2），若比例增大，可导致肺血管收缩。

（2）缺氧：直接引起肺血管平滑肌细胞膜对 Ca^{2+} 通透性增加，细胞内 Ca^{2+} 含量增高，肌肉兴奋 - 收缩耦联效应增强，引起肺血管收缩。

（3）缺氧和高碳酸血症时，血液中 H^+ 产生过多，引起肺血管收缩。

2. 肺血管阻力增加的解剖学因素 指肺血管解剖结构的变化引起肺血管阻力增加。主要改变包括：

（1）血管腔狭窄、闭塞：①长期反复发作的 COPD 及支气管周围炎可累及邻近肺小动脉，引起血管炎，造成管壁增厚或纤维化、管腔狭窄甚至完全闭塞；②日益加重的肺气肿使肺泡内压增高，压迫肺泡毛细血管，造成毛细血管管腔狭窄或闭塞；③慢性血栓栓塞性肺动脉高压、IPAH、间质性肺疾病等均可引起肺血管管腔狭窄或闭塞；④部分肺心病急性加重期患者尸检时可见多发性肺微小动脉原位血栓形成，造成管腔狭窄、闭塞。

上述因素引起肺血管阻力增加，可发展成肺动脉高压。

（2）肺血管毁损：严重肺气肿等因素可使肺泡壁破裂，造成毛细血管网的毁损，若毁损严重，则肺循环阻力增加。

（3）肺血管重塑：慢性缺氧能够刺激肺脏产生多种生长因子（如血管内皮生长因子、成纤维细胞生长因子等），从而促进细胞增殖，导致血管内皮增生和中膜肥厚。缺氧性肺动脉高压的肺血管主要改变为无肌型肺动脉出现明显的肌层，肺小动脉中膜肥厚，内膜下出现纵行肌束、弹力纤维及胶原纤维增生。这种肺血管的结构改变即为肺血管重塑，能够导致血管壁增厚、硬化，管腔狭窄，血流阻力增大。

急性加重期肺心病患者缺氧和高碳酸血症纠正后，肺动脉压力可明显降低，部分患者甚至可恢复至正常范围，说明在急性加重期肺心病患者肺动脉高压的原因中，功能性因素较解剖学因素占有更大的比例。

3. 血容量增多和血液黏稠度增加

（1）血容量增多：缺氧可刺激醛固酮分泌并使肾小动脉收缩，肾血流量减少，导致水、钠潴留，血容量增多。

（2）血液黏稠度增加：长期缺氧可使促红细胞生成素分泌增加，导致继发性红细胞生成增多，当血细胞比容超过 55%～60% 时，血液黏稠度即明显增加，使肺血管阻力增高。

五、心脏病变和心力衰竭

由于正常肺循环为低阻低压高容量系统，右心室对肺动脉压力（后负荷）增高的耐受性远低于对血容量（前负荷）增加的耐受性。因此，影响右心功能的主要因素是肺动脉高压。肺循环阻力增加时，右心室壁代偿性肥厚，以克服升高的肺血管阻力，从而保证心排血量。随着病情的进展，长期过重的压力负荷最终将导致右心功能失代偿，而引起右心室扩大和右心功能衰竭。

肺心病时缺氧、高碳酸血症、酸中毒、相对血流量增多、长期反复的肺部细菌或病毒感染、右心室肥大及室间隔左移等因素均可影响左室功能，严重时导致左心功能衰竭。

六、其他重要器官的损害

缺氧和高碳酸血症能导致机体重要器官如脑、肝、肾、胃肠及内分泌系统、血液系统等发生病理改变，引起多脏器功能损害。

七、临床表现

肺心病发展缓慢，临床表现除原有胸、肺疾病的各种症状和体征外，主要是逐渐出现肺、心功能不全及其他器官受累的征象，常表现为急性加重期与缓解期交替出现。以下按其功能的代偿期与失代偿期进行分述：

1. 肺、心功能代偿期

（1）症状：此期心功能代偿一般良好，肺功能部分代偿。患者常有慢性咳嗽、咳痰和气促，活动后心悸、呼吸困难、乏力和运动耐力下降，胸痛或咯血少见。急性感染可使上述症状加重。

（2）体征：可有不同程度的发绀和肺气肿体征，偶有干、湿性啰音。剑突下触及心脏收缩期搏动。心音遥远，P_2亢进，三尖瓣听诊区可能闻及收缩期杂音。可见颈静脉充盈，系肺气肿使胸内压升高，阻碍上腔静脉回流所致。因膈肌下降，肋缘下可触及肝下缘，肝脏并非瘀血肿大故无压痛。

2. 肺、心功能失代偿期

（1）下呼吸道感染：老年人随增龄支气管黏膜纤毛上皮细胞萎缩、脱落，纤毛运动清除功能下降，合成分泌性免疫球蛋白A（sIgA）减少，小气道变窄、塌陷，黏液分泌增多并潴留，加上基础病变的缘故，老年肺心病患者容易发生下呼吸道感染；老年人易患反流性食管炎，或因伴存有脑动脉硬化、脑梗死、脑出血、老年性痴呆等，误吸或呛食而易发生吸入性感染；老年肺心病患者常伴发肺结核和糖尿病，使免疫能力减低而易患反流性食管炎，或因伴存有脑动脉硬化、脑梗死、脑出血、老年性痴呆等，误吸或呛食而易发生吸入性感染；老年肺心病患者常伴发肺结核和糖尿病，使免疫能力减低而易发感染。老年肺心病合并下呼吸道感染时往往缺乏典型的急性感染表现，很少有寒战、高热，主要表现为咳嗽加剧、痰量增加、痰液脓性、气短、气急、喘息、胸闷、心悸加重、发绀、呼吸困难和肺部啰音增多。

（2）呼吸衰竭：最常见诱因是下呼吸道感染，但也不能忽视不恰当地使用镇静药、镇咳药及氧疗将可能诱发呼吸衰竭。老年肺心病失代偿期以呼吸衰竭为最多见。呼吸衰竭多为Ⅱ型，基础疾病系间质纤维化者则多为Ⅰ型。此时表现除基础疾病的症状和体征加重和感染征象外，主要是低氧和（或）高碳酸血症的全身反应。老年患者多存在不同程度的脑动脉硬化和水盐平衡紊乱，故神经－精神症状多见，表现为兴奋不安、烦躁、失眠、头痛、淡漠、意识模糊、嗜睡、谵妄、抽搐、扑翼样震颤、昏迷等。另外，常见表现还有严重的呼吸困难、端坐呼吸、发绀或皮肤潮红、脉搏宏大、心率快、血压升高、球结膜水肿、瞳孔缩小或扩大或两侧不等、视盘水肿、锥体束征阳性等。

（3）心力衰竭：肺心病主要表现为右心衰。老年肺心病患者失代偿期更多见的是呼吸衰竭，或呼吸－心力双衰竭，单独心力衰竭则相应较少。此时表现气急、惊慌、尿少、腹胀、发绀、颈静脉怒张、P_2 亢进分裂、三尖瓣区可闻及收缩期吹风样杂音、肝大、肝颈静脉反流征阳性、下肢凹陷性水肿等。

（4）其他器官损害或衰竭：老年肺心病患者除呼吸－心力衰竭外，常见有其他器官损害衰竭，这是老年肺心病的一个特征。

1）肾损害：老年人的肾单位只有青年人的 50%～70%，还可能存在不同程度的肾动脉硬化。在长期低氧和高碳酸血症、反复感染的毒血症及药物的影响下，老年肺心病患者的肾脏容易受到损害。失代偿期时重度低氧和（或）二氧化碳潴留、腔静脉瘀血、休克、DIC等可能导致急性肾衰竭。文献报道，老年肺心病失代偿期合并肾损害或衰竭率为 30%～42%，国内有报告高达 61.3%。轻症仅表现为 BUN 升高、蛋白尿；重症者少尿、无尿、代谢性酸中毒等。

2）肝损害：发生率约 1/3。轻症仅表现为 GPT 升高、低蛋白血症、黄疸指数升高，重者有瘀血性肝硬化、低蛋白血症、腹水等。

3）消化道溃疡或大出血：本病合并消化道溃疡率 30%～40%。消化道大出血发生率约5%，可能系应激性溃疡或 DIC 之故。

4）弥散性血管内凝血：表现为消化道、皮肤、黏膜出血，低血压，休克等。这是病情危急信号，多系重度毒血症、低氧血症、高碳酸血症、休克所致。

（5）慢性肺心病的并发症如下

1）肺性脑病：肺心病死亡的首要原因。肺性脑病是由于呼吸功能衰竭所致缺氧、二氧化碳潴留而引起的以精神障碍和神经系统症状为主要表现的综合征。但必须除外脑动脉硬化、感染中毒性脑病以及严重电解质紊乱、单纯性碱中毒等原因所致的精神、神志异常。肺性脑病的发生多具有明确的诱因，如急性呼吸道感染、严重气道痉挛、气道分泌物排出不畅、吸氧或镇静药使用不当及心力衰竭等。

2）酸碱失衡及电解质紊乱：肺心病患者，尤其在急性加重期，当机体发挥最大代偿能力仍不能保持内环境稳态时，可发生各种不同类型的酸碱失衡及电解质紊乱，使呼吸衰竭、心力衰竭及心律失常进一步恶化。

3）心律失常：以紊乱性房性心动过速特征性最强，而房性期前收缩及阵发性室上性心动过速常见，也可出现心房扑动及心房颤动。心脏骤停出现在少数因急性严重心肌缺氧而出现心室颤动的病例。

4）消化道出血。

5）休克：肺心病所致的休克并不多见，一旦发生则预后不良。发生的原因包括：严重感染、失血（多由上消化道出血所致）及严重心力衰竭或心律失常。

6）弥散性血管内凝血（DIC）。

八、实验室和其他检查

1. 胸部 X 线　除肺、胸基础疾病及肺部急性感染征象外，尚可见肺动脉高压征及右心扩大征。肺动脉高压征包括右下肺动脉干扩张，其横径≥15mm 或其横径与气管横径的比值≥1.07，肺动脉段明显凸出或其高度≥3mm，中央肺动脉扩张与外周血管纤细形成鲜明对比。上述表现为诊断肺心病的主要条件。个别患者心力衰竭控制后可见心影有所缩小。

2. 心电图　可见右心房和右心室肥大的改变，如肺型 P 波，电轴右偏，额面平均电轴≥ +90°，重度顺钟向转位，$R_{v1} + S_{v5} ≥ 1.05mV$，为诊断肺心病的主要条件。也可见右束支传导阻滞及肢体导联低电压图形，可作为诊断肺心病的次要条件。在 V_1、V_2 甚至延至 V_3，可出现酷似陈旧性心肌梗死图形的 QS 波，应注意鉴别。

3. 超声心动图　可见右心室流出道内径增大（≥30mm），右心室内径增大（≥20mm），右心室前壁增厚（≥5mm），左、右心室内径比值减小（<2），右肺动脉内径增宽（≥18mm）或肺动脉干内径增宽（≥20mm）等，为诊断肺心病的主要条件。尚可见室间隔增厚（≥12mm）及右心房内径增大（≥25mm）等改变，可作为诊断肺心病的参考条件。

4. 血气分析　常存在低氧血症或合并高碳酸血症。当 $PaO_2 < 60mmHg$，或伴 $PaCO_2 > 50mmHg$ 时提示呼吸衰竭。

5. 血液检查　红细胞大多数正常，约 30% 患者有继发性红细胞增多症，20% 的患者有不同程度贫血。缓解期白细胞多数正常，急性加重期白细胞总数因感染多升高，但多数升高不太显著，少数甚至降低，但中性粒细胞可升高。

6. 其他　肺功能检查对早期或缓解期肺心病患者有意义。痰病原学检查可指导肺心病急性加重期抗生素的选用。

九、诊断和鉴别诊断

1. 诊断

（1）患者存在 COPD 及其他肺、胸疾病或肺血管疾病，出现肺动脉高压、右心肥大或右心功能不全的表现，结合胸部 X 线、心电图、超声心动图等检查，可以做出肺心病的诊断。

（2）老年肺心病患者有下列情况之一并有左心室肥大者可以诊断为肺心病合并冠心病

1）肺心病缓解期出现典型心绞痛并有心肌缺血的心电图改变。

2）胸闷或心前区疼痛并有急性心肌梗死的心电图改变，GOT 及 LDH 明显升高。

3）心电图有陈旧性心梗改变并能除外肺心病酷似心梗图形。

4）Ⅲ度房室传导阻滞或完全性左束支传导阻滞并能排除其他原因者。

5）冠脉造影显示冠脉硬化符合冠心病诊断标准者。

2. 鉴别诊断

（1）冠状动脉粥样硬化性心脏病：肺心病与冠心病均多见于老年人，有许多相似之处。肺心病时心电图 $V_1 \sim V_3$ 可出现酷似陈旧性心肌梗死图形的 QS 波，应与冠心病鉴别。冠心病多有典型的心绞痛、心肌梗死病史或心电图表现，冠状动脉造影可见血管狭窄或闭塞。若有左心衰竭的发作史、高血压病、高脂血症、糖尿病史更有助鉴别。肺心病合并冠心病时鉴别较困难，应详细询问病史，并结合体格检查和有关的心、肺功能检查加以鉴别。

（2）风湿性心瓣膜病：风湿性心脏病三尖瓣疾患应与肺心病的相对三尖瓣关闭不全相鉴别。前者往往有风湿性关节炎和心肌炎的病史，其他瓣膜如二尖瓣、主动脉瓣常有病变，胸部 X 线、心电图、超声心动图有特殊表现，可予以鉴别。

（3）扩张型心肌病：本病多表现为心脏增大、心律失常及充血性心力衰竭。超声心动图可见全心扩大及心脏弥漫性搏动减弱。无慢性呼吸系统疾病史，无肺动脉高压的 X 线表现可予鉴别。

另外，老年肺心病合并肺性脑病时应与老年性痴呆、脑血管意外、高血压脑病、肝性脑病、糖尿病昏迷、中毒性脑病等相鉴别。

十、治疗

积极治疗肺、胸基础疾病，改善肺、心功能，维护各系统器官的功能。

1. 急性加重期

（1）积极控制感染：抗生素的选择可参考痰细菌培养及药敏试验，在尚未取得痰培养结果之前，可根据感染的环境及痰涂片革兰染色选用抗生素。社区获得性感染以革兰阳性菌为主；医院获得性感染则以革兰阴性菌为主。也可选用二者兼顾的抗生素。病情危重者应首选高效、广谱的抗生素，如三、四代头孢类或新喹诺酮类药物，并以静脉给药为主；高龄和肾功能较差者禁用或慎用氨基糖苷类和一代头孢类抗生素。怀疑吸入性感染宜二、三代头孢类加替硝唑，重症厌氧 – 需氧菌混合感染可选用碳青霉烯类抗生素。

（2）保持呼吸道通畅，纠正缺氧和二氧化碳潴留。

（3）控制心力衰竭：肺心病主要为右心衰竭，其治疗与其他心脏病心力衰竭的治疗有所不同。多数肺心病患者在积极控制感染，改善呼吸功能后，心力衰竭随之得到改善，表现为尿量增多，水肿消退，肿大的肝脏回缩，压痛消失。但对上述治疗无效的较重患者可适当选用利尿药、强心药或血管扩张药。

1）利尿药：利尿药具有降低血容量，减轻右心负荷，消除水肿的作用。但利尿药应用不当可造成电解质紊乱、痰液黏稠不易咳出和血液浓缩等不良后果；利尿过快过强尚可因右心室前负荷明显降低、充盈不足导致心排血量下降而加重缺氧。因此，原则上宜选用作用缓和的利尿药，剂量宜偏小，疗程宜短，应间断给药。轻度水肿不必使用利尿药，中度水肿可用氢氯噻嗪 12.5～25mg，每日 1～3 次，一般不超过 4 日，或用保钾利尿药，如氨苯蝶啶 50～100mg，每日 1～3 次。重度水肿可用呋塞米（Furosemide）20mg 口服、肌注或静脉注射。应用利尿药后应注意补钾、补氯，以防止低钾、低氯性碱中毒。水肿大部分消退后应及时停用利尿药。

2）强心药：肺心病常伴有低氧血症、感染、水电解质及酸碱平衡紊乱，洋地黄类药物疗效较差，且容易中毒，如发生心律失常等，故与一般心力衰竭的处理不同。对于经控制感染、改善肺心功能及应用利尿药有效的右心衰竭患者，一般不用强心药。

下列情况可考虑谨慎应用强心药：a. 在控制感染、改善呼吸功能及应用利尿药治疗后，右心衰竭仍不能得到良好控制而反复水肿；b. 以右心衰竭为主要表现而无明显的感染征象；c. 出现急性左心衰竭。

如果选用强心药，用药原则是选用作用快、排泄快的强心药，剂量宜小，一般约为常规剂量的 1/2 或 2/3。常用药物为毒毛旋花子苷 K 0.125～0.25mg 或毒毛花子苷 C 0.2～0.4mg

加于 10% 葡萄糖液内缓慢静脉注射。用药前注意纠正缺氧和低钾血症，以免发生药物毒性反应。肺心病时低氧血症、感染等均可使心率增快，故评价强心药疗效时不宜以心率作为主要指标。

3）血管扩张药：应用血管扩张药的主要目的是降低肺动脉压，从而减轻右心后负荷，降低心肌耗氧量，改善心功能。但血管扩张药治疗肺心病心衰的疗效并不像治疗其他心脏病那样明显。血管扩张药在扩张肺动脉的同时也扩张体动脉，造成体循环血压下降，反射性增快心率，使心肌耗氧量增加；血管扩张药还可造成通气/血流比例失调而加重缺氧。

鉴于上述原因，常用的血管扩张药在肺心病的临床治疗中受到一定限制。前列环素、前列腺素 E_1 及一氧化氮等能够选择性扩张肺血管，降低肺动脉压，基本不影响体循环血压，具有一定的临床应用前景。

（4）控制心律失常：一般经过控制感染、纠正缺氧后，心律失常多可自行消失。如果持续存在，可根据心律失常的类型选用相应的抗心律失常药物。

（5）抗凝治疗：应用普通肝素或低分子肝素防治肺微小动脉原位血栓形成及预防或治疗深静脉血栓形成。

（6）加强护理：本病病情多危重且复杂多变，必须严密观察病情变化，加强肺、心功能监护。勤翻身、拍背以促进呼吸道分泌物排出是改善通气功能的一项有效措施。

2. 缓解期　原则上采用中西医结合的综合治疗措施，如行呼吸锻炼、增强患者的免疫功能，去除诱发因素，减少或避免病情急性加重，以期使肺、心功能得到部分或全部恢复。

十一、预防和注意事项

主要是防治能够引起本病的基础疾病。积极采取各种戒烟措施，如宣传教育、使用戒烟药等帮助患者戒烟。祛除原发病的诱发因素，如积极治疗呼吸道感染、避免各种过敏原和有害气体的吸入，建立粉尘作业等的防护措施。开展多种形式的群众性体育活动，加强个人卫生的宣教，增强人群的抗病能力。

（杨　艳）

第二节　哮喘

一、概述

支气管哮喘（Bronchial Asthma）简称哮喘，是指由多种细胞（如嗜酸性粒细胞、肥大细胞、T 淋巴细胞、嗜中性粒细胞、气道上皮细胞等）和细胞组分参与的气道慢性炎症性疾病。这种慢性炎症引起气道高反应性，导致喘息、呼吸困难胸闷和咳嗽反复发作，常发生在夜间和清晨。其发生与广泛多变的可逆性气流受限有关，多数患者可自行缓解或经治疗缓解。哮喘临床表现，包括喘息症状，睡眠受到干扰，日间活动受限，肺功能受损以及急救药物的使用，均可通过正确的治疗得以控制，即哮喘是可控制但不可治愈的疾病。

广义的老年人哮喘是指 60 岁以上的哮喘患者。根据临床特征，老年人哮喘可细分为两类：早发性老年哮喘（Ageing Asthmatics）指在儿童或青春期发病并迁延至老年的哮喘患者，晚发性老年哮喘（lateonset asthmatics）指 60 岁以后新发生的哮喘患者，常继发于肺部感染之后。

近几十年来，哮喘发病率呈全球性上升，根据 2006 版 GINA 指南，最新的全球哮喘资料表明全球哮喘患者达 3 亿，应用标准检测方法全球哮喘患病率为 1% ~18%，中国台湾地区、中国大陆及西班牙的文献证实哮喘患病率在不断增加。据 WHO 预计每年有 1 500 万人因哮喘失去劳动能力，占全球疾病负担的 1%。全球每年因哮喘死亡的人数达 25 万，死亡率与患病率无关，可能与经济水平和医疗条件有关。回顾性研究显示，患者及社会为控制哮喘付出了巨额花费，但治疗不正确只能导致花费更高。

我国哮喘患者达 3 000 万左右。哮喘的慢性反复发作过程对哮喘患者、家属身心、经济和社会所造成的极大损失和影响已引起全世界广泛的关注。我国是哮喘病死率最高的国家之一，农村地区更是城市地区的 2 倍。且与年轻人比较，老年哮喘的死亡率更高。如果不紧急采取行动，今后 10 年内哮喘死亡将增加近 20%。

随着人均寿命延长和哮喘发病率的增加，老年人哮喘的诊治现已成为临床医疗的常见问题。老年人的感觉迟钝，对轻中度的气道阻塞容易忽略，因而常延误诊治，或被误诊为慢性支气管炎。在影响哮喘预后方面，年龄也是重要因素，因为老年人基础肺功能降低以及常伴发的慢性心肺疾病，均对平喘药物的选择及疗效有着重要的影响。

二、流行病学

哮喘是儿童中最常见的慢性病，而老年人哮喘则易被忽略。近年国内外流行病学研究结果提示，老年期也是哮喘发病的高峰之一。西方国家的流行病学调查研究显示，发病高峰首先表现在儿童期（8% ~10%），青年期稍下降（5%），老年期作为第二个高峰再次上升（7% ~9%）。Evans 等根据全美健康统计中心 1965—1984 年的资料，活动性哮喘或频繁喘息的年发生率为 7.7%，其中 13 ~17 岁组 5.7%；18 ~44 岁组 6.9%；45 ~64 岁组 9.6%；65 ~74 岁组 10.4%，显示从 10 多岁起直至老年，哮喘的发病率随年龄稳步增加。广东省哮喘发病情况调查也表明，3 个发病率高峰分别是学龄前儿童期（1.03%）、18 ~25 岁青年期（1.00%）和老年期（2.99%）。辽宁省的调查表明，1 ~14 岁是哮喘的高发期（0.48%），41 岁后人群的发病率再次逐渐升高，51 ~70 岁发病率达到高峰（4.04% ~3.98%）。有研究显示，60 岁以上的老年人哮喘发病率为 5% ~7%，其中有 2/3 为新发病例。

近 10 多年，哮喘病死率也在上升，尤其是老年哮喘病死率增加更为明显。1977 和 1982 年，美国 35 ~44 岁人群，哮喘病死率分别为 0.5/10 万和 0.6/10 万；而 65 ~74 岁人群哮喘病死率为 3.0/10 万和 4.9/10 万；75 ~84 岁人群哮喘病死率为 4.4/10 万和 7.2/10 万，结果显示，老年人哮喘的病死率是年轻人哮喘的 6 ~12 倍。1985 年在英格兰和威尔士的哮喘死亡者中，男性的 58% 和女性的 71% 年龄均大于 70 岁。一般认为，老年人哮喘发生率和病死率增加的原因是多因素的结果。

三、危险因素及发病机制

尽管近年来对哮喘的发病机制进行了深入的研究，但其确切的病因和发病过程中的许多环节尚不十分清楚。目前认为，哮喘发病的危险因素仍主要分为宿主因素（遗传因素）和环境因素，在老年患者中，有明显的气道重塑。肥胖、消瘦、吸烟等是使其发病的危险因素。有些变应原如尘螨、病毒感染、污染物和药物等与致敏直接相关。吸烟不仅加速了哮喘患者肺功能下降，而且减弱对吸入和全身糖皮激素治疗的反应，降低哮喘被控制的可能性。

慢性气道炎症仍被认为是哮喘的发病机制。老年人哮喘与青少年哮喘在气道非特异性炎症形成方面有着相似的机制，肥大细胞、嗜酸性粒细胞及T淋巴细胞等炎症细胞及其分泌的多种细胞因子、炎症介质是速发型哮喘和迟发型哮喘形成的病理学基础。但对于老年人哮喘，过敏性因素不如青少年患者明显，血IgE或特异性IgE增高者较少。非IgE介导的免疫反应性炎症和体内细胞因子与介质的失衡可能在发病过程中起重要的作用。自主神经功能失调和气道上皮损伤亦是较重要的机制。

四、临床表现

在临床表现方面，老年哮喘患者多伴有慢性支气管炎、阻塞性肺气肿、冠心病、左心衰竭及肿瘤等疾病，使得老年哮喘的症状更加复杂，诊断也较青少年困难。与年轻人比较，老年人哮喘具有以下特点：

1. 常见诱因

（1）感染：老年人中以感染为最常见的诱因。徐东等报道，发病前患过支气管或肺部感染者为38.6%。

（2）烟草烟雾：高吸烟率是中国的一个重要公共卫生问题。全球消费的每三支烟中有一支在中国。黄晓曦等报道，老年哮喘患者中长期吸烟者占29.74%，吸烟指数高达547.23支/年。

（3）过敏因素：包括室内过敏原（例如床上用品、地毯和毛绒家具中的家庭尘螨、污染物和宠物皮屑），室外过敏原（例如花粉和霉菌），有报道显示，40.2%的老年哮喘患者发病与季节变换或接触植物、花粉、灰尘有关。

（4）药物：老年人由于缺血性心脏病、心律失常、高血压、青光眼等，常使用各种非特异性β受体阻断药（如美托洛尔、普萘洛尔、卡维地络等），从而阻断了支气管平滑肌的β_2受体，导致气道痉挛。老年人为了预防脑梗死或冠心病，长期口服阿司匹林等非甾体消炎药，使得前列腺素的合成受抑，白三烯的合成增强。此外，治疗关节炎等疾病的消炎痛、布洛芬、萘普生等非甾体药物也可诱导哮喘发作。

（5）胃食管反流：老年人贲门括约肌松弛，反流所致的化学刺激可引发感染及支气管痉挛，并诱发哮喘。

（6）极端情绪激发：例如愤怒或恐惧。有资料表明，当一个人的情绪、情感波动时，触发神经系统使机体各器官生理功能发生一系列变化。当在恐惧、焦虑状态下，会促使包括丘脑在内的大脑边缘系统和自主神经系统功能相对增强，使冠状动脉血管收缩，支气管痉挛，哮喘发作。同时通气过度又可导致大脑两侧海马回功能异常，反馈性地引起哮喘。

（7）冷空气及运动：老年人细胞内水分含量及体内热量相对较少，肺功能退化对运动负荷耐受能力下降，当遇到冷空气刺激或运动不当时易诱发哮喘。

2. 症状体征不典型　老年人哮喘多表现为活动后气短、胸闷、咳嗽，典型的发作性喘息较少见。同时，由于老年人呼吸肌功能和肺组织感觉受体退化，导致主观认知功能出现偏差，认知功能的敏感度也下降，使得患者在描述症状时容易误导医生。其次，老年患者合并慢性支气管炎、肺气肿，因此，哮喘病情被其他呼吸系统疾病症状所掩盖。

老年人胸部体检多表现为听诊呼吸音减低，两肺散在或布满哮鸣音，由于老年人肺和胸廓的弹性回缩力减弱，哮鸣音常无年轻人响亮，并可在呼气后期随气流突然终止。老年哮喘伴明显慢性支气管炎时可闻及捻发音，伴或不伴喘息。

3. 病程长　Braman 报道，被调查的老年哮喘患者中 52% 的平均病程为（31.4±14.6）年，其余患者的病程为（5.1±2.5）年。老年哮喘无症状时间短，据统计，每年无症状时间 <3 个月者为 78.5%，而青中年哮喘为 45.4%。长期的慢性气道炎症常诱发气道结构的破坏及异常修复，出现气道重塑，导致不可逆或部分不可逆的气流阻塞。

4. 病情重　国内报道 52 例住院的急性发作老年哮喘患者中，以中重度发作为主，其中轻度发作只占 7.7%，中度发作占 21.2%，重度发作高达 59.6%，危重发作为 11.5%。Dyer 等也报道，老年哮喘患者的呼吸相关生活质量评分（SGRQ）为 48，而青中年患者为 35。老年患者有呼吸困难及精神抑郁者达到 61%。由于老年哮喘患者胸壁僵硬，肺组织弹性降低，呼吸肌无力，呼吸相关神经系统敏感性减退，致使哮喘急性发作与肺部感染交互影响，容易加重肺心病病情及加速心衰、心律失常、上消化道出血等并发症的出现。

5. 合并症多　老年哮喘患者常合并存在冠心病、高血压、糖尿病、脑血管病、肿瘤等疾病。长期气短、呼吸困难等症状得不到有效治疗而反复发作可导致肺功能的逐渐减损，出现低氧血症，引发肺动脉高压和肺心病。后者使得原有心脑血管等系统疾病进一步恶化，致使患者早期出现多脏器功能衰竭。同时，气短也是心功能不全、肺栓塞、肺癌、COPD 等疾病的常见症状，因此，哮喘容易被漏诊或误诊。

五、诊断

根据反复发作的喘息病史，发作时有带哮鸣音的呼气性呼吸困难，可自行缓解或用支气管解痉药得以缓解等特征，以及典型的急性发作症状和体征，除外造成喘息或呼吸困难的其他疾病，一般诊断并不困难。

1. 诊断标准

（1）反复发作喘息、气急、胸闷或咳嗽，多与接触变应原、冷空气、物理、化学性刺激、病毒性上呼吸道感染，运动等有关。

（2）发作时在双肺可闻及散在或弥漫性，以呼气相为主的哮鸣音，呼气相延长。

（3）上述症状可经治疗缓解或自行缓解。

（4）除外其他疾病所引起的喘息、气急、胸闷和咳嗽。

（5）临床表现不典型者（如无明显喘息或体征）应至少具备以下一项试验阳性

1）支气管激发试验或运动激发试验阳性。

2）支气管舒张试验阳性，即 1 秒钟用力呼气容积（FEV_1）增加 12% 以上，且 FEV_1 绝对值增加 >200ml。

3）最大呼气流量（PEF）日内变异率或昼夜波动率 ≥20%。

符合（1）～（4）条或（4）、（5）条者，可以诊断为支气管哮喘。

2. 支气管哮喘的分期及病情严重程度分级　根据临床表现哮喘可分为急性发作期（Exacerbation）、慢性持续期（Persistent）和缓解期。慢性持续期是指在相当长的时间内，每周均不同频度和（或）不同程度地出现症状（喘息、气急、胸闷、咳嗽等）；缓解期系指经过治疗或未经治疗症状、体征消失，肺功能恢复到急性发作前水平，并维持 4 周以上。

病情严重程度分级：

（1）哮喘慢性持续期病情严重程度的分级：包括新发生的哮喘患者和既往已诊断为哮喘而长时间未应用药物治疗的患者（表6-1）。

表6-1　哮喘慢性持续期病情严重程度分级

分级	临床特点
间歇状态（第1级）	症状＜每周1次 短暂出现 夜间哮喘症状≤每个月2次 FEV_1≥80%预计值或PEF≥80%个人最佳，PEF或FEV_1变异率＜20%
轻度持续	症状≥每周1次，但＜每日1次 可能影响活动和睡眠 夜间哮喘症状＞每个月2次，但＜每周1次 FEV_1≥80%预计值或PEF≥80%个人最佳值，PEF或FEV_1变异率20%~30%
中度持续（第3级）	每天有症状 影响活动和睡眠 夜间哮喘症状≥每周1次 FEV_1为60%~79%预计值或PEF 60%~79%个人最佳值，PEF或FEV_1变异率＞30%
重度持续（第4级）	每天有症状 频繁出现 经常出现夜间哮喘症状 体力活动受限 FEV_1＜60%预计值或PEF＜60%个人最佳值，PEF或FEV_1变异率＞30%

（2）哮喘急性发作时病情严重程度的分级：哮喘急性发作是指喘息、气急、咳嗽、胸闷等症状突然发生，或原有症状急剧加重，常有呼吸困难，以呼气流量降低为其特征，常因接触变应原等刺激物或治疗不当等所致。其程度轻重不一，病情加重可在数小时或数天内出现，偶尔可在数分钟内危及生命，故应对病情做出正确评估，以便给予及时有效的紧急治疗。哮喘急性发作时病情严重程度的分级，见表6-2。

表6-2　哮喘急性发作的病情严重程度的分级

临床特点	轻度	中度	重度	危重
气短	步行、上楼时	稍事活动	休息时	
体位	可平卧	喜坐位	端坐呼吸	
讲话方式	连续成句	单词	单词	不能讲话
精神状态	可有焦虑，尚安静	时有焦虑或烦躁	常有焦虑、烦躁	嗜睡或意识模糊
出汗	无	有	大汗淋漓	
呼吸频率	轻度	增加	增加	常＞30次/分
辅助呼吸肌活动及三凹征	常无	可有	常有	胸腹矛盾运动
哮鸣音	散在，呼吸末期	响亮、弥漫	响亮、弥漫	减弱、乃至无
脉率（次/分）	＜100	100~120	＞120 脉率变慢或不规则	

续 表

临床特点	轻度	中度	重度	危重
奇脉	无，<10mmHg	可有，10~25mmHg	常有，>25mmHg	无，提示呼吸肌疲劳
使用 β_2 激动药后 PEF 预计值或个人最佳值%	>80%	60%~80%	<60% 或 <100L/min 或作用时间<2小时	
PaO_2（吸空气，mmHg）	正常	≥60	<60	
$PaCO_2$（mmHg）	<45	≤45	>45	
SaO_2（吸空气,%）	>95	91~95	≤90	
pH			降低	

注：只要符合某一严重程度的某些指标，而不需满足全部指标，即可提示该组别的急性发作。

六、并发症

发作时可并发气胸、纵隔气肿、肺不张，长期反复发作和感染可并发慢性支气管炎、肺气肿和肺源性心脏病。

七、鉴别诊断

1. 慢性阻塞性肺病（COPD） 许多老年人哮喘常被误诊为 COPD，其鉴别要点是：

（1）年龄：哮喘常在儿童及青少年期起病，早发性老年哮喘占老年人哮喘的 52%~75%，COPD 多起病于中老年人。

（2）病史：哮喘常有家族遗传史、过敏史和反复发作特点等，COPD 则有长期抽烟史及反复咳嗽、咳痰和渐进式气短史。

（3）诱因：哮喘常因接触花粉、尘螨、皮毛、冷空气及运动等发作，COPD 的主要诱因是上呼吸道感染。

（4）起病方式：哮喘可突然发病，很快缓解，COPD 则起病缓慢。

（5）季节：哮喘常在春夏及夏秋之交发病，COPD 则多在寒冷的秋冬季。

（6）症状和体征：哮喘以喘息、气短为主，肺部可闻及哮鸣音，COPD 以咳嗽、咳痰及渐进性气短为主，肺部以湿啰音为主。

（7）外周血检查：哮喘患者发病时血液中嗜酸性粒细胞、IgE 增多，COPD 患者由于感染常表现为白细胞升高。

（8）痰检：有采用诱导痰中嗜酸性粒细胞≥7% 和该细胞阳离子蛋白（ECP）≥100μg/L 作为标准，鉴别老年性哮喘与 COPD。诊断哮喘的敏感性分别为 85.2% 和 87.0%，特异性分别为 84.0% 和 88.0%，联合检测两者的敏感性和特异性分别为 92.6% 和 92.0%。

（9）肺功能检测：利用肺功能指标鉴定是否存在气道高反应性、鉴别气道阻塞是否可逆是极为客观的方法。老年哮喘的支气管舒张试验、气道反应性检测为阳性，肺活量（FEV_1）和呼气高峰流量（PEFR）是最常用的通气功能指标。但对于体质虚弱或伴有合并症的老年患者，基础肺功能数值低，是否仍将 FEV_1 的改善量定为 200ml 及改善率定为 15%

以上，值得临床研究探讨。

此外，还应与心源性哮喘、气道异物、气道内外肿瘤及急性肺栓塞等具有呼吸道症状的疾病鉴别。

2. 心源性哮喘　心源性哮喘常见左心衰，发作时与哮喘相似，但心源性哮喘多有高血压、冠心病、风心病二尖瓣狭窄等病史和体征。咳嗽、咳粉红色泡沫痰，两肺广泛的水泡音和哮鸣音，左心界扩大，心率增快，心尖部可闻及奔马律，胸部 X 线检查可见心脏增大、肺瘀血征。

3. 支气管肺癌　中央型肺癌导致支气管狭窄或伴有感染时或类癌综合征，可出现喘鸣或类似哮喘样呼吸困难，肺部可闻及哮鸣音。肺癌可有咳血痰，痰中可找到癌细胞，胸部 CT 或纤维支气管镜检查可明确诊断。

4. 肺栓塞　突然发生胸痛，呼吸困难，有时伴有咳嗽、喘息，气流阻塞的证据并不突出。哮喘患者可误认为是哮喘发作。肺栓塞的相关检查可资鉴别。

5. 药物诱发支气管痉挛　咳嗽和喘息症状发生于口服或滴用 β 受体阻滞药或血管紧张素转换酶抑制药，停药后常可缓解。

八、治疗

老年哮喘的治疗原则与青年哮喘一样。防治的原则是消除病因，控制发作，巩固疗效，防止复发。应避免或消除引起哮喘发作的过敏原和其他非特异性刺激，去除各种诱发因素。哮喘发作时可单用或联用平喘药物，兼顾解痉、抗炎，祛除气道黏液栓，保持呼吸道通畅，防止继发感染。同时，老年人哮喘的治疗应充分考虑年龄、基础健康状况、并存的疾病、药物的不良反应、对医嘱的依从能力及社会经济情况等因素，制定个体化的防治计划。既需良好的控制哮喘症状，又减缓因哮喘反复发作所导致的肺功能损害，并能提高生活质量。

1. 治疗目标　哮喘是一种对患者及其家庭和社会都有明显影响的慢性疾病。气道炎症是所有类型哮喘的共同病理特征，是临床症状和气道高反应性的基础，存在于哮喘的所有时段。虽然目前尚无根治办法，但以抑制气道炎症为主的适当治疗，通常可以使病情得到控制。

哮喘治疗的目标：①达到并维持哮喘症状的控制；②保持正常活动，包括运动；③保持肺功能尽可能接近正常水平；④预防哮喘急性发作；⑤避免药物的不良反应；⑥预防哮喘导致的死亡。

2. 哮喘的控制水平　哮喘的控制水平分级见表 6 - 3。

表 6 - 3　哮喘控制水平分级

临床特征	控制 （满足以下所有表现）	部分控制（任意 1 周出现以下 1 种表现）	未控制
白天症状	无（或≤2 次/周）	>2 次/周	
活动受限	无	任何 1 次	任何 1 周出现部分 控制表现≥3 项
夜间症状和（或）憋醒	无	任何 1 次	
需接受缓解药物治疗和（或）急救治疗	无（或≤2 次/周）	>2 次/周	

临床特征	控制 （满足以下所有表现）	部分控制（任意 1周出现以下1种表现）	未控制
肺功能（PEF 或 FEV$_1$）	正常	<80% 预计值或个人最佳 值（若已知）	
急性加重	没有	≥1 次/年	任意1周出现1次

根据老年人哮喘特点，注意如下几点：

（1）2006 版 GINA 指南提出，长期评估哮喘的控制水平是更可靠、更有效的方法。哮喘控制水平分为控制、部分控制和未控制 3 个等级。用于哮喘临床控制水平评估的工具包括哮喘控制测试（ACT）、哮喘控制问卷（ACQ）、哮喘疗效评估问卷（ATAQ）和哮喘控制记分系统。

（2）保证患者生活质量：对于老年哮喘患者，哮喘长期管理措施本身就是一个心理和经济的负担，尤其当被赋予一个繁琐、昂贵的治疗方案和复杂的治疗装置。因此，最佳方案是合理的个体用药与对患者生活质量最小负面影响的结合产物。

（3）减少药物的副作用：老年人肺脏活性受体数量的减少（如肾上腺素受体），神经调控功能的减退，导致老年人对支气管舒张药的反应与年轻人不同；同时，心、肝、肾等重要脏器生理功能的下降，也干扰了舒张药的药代动力学特征。这些因素使得老年哮喘的用量容易偏大。因此，应做到药物应用的合理化和个体化。

（4）加强对老年患者的长期交流、教育和训练：老年人受记忆力差、经济条件、及缺少照顾等原因影响，常不能坚持正规系统治疗，病情变化不能及时就诊和住院。有统计表明哮喘症状恶化超过 14 天以上者老年哮喘占 65%，因此加强对老年患者的长期交流、教育和训练十分重要。

3. 药物的选择

（1）糖皮质激素的使用：老年人的血浆糖皮质激素水平并未随着年龄的增加而降低，这是因为分泌激素功能下降的同时肝肾的代谢功能也下降了。但老年人激素的储备和代偿能力不足，因此在感染和应激时易出现肾上腺皮质功能不全，老年人的激素使用指征也应适当放宽。但需注意长期、大剂量激素对老年人神经、心血管、内分泌、运动和消化等系统带来的副作用。吸入糖皮质激素在老年人哮喘的抗炎治疗中占据重要地位。它通过结合胞浆激素受体，抑制多种炎症细胞的活性，减少炎性介质的合成，降低血管通透性，增强气道平滑肌对 β$_2$ 受体激动药的敏感性。应根据 GINA 方案分级、规律吸入激素，并联合应用其他支气管舒张药物，以减少激素的用量。吸入激素的主要副作用包括声音嘶哑、口腔白色念珠菌感染和皮肤病变，老年人更易发生皮肤病变。及时漱口可减少这些副作用。在吸入糖皮质激素对肺功能改善不明显时，可考虑短期口服糖皮质激素（如 30mg/d），一旦症状好转即改为吸入。吸入大剂量的糖皮质激素也有促进骨质更新的作用，因此老年患者需定期检测骨密度，对高危患者补充二磷酸盐、降钙素、钙质和维生素 D。目前对老年患者吸入激素的维持量及时间尚无定论。Schmierd 的最新临床调查表明，老年人哮喘的实际激素用量普遍少于指南推荐剂量，长期使用激素者的住院率低于对照人群，而且联合使用 β$_2$ 受体激动药者的住院率和病死率显著低于单独使用激素者。

（2）β₂受体激动药的使用：老年人交感神经系统兴奋性是增强的，主要证据是血清中去甲肾上腺素水平（常被看作交感神经活动的间接指标）。此后对交感神经节后纤维的微小神经照相术研究也证实这一点。但这种随着年龄的变化较轻并且进展缓慢（每10年升高10% ~ 15%）。老年哮喘患者可使用短效及长效β₂受体激动药。一般认为，老年人气道β₂受体数量减少是其对β₂激动药反应性差的主要原因，在豚鼠和大鼠气管环研究结果也证实这一点，老年人受体后信号通路异常同样扮演着重要角色。人们已发现老龄人气管平滑肌细胞中，基础cAMP水平下降了5倍，老龄大鼠的腺苷酸环化酶活性也下降。β₂受体激动药在老年哮喘管理中的角色还缺乏大样本的临床研究。有报道福莫特罗对老年人的最佳剂量与其他成年人相似，该药吸入粉剂的疗效和耐受性均好于沙丁胺醇。常规量的β₂受体激动药在年轻患者副作用少见。相反，在老年人却有明显的心血管方面的副作用，呈现剂量依赖性，尤其是口服制剂。副作用主要包括心肌氧耗增加、血压升高、心律失常、低血钾、恶心和震颤，并且低血钾可因使用利尿药、激素、茶碱类而加重。一项老年病例对照研究显示，不稳定性心绞痛、心梗发生率与3个月内使用吸入β₂受体激动药密切相关。其剂量依赖性特点是，OR值从1.55（pMDI为1 ~ 2支）增至3.83（pMDI为6支）。

（3）胆碱M受体阻断药的使用：动物实验表明，气管组织对卡巴胆碱和乙酰胆碱的反应随年龄呈现负相关，这种反应性的变化也存在种属特点。这种变化不是由于M受体数量改变，是受体后传导通路异常等因素有关。研究显示，在正常人群，血清毒蕈碱受体的自身抗体数量随着年龄增加而增加。正常情况下，M₂受体抑制副交感神经释放乙酰胆碱，当该受体功能降低时可导致胆碱释放增加，提高了迷走神经张力。目前常用的吸入性抗胆碱药物能拮抗呼吸系统的迷走神经功能，从而松弛支气管平滑肌、抑制黏膜下腺分泌。对轻中度气流阻塞的老年哮喘患者（53岁 ± 13岁）的研究表明，患者对沙丁胺醇的反应性好于异丙托溴铵。尽管随着年龄增加，对这两类药物的反应均呈线性下降，但60岁以上人群对抗胆碱药物的反应较年轻人群好。主要副作用包括不舒适的味道和口干，偶有前列腺的相关症状，是否与药物有关还缺乏确实的证据。曾有报道该药增加了患者病死率。

（4）茶碱的使用：氨茶碱用于老年人更容易出现毒性，这是由于老年人常合并其他疾病，如肝脏分解功能下降、心功不全、发热及使用其他干扰代谢的药物，从而提高了血浆浓度。

在治疗过程中应当充分注意下列各种药物对茶碱类药物浓度的影响，包括：

1）提高血浆茶碱水平：别嘌醇、西咪替丁、克拉霉素、环丙沙星、红霉素、雌激素、美西律、己酮可可碱、普萘洛尔、他克林、噻氯匹定、醋竹桃霉素、维拉帕米等；

2）降低血浆茶碱水平：卡马西平、异丙肾上腺素、苯巴比妥、苯妥英、利福平等。

有专家建议血浆氨茶碱浓度应保持在8 ~ 12μg/ml，低于GINA提出的普通人群的剂量。日本的一项针对老年人（73.8岁 ± 0.10岁）的大样本前瞻性研究表明，保持口服缓释茶碱片（400mg/d，1 ~ 6个月）后，4.7%出现副作用，主要包括恶心（1.05%）、食欲下降（0.56%）、高尿酸血症（0.42%）、心悸（0.39%）和碱性磷酸酶（0.28%）升高，6例患者出现严重不良事件。心血管方面的副作用主要表现为室上性心动过速和室性心动过速。因此，近20年来，氨茶碱在西方国家已从一线药物逐渐后退，被吸入性β₂受体激动药和抗胆碱药物替代。

（5）吸入装置的选择：吸入药物有着直接作用靶位、起效快、疗效确实、携带方便和全身副作用小的优点。目前临床常用吸入装置各具特色，主要包括压力定量雾化吸入器（pMDI）、储雾罐（Spacer）、干粉吸入器（碟剂、都保、准纳器等）、雾化器（Nebulizer）等 4 大类。老年哮喘患者由于记忆力、协调动作能力和肌力下降，无法精确掌握复杂吸入装置的操作规程，从而影响了治疗的效果和执行医嘱的依从性。

老年人对不同装置的掌握程度不同。

1）pMDI：据调查，一半哮喘患者不能准确使用 pMDI，65 岁以上老年人中更是只有10% 达到最佳要求。主要原因包括手关节炎、肌无力、动作迟钝、视力不佳等因素导致协调摇动动作失败，吸气和喷药动作不能在时间上很好协调，无法长时间屏气。一些掌握较好的患者，在 1 个月的跟踪观察中被发现又逐渐出现偏差，主要原因是对操作准确性的认知能力下降。

2）pMDI 加用大容量 Spacer：老年患者能够反复和充分吸入药物，因此，很好地解决了单用 pMDI 的缺欠。

3）干粉吸入器：依靠患者的吸力吸入药物，药物吸入较充分。研究表明，63～85 岁患者吸入率达到 64%，高于 pMDI 的 36%。

4）雾化器：患者可以平静呼吸，药物分散好，吸入效率高。研究表明，60～91 岁老年患者，使用 pMDI 加用 Spacer 的治疗效果与雾化器相似，表现在 FEV$_1$、FVC 和呼吸困难改善程度相似，均对心率和收缩压无影响。但研究者认为，非常虚弱和气道梗阻严重的患者仍应选择雾化器。

4. 治疗方案　哮喘治疗目的是达到并维持临床的控制。治疗哮喘的药物可分为控制药物和缓解药物，控制药物长期应用，通过抗炎达到哮喘临床控制。缓解药物为按需使用的药物，可快速缓解平滑肌痉挛和临床症状。

（1）控制药物

1）吸入糖皮质激素（ICS）：是最有效的抗炎药物，能减轻哮喘症状，改善肺功能，提高生活质量，降低病死率。ICS 虽不能治愈哮喘，但部分患者在停药数周至数月内会出现哮喘加重。ICS 量效关系相对平坦，对于大多数患者相对较低剂量即有疗效。吸烟可降低机体对 ICS 的反应，吸烟者可能需要增加剂量。为达到哮喘临床控制，ICS 联合另一种药物优于增加 ICS 剂量，但 ICS 剂量与防止急性加重显著相关，部分重度哮喘患者长期应用大剂量ICS 可能更有效。等剂量吸入性环索奈德、布地奈德和丙酸弗替卡松的全身副作用减少，无证据证明 ICS 会增加肺部感染（包括结核）危险。活动性结核也不是使用 ICS 的禁忌证。

2）白三烯调节药：包括半胱氨酰白三烯受体拮抗药（孟鲁司特、普仑司特和扎鲁司特）和 5 - 脂氧酶抑制药，为成人轻度哮喘代替治疗药物。白三烯调节药有轻度支气管扩张作用，能缓解症状，改善肺功能，减少哮喘急性发作。阿司匹林哮喘对该药反应较好。该药单独作为控制药物不如 ICS，对于中重度哮喘可作为减少 ICS 剂量时的附加药物，但其支气管扩张作用不如 LABA。

3）吸入型长效 β$_2$ 受体激动药（LABA）：LABA 不能减轻哮喘的气道炎症，故不作为单一治疗药物，与适量 ICS 联用疗效最佳。当中等计量 ICS 单独应用不能达到哮喘控制时，首选这种联合治疗，可使更多哮喘患者更快达到哮喘控制。联合剂型更方便利于提高患者依从性。另外，福莫特罗和布德奈特联合剂型可同时作为缓解和维持用药，按需使用可预防急性发作，较小剂量用于改善哮喘控制。LABA 可预防运动诱发的支气管痉挛，比短效性预防时间更持久，福莫特罗在预防症状同时，更适于作为缓解药。

4）茶碱：小剂量有一定的抗炎作用，作为控制药物疗效有限，可作为单独应用 ICS 未达到控制时的附加药物，但疗效不如附加 LABA。

5）色甘酸类：色甘酸钠和奈多罗米钠对成人哮喘的长期治疗作用有限，抗炎也不如小剂量 ICS。

6）长效口服 β_2 受体激动药：包括缓释型沙丁胺醇、特布他林和班布特罗。这类药物已不作为任何联合用药的选择仅在 ICS 需要附加支气管扩张药等少量情况下应用，其副作用多于吸入型 β_2 受体激动药，单独应用可能有害，必须与 ICS 联用。

7）抗 IgE 抗体 Omalizumab：限于治疗血 IgE 水平增高者，适应证为 ICS 治疗未达到控制的重度变态反应性哮喘。

8）全身糖皮质激素：未控制的重度哮喘患者可能需要长期（＞2 周）口服糖皮质激素，但必须注意使全身副作用最小化。哮喘患者长期应用 ICS 的治疗指数（疗效/副作用）优于全身糖皮质激素。长期应用口服制剂优于胃肠外（肌肉或静脉内）给药。

9）口服抗变态反应用药：曲尼司特、瑞吡司特、他扎司特、奥扎格雷、氨氯地平和异丁司特等，这些药物抗哮喘作用有限。

10）变应原特异性免疫治疗：对成人哮喘治疗作用有限，只有做严格环境控制和药物哮喘后仍未控制时才会考虑。

（2）缓解药物

1）吸入型 β_2 受体激动药：可用于缓解哮喘急性加重时的支气管痉挛，预防运动诱发的支气管痉挛。福莫特罗起效快，可用做缓解症状药，仅用于 ICS 常规控制治疗的联合用药。速效吸入型 β_2 受体激动药只能以所需最小剂量、最少次数按需使用，急性加重时应用反应不够迅速，维持时间不够长，可能提示需短期口服糖皮质激素。

2）全身糖皮质激素：可防止哮喘急性发作加重，降低病死率。氢化可的松口服与静脉应用同样有效，短疗程为每日口服 40～50mg，应用 5～10 日，当症状消退，肺功能达到最佳值时可停用或减量。

3）抗胆碱能药物：有支气管扩张的作用，但作为缓解药物不如速效 β_2 受体激动药，异丙托溴铵与吸入型速效 β_2 受体激动药联合应用治疗哮喘急性加重，能显著改善患者肺功能，降低住院危险。

4）茶碱：短效茶碱可缓解哮喘症状。对已应用适量速效 β_2 受体激动药的哮喘急性发作，可能无支气管扩张作用，但可能有益于改善呼吸驱动。

5）短效口服 β_2 受体激动药：适用于少数不能应用吸入药物的患者，但不良反应发生率较高。

6）补充和代替药物：在成人哮喘治疗中作用有限。包括针灸、顺势疗法、植物药饮食疗法，按摩疗法和手疗法。仍需大量多中心安慰剂随机对照研究加以证实，否则无法明确疗效。

九、哮喘的教育与管理

为了提高疗效、少复发、提高患者生活质量，应教育患者了解或掌握以下内容：

（1）个人哮喘行动计划：教育、自我监测、定期评价。

（2）随访和评价。

（3）提高依从性。

在此基础上采取一切必要措施对患难与共者进行长期系统管理包括：

（1）达到控制的治疗：达到哮喘控制的治疗阶梯。

（2）维持控制治疗：①疗程及治疗调整；②哮喘得到控制时的降级治疗；③哮喘失控时的升阶梯治疗；④难治性哮喘的处理。

（杨　艳）

第三节　支气管扩张

支气管扩张（Bronchiectasis）是指直径大于 2mm 中等大小的近端支气管由于管壁的肌肉和弹性组织破坏引起的异常扩张。老年支气管扩张是指发生于老年人的支气管扩张，包括从幼年时开始发病到老年时仍然存在者以及进入老年时才开始发病者。主要症状为慢性反复咳嗽，咳大量脓痰和（或）反复咯血，患者多有童年麻疹、百日咳或支气管肺炎等病史，但部分患者可无相关病史，直到老年时才出现。本病过去较常见，但随着人民生活水平的提高，麻疹、百日咳疫苗的预防接种，以及抗生素的广泛应用等，现已明显减少。

一、病因及发病机制

老年支气管扩张的主要病因是支气管-肺组织反复感染和支气管阻塞、两者相互影响，导致支气管扩张的发生和发展。老年支气管扩张也可能是先天发育障碍及遗传因素引起、但较少见。另有约 30% 支气管扩张患者病因不明，可能与全身疾病和机体免疫功能失调等因素有关。目前儿童期感染引起的支气管扩张减少，遗传免疫原因和系统性疾病引起的支气管扩张相对增多。

1. 支气管-肺组织感染　老年人在婴幼儿时期支气管-肺组织感染是日后支气管扩张的常见原因。如麻疹、百日咳、流行性感冒等，可并发呼吸道细菌感染而引起细支气管炎和支气管肺炎，感染易造成支气管壁各层组织破坏，尤其是平滑肌和弹性纤维的破坏削弱了对管壁的支撑作用，而发生支气管扩张。支气管炎使支气管黏膜充血、水肿，分泌物阻塞管腔，导致引流不畅而加重感染。老年人支气管和肺部慢性感染，如支气管内膜结核、慢性阻塞性肺病、慢性肺脓肿等引起管腔狭窄、阻塞，支气管壁的弹性纤维和平滑肌破坏、断裂，支气管变薄，弹性下降而发生扩张。肺结核纤维组织增生及收缩牵拉，亦可导致支气管变形扩张，由于多发生在上叶，引流较好，痰量不多或无痰，故称为"干性"支气管扩张。另外，吸入腐蚀性气体、支气管曲霉菌感染等均可损伤支气管壁，反复继发感染可引起支气管扩张。

2. 支气管阻塞　肿瘤、异物和感染之黏稠分泌物可引起管腔内阻塞，支气管周围肿大的淋巴结或肺癌的外压可使支气管狭窄、引流不畅。支气管阻塞导致肺不张，由于失去肺泡弹性组织的缓冲，胸腔负压直接牵拉支气管管壁，导致支气管扩张。右肺中叶支气管细长，有内、外、前三组淋巴结围绕，常因非特异性或结核性淋巴结炎而肿大压迫支气管，引起右肺中叶不张和反复感染，称中叶综合征。

3. 先天及遗传因素　支气管先天性发育障碍，如巨大气管-支气管症（tracheobroncho-megaly），可能是先天性结缔组织异常、管壁薄弱致气管和主支气管扩张。由于软骨发育不全或弹性纤维不足，导致局部管壁较薄或弹性较差，出生后因受呼吸的影响而形成支气管扩张，常伴有鼻窦炎及内脏转位（右位心），称为 Kartagener 综合征。先天性软骨缺失症（congeital cartilage deficiency）在第二和第三级支气管扩张，支气管镜可见软骨环缺失或仅见不连续的软骨围绕，多在婴儿期即出现症状。支气管肺隔离症也可发生支气管扩张。

与遗传因素有关的肺囊性纤维化，遗传性 α_1 - 抗胰蛋白酶缺乏症，先天性肺血管发育畸形等患者也可伴有支气管扩张。

4. 肺组织缺损 因肺脓肿、肺癌等疾病而行手术切除者，残存的肺组织因受到牵拉或纤维组织增生而导致管腔扭曲、变形，易引起反复感染及分泌物潴留，最后导致支气管扩张。随着人口老龄化及环境污染的加剧，肺癌患者将越来越多，肺癌手术患者也会相应增多，这可能是老年支气管扩张的一大特点。

5. 全身性疾病 目前已发现类风湿关节炎、系统性红斑狼疮、克罗恩病、溃疡性结肠炎、人类免疫缺陷病毒（HIV）感染、黄甲综合征（Yellow Nail Syndrome）等疾病可同时伴有支气管扩张。心肺移植术后也可发生支气管扩张，可能是慢性肺移植物排斥所致。有些不明原因的支气管扩张患者体液免疫和（或）细胞免疫功能有不同程度的异常，提示支气管扩张可能与机体免疫功能失调有关。

二、病理生理

1. 病理 老年人支气管扩张可以弥漫性发生于双侧肺脏的多个肺段，也可以局限于一个部位。多发生在有软骨的支气管近端分支，发生扩张的主要原因是炎症，由中性粒细胞、巨噬细胞和气道上皮细胞释放的弹性酶、胶原酶和细胞因子如白细胞介素 - 8 和白三烯 B 等物质所介导。

老年人支气管扩张可分为囊状和柱状扩张，两者常合并存在。典型的病理改变为支气管壁增厚、支气管的弹性组织、肌层和软骨等的破坏所致的管腔变形扩大，腔内含有多量脓性分泌物。支气管黏膜表面常有慢性溃疡及急慢性炎症改变，纤毛柱状上皮细胞鳞状化生或萎缩，杯状细胞和黏液腺增生，支气管周围组织呈炎症改变，相应的肺组织可以表现为支气管肺炎、微小脓肿或小叶不张，常伴毛细血管扩张，或支气管动脉和肺动脉终末支的扩张与吻合，形成血管瘤，可出现反复咯血。

继发于支气管肺组织感染性病变的支气管扩张多见于下叶，而且以左肺下叶和舌叶最为常见。左下叶支气管细长，与主气管的夹角大，且受心脏和大血管的压迫而引流不畅，容易发生感染，舌叶支气管开口与左下叶支气管开口相邻，后者炎症分泌物常累及前者，因此左下叶与舌叶支气管扩张常同时存在。发生于上叶的支气管扩张多出现于肺结核后的纤维收缩，由于引流较好，一般以咯血多见而少有脓性痰。

2. 病理生理 老年人支气管扩张肺功能的改变取决于病变的范围和性质，支气管扩张的早期病变轻且局限，肺功能测定可在正常范围。病变范围较大时，肺功能测定表现为轻度阻塞性通气障碍。当病变严重而范围广泛，且累及胸膜时，则表现为以阻塞性为主的混合性通气功能障碍。支气管扩张区域的肺泡通气量减少，而血流正常，使通气血流比值降低，形成肺内动、静脉分流，以及肺泡弥散功能障碍导致低氧血症。当病变进一步发展，肺毛细血管广泛破坏，肺循环阻力增加；低氧血症也可引起肺小动脉痉挛，出现肺动脉高压，右心负荷进一步加重，最后并发肺源性心脏病，甚至右心衰竭。

三、临床表现

老年支气管扩张病程多呈慢性经过，起病往往可追查到童年曾有麻疹、百日咳或支气管肺炎迁延不愈的病史，以后常有反复发作的下呼吸道感染。早期轻度的支气管扩张可完全无症状，经过若干时间，由于支气管化脓性感染逐渐加重，而出现咳嗽、咳大量脓痰和反复咯血等症状。另外，老年患者在慢性支气管炎、支气管哮喘、肺叶切除术后、其他慢性肺部疾病及全身性疾病等基础上并发支气管扩张，可有相应的症状，且全身症状往往较重。

1. 症状

（1）慢性咳嗽、咳大量脓痰：每日痰量可达数百毫升，咳痰与体位改变有关，这是由于支气管扩张部位分泌物积储，改变体位时分泌物刺激支气管黏膜引起咳嗽及咳大量脓痰。痰液呈黄绿色脓性，若有厌氧菌混合感染则带臭味。感染时痰液收集于玻璃瓶中静置后出现痰液分层现象：上层为泡沫，下悬脓性成分，中层为浑浊黏液，底层为坏死组织沉淀物。引起感染的常见病原体为铜绿假单胞菌、金黄色葡萄球菌、流感嗜血杆菌、肺炎链球菌和卡他莫拉菌。

（2）反复咯血：50% ~ 70%的患者有程度不等的咯血，血量不等，从痰中带血至大量咯血，咯血量与病情严重程度、病变范围有时不一致。部分患者以反复咯血为唯一症状，临床上称为"干性支气管扩张"，其病变多位于引流良好的上叶支气管，平素无咳大量脓痰的病史。

（3）反复肺部感染：其特点是同一肺段反复发生肺炎并迁延不愈。常因上呼吸道感染向下蔓延，支气管感染加重，引流不畅，炎症扩展至病变支气管周围的肺组织所致。感染重时，出现发热、咳嗽加剧、痰量增多、胸闷、胸痛等症状。因扩张的支气管发生扭曲、变形，引流差，故常于同一肺段反复发生肺炎。

（4）慢性感染中毒症状：如反复感染，可出现发热、胸痛、盗汗、乏力、食欲减退、消瘦、贫血等，儿童可影响发育。

老年人支气管扩张反复发生感染导致病情进行性加重，可出现肺间质纤维化，代偿性或阻塞性肺气肿，也可并发肺脓肿、气胸、胸膜炎。病程晚期可出现慢性肺源性心脏病和呼吸衰竭。现在也发现部分患者在影像学上有明显的支气管扩张，而无咳嗽、咳脓痰和咯血的病史。

2. 体征 早期或干性支气管扩张可无异常肺部体征，病情进展或继发感染时患侧肺部可闻及固定而持久的局限性粗湿啰音，有时可闻及哮鸣音，部分慢性患者伴有杵状指（趾）、出现肺气肿、肺心病等并发症时有相应体征。

四、辅助检查

1. 血常规 无感染时血白细胞计数多正常，继发感染时白细胞及中性粒细胞计数则可增高。

2. 痰微生物检查 痰涂片可发现革兰阴性及阳性细菌，培养可检出致病菌。

3. 影像学检查 具有重要意义。早期轻症患者胸部正位片无特殊发现，或仅有患侧肺纹理增多及增粗现象。随着病情发展，X线片显示不规则环状透光阴影或呈蜂窝状（所谓卷发影）改变，感染时阴影内有液平面，说明囊性支气管扩张的存在。柱状支气管扩张典型的X线表现是轨道征。胸部CT检查，柱状扩张管壁增厚，并延伸至肺的周边；囊状扩张表现为成串或成簇的囊样病变，可含气液面。传统诊断支气管扩张金标准的支气管碘油造影是一种侵袭性的检查，耐受性较差，主要用于准备外科手术的患者，现基本已被高分辨计算机体层摄影（HRCT）取代。HRCT 比常规 CT 具有更高的空间和密度分辨力，能够显示次级肺小叶为基本单位的肺内细微结构，是诊断支气管扩张，尤其是囊状支气管扩张的一项较敏感的检查方法，亦可明确病变范围。

4. 纤维支气管镜检查　部分患者可发现出血部位及支气管阻塞的原因，对明确病因及定位诊断有一定帮助。

5. 肺功能检查　老年人支气管扩张的肺功能改变与病变的范围及性质有密切的关系，病变局限，由于肺脏具有极大的贮备力，肺功能一般无明显改变。柱状扩张对肺功能的影响较轻微。囊状扩张的支气管破坏较严重，可并发阻塞性肺气肿，肺功能的损害表现为阻塞性通气障碍，第 1 秒用力呼气容积占用力肺活量（FEV_1/FVC）<70% 及第 1 秒用力呼气容积占预计值百分比（FEV_1% 预计值）<80%，残气量占肺总量百分比增高，随着病情的进展，功能性损害加重。通气与血流比例失调以及弥散功能的障碍等，可导致动脉血氧分压降低和动脉血氧饱和度下降。

五、诊断与鉴别诊断

1. 诊断　根据慢性咳嗽、咳大量脓痰、反复咯血及肺部同一部位反复感染等病史，肺部闻及固定而持久的局限性粗湿啰音，结合童年有诱发支气管扩张的呼吸道感染或存在其他引起支气管扩张的病因，一般临床可做出初步诊断。可进一步通过支气管碘油造影和胸部 CT（尤其是 HRCT）明确诊断。

2. 鉴别诊断

（1）慢性支气管炎：有时与支气管扩张不易鉴别，但咳嗽、咳痰多在气候多变的冬春季节明显，痰为白色泡沫黏液痰，感染急性发作时才出现脓性痰。痰量不多，无反复咯血史，两肺可有散在的干、湿啰音。

（2）肺脓肿：急性起病，有畏寒、高热、咳嗽、大量脓臭痰，X 线检查可见局部高密度炎症阴影，其中有气液平面。急性肺脓肿经有效抗生素治疗后，炎症可完全吸收消退。应注意的是，支气管扩张可发生肺脓肿，慢性肺脓肿常并发支气管扩张。

（3）肺结核：常有低热、乏力、盗汗和消瘦等结核性全身中毒症状，干、湿啰音多位于上肺部，胸部 X 线片检查可发现病灶，痰结核菌检查可发现结核分枝杆菌。

（4）先天性支气管肺囊肿：合并感染时可有发热、咳嗽、咳痰及反复咯血，X 线检查可见多个边界纤细光滑的圆形或椭圆形阴影，胸部 CT 检查和支气管造影可助诊断。

（5）弥漫性泛细支气管炎：有慢性咳嗽、咳痰、活动时呼吸困难及慢性鼻窦炎病史，胸片和 CT 上有弥漫分布的边界不甚清楚的小结节影，类风湿因子、抗核抗体、冷凝集试验可阳性。确诊需病理学证实。大环内酯类抗生素连续治疗 2 个月有效。

六、治疗

原则是控制感染，保持呼吸道引流通畅，必要时手术治疗。

1. 内科治疗

（1）一般治疗：根据病情轻重，合理安排休息。病情加重合并感染及咯血时，应卧床休息。平时应戒烟、避免受凉、预防呼吸道感染。反复长期感染、咯血而身体虚弱者应加强营养，纠、正贫血，增强体质。

（2）保持呼吸道引流通畅：祛痰药及支气管舒张药分别稀释脓痰及促进排痰，体位引流清除痰液，以减少继发感染和减轻全身中毒症状。

1）祛痰药：可选用溴己新8～16mg或盐酸氨溴索30mg，每日3次，口服，或盐酸氨溴索30mg，每日3次，静推。

2）支气管舒张药：部分患者由于支气管反应性增高或炎症的刺激，可出现支气管痉挛，影响痰液排出。可用β_2肾上腺素受体激动药沙丁胺醇或抗胆碱药异丙托溴铵喷雾吸入，或口服氨茶碱0.1g，每日3～4次，或其他茶碱缓释制剂。

3）体位引流：体位引流是根据病变的部位采取不同的体位，原则上应使病变部位较气管和喉部为高的体位，引流支气管开口朝下，以利于痰液流入大支气管和气管排出。每日2～4次，每次15～30分钟。体位引流时，间歇做深呼吸且用力咳痰，同时旁人协助用手轻拍患部，可提高引流效果。

4）雾化吸入：稀释分泌物易于排出，促进引流，控制感染，雾化吸入宜在体位引流痰液后实施。可选用生理盐水、α－糜蛋白酶、敏感的抗菌药物混合溶液做超声雾化吸入，每日2～3次。

5）纤维支气管镜吸痰：如体位引流痰液仍难排出，可经纤维支气管镜吸痰，及用生理盐水冲洗稀释痰液，也可局部注入抗生素。

（3）控制感染：是急性感染期的主要治疗措施。可根据症状、体征、痰液性状，痰培养及药物敏感试验结果选用抗菌药物。轻症者一般可选用口服阿莫西林0.5g，每日4次，或第一，二代头孢菌素；喹诺酮类药物。重症患者特别是假单胞菌属细菌感染者，须选用抗假单胞菌抗生素，常需静脉用药如环丙沙星、头孢他啶、哌拉西林或哌拉西林－他唑巴坦、头孢哌酮－舒巴坦、头孢吡肟和亚胺培南等。如有厌氧菌混合感染，加用甲硝唑或替硝唑，或克林霉素。应用抗生素可消除或减少定植及感染细菌负荷，而控制炎症反应。

2. 外科手术治疗　适用于反复呼吸道急性感染或大咯血，病变范围一般不超过两个肺叶，尤以局限性病变反复发生威胁生命的大咯血，经内科治疗无效，且全身情况良好无心肺功能严重障碍的患者。可根据病变范围做肺段或肺叶切除术，但在手术前必须十分明确出血的部位。病变广泛、伴有严重肺气肿、呼吸功能严重损害者为手术禁忌证。

3. 咯血的处理　咯血是支气管扩张的常见症状，咯血的一般处置包括休息、止咳、镇静，常用药物有喷托维林、可待因、安络血等。年老体衰、肺功能不全者，应慎用强镇咳药，以免因抑制呼吸中枢及咳嗽反射，使血块不能排出而引起窒息。

痰中带血或小量咯血，多以安慰患者，消除紧张，卧床休息为主，可用氨基己酸、氨甲苯酸（止血芳酸）、酚磺乙胺（止血敏）、安络血等药物止血。

中等或大量咯血时应绝对卧床休息，取患侧卧位，将存留在气管内的积血咳出，胸部放置冰袋，并配血备用。垂体后叶素5～10U加入25%葡萄糖液40ml中缓慢静脉注射（15～20分钟），然后将垂体后叶素加入5%葡萄液以0.1U/（kg·h）速度静脉滴注。垂体后叶素可收缩小动脉，减少肺血流量，从而减轻咯血。该药还可收缩心脏冠状动脉及毛细血管，收缩子宫及平滑肌，故忌用于高血压、冠状动脉粥样硬化性心脏病、心力衰竭的患者和孕妇。注射过快可引起恶心、便意、心悸、面色苍白等不良反应。大咯血不止者，可经纤支镜吸引及发现出血部位，局部滴入去甲肾上腺素 2～4ml + 生理盐水 10～20ml，或用凝血酶、纤维蛋白原经纤支镜灌洗止血，或经支气管镜放置 Fogarty 气囊导管堵塞出血部位止血。对支气管破坏造成的大咯血可采用支气管动脉栓塞法。

反复大咯血用上述方法治疗无效，肺功能储备尚可，对侧肺无活动性病变，且无明显禁忌证者，在明确出血部位的情况下考虑肺叶、段切除术。若咯血量过多，可酌情适量输血。

咯血窒息是咯血致死的主要原因，在大咯血时，患者突然停止咯血，并出现呼吸急促、面色苍白、唇甲发绀、烦躁不安、冷汗淋漓时，常为咯血窒息，应及时抢救，特别注意保持呼吸道通畅，置患者头低足高 45℃ 的俯卧位，轻拍背部保持充分体位引流，尽快排出积血。

七、预防

积极防治呼吸道感染如鼻窦炎、扁桃体炎，尤其是幼年时期的麻疹、百日咳、支气管肺炎、肺脓肿以及肺结核等，注意防止异物误吸进入气管，增强机体免疫功能及抗病能力，对预防支气管扩张的发生具有重要意义。

（杨　艳）

第二篇

各论

第七章　肺循环疾病

第一节　肺水肿

　　肺内正常的解剖和生理机制保持肺间质水分恒定和肺泡处于理想的湿润状态，以利于完成肺的各种功能。任何原因引起肺血管外液体量过度增多和渗入肺泡，引起生理功能紊乱，称之为肺水肿（pulmonary edema）。临床主要表现为呼吸困难、发绀、咳嗽、咳白色或血性泡沫痰，两肺散在湿啰音，影像学表现为以肺门为中心的蝶状或片状模糊阴影。深入理解肺液体和溶质转运的基本原理有助于有效地治疗肺水肿。

一、肺内液体交换的形态学基础

　　肺泡表面为上皮细胞，约有 90% 的肺泡表面被扁平 I 型肺泡细胞覆盖，其余为 II 型肺泡细胞。II 型肺泡细胞含有丰富的磷脂类物质，其分泌物进入肺泡，在肺泡表面形成一薄层减低肺泡表面张力的肺泡表面活性物质，维持肺泡开放，并防止肺泡周围间质液向肺泡腔渗漏。这两种细胞表面都含有钠离子通道，参与钠运输。肺毛细血管内衬着薄而扁平的内皮细胞，内皮细胞间的连接较为疏松，允许少量液体和某些蛋白质颗粒通过。肺泡上皮和毛细血管内皮能表达 2 种特异性水转运蛋白或称为水通道蛋白（aquaporin，AQP）5、1，参与肺泡液体的交换。

　　电镜观察可见肺泡的上皮与血管的基底膜之间并不完全融合，与毛细血管相关的肺泡壁存在一侧较薄和一侧较厚的膜。上皮与内皮基底膜之间被间隙（肺间质）分离，该间隙与支气管血管束周围间隙、小叶间隔和脏层胸膜下的间隙相连通，以利液体交换。进入肺间质的液体主要通过淋巴系统回收。在厚侧肺泡隔中，电镜下可看到神经和点状胶原物质组成的感受器。当间质水分增加，胶原纤维肿胀刺激"J"感受器，传至中枢，反射性使呼吸加深加快，引起胸腔负压增加，淋巴管液体引流量增多。

二、发病机制

　　无肺泡液体清除时，控制水分通过生物半透膜的各种因素可用 Starling 公式概括，同时考虑到滤过面积和回收液体至血管内的机制时，可改写为下面公式：

EVLW = ｛（SAXLp）［（Pmv – Ppmv） – σ（πmv – πpmv)]｝ – FLymph

式中 EVLW 为肺血管外液体含量；SA 为滤过面积；Lp 为水流体静力传导率；Pmv 和 Ppmv 分别为微血管内和微血管周围静水压；α 为蛋白反射系数；πmv 和 πpmv 分别为微血管内和微血管周围胶体渗透压；Flymph 为淋巴流量，概括了所有将液体回收到血管内的机制。

尽管肺微血管和间质静水压力受姿势、重力、肺容量乃至循环液体量变化的影响，但正常时肺间质和肺泡均能保持理想的湿润状态。这是由于淋巴系统、肺间质蛋白和顺应性的特征有助于对抗液体潴留并连续不断地清除肺内多余的水分。肺血管静水压力和通透性增加时，淋巴流量可增加 10 倍以上对抗肺水肿的产生。起次要作用的是肺间质内蛋白的稀释效应，它由微血管内静水压力升高后致使液体滤过增多引起，效应是降低 πpmv，反过来减少净滤过量，但对血管通透性增加引起的肺水肿不起作用。

研究发现，肺泡Ⅱ型细胞在儿茶酚胺依赖性和非依赖性机制的调节下，可主动清除肺泡内的水分，改善肺水肿。Ⅰ型及Ⅱ型 Na^+ 通道的活性与肺泡内液体的清除率有关，钠先通过肺泡腔侧的氨氯吡嗪咪（amiloride）敏感性钠通道进入细胞内，再由位于基底膜侧的 $Na^+ – K^+ – ATP$ 酶将钠泵入肺间质。某些疾病引起的 Na^+ 通道失衡会导致肺泡内液体清除受损，从而导致肺水肿的发生。据此，可以推论肺水肿的发病机制除了 Starling 公式中包含的因素外，还受肺泡上皮液体主动转运功能的影响。只有液体漏出的作用强于回吸收的作用，并超过了肺泡液体的主动转运能力后才发生肺水肿，而肺水肿的消散需肺泡液体转运功能的完整。

三、分类

分为高压性肺水肿（微血管压升高性）、常压性肺水肿（微血管压正常性）、负压性肺水肿［胸腔内或（和）跨肺负压的绝对值增大］和混合性肺水肿（高微血管压合并高肺毛细血管膜通透性肺水肿）3 类。

四、病理与病理生理

肺表面苍白，含水量增多，切面有大量液体渗出。显微镜下可将其分为间质期、肺泡壁期和肺泡期。间质期是肺水肿的最早表现，液体局限在肺泡外血管和传导气道周围的疏松结缔组织中，支气管、血管周围腔隙和叶间隔增宽，淋巴管扩张。液体进一步潴留即进入肺泡壁期。液体蓄积在厚的肺泡毛细血管膜一侧，肺泡壁进行性增厚。发展到肺泡期时，充满液体的肺泡壁会丧失其环形结构，出现褶皱。无论是微血管内压力增高还是通透性增加引起的肺水肿，肺泡腔内液体蛋白与肺间质内容相同时，提示表面活性物质破坏，而且上皮丧失了滤网能力。

肺水肿可影响肺顺应性、弥散、通气/血流比值和呼吸类型，间质期最轻，肺泡期最重。间质水肿主要由于弥散距离增加影响氧的弥散，而肺泡水肿可明显加重通气血流比例失调。同时由于肺间质积液刺激 J 感受器，呼吸浅速，进一步增加每分钟无效腔通气量，减少呼吸效率、增加呼吸功耗。当呼吸肌疲劳不能代偿性增加通气和保证肺泡通气量后，即出现 CO_2 潴留和呼吸性酸中毒。

此外，肺水肿间质期即可表现出对血流动力学的影响。间质静水压升高可压迫附近微血管，增加肺循环阻力，升高肺动脉压力。低氧和酸中毒还可直接收缩肺血管，进一步恶化血流动力学，加重右心负荷，引起心功能不全。

五、临床表现

高压性肺水肿体检时可发现心脏病体征，表现依据病程变化。在肺水肿间质期，患者可主诉咳嗽、胸闷、呼吸困难，但因为增加的水肿液大多局限在间质腔内，只表现轻度呼吸浅速，听不到啰音。因弥散功能受影响或通气/血流比值失调而出现动脉血氧分压降低。待肺水肿液体渗入到肺泡后，患者可咳白色或血性泡沫痰，严重呼吸困难和端坐呼吸，可听到两肺满布湿啰音。血气分析指示低氧血症加重，甚至出现 CO_2 潴留和混合性酸中毒。

负压性肺水肿的患者通常伴有急性气道堵塞，呼吸困难，吸气三凹征，患者面部表情痛苦、情绪激动、咳粉红色泡沫痰等。随着肺水肿的进展，还可闻及肺部湿啰音，偶有哮鸣音。辅助检查提示氧饱和度进行性降低、严重的低氧血症等。

常压性和混合性肺水肿的临床表现可因病因而异，而且同一病因引起的肺水肿也可依不同的患者而呈现不同的临床表现。吸入毒性气体后患者可表现为咳嗽、胸闷、气急，听诊可发现肺内干啰音或哮鸣音。吸入胃内容物后主要表现为气短、咳嗽，通常为干咳。如果患者度过急性肺水肿期，可咳出脓性黏痰，痰培养为需氧和厌氧菌。淹溺后，由于肺泡内的水分吸收需要一定时间，可表现咳嗽、肺内湿啰音，血气分析提示严重的持续性低氧血症，部分病例表现为代谢性酸中毒，少见呼吸性酸中毒。高原性肺水肿的症状发生在到达高原的 12 小时至 3 天内，主要为咳嗽、呼吸困难、乏力和咯血和胸骨后不适。体检可发现发绀和心动过速，吸氧或回到海平面后迅速改善。对于吸毒或注射毒品患者来讲，最严重的并发症之一即是肺水肿。过量应用海洛因后，肺水肿的发生率为 48% ~ 75%，也有报道应用美沙酮、右丙氧芬（propoxy - phene）、氯氮䓬（chlordiazepoxide）和乙氯维诺（ethchlorvynol）也可诱发肺水肿。患者出现昏迷，鼻腔和口腔喷出粉红色泡沫状水肿液，严重的低氧血症、高碳酸血症、呼吸性合并代谢性酸中毒。肾源性肺水肿表现为少尿、水肿等，同时因体内代谢紊乱，导致肺部炎症应激反应，引起肺上皮细胞渗透性增加，出现急性肺水肿的表现。

六、影像学改变

典型间质期肺水肿的 X 线表现主要为肺血管纹理模糊、增多，肺门阴影不清，肺透光度降低，肺小叶间隔增宽。两下肺肋膈角区可见 Kerley B 线，偶见 Kerley A 线。肺泡水肿主要为腺泡状致密阴影，弥漫分布或局限于一侧或一叶的不规则相互融合的模糊阴影，或呈肺门向外扩展逐渐变淡的蝴蝶状阴影。有时可伴少量胸腔积液。但肺含量增加 30% 以上才可出现上述表现。CT 和磁共振成像术可定量甚至区分肺充血和肺间质水肿，尤其是体位变化前后的对比检查更有意义。

七、诊断与鉴别诊断

根据病史、症状、体检和 X 线表现常可对肺水肿做出明确诊断。但是肺含水量增多超过 30% 时才可出现明显的 X 线变化，因此需要 CT 和磁共振帮助早期诊断和鉴别诊断。

此外，热传导稀释法和血浆胶体渗透压－肺毛细血管楔压梯度测定可计算肺血管外含水量及判断有无肺水肿，但均需留置肺动脉导管。如果通透性增加时，用 ^{99m}Tc －人血球蛋白微囊或 ^{113m}In －运铁蛋白进行肺灌注扫描时可聚集在肺间质中，通透性增加性肺水肿尤其明显。

八、治疗

（一）高压性肺水肿的治疗

1. 病因治疗　药物引起者立即停止使用可疑药物，输液速度过快者立即停止或减慢速度，尿毒症患者需透析治疗，感染诱发者立即应用恰当抗生素，毒气吸入者立即脱离现场并给予解毒剂，麻醉剂过量摄入者立即予以洗胃和对抗药。

2. 体位　患者需固定于特殊体位，如出现意识丧失或心源性休克时，需将患者固定于仰卧位。

3. 氧疗　肺水肿患者通常需要吸入较高浓度氧气才能改善低氧血症，最好用湿化器内置75%～95%酒精或10%硅酮有助于消除泡沫。

4. 吗啡　每剂5～10mg皮下或静脉注射可减轻焦虑，还可通过中枢性交感抑制作用降低周围血管阻力，舒张呼吸道平滑肌，改善通气，减少呼吸运动的能量消耗。对心源性肺水肿效果最好，但禁用于休克、呼吸抑制和慢阻肺合并肺水肿者。

5. 利尿　呋塞米（利尿）20～80mg静脉推注可迅速利尿、减少循环血量、减轻心脏负荷，升高血浆胶体渗透压，减少微血管滤过液体量，并有一定的扩血管效果。但不宜用于血容量不足者，若无明显液体超负荷的情况应避免使用本药。对静脉注射呋塞米反应不明显的容量超负荷患者也可使用螺内酯25～50mg口服。

6. 血管舒张剂　对肺水肿有效的血管舒张剂分别是静脉舒张剂、动脉舒张剂和混合性舒张剂。静脉舒张剂代表为硝酸甘油，以10～15μg/min的速度静脉给药，每3～5分钟增加5～10μg的剂量直到平均动脉压下降（通常＞20mmHg）、肺血管压力达到一定的标准、减轻难以忍受的头痛或心绞痛。混合性舒张剂为硝普钠，通常以10μg/min的速度静脉给药，每3～5分钟增加5～10μg的剂量直到达到理想效果。动脉舒张压不应小于60mmHg，收缩压峰值应该高于100mmHg，多数患者在50～100μg/min剂量时可以获得理想的效果。注意48小时内禁用PDE5抑制剂。

7. 强心剂　主要适用于快速心房颤动或心房扑动诱发的肺水肿。两周内未用过洋地黄类药物者，可用毒毛花苷K 0.25mg或毛花苷丙0.4～0.8mg溶于葡萄糖内缓慢静注。对于心源性休克或高容量状态下收缩压＜90mmHg时，也可选用多巴酚丁胺、多巴胺等β受体激动药、米力农、依诺昔酮等磷酸二酯酶抑制剂。

8. β_2 受体激动药　已有研究表明雾化吸入长、短效 β_2 受体激动药，如特布他林或沙美特罗可能有助于预防肺水肿或加速肺水肿的吸收和消散，但其疗效还有待于进一步验证。

9. 肾上腺糖皮质激素　尽管对肺水肿的治疗价值存在分歧，但有研究表明能减轻炎症反应和微血管通透性，促进表面活性物质合成，增强心肌收缩力和降低外周血管阻力和稳定溶酶体膜。可应用于高原肺水肿、中毒性肺水肿和心肌炎合并肺水肿。通常用地塞米松20～40mg/d或氢化可的松400～800mg/d静脉注射连续2～3天。但不适合长期应用。

10. 低分子量肝素　可预防可能出现的静脉血栓栓塞。如条件允许，可早期使用依诺肝素，每天皮下注射 40mg。

11. 减少肺循环血量　患者坐位，双腿下垂或四肢轮流扎缚静脉止血带，每 20 分钟轮番放松一肢体 5 分钟，可减少静脉回心血量。适用于输液超负荷或心源性肺水肿，禁用于休克和贫血患者。

12. 机械通气　出现低氧血症和（或）CO_2 潴留时，可经面罩或人工气道机械通气，辅以 3 ~ 10cmH_2O 呼气末正压。但 SBP < 90mmHg、意识模糊或休克者慎用。

（二）负压性肺水肿的治疗

负压性肺水肿的治疗最主要的是解除气道梗阻，纠正低氧血症。患者无血容量减少的情况下可考虑使用利尿剂减轻肺水肿。合适的气道管理、及时纠正低氧血症以及利尿剂的使用可基本治愈大部分的负压性肺水肿患者。若持续存在气道梗阻需考虑构建人工气道；若患者出现急性呼吸衰竭，则需选择合适的 PEEP 的机械通气。若患者的气道梗阻是由气管插管的刺激引起，需使用琥珀胆碱放松腭肌。

（邓　飞）

第二节　急性肺血栓栓塞症

一、概述

肺栓塞（pulmonary embolism，PE）是指肺外的栓子经静脉系统回流到右心，在肺动脉中堵塞而引起的以肺循环障碍为基础的一系列临床病理生理综合征，包括肺血栓栓塞症、脂肪栓塞综合征、羊水栓塞、空气栓塞等。其中肺血栓栓塞症（pulmonary thromboembolism，PTE）是最常见的一种类型，为来自静脉系统或右心的血栓阻塞肺动脉或其分支所致疾病，以肺循环和呼吸功能障碍为其主要临床和病理生理特征，通常也简称为肺栓塞。肺动脉发生栓塞后，若其支配区的肺组织因血流受阻或中断而发生坏死，称为肺梗死（pulmonary infarction，PI）。引起肺血栓栓塞症的血栓主要来源于深静脉血栓症（deep venous thrombosis，DVT）。肺血栓栓塞症常为深静脉血栓症的并发症，PTE 与 DVT 共属于静脉血栓栓塞症（venous thromboembolism，VTE），为静脉血栓栓塞症的两种类型，亦即"同一个血管，同一种血栓"。

二、流行病学

目前缺乏最新的全球范围的肺栓塞的流行病学资料，而国内的资料更不全，并长期误认为在我国肺栓塞是一种少见病、罕见病。从临床数据看，美国国家医院出院数据库 20 年内的资料表明：肺栓塞占美国非联邦医院住院患者的 0.4%，每年约 15 万人因肺栓塞而住院，而且 20 年来没有明显的变化趋势，但是很多学者认为这些数据低估了患者数量，应该有 1% 左右。

三、易患因素

肺栓塞的形成因素复杂，早在 150 年前德国著名病理学家 Virchow 就提出血栓形成三要素：血流瘀滞、血液高凝状态和血管内膜损伤。实际上深静脉血栓形成是上述三要素综合作用的结果。按各种原因，分为先天性和获得性因素（表 7 - 1）。

表 7 - 1

先天性因素	获得性因素
抗凝血酶缺乏	活动减少
蛋白 C 缺乏	高龄
蛋白 S 缺乏	肿瘤、化疗
Leiden V 因子	急性内科疾病
活化蛋白 C 抵抗	手术、外伤、脊髓伤、固定、石膏
凝血酶原基因突	妊娠和产褥期
变异常纤维蛋白原血症	真性红细胞增多症
纤溶酶原缺乏症	抗磷脂抗体综合征
高脂蛋白	口服避孕药
低组织因子旁路抑制因子	激素替代治疗
同型半胱氨酸，因子 VIII、IX 和 XI 升高	肥胖
纤维蛋白原、凝血酶激活的纤维蛋白溶解抑制剂升高	中心静脉插管
	阻塞性睡眠呼吸暂停综合征
	白塞病

四、临床分类

肺栓塞的分类多种多样，可以按照临床症状、形成时间、血栓大小、临床表现等进行一系列分类。

1. 临床症状分类　临床上为便于对不同程度的 PTE 采取相应治疗，将 PTE 分为以下临床类型。

（1）大面积 PTE（massive PTE）：临床上以休克和低血压为主要表现，即体循环动脉收缩压 <90mmHg，或较基础值下降幅度≥40mmHg，持续 15 分钟以上。但须除外新发生的心律失常、低血容量或败血症所致的血压下降。

（2）非大面积 PTE（non - massive PTE）：不符合以上大面积 PTE 标准的 PTE。部分患者超声心动图出现有右心室运动功能减弱或临床上出现心功能不全表现，归为次大面积 PTE（submassive PTE）。

欧洲心脏病协会也将上述三种类型相应定义为高危、中危和低危肺栓塞，只是在中危肺栓塞定义中加入心脏肌钙蛋白、心房利尿肽的指标。

2. 形成时间分类　当然也可以按照时间来进行分类：以发病三个月为界限分为急性肺血栓栓塞症（acute pulmonary thromboembolism）和慢性肺血栓栓塞症，但是临床上很难确定发病时间。也有人将一到三个月之间的血栓称为亚急性肺栓塞。还可以通过肺动脉压力来推测肺栓塞的病程，一般肺动脉压力超过 50mmHg 者为慢性肺栓塞。

五、病理

血栓在肺动脉内膜附着后，开始会出现体积萎缩，血流冲击血栓中的疏松部分，部分体积小的栓子会在两周左右自溶消失。如果血栓不能溶解，则会出现肉芽组织机化、炎性细胞浸润（以淋巴细胞为主）、吞噬含铁血黄素的细胞（吞噬细胞、单核细胞、浆细胞）。此外，血栓中还可出现钙化、纤维化、网格状或筛孔状再通。慢性化的过程中，肺动脉将发生改变：内膜粥样硬化、洋葱样改变，严重者出现肺动脉壁的局灶性纤维素样坏死或玻璃样变。随着肺动脉高压的出现，肺动脉扩张，右心室、有心房出现扩大或肥大。

肺组织通过肺动脉、支气管动脉双重循环以及广泛的侧支循环代偿，外加氧气由肺泡内直接弥散至肺组织，因此具有多重氧供，而且一般的肺栓塞会被自溶，所以肺组织不易引起梗死。但是合并严重的心肺疾病、心肺功能不全、肺静脉瘀血、肺水肿、肺部感染及支气管阻塞时，多重氧供受到影响导致肺组织缺血梗死。因此肺动脉血栓的大小与梗死不成正比，而肺梗死的范围与预后亦不成比例。

梗死的肺组织，多位于肺周，肉眼观呈暗红色、略高出周围肺组织，脏层胸膜表面有纤维素渗出，局部肿胀。梗死灶多呈指向肺门的楔形。显微镜下肺泡腔内可见大量红细胞、富含含铁血黄素的吞噬细胞。慢性期后，病灶可以完全消失，或形成瘢痕组织。但是临床上有时很难与肺萎缩和肺不张区分。

肺栓塞时，多在血栓的同侧出现胸腔积液，一般以血性、渗出液为主，积液量多以少到中等量为主，罕见大量。

六、病理生理

（一）血流动力学

血栓堵塞肺动脉后，受机械阻塞作用以及神经体液因素影响导致肺动脉收缩，肺循环阻力增加，肺动脉压力升高，大部分肺栓塞患者肺动脉压力升高，可达30mmHg以上，但是急性期增加值不超过20mmHg。

机械阻塞作用是主要而直接的影响因素，为肺动脉高压的基础。由于肺循环存在高容低压的特点，储备能力很大，因此只有超过50%以上的血管床被阻塞时，才出现显著肺动脉高压。资料表明超过60%的肺栓塞患者肺动脉平均压超过50mmHg。但是有时机械阻塞的程度与肺循环的变化不一致，例如：当一侧肺动脉主干完全钳夹时，并不会出现显著的肺动脉压力增高；但是有时仅有25%的肺动脉血栓时，却可以出现严重的肺动脉高压。现在发现在肺栓塞的过程中，除了血栓的机械性阻塞以外，神经体液因素所引起的肺动脉的痉挛收缩也起重要的作用，在急性栓塞的短时间内尤为突出。

血栓中富含交联的纤维蛋白和聚集的血小板，还有多种炎性细胞的浸润，不断向循环中释放一系列的炎症介质，导致肺动脉的强烈收缩。这些炎症因子中最重要的血管活性因子是TXA_2和$5-HT$。TXA_2为花生四烯酸的代谢产物，与$5-HT$一样主要由活化的血小板释放的，两者均产生较强的肺血管收缩效应。内皮素主要来源于肺动脉血管内皮，导致肺血管、冠状动脉的收缩。而白三烯类（B_4、C_4、D_4）也有缩血管作用，并使血管通透性增高。此外，肺栓塞造成的低氧血症导致肺血管收缩，进而加剧肺动脉高压。

肺循环阻力升高是影响循环的始动因素。早期，通过右心室做功和交感兴奋可维持血流动力学相对稳定。随着肺动脉阻力的进一步增加，每搏心输出量渐下降，右心室舒张末期充盈压升高，心室扩张。当肺动脉压力进一步升高时，心室不足以代偿时，右心房压力也升高，心房扩大。最终右心功能出现不能完全代偿，表现为右心衰竭征象：体循环瘀血、血压下降。

（二）呼吸功能

1. 肺泡无效腔增大　血栓阻塞肺动脉时，导致相应肺组织血流显著减少，通气血流比值严重失调，无效腔增大，呼出气二氧化碳浓度降低（放射性核素肺通气灌注扫描诊断肺栓塞的理论基础），出现不同程度的低氧血症。随着血管再通，通气血流比例失调逐渐改善，肺泡无效腔也随之减少。

2. 通气异常　血栓释放的炎症介质 TXA_2、内皮素、5-HT、组胺、缓激肽和血小板活化因子（PAF）等均可以诱发支气管痉挛。无效腔增大导致的呼出气二氧化碳浓度降低也可以诱发气道痉挛。为了满足机体代谢需求，分钟通气量增大，以排除足够的二氧化碳，临床上出现低碳酸血症。呼吸功增加，加重呼吸困难。

3. 肺不张　肺栓塞时出现的病变区域血流量减少，合并低氧血症，致使肺泡Ⅱ型上皮细胞产生的肺泡表面活性物质减少。同时由于多种炎症介质的释放导致肺毛细血管通透性增加，引起肺泡水肿。这些都加剧了肺萎陷和肺不张的产生，由于通透性增加，可以出现出血性肺不张，此时肺组织并未坏死，当血流恢复后局部组织可以完全恢复正常的形态和功能，有别于肺梗死的不可逆性。

七、临床表现

1. 主要症状　临床表现无明显特异性，表现多种多样，涉及呼吸、循环和神经系统等多个系统。但是如果患者病情危重无法及时进行影像学诊断时，症状学诊断依据仍有较大参考价值。呼吸困难、胸痛和咯血为经典的肺栓塞"三联症"，但是临床上只有不到30%的患者出现。

呼吸困难为临床上最常见和重要的症状，发生率大约80%~90%。呼吸困难的程度与栓塞的范围相关。栓塞面积小时，可基本没有呼吸困难，但是当栓塞面积较大时，呼吸困难严重，并伴有濒死感，持续时间长，显著焦虑，是预后不良的征兆。呼吸困难与活动密切相关。

胸痛的发生率为70%左右，包括胸膜性胸痛和心绞痛性胸痛，以前者多见。胸痛多为轻到中度，出现胸膜性胸痛往往同时合并胸腔积液，也提示栓塞部位靠近外周，范围而较小。心绞痛样胸痛发生率为10%。低血压、冠脉痉挛、右室室壁张力增加等引起冠脉缺血，加之低氧血症，导致心肌缺氧，严重者可以出现心肌梗死，多以右室为主，为预后不佳的表现。

咯血发生比例不到30%。少数是由肺梗死引起，更多见的原因是出血性肺不张。出血量一般不多。在治疗过程中如果出现咯血，注意区分病情加重和抗凝溶栓药物的并发症，否则处理原则完全相反。

晕厥可以是肺栓塞的唯一首发症状，多表现为一过性意识丧失。晕厥一般提示预后不良，部分患者可以表现为猝死。但是以晕厥就诊的患者中，肺栓塞不足1%，应注意与其他引起晕厥的如神经源性、心源性和血管源性疾病相鉴别。

约一半的患者可以出现烦躁不安、惊恐和濒死感，多因严重的呼吸困难和胸痛所致，出现这些症状，特别是程度严重时，往往提示栓塞面积较大，预后差。不可轻易诊断为癔症，而贻误诊治。

此外，还可出现心悸、腹痛、猝死等。还需注意相关深静脉血栓的症状。

2. 肺栓塞的体征　患者一般情况良好，病情严重时多呈急性病容、端坐呼吸或者坐卧不宁。发绀不常见。严重患者可出现休克、四肢湿冷。呼吸频率多大于 20 次/分，可以出现窦性、室上性和室性心动过速，心房颤动以及其他室性心律失常也会发生。血压一般无特异性改变。体温一般为低热，高热少见。少数患者肺部可闻及哮鸣音，出现少量胸水时可闻及胸膜摩擦音。收缩期肺部血管杂音不易闻及。心脏检查：肺动脉听诊区第二心音亢进（$P_2 > A_2$），三尖瓣区收缩期反流性杂音，心尖上翘。右心衰时，可出现舒张早期奔马律、颈静脉怒张、肝脏肿大、肝颈反流征阳性、双下肢水肿。还应该注意深静脉血栓的症状和体征。

八、辅助检查

（一）血浆 D - 二聚体（D - dimer）

D - 二聚体是血栓中的交联纤维蛋白在纤溶系统作用下产生的可溶性降解产物，血栓栓塞时因血栓纤维蛋白溶解使其血浓度升高。对急性 PE 诊断的敏感性达 92% ~ 100%，但特异性较低，仅为 40% 左右。出血、手术、肿瘤、炎症、感染、组织坏死等均可使 D - 二聚体升高。临床上 D - 二聚体对急性 PE 有较大的排除诊断价值，若其含量低于 500μg，可基本除外急性 PE。用 ELISA 法进行检测，敏感度最高。

（二）动脉血气分析

常表现为低氧血症，80% 的患者出现低碳酸血症，肺泡 - 动脉血氧分压差（$P_{A-a}O_2$）增大。

（三）胸片

可见斑片状浸润、肺不张、膈肌抬高、胸腔积液，尤其是以胸膜为基底凸面朝向肺门的圆形致密阴影（Hampton 驼峰）以及扩张的肺动脉伴远端肺纹理稀疏（Westermark 征）等对 PE 诊断具有重要价值，但缺乏特异性。

（四）心电图

大多为非特异性改变。较常见的有 $V_1 \sim V_4$ 的 T 波改变和 ST 段异常；部分病例可出现 $S_1Q_{\text{III}}T_{\text{III}}$ 征（即 I 导 S 波加深，III 导出现 Q/q 波及 T 波倒置）；以及完全或不完全右束支传导阻滞肺型 P 波、电轴右偏和顺钟向转位等。多在发病后即刻开始出现，其后随病程的演变呈动态变化。

（五）超声心动图

严重病例可发现右室壁局部运动幅度降低、右心室和（或）右心房扩大、室间隔左移和运动异常、近端肺动脉扩张、三尖瓣反流速度增快、下腔静脉扩张，吸气时不萎陷。提示肺动脉高压、右室高负荷和肺源性心脏病，但尚不能作为 PE 的确诊依据。若在右房或右室发现血栓或肺动脉近端血栓，同时患者临床表现符合 PE，可做出诊断。

（六）深静脉超声

深静脉血栓的确诊对于肺栓塞的诊断有重要意义，90%肺栓塞合并深静脉血栓形成。肺栓塞的患者应该常规进行该项检查。目前应用比较多的是彩色多普勒加压检查。

（七）磁共振成像

深静脉超声临床上阳性率不高，但是通过 MRI 可以提高阳性率，利用其血液的流空效应，无须造影剂。

（八）确诊检查

CT 肺动脉造影（CTPA）：是目前的一线确诊方法。能发现段以上肺动脉内栓子，甚至发现深静脉栓子，是 PE 的确诊手段之一。其直接征象为肺动脉内低密度充盈缺损，部分或完全包围在不透光的血流之间（轨道征），或呈完全充盈缺损，远端血管不显影；间接征象包括肺野楔形密度增高影，条带状的高密度区或盘状肺不张，中心肺动脉扩张及远端血管分支减少或消失等。但对亚段 PE 的诊断价值有限。

放射性核素肺通气/灌注扫描：典型肺动脉栓塞的表现为肺灌注显像多发的肺段性放射性分布减低或缺损，而同期的肺通气显像和胸部 X 线检查正常，表现为不匹配。随栓子大小不同，放射性分布减低或缺损区可为亚肺段性、叶性或全肺。肺灌注显像可观察到直径 1mm 以上的栓塞血管。诊断的准确性达 95% ~ 100%，是诊断该病和观察疗效，选择终止用药合适时间的重要方法。但其他肺实质病变也可导致局限性放射性分布减低或缺损，使其特异性降低。

（1）磁共振成像（MRI）：对段以上肺动脉内栓子诊断的敏感性和特异性均较高。适用于碘造影剂过敏的患者。且具有潜在的识别新旧血栓的能力，有可能为确定溶栓方案提供依据。

（2）肺动脉造影：为 PE 诊断的经典方法，敏感性和特异性分别为 98% 和 95% ~ 98%。PE 的直接征象为肺血管内造影剂充盈缺损，伴或不伴轨道征的血流阻断。间接征象有肺动脉造影剂流动缓慢，局部低灌注，静脉回流延迟等。但为有创性检查，可发生严重并发症甚至致命，应严格掌握其适应证。

九、治疗

主要是药物治疗，可分为抗凝、溶栓、降低肺动脉压力以及病因治疗等。对一过性可逆性因素继发的肺栓塞患者，建议抗凝疗程为 3 个月左右。不明原因的肺栓塞患者在抗凝 3 ~ 6 个月后，可评估抗凝利弊，如无出血风险，可考虑长期抗凝。反对常规为肺栓塞患者放置深静脉滤器，除非有抗凝禁忌证。研究发现滤器并不能改善致死性肺栓塞的发生率，反而会加重深静脉血栓形成。

（一）抗凝治疗

抗凝治疗是肺栓塞的标准治疗，能够改善非大面积急性肺栓塞患者的症状，降低复发率，预防血栓形成，并使血栓逐步吸收。急性期形成的血栓 3 个月左右 90% 的患者基本可以吸收。目前已经成为急性肺栓塞的标准治疗方法。目前指南推荐的临床上最常使用的抗凝药物主要有低分子肝素、华法林及 X 因子拮抗药，普通肝素由于其使用时必须定时监测 APTT，出血风险较大，临床上应用较少。

不需溶栓的肺栓塞患者和溶栓后的肺栓塞患者，以及拟诊肺栓塞的患者，无抗凝禁忌者可立即开始抗凝治疗。应用肝素、低分子肝素前应测定基础 APTT、PT 及血常规，注意是否存在抗凝的禁忌证，如活动性出血、凝血功能障碍、血小板减少、未予控制的严重高血压等。大部分禁忌证属相对禁忌证。

1. 低分子肝素　低分子肝素是短链的普通肝素，对于 II a 因子无作用，抑制 Xa 因子活性，皮下注射吸收良好，生物利用度超过 90%，半衰期长，出血风险低，无须常规检测凝血指标，使用方便安全，将逐步取代普通肝素。但在大面积肺栓塞和严重肾功能不全者，推荐使用普通肝素，不适用低分子肝素。合并恶性肿瘤的患者，建议首选低分子肝素治疗 3 ~ 6 个月，因为与华法林相比复发率降低 50%，且低分子肝素可能还抑制肿瘤细胞的增殖。其剂量应该根据体重来计算。低分肝素皮下注射至少 5 天，在 INR 连续 2 天达标后可以停用。

2. 普通肝素　肝素的推荐用法：予 2 000 ~ 5 000IU 或按 80IU/kg 静脉注射，继之以 18IU/（kg·h）持续静脉滴注。在开始治疗后的最初 24 小时内每 4 ~ 6 小时测定 1 次 APTT，根据 APTT 调整剂量，尽快使 APTT 维于正常值的 1.5 ~ 2.5 倍。达稳态治疗浓度后，改为每天测定 APTT 1 次，使用肝素抗凝务求达有效水平，若抗凝不充分将严重影响疗效并可导致复发率显著增高。肝素亦可用皮下注射的方式给药。一般先予静脉注射负荷量 2 000 ~ 5 000IU，然后按 250IU/kg 剂量每 12 小时皮下注射 1 次。调节注射剂量使注射后 6 ~ 8 小时的 APTT 达到治疗水平。

3. 维生素 K 拮抗药——华法林　华法林是应用最为广泛的维生素 K 拮抗药，其通过抑制肝脏环氧化酶，使无活性氧化型维生素 K 不能成为有活性的还原型维生素 K，从而干扰维生素 K 依赖性凝血因子 II、VII、IX、X 的羧化，使这些因子停留于无活性的前体阶段而达到抗凝目的。由于华法林等对已经活化的凝血因子无效，且起效缓慢，因此不适用于肺栓塞的急性期抗凝，需要和肝素类药物重叠使用，在 INR 达标后才可单独使用，是长期抗凝的唯一药物。华法林首剂 3 ~ 5mg 口服，维持量根据 INR 值调整，治疗目标 INR 维持 2 ~ 3 之间。注意检测 INR 的变化，因为易受多种药物的影响。

抗凝药物的主要并发症就是各种部位的出血和肝素诱导的血小板减少症。其他如皮肤坏死、过敏反应、骨质疏松为少见的并发症。肝素引起的出血可用鱼精蛋白解救，华法林引起的可用维生素 K。

（二）溶栓治疗

溶栓治疗主要适用于急性大面积肺栓塞，即出现因栓塞所致休克或低血压的病例。对于次大面积肺栓塞溶栓存在争论。溶栓治疗可迅速溶解部分或全部血栓，恢复肺组织再灌注，减小肺动脉阻力，降低肺动脉压，改善右室功能，减少严重肺栓塞患者的病死率和复发率。溶栓的时间窗一般定为 14 天以内，但鉴于可能存在血栓的动态形成过程，对溶栓的时间窗不作严格规定。溶栓应尽可能在确诊的前提下慎重进行。对有溶栓指征的病例宜尽早开始溶栓。通过外周静脉溶栓即可，不推荐进行介入局部溶栓。目前认为两小时方案出血发生率最低，同样具有疗效：尿激酶 2 万 U/kg，或者 r - tPA 50mg（国人 50mg 与 100mg 相比，疗效相当，出血风险小）。

（邓　飞）

第三节　肺动静脉瘘

肺血管之间的异常交通可表现为动脉到静脉（如甲状腺转移癌），动脉到动脉（如慢性局部缺血或感染引起的支气管动脉到肺动脉的分流）或静脉到静脉（如晚期肺气肿合并的支气管静脉到肺静脉的分流）的异常交通。肺动静脉瘘是肺动脉与肺静脉之间的直接交通，也可为先天性或后天性获得性疾病，两者临床表现和治疗原则类似。

先天性肺动静脉瘘为常染色体显性遗传，是胚胎时期肺循环内形成的一支或多支肺动脉与肺静脉的异常交通。其中 40% ~65% 的患者还伴有其他部位的动静脉异常交通，如皮肤、黏膜和其他器官的遗传性出血性毛细血管扩张症，称为 Rendu - Osler - Weber 病。

肺动静脉瘘常呈囊状扩张。主要包括两种成分，分别为内皮细胞连接的血管腔和起支持作用结缔组织基质，也可有少量平滑肌。由于血管内压力较低，周围基质也不多，囊壁较薄，类似静脉壁。囊腔内可有血栓形成或细菌性动脉内膜炎，但不影响周围肺组织，不引起肺不张、支气管扩张或肺炎。其中 1/3 为多发性，常位于肺下叶近胸膜脏层，少数发生在肺实质深处。

一、临床表现

临床表现与肺动静脉瘘的大小、数量，部位以及对气体交换的影响和有无并发症有关。大多数小的无并发症的肺动静脉瘘患者无症状，直到常规或因其他疾病做胸部影像学检查时才被发现，或者因外力、感染等原因引起肺动静脉瘘破裂时才表现出临床症状。约一半的患者主诉呼吸困难，劳累后明显，其原因可能与大量来自肺动脉的混合静脉血直接进入了肺静脉，引起动脉血压氧分压大幅度降低，刺激呼吸中枢末梢化学感受器所致。其他常见症状是囊腔破裂出血引起的系列表现，可发生在既往无症状的患者中，依囊腔破裂部位和出血程度而异。囊腔破向支气管时表现为咯血，破向胸膜腔时则引起血胸。大量咯血或血胸可因血容量大量丢失或影响呼吸功能而引起休克、严重呼吸困难，甚至死亡。半数患者表现为鼻衄，常合并遗传性出血性毛细血管扩张。这些患者还可伴上消化道出血、中风、脑脓肿或癫痫发作等。30% 的患者可表现有神经症状，如偏头痛、耳鸣、头晕、复视和感觉异常，甚至偏瘫。怀孕往往也会加重肺动静脉瘘的并发症，导致流产甚至孕妇死亡。

体检发现主要为肺动静脉瘘本身的体征和并发症。1/3 的患者有黏膜皮下毛细血管扩张，表现为面部、前胸、大腿淡红色圆形散在或集聚的蜘蛛痣性血管扩张。呼吸困难的患者常有发绀和杵状指（趾）。肺动静脉瘘本身特有的体征是随呼吸变化的心脏杂音，表现为吸气时杂音增强，呼气时减弱。这是因为流经肺动静脉瘘的肺血流吸气时增加，呼气时减少所致。该体征在关闭声门用力吸气时（Muller 法）明显增强，用力呼气时（Valsalva 法）明显减弱甚至消失。但是偶尔可出现非典型杂音，表现为呼气增强或在心脏舒张期听到。

二、辅助检查

典型的肺动静脉瘘影像学常表现为圆或椭圆形、密度均匀一致、周边光滑的单个或葡萄状阴影，少于 5% 的肺动静脉瘘可有钙化点。但是胸部平片不易发现较小的肺动静脉瘘（仅66% 的患者有异常表现，这取决于瘘囊的大小及分布部位），64 排螺旋 CT 血管成像技术或

MRI 扫描有助于发现瘘囊与肺门血管的关系，可见到流入和流出血管与肺门血管相连。X 线透视可证明瘘囊的波动性质，特别在做 Muller 法和 Valsalva 法检查时，瘘囊的波动会更加明显。对诊断困难者可进行肺血管造影，并据其判断瘘囊的数量和大小。反复和大量咯血的患者有红细胞减少、无咯血且有分流明显增加的患者有低氧血症，且不随吸入纯氧而相应升高。

三、诊断与鉴别诊断

根据患者气急，杵状指（趾），红细胞增多，难以纠正的低氧血症，局部胸壁听到连续性杂音，而且随 Muller 法和 Valsalva 法明显改变时，应高度怀疑本病并做影像学检查。但部分支气管扩张、结核、肉芽肿疾病、孤立性肺结节或转移性肺癌可有与本病相似的影像学表现。杂音近心脏时，还应与先天性心脏病和心脏瓣膜病鉴别。红细胞明显增多时，应与红细胞增多症鉴别，但肺动静脉瘘白细胞和血小板计数正常，无脾肿大。鉴别困难时，应进行肺动脉造影以明确诊断。怀疑肺动静脉瘘的患者应避免予以肺活检术，防止操作过程中发生大出血。

四、治疗

手术是治疗重度肺动静脉瘘的最有效疗法。有明显发绀、红细胞增多、咯血或病变迅速增大时应考虑手术。为了尽可能多地保留正常肺组织，可根据病变范围，采取与病灶有一定距离的楔形、肺段或肺叶切除手术。然而，多达 1/3 的患者有多处病灶，术后可能复发。为提高手术根治率，术前应常规肺动脉造影，全面了解肺动静脉瘘的数量和波及范围，以便手术时彻底切除。如果手术成功，肺动静脉瘘的本身症状即全部消失，治愈率达 95% ~ 100%。

目前，栓塞疗法由于作简便，成功率高，并发症少等特点，已经在某种程度上取代了手术疗法，成为非重度肺动静脉瘘的一线治疗方案。栓塞法的大致原理是通过堵塞肺动静脉瘘的入囊动脉，并堵塞周围可能供给瘘囊血流的旁支动脉，达到闭塞的效果。

（邓　飞）

第八章 弥漫性肺疾病

第一节 概述

弥漫性肺疾病又称弥漫性间质性肺病（diffuse interstitial lung disease，DILD，ILD），或弥漫性实质性肺病（diffuse parenchymal lung disease，DPLD），它是一组疾病的总称，不仅累及肺间质，也累及肺实质。肺间质包括肺泡上皮细胞和血管内皮细胞之间的区域，是其主要受累区。此外，还经常累及肺泡、外周气道、血管以及组成它们的上皮细胞和内皮细胞。病理表现为肺泡壁（间隔）炎性细胞浸润、纤维化改变。ILD 包含很多特定疾病，但具有相似的临床、影像学及病理特征。主要临床表现为气急、低氧血症、限制性通气功能障碍，胸片显示两肺网状、结节状或磨玻璃状阴影。

一、分类

早期 ILD 分类方式众多，按病因可分为已知病因和未知病因两类；按病程进展可分为急性和慢性；按病变部位可分为肺泡炎、细支气管炎、血管炎等；按病理改变分为炎症、纤维化和肉芽肿等。2002 年 ATS 和 ERS 发布的临床多学科共识中建议将 ILD 按照已知病因（如：胶原血管疾病相关、药物相关、环境相关等）和未知病因分类。在未知病因中又划分为 3 大类，包括特发性间质性肺炎（idiopathic interstitial pneumonia，IIP），肉芽肿性肺病（如结节病）和其他间质性肺病（如：肺淋巴管平滑肌瘤、肺朗格汉斯细胞组织细胞增生症等）。其中，IIP 又根据病理分为若干类型。分类几经变动，不断修改，一直未达成共识，各国命名也不同。2002 年 ATS 和 ERS 就 IIP 的分类达成共识，将特发性肺纤维化（IPF）限定为组织病理学上的普通间质性肺炎（UIP），继续保留脱屑性间质性肺炎（DIP）、急性间质性肺炎（AIP）、非特异性间质性肺炎（NSIP）、淋巴细胞间质性肺炎（LIP）和隐源性机化性肺炎（COP），增加呼吸性细支气管炎相关间质性肺病一型（RB – ILD）。

二、临床表现

根据干咳气急症状，结合影像学和肺功能的特征可做出诊断。然后通过临床表现、支气管肺泡灌洗液和血液检查，以及肺组织活检明确分类，并尽可能做出病因诊断。然而5% ~ 10% 有症状的患者发病时胸部影像正常。也有部分呼吸困难的患者即使胸部影像异常，但常规肺功能检查、正常（气流、容量和弥散）。对有 ILD 高风险的患者（如结缔组织疾病、石棉暴露、过敏性肺炎和服用可能损伤肺组织的药物等），无论是否伴有影像学或肺功能异常，高分辨率计算机体层摄影（high – resolution computed tomography，HRCT）和 BAL 有助于提高诊断的灵敏度。

（一）既往史

对既往有结缔组织疾病的患者，ILD 较易诊断。也有部分患者先具有肺部病变，数月或数年后才显现出典型的结缔组织的病损特征。

（二）职业史

职业接触非常重要。从职业暴露到临床功能损伤可能有一个长潜伏期。暴露也可能是短期和高强度的。过敏性肺炎可表现为复发性急性或亚急性炎症，或者缓慢进展的呼吸困难。目前发现很多能引起肉芽肿性肺炎的职业和环境抗原。

（三）服药史

需仔细询问服药史。偶尔，肺部疾病可发生在停药数周或数年之后。

（四）吸烟史

吸烟史也非常重要。超过 90% 的肺朗格汉斯细胞组织细胞增多症患者在确诊时均吸烟。吸烟也是呼吸性细支气管炎的重要诱因。肺出血肾综合征（Goodpasture 综合征）患者若吸烟，100% 伴有弥漫性肺泡出血。吸烟增加石棉暴露者肺纤维化的可能。过敏性肺炎和结节病正相反，多数发生在非吸烟者。

（五）家族史

在一些 IPF、结节病，结节性硬化和神经纤维瘤的病例中发现了家族相关性，这些疾病多为常染色体隐性遗传。

（六）性别

一些 ILD 有性别差异。淋巴管平滑肌增生症仅见于女性。另外，许多结缔组织疾病也常见于女性。职业相关性疾病多见于男性。

（七）症状

进行性呼吸困难和咳嗽为最常见的症状，当疾病影响小气道时咳嗽为突出表现。这类疾病包括结节病、呼吸性细支气管炎、机化性肺炎、肺朗格汉斯细胞组织细胞增生症、过敏性肺炎。喘息可发生于慢性嗜酸性粒细胞性肺炎、呼吸性细支气管炎、过敏性肺炎等疾病。胸骨后胸痛可为结节病常见症状。胸膜性胸痛常伴发于结缔组织疾病和药物相关性 ILD。由气胸引起的突发性胸痛可能是肺淋巴管平滑肌瘤病、结节性硬化和神经纤维瘤。咯血是弥漫性肺泡出血、肺淋巴管平滑肌瘤病、肺静脉闭塞症的典型症状。然而有些肺泡出血并不表现为咯血。已患有 ILD 的患者一旦出现咯血需警惕恶变的可能。

（八）疾病进程

ILD 患者症状通常持续存在数月或数年，进展速度各不相同。有些间质性疾病是急性的（数天或数周）。这容易与非典型性肺炎相混淆，因为它也可有急性弥漫性浸润影，也可有发热。这类疾病有急性间质性肺炎、急性嗜酸性细胞肺炎、药物相关性 ILD、机化性肺炎、弥漫性肺泡出血综合征、伴发于结缔组织疾病的急性免疫性肺炎。

（九）体格检查

常见体征为双肺基底部吸气相爆裂音。肉芽肿性疾病爆裂音不常见。爆裂音也出现在胸部影像阴性而有症状的患者。杵状指通常提示晚期纤维化性疾病，是特发性或家族性肺纤维化患者的常见体征。在已诊断ILD的患者中出现杵状指要警惕潜在的支气管肺癌。由于进展性纤维化引起低氧血症,患者逐渐出现肺动脉高压和肺心病体征。

体格检查时肺外体征的发现对于诊断有助,因为结节病、血管炎、胶原系统疾病等可能在眼、皮肤、关节、神经或肌肉出现相应的体征。

三、辅助检查

(一) 实验室检查

血液常规和生化检查对于DPLD的诊断、分度以及活动性判断并无重要意义。但为了明确病因和鉴别诊断应当做相应检查。如肺嗜酸性细胞浸润症可发现周围血嗜酸性粒细胞增多。肺出血 - 肾炎综合征可发现血清尿素氮和肌酐增高,结节病患者血清血管紧张素转换酶增高,胶原系统疾病可出现抗核抗体、类风湿因子等自身免疫抗体阳性,韦格纳肉芽肿患者血清中性粒细胞胞质抗体阳性,外源性变应性肺泡炎可发现血清中相应抗体阳性,肺出血 - 肾炎综合征可发现血清中抗基底膜抗体阳性等。

(二) 胸部影像学检查

1. HRCT 普通CT层厚为8~10mm仅能协助诊断部分平片阴性的ILD。HRCT扫描层厚为1~2mm,分辨率高,可用于发现早期肺泡充盈与间质改变。若疑诊为ILD,而常规影像学阴性,可进行仰卧位与俯卧位HRCT。因为背部肺区血管充血,看起来像间隔增宽,若俯卧位仍存在这种影像改变,则提示该疾病。

典型的影像改变为线条影、网格影,结节影、囊状影、磨玻璃影。线条或网格影多见于双肺底(如IPF、结缔组织病、石棉沉着病、细胞毒性药诱发的肺炎)。蜂窝肺是指网格影和囊状影,多见于下肺或肺的外周,提示不断进展的纤维化改变。结节影提示不同的肉芽肿性肺病,粟粒结节出现于感染性或非感染性肉芽肿病如结节病、硅沉着病、过敏性肺炎等。磨玻璃影为肺密度增高区,但尚未掩盖肺血管轮廓和支气管壁。它可为肺泡部分充填,也可为间质炎性浸润或纤维化。出现磨玻璃影的ILD有:NSIP、RB - ILD、DIP、药物诱导性肺炎、肺泡蛋白沉着症、急性间质性肺炎等。

胸腔积液可见于类风湿关节炎、系统性红斑狼疮、石棉沉着病、结节病和韦格纳肉芽肿。肺门淋巴结肿大见于结节病、硅沉着病、结核病和淋巴瘤。

2. 其他影像学检查 胸部X线在诊断ILD方面不如HRCT敏感,但它简便易行,价格低廉。^{67}镓(^{67}Ga)扫描常用于显示ILD的肺泡炎。通气和血流扫描显示通气和血流分布不均以及通气/血流比例失调。

(三) 肺功能检查

早期病变肺功能可正常,随着病情进展,肺功能可出现典型的限制性通气障碍。表现为肺活量和肺总量降低,呼吸浅速,即潮气量减少而呼吸频率增快。第1秒用力呼气量也减低,但其与用力肺活量之比值增高或正常。弥散功能减低,肺顺应性也减少。动脉血气分析示低氧血症,但P_ACO_2大多降低。肺泡 - 动脉血氧分压差增大。运动试验显示最大运动负荷和最大氧耗量减低,各个运动负荷下每分钟通气量、心率、每分钟通气量/氧耗量高于正常人,每搏氧耗量(氧耗量/心率)降低。运动试验可发现静息状态下不能检出的弥散功能障碍,较静息弥散功能检查更为敏感。

病变累及气道，如肺淋巴管平滑肌瘤和晚期结节病可显示混合性通气功能障碍或阻塞性通气功能障碍，吸烟者患 ILD 也可不出现限制性通气障碍而显示混合性通气障碍。

（四）BAL

对 ILD 诊断、鉴别诊断以及观察疗效都有一定意义。BAL 细胞分类的特征性改变对于 ILD 分型有一定意义（表 8 - 1）。也可发现感染性肺病的病原体、癌细胞、含铁血黄素细胞等。对于职业性肺病来说，BAL 可发现一些引起肺病变的无机粉尘。BAL 吸出乳状液体，光镜检查发现嗜伊红颗粒，可诊断肺泡蛋白沉着症。

表 8 - 1　BAL 中不同细胞增多时常见的疾病

中性粒细胞	特发性肺纤维化
	脱屑性间质性肺炎
	胶原 - 血管疾病
	石棉沉着病
淋巴细胞	急性间质性肺炎
	结节病
	外源性过敏性肺泡炎
	硅沉着病
	淋巴细胞性间质性肺炎
嗜酸性粒细胞	嗜酸性粒细胞性肺炎
	Churg - Strauss 综合征
	嗜酸细胞增多综合征
混合性	闭塞性细支气管炎合并机化性肺炎
	胶原 - 血管疾病
	非特异性间质性肺炎
异常巨噬细胞	外源性过敏性肺泡炎
	肺泡蛋白沉着症
	呼吸性细支气管炎相关间质性肺病
	肺泡出血

（五）肺活检

对于 ILD，取得病理学诊断十分重要。开胸肺活检确诊率为 92%，死亡率低于 1%，但由于创伤较大等原因不易广泛开展。胸腔镜活检与开胸肺活检相似，并发症大大减少。纤支镜肺活检操作简便，安全性高，但由于标本量太少，常常不能明确诊断。因此是否进行肺活检以及选择何种方法肺活检应根据患者病情和全身情况斟酌进行。

随着影像学和其他实验室技术的进步，可通过详细询问病史、体检以及相关检查使一些间质性肺病得到诊断，从而避免了肺活检。

（朱同刚）

第二节 特发性肺纤维化

特发性肺（间质）纤维化（idiopathic pulmonary fibrosis，IPF）是一种原因不明的、进行性的、局限于肺部的以纤维化伴蜂窝状改变为特征的疾病，是特发性间质性肺炎（idiopathic interstitial pneumonia，IIP）中的常见类型（占 60% ~70%），病理呈现普通间质性肺炎（UIP）的组织学征象，肺功能测试显示限制性通气损害和（或）换气障碍，HRCT 扫描可见周围性分布、以两肺底更显著的粗大网织样改变伴蜂窝肺形成。近 20 年来其发病率增加，治疗乏策，生存期中位数 2.9 年，5 年生存率 20% ~40%。本病目前已有一定进展，新的治疗药物或治疗方案也在积极探索中。

一、流行病学

美国 IPF 登记患病率男性为 20.2/10 万，女性为 13.2/10 万，年发病率在男性为 10.7/10 万，女性为 7.4/10 万。而在新墨西哥州 Bemadillo 县 50 万人群中进行的流行病学调查显示 IPF 占全部间质性肺疾病的 39%，患病率为 30.3/10 万，年发病率为 27.5/10 万；男女患病率相近。该病随着年龄增加，患病率和年发病率显著上升，如在 >75 岁老年人中两者分别升至 250/10 万和 160/10 万。相反，Scott 等报道英格兰和威尔士 IPF 患病率仅 6/10 万，此种差别可能是由于诊断标准不一和特异性指标不足的缘故，不一定说明本病存在地理分布的差异。

二、病因

IPF 病因尚不明确。一种被广泛接受的假说认为易感人群受到了某些未知因素的刺激启动了纤维化过程的瀑布链。吸烟是 IPF 最重要的相关因素，吸烟者发生 IPF 的相对危险度（OR）为不吸烟者的 1.6 ~9.4 倍。家族性 IPF 中也见到类似的相关性。一些职业和环境暴露（如木屑和金属粉尘等）与 IPF 相关。职业相关分析发现死于纤维化性肺疾病危险性最高的三个行业为木材业、金属矿、金属产品制造。一些 IPF 患者发现 EB 病毒阳性，推测慢性病毒感染可能在 IPF 发病中有一席之地，但该病毒也可见于其他纤维性肺病。IPF 患者合并胃食管反流（gastroesophageal reflux，GER）概率较高，怀疑慢性误吸在 IPF 发病中可能起作用，但 GER 在正常人群中也常见，也可见于其他晚期肺疾病包括囊性纤维化、慢阻肺、硬皮病相关的肺纤维化等。

三、发病机制

IPF 的发病机制不完全清楚。目前研究进展认为 IPF 慢性纤维化和少量炎性浸润是肺实质损伤异常修复所致。正常情况下，肺实质的微损伤会由肺泡上皮细胞再生而修复，但在 IPF 患者肺泡上皮细胞再生能力障碍，而基质细胞大量增生。已有证据表明 IPF 中肺泡上皮细胞凋亡速度加快，而基质细胞尤其是肌成纤维细胞具有抗凋亡活性。一旦多种微损伤，激活的肺泡上皮细胞促发了致纤维化微环境。肺泡上皮分泌生长因子，使成纤维细胞迁移，并增殖分化为肌成纤维细胞。肌成纤维细胞产生基质金属蛋白酶 2，9（matrix - metalloproteinases 2，9），降解基底膜，使成纤维细胞一肌成纤维细胞迁移到肺泡区，分泌大量胶原。间质胶原酶及金属蛋白酶组织抑制剂的失衡使细胞外基质持续沉积。

端粒在细胞老化和凋亡中有重要的作用，维持干细胞中端粒的长度对组织再生修复至关重要。近期研究表明编码端粒酶基因突变参与了家族性肺纤维化。散发性 IPF 患者其肺泡上皮细胞、淋巴细胞的端粒短于同年龄对照人群。其中，10%~25% 的患者端粒仅为相应年龄人群的 1%。IPF 患者肺泡上皮细胞、循环中白细胞端粒缩短，提示该类细胞也参与了肺纤维化的病理发生。

肺组织的修复/重构依赖可溶性生长因子和细胞外基质（extracellular matrix，ECM）介导细胞间的信号传递。TGF - β 是肺纤维化最重要的调节子，它可被蛋白酶、活性氧、整合素等激活。TGF - β 也是 ECM 和纤维连接蛋白的调节剂，在 ECM 蛋白、整合素、TGF - β 活化之间具有重要的相互对话。整合素的 EDA（extra typeⅢ domain A）结构域缺失可导致无法活化 TGF - β，从而避免博来霉素诱导的肺损伤。花生四烯酸代谢产物在 IPF 的纤维增生机制中亦可能起重要作用。LTB_4 和 LTC_4 增加，刺激成纤维细胞增殖、趋化和胶原合成；相反，对成纤维细胞具有抑制作用的前列腺素 E_2（PGE_2）在 IPF 患者减少，这将进一步放大 LTB_4 和 LTC_4 对成纤维细胞的促增殖作用。

四、病理

IPF 肺的大体观见胸膜下明显结节，类似肝硬化的外观。IPF 的病理改变呈现 UIP 的组织学征象。UIP 的特征在低倍镜下易于分辨，它主要为胸膜下分布，具有异质性，在广泛瘢痕化的肺实质和蜂窝肺中还有正常或接近正常的组织散在分布。纤维化区有成纤维细胞和肌成纤维细胞增殖。这些散在分布的成纤维细胞增殖称为成纤维细胞灶，是 UIP 典型的组织病理表现。成纤维细胞灶是梭形成纤维细胞和肌成纤维细胞聚集在一起的圆形区，外有黏液性基质，包被着增殖的肺泡细胞。轻度炎症可存在 UIP 中，尤其在蜂窝肺的周边。慢性炎症、带生发中心的淋巴细胞聚集或急性炎症可以存在，这表明炎症难以从瘢痕化的区域被清除。若有大量炎细胞聚集，需重新考虑组织病理学诊断。

晚期 IPF 发生支气管肺癌（所有的组织类型）概率增高。推测癌症可能来源于细支气管上皮组织转换的过程，但病理机制尚不明确。必须强调指出，UIP 虽然是 IPF 的病理特征，但两者不是同义词，因为风湿病累及肺组织、石棉沉着病和药物性肺疾病的后期病理表现也可是 UIP。

五、临床表现

主要症状：①呼吸困难：劳力性呼吸困难并进行性加重，呼吸浅速，可有鼻翼扇动和辅助肌参与呼吸，大多没有端坐呼吸、喘息。②咳嗽、咳痰：早期无咳嗽，以后有令人烦恼的干咳或咳少量黏液痰。继发感染时出现黏液脓性痰或脓痰。偶见血痰。③全身症状：消瘦、乏力、食欲不振、关节酸痛等，一般较少见。

常见体征：①呼吸困难和发绀；②胸廓扩张和膈肌活动度降低；③两肺中下部 Velcro 啰音，有一定特征性；④杵状指（趾）；⑤终末期呼吸衰竭和右心衰体征。

AE - IPF（acute exacerbation of IPF）指慢性病程中有时出现急性加重，可以发生于病程各个阶段，原因不清楚。症状有发热、咳嗽加剧等，颇似流感样表现，但不能肯定任何微生物学病因，无肺栓塞、心力衰竭、气胸等引起肺功能下降的外因。HRCT 可见新发的弥漫性磨玻璃样斑片状影或大片实变，肺功能和氧合能力明显降低。AE - IPF 的病死率为 20% ~86%。

六、辅助检查

（一）血液检查

晚期患者因缺氧导致血液红细胞和血细胞比容增加。血沉增高见于 60% ~94% 的 IPF 患者，循环抗核抗体（ANA）和类风湿因子（RF）阳性可见于 10% ~20% 的患者，滴度通常较低，倘若出现高滴度（>1 : 160），则应考虑结缔组织病的可能。这些指标与疾病程度和活动性无相关性，亦不能预估治疗反应。细胞因子或炎症介质等检测尚不能确定其临床价值。

（二）高分辨率 CT

IPF 在 HRCT 上的改变包括：好发于周围肺野（胸膜下）和肺底区网织状阴影；蜂窝状改变；不均匀的斑片状阴影；粗网状不透光影（叶间和叶内间隔线）；没有或很少毛玻璃样阴影；牵拉性支气管或细支气管扩张；晚期呈现扭曲变形、肺容量缩小和肺动脉高压。在吸烟者尚可见肺气肿区域。IPF 一般不累及胸膜。CT 的典型表现对于 IPF 诊断有相当高的敏感性和特异性。据研究，只要 CT 表现典型，有经验的放射科医师诊断 IPF 其特异性 >95%。但是 IPF 与 NSIP 的 CT 特征存在重叠，鉴别可能有困难。IPF 的典型表现见于进展性的后期病例。IPF 早期 CT 改变可以是不典型的或不确定的。组织学确诊 IPF（UIP）病例中仅 37% ~67% 显示 CT 典型改变。

（三）肺功能测定

IPF 的特征性肺功能改变是肺容量减少，呼气流率正常或升高，1 秒率增加，弥散量降低，肺泡—动脉氧分压差（$P_{A-a}O_2$）增宽，肺顺应性降低，静态呼气压力—容量曲线向下和向右，心肺运动试验异常。氧交换削弱（弥散量降低和 $P_{A-a}O_2$ 增宽）可以是 IPF 的早期异常，甚至可以先于肺容量和通气功能的异常。IPF 肺功能异常的特征是限制性通气损害伴肺总量减少，但如果合并肺气肿则肺容量可正常。在后一种情况氧合降低甚过弥散量降低，是其特点。肺功能测定是 IPF 诊断的基本检查之一，虽然它不能诊断某种特定的特发性肺间质疾病，也不能区别炎症的活动性与纤维化，但它是呼吸主观症状的客观估价，并且对于缩小鉴别诊断范围、病情和预后分级以及监测治疗反应具有重要价值。

（四）纤支镜检查

1. 支气管肺泡灌洗 IPF 有 67% ~90% 的患者 BAL 液呈现中性粒细胞（PMN）增高，有一定诊断参考价值，但需除外外源性过敏性肺泡炎、韦格纳肉芽肿、石棉沉着病、急性呼吸窘迫综合征（ARDS）和肺部细菌性感染等。BAL - PMN 性疾病，临床上一般不难诊断。不足 15% 的 IPF 患者 BAL 显示淋巴细胞增高，预示其对激素治疗较佳。少数患者 BAL 液嗜酸性粒细胞增加，常伴随更加严重的临床症状和肺功能损害。

2. 经支气管肺活检 取材受限，不足以诊断 IPF。TBLB 对肺泡细胞癌、结节病和感染等有较高的诊断特异性，可用于 IPF 的鉴别诊断。

（五）外科肺活检

局限性剖胸肺活检诊断率高达 92%，并发症发生率为 2.5%，手术病死率为 0.3%。近年来发展的电视辅助胸腔镜肺活检效果相仿，而住院时间缩短。活检部位应当是肉眼异常区域的边缘，包括肉眼正常肺实质组织，避免采取影像学或术者用手触摸认为病变最严重的部位，活检数量应超过一个肺叶，包括胸膜下肺实质，要求标本最大直径 3~5cm。

（六）其他

1. 普通胸片　有助于评估病变的分布和发现其他对于鉴别诊断有用的异常所见（如胸膜异常、心脏增大等）。

2. ^{67}镓扫描　肺内 ^{67}镓摄取增加是各种间质性肺疾病肺泡炎的标志，但无特异性，不能预测激素治疗反应和预后，对于 IPF 分期亦无实用价值。

专家诊断的 IPF 经肺活检确诊符合率仅约 50%。但目前临床上 IPF 肺活检诊断者 < 15%。很多作者强调外科肺活检的极端重要性。老年人外科肺活检的耐受性可能降低，风险可能增加，治疗选择对病理诊断分类的要求或依赖程度可能有所减小，应当全面衡量和仔细斟酌。作者认为具备下列全部条款时可考虑外科肺活检：①非高龄老年人；②相对早期病变（尚无蜂窝肺形成），或需要与其他类型 IIP 鉴别时；③肺部病变具有激素治疗指征，而无激素治疗反指征（为糖尿病、高血压、骨质疏松等）；④心肺功能胜任手术。

七、诊断

2011 年 ATS/ERS/JRS/ALAT 发表联合声明，建议淘汰 2002 年 ATS/ERS 发布的诊断 IPF 的主要标准和次要标准。新的诊断标准更加简洁实用。

IPF 的诊断要求：①排除其他已知原因的间质性肺疾病（ILD）（例如，环境和职业暴露、结缔组织病、药物毒性）；②对没有接受外科肺活检的患者，HRCT 表现为典型 UIP，即可诊断；③对接受外科肺活检的患者，根据 HRCT 和外科肺活检的结果联合诊断。HRCT 诊断 IPF 主要依据病灶的分布和形态，UIP 主要分布在两肺胸膜下和基底部；以网格影改变为主，可见蜂窝肺及牵拉性支气管扩张。不同患者根据满足条件的不同，分为 UIP、可能 UIP、不符合 UIP。病理诊断 UIP 主要依据：典型的肺纤维化伴结构破坏；病灶呈斑片灶状分布；成纤维细胞灶。不同患者根据满足条件的不同，分为 UIP、疑似 UIP、可能 UIP、不符合 UIP。对具备 HRCT 及外科肺活检的患者可根据两者的联合指标来诊断。

八、鉴别诊断

IPF 病理学改变为 UIP，与其他 IIP 的鉴别见表 8-2。

表 8-2　IPF 与其他 IIP 疾病的鉴别

特征	IPF/UIP	NSIP	COP	DIP/RB-ILD	AIP/DAD	LIP
病理						
病变表现	多变	一致	一致	一致	一致	一致
间质炎症	很少	显著	很少	很少	很少	淋巴细胞性
胶原纤维化	有，斑片状	多变，弥漫性	无	多变，弥漫性	无	无
间质纤维化（成纤维细胞）	无	偶有，弥漫性	很少	无	有，弥漫性	有

特征	IPF/UIP	NSIP	COP	DIP/RB－ILD	AIP/DAD	LIP
机化性肺炎的病理表现	偶有，局灶性	偶有，局灶性	主要改变	无	偶有，局灶性	无
成纤维细胞灶	普遍，显著	有，局灶性	少	无	无	无
显微镜下蜂窝肺改变	有	罕见	无	无	无	无
肺泡内巨噬细胞聚集	偶有，局灶性	偶有，斑片状	有	有，弥漫性	无	少量
透明膜形成	无	无	无	无	有，局灶性	无
HRCT	网织状蜂窝肺形成，牵拉性细支气管扩张，结构紊乱，灶性毛玻璃样改变，周围性、胸膜下、肺底分布	大片毛玻璃状，不规则条索状，实变。肺下野、胸膜下、肺底、对称性分布	片状实变和（或）小结节	大片毛玻璃状，网织条索状，肺下野、周围性分布	实变和毛玻璃状不透光影，常不累及小叶，后期牵拉性细支气管扩张。弥漫性分布	小叶中心性小结节，斑片状至毛玻璃状阴影，间隔和支气管血管增生，薄壁囊肿。弥漫性分布
临床						
平均年龄（岁）	57	49	55	42	149	未记载
儿童患病	无	偶有	无	罕见	罕见	少见
起病/病程	隐匿，慢性	亚急性至慢性，隐匿	急性/亚急性	隐匿	急性	慢性
病死率（%）	68	11	13	27	62	不详
平均生存时间	5~6年	17个月	13年	12年	1~2个月	不详
激素治疗反应	差	好	好	好	差	有效
完全康复	无	有	有	有	无	取决于合并症

注：RB－ILD临床表现与DIP相同，杵状指相对少见，肺泡巨噬细胞主要聚集在细支气管周围气腔，边缘气腔不受累。

九、治疗

（一）治疗决策与评估

IPF目前尚无特异性治疗药物，2011年ATS/ERS/JRS/ALAT总结了自2002年ATS/ERS发布IPF诊治指南以来的临床研究数据，以循证为基础，分析了IPF系列治疗药物的效果，并以"采用"或"不采用"的方式推荐给临床医生参考。2011年ATS/ERS/JRS/ALAT声明中推荐IPF采取的措施仅有长期氧疗、肺移植。对各种药物治疗而言，需根据病情轻重、分期、患者的全身健康状况、药物可能的不良反应、患者的预期等来提供治疗建议。

1. 不建议采用的药物治疗（推荐强度：强） A. 皮质类固醇单药治疗；B. 秋水仙碱；C. 环孢素A；D. 皮质类固醇和免疫抑制剂联合治疗；E. 干扰素 γ－1b；F. 波生坦；G. 依

那西普。

2. 不建议采用的治疗措施（推荐强度：弱）　对大部分 IPF 而言不建议采用，但对少数人可能会是一个合理的选择：A. 乙酰半胱氨酸 + 硫唑嘌呤 + 泼尼松；B. 乙酰半胱氨酸单药治疗；C. 抗凝；D. 吡非尼酮。

3. 建议采用的措施（推荐强度：强）　长期氧疗。

4. 建议采用的措施（推荐强度：强）　适当的 IPF 患者建议行肺移植。

（二）药物治疗

1. N - 乙酰半胱氨酸（NAC）+ 硫唑嘌呤 + 泼尼松　NAC 是抗氧化剂谷胱甘肽的前体，近期一项为期 1.5 年的双盲、随机对照多中心临床研究中，600mg NAC，每天 3 次，联合泼尼松和硫唑嘌呤，与单纯泼尼松和硫唑嘌呤联合者比较，能减缓肺活量及 DLco 下降。但该研究并未发现生存获益。

2. N - 乙酰半胱氨酸（NAC）单药　18 例患者口服 NAC 治疗 12 周，肺功能指标改善包括肺活量，弥散和氧分压。另一研究中 30 例患者随机雾化乙酰半胱氨酸或安慰剂 12 个月，发现实验组 CT 显示毛玻璃范围缩小，KL - 6 水平降低，但 6 分钟步行距离未改善。由于纳入研究的病例数太少，有些研究缺乏对照，NAC 给药途径不统一，NAC 单药治疗在大多数 IPF 中不推荐使用，少部分患者在充分知晓该药的作用、不良反应、经济成本的基础上可以试用。

3. 抗凝治疗　日本的一项非盲法、随机对照 IPF 治疗研究中，皮质类固醇激素加抗凝（低分子量肝素及后续华法林门诊治疗）与单独使用糖皮质激素对照。抗凝组的生存获益是由于降低了疾病恶化或进展期的住院死亡率。该研究的局限性为非盲法，不同的出组率及并未排除肺栓塞是否为导致病情恶化的因素。

4. 吡非尼酮　吡非尼酮是一种新型抗纤维化、抗炎药，它能抑制动物模型中纤维化的进展，可减少泼尼松和免疫抑制剂的使用剂量，甚至停用。一项大型的多中心、随机双盲、安慰剂对照临床试验，比较吡非尼酮和安慰剂疗效在日本开展，吡非尼酮可稳定肺功能，降低 IPF 患者急性加重（安慰剂组 5/35 人急性加重，而吡非尼酮组 0/72 人加重）。

（三）IPF 急性加重及其治疗

IPF 病程中常发生急性加重（AE - IPF）确切发生率不清楚，各家报道从接近 10% 到 50% 以上，差异甚大。目前普遍接受的 AE - IPF 定义是 IPF 病程中病情迅速恶化，而非感染、肺栓塞或心力衰竭所致。Kim 等于 2006 年提出的 AE - IPF 最新诊断标准是：①1 个月内气急加重；②胸片或 HRCT 显示新的毛玻璃状阴影或实变；③用力肺活量绝对值下降 ≥ 10%，或 PaO_2 下降 ≥ 10mmHg，或氧饱和度下降 ≥ 5%；④呼吸道病原体培养阴性（阳性界定：痰或气管吸引物标本中重度生长，或微量 BAL 定量培养 ≥ 10^3 CFU/ml、PSB ≥ 10^3 CFU/ll，或 BAL ≥ 10^4 CFU/ml）；⑤无肺栓塞、充血性心力衰竭或肺炎引起病情恶化的证据。几乎所有研究中都采用了抗生素、激素冲击或联合其他免疫抑制剂，一项研究认为激素冲击后应用环孢素 A 治疗组较单用激素组生存期延长（分别 228 周和 66 周）。近半数患者需要机械通气，但未能改善预后。肺移植理论上是一种治疗，但仅有个别成功病例报道。

（四）肺移植

单肺移植治疗终末期 IPF 和其他 ILD 1 年存活率近 70%，5 年生存率 49%，移植肺无纤维化复发。但慢性排斥反应（闭塞性细支气管炎）发生率较高，使远期存活受到影响。肺移植的确切指征尚无肯定，一般认为预计寿命不超过 1 年或肺功能损害快速进展者优先考虑。

（朱同刚）

第三节 隐源性机化性肺炎

隐源性机化性肺炎（COP）最初由 Davison 在 1983 年报道了 8 例以肺泡内机化为特点的间质性肺疾病，命名为隐源性机化性肺炎。1985 年 Epler 和 Colby 总结了 50 多例具有相似病理改变的临床症候群，其病理特征为肺泡内、肺泡管、呼吸性细支气管及终末细支气管腔内有肉芽组织形成的间质性肺疾病，提出以闭塞性细支气管炎伴机化性肺炎（BOOP）命名，并认同为独立病种。2002 年 ATS/ERS 发表的特发性间质性肺炎分类中，将 COP 或特发性 BOOP 归为特发性间质性肺炎的一个临床类型，组织学类型为机化性肺炎（OP），由于病理上机化性肺炎可伴或不伴闭塞性细支气管内肉芽组织形成，而且使用 BOOP 易与闭塞性细支气管炎相混淆，故 2002 年 ATS/ERS 推荐使用 COP 取代特发性 BOOP。本病预后良好，对糖皮质激素反应佳。

一、发病机制与病理

COP 病灶呈斑片状分布，呼吸性细支气管及以下的小气道和肺泡腔内见疏松的胶原样的结缔组织增生，增生的结缔组织时相一致，其中可见单核细胞、巨噬细胞，及少量的肥大细胞、嗜酸性粒细胞、中性粒细胞；肺泡内见肺泡巨噬细胞，部分呈泡沫状；II 型肺泡上皮细胞增生。在周围的肺泡间隔存在以单核细胞、淋巴细胞浸润为主的炎症渗出，肺泡间隔增厚。肺泡内、肺泡管、呼吸性细支气管及终末细支气管腔内有息肉样肉芽组织形成构成机化性肺炎的形态特征，在部分普通间质性肺炎（UIP）亦可以见到，但在 UIP 表现为进行性不可逆的纤维化，而在 COP 则可以被糖皮质激素逆转，表明 COP 是一种独特的炎症性疾病，其炎症过程和表皮的愈合过程类似，但具体的发病机制并不清楚。

起始病因导致肺泡上皮细胞损伤是这一炎症过程的开始，上皮细胞坏死和基底膜暴露，内皮细胞部分受损，炎症细胞（淋巴细胞、中性粒细胞，部分嗜酸性粒细胞）浸润到肺间质，成纤维细胞活化，在肺泡腔内纤维蛋白把炎症细胞聚集在一起，成纤维细胞从间质移行到肺泡并增生，同时肺泡上皮细胞不断增生给基底膜提供再生的上皮以保持肺泡结构完整，成纤维细胞不断增生和胶原纤维一起组成同心圆状排列的纤维肉芽，在大部分肉芽中的炎症细胞几乎完全消失，典型的机化性肺炎改变形成。血管内皮生长因子和成纤维细胞生长因子在肉芽内广泛表达，肉芽肿组织内新生的血管丰富，表明机化性肺炎是一个愈合过程，可能是病灶能够逆转的原因。

二、临床表现

（一）症状和体征

COP 可在任何年龄段发病，大部分在 50 ~ 60 岁，男女发病比例基本相同。临床表现多样，大多数患者呈亚急性过程，表现为流感样症状，发热、咳嗽、轻中度气急，少数可发生严重呼吸困难。大多数患者还伴有周身不适、厌食及体重减轻。胸痛、咯血、夜间盗汗等症状较为少见。体检多有气促，发绀少见。2/3 的患者肺部听诊可闻及 Velcro 啰音，在肺实变区有较粗湿啰音，偶可闻及支气管呼吸音。大多数 COP 无典型肺外临床表现。

（二）辅助检查

1. 常规检查 常见白细胞计数轻中度升高，中性粒细胞比例增加，30% ~ 50% 的患者血沉明显加快，C 反应蛋白阳性，极少部分患者 ANA 和 RF 阳性。

2. 支气管肺泡灌洗 肺泡灌洗液的特征表现为细胞数增多，细胞分类中淋巴细胞、中性粒细胞、嗜酸性粒细胞比例增加，故称为"混合性增高"。淋巴细胞的比例高于 IPF 而巨噬细胞数减少，出现泡沫巨噬细胞，CD4/CD8 下降。

3. 肺功能 多为限制性改变，轻中度肺活量降低，弥散功能减退，通常有低氧血症甚至呼吸衰竭，但临床症状相对不明显。吸烟或有慢阻肺的患者可表现为混合性通气功能障碍。

4. 影像学检查 影像学常见 3 种表现：①双肺多发斑片状（肺泡）浸润影：典型影像表现为片状、非节段性、单侧或双侧密度增高影，CT 显示病灶密度从磨玻璃样到实变，常可见"支气管充气征"，病灶以肺周围分布多见，靠近胸膜面，与慢性嗜酸性粒细胞性肺炎类似，部分呈游走性，表现为原有部位病灶吸收但出现新的浸润影。此型是 COP 最常见、最有特征性的影像学表现，常误诊为细菌性肺炎。病灶偶见空洞，胸腔积液少见。②孤立局灶型：显示孤立局灶性致密阴影，上肺多见，可见空洞，支气管充气征常见。常无症状，体检发现，FDG 扫描阳性，易误诊为肿瘤而手术切除，CT 显示病灶靠近胸膜或支气管血管束，常有平整的边缘成梯形或卵圆形而不是圆形病灶，边缘有小的卫星灶有助于鉴别。③弥漫性双肺浸润型：表现为两肺弥漫性浸润性、小结节状或网织状改变。此型常和其他特发性间质性肺炎重叠出现，特别是 IPF 和 NSIP。

三、诊断与鉴别诊断

（一）诊断

临床和影像学表现对 COP 诊断有提示作用，但 COP 诊断的前提是病理上诊断为机化性肺炎，除外已知原因，才可以诊断 COP。

机化性肺炎的病理标志是有包含成纤维细胞的结缔组织形成的肉芽肿出现在肺泡腔，增生的成纤维细胞/肌成纤维细胞灶通过肺泡间孔从一个肺泡到邻近的肺泡形成蝴蝶样结构（butterfly pattern），肉芽肿可以阻塞细支气管，表现为增生性细支气管炎，没有肉芽的肺泡可以出现泡沫肺泡巨噬细胞。应该强调仅仅出现一些肉芽肿并不足以诊断机化性肺炎，许多疾病如过敏性肺炎、NSIP、UIP 都可以在局部出现肉芽肿，诊断机化性肺炎需要确认受累组织以肉芽肿为主要表现，而没有其他类型的病理异常，因此通常需要多一些的病理标本。

开胸活检和电视胸腔镜下活检无疑能够从多个部位取得足够的标本，受争议的是经支气管肺活检（transbronchial lung biopsy, TBLB）标本是否足以诊断 COP。目前认为在临床和影像学典型的病例，TBLB 标本可以诊断 COP，而在一些不典型的病例，特别是需要和其他间质性疾病鉴别时，建议在电视胸腔镜下取肺组织标本，以免误诊。

尽管 COP 是没有原因的机化性肺炎，但由于许多病因在初期并不显现，因此诊断 COP 需要慎重，需积极查找可以引起机化性肺炎的病因，特别是肿瘤和结缔组织病。

（二）鉴别诊断

1. 已知原因的机化性肺炎　也称继发性机化性肺炎（secondary organized pneumonia，SOP），感染和药物是引起 SOP 最常见的原因。细菌性感染如肺炎链球菌、肺炎支原体、肺炎衣原体、柯克斯体、星形诺卡菌，病毒感染如腺病毒、巨细胞病毒、流感和副流感病毒、HIV、肝炎病毒，真菌感染如隐球菌、青霉菌和肺孢子菌，寄生虫如间日疟原虫等都可以出现 SOP；最容易引起机化性肺炎的药物包括胺碘酮、博来霉素、卡马西平和干扰素，少见的药物包括醋丁洛尔、多柔比星、柳氮磺吡啶和 5 - 氨基水杨酸、呋喃妥因等，其他氮芥类抗肿瘤药物、头孢菌素等也有报道。

此外还应与乳腺癌放疗引起的机化性肺炎相鉴别，一般发生于放疗结束后 3 周，阴影可以在放射野外，这点与放射线肺炎不同，且糖皮质激素治疗十分有效。

2. 某些炎症相关的疾病　结缔组织疾病中的 SLE、类风湿关节炎、皮肌炎和多发性肌炎、干燥综合征不但在病理上可以具有机化性肺炎的表现，临床过程和影像学表现也可以和 COP 相似，其他如 ANCA 相关血管炎、炎症性肠病、胆汁性肝硬化、肺移植或骨髓移植后也有类似表现。

3. 影像学表现与 COP 相似的疾病　①多发性斑片状阴影：如细菌性肺炎、吸入性肺炎、阻塞性肺炎、肺栓塞、肺泡细胞癌、原发性肺淋巴瘤、慢性嗜酸性粒细胞性肺炎、肺泡蛋白沉积症、韦格纳肉芽肿等；②孤立性局灶性致密阴影：主要与球形肺炎和肺癌鉴别；③两肺弥漫性间质阴影：与弥漫性间质性肺疾病鉴别。

四、治疗

糖皮质激素治疗 COP，能迅速改善症状，清除肺部病灶，改善氧合，病灶吸收后一般不留瘢痕。但停药复发是经常碰到的问题，需要延长疗程，目前剂量和疗程并不统一。

一般推荐起始泼尼松每天 0.75 ~ 1.5mg/kg，维持 4 ~ 6 周后逐步减量，疗程维持 1 年。也有推荐起始 3 天甲基泼尼松龙 500 ~ 1 000mg/d 冲击，然后 20mg/d 泼尼松维持。笔者的个人经验认为起始的剂量并不需要太大，每天 0.50 ~ 0.75mg/kg 泼尼松是一个可行的方案，每 3 ~ 4 周减量，至 10mg/d 维持 6 ~ 12 个月。大部分患者都会出现复发，而且可以多次复发，首次复发往往在维持泼尼松治疗时，研究表明复发时泼尼松的剂量一般都低于 20mg/d，因此考虑 20mg/d 的剂量要维持足够的时间，可参考表 8 - 3 泼尼松的剂量和疗程。一般复发后应用糖皮质激素仍然有效，需要增加剂量到 20mg/d 以上，然后再逐渐减量，很少有患者需要加用硫唑嘌呤、环磷酰胺和环孢素，在应用糖皮质激素不良反应非常明显的患者，可以考虑应用上述药物以减少泼尼松的剂量。

表 8 - 3　COP 初始和复发时泼尼松的剂量和疗程

步骤	疗程	初始发作泼尼松的剂量	首次复发泼尼松的剂量
1	4 周	0.75mg/（kg·d）	20mg/d
2	4 周	0.5mg/（kg·d）	20mg/d
3	4 周	20mg/d	20mg/d

步骤	疗程	初始发作泼尼松的剂量	首次复发泼尼松的剂量
4	6周	10mg/d	10mg/d
5	6周	5mg/d	5mg/d

（朱同刚）

第四节　非特异性间质性肺炎

非特异性间质性肺炎（nonspecific interstitial pneumonia，NSIP）是特发性间质性肺炎（idiopathic interstitial pneumonia，IIP）中的一种组织亚型，由美国病理学家 Katzenstein 和 Fiorelli 于 1994 年首次提出，以定义那些组织学上缺少诊断任何其他一种间质性肺炎（UIP、DIP、BOOP、LIP、GIP、AIP/DAD）为特征的间质性肺疾病。随后的研究表明 NSIP 是一种独立疾病，这组病例有着相似的临床和病理学表现，在组织学上均有间质浸润伴随着不同程度的纤维化。NSIP 有别于其他类型 IIP 的最主要特点是肺内病灶分布均匀，时相一致。但是 NSIP 的病理特点也可见于多种相关情况，如胶原血管病、过敏性肺炎等。本病患者对糖皮质激素的反应和预后较好，中位存活时间为 13.5 年。

尽管 2000 年美国胸科学会（ATS）和 2002 年欧洲呼吸学会（ERS）均认同了特发性非特异性间质性肺炎（INSIP）在 IIP 家族中的地位，但由于对 NSIP 认定的时间短，其广谱的临床病理特征和预后变化远没有阐明，尤其是它和普通间质性肺炎（UIP）的关系及鉴别诊断仍有待于进一步探讨。

一、病因与发病机制

NSIP 病因不明。其发病可能与抗原吸入、胶原血管病、某些药物或放射线等引起的肺泡损伤有关。包括胺碘酮、呋喃妥因、甲氨蝶呤、长春新碱等在内的多种药物均可引起肺损伤。NSIP 是药物性肺损伤常见的组织学病理类型，而宿主遗传多态性是决定对药物不良反应敏感性的主要决定因素。无相关病因的病例，则称之为特发性 NSIP。

NSIP 发病机制与 IPF 可能不同。慢性炎症与病毒感染可通过激活树突状细胞协同参与自身免疫反应。研究发 CD_4^+ 和 CD_8^+ 弥散分布在 NSIP 纤维化区域或淋巴滤泡周围，S-100 树突状细胞周围主要分布为 CD_8^+ 细胞而非 CD_4^+ 细胞，因此，推测内源性抗原（包括病毒）的细胞内作用可能是疾病的促发过程，通过损伤Ⅱ型肺泡上皮细胞引起肺泡炎并进一步引起修复异常及慢性炎症。

遗传因素可能在 NsIP 发病中起一定作用。有研究表明表面活性蛋白 C 基因突变与包括 NSIP 在内的家族性间质性肺炎相关。

二、病理

NsIP 的主要病理学特征为肺间质不同程度的炎症和纤维化，但缺乏诊断 UIP、DIP 或 AIP 的特异表现。光镜观察见肺间质呈不同程度的炎症和纤维化，浸润的细胞主要是淋巴细胞和浆细胞。电镜观察见Ⅱ型肺泡上皮增生，基底膜增厚，肺泡间隔内纤维细胞增生和胶原纤维沉积，淋巴细胞、浆细胞和巨噬细胞浸润，肥大细胞脱颗粒。病灶可呈片状分布，但最重要的特征是在病变时相上的一致性，即不同部位的病变似乎都是由发生在一个狭窄的时间段内的损伤所引起，并且共处于炎症、纤维化进程中的某一阶段，在同一标本上见不到类似UIP那样的新老病灶共存的现象。然而在不同病例之间，炎症与纤维化的程度和比例可能有很大差异。根据间质炎症细胞的数量和纤维化程度的差异，可将 NSIP 分成三型：①细胞型，肺间质以慢性炎症细胞性浸润为主，伴少量胶原纤维沉着，肺泡结构没有明显破坏；②混合型，间质有大量的慢性炎症细胞浸润和明显的胶原纤维沉着，可见胶原束与淋巴细胞以及浆细胞互相混杂，偶有成纤维细胞灶，但为数甚少，各视野病变较均匀，也无蜂窝样改变那样明显的结构重建；③纤维化型，肺间质有大量胶原沉着，有明显的平滑肌和肌成纤维细胞增生，肺泡隔明显增宽，肺原有结构被严重破坏，炎症反应轻微或阙如。但即使是此类患者，其成纤维细胞灶、蜂窝肺等仍少见，可与 UIP 相鉴别。个别具有重合特征的病例则较难与UIP 区分。部分 NSIP 患者可有小灶性 BOOP 样改变，但 BOOP 样病灶不超过总体病变的20% 。由于混合型和纤维化型在生存率上相似，目前多主张把这两型归为一组称为纤维型NSIP。

三、临床表现

NSIP 多于 40～50 岁起病。女性发病略多于男性。临床表现无特异性，多呈亚急性或隐匿起病，症状出现至明确诊断的中位时间在 18～31 个月。主要表现为渐进性呼吸困难，伴干咳、乏力和低热，部分患者有体重减轻。主要体征是在肺底部可以闻及吸气末爆裂音（Velcro），少部分患者可以有杵状指。部分 NSIP 的病例还伴有可能与病因相关的因素，如结缔组织病、药物的毒性作用、职业暴露、有机粉尘吸入以及既往急性肺损伤史。在合并结缔组织病的病例，肺部表现可先于其他系统的症状。与 DIP/RB - ILD 不同的是，NSIP 与吸烟无相关性。

四、辅助检查

（一）影像学检查

NSIP 发病早期，胸片可正常。随疾病进展 X 线表现为双侧中下肺野网格状阴影，也可见双下肺散在小斑片阴影。HRCT 表现主要为双下肺对称性分布的网格状影和（或）斑片状磨玻璃影，病变以下叶大支气管血管周围受累为主，胸膜下区域相对正常。有时还可见到小片实变、支气管血管纹理增厚及牵拉性支气管扩张（traction bronchiectasis），而蜂窝样变则很少见。片状磨玻璃样改变是 NSIP 的显著特点，见于 50%～100% 病例，表明炎症和纤维化对肺泡间隔的浸润。在未合并牵拉性支气管扩张时，磨玻璃样变是反映炎症病变的可靠指标。而轻微的网格状改变几乎见于所有的纤维型 NSIP 患者，牵拉性支气管扩张的存在则提示有纤维化的成分。单一的网格状改变不能诊断 NSIP，因为 UIP，过敏性肺炎等也可以出现此征。另外，在纤维型 NSIP 患者中常见下肺叶容积减小，且常与其他肺纤维化征象如牵拉性支气管扩张征和网格状改变并存。

（二）肺功能检查

主要表现为限制性通气功能障碍及不同程度的肺弥散功能障碍。少数有轻度的气流受限，2/3 以上的患者有不同程度的运动后低氧血症。

（三） 支气管肺泡灌洗（BAL）

NSIP 患者支气管肺泡灌洗液（BALF）细胞总数明显增多，平均（4.4~4.5）×10⁸/L。其中中性粒细胞、嗜酸性粒细胞及淋巴细胞比例均有不同程度的升高，但以淋巴细胞增多明显，且以 CD_8^+ T 淋巴细胞为主，CD4/CD8 比例明显下降，在以炎症成分为主而纤维化较少的病例中，更可降至 0.3；而在 UIP 这一比例平均值为 1.65。这种 T 细胞亚群的变化对鉴别诊断的意义以及对判断炎症程度与治疗反应等方面的价值尚有待于进一步研究。

（四） 血生化检查

血沉、抗核抗体和类风湿因子可以增高，但没有特异性。

五、诊断与鉴别诊断

NSIP 诊断可根据相应的临床表现，典型胸部 X 线/HRCT 和肺功能改变，以及肺活检病理诊断。同时还需要通过全面详细的病史、体格检查和相应的实验室检查，以除外其他原因引起的间质性肺疾病和继发性 NSIP。经支气管镜肺活检是临床常用取材方式。但由于取材太小，有时很难作出 NSIP 的病理诊断。外科肺活检（开胸或经胸腔镜）病理检查是 NSIP 确诊的重要手段，强调应在多个肺叶的多个点取肺活检标本。

NSIP 最主要的鉴别诊断是 UIP。NSIP 区别于 UIP 的主要 CT 表现在于其受累肺组织表现均一，呈广泛的磨玻璃影、网格状影和斑片影。CT 随访有助于两者的鉴别。在 NSIP 的患者即使有支气管扩张，磨玻璃影也不会进展为蜂窝状。而 UIP 患者多见蜂窝状影，预示为不可逆的纤维化。缺乏典型 UIP 临床和 CT 表现的患者，都需要经外科手术肺组织活检证实，其主要目的是将有较好预后的 NSIP 与其他预后较差的 IPF 组织类型相鉴别。推荐开胸肺活检或经胸腔镜肺活检以提供足够的肺组织来进行组织学上的区分。

另外，NSIP 诊断应与过敏性肺炎、药物性肺疾病、DIP、机化性肺炎、LIP 等相鉴别。慢性过敏性肺炎有时会表现为与 NSIP 一致的病理过程，但常有散在的不规则肉芽肿，NSIP 则缺乏这一特点。鉴别 COP 与 NSIP 也很困难，因将近 50% 的 NSIP 同样会出现机化性肺炎，但在 NSIP 患者中，机化性肺炎不应超过活检标本的 20%。另外，NSIP 在非机化性肺炎区域时相一致的纤维化也有助于两者的鉴别。淋巴细胞间质性肺炎（LIP）与细胞型 NSIP 病理表现相类似，特别是在患者有胶原血管疾病或免疫缺陷时，但 LIP 表现为肺泡间隔的明显增厚伴单核细胞浸润，这一点在 NSIP 很少出现。在与吸烟相关的间质性肺疾病中，肺泡腔中呈现棕色染色的巨噬细胞有助于鉴别 RB - ILD、DIP 与 NSIP。越来越多的研究表明，NSIP 是各种结缔组织疾病引起的间质性肺炎中最常见的类型，甚至有少部分结缔组织疾病患者以 NSIP 为首发表现，临床应注意甄别。对于免疫抑制患者则应注意艾滋病、CMV、卡氏肺孢子菌或其他机会感染。为排除感染，活检标本需行真菌、卡氏肺孢子菌及抗酸等特殊染色。

六、治疗

糖皮质激素是目前治疗 NSIP 的主要药物，但其治疗方案及激素的起始用量、疗程、减量方案都尚未达成共识。一般说细胞为主型预后较纤维化为主型好。

（一）糖皮质激素

糖皮质激素为 NSIP 治疗首选，强调治疗应个体化。对于无糖皮质激素禁忌的患者，泼尼松每天 40~60mg 或 1mg/kg，根据治疗反应减量，一般 1~3 个月后减至每天 20~40mg，4~6 个月后减至维持量 10~15mg/d，总疗程 1 年，绝大部分患者能改善症状甚至完全缓解。

（二）免疫抑制剂

对于以纤维化表现为主型或糖皮质激素不能耐受或治疗效果不佳者可以使用低剂量糖皮质激素联合硫唑嘌呤或环磷酰胺治疗（参见本章第二节"特发性肺间质纤维化"的相关内容）。

七、预后

预后取决于其纤维化的程度。绝大部分有较好的临床预后，近半数患者可以完全康复，5 年内病死率为 15%~20%。

（朱同刚）

第五节　结缔组织病相关肺间质病

结缔组织病（connective tissue disease，CTD）是一组自身免疫性疾病，为侵犯全身结缔组织的多系统疾病，可累及多种脏器，使结缔组织发生黏液水肿、类纤维蛋白变性、小血管炎性坏死或组织损伤等病理改变。主要包括类风湿关节炎（RA）、系统性红斑狼疮（SLE）、系统性硬皮病（SSc）、干燥综合征（SS）、多发性肌炎或皮肌炎（PM/DM）、混合性结缔组织病（MCTD）、复发性多软骨炎（RP）、强直性脊柱炎和显微镜下微血管炎（MPA）等多种疾病。肺间质由丰富的胶原纤维和血管等结缔组织构成，是 CTD 最常累及的部位之一，约 20% 的结缔组织病并发间质性肺病（ILD），肺部表现可与全身疾病同时或先后出现，当肺部表现为首发症状时容易误诊，应引起警惕。结缔组织病相关肺间质病（interstitial lung disease related to connective tissue disease）临床诊断较困难，有时即使已明确诊断为全身 CTD 的患者，如出现呼吸系统症状，仍需除外肺部感染和肺水肿等其他呼吸系统常见并发症才能诊断为本病。

一、病因、病理与发病机制

本病病因不完全清楚，可能与遗传、感染，主要是病毒感染以及内分泌紊乱等有关。其共同发病机制为免疫功能紊乱，免疫复合物沉积于病变部位，通过补体激活导致细胞溶解，抗体依赖细胞介导细胞毒性及致敏淋巴细胞等途径引起小血管炎和肺损伤。肺部病理改变主要表现为间质炎症和纤维化、肺泡间隔炎症、血管炎、微血管栓塞、肺泡渗出、肺泡出血和肉芽肿形成等。原发结缔组织病种类不同，病变部位不完全相同。RA 细支气管末梢部位肺间质改变明显；SLE 和皮肌炎肺泡间隔炎症多见；而结节性多动脉炎则主要累及支气管周围间质。肺部渗出反应的强弱与血管炎程度有关，SLE 和多发性肌炎肺部渗出反应较强，而皮肌炎和硬皮病渗出反应较弱。RA 是形成肺部肉芽肿最为明显的结缔组织疾病，SS 和多发性皮肌炎也可形成肺部肉芽肿。SSc、RA 和 SLE 是引起肺动脉高压最常见的结缔组织病。显微镜下多血管炎和 SLE 肺泡出血多见。

二、临床表现

除原发病表现外，呼吸系统主要表现为咳嗽和气急。咳嗽多为刺激性干咳，合并肺水肿时可咳白色泡沫痰，感染时出现黄脓痰，合并肺泡出血时伴咯血。气急常进行性加重，严重时出现发绀等缺氧表现。急性活动期可有不同程度的发热，常为低热伴关节肌肉酸痛或雷诺现象，合并感染时可出现高热。不同的结缔组织病具有不同的原发病症状，肺部表现亦不完全相同。SLE 约 20% 的患者有肺部病变，以胸膜炎、急性狼疮性肺炎最为常见，其他还有肺泡出血、肺血管炎、肺血栓栓塞和肺动脉高压、肺萎缩综合征（膈肌抬高、双下肺膈面盘状肺不张和小片模糊影）以及慢性肺间质病变等，其肺间质病变的表现类似特发性肺间质纤维化（IPF），但主要表现为淋巴细胞性肺泡炎，慢性间质病变仅占 5%，间质病的临床表现可为隐匿发生或继发于狼疮肺炎后，但在 SLE 所致死亡病例中，70%～90% 合并肺间质病变。RA 肺部表现主要有间质性肺炎、肺内类风湿结节、胸膜炎、肺血管炎和类风湿尘肺 5 种主要类型，部分患者可出现气道病变而表现为慢性支气管炎和不可逆的阻塞性肺病，其中肺间质病变最为常见，约 30%～50% 的 RA 患者出现肺弥散量下降，病变发展速度和严重程度一般轻于 IPF。SSc 50% 的患者合并肺间质病变，3/4 的患者肺功能表现为限制性通气功能障碍伴弥散功能下降，居结缔组织病之首，SSc 肺间质纤维化者病理类型以非特异性间质性肺炎（NSIP）为主（约占 77.5%），明显多于普通间质性肺炎（UIP）（约占 7.5%），其他肺部表现包括呼吸性细支气管炎伴间质性肺病（RB-ILD）、肺癌、弥漫性肺泡出血、结节病、吸入性肺炎和机化性肺炎等，SSc 合并肺动脉高压发病率 25%～33%，亦居结缔组织病之首。PM/DM 约 10% 有 ILD，最常见于抗 jo-1 抗体阳性患者，主要表现为急性肺实质炎症伴混合性肺间质浸润，好发于肺基底部位，多以亚急性起病，病程进展快，可迅速出现呼吸衰竭。肺部病理改变为弥漫性肺泡损伤、细胞型间质性肺炎，肺泡灌洗液以淋巴细胞增多为主。慢性起病者病理类型为闭塞性细支气管炎伴机化性肺炎，极少数患者以肺动脉高压为表现。约 10% 的 SS 患者有呼吸系统症状，主要表现为呼吸道分泌物缺乏引起的声嘶、咳嗽、支气管炎、细支气管炎、闭塞性细支气管炎伴机化性肺炎、淋巴细胞性间质性肺炎、淋巴瘤和假性淋巴瘤。大部分患者临床表现不明显，可仅仅有肺功能、胸部 X 线和 CT 异常，上下呼吸道黏膜的淋巴细胞浸润和外分泌腺萎缩是 SS 肺部损害的病理基础。混合性结缔组织病约 30%～85% 患者合并肺部病变，主要表现为弥漫性肺间质纤维化（30%）、肺实质损害、肺血管病变（肺动脉高压占 15%～30%）和胸膜炎（约 1/3），早期可能仅有肺功能异常。显微镜下微血管炎约 50% 患者累及肺脏，主要表现为肺泡出血，急性期 CT 显示肺实变，表现为弥漫性斑片状毛玻璃改变，反复发作出现肺间质增生。强直性脊柱炎约 1.3% 有肺部表现，主要有胸廓异常（胸壁活动受限）和肺尖纤维化，晚期病例可有支气管扩张、肺空洞和囊腔形成、肺实质纤维化以及胸膜病变。复发性多软骨炎气管软骨炎发生率为 49%～71%，主要表现气管软骨的溶解、气管黏膜肿胀及肉芽增生，引起大气道阻塞和反复合并肺炎。白塞病约 5%～15% 有肺部损害，主要表现为肺血管炎以及由此引起的肺血栓栓塞、肺梗死、肺出血和肺动脉瘤形成以及气管支气管树小溃疡。

三、诊断与鉴别诊断

明确诊断为结缔组织病患者出现呼吸系统症状要考虑 CTD 相关肺间质病诊断，但要除外合并肺部感染。一般低热、干咳，并皮肤关节等肺外病变，肺部闻及典型的 Velcro 啰音提示 CTD 相关肺间质病可能大，而高热、脓性痰和血白细胞及中性粒细胞比例增高提示合并感染可能大，有时两者可合并存在，鉴别较困难，需结合胸部高分辨螺旋 CT、自身抗体测定、痰培养和病原血清学试验以及纤维支气管镜肺泡灌洗（BAL）和肺活检等检查结果综合判断。当肺部表现为首发症状时，如出现双肺弥漫性病变，特别是合并皮肤关节病变、正色素性贫血和镜下血尿等多系统损害时应考虑 CTD 相关肺间质病可能，进一步可行血清自身抗体测定以及 BAL 和肺活检等相关检查明确诊断。

四、治疗与预后

结缔组织病相关肺间质病的治疗和预后因原发病不同而不完全相同（详见结缔组织疾病相关章节），其共同特点是对糖皮质激素和免疫抑制剂的疗效大多优于 IPF。由于长期免疫抑制剂的应用极易引起全身免疫功能下降，诱发严重感染，是结缔组织病主要的死亡原因，因此糖皮质激素和免疫抑制剂的治疗强调个体化，根据结缔组织病活动情况及时调整剂量，治疗目标以最小剂量控制疾病进展。

（朱同刚）

第六节　弥漫性肺泡出血综合征

弥漫性肺泡出血（diffuse alveolar hemorrhage，DAH）是以咯血、缺铁性贫血和胸部放射学弥漫性肺泡浸润或实变为特征临床表现的一组疾病。虽然临床表现相似，但病因和发病机制迥异，称为弥漫性肺泡出血综合征（diffusealveolar hemorrhage syndrome，DAHS）。由于肺泡毛细血管破裂导致弥漫性肺泡出血，使红细胞、纤维蛋白和含铁血黄素巨噬细胞在肺泡内沉积。根据组织学改变 DAHS 病因分为两种：肺泡毛细血管炎性和非炎性间质性病变。在结缔组织病和 Goodpasture 综合征出现肺泡出血可伴或不伴肺毛细血管炎。

一、病理与病理生理

DAH 病理表现为肺毛细血管炎、混合性肺出血和弥漫性肺泡损伤三种不同组织学病变之一或同时存在。肺毛细血管炎是由 Spencer 首先在 1957 年提出的，是以中性粒细胞浸润为主的间质炎症，而后出现纤维素样坏死，从而引起上皮内皮基底细胞完整性破坏、红细胞和中性粒细胞漏出至肺泡间隙。中性粒细胞破坏变成脓液，在毛细血管和小静脉中可见到细胞核粒和小血栓。肺泡内可见吞噬有含铁血黄素的巨噬细胞，间质中有含铁血黄素。可伴有 II 型肺泡上皮细胞增生，肺泡间质单核细胞浸润。

肺泡出血引起肺通气弥散功能障碍表现为不同程度的低氧血症，可伴有过度通气（CO_2 分压降低或正常）。肺泡出血时，由于一氧化碳（CO）和肺泡内血红蛋白结合率增加，导致 CO 弥散量（DLco）升高，动态监测 DLco 可作为提示活动性肺泡出血复发的敏感指标。支气管肺泡灌洗液（BALF）可见多处肺段血性吸收液，以红细胞为主，其次是吞噬有含铁血黄素的肺泡巨噬细胞。

二、临床表现

典型临床表现为咳嗽、呼吸困难、咯血，缺铁性贫血，胸部放射学显示弥漫性浸润影，BALF为血性则可明确此诊断。症状持续时间较短，在患者就诊前持续几天至几周。根据肺出血综合征的不同病因而呈现原发病的临床表现，很多症状和体征会反复发作和出现。反复出血可导致肺纤维化。

三、辅助检查

在DAHS的鉴别诊断中，免疫血清学检查有诊断意义：Goodpasture综合征血清中抗基底膜抗体阳性，且肾脏和肺的基底膜中可见免疫球蛋白及补体线样沉着。系统性红斑狼疮血清补体水平降低，抗核抗体和抗ds-DNA抗体阳性。过敏性紫癜血液循环和组织中可见IgA免疫复合物。血清抗中性粒细胞胞质抗体阳性首先应考虑韦格纳肉芽肿，也可见于微多血管炎、非免疫复合物型肾小球肾炎、结节性多发性动脉炎和Churg-Strauss综合征。

肺活检在确定诊断和病因中存在争议。在严重出血甚至出现呼吸衰竭者，开胸或者胸腔镜肺活检存在较大风险。活检的病理学表现主要为：肺泡内弥漫性出血和坏死性肺毛细血管炎，毛细血管炎的特点为毛细血管出现中性粒细胞浸润，白细胞碎片，毛细血管壁坏死。

四、DAH相关病症

（一）伴有肺毛细血管炎的DAH

1. 韦格纳肉芽肿　DAH可和其他表现并存或者为首要表现。组织学上仅有肺毛细血管炎，也可合并有韦格纳肉芽肿的其他表现。可以首次出现弥漫性肺泡出血和毛细血管炎后数月或数年才有组织学和临床表现。

2. 微多血管炎　弥漫性肺泡出血常较严重，可危及生命，是DAH常见的病因。微多血管炎没有中血管的累及、哮喘、系统性高血压，很少腹部内脏累及。微多血管炎最常见的病理改变为局灶坏死性肾小球肾炎，血清p-ANCA阳性高度提示此病。

3. 结缔组织疾病　在一般情况下，类风湿关节炎、硬皮病、混合性结缔组织疾病通常存在DAH和肾小球肾炎。多发性肌炎、类风湿关节炎、混合性结缔组织疾病也可仅表现为局限在肺的肺血管炎和DAH。在多发性肌炎，DAH可为首要表现。在类风湿关节炎和混合性结缔组织疾病中，DAH可在此病首发症状的2～20年后出现，而系统性血管炎包括肾小球肾炎不常见。在结缔组织疾病中，合并有肺血管炎或不伴有肺血管炎的DAH最常见于系统性红斑狼疮。

4. 肾小球肾炎和肺泡出血　系统性血管炎在肾脏一般都表现为局灶性节段性坏死性肾小球肾炎，病理上分为三种：①免疫复合物型肾小球肾炎；②非免疫复合物肾小球肾炎；③Goodpasture综合征。免疫复合物相关肾小球肾炎很少伴随毛细血管炎、DAH。肾脏中有免疫复合物沉积，但肺中未发现。非免疫复合物肾小球肾炎无免疫产物，但有少量纤维原聚集。这些病例组织学和免疫学上和微多血管炎、韦格纳肉芽肿相似，因此被认为是局限在肾脏的血管炎，超过50%发生伴随肺毛血管炎的DAH，少部分无法和微多血管炎区分。血清中 p – ANCA 阳性。由于临床上的主要症状局限在肺和肾脏，它很容易和 Goodpasture 综合征混淆。

5. **孤立的肺血管炎** 是指仅累及肺而未累及其他系统的小血管炎。它有两种形式：p – ANCA 阳性的和 p – ANCA 阴性的，有些文献报道 p – ANCA 阴性的更多见，这些病例免疫荧光试验也是阴性的。引起 DAH 的孤立的肺血管炎需和特发性肺含铁血黄素沉着症、二尖瓣狭窄区别，所有不明原因 DAH 的患者均应行心超检查。

6. **混合性冷球蛋白血症** 是一种系统性血管炎，它临床上表现为紫癜、关节炎、肝炎、肾小球肾炎。它可能是由于乙肝或丙肝病毒引起的一种免疫复合物导致的疾病。常见的肺内表现为肺泡壁的炎症和纤维化，皮肤血管炎临床表现为高出皮面的紫癜，组织学上可表现为皮肤血管周或组织外多核巨细胞浸润。

7. **白塞综合征** 是一种慢性疾病，它的特点是口腔和生殖道溃疡、虹膜睫状体炎、血栓性静脉炎以及包括皮肤血管炎、关节炎、脑膜脑炎等累及多系统的疾病，血清、肺以及其他器官均可见免疫复合物。5% ~ 10% 病例可见累及肺，肺部典型病变表现为累及毛细血管、微小静脉、微小动脉的小血管炎。

（二）不伴有肺毛细血管炎的 DAH

1. **Goodpasture 综合征** 肺部常见的临床表现有咯血、咳嗽和呼吸困难。由缺铁性贫血和肾功能不全引起的乏力可以非常显著。患者常表现有镜下血尿、蛋白尿和血清肌酐升高，但肉眼血尿和高血压不常见。活动性出血期间肺弥散量常增加，被认为是 DAH 有效的监测指标。

2. **弥漫性肺泡损伤是** 急性呼吸窘迫综合征潜在的组织病理改变，有多种病因。在严重的病例，肺泡 – 毛细血管间隔损伤后，红细胞进入肺泡腔，导致咯血。肺间质充满了出血性肺泡液，组织水肿，Ⅰ型肺泡上皮细胞坏死脱落。在肺泡壁旁可发现由坏死细胞、蛋白和纤维组成的嗜酸性碎片样的透明膜。中性粒细胞浸润不如肺毛细血管炎显著。弥漫性肺泡损伤慢性期的特征性表现是胶原沉着，类似于间质性肺炎和机化性肺炎。若干种药物也能引起弥漫性肺泡损伤，病变严重者，可伴发 DAH。

3. **淋巴管平滑肌瘤病（LAM）** 是一种发生于育龄期妇女的少见肺部疾病。肌肉增生可引起微静脉和小静脉闭塞，导致反复的肺泡自限性出血。肺泡出血常是局灶性的，广泛出血的弥漫性肺泡出血在本病中不常见。病理活检的典型表现除支气管、血管和淋巴管平滑肌增生或伴囊性气腔形成外，还有局灶性出血和含铁血黄素沉着。

总之，DAH 为少见病，大部分病因与免疫相关，多数可根据伴随的特定临床表现、实验室异常和组织病理检查确立诊断。可应用糖皮质激素、细胞毒药物、血浆置换单独或联合治疗。免疫吸附治疗对清除免疫活性物质更具有选择性和特异性，有望使肺泡出血迅速消失。静注免疫球蛋白或丙种球蛋白可能有益。对低氧血症应充分供氧，及早应用无创或有创机械通气，多采用呼气末正压（PEEP）模式以纠正缺氧。预防继发感染、保证营养、维持水和电解质平衡也十分重要。

（朱同刚）

第九章　冠心病

第一节　慢性稳定型心绞痛

一、概述

慢性稳定型心绞痛是指心绞痛反复发作的临床表现持续在 2 个月以上，且心绞痛发作性质（如诱因、持续时间、缓解方式等）基本稳定，系因某种因素引起冠状动脉供血不足，发生急剧的暂时的心肌缺血、缺氧，引起阵发性、持续时间短暂、休息或应用硝酸酯制剂后可缓解的以心前区疼痛为主要临床表现的综合征。本病多见于 40 岁以上的男性，劳累、情绪因素、高血压、吸烟、寒冷、饱餐等为常见诱因。

二、诊断要点

（一）冠心病危险因素

年龄因素（男性 > 45 岁、女性 > 55 岁），高血压、血脂异常、糖尿病、吸烟、冠心病家族史，其他如超重、活动减少、心理社会因素等。

（二）典型的心绞痛症状

劳累后胸骨后压榨样闷痛，休息或舌下含服硝酸甘油可以缓解。患者多有典型的胸痛病史，该病可根据典型的病史即可做出明确诊断，因此认真采集病史对诊断和处理心绞痛是必需的。慢性稳定型心绞痛典型发作时的诱因、部位、性质、持续时间及缓解方式如下。

1. 诱因　劳力性心绞痛发作常由体力活动引起，寒冷、精神紧张、饱餐等也可诱发。

2. 部位　大多数心绞痛位于胸骨后中、上 1/3 段，可波及心前区，向左肩、左上肢尺侧、下颌放射，也可向上腹部放射。少数患者以放射部位为主要不适部位。

3. 性质　心绞痛是一种钝痛，为压迫、憋闷、堵塞、紧缩等不适感，重者可伴出汗、濒死感。

4. 持续时间　较短暂，一般 3 ~ 5min，不超过 15min。可在数天或数星期发作 1 次，也可一日内多次发作。

5. 缓解方式　体力活动时发生的心绞痛如停止活动，休息数分钟即可缓解。舌下含服硝酸甘油后 1 ~ 3min 也可使心绞痛缓解。服硝酸甘油 5 ~ 10min 后症状不缓解，提示可能为非心绞痛或有严重心肌缺血。

（三）常规检查提示心肌缺血

1. 静息心电图　对于慢性稳定型心绞痛患者必须行静息心电图检查。尽管心电图对缺血性心脏病诊断的敏感性低，约 50% 以上的慢性稳定型心绞痛患者心电图结果正常，但心电图仍可以提供有价值的诊断性信息：比如可见 ST－T 改变、病理 Q 波、传导阻滞及各种心律失常。特别是心绞痛发作时的 ST－T 动态改变：心绞痛时 ST 段水平形或下斜形压低，部分心绞痛发作时仅表现为 T 波倒置，而发作结束后 ST－T 改变明显减轻或恢复，即可做出明确诊断。值得注意的是部分患者原有 T 波倒置，心绞痛发作时 T 波可变为直立（为正常化）。

2. 运动心电图　单用运动试验诊断冠心病敏感性较低（约 75%）。在低发缺血性心脏病的人群中，假阳性率很高，尤其是无症状者。在年轻人和女性患者中假阳性率的发生率更高。运动试验有 2 个主要用途：①缺血性心脏病的诊断和预后的判断。如果使用得当，运动试验是可靠的、操作方便的危险分层方法。②对鉴别高危患者和即将行介入手术的患者特别有用。但在临床上应注意其适应证，以免出现危险。

3. 负荷心肌灌注显像　负荷心肌灌注显像是较运动试验更准确的诊断缺血性心脏病的方法，可显示缺血心肌的范围和部位，其敏感性和特异性较运动试验高。但对运动试验已经诊断明确的高危者，负荷心肌灌注显像并不能提供更多的信息。对怀疑运动试验假阳性或假阴性而静息心电图异常的患者有诊断价值。对考虑行冠状动脉介入治疗的多支血管病变患者，负荷心肌灌注显像有助于确定哪支血管为罪犯血管。对左心室功能障碍的患者，负荷心肌灌注显像可鉴别冬眠心肌，从而通过冠状动脉介入治疗获益。负荷心肌灌注显像的缺血范围与预后成正比。

4. 静息和负荷超声心动图　静息和运动时的左心室功能障碍预示患者预后不良。和负荷心肌灌注显像一样，负荷超声心动图是确诊缺血性心脏病特异性和敏感性较高的方法。负荷超声心动图有助于判断冬眠心肌所致的心功能障碍，而冬眠心肌功能可通过冠状动脉介入术得到改善。

（四）多层螺旋 CT

近年来应用多层螺旋 CT 增强扫描无创地显示冠状动脉的解剖已逐渐成熟（后简称冠脉 CT），目前常用的 64～256 层 CT 其对冠心病的诊断价值已得到国内外医学界的普遍认可。虽然冠状动脉导管造影（后简称冠脉造影）目前仍是诊断冠心病的金标准，但在下列方面有其明显不足。

（1）因临床症状和心电图改变而进行的冠脉造影阳性率不足 50%（冠状动脉无明显狭窄或闭塞），有些医院甚至不足 20%。

（2）不少患者心存畏惧，不愿住院接受有创的造影，且费用较高。虽然部分患者能够一次完成诊断和治疗的过程，但大多数患者却落得个"院白住，'罪'白受，钱白花"的结果。

（3）冠状动脉造影不能显示危险的类脂斑块，不能提出预警。这种斑块容易破裂，造成猝死（发病后 1h 甚至几分钟内死亡），几乎无抢救机会。患者生前从无相关症状，出现的第 1 个"症状"就是猝死。

冠脉 CT 目前虽还不能完全代替冠脉造影。但冠脉 CT 能可靠地显示冠状动脉壁上的类脂斑块，及时应用调脂药可有效地将其消除，从而大大减少或防止心脏性猝死的危险。冠脉 CT 还能无创地对冠状动脉支架或搭桥手术后的患者进行复查，相当准确地了解有无再狭窄或闭塞。

冠状动脉重度钙化时判断狭窄程度、对于心律失常患者如何获得好的图像以及辐射剂量较大是目前冠脉 CT 的最大不足。有资料显示，对 120 例患者的统计，冠状动脉正常或仅有 1~2 处病变的 70 例患者，冠脉 CT 对狭窄位置和程度诊断符合率可达 99.2%，仅 0.8% 的患者对狭窄程度的诊断不够准确。但对多发病变（冠状动脉明显狭窄达 5 处以上），诊断的准确率仅 88.4%，11.6% 的病变对狭窄程度的诊断不够准确或严重的钙化导致难以诊断。此类患者多有重度的冠脉钙化，临床上也有典型的症状或心肌梗死的病史。

冠脉 CT 的技术还在迅速发展，机型几乎年年出新。最新机型使检查过程简化，适应证增宽（无须控制心率），屏气扫描时间缩短至 1~4s，射线剂量和对比剂用量均远低于冠脉造影，在不断提高图像质量。

（五）冠状动脉造影术

冠状动脉造影是目前诊断冠心病的最可靠方法。适应证为：①临床及无创性检查不能明确诊断者。②临床及无创性检查提示有严重冠心病，进行冠状动脉造影，以选择做血运重建术，改善预后。③心绞痛内科治疗无效者。④需考虑做介入性手术者。尤其近年来多数患者采用经桡动脉途径，避免了患者术后必须卧床的需要，大大减轻了患者的痛苦。

（六）鉴别诊断

慢性稳定型心绞痛要与以下疾病相鉴别。①急性冠脉综合征。②其他疾病引起的心绞痛，如严重的主动脉瓣狭窄或关闭不全、风湿性冠状动脉炎、梅毒性主动脉炎、肥厚型心肌病、心肌桥病变等均可引起心绞痛。③肋间神经痛和肋软骨炎。④心脏神经症。⑤不典型疼痛还需与反流性食管炎等食管疾病、膈疝、消化性溃疡、肠道疾病、颈椎病等相鉴别。

三、治疗

（一）治疗目标与措施

稳定型心绞痛治疗主要有 2 个目标：①预防心肌梗死的发生和延长寿命。②缓解心绞痛症状及减少发作频率以改善生活质量。第一个目标是最终目标。如果有数种策略可供选择，且都能够达到缓解心绞痛的效果，那么能否有效预防死亡将是其选择的主要依据。

对慢性稳定型心绞痛的治疗措施选择包括减少心血管病危险因素的生活方式改变，药物治疗以及血运重建 3 个方面。临床医师应根据患者个体情况的差异和伴随疾病的不同，而选择不同的治疗方案。

（二）改变生活方式

生活方式的改变是慢性稳定型心绞痛治疗的重要手段，因为它可以改善症状和预后，并且相对较经济，应该鼓励每个患者持之以恒。

1. 戒烟　吸烟是导致冠心病的主要危险因素，有研究表明，戒烟可使冠心病病死率下降 36%，其作用甚至超过单独应用他汀、阿司匹林的作用。因此，应积极劝诫吸烟患者进行戒烟治疗。

2. 饮食干预　以蔬菜、水果、鱼和家禽作为主食。饮食干预是调脂治疗的有效补充手段，单独低脂饮食就可使血清中的胆固醇成分平均降低 5%。改变饮食习惯（如摄入地中海饮食或鱼油中的高度不饱和脂肪酸）能增加其预防心绞痛的作用。

3. 控制体重　肥胖与心血管事件密切相关。目前还没有干预试验显示体重减轻可以减轻心绞痛的程度，但体重的减轻可以减少心绞痛发作频率，且可能改善预后。现今随着肥胖程度的增加（尤其是腹型肥胖），可出现以肥胖、胰岛素抵抗、脂质紊乱、高血压为特征的代谢综合征，后者可导致心血管事件的增加。目前有新的治疗方法可减少肥胖和代谢综合征，大麻素（cannabinoid）1型受体拮抗药联合低热量饮食，可显著减轻体重和减少心血管事件危险因素，但其对冠心病肥胖患者的作用尚待确立。

4. 糖尿病　对所有糖尿病患者必须严格控制血糖，因其可减少长期并发症（包括冠心病）。一级预防试验及心肌梗死后的二级预防试验表明，强化降糖治疗可减少致残率和死亡率，且心肌梗死时血糖控制不佳提示预后不佳。

5. 适度运动　鼓励患者进行可以耐受的体力活动，因为运动可以增加运动耐量，减少症状的发生，运动还可以减轻体重，提高高密度脂蛋白浓度，降低血压、血脂，还有助于促进冠状动脉侧支循环的形成，可以改善冠心病患者的预后。值得注意的是，每个患者应该根据自身的具体病情制订符合自身的运动方式和运动量，最好咨询心脏科医生。

（三）药物治疗

以下将根据作用机制不同分述稳定型心绞痛内科治疗的药物。

1. 抗血小板治疗

（1）阿司匹林：乙酰水杨酸（aspirin，阿司匹林）可以抑制血小板在动脉粥样硬化斑块上的聚集，防止血栓形成，同时通过抑制血栓素 A_2（TXA_2）的形成，抑制 TXA_2 所致的血管痉挛。因此阿司匹林虽不能直接改善心肌氧的供需关系，但能预防冠状动脉内微血栓或血栓形成，有助于预防心脏事件的发生。稳定型心绞痛患者可采用小剂量 75~150mg/d。不良反应主要有胃肠道反应等。颅内出血少见，在上述剂量情况下发生率 <0.1%/年。在长期应用阿司匹林过程中，应该选择最小的有效剂量，达到治疗目的和胃肠道不良反应方面的平衡。

（2）ADP 受体拮抗药：噻氯匹定（ticlopidine）250mg，1~2 次/d，或氯吡格雷（clopidogrel）首次剂量 300mg，然后 75mg/d，通过 ADP 受体抑制血小板内钙离子活性，并抑制血小板之间纤维蛋白原的形成。本类药物与阿司匹林作用机制不同，合用时可明显增强疗效，但合用不作为常规治疗，而趋向于短期使用，如预防支架后急性或亚急性血栓形成，或用于有高凝倾向，近期有频繁休息时心绞痛或反复出现心内膜下梗死者。氯吡格雷是一种可供选择的对胃黏膜没有直接作用的抗血小板药物，可用于不能耐受阿司匹林或对阿司匹林过敏的患者。

（3）肝素或低分子肝素：抗凝治疗主要为抗凝血酶治疗，肝素为最有效的药物之一。近年来，大规模的临床试验表明低分子肝素对降低心绞痛尤其是不稳定型心绞痛患者的急性心肌梗死发生率方面优于静脉普通肝素，故已作为不稳定型心绞痛的常规用药，而不推荐作为抗血小板药物用于稳定型心绞痛患者。

2. 抗心绞痛药物

（1）β 受体阻滞药：β 受体阻滞药通过阻断拟交感胺类的作用，一方面减弱心肌收缩力和降低血压而起到明显降低心肌耗氧量的作用；另一方面减慢心率，增加心脏舒张期时间，增加心肌供血时间，并且能防止心脏猝死。既能缓解症状又能改善预后。因此，β 受体阻滞药是稳定型心绞痛的首选药物。β 受体阻滞药应该从小剂量开始应用，逐渐增加剂量，使安静时心率维持在 55~60/min，严重心绞痛可降至 50/min。

普萘洛尔（propanolol，普萘洛尔）是最早用于临床的 β 受体阻滞药，用法 3~4 次/d，每次 10mg，对治疗高血压、心绞痛、急性心肌梗死已有 30 多年的历史，疗效十分肯定。但由于普萘洛尔是非选择性 β 受体阻滞药，在治疗心绞痛等方面现已逐步被 $β_1$ 受体选择性阻滞药所取代。目前临床上的常用的制剂有美托洛尔（metoprolol，倍他乐克）12.5 ~ 50mg，2 次/d；阿替洛尔（atenolol）12.5 ~ 25mg，2 次/d；醋丁洛尔（acebutolol，醋丁酰心胺）200 ~ 400mg/d，分 2 ~ 3 次服；比索洛尔（bi - soprolol，康可）2.5 ~ 10mg，1 次/d；噻利洛尔（celiprolol，噻利心安）200 ~ 400mg，1 次/d 等。

β 受体阻滞药的禁忌证：心率 < 50 次/min、动脉收缩压 < 90mmHg、中重度心力衰竭、二到三度房室传导阻滞、严重慢性阻塞性肺部疾病或哮喘、末梢循环灌注不良、严重抑郁者等。

本药可与硝酸酯类药物合用，但需注意：①本药与硝酸酯类制剂有协同作用，因而起始剂量要偏小，以免引起直立性低血压等不良反应。②停用本药时应逐渐减量，如突然停药有诱发心肌梗死的危险。③剂量应逐渐增加到发挥最大疗效，但应注意个体差异。

我国慢性稳定型心绞痛诊断治疗指南指出，β 受体阻滞药是慢性稳定型心绞痛患者改善心肌缺血的最主要药物，应逐步增加到最大耐受剂量。当不能耐受 β 受体阻滞药或疗效不满意时可换用钙拮抗药、长效硝酸酯类或尼可地尔。当单用 β 受体阻滞药疗效不满意时也可加用长效二氢吡啶类钙拮抗药或长效硝酸酯类，对于严重心绞痛患者必要时可考虑 β 受体阻滞药、长效二氢吡啶类钙拮抗药及长效硝酸酯类三药合用（需严密观察血压）。

（2）硝酸酯类制剂：硝酸酯类（nitrates）药物能扩张冠状动脉，增加冠状循环的血流量，还通过对周围血管的扩张作用，减轻心脏前后负荷和心肌的需氧，从而缓解心绞痛。

硝酸酯类常见的不良反应是头晕、头痛、脸面潮红、心率加快、血压下降，患者一般可以耐受，尤其是多次给药后。第一次用药时，患者宜平卧片刻，必要时吸氧。轻度的反应可作为药物起效的指标，不影响继续用药。若出现心动过速或血压降低过多，则不利于心肌灌注，甚至使病情恶化，应减量或停药。

静脉点滴长时间用药可能产生耐受性，需增加剂量，或间隔使用，一般在停用 10h 以上即可复效。其他途径给药如含服等则不会产生耐受性。

临床上常用的硝酸酯类制剂有：

1）硝酸甘油（nitroglycerin，NTG），是最常用的药物，一般以舌下含服给药。心绞痛发作时，立即舌下含化 0.3 ~ 0.6mg，1 ~ 2min 见效，持续 15 ~ 30min。对约 92% 的患者有效，其中 76% 的患者在 3min 内见效。需要注意的是，诊断为稳定型心绞痛者，如果服用的硝酸甘油在 10min 以上才起作用，这种心绞痛的缓解可能不是硝酸甘油的作用，或者是硝酸甘油失效。

2）硝酸异山梨酯（isosorbide dinitrate，消心痛）为长效制剂，3 次/d，每次 5 ~ 20mg，服药后 30min 起作用，持续 3 ~ 5h；缓释制剂药效可维持 12h，可用 20mg，2 次/d。单硝酸异山梨酯（isosorbide 5 - mononitrate），多为长效制剂，20 ~ 50mg，每天 1 ~ 2 次。患青光眼、颅内压增高、低血压者不宜使用本类药物。

3）长效硝酸甘油制剂：服用长效片剂，硝酸甘油持续而缓慢释放，口服 30min 后起作用，持续 8 ~ 12h，可每 8h 服 1 次，每次 2.5mg。用 2% 硝酸甘油油膏或皮肤贴片（含 5 ~ 10mg）涂或贴在胸前或上臂皮肤而缓慢吸收，适用于预防夜间心绞痛发作。最近还有置于上唇内侧与牙龈之间的缓释制剂。

（3）钙离子拮抗药：钙离子拮抗药（calcium channel blockers，CCB 或称钙拮抗药 calcium antagonist），通过抑制钙离子进入细胞内，以及抑制心肌细胞兴奋 - 收缩耦联中钙离子的作用，抑制心肌收缩，减少心肌氧耗；扩张冠状动脉，解除冠状动脉痉挛，改善心肌供血；扩张周围血管，降低动脉压，减轻心脏负荷；还降低血液黏滞度，抗血小板聚集，改善心肌微循环。又因其阻滞钙离子的内流而有效防治心肌缺血再灌注损伤，保护心肌。钙离子拮抗药对冠状动脉痉挛引起的变异型心绞痛有很好的疗效，因为它直接抑制冠状动脉平滑肌收缩并使其扩张。

钙离子拮抗药与其他扩血管药物相似，有服药后一面潮红、头痛、头胀等不良反应。一般 1 周左右即可适应，不影响治疗。少数患者发生轻度踝关节水肿或皮疹。部分病例可加重心力衰竭或引起传导阻滞，临床上应予以注意。维拉帕米和地尔硫䓬与 β 受体阻滞药合用时有过度抑制心脏的危险。因此，临床上不主张非二氢吡啶类钙拮抗药与 β 受体阻滞药联用。停用本类药物时也应逐渐减量停服，以免发生冠状动脉痉挛。

钙离子拮抗药主要分为二氢吡啶类与非二氢吡啶类。非二氢吡啶类包括地尔硫䓬与维拉帕米，它们在化学结构上并无相同之处。

二氢吡啶类举例如下：

1）硝苯地平（nifedipine，硝苯吡啶，心痛定）：有较强的扩血管作用，使外周阻力下降，心排血量增加，反射性引起交感神经兴奋，心率加快，而对心脏传导系统无明显影响，故也无抗心律失常作用。硝苯地平一般用法：10 ~ 20mg，3 次/d。舌下含服 3 ~ 5min 后发挥作用，每次持续 4 ~ 8h，故为短效制剂。循证医学的证据表明，短效二氢吡啶类钙拮抗药对冠心病的远期预后有不利的影响，故在防治心绞痛的药物治疗中需避免应用。现有缓释制剂 20 ~ 40mg，1 ~ 2 次/d，能平稳维持血药浓度。

2）其他常用于治疗心绞痛的二氢吡啶类钙拮抗药有：尼群地平（nitrendipine）口服每次 10mg，1 ~ 3 次/d；尼卡地平（nicardipine）口服每次 10 ~ 30mg，3 ~ 4 次/d，属短效制剂，现有缓释片口服每次 30mg，2 次/d；氨氯地平（amlodipine）口服每次 5mg，每日 1 次，治疗 2 周疗效不理想可增至每日 10mg。需要长期用药的患者，推荐使用控释、缓释或长效制剂。

非二氢吡啶类举例如下：

1）地尔硫䓬（diltilazem，硫氮䓬酮，合心爽）：对冠状动脉和周围血管有扩张作用，抑制冠状动脉痉挛，增加缺血心肌的血流量，有改善心肌缺血和降低血压的作用。用法为口服每次 30 ~ 60mg，3 次/d。现有缓释胶囊，每粒 90mg/d。尤其适用于变异型心绞痛。

2）维拉帕米（verapamil，维拉帕米）：有扩张外周血管及冠状动脉的作用，此外还有抑制窦房结和房室结兴奋性及传导功能，减慢心率，降低血压，从而降低心肌耗氧。口服每次 40mg，3 次/d。现有缓释片，每次 240mg，每日 1 次。

（4）钾通道激活药：主要通过作用于血管平滑肌细胞和心肌细胞的钾通道，发挥血管扩张、改善心肌供血和增强缺血预适应、保护心肌的作用。尼可地尔是目前临床上唯一使用的此类药物，具有硝酸酯类和钾通道开放的双重作用。但目前尚无证据表明钾通道激活剂优于其他抗心绞痛药物，能明显改善冠心病预后。目前主要用于顽固性心绞痛的综合治疗手段之一。尼可地尔用法：每次口服 5 ~ 10mg，3 次/d。

（5）改善心肌能量代谢：在心肌缺血缺氧状态下，应用曲美他嗪（万爽力）抑制心肌内脂肪酸氧化途径，促使有限的氧供更多地通过葡萄糖氧化产生更多的能量，达到更早地阻止或减少缺血缺氧的病理生理改变，从而缓解临床症状，改善预后。

3. 他汀类药物　近代药物治疗稳定型心绞痛的最大进展之一是他汀类药物的开发和应用。该类药物抑制胆固醇合成，增加低密度脂蛋白胆固醇（LDL－C）受体的肝脏表达，导致循环 LDL－C 清除增加。研究表明他汀类药物可降低 LDL 胆固醇水平 20%～60%。应用他汀类药物后，冠状动脉造影变化所显示的管腔狭窄程度和动脉粥样硬化斑块消退程度相对较少，而患者的临床冠心病事件的危险性降低却十分显著。对此的进一步的解释是他汀类药物除了降低 LDL－C、胆固醇、三酰甘油水平和提高高密度脂蛋白胆固醇（HDL－C）水平外，还可能有其他的有益作用，包括稳定甚至缩小粥样斑块、抗血小板、调整内皮功能、改善冠状动脉内膜反应、抑制粥样硬化处炎症、抗血栓和降低血黏稠度等非调脂效应。

他汀类药物的治疗结果说明，对已确诊为冠心病的患者，经积极调脂后，明显减慢疾病进展并减少以后心血管事件发生。慢性冠心病中许多是稳定型心绞痛患者，他汀类药物对减少心血管事件发生超过对冠状动脉造影显示的冠状动脉病变的改善。慢性稳定型心绞痛患者 LDL－C 水平应控制在 2.6mmol/L 以下。

4. 血管紧张素转化酶抑制药（ACEI）　2007 年中国《慢性稳定型心绞痛诊断与治疗指南》明确了 ACEI 在稳定型心绞痛患者中的治疗地位，将合并糖尿病、心力衰竭、左心室收缩功能不全或高血压的稳定型心绞痛患者应用 ACEI 作为 I 类推荐（证据水平 A），将有明确冠状动脉疾病的所有患者使用 ACEI 作为 IIa 类推荐证据水平，并指出："所有冠心病患者均能从 ACEI 治疗中获益。"

（四）血运重建术

目前的两种疗效肯定的血运重建术用于治疗由冠状动脉粥样硬化所致的慢性稳定型心绞痛：经皮冠脉介入治疗（percutaneous coronary intervention，PCI）和外科冠状动脉搭桥术（coronary artery bypass grafting，CABG）。对于稳定型心绞痛患者，冠状动脉病变越重，越宜尽早进行介入治疗或外科治疗，能最大程度恢复改善心肌血供和改善预后而优于药物治疗。

根据现有循证医学证据，中国慢性稳定型心绞痛诊断治疗指南指出，严重左主干或等同病变、3 支主要血管近端严重狭窄、包括前降支（LAD）近端高度狭窄的 1～2 支血管病变，且伴有可逆性心肌缺血及左心室功能受损而伴有存活心肌的严重冠心病患者，行血运重建可改善预后（减少死亡及 MI）。糖尿病合并 3 支血管严重狭窄，无 LAD 近端严重狭窄的单、双支病变心性猝死或持续性室性心动过速复苏存活者，日常活动中频繁发作缺血事件者，血运重建有可能改善预后。对其他类型的病变只是为减轻症状或心肌缺血。因此，对这些患者血运重建应该用于药物治疗不能控制症状者，若其潜在获益大于手术风险，可根据病变特点选择 CABG 或经皮冠状动脉介入治疗（PCI）。

（五）慢性难治性心绞痛

药物和血运重建治疗，能有效改善大部分患者缺血性心脏病的病情。然而，仍有一部分患者尽管尝试了不同的治疗方法，仍遭受心绞痛的严重困扰。难治性的慢性稳定型心绞痛患者被认为是严重的冠心病引起的心肌缺血所致，在排除引发胸痛的非心脏性因素后，可以考虑其他治疗。慢性难治性心绞痛需要一种有效的最佳治疗方案，前提是各种药物都使用到个体所能耐受的最大剂量。其他可予考虑的治疗方法包括：①增强型体外反搏（EECP）。

②神经调节技术（经皮电神经刺激和脊髓刺激）。③胸部硬脊膜外麻醉。④经内镜胸部交感神经阻断术。⑤星形神经节阻断术。⑥心肌激光打孔术。⑦基因治疗。⑧心脏移植。⑨调节新陈代谢的药物。

四、预防

对慢性稳定型心绞痛一方面要应用药物防止心绞痛再次发作，另一方面还应从阻止或逆转动脉粥样硬化病情进展，预防心肌梗死等方面综合考虑以改善预后。

（杨丽霞）

第二节 不稳定型心绞痛

一、定义

临床上将原来的初发型心绞痛、恶化型心绞痛和各型自发性心绞痛广义地统称为不稳定型心绞痛（UAP）。其特点是疼痛发作频率增加、程度加重、持续时间延长、发作诱因改变，甚至休息时亦出现持续时间较长的心绞痛。含化硝酸甘油效果差，或无效。本型心绞痛介于稳定型心绞痛和急性心肌梗死之间，易发展为心肌梗死，但无心肌梗死的心电图及血清酶学改变。

不稳定型心绞痛是介于稳定型心绞痛和急性心肌梗死之间的一组临床心绞痛综合征。有学者认为除了稳定的劳力性心绞痛为稳定型心绞痛外，其他所有的心绞痛均属于不稳定型心绞痛，包括初发劳力型心绞痛、恶化劳力型心绞痛、卧位型心绞痛、夜间发作的心绞痛、变异型心绞痛、梗死前心绞痛、梗死后心绞痛和混合型心绞痛。如果劳力性和自发性心绞痛同时发生在一个患者身上，则称为混合型心绞痛。

不稳定型心绞痛具有独特的病理生理机制及临床预后，如果得不到恰当及时的治疗，可能发展为急性心肌梗死。

二、病因及发病机制

目前认为有五种因素与产生不稳定型心绞痛有关，它们相互关联。

（一）冠脉粥样硬化斑块上有非阻塞性血栓

为最常见的发病原因，冠脉内粥样硬化斑块破裂诱发血小板聚集及血栓形成，血栓形成和自溶过程的动态不平衡过程，导致冠脉发生不稳定的不完全性阻塞。

（二）动力性冠脉阻塞

在冠脉器质性狭窄基础上，病变局部的冠脉发生异常收缩、痉挛导致冠脉功能性狭窄，进一步加重心肌缺血，产生不稳定型心绞痛。这种局限性痉挛与内皮细胞功能紊乱、血管收缩反应过度有关，常发生在冠脉粥样硬化的斑块部位。

（三）冠状动脉严重狭窄

冠脉以斑块导致的固定性狭窄为主，不伴有痉挛或血栓形成，见于某些冠脉斑块逐渐增大、管腔狭窄进行性加重的患者，或 PCI 术后再狭窄的患者。

（四）冠状动脉炎症

近年来研究认为斑块发生破裂与其局部的炎症反应有十分密切的关系。在炎症反应中感染因素可能也起一定作用，其感染物可能是巨细胞病毒和肺炎衣原体。这些患者炎症递质标志物水平检测常有明显增高。

（五）全身疾病加重的不稳定型心绞痛

在原有冠脉粥样硬化性狭窄基础上，由于外源性诱发因素影响冠脉血管导致心肌氧的供求失衡，心绞痛恶化加重。常见原因有：①心肌需氧增加，如发热、心动过速、甲亢等。②冠脉血流减少，如低血压、休克。③心肌氧释放减少，如贫血、低氧血症。

三、临床表现

（一）症状

临床上不稳定型心绞痛可表现为新近发生（1 个月内）的劳力型心绞痛，或原有稳定型心绞痛的主要特征近期内发生了变化，如心前区疼痛发作更频繁、程度更严重、时间也延长，轻微活动甚至在休息也发作。少数不稳定型心绞痛患者可无胸部不适表现，仅表现为颌、耳、颈、臂或上胸部发作性疼痛不适，或表现为发作性呼吸困难，其他还可表现为发作性恶心、呕吐、出汗和不能解释的疲乏症状。

（二）体格检查

一般无特异性体征。心肌缺血发作时可发现反常的左室心尖搏动，听诊有心率增快和第一心音减弱，可闻及第三心音、第四心音或二尖瓣反流性杂音。当心绞痛发作时间较长，或心肌缺血较严重时，可发生左室功能不全的表现，如双肺底细小水泡音、甚至急性肺水肿或伴低血压。也可发生各种心律失常。

体检的主要目的是努力寻找诱发不稳定型心绞痛的原因，如难以控制的高血压、低血压、心律失常、梗阻性肥厚型心肌病、贫血、发热、甲状腺功能亢进、肺部疾病等，并确定心绞痛对患者血流动力学的影响，如对生命体征、心功能、乳头肌功能或二尖瓣功能等的影响，这些体征的存在高度提示预后不良。

体检对胸痛患者的鉴别诊断至关重要，有几种疾病状态如得不到及时准确诊断，即可能出现严重后果。如背痛、胸痛、脉搏不整，心脏听诊发现主动脉瓣关闭不全的杂音，提示主动脉夹层破裂，心包摩擦音提示急性心包炎，而奇脉提示心脏压塞，气胸表现为气管移位、急性呼吸困难、胸膜疼痛和呼吸音改变等。

（三）临床类型

1. 静息心绞痛　心绞痛发生在休息时，发作时间较长，含服硝酸甘油效果欠佳，病程 1 个月以内。

2. 初发劳力型心绞痛　新近发生的严重心绞痛（发病时间在 1 个月以内），CCS（加拿大心脏病学会的劳力型心绞痛分级标准，表 9－1）分级，Ⅲ级以上的心绞痛为初发性心绞痛，尤其注意近 48h 内有无静息心绞痛发作及其发作频率变化。

表 9 - 1　加拿大心脏病学会的劳力型心绞痛分级标准

分级	特点
Ⅰ 级	一般日常活动例如走路、登楼不引起心绞痛，心绞痛发生在剧烈、速度快或长时间的体力活动或运动后
Ⅱ 级	日常活动轻度受限，心绞痛发生在快步行走、登楼、餐后行走、冷空气中行走、逆风行走或情绪波动后活动
Ⅲ 级	日常活动明显受限，心绞痛发生在路一般速度行走时
Ⅳ 级	轻微活动即可诱发心绞痛患者不能做任何体力活动，但休息时无心绞痛发作

3. 恶化劳力型心绞痛　既往诊断的心绞痛，最近发作次数频繁、持续时间延长或痛阈降低（CCS 分级增加 Ⅰ 级以上或 CCS 分级 Ⅲ 级以上）。

4. 心肌梗死后心绞痛　急性心肌梗死后 24h 以后至 1 个月内发生的心绞痛。

5. 变异型心绞痛　休息或一般活动时发生的心绞痛，发作时 ECG 显示暂时性 ST 段抬高。

四、辅助检查

（一）心电图

不稳定型心绞痛患者中，常有伴随症状而出现的短暂的 ST 段偏移伴或不伴有 T 波倒置，但不是所有不稳定型心绞痛患者都发生这种 ECG 改变。ECG 变化随着胸痛的缓解而常完全或部分恢复。症状缓解后，ST 段抬高或降低、或 T 波倒置不能完全恢复，是预后不良的标志。伴随症状产生的 ST 段、T 波改变持续超过 12h 者可能提示非 ST 段抬高心肌梗死。此外临床表现拟诊为不稳定型心绞痛的患者，胸导联 T 波呈明显对称性倒置（≥0.2mV），高度提示急性心肌缺血，可能系前降支严重狭窄所致。胸痛患者 ECG 正常也不能排除不稳定型心绞痛可能。若发作时倒置的 T 波呈伪性改变（假正常化），发作后 T 波恢复原倒置状态；或以前心电图正常者近期内出现心前区多导联 T 波深倒，在排除非 Q 波性心肌梗死后结合临床也应考虑不稳定型心绞痛的诊断。

不稳定型心绞痛患者中有 75% ～88% 的一过性 ST 段改变不伴有相关症状，为无痛性心肌缺血。动态心电图检查不仅有助于检出上述心肌缺血的动态变化，还可用于不稳定型心绞痛患者常规抗心绞痛药物治疗的评估以及是否需要进行冠状动脉造影和血管重建术的参考指标。

（二）心脏生化标记物

心脏肌钙蛋白：肌钙蛋白复合物包括 3 个亚单位，即肌钙蛋白 T（TnT）、肌钙蛋白 I（TnI）和肌钙蛋白 C（TnC），目前只有 TnT 和 TnI 应用于临床。约有 35% 不稳定型心绞痛患者显示血清 TnT 水平增高，但其增高的幅度与持续的时间与 AMI 有差别。AMI 患者 TnT > 3.0ng/ml 者占 88%，非 Q 波心肌梗死中仅占 17%，不稳定型心绞痛中无 TnT > 3.0ng/ml 者。因此，TnT 升高的幅度和持续时间可作为不稳定型心绞痛与 AMI 的鉴别诊断之参考。

不稳定型心绞痛患者 TnT 和 TnI 升高者较正常者预后差。临床怀疑不稳定型心绞痛者 TnT 定性试验为阳性结果者表明有心肌损伤（相当于 TnT > 0.05μg/L），但如为阴性结果并不能排除不稳定型心绞痛的可能性。

（三）冠状动脉造影

目前仍是诊断冠心病的金标准。在长期稳定型心绞痛的基础上出现的不稳定型心绞痛常提示为多支冠脉病变，而新发的静息心绞痛可能为单支冠脉病变。冠脉造影结果正常提示可能是冠脉痉挛、冠脉内血栓自发性溶解、微循环系统异常等原因引起，或冠脉造影病变漏诊。

不稳定型心绞痛有以下情况时应视为冠脉造影强适应证：①近期内心绞痛反复发作，胸痛持续时间较长，药物治疗效果不满意者可考虑及时行冠状动脉造影，以决定是否急诊介入性治疗或急诊冠状动脉旁路移植术（CABG）。②原有劳力性心绞痛近期内突然出现休息时频繁发作者。③近期活动耐量明显减低，特别是低于 Bruce Ⅱ 级或 4METs 者。④梗死后心绞痛。⑤原有陈旧性心肌梗死，近期出现由非梗死区缺血所致的劳力性心绞痛。⑥严重心律失常、LVEF < 40% 或充血性心力衰竭。

（四）螺旋 CT 血管造影（CTA）

近年来，多层螺旋 CT 尤其是 64 排螺旋 CT 冠状动脉成像（CTA）在冠心病诊断中正在推广应用。CTA 能够清晰显示冠脉主干及其分支狭窄、钙化、开口起源异常及桥血管病变。有资料显示，CTA 诊断冠状动脉病变的灵敏度 96.33%、特异度 98.16%，阳性预测值 97.22%，阴性预测值 97.56%。其中对左主干、左前降支病变及大于 75% 的病变灵敏度最高，分别达到 100% 和 94.4%。CTA 对冠状动脉狭窄病变、桥血管、开口畸形、支架管腔、斑块形态均显影良好，对钙化病变诊断率优于冠状动脉造影，阴性者不能排除冠心病，阳性者应进一步行冠状动脉造影检查。另外，CTA 也可以作为冠心病高危人群无创性筛选检查及冠脉支架术后随访手段。

（五）其他

其他非创伤性检查包括运动平板试验、运动放射性核素心肌灌注扫描、药物负荷试验、超声心动图等，也有助于诊断。通过非创伤性检查可以帮助决定冠状动脉造影单支临界性病变是否需要做介入性治疗，明确缺血相关血管，为血运重建治疗提供依据。同时可以提供有否存活心肌的证据，也可作为经皮腔内冠状动脉成形术（PTCA）后判断有否再狭窄的重要对比资料。但不稳定型心绞痛急性期应避免做任何形式的负荷试验，这些检查宜放在病情稳定后进行。

五、诊断

（一）诊断依据

对同时具备下述情形者，应诊断不稳定型心绞痛。

（1）临床新出现或恶化的心肌缺血症状表现（心绞痛、急性左心衰竭）或心电图心肌缺血图形。

（2）无或仅有轻度的心肌酶（肌酸激酶同工酶）或 TnT、TnI 增高（未超过 2 倍正常值），且心电图无 ST 段持续抬高。应根据心绞痛发作的性质、特点、发作时体征和发作时心电图改变以及冠心病危险因素等，结合临床综合判断，以提高诊断的准确性。心绞痛发作时心电图 ST 段抬高或压低的动态变化或左束支阻滞等具有诊断价值。

（二）危险分层

不稳定型心绞痛的诊断确立后，应进一步进行危险分层，以便于对其进行预后评估和干预措施的选择。

1. 中华医学会心血管分会关于不稳定型心绞痛的危险度分层　根据心绞痛发作情况，发作时 ST 段下移程度以及发作时患者的一些特殊体征变化，将不稳定型心绞痛患者分为高、中、低危险组（表9-2）。

表9-2 不稳定型心绞痛临床危险度分层

组别	心绞痛类型	发作时ST降低幅（mm）	持续时间（min）	肌钙蛋白T或I
低危险组	初发、恶化劳力型，无静息时发作	≤1	<20	正常
中危险组	1个月内出现的静息心绞痛，但48h内无发作者（多数由劳力型心绞痛进展而来）或梗死后心绞痛	>1	<20	正常或轻度升高
高危险组	48h内反复发作静息心绞痛或梗死后心绞痛	>1	>20	升高

注：①陈旧性心肌梗死患者其危险度分层上调一级，若心绞痛是由非梗死区缺血所致时，应视为高危险组。②左心室射血分数（LVEF）<40%，应视为高危险组。③若心绞痛发作时并发左心功能不全、二尖瓣反流、严重心律失常或低血压 [SBP≤12.0kPa（90mmHg）]，应视为高危险组。④当横向指标不一致时，按危险度高的指标归类。例如：心绞痛类型为低危险组，但心绞痛发作时ST段压低>1mm，应归入中危险组。

2. 美国ACC/AHA关于不稳定型心绞痛/非ST段抬高心肌梗死危险分层见表9-3

表9-3 ACC/AHA关于不稳定型心绞痛/非ST段抬高心肌梗死的危险分层

危险分层	高危（至少有下列特征之一）	中危（无高危特点但有以下特征之一）	低危（无高中危特点但有下列特点之一）
（1）病史	近48h内加重的缺血性胸痛发作	既往MI、外围血管或脑血管病，或CABG，曾用过阿司匹林	近2周内发生的CCS分级Ⅲ级或以上伴有高、中度冠脉病变可能者
（2）胸痛性质	静息心绞痛>20min	静息心绞痛>20min，现已缓解，有高、中度冠脉病变可能性，静息心绞痛<20min，经休息或含服硝酸甘油缓解	无自发性心绞痛>20min持续发作
（3）临床体征或发现	第三心音、新的或加重的奔马律，左室功能不全（EF<40%），二尖瓣反流，严重心律失常或低血压 [SBP≤12.0kPa（90mmHg）] 或存在与缺血有关的肺水肿，年龄>75岁	年龄>75岁	
（4）ECG变化	休息时胸痛发作伴ST段变化>0.1mV；新出现Q波，束支传导阻滞；持续性室性心动过速	T波倒置>0.2mV，病理性Q波	胸痛期间ECG正常或无变化
（5）肌钙蛋白监测	明显增高（TnT或TnI>0.1μg/ml）	轻度升高（即TnT>0.01，但<0.1μg/ml）	正常

六、鉴别诊断

在确定患者为心绞痛发作后，还应对其是否稳定做出判断。

与稳定型心绞痛相比，不稳定型心绞痛症状特点是短期内疼痛发作频率增加、无规律，程度加重、持续时间延长、发作诱因改变或不明显，甚至休息时亦出现持续时间较长的心绞痛，含化硝酸甘油效果差，或无效，或出现了新的症状如呼吸困难、头晕甚至晕厥等。不稳定型心绞痛的常见临床类型包括初发劳力型心绞痛、恶化劳力型心绞痛、卧位型心绞痛、夜间发作的心绞痛、变异型心绞痛、梗死前心绞痛、梗死后心绞痛和混合型心绞痛。

临床上，常将不稳定型心绞痛和非 ST 段抬高心肌梗死（NSTEMI）以及 ST 段抬高心肌梗死（STEMI）统称为急性冠脉综合征。

不稳定型心绞痛和非 ST 段抬高心肌梗死（NSTEMI）是在病因和临床表现上相似、但严重程度不同而又密切相关的两种临床综合征，其主要区别在于缺血是否严重到导致足够量的心肌损害，以至于能检测到心肌损害的标记物肌钙蛋白（TnI、TnT）或肌酸激酶同工酶（CK – MB）水平升高。如果反映心肌坏死的标记物在正常范围内或仅轻微增高（未超过 2 倍正常值），就诊断为不稳定型心绞痛，而当心肌坏死标记物超过正常值 2 倍时，则诊断为 NSTEMI。

不稳定型心绞痛和 ST 段抬高心肌梗死（STEMI）的区别，在于后者在胸痛发作的同时出现典型的 ST 段抬高并具有相应的动态改变过程和心肌酶学改变。

七、治疗

不稳定型心绞痛的治疗目标是控制心肌缺血发作和预防急性心肌梗死。治疗措施包括内科药物治疗、冠状动脉介入治疗（PCI）和外科冠状动脉旁路移植手术（CABG）。

（一）一般治疗

对于符合不稳定型心绞痛诊断的患者应及时收住院治疗（最好收入监护病房），急性期卧床休息 1~3d，吸氧，持续心电监测。对于低危险组患者留观期间未再发生心绞痛，心电图也无缺血改变，无左心衰竭的临床证据，留观 12~24h 期间未发现有 CK – MB 升高，TnT 或 TnI 正常者，可在留观 24~48h 后出院。对于中危或高危组的患者特别是 TnT 或 TnI 升高者，住院时间相对延长，内科治疗亦应强化。

（二）药物治疗

1. 控制心绞痛发作

（1）硝酸酯类：硝酸甘油主要通过扩张静脉，减轻心脏前负荷来缓解心绞痛发作。心绞痛发作时应舌下含化硝酸甘油，初次含硝酸甘油的患者以先含 0.5mg 为宜。对于已有含服经验的患者，心绞痛发作时若含 0.5mg 无效，可在 3~5min 追加 1 次，若连续含硝酸甘油 1.5~2.0mg 仍不能控制疼痛症状，需应用强镇痛药以缓解疼痛，并随即采用硝酸甘油或硝酸异山梨酯静脉滴注，硝酸甘油的剂量以 5μg/min 开始，以后每 5~10min 增加 5μg/min，直至症状缓解或收缩压降低 1.3kPa（10mmHg），最高剂量一般不超过 80~100μg/min，一旦患者出现头痛或血压降低 [SBP < 12.0kPa（90mmHg）] 应迅速减少静脉滴注的剂量。维持静脉滴注的剂量以 10~30μg/min 为宜。对于中危和高危险组的患者，硝酸甘油持续静脉滴注 24~48h 即可，以免产生耐药性而降低疗效。

常用口服硝酸酯类药物：心绞痛缓解后可改为硝酸酯类口服药物。常用药物有硝酸异山梨酯（消心痛）和 5 – 单硝酸异山梨酯。硝酸异山梨酯作用的持续时间为 4~5h，故以每日 3~4 次口服为妥，对劳力性心绞痛患者应集中在白天给药。5 – 单硝酸异山梨酯可采用每日 2 次给药。若白天和夜间或清晨均有心绞痛发作者，硝酸异山梨酯可每6h给药1次，但宜短期治疗以避免耐药性。对于频繁发作的不稳定型心绞痛患者口服硝酸异山梨酯短效药物的疗效常优于服用5-单硝类的长效药物。硝酸异山梨酯的使用剂量可以从10mg/次开始，当症状控制不满意时可逐渐加大剂量，一般不超过40mg/次，只要患者心绞痛发作时口含硝酸甘油有效，即是增加硝酸异山梨酯剂量的指征，若患者反复口含硝酸甘油不能缓解症状，常提示患者有极为严重的冠状动脉阻塞病变，此时即使加大硝酸异山梨酯剂量也不一定能取得良好效果。

（2）β受体阻滞药：通过减慢心率、降低血压和抑制心肌收缩力而降低心肌耗氧量，从而缓解心绞痛症状，对改善近、远期预后有益。

对不稳定型心绞痛患者控制心绞痛症状以及改善其近、远期预后均有好处，除有禁忌证外，主张常规服用。首选具有心脏选择性的药物，如阿替洛尔、美托洛尔和比索洛尔等。除少数症状严重者可采用静脉推注β受体阻滞药外，一般主张直接口服给药。剂量应个体化，根据症状、心率及血压情况调整剂量。阿替洛尔常用剂量为12.5~25mg，每日2次，美托洛尔常用剂量为25~50mg，每日2~3次，比索洛尔常用剂量为5~10mg每日1次，不伴有劳力性心绞痛的变异性心绞痛不主张使用。

（3）钙拮抗药：通过扩张外周血管和解除冠状动脉痉挛而缓解心绞痛，也能改善心室舒张功能和心室顺应性。非二氢吡啶类有减慢心率和减慢房室传导作用。常用药物有两类：①二氢吡啶类钙拮抗药：硝苯地平对缓解冠状动脉痉挛有独到的效果，故为变异性心绞痛的首选用药，一般剂量为10~20mg，每6h1次，若仍不能有效控制变异性心绞痛的发作还可与地尔硫䓬合用，以产生更强的解除冠状动脉痉挛的作用，当病情稳定后可改为缓释和控释制剂。对合并高血压病者，应与β受体阻滞药合用。②非二氢吡啶类钙拮抗药：地尔硫䓬有减慢心率、降低心肌收缩力的作用，故较硝苯地平更常用于控制心绞痛发作。一般使用剂量为30~60mg，每日3~4次。该药可与硝酸酯类合用，亦可与β受体阻滞药合用，但与后者合用时需密切注意心率和心功能变化。

如心绞痛反复发作，静脉滴注硝酸甘油不能控制时，可试用地尔硫䓬短期静脉滴注，使用方法为5~15μg/（kg·min），可持续静滴24~48h，在静滴过程中需密切观察心率、血压的变化，如静息心率低于50/min，应减少剂量或停用。

钙通道阻滞药用于控制下列患者的进行性缺血或复发性缺血症状：①已经使用足量硝酸酯类和β受体阻滞药的患者。②不能耐受硝酸酯类和β受体阻滞药的患者。③变异性心绞痛的患者。因此，对于严重不稳定型心绞痛患者常需联合应用硝酸酯类、β受体阻滞药和钙拮抗药。

2. 抗血小板治疗 阿司匹林为首选药物。急性期剂量应在150~300mg/d，可达到快速抑制血小板聚集的作用，3d后可改为小剂量即50~150mg/d维持治疗，对于存在阿司匹林禁忌证的患者，可采用氯吡格雷替代治疗，使用时应注意经常检查血象，一旦出现明显白细胞或血小板降低应立即停药。

（1）阿司匹林：阿司匹林对不稳定型心绞痛治疗目的是通过抑制血小板的环氧化酶快速阻断血小板中血栓素A_2的形成。因小剂量阿司匹林（50~75mg）需数天才能发挥作用。故目前主张：①尽早使用，一般应在急诊室服用第一次。②为尽快达到治疗性血药浓度，第一次应采用咀嚼法，促进药物在口腔颊部黏膜吸收。③剂量300mg，每日1次，5d后改为100mg，每日1次，很可能需终身服用。

（2）氯吡格雷：为第二代抗血小板聚集的药物，通过选择性地与血小板表面腺苷酸环化酶偶联的 ADP 受体结合而不可逆地抑制血小板的聚集，且不影响阿司匹林阻滞的环氧化酶通道，与阿司匹林合用可明显增加抗凝效果，对阿司匹林过敏者可单独使用。噻氯匹定的最严重副作用是中性粒细胞减少，见于连续治疗 2 周以上的患者，易出现血小板减少和出血时间延长，亦可引起血栓性血小板减少性紫癜，而氯吡格雷则不明显，目前在临床上已基本取代噻氯匹定。目前对于不稳定型心绞痛患者和接受介入治疗的患者多主张强化血小板治疗，即二联抗血小板治疗，在常规服用阿司匹林的基础上立即给予氯吡格雷治疗至少 1 个月，亦可延长至 9 个月。

（3）血小板糖蛋白 II b/III a 受体抑制药：为第三代血小板抑制药，主要通过占据血小板表面的糖蛋白 II b/III a 受体，抑制纤维蛋白原结合而防止血小板聚集。但其口服制剂疗效及安全性令人失望。静脉制剂主要有阿昔单抗和非抗体复合物替罗非班、lamifiban、xemilofiban、eptifiban、lafradafiban 等，其在注射停止后数小时作用消失。目前临床常用药物有盐酸替罗非班注射液，是一种非肽类的血小板糖蛋白 II b/III a 受体的可逆性拮抗药，能有效地阻止纤维蛋白原与血小板表面的糖蛋白 II b/III a 受体结合，从而阻断血小板的交联和聚集。盐酸替罗非班对血小板功能的抑制的时间与药物的血浆浓度相平行，停药后血小板功能迅速恢复到基线水平。在不稳定型心绞痛患者盐酸替罗非班静脉输注可分两步，在肝素和阿司匹林应用条件下，可先给以负荷量 $0.4\mu g/$（$kg \cdot min$）（30min），而后以 $0.1\mu g/$（$kg \cdot min$）维持静脉点滴48h。对于高度血栓倾向的冠脉血管成形术患者盐酸替罗非班两步输注方案为负荷量 $10\mu g/kg$ 于 5min 内静脉推注，然后以 $0.15\mu g/$（$kg \cdot min$）维持 $16 \sim 24h$。

3. 抗凝血酶治疗　目前临床使用的抗凝药物有普通肝素、低分子肝素和水蛭素，其他人工合成或口服的抗凝药正在研究或临床观察中。

（1）普通肝素：是常用的抗凝药，通过激活抗凝血酶而发挥抗栓作用，静脉滴注肝素会迅速产生抗凝作用，但个体差异较大，故临床需化验部分凝血活酶时间（APTT）。一般将APTT 延长至 $60 \sim 90s$ 作为治疗窗口。多数学者认为，在 ST 段不抬高的急性冠状动脉综合征，治疗时间为 $3 \sim 5d$，具体用法为 75U/kg 体重，静脉滴注维持，使 APTT 在正常的$1.5 \sim 2$ 倍。

（2）低分子肝素：低分子肝素是由普通肝素裂解制成的小分子复合物，分子量在$2\ 500 \sim 7\ 000$，具有以下特点：抗凝血酶作用弱于肝素，但保持了抗因子 X a 的作用，因而抗因子 X a 和凝血酶的作用更加均衡；抗凝效果可以预测，不需要检测 APTT；与血浆和组织蛋白的亲和力弱，生物利用度高；皮下注射，给药方便；促进更多的组织因子途径抑制物生成，更好地抑制因子 VII 和组织因子复合物，从而增加抗凝效果等。许多研究均表明低分子肝素在不稳定型心绞痛和非 ST 段抬高心肌梗死的治疗中起作用至少等同或优于经静脉应用普通肝素。低分子肝素因生产厂家不同而规格各异，一般推荐量按不同厂家产品以千克体重计算皮下注射，连用一周或更长。

（3）水蛭素：是从药用水蛭唾液中分离出来的第一个直接抗凝血酶制药，通过重组技术合成的是重组水蛭素。重组水蛭素理论上优点有：无需通过 AT - III 激活凝血酶；不被血浆蛋白中和；能抑制凝血块黏附的凝血酶；对某一剂量有相对稳定的 APTT，但主要经肾脏排泄，在肾功能不全者可导致不可预料的蓄积。多数试验证实水蛭素能有效降低死亡与非致死性心肌梗死的发生率，但出血危险有所增加。

（4）抗血栓治疗的联合应用：①阿司匹林加 ADP 受体拮抗药：阿司匹林与 ADP 受体拮

抗药的抗血小板作用机制不同，一般认为，联合应用可以提高疗效。CURE 试验表明，与单用阿司匹林相比，氯吡格雷联合使用阿司匹林可使死亡和非致死性心肌梗死降低 20%，减少冠状动脉重建需要和心绞痛复发。②阿司匹林加肝素：RISC 试验结果表明，男性非 ST 段抬高心肌梗死患者使用阿司匹林明显降低死亡或心肌梗死的危险，单独使用肝素没有受益，阿司匹林加普通肝素联合治疗的最初 5d 事件发生率最低。目前资料显示，普通肝素或低分子肝素与阿司匹林联合使用疗效优于单用阿司匹林；阿司匹林加低分子肝素等同于甚至可能优于阿司匹林加普通肝素。③肝素加血小板 GP Ⅱb/Ⅲa 抑制药：PUR－SUTT 试验结果显示，与单独应用血小板 GP Ⅱb/Ⅲa 抑制药相比，未联合使用肝素的患者事件发生率较高。目前多主张联合应用肝素与血小板 GP Ⅱb/Ⅲa 抑制药。由于两者连用可延长 APTT，肝素剂量应小于推荐剂量。④阿司匹林加肝素加血小板 GP Ⅱb/Ⅲa 抑制药：目前，合并急性缺血的非 ST 段抬高心肌梗死的高危患者，主张三联抗血栓治疗，是目前最有效的抗血栓治疗方案。持续性或伴有其他高危特征的胸痛患者及准备做早期介入治疗的患者，应给予该方案。

4. 调脂治疗　血脂增高的干预治疗除调整饮食、控制体重、体育锻炼、控制精神紧张、戒烟、控制糖尿病等非药物干预手段外，调脂药物治疗是最重要的环节。近代治疗急性冠脉综合征的最大进展之一就是 3－羟基－3 甲基戊二酰辅酶 A（HMGCoA）还原酶抑制药（他汀类）药物的开发和应用，该类药物除降低总胆固醇（TC）、低密度脂蛋白胆固醇（LDL－C）、三酰甘油（TG）和升高高密度脂蛋白胆固醇（HDL－C）外，还有缩小斑块内脂质核、加固斑块纤维帽、改善内皮细胞功能、减少斑块炎性细胞数目、防止斑块破裂等作用，从而减少冠脉事件，另外还能通过改善内皮功能减弱凝血倾向，防止血栓形成，防止脂蛋白氧化，起到了抗动脉粥样硬化和抗血栓作用。随着长期的大样本的实验结果出现，已经显示他汀类强化降脂治疗和 PTCA 加常规治疗可同样安全有效的减少缺血事件。所有他汀类药物均有相同的不良反应，即胃肠道功能紊乱、肌痛及肝损害，儿童、孕妇及哺乳期妇女不宜应用。常见他汀类降调脂药见表 9－4。

表 9－4　临床常见他汀类药物剂量

药物	常用剂量（mg）	用法
阿托伐他汀（立普妥）	10～80	每天 1 次，口服
辛伐他汀（舒将之）	10～80	每天 1 次，口服
洛伐他汀（美将之）	20～80	每天 1 次，口服
普伐他汀（普拉固）	20～40	每天 1 次，口服
氟伐他汀（来适可）	40～80	每天 1 次，口服

5. 溶血栓治疗　国际多中心大样本的临床试验（TIMI ⅢB）业已证明采用 AMI 的溶栓方法治疗不稳定型心绞痛反而有增加 AMI 发生率的倾向，故已不主张采用。至于小剂量尿激酶与充分抗血小板和抗凝血酶治疗相结合是否对不稳定型心绞痛有益，仍有待临床进一步研究。

6. 不稳定型心绞痛出院后的治疗　不稳定心绞痛患者出院后仍需定期门诊随诊。低危险组的患者 1～2 个月随访 1 次，中、高危险组的患者无论是否行介入性治疗都应 1 个月随访 1 次，如果病情无变化，随访半年即可。

UA 患者出院后仍需继续服阿司匹林、β 受体阻滞药。阿司匹林宜采用小剂量，每日 50～150mg 即可，β 受体阻滞药宜逐渐增量至最大可耐受剂量。在冠心病的二级预防中阿司匹林和降胆固醇治疗是最重要的。降低胆固醇的治疗应参照国内降血脂治疗的建议，即血清胆固醇 >4.68mmol/L（180mg/dl）或低密度脂蛋白胆固醇 >2.60mmol/L（100mg/dl）均应服他汀类降胆固醇药物，并达到有效治疗的目标。血浆三酰甘油 >2.26mmol/L（200mg/dl）的冠心病患者一般也需要服降低三酰甘油的药物。其他二级预防的措施包括向患者宣教戒烟、治疗高血压和糖尿病、控制危险因素、改变不良的生活方式、合理安排膳食、适度增加活动量、减少体重等。

八、影响不稳定型心绞痛预后的因素

（1）左心室功能：为最强的独立危险因素，左心室功能越差，预后也越差，因为这些患者的心脏很难耐受进一步的缺血或梗死。

（2）冠状动脉病变的部位和范围：左主干病变和右冠开口病变最具危险性，三支冠脉病变的危险性大于双支或单支者，前降支病变危险大于右冠或回旋支病变，近段病变危险性大于远端病变。

（3）年龄：是一个独立的危险因素，主要与老年人的心脏储备功能下降和其他重要器官功能降低有关。

（4）合并其他器质性疾病或危险因素：不稳定型心绞痛患者如合并肾衰竭、慢性阻塞性肺疾患、糖尿病、高血压、高血脂、脑血管病以及恶性肿瘤等，均可影响不稳定型心绞痛患者的预后。其中肾状态还明显与 PCI 术预后有关。

（杨丽霞）

第三节　急性冠脉综合征

一、概述

急性冠脉综合征（acute coronary syndrome，ACS）是 20 世纪 80 年代以后提出的诊断新概念，它涵盖 ST 段抬高型心肌梗死（STEMI）、非 ST 段抬高型心肌梗死（NSTEMI）和不稳定型心绞痛（UAP）。病理基础是冠状动脉内不稳定斑块的存在，继而发生了破裂、糜烂、出血并在此基础上形成血栓，临床上很多患者会进展到心肌梗死，甚至心脏猝死，斑块稳定的患者在临床上表现为稳定型心绞痛，而不稳定型斑块或斑块破裂时则表现为 ACS。

二、非 ST 段抬高型心肌梗死

（一）发病机制

1. 动脉粥样硬化病变进展　多数不稳定型心绞痛患者均有严重的阻塞性缺血性心脏病，其冠状动脉粥样硬化的发展，可引起进行性冠状动脉狭窄。

2. 血小板聚集　冠状动脉狭窄和内膜损伤，出现血小板聚集，产生血管收缩物质血栓素 A_2，而由于正常内皮细胞产生的抗聚集物质如前列环素、组织纤维蛋白溶酶原激活物和内皮源弛缓因子等浓度则降低，引起冠状动脉收缩，管腔狭窄加重乃至闭塞以及动力性冠状动脉阻力增加。

3. 血栓形成　血小板聚集、纤维蛋白原和纤维蛋白碎片的主要成分 D - 二聚物增加，形成冠状动脉腔内血栓，导致进行性冠状动脉狭窄。

4. 冠状动脉痉挛　临床、冠状动脉造影和尸解研究均证实，冠状动脉痉挛是引起不稳定型心绞痛的重要机制。

（二）临床表现

1. 临床症状　胸痛或胸部不适的性质与典型的稳定型心绞痛相似，但疼痛更为剧烈，持续时间往往达 30min，偶尔在睡眠中发作。卧床休息和含服硝酸酯类药物仅出现短暂或不完全性胸痛缓解。

2. 临床体征　心尖部可闻及一过性第三心音和第四心音，左心衰竭时可见心尖部抬举性搏动，缺血发作时或缺血发作后即刻可闻及收缩期二尖瓣反流性杂音。

（三）临床分型

根据其发生、持续时间和临床特点不同可分为以下五型：

1. 初发劳力性心绞痛　病程在 2 个月内新发生的心绞痛（从无心绞痛或有心绞痛病史但在近半年内未发作过心绞痛）。

2. 恶化劳力性心绞痛　病情突然加重，表现为胸痛发作次数增加，持续时间延长，诱发心绞痛的活动阈值明显减低，按加拿大心脏病学会劳力性心绞痛分级（CCSC Ⅰ～Ⅳ）加重 1 级以上并至少达到Ⅲ级（表 9 - 5），硝酸甘油缓解症状的作用减弱，病程在 2 个月之内。

3. 静息心绞痛　心绞痛发生在休息或安静状态，发作持续时间相对较长，含硝酸甘油效果欠佳，病程在 1 个月内。

4. 梗死后心绞痛　指 AMI 发病 24h 后至 1 个月内发生的心绞痛。

5. 变异型心绞痛　休息或一般活动时发生的心绞痛，发作时心电图显示 ST 段暂时性抬高。

表 9 - 5　加拿大心脏病学会的劳力性心绞痛分级标准（CCSC）

分级	特点
Ⅰ级	一般日常活动例如走路、登楼不引起心绞痛，心绞痛发生在剧烈、速度快或长时间的体力活动或运动时
Ⅱ级	日常活动轻度受限。心绞痛发生在快步行走、登楼、餐后行走、冷空气中行走、逆风行走或情绪波动后活动
Ⅲ级	日常活动明显受限，心绞痛发生在平路一般速度行走时
Ⅳ级	轻微活动即可诱发心绞痛，患者不能做任何体力活动，但休息时无心绞痛发作

（四）实验室检查

不稳定型心绞痛患者就诊时除应详尽了解其心绞痛的发作特点与冠心病危险因素等相关病史外，还需进行一系列的实验室检查，以期明确诊断，评估病情，并对患者进行危险分层，从而决定治疗对策和判断预后。不稳定型心绞痛患者的检查种类繁多，发展迅速，用于对 ACS 患者的筛选、危险分层和进一步的诊断。主要包括以下项目。

1. 心电图检查

（1）静息心电图：凡以急性胸痛就诊者，应在 10min 内进行 18 导联常规心电图检查。UAP 的典型心电图改变为 ST 段水平型或下斜型压低 >1mm，或肢体导联 ST 段抬高 >1mm，胸导联 >2mm；T 波通常表现为一过性的对称性倒置或高耸。

（2）动态心电图：除以上心肌缺血的典型改变外，50%～80%的患者，特别是糖尿病老年患者，尚可见无症状性心肌缺血，其 ST 段压低 >1mm，持续 1min 以上，2 次缺血间隔时间超过 1min 才有意义。

（3）QT 离散度增大：变异型心绞痛发作除有 ST 短暂性抬高与心律失常外，80% 以上的患者 QT 离散度可能增大至 80ms，为心肌缺血的另一种表现。

2. 运动负荷试验　必须在急性期后进行。对可疑的低危患者在胸痛控制 12～24h 可做运动平板试验。症状限制性运动试验应在心电图无缺血证据 7～10d 后进行，据此有助于患者治疗及预后判断。其他非创伤性激发试验，如运动放射性核素心肌灌注扫描和药物负荷试验等，则需在病情稳定一周以后酌情安排。

3. 心肌损伤标记物的测定　近年来，心肌损伤标志物有了迅速的发展，心肌特异肌钙蛋白（cTn）、肌红蛋白（Myo）和肌酸激酶同工酶 MB（CK－MB）的检测已在临床上得到广泛的应用。

（1）心肌肌钙蛋白（cTn）：包括肌钙蛋白 T（cTnT）与肌钙蛋白 I（cTnI），是反映心肌坏死最敏感的特异性指标，在急性心肌梗死发生后 3 个小时血中含量即增高，并持续 2 周左右。cTnT 在肌病和肾功能受损时可呈弱阳性，所以其特异性比 cTnI 略差。低危或中危 UAP 患者 cTn 呈阴性（<0.1mg/L）或略有增高。高危患者 cTn 增高提示已有心肌微梗死，可诊断为 NSTEMI，应酌情行血管重建术治疗。凡疑有不稳定型心绞痛的胸痛患者，应立即抽血检测 cTn，并在 8～12h 内复查，以此对 UAP 和 NSTEMI 做出鉴别。

（2）心肌酶学：肌酸激酶同工酶（CK－MB）作为诊断 AMI 的首选传统血清标志物，其平均敏感性与特异性分别达到 92% 与 98%，在 AMI 后 3～6h 开始升高，病后 3d 可恢复正常，可是其敏感性并不理想。随着更先进的新技术的推广，国外已采用单克隆抗体、酶免疫荧光测定心肌酶，可使其发病后 2～4h 的敏感性提高 90%。进一步检测其同工酶 CK－MB₁，与 $CK-MB_2$ 和两者的比值，能更快捷敏感的诊断 AMI。低危与中危的 UAP 患者 CK－MB 不增高；如该酶增高且持续上升是高危的 UAP 病变发展为 AMI 的表现。其他传统的心肌酶如肌酸激酶、AST 和乳酸脱氢酶（LDH）及其同工酶等由于敏感性与特异性较低，已逐渐被肌酸激酶同工酶所取代。

（3）肌球蛋白：肌球蛋白同时来自骨骼肌与心肌，故诊断为心肌损伤的特异性较低。但在心肌坏死后 1～2h 血中肌球蛋白即升高，4～5 个小时达到高峰浓度，24h 以上难从血中测出，所以 ACS 患者 2h 内肌球蛋白未成倍增加，或较基线增高 <10μg/L，即可排除 AMI，而支持 UAP 的诊断。

（4）冠状动脉不稳定粥样斑块及炎症反应的血清标志物：冠状动脉粥样斑块的纤维帽较薄，脂质丰富，炎症细胞浸润所致的炎性反应活跃，即斑块很不稳定而易破裂、出血和形成血栓。所以，测定这一系列病理生理过程的有关化学标志物，即可为 ACS 的发病与感染提供有关的实验室依据，并有助于 UAP 与 AMI 的诊断与治疗。

1）C 反应蛋白（CRP）：是一种能与肺炎链球菌荚膜 C 多糖物质起反应的急性期反应蛋白，目前主张测定超敏 CRP（hsCRP），因其在临床上应用广泛，诊断价值更大。hsCRP 已被确认为粥样斑块内急性炎症反应的敏感性标志物和独立的危险因素。当其血清浓度 >30mg/L（3 000μg/L）时，提示患者有明显的心肌缺血和血栓形成（一般炎症时大多为 500～1 000μg/L，其增高程度远不及 UAP 者粥样斑块发生的急性炎症反应），并且其增高程度与 UAP 的病死率呈正相关。国内学者发现，与 CK – MB 及 cTn 比较，CRP 的敏感性更高，可用于评估 UAP 的危险分层，并协助治疗。

2）其他新的标志物：IL – 6、IL – 8、组织因子、白细胞弹性蛋白酶、基质金属蛋白酶、食糜酶与组织型纤溶酶原激活剂等，均能反映粥样斑块的不稳定性与炎症反应，可用于对 UAP 患者的病情评估与预后判断。但它们临床应用的可行性与实际价值尚待进一步研究。

（5）超声心动图检查：显示短暂性室壁运动异常。室壁运动异常呈持久性者，提示预后不良。

（6）放射性核素心肌显像检查：可确定心肌缺血的部位。^{201}T1 心肌显像示静息时心肌缺血区放射性稀疏或缺失，表示心肌处于血流低灌注状态。

（7）冠状动脉造影：中、高危险层的 UAP 患者应做冠状动脉造影，以明确病变情况指导治疗。血管内超声可在冠状动脉造影的基础上，识别直径 <50% 的狭窄冠状动脉内斑块的稳定性，并有助于采取相应的治疗对策。

（8）电子束 CT 检查：可对冠状动脉钙化程度和范围做无创性检查和评价。研究发现，UAP 患者钙化检出率及集约化钙化计分均较稳定型心绞痛为低，提示其病变斑块的钙化程度不高，稳定性较差，而易于破裂。

（9）其他检查：还应从冠心病的二级预防着眼，对患者做血糖、血脂、肝功能、肾功能等常规检查，以加强控制危险因素和并发症，进行全面综合治疗。

（五）诊断思路

主要根据胸痛为主的临床症状，心电图和心肌损伤标志物及相关的特殊检查，并应结合病史和冠心病危险因素等确定。根据我国所制定的有关指南，在做出 UAP 诊断之前需注意以下几点。①UAP 的诊断应根据发作的性质、特点、发作时体征和发作时心电图的改变以及 CHD 危险因素等，结合临床综合判断，以提高诊断的准确性。②心绞痛发作时心电图 ST 段抬高和降低的动态变化最具有诊断价值，应及时记录发作时和症状缓解后的心电图。动态 ST 段水平型或下斜压低 ≥1mm 或 ST 段抬高（肢体导联 ≥1mm，胸导联 ≥2mm）有诊断意义。若发作时倒置的 T 波呈伪性改变（假正常化），发作后 T 波恢复原倒置状态，或以前心电图正常近期内才出现心前区多个导联 T 波倒置加深，在排除非 Q 波性 AMI 后结合临床也应考虑 UAP 的诊断。当发作时心电图显示 ST 段压低 ≥0.5mm，但 <1mm 时，仍需高度怀疑为本病。③UAP 急性期应避免做任何形式的负荷试验，这些检查宜在病情稳定后进行。

目前国际上无统一的危险度分层，我国近年来在 1989 年 Braunwald UAP 分类的基础上结合国内情况做出以下分层（表9–6）。

表9–6　心绞痛危险度分层

	心绞痛类型	发作时 ST 段压低幅度	持续时间	cTnT 或 cTnI
低危险组	初发，恶性劳力性，无静息时发作	≤1mm	>20min	正常
中危险组	（1）1 个月内出现静息性心绞痛，但在 48h 内无发作 （多数由劳力性心绞痛进展而来） （2）梗死后心绞痛	>1mm	20min	正常或轻度正常

续　表

	心绞痛类型	发作时 ST 段压低幅度	持续时间	cTnT 或 cTnI
高危险组	（1）48h 内反复发作静息性心绞痛 （2）梗死后心绞痛	≤1mm	>20min	增高

注：①陈旧性心肌梗死患者其危险度分层上调 1 级，若心绞痛是由非梗死区缺血所致时，应视为高危险组。②左室射血分数（LVEF）<40%，应视为高危险组。③若心绞痛发作时并发左心功能不全、二尖瓣反流、严重心律失常或低血压（SBP≤90mmHg），应视为危险组。④当横向指标不一致时，按危险度高的指标归类。例如，心绞痛类型为低危险组，但心绞痛发作时 ST 段压低 >1mm，就归入中危险组。

患者病情严重性的判断主要是依据心脏病史、体征和心电图，特别是发作时的心电图。

病史中的关键点是 1 个月来的心绞痛发作频次，尤其是近 1 周的发作情况。其内容应包括：①活动耐量降低的程度。②发作持续时间和严重性加重情况。③是否在原劳力性心绞痛基础上近期出现静息性心绞痛发作状况，发作时 ST 段压低程度以及发作时患者的一些特殊体征变化可将 UAP 患者分为高、中、低危险组。

（六）治疗

1. 治疗策略和方法

（1）危险度分层：是制订治疗方案的前提和基础，有助于检出高危患者，强化内科药物治疗，进行介入治疗（PCI）或冠状动脉旁路移植术（CABG）等有创治疗的抉择。

（2）药物治疗：应从易损患者的整体角度出发，针对易损斑块，易损血液及易损心肌等发病机制采用有效的药物治疗，从控制症状和改善预后出发，并注意改善疾病的生物学特点，达到生物学治愈的理想要求。具体用药包括抗心肌缺血、抗栓（抗血小板、抗凝血）、溶栓、ACEI 及抗高血脂药的应用等，力争早期稳定粥样斑块，消除症状，预防心室重构，防止恶性心律失常与心力衰竭等并发症，达到降低死亡率，改善预后的最终目的。

（3）介入治疗：是近 20 年冠心病防治的重大进步和突破。应参照有关的防治指南，严格掌握适应证，积极开展 PCI，必要时应考虑 CABG 手术治疗。

2. 一般内科治疗　UAP 一旦确诊，急性期患者应卧床休息，进行心电监护 1～3d，低危患者，心绞痛未再发，心功能及心电图无异常，心肌酶（CK－MB）不增高，肌钙蛋白正常，可在留观 24～48h 后出院。凡中危与高危患者，尤其伴有肌钙蛋白增高及诊断为 NSTE-MI 者应进一步观察与处理。

3. 药物治疗

（1）强化抗血小板治疗

1）阿司匹林：为最常用的首选药物，起病后前 2d 剂量 150～300mg/d，3d 后减量至 50～150mg/d，以后长期维持。

2）二磷酸腺苷受体拮抗药：包括噻氯匹定（ciclopidine，抵克力得）和氯吡格雷（clopidgrel），均可特异性地阻断二磷酸腺苷与血小板受体的结合，抑制血小板聚集等。噻氯匹定因可导致中性粒细胞减少和导致血栓形成性血小板减少性紫癜等不良反应，现已少用。氯吡格雷无骨髓毒性为其主要优点，且起效快，6h 内抑制血小板作用达到高峰，耐受性好，无阿司匹林的肠胃道副作用。首次剂量为 300～450mg，维持量为 75mg/d。目前认为，除非在 5～7d 内拟行 CABG 术者，所有 UAP 与 NSTEMI 患者均应服用氯吡格雷。本品常与阿司匹林联合应用，效果增强。接受非 PCI 方式，计划做冠状动脉成形术的 UAP 及 NSTEMI 患者入院后就立即合用本品和阿司匹林，疗程延长至 9 个月，可使死亡率或 AMI 减少 20%。患者需紧急做 PCI，可在有创检查同时服用本品。择期进行 PCI 者，可在术后服用本品。由于本品和阿司匹林的合用可增加 CABG 术后出血危险性，故术前宜停用氯吡格雷 1 周。最近公布的 CERDO（clopidgrel for the reduction of events during observation）证明 PCI 术后 1 年应用氯吡格雷（75mg/d）可显著降低死亡、AMI 与脑卒中等事件发生率，而术前至少 6h 以上开始给予本品负荷量（300mg/d），明显减少心血管事件危险，而且无严重出血的并发症，因此，氯吡格雷的应用将受到更多的关注和推荐。

3）静脉糖蛋白 Ⅱb/Ⅲa 受体拮抗药：血小板的激活使糖蛋白 Ⅱb/Ⅲa（GPⅡb/Ⅲa）受体与其最主要的配体纤维蛋白原的亲和力增强，导致纤维蛋白原介导的血小板聚集。GPⅡb/Ⅲa 受体拮抗药阻断了血小板聚集的最后通路，对进行 PCI 的患者疗效确切。荟萃分析表明本类药物可降低 30d 死亡率或 AMI 总体发生率，而对 30d 未进行血运重建的患者无益。目前使用本类药物的原则是：①对计划做导管检查与冠状动脉成形手术的患者，应联合应用本类药物、阿司匹林和普通肝素。②对计划做导管检查与冠状动脉成形手术者，且已使用了阿司匹林和普通肝素的患者，可使用本类药物。但对有可能而不常规拟行 PCI 的患者，收益不大；凡不行 PCI 手术患者，则疗效可疑。③近 3 个月内有大手术史，近半年内有脑卒中史，以及近期外伤和未能控制的严重的高血压患者均禁用。本品口服制剂因不能降低远期缺血性终点事件发生率，已不应用。

（2）抗凝血治疗：主要药物有普通肝素、低分子肝素、华法林和水蛭素。

1）普通肝素：肝素抗凝血活性的激活需要抗凝血酶，肝素和抗凝血酶中的赖氨酸结合后，使抗凝血酶由慢反应凝血酶抑制剂变为快反应抑制剂，活性增加近 2 000 倍。肝素—抗凝血酶复合物可激活一系列凝血因子，肝素并直接发挥抗凝血作用，抑制血小板黏附和聚集，使微血管通透性增强，可导致出血并发症。UAP 患者单独使用普通肝素可预防 AMI 和心绞痛复发；与阿司匹林相比，可使两者的危险性分别下降 89% 和 63%。但一般主要用于中危和高危 UAP 患者。先静脉推注 5 000U，继以静脉滴注 1 000U/h，调整其剂量使激活的部分凝血酶时间（APTT）延长至对照的 1.5 ~ 2 倍，持续用药至少 48h。本品应与阿司匹林和（或）氯吡格雷合用，以增强疗效。

2）低分子肝素：普通肝素裂解后成为相对分子质量为 1 000 ~ 12 000 的低分子肝素，依诺肝素为其代表。与普通肝素相比，低分子肝素安全性好，与骨细胞结合力低，不引起骨质减少症和血小板减少症，血浆半衰期长，作用维持较久，不需要实验室检测，可以皮下注射，使用方便，剂量可根据体重调整，停药无反跳反应，比普通肝素可使死亡率与 AMI 危险性进一步降低 15%，因此应用日趋广泛。对 UAP 与非 ST 段抬高型 AMI 患者，可将本品与阿司匹林和（或）氯吡格雷应用，一般用药 5 ~ 7d，不要超过 14d。鉴于低分子肝素半衰期较长，不能快速达到最大抗凝血效应，故不推荐用于 PCI 手术中，并最好在 PCI 手术前 24h 停用本品，而改用普通肝素。

3）水蛭素：系直接抗凝血药，与凝血酶结合成不可逆的复合物，特异性地抑制凝血酶的活性，但本品易引起出血危险，并且降低死亡危险的效果并不明显，故有待开发新型制剂，以代替目前的产品。

4）华法林：应用于 UAP 的临床研究结果不一。合并心房颤动和（或）心脏机械瓣置换手术后的 UAP 患者应长期使用华法林。

（3）溶栓治疗：经过多年的讨论之后，已经明确对 UAP 与 NESTEMI 患者没有肯定的益处，甚至可能造成不利后果，所以不予推荐。

（4）硝酸酯类：主要目的为控制心绞痛发作。口含硝酸甘油片剂以每次 1 片（0.5mg）为宜，无效可在 3~5min 内追加 1 次。如连续含 3~4 片仍不能缓解症状，需应用强镇痛药，并配合静脉滴注硝酸甘油或硝酸异山梨酯，中、高危 UAP 患者持续静脉滴注 24~48h 即可。急性期后，患者可口服硝酸异山梨酯或单硝酸异山梨酯。频繁发作的 UAP 患者以短效的硝酸异山梨酯优于长效制剂。严重的冠状动脉阻塞患者，硝酸酯类药物即使加大剂量或改变剂型与给药途径亦难于奏效，宜加用钙拮抗药或 β 受体阻滞药，必要时行 PCI 或 CABG。

（5）β 受体阻滞药：是冠心病患者二级预防的主要药物之一，可改善远期预后。除非有禁忌证均宜选用。应首选具有心脏选择性的药物如美托洛尔、阿替洛尔或比索洛尔等口服。

（6）钙拮抗药（CCB）：控制心肌缺血的发作为本类药物的主要用途。①硝苯地平：具有独特的缓解冠状动脉痉挛的效果，为变异型心绞痛的首选用药。②非二氢吡啶类的地尔硫䓬：如合心爽，90mg/d，一次服用，具有减慢心率，降低心肌收缩力的作用，是近年来受到广泛推荐的药物。顽固性严重胸痛患者可静脉推注本品。③维拉帕米：也属非二氢吡啶类 CCB，亦可选用。对同时合并的室上速与房颤等快速异位性心律失常也有良好的治疗效果。但本品抑制心肌作用更强，故不可与 β 受体阻滞剂合用。严重不稳定型心绞痛往往需同时合用硝酸酯、β 受体阻滞剂与 CCB。

（7）抗高血脂药：羟甲基戊二单酰辅酶 A 还原酶抑制药（他汀类）的应用，是 ACS 治疗学上的一大进展，备受重视，他汀类不但显著降低 LDL-C 与 TC，更有一系列调血脂之外的特殊治疗作用。所以，应用他汀类强化治疗已成为当今防治 ACS 不可或缺的主要措施之一。

1）他汀类防治 ACS 的机制：①改善内皮功能。内皮功能紊乱是指由于内皮功能受损导致的血管扩张和收缩、生长抑制和促进、抗血栓和促栓塞、抗炎症和促炎症及抗氧化和促氧化之间平衡失调。各种引发冠心病的危险因子如高胆固醇血症、雌激素减退、高同型半胱氨酸及年龄的增加都会损害内皮功能。内皮功能紊乱不仅触发早期动脉粥样硬化，而且在动脉粥样硬化斑块的发展中发挥重要作用。许多实验证实，冠心病患者发生病变的心外膜血管对乙酰胆碱发生收缩反应，而正常血管在乙酰胆碱作用下会发生舒张。有研究发现，不稳定型心绞痛及急性心肌梗死往往发生在冠状动脉狭窄不超过 50% 的患者中。近来更有研究显示，冠心病患者的死亡率与血管栓塞面积是否超过 70% 并无明显相关性，而与发生病变的血管数目呈明显相关，因为病变的血管处内皮功能紊乱会导致潜在的冠状动脉事件的发生。导致内皮功能紊乱的最主要的机制是内皮一氧化氮合酶（endothelial nitric oxidesynthase，eNOS）的稳定性下降。他汀类药物能通过 2 个途径改善 eNOS mRNA 稳定性及增加内皮合成 NO。其一是通过调脂作用影响 NO 合成，1990 年报道的 MRFIT 试验证实血浆中胆固醇水平的高低与冠心患者的死亡率成正比。血浆中胆固醇水平在 3g/L 时其死亡率为 17‰，而血中胆固醇水平为 1.5g/L 时其死亡率为 3‰。在 1995 年 Shep-herd 等进行的一个小规模的临床试验发现普伐他汀可使冠心病患者死亡率下降 28%，在 1996 年 Kinlay 等证实了这种冠状动脉内皮功能改善与促进内皮合成一氧化氮有关。其二可直接影响一氧化氮的生物合成，Laufs 发现辛伐他汀和洛伐他汀可将 eNOS mRNA 的半衰期由 13h 延长至 38h，他汀类药物的这种作用主要是通过抑制 MVA 及 GGPP 的生物合成来实现的。GGPP 对多种蛋白质如 eNOS 及 Ras 样因子 Rho 的转录后修饰起重要作用。Rho 为 NO 的抑制因子，对 Rho 的抑制可将 eNOS 的合成提高 3 倍。②抑制血管平滑肌（VSMC）的增殖和移行。平滑肌细胞的迁移和聚集是动脉粥样硬化形成及血管成形术后再狭窄的基础。平滑肌细胞的迁移和聚集伴随脂质沉积现在被认为是血管壁中最重要的改变，发生改变的部位可作为药理作用的靶部位。近来，体内、外实验证实氟伐他汀及辛伐他汀可以抑制鼠平滑肌细胞增殖，但普伐他汀不能，这种作用不依赖于它们的降脂作用。现在也有观点认为亲水他汀类如普伐他汀因不能透过细胞膜，从而不抑制平滑肌细胞的迁移和聚集，这一特点可以稳定斑块，因为斑块特别是纤维帽中的平滑肌细胞数目对斑块的稳定有重要作用。提示我们在冠心病的一级预防中宜选用亲脂性他汀类药物，而在二级预防中宜选用亲水性他汀药物。③防止血栓形成，稳定粥样斑块。粥样斑块的突然崩解、破裂并有相继的血小板聚集、血栓形成，栓子进入血液循环是 ACS 发生的主要机制，用他汀类安全有效的抗高血脂治疗，能降低斑块核心的脂质含量，减少细胞外脂质沉积以及内膜的钙化与新生血管，增加胶原和平滑肌细胞面积。辛伐他汀等对胆固醇酯化及胆固醇酯在巨噬细胞内聚集的抑制，氟伐他汀对金属蛋白酶（MMP）产生的抑制，并干扰乙酰化 LDL 所致的细胞胆固醇酯化等作用均有助于斑块的稳定。他汀类减少血小板血栓素的产生，改变血小板膜胆固醇的含量以及细胞内钙水平，降低血小板的活性。普伐他汀可降低凝血酶，抗凝血酶Ⅲ复合物、纤维蛋白肽 A、血栓调节素及 PAI－1 的活性，逆转血栓形成纤溶之间的平衡。他汀类对纤维蛋白原（FIB）、血液黏度以及 PAI－1 等影响尚无一致的结论，如普伐他汀可降低 FIB、PAI 与血液黏度等，但辛伐他汀对这些均无明显影响。④消炎作用，在 ACS 发生早期（24~96h），以大剂量阿托伐他汀（80mg/d）治疗，有强烈的消炎与防止血栓形成的作用，而大剂量的阿托他汀的调血脂及非调血脂作用，使患者的心血管事件危险下降48%。他汀类药物可减少粥样硬化中的炎症细胞，降低巨噬细胞数量，凡炎症指标增高者，他汀类的消炎作用明显，并且有免疫调节作用，如抑制 γ－干扰素（IFN－γ）导致的主要组织相容性复合物Ⅱ（MHC－Ⅱ）分子的表达等。他汀类抗炎作用的另一强有力的证据即是明显降低 ACS 患者炎症标志物如 CPR 和细胞因子的水平。总之，他汀类的消炎作用表现为对炎症过程的多个环节存在多种抑制作用，且不依赖于血脂调节机制。这种作用是解释他汀类防治 ACS 具有明显效益的主要理论和临床应用的基础之一。

2）他汀类防治 ACS 的临床试验及主要结论：一系列大规模临床试验对他汀类防治 ACS 的疗效提供了循证医学的科学证据。瑞典和德国的回顾性分析表明，AMI 患者于起病后 1~3d 内服用普伐他汀类可使急性期住院死亡率和随访 1 年至 18 个月的心血管事件发生率与死亡危险明显下降。在 ACS 发病后 6h 至 1 周内服用普伐他者，预后明显改善。而且还可防止粥样斑块的破裂、出血以及冠状动脉的狭窄。ACS 起病后 3h 较大剂量的他汀类强化治疗，并可降低血清炎性反应物如 CRP 等的含量，防止冠状动脉再梗死。

综合他汀类强化治疗 ACS 的临床研究结果，可以得出以下结论：①根据美国 ATP Ⅲ，ACS 患者住院后应立即或在 24h 内进行血脂测定，并以此作为治疗的参考。如：LDL－C ≥ 3.36mmol/L（130mg/dl）应早给予他汀类治疗；LDL－C 为 2.59~3.35mmol/L（100~129mg/dl），是否服用他汀类应结合临床情况考虑。部分学者主张积极调血脂，认为只要 LDL－C > 2.59mmol/L（100mg/dl）即可服他汀类药物。②早期服用他汀类的理由，能调动患者坚持他汀类调血脂治疗的积极性；缩小临床上的治疗空隙，以使更多 ACS 患者得到必要的调血脂治疗。医师应将这些道理向患者反复说明，争取患者的理解和配合。并劝告患者长期服用他汀类，一定要使血脂异常调整到治疗的目标水平。服药期间应注意药物不良反应，保证用药安全。③应按照目前推荐的血脂异常治疗达标的用药剂量服药，如辛伐他汀 20~40ml/d，阿托他汀 10~20mg/d。根据最近的 ATP Ⅲ 修改的建议，ACS 属高危患者，其 LDL - C 水平应降到 1.8mmol/L（70mg/dl）。不过，这尚待更多的临床试验加以肯定，强化治疗的更大剂量（如阿托他汀 80mg/d）的广泛应用也正在积累经验，有待循环医学的证据予以支持。④他汀类对 ACS 患者的非调血脂治疗作用，已被许多基础和临床观察的研究所证实。患者服药期间，同时测定有关的炎症、心肌坏死物和内皮功能以及 CD - CD40L、sCD40L 等有关指标，对进一步了解他汀类的非调脂作用，以及 ACS 发生的复杂病理生理变化和临床经过演变的关系，具有十分重要的理论和临床防治意义。

（8）ACEI：推荐用于伴有充血性心力衰竭、左室功能不全（LVEF <40%）、原发性高血压与糖尿病的患者。

4. 介入治疗和外科手术治疗

（1）根据我国 UAP 诊断和治疗的建议，高危 UAP 患者进行 PCI 或 CABG 的指标为：①内科加强治疗，心绞痛仍反复发作。②心绞痛发作时间明显延长，>1h。③心绞痛发作时伴有血流动力学不稳定，如出现低血压、急性左心功能不全或伴有严重心律失常等。

紧急 PCI 的风险高于择期 PCI 治疗，其主要目标是以迅速开通"罪犯"病变血管，恢复其远端血液循环为原则。对于多病变患者，可以多次完成全部血管重建。凡有左冠状动脉主干病变或弥漫性狭窄病变不适宜 PCI 时，则应做急诊 CABG。血流动力学不稳定的患者最好同时应用主动脉内囊反搏，稳定血流动力学。但大多数患者的 PCI 宜在病情稳定 48h 后进行。

（2）近年来一系列大规模临床试验的研究表明，凡 UAP 或 NSTEMI 患者具有下列高危因素中任何 1 项者，应做早期有创治疗，这些有创治疗的适应证更为详尽具体，更应掌握和应用。①尽管采取强化抗缺血治疗，但仍有静息或低运动量的复发性心绞痛或心肌缺血的患者。②cTn 增高。③新出现的 ST 段压低。④复发性心绞痛或心肌缺血患者伴心力衰竭症状，心尖区舒张期奔马律、肺水肿、肺部啰音增多或新出现或恶化的二尖瓣关闭不全；近年来强调对非 ST 段抬高型 ACS 患者在给予低分子肝素以及阿司匹林和抗心绞痛药物的情况下，早期侵入性有创治疗可明显改善患者的预后，特别是在给予 GP Ⅱb/Ⅲa 受体拮抗药 tirofiban 的前提下，以支架为代表的新的冠状动脉介入明显优于保守治疗。⑤无创性负荷试验有高危表现。⑥左室收缩功能障碍（LVEF <40%）。⑦血流动力学不稳定。⑧持续性室性心动过速。⑨6 个月内做过 PCI。⑩既往做过 CABG 手术。

值得注意的是，近年来许多临床试验证明，对非 ST 段抬高型 ACS 患者早期进行 PCI 干预治疗，特别是在以支架为代表的新的冠状动脉介入技术和最有力的抗血小板药物 GP Ⅱb/Ⅲa 受体拮抗药（triafiban）应用的前提下，患者的预后明显改善，其疗效显著优于药物保守治疗，其中，高危患者获益尤多，即使是中危患者，早期介入干预也能使心血管事件大为减少，特别是难治性心绞痛患者改善更为明显。最近我国报道一组 545 例非 ST 段抬高型 ACS 患者的两种治疗方法的比较，也肯定了早期有创干预的疗效。如随访 30d 时反复心绞痛发作住院事件以及复合心血管事件均减少，随访 6 个月时的心血管事件仍然比保守治疗为少

$P < 0.05$）。但该研究未能肯定两种治疗方法对 UAP 的心血管事件的减少有明显差异。此外，最近公布的 ACC/AHA 的有关指南也建议对 cTnI 增高的非 ST 段抬高的 ACS 患者进行早期介入干预。尽管药物保守和早期介入干预对这一类型的 ACS 患者的疗效之比较尚无最终统一的意见，但积极的早期 PCI 的前景应该更为乐观。看来，如何筛选通过干预可能获得更大益处的高危人群，使早期介入干预能发挥应有的优势，是进一步临床研究的重要课题之一。

5. 康复治疗　大多数 UAP 或 NSTEMI 患者有慢性稳定型心绞痛，而且病情还可能反复，因此其二级预防十分重要。常用的康复治疗包括：①无禁忌证时应长期坚持服用阿司匹林 75 ~ 325mg/d，国人一般推荐 100mg/d 为合适。②由于过敏或胃肠道不适，不能耐受阿司匹林，最好口服氯吡格雷 75mg/d（有禁忌证者除外）。③凡已做 PCI 安放支架的患者，联合服用阿司匹林和氯吡格雷 9 个月。④无禁忌证时建议服用 β 受体阻滞药。⑤控制血脂，凡血 LDL – C > 3.36mmol/L（130mg/dl）时，应坚持服用他汀类，并保持血脂处于达标水平，同时严格控制饮食。充血性心力衰竭、左室功能障碍（LVEF < 40%）、原发性高血压与糖尿病患者应口服 ACEI。⑥如胸痛持续 2 ~ 3min，而休息不能终止发作时，可含服硝酸甘油片，必要时重复用药，但最多不超过 3 次，前后 2 次服药间隔 5min。⑦如果心绞痛表现为不稳定状态，例如发生频率增加，疼痛程度加重，发作时间延长，硝酸甘油效果不佳等，应及时就医。

（七）预后

影响 UAP 与 NSTEMI 预后的因素如下。

1. 心室功能　为最强的独立危险因素，左心功能越差，其预后也越差，因为这些患者很难耐受更严重的心肌缺血和梗死。

2. 冠状动脉病变部位和范围　左冠状动脉主干病变最具危险性，3 支冠状动脉病变的危险性大于双支或单支病变，前降支病变的危险性大于右冠状动脉和回旋支病变，近段病变危险性也大于远段病变。

3. 年龄因素　也是一个独立危险因素，主要与老年人的心脏储备功能和其他重要器官能减退有密切关系。

4. 合并其他器质性疾病　如肾衰竭、慢性阻塞性肺疾病、未控制的糖尿病和原发性高血压、脑血管或恶性肿瘤等，均可明显影响患者的近、远期预后。患者在康复治疗阶段，定期随访的重要内容应包括以上影响预后的各种危险因素的防治，使患者趋利避害，达到防止心血管事件，改善预后，提升生活质量的目的。

三、ST 段抬高型急性心肌梗死

心肌梗死是指冠状动脉突然堵塞或近乎堵塞所造成的部分心肌缺血性坏死。冠状动脉堵塞的主要原因为在冠脉内膜动脉粥样硬化病变的基础上有血栓形成。临床表现呈突发性、持久而剧烈的胸痛或胸骨后压迫性疼痛，特征性的心电图改变及某些血清酶的增高，常伴严重心律失常和（或）急性循环功能障碍。

（一）病理生理

冠心病的基本病变是冠状动脉内的粥样斑块形成，但因其斑块组织构成上的差异导致临床表现各异。对于引起稳定型心绞痛的斑块通常具有较小的脂质核心和较厚的纤维帽。相反，不稳定型心绞痛则具有较大的脂质核心和薄的纤维帽。当稳定冠状动脉斑块内巨噬细胞、脂质成分及炎症产物增多时，它就变脆，易于破裂。斑块破裂将诱发局部血栓形成。当第1层血小板聚集在斑块上后，各种激动剂如胶原、二磷腺苷（ADP）、肾上腺素、5-羟色胺等促进其激活，激活后的血小板产生血栓素 A_2，后者进一步激活血小板，并对抗血栓溶解。除产生血栓素 A_2 外，激活的血小板导致膜 GPⅡb/Ⅲa 受体构型改变，后者通过与可溶性黏附蛋白分子（如 vWF 因子和纤维蛋白原）结合，从而引起广泛的血小板聚集。与此同时，斑块破裂还启动组织因子激活的凝血系统，使纤维蛋白原转变为纤维蛋白，使血栓增大和坚固。因此，其临床上各种表现与斑块破裂后血栓形成的大小和速度有关。有研究发现，在起病6h内死于缺血性心肌病的患者93%有斑块破裂和冠状动脉内血栓形成。相反，对于非心脏性死亡的患者96%无以上改变。

然而，斑块破裂不可预测。尽管冠状动脉造影可发现左主干、3支病变、累及左前降支近段的双支病变等引起心脏死亡的高危病变，但并不能肯定会梗死。因为慢性的冠状动脉狭窄往往形成了广泛的侧支循环，不易发生急性 ST 段抬高型心肌梗死。而大部分心肌梗死患者起病前冠状动脉造影未发现 >50% 的冠状动脉狭窄。急性冠状动脉堵塞引起心肌损伤的大小与下列因素有关：①受累动脉供血范围的大小。②是否完全堵塞。③堵塞时间长短。④受累心肌侧支循环的多少。⑤缺血心肌对氧的需求的大小。⑥影响自发溶栓的因素等。

（二）临床表现

AMI 前往往有先兆，常常表现为胸闷或胸痛较前加重，或起病前 1~2 周出现新发生的心绞痛。临床上有下列情况应高度怀疑有 AMI 可能：①原来稳定型或初发型心绞痛患者其运动耐量突然下降。②心绞痛发作的频度、严重程度、持续时间增加，无明显的诱因，以往有效的硝酸甘油剂量变为无效。③心绞痛发作时出现新的表现，如恶心、呕吐、出汗，疼痛放射到新的部位，出现心功能不全或心律不全或心律失常。④心电图出现新的变化，如 T 波高耸，ST 段一过性明显抬高或压低，T 波倒置加深等。先兆症状的识别对及时诊断心肌梗死，及早期溶栓治疗有重要意义。

1. 疼痛　是 AMI 的最早、最突出的症状。其疼痛性质、部位与心绞痛相似，但常于安静或睡眠中发生，疼痛发生程度重，范围广，持续时间长，超过 30min。患者常伴烦躁不安、出汗、恶心、恐惧及濒死感。少数患者疼痛部位性质不典型，易与急腹症混淆。部分患者为无痛性心肌梗死，还有部分患者以急性左心衰症状起病。

2. 全身症状　有发热，白细胞计数增高和血沉增快。发热多为低热，<39℃，持续 <1 周。

3. 胃肠道症状　在起病初期，特别是疼痛剧烈时常有恶心、呕吐等症状。少数患者并以此为主要症状。机制可能与迷走神经受病变处心肌刺激有关。偶尔患者有顽固性呃逆。

4. 心律失常　见于 75%~95% 的患者，多发生于起病后 1~2 周内，尤其 24h 内。心律失常的类型与梗死的部位有关：前壁心肌梗死常出现室性心律失常，如室性期前收缩、室性心动过速、心室扑动，甚至心室颤动；下壁心肌梗死则常发生房室传导阻滞。室上性心律失常常与心力衰竭有关。

5. 低血压和休克　AMI 早期的休克可由于低血容量或疼痛引起，与心脏有关的原因是心脏泵衰竭及心律失常。其定义为：①收缩压（SBP）<90mmHg，或原发性高血压患者 SBP 较以往基数下降 80mmHg，低血压持续 30min 以上。②有器官灌注不足的表现，如神志淡漠，四肢冰凉，发绀，出汗，高乳酸血症。③尿量 <20ml/h。

6. 心力衰竭　AMI 患者 24% ~48% 存在不同程度的左心衰。表现为双肺湿啰音、窦性心动过速及奔马律，可有轻重不一的呼吸困难。严重者发生肺水肿。根据血流动力学状态（Forrester – Diamond – Swan 分级）和临床症状（Killip 分级）将心力衰竭分为 4 级（表 9 – 7、表 9 – 8）。

表 9 – 7　Forrester – Diamond – Swan 血流动力学分级

	分级	心排血指数 $[L/(min \cdot m^2)]$	肺动脉楔压（mmHg）	预计死亡率（%）
I 级	无肺淤血和肺动脉高压	>2.2	<18	2 ~3
II 级	单纯肺淤血	>2.2	<18	10
III 级	单纯外周低灌注	<2.2	>18	2 ~25
IV 级	肺淤血 + 外周低灌注	<2.2	>18	50 ~55

表 9 – 8　Killip 临床症状分级

	分级	预计死亡率（%）
I 级	无充血性心力衰竭	5
II 级	轻度充血性心力衰竭（肺部啰音 <50% 肺野）	15 ~20
III 级	急性肺水肿	40
IV 级	心源性休克	8

右室梗死常有右心衰的表现，心排血量显著减少，血压降低，肺部啰音和呼吸困难反而不明显。

7. 体征　心脏听诊可有第一心音减弱，可出现第三心音、第四心音奔马律。10% ~20% 的患者在发病后 2 ~3d 出现心包摩擦音，多在 1 ~2d 内消失；发生二尖瓣乳头肌功能不全者，心尖区可出现粗糙收缩期杂音；发生心室间穿孔者，胸骨左下缘出现响亮的收缩期杂音。发生心律失常、休克或心力衰竭者出现有关的体征和血压变化。

（三）辅助检查

1. 常规检查

（1）细胞计数：发病 1 周内白细胞计数可增加至（10 ~20）×10^9/L，中性粒细胞多为 0.75 ~0.90，嗜酸粒细胞减少或消失。

（2）血沉增快，可持续 1 ~3 周。

2. 心肌损伤标志物　AMI 后一些心肌标志物蛋白从坏死组织大量释放到循环血液中，不同蛋白的稀释速度因其在细胞的位置、分子质量大小以及局部的血液和淋巴流量不同而异。心肌标志蛋白释放的动态曲线对心肌梗死的诊断非常重要，但紧急再灌注的治疗措施需要尽早明确诊断和决定，因此以往主要是根据症状和心电图检查。但随着床旁全血心肌标志物监测的应用，对早期心肌梗死的诊断（特别是心电图不能确定的病例）提供了帮助。AMI 的血清标志物应具备以下条件：①在血中出现早，且在心肌组织中浓度高，而在非心肌组织中缺如。②起病后迅速释放入血，其浓度与心肌损害范围有定量关系。③在血中持续一段时间以提供方便的诊断时窗。④必须测定方法简单、价廉和迅速。

（1）肌酸激酶（CK）：在 4 ~8h 内增高，但 CK 的主要缺点是缺乏心脏特异性，因为 CK 在骨骼肌损伤时也有增高，如肌内注射后可有 2 ~3 倍的总 CK 增高。因此，在胸痛或其他原因患者注射镇痛药后可有总 CK 的假性增高，导致心肌梗死的误诊。其他引起 CK 增高的原因有：①骨骼肌疾病，包括肌萎缩、肌病和多发性肌炎。②电休克。③甲状腺功能减退。④脑卒中。⑤外科手术。⑥由于创伤、抽搐和长期制动所致肌肉损伤。CK - MB 主要存在于心肌，而在心脏外组织中水平低，因此具有较高心肌特异性，但是心脏手术、心肌炎和电除颤也可以引起 CK - MB 增高。

（2）心肌特异性的心肌钙蛋白 T（cTnT）和肌钙蛋白 I（cTnI）：为氨基酸序列不同于骨骼肌来源的肌钙蛋白，用特异的抗体可以定量检测到心脏的 cTnT 和 cTnI。通常 cTnT 和 cTnI 在正常健康人群中不能检测到，而 AMI 后可增高到正常上限的 20 倍，因此，cTnT 和 cTnI 对心肌梗死的诊断具有重要意义。在心肌梗死后 cTnT 和 cTnI 可持续增高 7 ~ 10d。

（3）肌红蛋白：是一种心肌和骨骼肌中的低分子蛋白。它在心肌梗死时出现较 CK - MB 早，同时肾清除较快，通常在心肌梗死后 24h 内恢复正常水平，而且引起缺乏特异性，需与其他指标如 CK - MB 同时分析才能有助于心肌梗死诊断，其临床意义不大。CK - MB 是目前标准的心肌梗死诊断的标志物，其缺点是缺乏心肌特异性，虽在起病 6 ~ 8h 内敏感性高，但易出现假阳性。对于总 CK 正常，而 CK - MB 增高的意义不肯定。其持续时间不超过 72h。心肌中只有 CK - MB 一种亚型，但血清中存在多种亚型。当 CK - MB_2 绝对值 $>1\mu g/L$ 或 CK - MB_2/CK - MB_1 >1.5 时，其对 6h 内心肌梗死的诊断较常规的 CK - MB 的测定具有较高的敏感性和特异性。cTnT 和 cTnI 为 AMI 的新标志物，其出现较 CK - MB 早，且持续数天（cTnI 为 7d，cTnT 可达 10 ~ 14d），且具有组织特异性。ACS 患者入院时 cTnT 增高（$>0.1\mu g/ml$）为其后出现急性心肌事件的重要标志（表 9 - 9）。

表 9 - 9 AMI 的血清心肌标志物及其检测时间

项目	肌红蛋白	心脏肌钙蛋白		CK	CK - MB	AST
		cTnI	cTnT			
出现时间（h）	1 ~ 2	2 ~ 4	2 ~ 4	6	3 ~ 4	6 ~ 12
100% 敏感时间（h）	4 ~ 8	8 ~ 12	8 ~ 12		8 ~ 12	
峰值时间（h）	4 ~ 8	10 ~ 24	10 ~ 24	24	10 ~ 24	24 ~ 48
持续时间（h）	0.5 ~ 1	5 ~ 10	5 ~ 14	3 ~ 4	2 ~ 4	3 ~ 5

既往认为心肌标志物水平可以反映梗死面积的大小，但标志物水平受多种因素影响，特别是再灌注治疗可使心脏标志物水平峰值提早和增高。

3. 心电图检查　心电图改变常有进行性变化，对心肌梗死的诊断、定位、确定范围、估计病情演变和预后都有意义。

（1）特征性改变：①宽而深的 Q 波（病理性 Q 波），在面向透壁心肌坏死区的导联上出现。②ST 段抬高，呈弓背向上型，在面向坏死区周围心肌损伤区的导联上出现。③T 波倒置，在面向损伤区周围心肌缺血区的导联上出现。在背向心肌梗死区的导联则出现相反的改变，即 R 波增高、ST 段压低和 T 波直立并增高。无 Q 波的心肌梗死者中心内膜下心肌梗死的特点为：无病理性 Q 波，有普遍性 ST 段压低≥0.1mV，但 aVR 导联（有时还有 V_1 导联）ST 段抬高，或有对称性 T 波倒置。

（2）动态改变

1）超急性期：为发病数分钟到数小时内。表现为巨大高耸的 T 波，ST 段斜行型抬高，急性损伤后室内传导阻滞，R 波增高，时间增宽。

2）急性期：为梗死后数小时到数天。出现 ST 段呈单向曲线抬高，坏死性 Q 波，T 波直立。

3）衍变期（充分发展期）：持续数小时至数周。表现为抬高的 ST 段逐渐下降，T 波开始由直立转为倒置，Q 波逐渐加深。

4）陈旧性期（稳定期）：部分病例 Q 波不变，有 13% ~21% 的患者梗死性 Q 波逐渐减少或消失。

（3）定位诊断：（见表 9 – 10）。

表 9 – 10　心肌梗死的定位诊断

梗死部位	梗死图形出现的导联
前间壁心肌梗死	V_1、V_2、V_3
前壁心肌梗死	V_2、V_3、V_4
前侧壁心肌梗死	V_4、V_5、V_6
高侧壁心肌梗死	I、aVL
广泛前壁心肌梗死	V_1 ~ V_6 及 I、aVL
下壁心肌梗死	II、III、aVF
后壁心肌梗	V_7、V_8、V_9、V_1、V_2，出现增高 R 波，ST 段压低及 T 波直立
右室心肌梗死	V_3R、V_4R 导联 ST 段抬高

（4）复发性心肌梗死：在已有心肌梗死的基础上，再次发生 AMI。心电图可呈以下几种变化之一：①在原有心肌梗死的图形基础上又重现新的 AMI 图形。②原有陈旧性心肌梗死的图形突然消失。③原有心肌梗死，其范围突然减小。④QRS 波群电压突然显著减少。⑤临床上有 AMI 的表现和体征。

（5）AMI 不典型心电图表现。部分 AMI 患者可出现下列不典型表现。①不出现任何心电图异常。②心肌梗死图形延迟出现，而未做连续心电图观察。③侧壁心肌梗死，V_5、V_6 导联不出现 Q 波，表现为 RV_5、RV_6 显著减小。④某些下壁心肌梗死 II、III、aVF 呈 rS 型，r 波几乎呈直线上下。⑤心内膜下心肌梗死，表现为 ST – T 改变。⑥后壁心肌梗死，V_1、V_2 导联出现 R 波增高。⑦前壁心肌梗死时 V_1 ~ V_5 导联不出现 Q 波，表现为 $rV_1 > rV_2 > rV_3$，而 $rV_3 < rV_4$。⑧出现的 Q 波，其深度及宽度都未能达到心肌梗死的诊断标准。⑨心肌梗死的图形被束支传导阻滞、预激综合征所掩盖。

4. 心电向量图检查　有 QRS 环的改变、ST 向量的出现和 T 环的变化。①QRS 环的改变最有价值，因坏死的心肌纤维不被激动，不能产生应有的电动力，心室除极时综合向量的方向遂向背离梗死去处进行，所形成的 QRS 环，特别是其起始向量将指向梗死区的相反方向，起始向量方位的改变对心肌梗死的定位诊断有重要意义。②ST 向量的出现表现为 QRS 环的不闭合，其终点不回到起始点，自 QRS 环起始点至终点的连线为 ST 向量方向，指向梗死区，ST 向量多在 1 ~2 周内消失。③T 环的改变主要表现为最大向量与 QRS 环最大平均向量方向相反或 QRS – T 夹角增大，T 环长/宽比值 <2.6，T 环离心支与归心支运行速度相等，此种变化历时数月至数年可以消失。

5. 放射性核素检查　①利用坏死心肌细胞中的钙离子能结合放射性锝焦磷酸盐的特点，

静脉推注^{99m}Tc - 焦磷酸盐，用 γ 照相机进行 DD "热点" 扫描或照相。②利用坏死心肌血液供应断绝和瘢痕组织中无血管以致^{201}T1 不能进入细胞的特点，静脉推注这种放射性核素进行 "冷点" 扫描或照相。两种方法均可显示心肌梗死的部位和范围。前者主要用于急性期，后者也用于慢性期。③用门电路 γ 闪烁照相法进行放射性核素心腔造影，可观察心室腔的动作和左室的射血分数，有助于判断心功能，诊断梗死后造成的室壁动作失调和心室壁瘤。④单光子计算机体层扫描（SPECT）或正电子体层现象（PET），诊断效果更好。

6. 超声心动图　切面和 M 型超声心动图也有助于了解心室壁的动作和左室功能，诊断室壁瘤和乳头肌功能失调等。

（四）诊断和鉴别诊断

根据典型的临床表现、特征性的心电图和心向量图改变以及实验室检查发现，诊断本病并不困难。对年老患者，突然发生严重心律失常、休克、心力衰竭而原因未明，或突然发生较重而持续较久的胸痛或胸闷者，应考虑本病可能。宜先按 AMI 来处理，并短时间内进行心电图、血清心肌酶学、心肌坏死标志物等的动态测定以观察病变进展。无病理性 Q 波的心内膜下心肌梗死和小的透壁性心肌梗死，血清心肌酶的诊断价值更大。鉴别诊断主要考虑以下疾病：①心绞痛。②急性心包炎。③急性肺动脉梗死。④急腹症。⑤主动脉夹层。AMI 的诊断关键在早期，此时对于治疗意义最大。其确定诊断往往是在起病后期的一种回顾性诊断，它只对于预后判断有一定作用。因此，对于怀疑心肌梗死的患者一旦发病就应根据其症状、体征及心电图表现做出初步判断和处理。其诊断是一个动态过程，具体标准在以下不同时期的处理中介绍。

（五）治疗

AMI 的处理目的包括：①缓解疼痛。②限制梗死面积。③减轻心脏负担。④防治并发症。

1. 入院前处理　关键在于早期识别与处理。在心肌梗死死亡患者中 50% 死于出现症状后 1h，而多数患者在症状出现 2h 甚至更长的时间内未到达医院，相当一部分患者超过 12h，而超过 12h 后再灌注治疗基本无效。导致出现症状到接受治疗的时间耽误的原因包括：①与患者有关的原因，如未意识到情况的严重性及急诊就诊的耽误。②院前的诊治及转院花费的时间。③在医院诊断及开始治疗所需的时间。所以要提高 AMI 的生存率，关键在于减少患者的时间延误。

为减少患者的时间延误，应对有心脏病及 AMI 高危患者进行有关 AMI 早期症状及适当处理措施的教育。这些措施包括：①及时服用阿司匹林和硝酸甘油。②如何与急救中心联系。③了解附近能提供 24h 服务的医院的位置。④常备一份基础心电图。

2. 急诊室的初步诊断与处理　在急诊室应在 10min 内完成针对性体格检查和 12 导联心电图检查，保证患者在 30min 内建立静脉通道。对于胸痛患者急诊室医师面临的主要问题是诊断问题。一些患者通常表现心肌梗死的特殊症状，女性患者多表现为非典型性胸痛，而老年患者则以气促表现居多。尽早准确诊断对于争取时间早期行再灌注治疗十分重要。临床胸痛症状和心电图目前仍是鉴别心肌缺血与心肌梗死的基本方法。在急诊室 12 导联心电图是决策的中心环节，因为有力的证据表明 ST 段抬高是识别再灌注有益的标志。胸痛患者的 ST 段抬高对于心肌梗死诊断的特异性为 91%，敏感为 46%。心电图 ST 段抬高导联越多，病死率越高。目前对 ST 段抬高的新发束支传导阻滞（BBB）的患者不主张溶栓治疗，而以药物治疗为主，可考虑早期导管检查和 PCI 治疗（图 9－1）。

首次心电图检查可能有 12% 的患者不能正确判断为 ST 段抬高或非抬高，这时可咨询专家或采用其他辅助方法，如发现其他高危临床指标，快速测定血清酶学指标，心脏 B 超检查有无节段性运动失调，放射性核素心肌灌注显像等。B 超检查对于怀疑有主动脉夹层的诊断尤其有价值。对患者进行心电监护可观察致死性心律失常的发生及 ST 段的动态变化。根据 WHO 的标准，心肌梗死的诊断必须具备下列 3 项中的 2 项：①胸痛或不适的临床表现。②连续的心电图演变。③心肌损伤标志物的增高或降低。70% ~ 80% 的心肌梗死患者有缺血性胸部不适，相反，在所有住院的缺血性胸部不适的患者中不足 25% 的患者确诊为心肌梗死。尽管心电图检查中 ST 段抬高和（或）Q 波高度提示心肌梗死，但约 50% 的患者无 ST 段抬高，而呈其他非特异性改变。因此，对多数心肌梗死患者实验室检查起着重要作用。

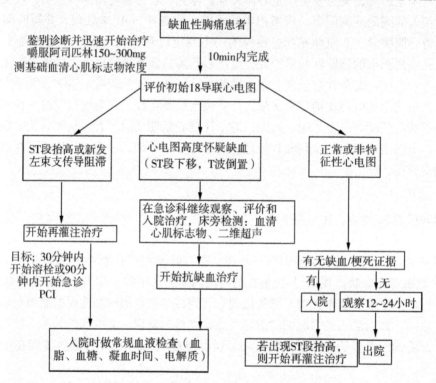

图 9 － 1　疑似 AMI 患者处理流程

3. 常规处理　对所有缺血性患者应该立即给予吸氧，建立静脉通路及持续心电监护，应在患者到达急诊室 10min 内完成心电图检查及报告。尽管当患者刚就诊时能明确心肌梗死诊断的极有少数，但所有 ACS 的急诊处理是相同的。对于所有可疑心肌梗死的患者应进行快速的鉴别诊断，排除主动脉夹层、急性心包炎、急性心肌炎、自发性气胸或肺栓塞。

（1）吸氧：对于有显著肺水肿，动脉氧饱和度不足（$SaO_2 < 90\%$）或无并发症的 AMI 患者开始 2 ~ 3h 应常规给氧。无并发症的 AMI 患者 3 ~ 6h 以上可不必常规给氧。吸氧已成为心肌梗死患者的常规治疗，实验证实氧气可减少梗死面积，可减少 ST 段抬高。对于有严重心力衰竭患者，普通给氧不能解决问题，往往需机械通气。可采用间隙指令，辅助控制，

压力支持等方式。但应注意到对无并发症的心肌梗死，过度给氧可引起全身血管收缩，高流量氧气对慢性阻塞性肺部疾病有害。另一方面，由于应用硝酸甘油使肺血管扩张，使血液/通气比值异常，因此应给予氧疗。

（2）硝酸甘油

1）主张静脉用硝酸甘油的情况：①在 AMI 和心力衰竭患者的起病 24~48h 内出现大面积前壁梗死，持续缺血或高血压。②再发心绞痛或持续肺水肿患者应连续应用达 48h 以上。

2）不宜静脉用硝酸甘油的情况：①对所有无低血压、心动过缓或过速等并发症的 AMI 患者，起病 24~48h 内。②对大面积心肌梗死或伴有并发症的患者连续应用超过 48h。③患者 SBP < 90mmHg，或严重心动过缓（心率 < 50 次/min）。硝酸甘油除缓解心脏疼痛外，还具有扩张全身血管平滑肌作用。其对包括冠状动脉在内的（特别是最近有斑块破裂的冠状动脉附近）所有动脉及静脉容量血管的扩张作用对 AMI 的治疗有利。主要禁忌证为低血压（ < 50mmHg），心动过速或过缓（心率 < 50 次/min）。对怀疑有右室心肌梗死的患者更应慎重。对于最近 24h 服用过磷酸二酯酶抑制药西地那非（sildenafil）等治疗勃起障碍的患者不宜使用硝酸甘油，因为前者可能会促发硝酸甘油的低血压效应。在 AMI 早期，应避免使用口服长效硝酸甘油制剂。可舌下或皮肤用药，但静脉用药更易掌握剂量。尽管硝酸甘油可缓解心绞痛，但不宜完全替代麻醉止痛药。

（3）镇痛：早期溶栓治疗能快速完全缓解 AMI 的胸痛，它进一步表明心肌梗死的疼痛是由于存活的受损心肌持续缺血引起，而不是由完全坏死心肌所致。因此，镇痛主要有赖于抗缺血治疗。

1）再灌注，氧疗，硝酸甘油：临床试验证实静脉滴注硝酸甘油可降低高危患者的住院死亡率。

2）静脉使用 β 受体阻滞药：可缓解 AMI 患者的疼痛，通常静脉使用的 β 受体阻滞药为美托洛尔，5mg/次，1 次/2~5min，共 3 次，保持患者心率 > 60 次/min，SBP > 100mmHg，PR 间期 < 0.24s，肺部啰音不超过肺基底部 10cm。最后一次静脉推注后 15min 开始口服，50mg/次，1 次/6h，共 48h，然后改 100mg/次，2 次/d。

3）钙拮抗剂：止痛作用有限，短效钙拮抗剂二氢吡啶类还可能会增加死亡率。

4）主动脉气囊反搏术：有时对缓解疼痛也有效。

5）使用吗啡：是最有效的镇痛手段。通常是小剂量（2~4mg/次）多次（每 5min）静脉推注，不主张大剂量肌内注射，因为后者不易控制吸收量。吗啡主要不良反应是迷走神经兴奋，引起恶心、呕吐及可能的血压下降和心率减慢，但静脉推注阿托品 0.5mg 可对抗此作用。通过抬高下肢可纠正低血压反应，严重时需要静脉滴注 0.9% 氯化钠注射液扩充血容量。

（4）阿司匹林：现在主张 AMI 第一天给予阿司匹林 160~325mg 嚼服，以后终身维持。假如阿司匹林过敏可用其他抗血小板药，如双嘧达莫、噻氯匹定或氯吡格雷替代。阿司匹林的效果已被公认，单独使用能减少 35d 死亡率 23%，与链激酶合用能降低死亡率 42%。其作用机制是通过快速抑制血栓素 A_2（TXA_2）而产生抗血栓作用。对于有恶心、呕吐及上呼吸道疾病的患者可使用阿司匹林栓剂（325mg/粒）。新近研究表明，对 AMI 并接受了溶栓治疗的患者，在服用阿司匹林的基础上，加用氯吡格雷能进一步降低急性期的心脏终点事件。

（5）阿托品

1）下列情况可用阿托品：①心肌梗死症状开始时出现心动过缓伴心排血量降低，周围组织灌注不足或频发室性期前收缩。②急性下壁心肌梗死出现二度Ⅰ型或三度房室传导阻滞（AVB）伴发低血压，缺血性胸痛或室性心律失常等症状。③使用硝酸甘油后出现持续心动过缓和低血压。④吗啡所致的恶心、呕吐。⑤室性停搏。⑥有症状的下壁心肌梗死及房室结水平的二度或三度 AVB 患者。

2）下列情况不宜用阿托品：①在心动过缓时与吗啡合用。②无症状的下壁心肌梗死及房室结水平的二度Ⅰ型或三度 AVB 患者。③原因不明的二度或三度 AVB，且无起搏器可用时。④心率 >40 次/min 的心动过缓，但没有低血压或室性期前收缩的症状、体征。⑤二度或三度 AVB 伴有可能由 AMI 引起的宽 QRS 波群。阿托品最适合于心排血量下降和周围组织低灌注的心动过缓，包括低血压、神志模糊、虚弱、频发室性期前收缩。此时抬高下肢与应用阿托品是主要抢救措施。通常在无血流动力学障碍时窦性心动过缓及一、二度 AVB 无须阿托品治疗。同样阿托品很少用于二度Ⅱ型 AVB，它有时会因为不会增强房室传导只增加窦性心率而加重阻滞。

3）阿托品的推荐剂量：心动过缓时 0.5 ~ 1.0mg/次静脉推注，如必要 3 ~ 5min 重复 1 次，总计量不超过 2.5mg（0.03 ~ 0.04mg/kg），这是导致迷走神经完全阻滞的剂量。阿托品也可用于心室停搏，剂量 1mg/次，静脉推注，每 3 ~ 5min 重复 1 次，总计量为 2.5h 内不超过 2.5mg，静脉用阿托品高峰作用时间为 3min。

4）不良反应：当使用阿托品剂量 <0.5mg 或非静脉使用时，它可通过中枢反射刺激迷走神经或周围副交感神经作用使心脏抑制（即心动过缓和房室阻滞）。

4. ST 段抬高或束支传导阻滞患者的危险性分级及处理　心肌缺血的临床表现包括稳定型心绞痛、不稳定型心绞痛、心肌梗死不伴 ST 段抬高，以及心肌梗死伴 ST 段抬高。但临床上确定不稳定型心绞痛、Q 波及非 Q 波心肌梗死的诊断只是在动态观察心电图变化及心肌酶学后方能回顾性诊断。但不是所有 ST 段抬高的心肌梗死都会发展为 Q 波心肌梗死。冠状动脉造影发现心肌梗死伴 ST 段抬高者 90% 以上有阻塞性冠状动脉内血栓形成，不稳定型心绞痛或非 Q 波心肌梗死有 35% ~75% 的同样病理改变，而稳定型心绞痛患者只有 1%。对于 ACS 的常规治疗包括：①药物治疗：阿司匹林、肝素、β 受体阻滞药及硝酸甘油。②溶栓治疗：对于伴有 ST 段抬高或可能新发的 BBB（可掩盖心肌梗死的心电图诊断）患者非常有效。同时发现对心电图正常和非特异改变的不稳定型心绞痛患者无效，对 ST 段压低的不稳定型心绞痛或 ST 段抬高的心肌梗死患者甚至有害。③PCI（经皮冠状动脉介入治疗）。图 9 - 2 示 AMI 伴 ST 段抬高时的处理。

（1）再灌注治疗：直接冠状动脉介入治疗：在未进行溶栓治疗前直接采用冠状动脉球囊扩张和支架治疗，称直接冠状动脉介入（PCI）。直接 PCI 的优点在于它适合于有再灌注治疗指征，但溶栓治疗禁忌的 AMI 患者。直接 PCI 较溶栓治疗能更有效地开放闭塞的冠状动脉，前提是 PCI 必须由有经验的操作者完成。有经验的操作者是指每年单独完成 PCI 达 75 例以上，所在导管室应完成 36 例以上的直接 PCI。与溶栓治疗相比，下列情况适合直接 PCI。①诊断存在疑问。②有心源性休克（特别是 <75 岁）患者。③出血危险性高的患者。④症状出现 3h 以上，血栓不易溶解者。尽管直接 PCI 对 AMI 治疗非常有效，我国近年来应用日渐广泛，但因其受医院设施、人员技术以及患者费用等因素的限制，国内目前还不能大

规模开展直接 PCI，主要还是以药物溶栓为主。

（2）溶栓治疗

1）溶栓治疗的绝对适应证：①ST 段抬高（> 0.1mV，超过 2 个导联），发病时间 < 12h，年龄 > 75 岁。②BBB（影响 ST 段分析）和支持心肌梗死的病史。对于上述患者，溶栓治疗不论性别、有无糖尿病和心肌梗死病史及血压（SBP < 182mmHg）、心率情况均有效。而对于前壁心肌梗死、糖尿病、低血压（SBP < 100mmHg）或心动过速（> 100 次/min）获益最大，下壁心肌梗死效益最差，但合并右室梗死或前壁导联 ST 段压低者例外。

2）溶栓治疗的相对适应证：ST 段抬高，年龄 > 75 岁。

3）溶栓治疗的相对禁忌证：①ST 段抬高，发病时间 12 ~ 24h。②血压 ≥ 180/110mmHg。对于时间超过 24h，但仍有持续胸痛或 ST 段抬高者可考虑溶栓治疗。

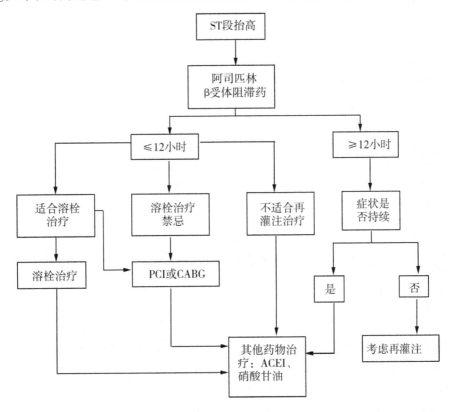

图 9 - 2　AMI 伴 ST 段抬高时的处理

4）溶栓治疗的绝对禁忌证：①ST 段抬高，时间 > 24h，胸痛已缓解。②只有 ST 段压低。只有 ST 段压低时，溶栓治疗往往无效，但 V_1 ~ V_4 导联 ST 段压低可能反映后壁损伤电流，提示回旋支梗死，可考虑溶栓治疗。GUSTO 研究证实：①阿替普酶 + 肝素静脉滴注最为有效，但脑出血发病率也最高。最佳成本—效益者为发病早、梗死面积大及脑出血危险小的心肌梗死患者。②尽量避免重复（1 ~ 2 年内）使用链激酶。③对于高危患者（10%）首选 PCI，中危患者（40%）首选阿替普酶。④低至中危患者（40%）首选链激酶，少数低危患者（10%）可不溶栓。国内目前常用的为尿激酶（UK）和链激酶，主要因其价格便宜，且尿激酶较少有过敏反应。剂量为 100 万 ~ 150 万 U/30min。组织型纤溶酶原激活剂

（t-PA）较少应用。现不断有新的溶栓药出现，如前尿激酶（SCUPA）、葡激酶和各种变异的纤溶酶原激活物。总的原则是溶栓治疗只适应于 ST 段抬高 >0.1mV 或新出现的 BBB。但在心肌梗死的超急性期，可出现高尖 T 波而无 ST 段改变；同样，正后壁心肌梗死只引起 $V_1 \sim V_4$ 导联 ST 段压低，这两种情况可用溶栓治疗。

5）如有下列情况视为高危患者：①女性。②年龄 >70 岁。③既往有心肌梗死病史。④合并房颤。⑤前壁心肌梗死。⑥肺部啰音 >1/3 肺野。⑦低血压。⑧窦性心动过速。⑨糖尿病。而危险性越大，再灌注收益越大。

6）脑卒中危险：溶栓治疗引起脑卒中危险轻度增高，主要发生在溶栓治疗的第 1d。易发生脑卒中的人群为：年龄 >65 岁，低体重（<70kg），高血压等。一般认为脑出血的发生率 <1% 是可接受的，但 >1.5% 则过高。溶栓治疗的禁忌证与注意事项见表 9-11。

表 9-11 AMI 溶栓治疗的禁忌证与注意事项

禁忌证

　1. 既往有出血性脑卒中史或近一年有其他脑卒中及脑血管事件

　2. 颅内肿瘤

　3. 活动性内出血（不包括月经）

　4. 怀疑有主动脉夹层

注意事项/相对禁忌证

　1. 就诊时血压过高（>180/110mmHg）

　2. 禁忌证内没有包括的既往脑血管病史

　3. 目前正在使用治疗剂量的抗凝血药［国际标准化比值（INR >2~3）］，已知的出血素质

　4. 近 2~4 周有创伤史，包括头部创伤，或创伤性及长时间（>10min）心肺复苏，或 3 周内有大手术史

　5. 不能加压的血管穿刺

　6. 2~4 周内的内出血

　7. 以前（5d~2 年）接触过链激酶或对链激酶过敏者

　8. 孕妇

　9. 活动性溃疡

　10. 慢性重度高血压

7）判断血管再通的临床指标：①抬高的 ST 段 2h 内下降 >50%。②胸痛在 2h 内基本消失。③2h 内出现短暂的加速性室性自主心律、AVB 或 BBB 突然消失。④肌酸激酶（CK）高峰提前。

（3）抗血栓和抗凝血药：一旦动脉粥样斑块破裂发生，冠状动脉是发生完全阻塞，或出现严重的狭窄，或完全愈合，很大程度上取决于血栓在管腔内的进展程度。在这一过程中除血小板的激活与聚集起着关键作用外，凝血过程的激活与抑制间的动态平衡也很重要。血栓形成过程很复杂，目前对其认识也在不断加深，但多数治疗集中在抑制凝血酶形成，从而防止纤维蛋白原转变为纤维蛋白。此外，凝血酶还是血小板的激活剂，凝血酶对血小板的激活不能被阿司匹林抑制。凝血酶之所以重要的另外一个原因是它被激活后与正在形成的血凝块结合，而当血凝块不论通过什么方式溶解后，与血凝块结合的凝血酶可使纤维蛋白原转化为纤维蛋白。肝素的应用：下列情况临床应用肝素是有益的：①接受 PCI 或外科途径进行血管再通的患者。②对于 PCI，应进行激活凝血时间（ACT）监测，在手术过程中使其保持在 300~350s。③使用阿替普酶进行溶栓治疗的患者需静脉应用肝素。在静脉滴注阿替普酶开

始时给予肝素 70U/kg 静脉推注，随之以 $15\mu g/$（kg·h）维持，使 APTT 时间在对照组的 1.5～2 倍（50～75s），持续 48h。对于有系统或静脉栓塞的高危患者可超过 48h。④对所有未进行溶栓治疗且无肝素禁忌证的患者，皮下注射肝素，750U/次，2 次/d（亦可静脉推注）。对于有体循环栓塞的高危患者（大面积或前壁心肌梗死、房颤、既往栓塞史及已知左室血栓）宜采用静脉推注。⑤对于使用非选择性溶栓药物（链激酶、尿激酶），且有体循环栓塞的高危患者（大面积或前壁心肌梗死、房颤、既往栓塞史及已知左室血栓）宜静脉推注。

下列情况临床应用肝素是无益的：①对于接受非选择性溶栓药物治疗的非高危患者，皮下注射肝素，7 500～12 500U/次，2 次/d，直至患者能完全活动。②对于接受非选择性溶栓药物治疗的非高危患者，6h 内常规静脉推注肝素。

（4）与 GP Ⅱb/Ⅲa 抑制药合用：与 GP Ⅱb/Ⅲa 抑制药作为一种强效的血小板抑制剂在 AMI 治疗中，特别是 PCI 后已开始受到重视。但目前对现有的制剂研究发现，单独使用并不能显著提高 TIMI 3 级血流，但其与纤溶药合并使用可提高 60min 和 90minTIMI 3 级血流的比例，同时可减少 50% 纤溶药的用量，降低了心肌梗死的发生。虽然合用提高了再通的机会，但出血的发生率也增加了，特别是年龄 >75 岁者出血机会更高，因此，GP Ⅱb/Ⅲa 抑制药并未常规使用。目前 GP Ⅱb/Ⅲa 抑制药有 3 种制剂可供使用。①abciximab：是一种嵌合抗体，它可与 GP Ⅱb/Ⅲa 受体不可逆结合，其作用时间较小分子多肽长，因此其起效快。②eptifibatide：是一种合成的 7 肽，它与 GP Ⅱb/Ⅲa 受体可逆结合。③tirofiban：也是一种合成的小分子，能与 GP Ⅱb/Ⅲa 受体可逆结合。所有制剂均需要静脉滴注以维持其作用，停止用药后血小板抑制作用很快恢复，这有利于控制出血并发症。

（六）住院处理

1. 早期一般处理　①根据梗死部位和心律选择心电监护导联。AMI 患者监护主要包括心电、血压及血氧饱和度。②适当限制患者活动，一般卧床在 12h 左右，除非患者有血流动力学障碍。无胸痛的血流动力学稳定的患者卧床 12h，无并发症的稳定患者卧床不必超过 12～24h。③应避免 Valsalva 动作，因其可引起心室负荷改变，可导致局部心内膜复极从而引起心律失常。④可适当应用镇痛药，但对患者进行安慰比药物更有效。

2. 并发症的处理　尽管在开始 24h 内不主张预防性应用抗心律失常药物，但应随时准备阿托品、利多卡因、起搏器、除颤器和肾上腺素，以防严重心律失常。

（1）识别和治疗低危患者：提示患者较少发生后期并发症的独立预测指标如下：①无早期持续室性心动过速或心室扑动。②无早期出现的持续低血压或休克。③只有 1～2 支冠状动脉严重狭窄（ >75%），左室功能良好（EF >40%）。

（2）反复胸痛的处理：心肌梗死后胸痛除梗死后心绞痛外，应考虑心肌梗死再发或扩展及心包炎。复查心电图，并与早期心电图比较有助于诊断。通常梗死后 12h 内胸痛与梗死本身有关，起病 24h 内出现心包炎可能性小。

1）心包炎：①特征：大面积透壁心肌梗死（由 CK－MB 判断），射血分数低（由放射性核素心室造影确定），充血性心力衰竭发生率高，多发生在第一天至数周内，呈胸膜痛，与体位有关，放射到左肩或肩胛部，有心包摩擦音，心电图的 J 点抬高，ST 段凹面向下型抬高，PR 间期缩短，B 超检查 40% 有心包积液。局灶性心包炎心电图表现为持续正向 T 波或开始倒置 T 波在心肌梗死后一周内恢复直立。但 T 波改变也可见于心包渗出而无心包炎证据。心包炎无 CK - MB 再增高。在有效灌注后这类并发症包括梗死后综合征（一种自身免疫性心包炎）发生明显减少，甚至消失。②治疗：首选阿司匹林650mg/次，1次/4~6h，吲哚美辛可有效缓解症状，但有报道它可增加血管阻力，使心肌瘢痕变薄；糖皮质激素也能缓解症状，但同样使瘢痕变薄，易于破裂，均应慎用。此时的抗凝血治疗如肝素也应慎重。

2）缺血性胸痛：①诊断：性质与心肌梗死时相似，休息或轻微活动时出现，可伴或不伴有 CK - MB 的再增高，ST 段压低或抬高，或倒置 T 波的假性正常化。在再通治疗后出现早期再发心绞痛可高达58%，但再梗死机会少，最初 10d 在 10% 左右，溶栓治疗＋阿司匹林者再梗死机会更少，为 3%~4%，往往伴有 CK - MB 再增高。溶栓治疗后 18 个 h 出现的再梗死诊断要求有：再发重度胸痛持续时间超过 30min；通常伴两个连续导联 ST 段抬高 ≥0.1mV；CK - MB 再度增高超过正常上限，或比以前超过50%。反复胸痛可考虑冠状动脉造影。②治疗：a. 用 β 受体阻滞药静脉推注及口服维持；b. 对复发性 ST 段抬高者再用溶栓治疗；c. 初次治疗数小时到数天后患者再发胸痛，并有缺血的客观证据，如有再通治疗的指征可行冠状动脉造影；d. 对于缺血性胸痛患者首先静脉用硝酸甘油24h，再口服或用硝酸甘油贴片。

3）心脏破裂：占心肌梗死再发胸痛的 1%~4%。心室游离壁破裂首先出现胸痛及心电图的 ST - T 改变，随之出现血流动力学改变和电机械分离。其出现高峰在心肌梗死后 24h 内及第 4~7d。多见于初次心肌梗死、前壁心肌梗死、老年人及妇女，其他包括心肌梗死急性期高血压，既往无心绞痛或心肌梗死史，无侧支循环，心电图有 Q 波，使用糖皮质激素或非甾体消炎药者以及起病14h 后才接受溶栓治疗者。早期溶栓和侧支循环形成能有效预防破裂。心室壁瘤是另一重要并发症。对于心脏压迫可行心包穿刺急救，此时快速输液也是关键。

（3）左心衰：泵衰竭的表现包括脉搏微弱，四肢灌注不足如肢体冰冷和发绀，少尿和反应迟钝。治疗原则有赖于血流动力学参数监测：肺毛细血管楔压（PCWP）、心排血量（CO）、动脉收缩压（SBP）。通常患者心排血指数 < 2.5L/（min·m^2），左室充盈压轻微增高（>18mmHg），SBP >100mmHg。此时最佳选择是呋塞米静脉推注加硝酸甘油（或硝普钠）静脉滴注，它可同时降低前后负荷，还能扩张冠状动脉。开始速度5μg/mm，以后逐渐加快，直到血压下降10%~15%，但不低于90mmHg。此外还可用 ACEI。严重心力衰竭时 CO 明显下降，左室充盈压明显增高，SBP <90mmHg。如血压下降明显，静脉用肾上腺素，使 SBP 回升到80mmHg 后改用多巴胺 5~15μg/（kg·min）静脉滴注。当 SBP≥90mmHg 时加用多巴酚丁胺，以减少多巴胺用量。同时可考虑主动脉内气囊反搏。有研究发现通过 PCI 或 CABG 机械再通术能改变心肌梗死合并心源性休克患者的生存率。一般溶栓治疗后住院生存率为 20%~50%，PCI 使生存率提高到 70% 左右。CABG 效果更好，但急诊 CABG 应选择伴多支病变和心源性休克以及对溶栓、PCI 不适合或不成功的患者，并且在起病 4~6h 内。

（4）右室梗死和右室功能不全

1）临床表现和发病机制：右室梗死的临床表现可从无症状到严重的心源性休克。但多数患者在数周到数月内右室功能恢复正常，表明右室梗死是右室"晕厥"，而不是真正不可逆坏死。这种右室缺血在一半左右的下壁心肌梗死患者中可出现，但只有 10%~15% 的患者有典型的血流动力学改变。伴下壁心肌梗死的右室梗死死亡率高达25%~30%，对于这类患者应优先考虑再灌注治疗。右室的血液供应来自右冠状动脉，与左室不同的是右室收缩期与舒张期均有血液供应。另外有大量从左到右的侧支循环，因此右室缺血的机会较左室少得多。右室缺血的血流动力学异常与下列因素有关：①缺血程度及随后的功能异常。②周围心包的限制作用。③对室间隔的相互依赖。右室缺血时急性扩张，从而引起心包腔内的压力增加及右室收缩压、CO 降低，而左室前负荷、舒张末直径及每搏量下降。同时室间隔左移，此时左、右室的压力差成为肺动脉灌注的主要动力。因此，任何降低前负荷（扩静脉、利尿、血容量减少），减弱右房收缩力（右房梗死、房室脱节）及增加右室后负荷（左心功能不全）的因素均可导致严重后果。

2）诊断：所有下壁心肌梗死都应注意有无右室心肌梗死，右室梗死的临床特点包括低血压、肺野清晰、颈静脉压力增高。这些特点尽管有特异性，但缺乏敏感性。单独出现颈静脉充盈或 Kussmaul 征的特异性和敏感性均较高。但这些症状在脱水时被掩盖。心电图检查 V_4R 导联 ST 段抬高 1mm 最有意义。B 超检查可发现室间隔异常活动，右室扩张，运动不协调，甚至出现右向左分流（通过卵圆孔），这一现象对右室缺血诊断有特别意义，因此当缺氧不能被常规给氧纠正时应考虑本诊断。

3）处理原则：维持前负荷，降低后负荷，增强心肌收缩力，争取再灌注治疗。具体措施见表 9-12。

表 9-12 右室缺血或右室梗死的治疗措施

维持右室前负荷	对于有左室功能不全的患者降低右室后负荷
容量负荷试验（静脉推注 0.9% 氯化钠注射液）	主动脉内气囊反搏
避免使用硝酸酯类和利尿剂	动脉扩张药（硝普钠、肼屈嗪）
保证房室顺序收缩	ACEI
对阿托品无效的高度 AVB 安装房室顺序起搏器	再灌注治疗
对于有血流动力学障碍的室上速及时复律治疗	溶栓
正性肌力药	急诊 PCI
多巴胺（容量负荷试验后 CO 无增加时使用）	CABG（选择多支病变的患者）

（5）心律失常：AMI 时易发生的心律失常为室性期前收缩、房颤、室速、室颤、心动过缓和传导阻滞，治疗措施如下。

1）房颤：①对伴严重血流动力学障碍或难控制的心肌缺血患者需电复律。②快速洋地黄化，以减慢快速心室率或改善左室功能。③对临床上无左室功能不全、支气管痉挛疾病及 AVB 患者静脉应用 β 受体阻滞药减慢心率。④给予肝素。⑤如果 β 受体阻滞药无效或禁用时，可用维拉帕米或地尔硫草静脉推注，减慢心室率。

2）室速（VT）：①对持续（30s 以上或引起血流动力学障碍）多形性 VT 者应立即给予非同步电复律 200J，无效时增至 200~300J 再试，必要时用 360J。②对持续单形性 VT 伴心绞痛、肺水肿或低血压（SBP<90mmHg）者应立即给予同步电复律 100J。初次无效时可增加能量再试。③对持续单形性 VT 无心绞痛、肺水肿或低血压（SBP<90mmHg）者采用以下方案之一治疗。a. 利多卡因：1~1.5mg/kg 静脉推注，每 5~10min 加用 0.5~0.75mg/kg，总量至 3mg/kg 左右，继以 2~4mg/min 静脉滴注。b. 普鲁卡因胺：20~30mg/min 静脉推注总量至 12~17mg/kg。继以 1~4mg/kg 静脉滴注。c. 胺碘酮：静脉推注，150mg/次，持续 10min 以上，继以 1mg/min 静脉滴注 6h，然后 0.5mg/min 静脉滴注维持。d. 同步直流电复律（需短时麻醉）：从 50J 开始。e. 室颤或 VT 发作后可用抗心律失常药静脉滴注，但

应在 6 ~ 24h 内停药，进一步评价心律失常。f. 对于药物无效的多形性 VT 采取有力的措施减少心肌缺血，如 β 受体阻滞药，主动脉内气囊反搏，急诊 PCI 或 CABG 术。另外，胺碘酮 150mg，静脉推注 10min 以上及 1mg/min 持续 6h，最后继以 0.5mg/min 维持也可能有效。g. 对单发、二联律室性期前收缩及加速性室性自主心律和非持续性 VT 不必进行治疗。当使用溶栓药时不必应用预防性抗心律失常治疗。

3）室颤（VF）：原发性 VF 主要机制为微折返形成，其他可能的机制与自律性增强或触发电活动有关，但未得到证实。主要的原因包括肾上腺素能神经张力增高、低钾、低镁、细胞内高钙、酸中毒、脂肪溶解产生游离脂肪酸、再灌注产生的自由基。原发性 VF 应与继发性 VF 鉴别，后者在伴有严重心力衰竭或心源性休克时出现，且多在心肌梗死后 48h 发生。而原发性 VF 心肌梗死后 4h 内发生率最高。处理：包括预防和治疗。对于加速性室性自主心律通常不必治疗，只需观察。①目前不主张常规应用利多卡因预防 VF，因为有荟萃分析表明尽管利多卡因能降低 33% 的原发性 VF，但它能增加致死性心动过缓或心室停搏，从而未显示出有益的效果。②多数学者认为在没有血流动力学障碍和房室传导阻滞的患者常规应用 β 受体阻滞药静脉推注可有效预防早期 VF 发生。较为合适的方案为美托洛尔，5mg/次，静脉推注，1 次/2 分，共 3 次后，改口服，50mg/次，2 次/日，用 1d，如能耐受，增至 100mg/次，2 次/日维持。可另用阿替洛尔 5 ~ 10mg/次，静脉推注，继以 100mg/d 维持。③其他预防措施包括保持血钾 > 4.0mmol/L，血镁 > 1.0mmol/L。④室颤的处理主要是电除颤，应立即非同步电除颤，开始 200J，无效时增至 200 ~ 300J 再试，必要时用 360J。当初次的 VF 被终止后，应纠正电解质紊乱及酸碱失衡，以预防 VF 复发。对于顽固的 VF 可给予药物辅助治疗，心肺复苏（ACLS）中建议按如下顺序给药：肾上腺素（1mg，静脉推注），利多卡因（1.5mg/kg），溴苄胺（5 ~ 10mg/kg）。另外，还可用胺碘酮 150mg 静脉推注。

4）心动过缓和传导阻滞：窦性心动过缓在 AMI 患者中很常见（30% ~ 40%），特别是在下壁心肌梗死伴右冠状动脉再灌注的最初 1h 内易发生，这与迷走神经张力增高有关。心脏阻滞发生率为 6% ~ 14%，为住院死亡率的预测指标，但对出院后的长期死亡率预测价值不大。心脏传导阻滞与死亡率的关系主要与心脏大面积受损有关，而与传导阻滞本身关系较少，目前无研究表明起搏器能降低与心脏传导阻滞或心室内传导延缓有关的死亡率。这可能与大面积心肌梗死的高死亡率掩盖了起搏器的作用有关，因此对于选择性高危病例仍使用起搏器来预防突发心脏传导阻滞所引起的突发低血压、急性心肌缺血以及室性心律失常。房室传导阻滞的预后与梗死部位（前壁与下壁）、阻滞部位（希氏束以上或以下）、逸搏的性质以及血流动力学后果有关。

治疗：①药物治疗，以阿托品为主。其适应证包括：a. 有症状的窦性心动过缓（通常心率 <50 次/分，伴低血压、缺血和室性逸搏心律）。b. 心室停搏。c. 出现在房室结水平的有症状的房室传导阻滞（二度 I 型 AVB、三度 AVB 伴窄 QRS 波群逸搏心律）。对于房室传导阻滞在结下水平（通常为前壁梗死伴宽 QRS 波群室性逸搏）及无症状的窦性心动过缓不必使用阿托品。阿托品对于副交感神经兴奋引起的心率减慢、体循环阻力下降及低血压有逆转作用。对于房室结水平的传导阻滞及心室停搏也有作用，阿托品对 AMI 后 6h 内的窦性心动过缓特别有效。这段时间的窦性心动过缓与缺血再灌注、缺血性胸痛或吗啡及硝酸甘油治疗有关，另外阿托品对于溶栓治疗引起的窦性心动过缓伴低血压非常有效。但在急性心肌梗

死时使用阿托品应非常小心，因为副交感神经张力对于 VF 及梗死扩展有预防作用。阿托品剂量从 0.5mg/次开始，直到最小的有效心率（如 60 次/min），最大剂量 2mg/次。②心动过缓的非药物治疗，包括临时起搏及永久起搏。需要临时起搏的患者不一定需要永久起搏。心肌梗死合并传导阻滞患者的不良预后主要与患者心肌受损的程度有关，因此这些患者死于心力衰竭和快速性心律失常危险远大于心脏传导阻滞本身。所以 AMI 合并传导障碍时安装永久起搏器的指征主要与 AVB 程度和部位有关，而不一定取决于有无症状。

（6）需要行冠状动脉旁路移植术的临床情况：①心肌梗死逐渐进展，对于进展期心肌梗死行急诊 CABG 的建议已在前面作过描述。总的原则是在这一阶段 CABG 主要针对有合适的手术解剖结构，对溶栓治疗或 PCI 不适合或失败者，起病 4～6h。对于 AMI 合并心源性休克，而其他方法无效或不合适时应考虑紧急 CABG。②PCI 失败伴持续心绞痛和血流动力学不稳定者应考虑急诊 CABG。如果在 2～3h 内顺利完成 CABG，可限制心肌坏死。但急诊 CABG 较择期 CABG 发病率和死亡率高，特别是术后出血、术中输血或围手术期的心肌梗死发生率较高。有血流动力学障碍、心肌缺血、多支病变以及既往 CABG 史的患者手术死亡率较高。③溶栓后的治疗。④再发心肌缺血，对于急性心肌梗死患者其冠状动脉解剖不适合 PCI，但出现反复心肌缺血者应考虑紧急 CABG。这类患者的手术死亡率主要与其射血分数有关。CABG 能改善左室功能减退者的生存率。⑤心肌梗死后择期 CABG，对于左主干病变、3 支病变、左前降支近端狭窄的双支病变或双支病变不适合 PCI，并伴有射血分数降低的心肌梗死患者应考虑择期 CABG，它可改善患者的长期预后。⑥VT，对于部分罕见的有心肌缺血引起的顽固性 VT 可考虑急诊 CABG。主动脉内气囊反搏对某些顽固性 VT 有短时的抑制作用。

（7）心肌梗死后机械性缺损：AMI 后可出现急性二尖瓣反流、室间隔缺损（VSD）、左室游离壁破裂、左室室壁瘤等机械性缺损。在出现突发或进行性血流动力学障碍伴 CO 下降或急性肺水肿时应考虑到以上并发症的可能。治疗：①急性二尖瓣反流，乳头肌完全断裂时内科治疗的最初 24h 死亡率为 75%。当准备急诊外科治疗时应给与硝普钠以降低肺毛细血管压和改善周围血液灌注。②梗死后 VSD 发生有所增加和提前，当合并急性肺水肿或心源性休克时应考虑急诊手术。③左室游离壁破裂，外科手术包括破口的修补和必要的 CABG。④左心室室壁瘤，多伴有顽固心力衰竭和 VT。手术目的是通过修补维持心脏的正常几何形状，以保持正常心功能。

（七）出院前准备

1. 低危患者的无创性评估

（1）负荷心电图：①出院前预后评价或心功能储备检验。②出院早期评估（14～21d）。③出院后期评估（3～6 周）。

（2）运动性放射核素显像。

（3）对于不适合运动试验的患者应用双嘧达莫或腺苷激发放射性核素显像，进行出院前预后评价。

（4）运动二维超声心动图或放射性核素显像（出院前或出院早期的预后评价）。

2. 评价室性心律失常　目前无可靠的指标预测室性心律失常。但对于心肌梗死患者，特别是高危患者，当检查结果可影响处理决策或为临床研究目的时可行动态心电图、平均信号心电图以及心律变异性检查，尽管有研究报道以上 1 项或几项检查出现异常时，患者的心律失常事件发生危险增加，但有两点限制了它的常规应用：①尽管这些检查的阴性预测值很高（＞90％），但其阳性预测值太低（＜30％）。②尽管能联合以上检查提高阳性预测值，但其治疗的意义尚不清楚。

（八）二级预防

1. 调血脂治疗　①对所有心肌梗死后患者进行低饱和脂肪酸（＜70％的热量）和低胆固醇（＜200mg/d）饮食治疗。②对于 LDL－C ＞3.3mmol/L（125mg/dl）的患者除饮食治疗外，还应加用药物，使 LDL－C 下降到 2.6mmol/L（100mg/L）水平以下。③对于血清胆固醇正常，而 HDL－C ＜1.0mmol/L（35mg/dl）的患者应进行非药物治疗（如运动）使 HDL－C 增高。④对于 HDL－C ＜3.4mmol/L（130mg/dl）而大于 2.6mmol/L（100mg/L）的患者可在饮食的基础上加用药物治疗。⑤对于饮食及非药物治疗后血清胆固醇正常，而 HDL－C ＜1.0mmol/L（35mg/dl）的患者可加用药物如烟酸，提高 HDL－C 的水平。

2. 戒烟　心肌梗死患者戒烟是最基本的治疗。吸烟可诱发冠状动脉痉挛，降低 β 受体阻滞药的抗缺血作用，使心肌梗死后死亡率加倍。

3. 长期服用阿司匹林　长期服用阿司匹林的作用已被证实，其最小有效剂量为 7mg/d。

4. 血管紧张素转化酶抑制药（ACEI）　其有益作用主要在前壁心肌梗死或左室射血分数 ＜40％ 的患者中明显。有研究表明，ACE 基因型与心肌梗死危险有关，其中缺失型纯合子（DD）心肌梗死机会比插入型纯合子（Ⅱ）高。

5. β 受体阻滞剂　心肌梗死后需长期使用 β 受体阻滞剂的适应证如下：除了低危患者外，所有无 β 受体阻滞剂禁忌的心肌梗死患者，其治疗应在起病后数天开始。

大量研究证实，β 受体阻滞剂可通过减少心脏猝死或非心脏猝死降低心肌梗死后的总死亡率。β 受体阻滞剂对于高危患者如大面积或前壁心肌梗死的作用最显著，但对于低危患者是否应用 β 受体阻滞剂仍无定论。低危患者应不包括下列情况：①既往心肌梗死。②前壁心肌梗死。③老年患者。④复杂室性期前收缩。⑤左室收缩功能障碍所致的血流动力学改变。

6. 抗凝血药　AMI 后长期使用抗凝血药的适应证如下：①对于心肌梗死后不能每天服用阿司匹林的患者进行心肌梗死的二级预防。②心肌梗死后伴持续性房颤的患者。③伴有左室血栓的患者。④伴有室壁活动普遍异常的心肌梗死后患者。⑤伴有阵发性房颤的患者。⑥严重左室收缩功能异常伴或不伴充血性心力衰竭的心肌梗死后患者不宜使用。

7. 钙拮抗药　目前不主张作为常规的心肌梗死后二级预防药物。一般认为，CCB 只在合并其他药物不能控制的心绞痛和高血压时才考虑使用。如果对 β 受体阻滞剂有禁忌或不能耐受时，减慢心率的 CCB（如维拉帕米或地尔硫䓬）可作为左室功能较好患者心肌梗死的二级预防。

8. 雌激素替代治疗　有研究表明，雌激素替代治疗可改善血脂异常及降低血浆纤维蛋白原，另外还对预防骨质疏松及对性功能、皮肤弹性、精神状态起着有利的作用。这些都支持使用雌激素。但临床观察其对冠心病的预防效果不如预期的明显。因此，现在基本上不主张心肌梗死后患者服用雌激素。对于所有绝经后心肌梗死患者应仔细权衡雌激素替代治疗的益处，假如患者要求可给予雌激素治疗。

9. 抗心律失常药　早期的 CAST 研究已表明，Ⅰ类抗心律失常药治疗心肌梗死后室性期前收缩对于死亡率无有益的影响。但最近的研究提示胺碘酮可减少心律失常所致的心脏猝死，但其长期耐受较差。总的来说，如果需要抑制严重的有症状的心律失常，胺碘酮对于心肌梗死后患者是安全的，但 β 受体阻滞剂作为一般预防效果更好。

（杨丽霞）

第四节　隐匿性冠心病

一、概述

（一）定义

隐匿性冠心病（latent coronary heart disease）又称无症状性心肌缺血或无痛性心肌缺血，是指有心肌缺血的客观证据（冠状动脉病变、心肌血流灌注及代谢、左心室功能、心电活动等异常），但缺乏胸痛或与心肌缺血相关的主观症状。由于心肌缺血可造成心肌可逆性或永久性损伤，可引起心绞痛、心律失常或猝死。因此，隐匿性冠心病作为冠心病的一个独立类型，越来越引起人们的重视。

（二）分型

本病有三种临床类型：

（1）患者有由冠状动脉狭窄引起心肌缺血的客观证据，但从无心肌缺血的症状。

（2）患者曾患心肌梗死，现有心肌缺血但无心绞痛症状。

（3）患者有心肌缺血发作但有时有症状，有些则无症状，此类患者临床最多见。心肌缺血而无症状的发生机制尚不清楚。

（三）临床特点

与其他类型的冠心病一样，隐匿性冠心病的演变过程包括：冠状动脉狭窄或闭塞→局部心肌缺血→心脏舒张收缩功能异常→血流动力学异常→心电图改变→出现临床症状或无症状，并且在高危人群（如糖尿病、肾衰竭、高血压、高血脂、吸烟、肥胖、高龄、冠心病家族史等，特别是糖尿病患者）中的发生率明显增加。隐匿性冠心病与其他类型冠心病的主要不同之处在于其并无临床症状。其发作特点如下：①常发生在轻体力活动或脑力活动时，并且在心率不快的情况下发生。②发作持续时间比典型心绞痛长，几十分钟甚至 1h。③有昼夜节律性变化，多发生在上午 6~11 时。隐匿性冠心病在冠心病患者中非常普遍，由于缺乏有症状性心肌缺血的疼痛保护机制，所以比后者更具有潜在危险性，因此其早期诊断和治疗具有重要的临床意义。

二、诊断要点

诊断主要根据静息、动态或负荷试验的心电图检查，放射性核素心肌显像发现患者有心肌缺血改变，而又无其他原因可以解释，常伴有动脉粥样硬化的危险因素。进行选择性冠状动脉造影检查或再加做血管内超声显像可确立诊断。

鉴别诊断时主要考虑引起 ST 段和 T 波改变的其他疾病，如各种器质性心脏病、电解质失调、内分泌疾病和药物作用等。

近年来的基础与临床研究证明，有心肌缺血，不管有无症状，同样预后不良。因此，检出和防治心肌缺血与检出严重血管病变并进行血运重建同样重要。当前简便易行的方法是，对 30～40 岁以上的人口，每年定期做一次常规心电图检查，对疑似者可进一步做心电图负荷试验、24h 动态心电图、心脏彩超或放射性核素检查，必要时可考虑多层螺旋 CT 检查或进行冠状动脉造影术。

三、治疗

隐匿型冠心病在治疗原则上应与有症状的冠心病患者相同对待（详见冠心病其他各节）。因此首先必须采用各种防治动脉粥样硬化的措施。其次，减少无症状性心肌缺血的发作，可用的药物有硝酸酯类、钙离子拮抗药和 β 受体阻滞药。该类药物的疗效已被最近的一系列临床试验所证实。硝酸酯类药物疗效确切，而 β 受体阻滞药似乎优于钙离子拮抗药，但钙离子拮抗药可用于心率较慢的患者，因为在这种情况下冠状动脉的血管收缩可能是最主要的原因。联合用药效果更好。需要注意的是，对于上述第 3 型的隐匿型冠心病患者，治疗目标是减少总的心肌缺血，而非仅仅控制心绞痛症状。药物治疗仍持续有心肌缺血发作者，应进行冠状动脉造影以明确病变的严重程度，并考虑进行血管再通术治疗。

（杨丽霞）

第十章 高血压

第一节 原发性高血压病

一、概述

（一）定义

原发性高血压或高血压病是指成年人（≥18岁）凡在未服用降血压药物情况下和在安静状态下，非同日血压至少测量3次，当体循环动脉收缩压≥140mmHg和（或）舒张压≥90mmHg，称为血压增高。与此同时，常伴有脂肪和糖代谢紊乱以及心、脑、肾和视网膜等器官功能性或器质性改变为特征的全身性疾病。如果仅收缩压≥140mmHg，而舒张压不高者称为单纯收缩性高血压。同理，若舒张压≥90mmHg，而收缩压＜140mmHg，则称为舒张性高血压。

（二）流行病学

高血压患病率和发病率在不同国家、地区或种族之间有差别，工业化国家较发展中国家发病率高，美国黑种人约为白种人的2倍。高血压患病率、发病率及血压水平随年龄增长而升高，高血压在老年人中较为常见，尤其是收缩期高血压。我国自20世纪50年代以来进行了4次（1959年、1979年、1991年、2002年）成年人血压普查，高血压患病率分别为5.11%，7.73%，11.88%，18.8%，总体上呈明显上升趋势。据估计，我国现有高血压患者2亿以上。但高血压的知晓率、治疗率及控制率均很低，2002年的普查资料显示：知晓率为30.2%，治疗率为24.7%，控制率为6.1%，较1991年略有提高。根据2007年我国卫生部心血管病防治研究中心，中国心血管病报道的一项调查报告，城市高血压知晓率、治疗率、控制率和治疗控制率分别为41.1%，35.1%，9.7%和28.2%；而农村分别为22.5%，17.4%，3.5%和20.4%。如此低的知晓率、治疗率、控制率和治疗控制率，促使我国高血压病致死、致残率居高不下。因此，高血压的防治任重道远。

（三）病因

本病病因未完全阐明，目前认为是在一定的遗传基础上由于多种后天因素的作用，正常血压调节机制失代偿所致，以下因素可能与发病有关。

1. 遗传 高血压的发病有较明显的家族集聚性，双亲均有高血压的正常血压子女（儿童或少年）血浆去甲肾上腺素、多巴胺浓度明显较无高血压家族史的对照组高，以后发生高血压的比例亦高。国内调查发现，与无高血压家族史者比较，双亲一方有高血压者的高血压患病率高1.5倍，双亲均有高血压病者则高2~3倍，高血压病患者的亲生子女和收养子女虽然生活环境相同，但前者更易患高血压。动物实验已筛选出遗传性高血压大鼠株

（SHR），分子遗传学研究已实验成功基因转移的高血压动物，上述资料均提示遗传因素的作用。

2. 饮食

（1）盐类：与高血压最密切相关的是 Na^+，人群平均血压水平与食盐摄入量有关，在摄盐较高的人群，减少每日摄入食盐量可使血压下降。高钠促使高血压可能是通过提高交感张力，增加外周血管阻力所致。饮食中 K^+、Ca^{2+} 摄入不足、Na^+/K^+ 比例升高时易患高血压，高 K^+ 高 Ca^{2+} 饮食可能降低高血压的发病率，动物实验也有类似的发现。我国不同年龄段人群食盐摄入量均较高，居民平均每日食盐摄入量为 12.1g，远远超过 WHO 应将一般人群每日食盐限制在 6g 以下。全国居民营养与健康状况调查（2002 年）中指出，我国城乡居民平均每日每人盐摄入量为 12g，其中农村 12.4g，城市 10.9g，北方地区高于南方地区。高盐饮食是高血压的重要危险因素。高盐饮食地区人群的高血压患病率往往较高。

中国人群高血压流行特点：钠盐摄入量高，钾盐摄入不足，盐敏感性高血压居多。盐敏感的实质是个体对于盐负荷而导致血压升高的一种遗传易感体质。盐敏感被认为是由于肾小球的过滤能力减低和（或）肾小管钠再吸收的比率增加所导致。

盐敏感性：盐敏感性是高血压早期损害标志。盐敏感性（salt – sensitivity）已被美国 ASH "2005 高血压新定义" 确立为高血压早期损害标志之一。

我国一般人群中盐敏感者占 15% ~42%，而高血压人群中 50% ~60% 为盐敏感者。有高血压家族史的成年人中盐敏感者为 65%，青少年中为 45%。黑种人、老年人、停经女性、糖尿病、肥胖和代谢综合征患者中盐敏感者比例较高。盐敏感性高血压是高血压的一种特殊类型，常见于老年人、黑种人，有糖尿病、肾疾病史者，交感激活状态以及高盐摄入地区的高血压患者，同时也是难治性高血压的重要原因之一。

（2）脂肪酸与氨基酸：降低脂肪摄入总量，增加不饱和脂肪酸成分，降低饱和脂肪酸比例可使人群平均血压下降。动物实验发现摄入含硫氨基酸的鱼类蛋白质可预防血压升高。

（3）饮酒：长期饮酒者高血压的患病率升高，而且与饮酒量成正比。可能与饮酒促使皮质激素、儿茶酚胺水平升高有关。

3. 职业、环境和气候 流行病学资料提示，从事高度集中注意力工作、长期精神紧张、长期受环境噪声及不良视觉刺激者易患高血压病。此外，气候寒冷地区冬季较长，人的血管容易收缩而导致血压升高，这也是我国北方地区高血压发病率比南方地区高的原因之一。

4. 其他 吸烟、肥胖和糖尿病患者高血压病患病率高。

（四）临床表现

高血压是多基因遗传因素与环境因素长期相互作用的结果，无论是男性还是女性，平均血压随年龄增长而增高，尤其是收缩压。流行病学研究已经证实，高血压本身不仅会造成心血管损害，而且当高血压患者合并有其他危险因素时更易引起或加重心血管损害，这些危险因素包括糖尿病、吸烟、高脂血症等。血压在同一水平上的高血压患者，合并危险因素越多，心血管系统并发症发生率也越高，说明危险因素之间存在着对心血管系统损害的协同作用。

高血压病根据起病和病情进展的缓急及病程的长短可分为两型，缓进型（chronic type）和急进型（accellerated type）高血压，前者又称良性高血压，绝大部分患者属此型，后者又称恶性高血压，仅占高血压病患者的 1% ~5%。

1. 缓进型高血压病　多为中年后起病，有家族史者发病年龄可较轻。起病多数隐匿，病情发展慢，病程长。早期患者血压波动，血压时高时正常，为脆性高血压阶段，在劳累、精神紧张、情绪波动时易有血压升高，休息、去除上述因素后，血压常可降至正常。随着病情的发展，血压可逐渐升高并趋向持续性或波动幅度变小。患者的主观症状和血压升高的程度可不一致，约50%患者无明显症状，只是在体格检查或因其他疾病就医时才发现有高血压，少数患者则在发生心、脑、肾等器官的并发症时才明确高血压病的诊断。

患者可有头痛，多发在枕部，尤易发生在睡醒时，尚可有头晕、头胀、颈部板紧感、耳鸣、眼花、健忘、注意力不集中、失眠、烦闷、乏力、四肢麻木、心悸等。这些症状并非都是由高血压直接引起，部分是机体功能失调所致，无临床特异性。此外，尚可出现身体不同部位的反复出血，如眼结膜出血、鼻出血、月经过多，少数有咯血等。

（1）脑部表现：头痛、头晕和头胀是高血压病常见的神经系统症状，也可有头部沉重或颈项板紧感。高血压直接引起的头痛多发生在早晨，位于前额、枕部或颞部，可能是颅外颈动脉系统血管扩张，其脉搏振幅增高所致。这些患者舒张压多很高，经降压药物治疗后头痛可减轻。

高血压病脑血管并发症主要表现为脑血管意外，即脑卒中，可分为两大类。①缺血性脑卒中，其中有动脉粥样硬化血栓形成、腔隙梗死、栓塞、短暂性脑缺血和未定型等各种类型。②出血性脑卒中，有脑实质和蛛网膜下腔出血。

（2）心脏表现：血压长期升高增加了左心室的负担，左心室因代偿而逐渐肥厚，早期常呈向心性对称性肥厚，继之可出现心腔扩张，最终导致高血压性心脏病。近年来研究发现，高血压时心脏最先受影响的是左心室舒张期功能。左心室肥厚时舒张期顺应性下降，松弛和充盈功能受影响，若左心室舒张末压升高，左心房可有不同程度扩大，甚至可出现在临界高血压和左心室无肥厚时，与此同时，左心室的心肌间质已有胶原组织沉积和纤维组织形成，但此时患者可无明显临床症状。

出现临床症状的高血压性心脏病多发生在高血压病起病数年至10余年之后。在心功能代偿期，除有时感心悸外，其他心脏方面的症状可不明显。代偿功能失调时，则可出现左心衰竭症状，开始时在体力劳累、饱食和说话过多时发生气喘、心悸、咳嗽，以后呈阵发性的发作，常在夜间发生，并可有痰中带血等，严重时或血压骤然升高时可发生急性肺水肿，出现端坐呼吸，咳粉红色泡沫样痰，若不及时降压可危及生命。反复发作或持续的左心衰竭，可影响右心室功能而发展为全心衰竭，出现尿少、水肿等临床症状。在心脏未增大前，体检可无特殊发现，或仅有脉搏或心尖搏动较强有力，主动脉瓣区第二心音因主动脉舒张压升高而亢进。心脏增大后，体检可发现心界向左、向下扩大；心尖搏动强而有力，呈抬举样；心尖区和（或）主动脉瓣区可听到Ⅱ～Ⅲ级收缩期吹风样杂音。心尖区杂音是左心室扩大导致相对性二尖瓣关闭不全或二尖瓣乳头肌功能失调所致；主动脉瓣区杂音是主动脉扩张，导致相对性主动脉瓣狭窄所致。主动脉瓣区第二心音可因主动脉及瓣膜病变而呈金属音调，可有第四心音。心力衰竭时心率增快，出现发绀，心尖区可闻奔马律，肺动脉瓣区第二心音增强，肺底出现湿啰音，并可有交替脉；后期出现颈静脉怒张、肝大、下肢水肿、腹水和发绀等全心衰竭征象。

（3）肾脏表现：肾血管病变的程度和血压升高的程度及病程密切相关。实际上，无控制的高血压病患者均有肾脏的病变，但在早期可无任何临床表现。随病程的进展可先出现蛋白尿,如无合并其他情况(如心力衰竭和糖尿病等),24h尿蛋白总量很少超过1g,控制高血压可减少尿蛋白。血尿多为显微镜血尿,少见有透明和颗粒管型。肾功能失代偿时,肾浓缩功能受损可出现多尿、夜尿、口渴、多饮等,尿比重逐渐降低,最后固定在1.010左右,称等渗尿。当肾功能进一步减退时,尿量可减少,血中非蛋白氮、肌酐、尿素氮常增高,酚红排泄试验示排泄量明显减低,尿素廓清率或肌酐廓清率可明显低于正常,上述改变随肾脏病变的加重而加重,最终出现尿毒症。但是,在缓进型高血压病,患者在出现尿毒症前多数已死于心、脑血管并发症。此外,当高血压导致肾功能损害的同时,肾损害又可反过来加重血压升高,从而形成恶性循环。

2. **急进型高血压** 在未经治疗的原发性高血压病患者中,约1%可发展成急进型高血压,发病较急骤,在发病前可有病程不一的缓进型高血压病史。男女比例约为3:1,多在青中年发病,近年来此型高血压已少见,可能与早期发现轻、中度高血压患者并得到及时有效的治疗有关。其表现基本上与缓进型高血压病相似,但与后者相比,临床症状如头痛等更为明显,具有病情严重、发展迅速、视网膜病变和肾功能很快衰竭等特点。血压显著升高,舒张压多持续在130~140mmHg或更高。各种症状明显,小动脉纤维样坏死性病变进展迅速,常于数月至1~2年内出现严重的脑、心、肾损害,发生脑血管意外、心力衰竭和尿毒症。并常有视物模糊或失明,视网膜可发生出血、渗出及视盘水肿。血浆肾素活性增高,以肾脏损害最为显著,常出现持续蛋白尿,24h尿蛋白可达3g,伴有血尿和管型尿,最后多因尿毒症而死亡,但也可死于脑血管意外或心力衰竭。

3. **高血压危重症**

(1)高血压危象(hypertensive crisis):高血压病的进程中,如果全身小动脉发生暂时性强烈痉挛,周围血管阻力明显上升,致使血压急骤上升而出现一系列临床症状,称之为高血压危象。这是高血压病的急重症,可见于缓进型高血压各期和急进型高血压,血压改变以收缩压突然明显升高为主,舒张压也可升高,常在诱发因素作用下出现,如强烈的情绪变化、精神创伤、心身过劳、寒冷刺激和内分泌失调(如经期和绝经期)等。患者出现剧烈头痛、头晕、眩晕,亦可有恶心、呕吐、胸闷、心悸、气急、视物模糊、腹痛、尿频、尿少、排尿困难等症状。有的患者可伴随自主神经紊乱症状,如发热、口干、出汗、兴奋、皮肤潮红或面色苍白、手足发抖等;严重者,尤其在伴有靶器官病变时,可出现心绞痛、肺水肿、肾衰竭、高血压脑病等。发作时尿中出现少量蛋白和红细胞;血尿素氮、肌酐、肾上腺素、去甲肾上腺素可增加、血糖也可升高、眼底检查有小动脉痉挛、可伴有出血、渗出或视盘水肿。发作一般历时短暂,控制血压后,病情可迅速好转,但易复发。在有效降压药普遍应用的人群,此危象已很少发生。

(2)高血压脑病(hypertensive encephalopathy):急进型或严重的缓进型高血压病患者,尤其是伴有明显脑动脉硬化时,可出现脑部小动脉持久而明显的痉挛,继之发生被动性或强制性扩张,急性脑循环障碍导致脑水肿和颅内压增高而出现的一系列临床表现,称为高血压脑病。发病时常先有血压突然升高,收缩压、舒张压均可增高,以舒张压升高为主,患者出现剧烈头痛、头晕、恶心、呕吐、烦躁不安、脉搏多慢而有力,可有呼吸困难或减慢、视力障碍、黑蒙、抽搐、意识模糊甚至昏迷,也可出现暂时性偏瘫、失语、偏身感觉障碍等。检查可见视盘水肿、脑脊液压力增高、蛋白含量增高。发作短暂者历时数分钟,长者可数小时甚至数天。妊娠高血压综合征、肾小球肾炎、肾血管性高血压和嗜铬细胞瘤的患者,也可能发生高血压脑病。

4. 并发症　在我国，高血压病最常见的并发症是脑血管意外，其次是高血压性心脏病、心力衰竭，再次是肾衰竭。较少见但严重的并发症为主动脉夹层血肿。其起病常突然，迅速发生剧烈胸痛，向背或腹部放射，伴有主动脉分支堵塞现象时，使两上肢血压及脉搏有明显差别，严重者堵塞一侧，从颈动脉到股动脉的脉搏均消失，或下肢暂时性瘫痪或偏瘫。当累及主动脉根部时，患者可发生主动脉关闭不全。未受堵塞的动脉血压升高。主动脉夹层血肿可破裂入心包或胸膜腔，因心脏压塞而迅速死亡。胸部 X 线检查可见主动脉明显增宽。超声心动图、CT 或磁共振断层显像检查（MRI）可直接显示主动脉夹层及范围，甚至可发现破口。主动脉造影也可确立诊断。高血压合并下肢动脉粥样硬化时，可造成下肢疼痛、间歇性跛行。

二、诊断要点

（一）确定是否高血压

1. 诊所血压　诊所偶测血压是目前诊断高血压和分级的标准方法和主要手段，要求在未服用降压药物情况下、非同日 3 次安静状态下，测血压达到诊断水平，体循环动脉收缩压≥140mmHg 及（或）舒张压≥90mmHg 者为高血压。由于测量次数少、观察误差较大和"白大衣效应"，不能可靠地反映血压的波动和活动状态下的情况。动态血压及家庭自测血压可弥补诊所偶测血压的不足，具有重要的临床价值。

2. 自测血压　对于评估血压水平及严重程度，评价降压效应，改善治疗依从性，增强治疗的主动参与，自测血压具有独特优点。且无白大衣效应，可重复性较好。目前，患者家庭自测血压在评价血压水平和指导降压治疗上已经成为诊所血压的重要补充。然而，对于精神焦虑或根据血压读数常自行改变治疗方案的患者，不建议自测血压。推荐使用符合国际标准（BHS 和 AAMI）的上臂式全自动或半自动电子血压计，正常上限参考值：135/85mmHg。应注意患者向医师报告自测血压数据时可能有主观选择性，即报告偏差，患者有意或无意选择较高或较低的血压读数向医师报告，影响医师判断病情和修改治疗。有记忆存储数据功能的电子血压计可克服报告偏差。血压读数的报告方式可采用每周或每月的平均值。家庭自测血压低于诊所血压，家庭自测血压 135/85mmHg 相当于诊所血压 140/90mmHg。对血压正常的人建议定期测量血压（20～29 岁，每 2 年 1 次；30 岁以上每年至少 1 次）。

3. 动态血压　动态血压测量应使用符合国际标准（BHS 和 AAMI）的监测仪。动态血压的正常值推荐以下国内参考标准：24h 平均值＜130/80mmHg，白昼平均值＜135/85mmHg，夜间平均值＜125/75mmHg。正常情况下，夜间血压均值比白昼血压值低 10%～15%。动态血压监测在临床上可用于诊断白大衣性高血压、隐蔽性高血压、顽固难治性高血压、发作性高血压或低血压，评估血压升高严重程度，但是目前主要仍用于临床研究，例如评估心血管调节机制、预后意义、新药或治疗方案疗效考核等，不能取代诊所血压测量。动态血压测量时应注意以下问题：测量时间间隔应设定一般为每 30min 1 次。可根据需要而设定所需的时间间隔。指导患者日常活动，避免剧烈运动。测血压时患者上臂要保持伸展和静止状态。若首次检查由于伪迹较多而使读数＜80% 的预期值，应再次测量。可根据 24h 平均血压，日间血压或夜间血压进行临床决策参考，但倾向于应用 24h 平均血压。

4. 中心动脉压　近年来提出了中心动脉压的概念，中心动脉压，是指升主动脉根部血管所承受的侧压力。中心动脉压也分为收缩压（SBP），舒张压（DBP）及脉压（PP）。主动脉的 SBP 由两部分组成：前向压力波（左心室搏动性射血产生），回传的外周动脉反射波。前向压力波形成收缩期第 1 个峰值（P1），反射波与前向压力波重合形成收缩期第 2 个峰值（即 SBP）。反射波压力又称增强压（AP），增强压的大小可用增压指数（AIx）表示，AIx = AP/PP（AP = SBP – P1）。通常情况下，AP 在舒张期回传到主动脉根部与前向压力波重合，在收缩期回传到外周动脉。

中心动脉压直接影响心、脑、肾等重要脏器的灌注压，因而可能比肱动脉血压更能够预测心脑血管病的发生。反射波是左心室后负荷的组分，是心脏后负荷的指标之一，也是收缩期高血压的发病基础。中心动脉压增高将诱发冠脉硬化，进而容易引起冠状动脉狭窄及冠状动脉事件。因此，降低中心动脉压将有助于预防心血管事件。已证明中心动脉血流动力学与高血压靶器官损害、心血管疾病独立相关。在预测、决定终点事件方面中心动脉血流动力学的意义优于外周血流动力学。ASCOT 试验的亚组研究 CAFE 中心动脉压可作为评价及优化抗高血压治疗方案的一个新的指标。

5. 白大衣高血压与隐匿性高血压　"白大衣高血压"也称"诊所高血压"。指患者去医院就诊时，在医师诊室测量血压时血压升高，但回到自己家中自测血压或 24h 动态血压监测时血压正常。

隐匿性高血压与之相反，系指患者在医院测量血压正常，而动态血压监测或家庭自测血压水平增高。隐匿性高血压在一般人群中患病率为 8% ~ 23%，其发生靶器官损害和心血管疾病的危险性较一般人明显增高。目前对于是否应该采用药物手段干预隐匿性高血压与诊室高血压尚存争议，但加强对这些患者的血压监测、及时发现持续性高血压仍具有重要意义。同时，对于这些患者还应加强生活方式干预，例如控制饮食、增加体力运动、控制体重、限制食盐摄入量等，努力延缓或避免持久性高血压的发生。由此可见临床上应大力提倡并推广非诊室血压监测措施（包括动态血压监测与家庭自测血压）。动态血压监测与家庭自测血压能够提供更为详尽且真实的血压参数，有助于全面了解血压波动情况，鉴别与判定一过性血压升高（诊室高血压与隐匿性高血压）的人群。

（二）判断高血压的病因，明确有无继发高血压

对怀疑继发性高血压者，通过临床病史、体格检查和常规实验室检查可对继发性高血压进行简单筛查。

1. 临床病史提示继发性高血压的指征

（1）肾脏疾病家族史（多囊肾）。

（2）肾脏疾病、尿路感染、血尿、滥用镇痛药（肾实质性疾病）。

（3）药物：口服避孕药、甘草、生胃酮（甘珀酸）、滴鼻药、可卡因、安非他明、类固醇、非甾体类抗炎药、促红细胞生长素、环胞素。

（4）阵发性出汗、头痛、焦虑、心悸（嗜铬细胞瘤）。

（5）阵发性肌无力和痉挛（醛固酮增多症）。

2. 提示继发性高血压的体征

（1）库欣（Cushing）综合征面容。

（2）神经纤维瘤性皮肤斑（嗜铬细胞瘤）。

（3）触诊有肾增大（多囊肾）。

（4）听诊有腹部杂音（肾血管性高血压）。

（5）听诊有心前区或胸部杂音（主动脉缩窄或主动脉病）。

（6）股动脉搏动消失或胸部杂音（主动脉缩窄或主动脉病）。

（7）股动脉搏动消失或延迟、股动脉压降低（主动脉缩窄或主动脉病）。

3. 继发高血压常规实验室及辅助检查　测定肾素、醛固酮、皮质激素和儿茶酚胺水平，动脉造影，肾和肾上腺超声、计算机辅助成像（CT）、头部磁共振成像（MRI）等。

三、治疗

（一）目的

治疗高血压的主要目的是最大限度地降低心血管发病和死亡的总危险。当然，血压也并非降得越低越好，近年来研究表明，在降压治疗中存在明显的降压"J"点曲线问题。"J"点曲线现象即血压下降达到特定水平时，主要心血管疾病的发生率会下降；但持续降低血压，心血管事件发生率反而会回升。但究竟血压 J 点值在哪里，目前没有定论。可以肯定的是不同高血压人群其 J 点值不同，血压在 J 点值之上，降压治疗越低、越早越好。

（二）高血压的非药物治疗

非药物治疗包括提倡健康生活方式，消除不利于心理和身体健康的行为和习惯，达到减少高血压以及其他心血管病的发病危险，适用于所有高血压患者。具体内容如下。

1. 减重　建议体重指数（kg/m^2）应控制在 24 以下。减重对健康的利益是巨大的，如人群中平均体重下降 5~10kg，收缩压可下降 5~20mmHg。高血压患者体重减少 10%，则可使胰岛素抵抗、糖尿病、高脂血症和左心室肥厚改善。减重的方法一方面是减少总热量的摄入，强调少脂肪并限制过多糖类的摄入，另一方面则需增加体育锻炼，如跑步、太极拳、健美操等。在减重过程中还需积极控制其他危险因素，老年高血压则需严格限盐等。减重的速度可因人而异，但首次减重最好达到减重 5kg 以增强减重信心，减肥可提高整体健康水平，减少包括癌症在内的许多慢性病，关键是"吃饭适量，活动适度"。

2. 采用合理膳食　根据我国情况对改善膳食结构预防高血压提出以下建议：①减少钠盐，WHO 建议每人每日食盐量不超过 6g。我国膳食中约 80% 的钠来自烹调或含盐高的腌制品，因此，限盐首先要减少烹调用盐及含盐高的调料，少食各种咸菜及盐腌食品。如果北方居民减少日常用盐的一半，南方居民减少 1/3，则基本接近 WHO 建议。②减少脂肪摄入，补充适量优质蛋白质。建议改善饮食结构，减少含脂肪高的猪肉，增加含蛋白质较高而脂肪较少的禽类及鱼类。蛋白质占总热量 15% 左右，动物蛋白占总蛋白质 20%。蛋白质质量依次为：奶、蛋；鱼、虾；鸡、鸭；猪、牛、羊肉；植物蛋白，其中豆类最好。③注意补充钾和钙。④多吃蔬菜和水果，研究证明增加蔬菜或水果摄入，减少脂肪摄入可使 SBP 和 DBP 有所下降。素食者比肉食者有较低的血压，其降压的作用可能基于水果、蔬菜、食物纤维和低脂肪的综合作用。⑤限制饮酒，尽管有研究表明非常少量饮酒可能减少冠心病发病的危险，但是饮酒和血压水平及高血压患病率之间却呈线性相关，大量饮酒可诱发脑血管事件发作。因此不提倡用少量饮酒预防冠心病，提倡高血压患者应戒酒，因饮酒可增加服用降压药物的抗性。如饮酒，建议每日饮酒量应为少量。男性饮酒量：葡萄酒 <100~150ml（相当于 2~3 两），或啤酒 <250~500ml（250~500g），或白酒 <25~50ml（0.5~1 两）；女性

则减半量，孕妇不饮酒。不提倡饮高度烈性酒。WHO 对酒的新建议是酒，越少越好。

3. 增加体力活动　每个参加运动的人特别是中老年人和高血压患者在运动前最好了解一下自己的身体状况，以决定自己的运动种类、强度、频度和持续运动时间。对中老年人应包括有氧、伸展及增强肌力练习三类，具体项目可选择步行、慢跑、太极拳、门球、气功等。运动强度必须因人而异，按科学锻炼的要求，常用运动强度指标可用运动时最大心率达到 180（或 170）减去年龄，如 50 岁的人运动心率为 120～130/min，如果求精确则采用最大心率的 60%～85% 作为运动适宜心率，需在医师指导下进行。运动频率一般要求每周 3～5 次，每次持续 20～60min 即可，可根据运动者身体状况和所选择的运动种类以及气候条件等而定。

4. 减轻精神压力保持平衡心态　长期精神压力和心情抑郁是引起高血压和其他一些慢性病的重要原因之一，对于高血压患者，这种精神状态常使他们较少采用健康的生活方式，如酗酒、吸烟等，并降低对抗高血压治疗的依从性。对有精神压力和心理不平衡的人，应减轻精神压力和改变心态，要正确对待自己、他人和社会，积极参加社会和集体活动。

5. 戒烟　对高血压患者来说戒烟也是重要的，虽然尼古丁只使血压一过性升高，但它降低服药的依从性并增加降压药物的剂量。吸烟可造成血管内皮损伤，它是导致心血管事件的最重要独立危险因素之一，因此必须提倡全民戒烟。

（三）高血压的药物治疗

1. 降压药物治疗原则

（1）小剂量：初始治疗时通常应采用较小的有效剂量以获得可能有的疗效而使不良反应最小，如有效而不满意，可逐步增加剂量以获得最佳疗效。

（2）尽量应用长效制剂：为了有效地防止靶器官损害，要求每天 24h 内血压稳定于目标范围内，如此可以防止从夜间较低血压到清晨血压突然升高而致猝死、脑卒中或心脏病发作。要达到此目的，最好使用持续 24h 作用的药物，一天一次给药。其标志之一是降压谷峰比值应 >50%，此类药物还可增加治疗的依从性。

（3）联合用药：为使降压效果增大而不增加不良反应，用低剂量单药治疗疗效不满意的可以采用两种或多种降压药物联合治疗。事实上 2 级以上高血压为达到目标血压常需降压药联合治疗。两种药物的低剂量联合使用，疗效优于大剂量单一用药。

（4）个体化：根据患者具体情况和耐受性及个人意愿或长期承受能力，选择适合患者的降压药物。

在用药过程中，同时考虑：①患者其他危险因素的情况。②患者有无其他合并疾病，包括糖尿病、心脏病、脑血管病、肾脏疾病等。③患者靶器官的损害情况。④长期药物服用应简便，以利于患者坚持治疗。

2. 降压药物的选择

（1）降压药物选择的原则：目前，治疗高血压病的药物主要有 6 大类，即利尿药、β 受体阻滞药、钙拮抗药、血管紧张素转化酶抑制药（ACEI）、血管紧张素 Ⅱ 受体拮抗药（ARB）及 α 肾上腺素能阻滞药。另外，我国也使用一些复方制剂及中药制剂。目前指南推荐的一线降压药物有 5 类：利尿药、β 受体阻滞药、钙拮抗药、血管紧张素转化酶抑制药（ACEI）、血管紧张素 Ⅱ 受体拮抗药（ARB）。近年来大型荟萃分析显示：常用的 5 种降压药物总体降压作用无显著性差异。任何降压治疗的心血管保护作用主要源自降压本身。5 大类降压药物都可以用于高血压患者的起始和维持治疗。当然每种药物都有其临床适应证和禁忌证，不同类降压药在某些方面可能有相对的优势。一些研究提示，预防脑卒中，ARB 优于 β 阻滞药，钙拮抗药优于利尿药；预防心力衰竭，利尿药优于其他类；延缓糖尿病和非糖尿病肾病的肾功能不全，ACEI 或 ARB 优于其他类；改善左心室肥厚，ARB 优于 β 受体阻滞药；延缓颈动脉粥样硬化；钙拮抗药优于利尿药或 β 受体阻滞。不同类降压药在某些方面的可能的相对优势仍有争议，尚需进一步的研究。因此 2009 年欧洲高血压指南更新中指出，应依据循证医学证据来选择降压药物，传统的一线、二线、三线用药的分类方法缺乏科学性和实用性，应避免采用。

选择哪种降压药物作为开始治疗及维持降压治疗的原则是：对每个患者应该采取在指南指导下的个体化治疗，因为需要长期甚至终身的治疗。要考虑的主要因素有：①患者存在的心血管危险因素。②有无靶器官损害、临床有无合并心血管病、肾脏疾病及糖尿病等。③有无其他伴随疾病影响某种降压药物的使用。④对患者存在的其他情况，所用药物有无相互作用。⑤降压药降低心血管危险的证据有多少。⑥患者长期治疗的经济承受能力。

（2）常用抗高血压药

1）利尿药：最常用的一线类降压药，噻嗪类利尿药不论单用或联用，都有明确的疗效。有利于肾脏排出体内的钠盐和水分，达到降低血压的目的。主要不良反应为低钾血症、胰岛素抵抗和脂代谢异常。目前较少单独使用并尽量小剂量应用，在使用利尿药的同时，应该使用补钾和保钾制剂。新型利尿药吲达帕胺在常用剂量上仅表现有轻微的利尿作用，主要表现为血管扩张作用，降压有效率在 70% 左右，且不具有传统利尿药易造成代谢异常的特点。

适应证：主要用于轻、中度高血压，尤其是老年人高血压或并发心力衰竭时、肥胖者、有肾衰竭或心力衰竭的高血压患者。痛风患者禁用，糖尿病和高脂血症患者慎用。小剂量可以避免低血钾、糖耐量降低和心律失常等不良反应。可选择使用氢氯噻嗪（HCT）12.5～25mg、吲达帕胺（indapamide）1.25～2.5mg，每天 1 次。呋塞米（furosemide）仅用于并发肾衰竭时。

2）β 受体阻滞药：β 受体阻滞药降压安全、有效，通过阻断交感神经系统起作用。单用一般能使收缩压下降 15～20mmHg。目前第一代的 β 受体阻滞药普萘洛尔已较少使用，临床常用的有美托洛尔、阿替洛尔（因临床研究获益不大，目前不建议使用）和比索洛尔。其中比索洛尔为每天 1 次的新型高度选择性的 β 受体阻滞药，服用方便，不良反应小，几乎不影响糖脂代谢。β 受体阻滞药主要用于轻、中度高血压，尤其是静息心率较快（>80/min）的中青年患者或合并心绞痛者。不良反应是心动过缓、房室传导阻滞、心肌收缩抑制、糖脂代谢异常。特别适用于年轻人、发生过心肌梗死、快速型心律失常、心绞痛的患者。

适应证：主要用于轻、中度高血压，尤其在静息时心率较快（>80/min）的中青年患者或合并心绞痛时。心脏传导阻滞、哮喘、慢性阻塞性肺病与周围血管病患者禁用。胰岛素依赖型糖尿病患者慎用。可选择使用美托洛尔（metoprolol）25～50mg，每天 1～2 次；比索洛尔（bisoprolol）2.5～5mg，每天 1 次；倍他洛尔（betaxolol）5～10mg，每天 1 次。β 受体阻滞药也可用于治疗心力衰竭，但用法与降压完全不同，应加注意。

3）钙拮抗药（CCB）：钙拮抗药通过血管扩张以达到降压目的。用于高血压的钙拮抗药可分为 3 类，即二氢吡啶类，以硝苯地平为代表，目前第一代的短效制剂硝苯地平已较少应用，临床多使用缓释和控释制剂或二、三代制剂，如尼群地平、非洛地平、氨氯地平等。苯噻氮唑类，以地尔硫䓬为代表；苯烷胺类，以维拉帕米为代表。后两类钙拮抗药亦称非二氢吡啶类，多用于高血压合并冠心病和室上性心律失常的患者，不良反应主要有降低心率和抑制心肌收缩力。钙拮抗药的降压特点为：在具有良好降压效果的同时，能明显降低心、脑血管并发症的发生率和病死率，延缓动脉硬化进程，对电解质、糖脂代谢、尿酸无不良影响。第一代的短效制剂硝苯地平服用不方便、依从性差、对血压控制不稳、有反射性心率加速、交感神经激活、头痛、面红、踝部水肿等不良反应，研究显示，使用短效钙拮抗药有可能增加死于心肌梗死的危险性，但有证据显示，使用长效制剂则没有类似危险，故已较少应用短效钙拮抗药，建议尽量使用长效制剂。

长效钙拮抗药和缓释制剂能产生相对平稳和持久的降压效果，不良反应少。心脏传导阻滞和心力衰竭患者禁用非二氢吡啶类钙拮抗药。不稳定型心绞痛和急性心肌梗死时禁用速效二氢吡啶类钙拮抗药。优先选择使用长效制剂，例如非洛地平（felodipine）缓释片 5 ~ 10mg，每天 1 次；硝苯地平（nifedipine）控释片 30mg，每天 1 次；氨氯地平（amlodipine）5 ~ 10mg，每天 1 次；拉西地平（lacidipine）4 ~ 6mg，每天 1 次；维拉帕米（verapamil）缓释片 120 ~ 240mg，每天 1 次。对于经济承受能力较低的患者，也可使用硝苯地平缓释片或尼群地平普通片 10mg，每天 2 ~ 3 次，虽然疗效可能没有长效制剂好，但降压总比不降好。慎用硝苯地平速效胶囊。常见不良反应为头痛、面红、踝部水肿等。

适应证：可用于各种程度的高血压，尤其在老年人高血压或合并稳定型心绞痛时。

CCB 是非常好的抗高血压药物，无论是用于起始治疗，还是作为联合治疗的用药之一。ALLHAT 试验证实 CCB 是很好的降压选择。ACCOMPLISH 试验显示，CCB 与 ACEI 联用优于利尿药 + ACEI。ASCOT 试验也是如此。这些大型临床试验给治疗提供了依据。特别是对于中国人群，发生脑卒中的风险很高，CCB 是非常理想的药物，中国的高血压患者应当尽量早应用 CCB。

4）血管紧张素转化酶抑制药（ACEI）：通过扩张动脉降低血压。这些药物口服大多 1h 内出现降压效应，但可能需要几天甚至几周才能达到最大降压效应。其中卡托普利作用时间最短，需每天 2 ~ 3 次服药，其他大多是新型的 ACEI，如苯那普利（贝那普利）、赖诺普利、雷米普利、福辛普利等，均可每天 1 次服药。对降低高血压患者心力衰竭发生率及病死率、延缓胰岛素依赖型糖尿病患者肾损害的进展，尤其是伴有蛋白尿时特别有效。ACEI 不影响心率和糖、脂代谢，更重要的功能是能保护和逆转靶器官的损害。

主要不良反应为干咳、高钾血症、血管神经性水肿。主要用于高血压合并糖尿病，或者并发心脏功能不全、肾脏损害有蛋白尿的患者。妊娠和肾动脉狭窄、肾衰竭（血肌酐 > 265μmol/L 或 3mg/dl）患者禁用。可以选择使用以下制剂：卡托普利（captopril）12.5 ~ 25mg，每天 2 ~ 3 次；依那普利（enalapril）10 ~ 20mg，每天 1 ~ 2 次；培哚普利（perindopril）4 ~ 8mg，每天 1 次；西拉普利（cilazapril）2.5 ~ 5mg，每天 1 次；苯那普利（benazepril）（贝那普利）10 ~ 20mg，每天 1 次；雷米普利（ramipril）2.5 ~ 5mg，每天 1 次；赖诺普利（lisinopril）20 ~ 40mg，每天 1 次。

适应证：ACEI 能安全有效地降低血压，可用于治疗各级高血压。特别适用于年轻人、心力衰竭患者、服用其他药物出现较多不良反应的患者。

5）血管紧张素 II 受体拮抗药（ARB）：ARB 是继 ACEI 之后的对高血压、动脉硬化、心肌肥厚、心力衰竭、糖尿病肾病等具有良好作用的新一类作用于肾素—血管紧张素系统（RAS）的抗高血压药物。作用机制与ACEI相似，但更加直接。与ACEI比较，它更充分、更具选择性地阻断RAS，且很少有干咳、血管神经性水肿等不良反应，氯沙坦还可促进血尿酸排出。适用于ACEI不能耐受的患者。对糖尿病患者、心力衰竭患者、肾损害患者靶器官有良好的保护作用，可降低心脑突发事件的发生，减低心力衰竭患者的病死率。目前国内应用较多的是氯沙坦、缬沙坦，其次是伊贝沙坦和替米沙坦。例如氯沙坦（losartan）50～100mg，每日1次，缬沙坦（valsartan）80～160mg，每日1次。

适应证：与ACEI相同，目前主要用于ACEI治疗后发生干咳的患者。特别适用于使用其他降压药物有不良反应的患者，可提高患者的治疗顺应性。

（3）新型的降压药物

1）肾素抑制药（DRI）：肾素抑制剂能有效、高度选择性地作用于RAS系统，抑制肾素以减少血管紧张素原转化为血管紧张素I；具有抗交感作用，因而避免了血管扩张后反射性的心动过速；能改善心力衰竭患者的血流动力学；对肾脏的保护作用强于ACEI和血管紧张素受体（AT1）拮抗药；预期不良反应小。肽类肾素拮抗药如雷米克林、依那克林属第一代肾素抑制药，但由于其生物利用度低，口服有首剂效应，易为蛋白酶水解等缺点，临床应用价值低。非肽类肾素拮抗药如A－72517、RO－42－5892、阿利吉仑等为第二代肾素抑制药，能克服上述缺点，有望成为新型的抗高血压药。

2）其他新型降压药：目前报道有内皮素受体拮抗药、神经肽Y抑制药、心钠素及内肽酶抑制药、咪唑林受体兴奋药（如莫索尼定、雷美尼定）、5－羟色胺受体拮抗药（酮色林、乌拉地尔）、K^+通道开放剂、降钙素基因相关肽（CGRP）等。这些新药研究进展迅速，有些已应用于临床，使高血压病防治出现更为广阔的前景，但目前在国内应用这些新药的临床报道还不多。

（四）采取综合防治措施，治疗相关危险因素

1. 调脂治疗　高血压伴有血脂异常可增加心血管病发生危险。血压或非高血压者调脂治疗对预防冠状动脉事件的效果是相似的。一级预防和二级预防分别使脑卒中危险下降15%和30%。我国完成的CCSPS研究表明，调脂治疗对中国冠心病的二级预防是有益的。调脂治疗参见新的中国血脂异常防治指南。

2. 抗血小板治疗　对于有心脏事件既往史或心血管高危患者，抗血小板治疗可降低脑卒中和心肌梗死的危险。

对高血压伴缺血性血管病或心血管高危因素者血压控制后可给予小剂量阿司匹林。

3. 血糖控制　高于正常的空腹血糖值或糖化血红蛋白（HbAlc）与心血管危险增高具有相关性。UKPDS研究提示强化血糖控制与常规血糖控制比较，虽对预防大血管事件不明显，但却明显减低微血管并发症。治疗糖尿病的理想目标是空腹血糖≤6.1mmol/L或HbAlc≤6.5%。

4. 微量白蛋白尿　近年来随着对微量白蛋白尿（microalbuminuria，MAU）的不断认识，其临床意义越来越受到重视。肾脏的病变，如微量白蛋白尿的出现，是肾脏血管内皮功能障碍的标志，同时也是全身其他部位（心脏、脑）血管病变的一个反映窗口。神经体液因素不断作用于心血管疾病高危患者的大、小血管，引发高血压、动脉硬化、冠心病，内皮损伤及炎症反应导致随后发生靶器官损害，产生蛋白尿、心力衰竭等。MAU已明确作为包括糖尿病（DM）、高血压及其他慢性肾脏疾病（CKD）患者甚至普通人群心血管并发症、肾脏

疾病预后及死亡的独立预测因子，K/DOQI 指南已将尿白蛋白的检测列为 CKD 高危人群的筛查指标。RAS 抑制药通过抑制异常激活的神经体液因子、保护内皮来干预危险因素，明显改善了高危患者的预后，体现在肾脏保护作用、减少微量蛋白尿、改善代谢综合征、降低新发糖尿病，以及保护心脏功能、治疗心肌梗死和心力衰竭等方面。

（五）高血压治疗中存在的问题

高血压治疗尽管取得了较快发展，但在治疗效果、治疗策略、治疗药物与方案，以及临床实践方面仍面临许多问题和挑战。

1. 血压水平对高血压患者来说是否代表一切 血压水平对于相关并发症来说，既是一种危险性标志，又是致病危险因素，然而在临床实践中发现，单纯血压水平本身并不是一个敏感和特异的判断预后的指标。心脑血管病从绝对数上更多的常发生在所谓的正常血压者中，血压升高者仅占人群的一部分；更为重要的是血压升高通常不是孤立存在，常伴随一些其他危险因素（如血糖升高、血脂异常等），血压升高增强了其他危险因素的有害作用。不应当孤立地看待高血压。高血压是一个危险因素，而不是一种疾病。危险因素就是一种特征，血压也是一种特征。

2. 血压是否降得越低越好 中国高血压指南明确指出：血压降低阈值应以个体化治疗为原则，依据总体心血管危险水平而定，以患者可耐受，不出现心、脑、肾等脏器灌注不足表现作为降压的底线。

3. 血压是否降得越快越好 快速降压时，无力、疲惫和头晕等不良反应及缺血事件的发生率显著升高，患者的依从性和顺应性也会下降。除非高血压急症患者伴有严重的临床症状，需要在严密监测下采用静脉用药的手段，在可控的条件下把血压比较快地降下来，一般 48h 内 SBP 降低不超过 20mmHg。在绝大多数情况下，平稳和缓慢降压是管理血压的最佳方式。

临床上应采取平稳和缓的高质量降压治疗策略，1~3 个月内达标。合理选择降压药物，强效而平稳地降压会给患者带来更多获益。良好地控制服药后 20~24h 血压，可能带来显著临床获益。

（六）降压治疗中的常见错误概念

1. 很多人认为高血压不治疗不要紧 应该认识到高血压是当前最常见的心血管病。若不进行治疗，任其自然发展，则会明显加快动脉粥样硬化进程。研究表明，收缩压降低 10mmHg，脑卒中的危险就降低 56%，冠心病的危险性下降 37%。因此，必须及时、有效地把血压控制在正常水平。

2. 没有症状就不需要治疗 血压的高度与并发症相关，而与患者自身症状不一定相关。即使没有症状，高血压对患者脏器的损害也是持续存在的。因此，必须及时治疗，且要早期治疗。

3. 很多患者认为可以随意选用降压药物 用药应根据患者病情、血压严重程度、并发症、合并症等进行个体化治疗。高血压急症应选用快速降压药；控制血压应选用长效且效果平稳的降压药，一种药物效果不满意则需就诊，增加剂量或联合用药，有并发症时应选用对相应靶器官有保护作用的药物。

4. 血压降至一定范围就停药，认为不需要再服用药物 应该认识到所有降压药都只在服用期间才有效。如果血压正常就停药，那么血压或早或晚都会恢复到服药前水平。降压药需长期服用。必须选择合适的药物，将血压控制在合适的范围内，才能减少对身体的危害。

5. 血压降得越快越好　高血压是一个长期的缓慢过程，人体对此具有一定的调节能力，可以逐渐适应。所以相当部分患者没有不适的感觉。所以除了高血压急症之外，降压治疗应缓慢进行，不能操之过急。如果超出了调节范围，重要的脏器血流量不能保证，反而会造成头晕、心悸等不适。高血压患者在确诊前有很长时间已经处于高血压状态而患者并不知晓，因此，我们一般希望比较和缓地把他们的血压降至达标，以免发生直立性低血压、血压波动大或者跌倒等其他不良反应。我们认为 1~3 个月内使患者血压达标比较理想。

（王　伟）

第二节　继发性高血压病

继发性高血压亦称症状性高血压，此种高血压存在明确的病因，高血压为其临床表现之一。继发性高血压在所有高血压患者中约占 5%~10%。继发性高血压本身的临床表现和危害性，与原发性高血压甚相似。因此当原发病的其他症状不多或不太明显时，容易被误认为原发性高血压。由于继发性高血压和原发性高血压的治疗方法不尽相同，且有些继发性高血压的病因是可以去除的，因此在临床工作中，两者的鉴别关系到是否能及时正确地进行治疗，很为重要。

一、病因

引起继发性高血压的原因，可有以下各种。

（一）肾脏疾病

肾脏疾病引起的高血压，是继发性高血压中最常见的一种，称为肾性高血压。包括：①肾实质性病变，如急性和慢性肾小球肾炎、慢性肾盂肾炎、妊娠高血压疾病、先天性肾脏病变（多囊肾、马蹄肾、肾发育不全）、肾结核、肾结石、肾肿瘤、继发性肾脏病变（各种结缔组织疾病、糖尿病性肾脏病变、肾淀粉样变、放射性肾炎、创伤和泌尿道阻塞所致的肾脏病变）等。②肾血管病变，如肾动脉和肾静脉狭窄阻塞（先天性畸形、动脉粥样硬化、炎症、血栓、肾蒂扭转）。③肾周围病变，如炎症、脓肿、肿瘤、创伤、出血等。

（二）内分泌疾病

肾上腺皮质疾病，包括皮质醇增多症（库欣综合征）、原发性醛固酮增多症、伴有高血压的肾上腺性变态综合征和肾上腺髓质的嗜铬细胞瘤、肾上腺外的嗜铬细胞肿瘤都能引起继发性高血压。其他内分泌性的继发性高血压包括垂体前叶功能亢进（肢端肥大症）、甲状腺功能亢进或低下、甲状旁腺功能亢进（高血钙）、类癌和绝经期综合征等。内分泌疾病伴有高血压的并不少见。继发性高血压也可由外源性激素所致：雌激素（女性长期口服避孕药）、糖皮质激素、盐皮质激素、拟交感胺和含酪胺的食物和单胺氧化酶抑制剂等。

（三）血管病变

如主动脉缩窄、多发性大动脉炎等。主要引起上肢血压升高。

（四）其他

睡眠呼吸暂停综合征和各种药物引起的高血压等。

二、发病机制和病理

肾性高血压主要发生于肾实质病变和肾动脉病变。前一类肾脏病理解剖的共同特点是肾小球玻璃样变性、间质组织和结缔组织增生、肾小管萎缩和肾细小动脉狭窄；说明肾脏既有实质性损害也有血液供应不足这两种情况同时存在，后者为肾内血管病变所引起。后一类则病变在肾动脉，主要引起肾脏血流灌注的固定性减少。在以上病变造成肾缺血缺氧的情况下，肾脏可以分泌多种增高血压的因子，主要是肾小球旁细胞分泌大量肾素。过多的血管紧张素Ⅱ通过直接收缩血管作用、刺激醛固酮分泌导致水钠潴留和兴奋交感神经系统使血压增高。高血压反过来又可引起肾细小动脉病变，加重肾脏缺血。这样互相影响，使血压持续增高。

皮质醇增多症时的高血压，是下丘脑－垂体分泌 ACTH 样物质刺激肾上腺皮质增生或肾上腺皮质自身发生肿瘤，使调节糖类和盐类的肾上腺皮质激素分泌增多，导致水钠潴留所致。嗜铬细胞瘤通过释放过量儿茶酚胺引起患者血压阵发性或持续性增高。原发性醛固酮增多症为肾上腺皮质增生或肿瘤所致的醛固酮自主性分泌过多，可导致体内钠和水潴留，进而使有效血容量增加和高血压。

肾上腺性变态综合征的高血压，是 $C_{11\beta}$ 羟化酶失常致 11－去氧皮质醇及 11－去氧皮质酮增多的结果。也可由于 $C_{17\alpha}$ 羟化酶不足而皮质醇及性激素减少，11－去氧皮质酮、皮质酮及醛固酮分泌增多所致。

甲状旁腺功能亢进患者约 1/3 有高血压，此与该病血钙增高引起肾结石、肾钙质沉积、间质性肾炎、慢性肾盂肾炎等肾脏病变有关。血钙增高对血管也有直接的收缩作用。有些患者的高血压在血钙纠正后消失。垂体前叶功能亢进症和糖尿病中，高血压较无此种疾病的人群中多数倍。绝经期综合征的高血压可能与卵巢功能减退，雌激素对大脑皮质、自主神经中枢的调节和对垂体的抑制减弱有关。

先天性主动脉缩窄和多发性大动脉炎，可在主动脉各段造成狭窄，如狭窄发生于主动脉弓的末部至腹主动脉分叉之间，其所引起的体循环血流变化可使下肢血液供应减少而血压降低，大量血液主要进入狭窄部位以上的主动脉弓的分支，因而头部及上肢的血液供应增加而血压升高。由于狭窄部位以下的降主动脉与腹主动脉供血不足，且肾动脉的血液供应也不足，遂使肾脏缺血的因素亦参与了这类疾病高血压的形成。

睡眠呼吸暂停综合征表现为睡眠中上呼吸道反复发生的机械性阻塞，其中至少一半人血压增高，经手术或鼻持续气道正压治疗血压可下降。

许多药物可以引起或加重高血压。免疫抑制剂如环孢素和糖皮质激素可使高达 80% 的接受器官移植者血压升高。非甾体类抗炎药和 COX－2 抑制剂通过其抗肾脏前列腺素的作用使血压增高。高原病伴有的高血压，主要与高原气压及氧分压低致组织缺氧有关。

三、临床表现

继发性高血压的临床表现主要是有关原发病的症状和体征，高血压仅是其中的表现之一。但有时也可由于其他症状和体征不甚显著而使高血压成为主要表现。继发性高血压患者的血压特点可与原发性高血压甚相类似，但又各有自身的特点。如嗜铬细胞瘤患者的血压增高常为阵发性，伴有交感神经兴奋的症状，在发作间期血压可以正常；而主动脉缩窄患者的高血压可仅限于上肢。

四、诊断和鉴别诊断

对下列高血压患者应考虑继发性高血压的可能：①常规病史、体检和实验室检查提示患者有引起高血压的系统性疾病存在。②20 岁之前开始有高血压。③高血压起病突然，或高血压患者原来控制良好的血压突然恶化，难以找到其他原因。④重度或难治性高血压。⑤靶器官损害严重，与高血压不相称，宜进行深入仔细的病史询问，体格检查和必要的实验室检查。

在病史询问中，应特别注意询问各种肾脏病、泌尿道感染和血尿史、肾脏病家族史（多囊肾），有无发作性出汗、头痛与焦虑不安（嗜铬细胞瘤），肌肉无力和抽搐发作（原发性醛固酮增多症）等。体检中注意有无皮质醇增多症的外表体征、有无扪及增大的肾脏（多囊肾）、腹部杂音的听诊（肾血管性高血压），心前区或胸部杂音的听诊（主动脉缩窄或主动脉病），以及股动脉搏动减弱、延迟或胸部杂音，下肢动脉血压降低（主动脉缩窄或主动脉病），神经纤维瘤性皮肤斑（嗜铬细胞瘤）等。靶器官损害的体征包括有无颈动脉杂音，运动或感觉缺失，眼底异常，心尖搏动异常，心律失常，肺部啰音，重力性水肿和外周血管病变的体征。除常规实验室检查外，根据不同的病因选作下列实验室检查项目：血浆肾素、血管紧张素、醛固酮、皮质醇、儿茶酚胺，主动脉和肾血管造影、肾上腺 B 型超声波或 CT、核素检查等。

（一）肾实质性疾病

肾实质性高血压是最常见的继发性高血压，以慢性肾小球肾炎最为常见，其他包括结构性肾病和梗阻性肾病等。应对所有高血压患者初诊时进行尿常规检查以筛查除外肾实质性高血压。体检时双侧上腹部如触及块状物，应疑为多囊肾，并作腹部超声检查。目前超声检查在肾脏的解剖诊断方面几乎已经完全取代了静脉肾盂造影，可以提供有关肾脏大小和形态、皮质厚度，有无泌尿道梗阻和肾脏肿块的所有必要的解剖学资料。功能方面的筛选试验包括尿蛋白、红细胞、白细胞和血肌酐浓度。应当对所有高血压患者进行这些检查。如多次复查结果正常，可以排除肾实质疾病；如有异常，应进一步作详细检查。

（二）肾血管性高血压

肾血管性高血压是继发性高血压的第二位原因，系由一处或多处的肾外动脉狭窄所致。老年人肾动脉狭窄多由动脉粥样硬化所致。在我国，大动脉炎是年轻人肾动脉狭窄的重要原因之一。纤维肌性发育不良症状较少见。突然发生或加重、难治的高血压提示肾动脉狭窄的存在。肾动脉狭窄的表现包括腹部血管杂音、低血钾和肾功能进行性减退。彩色多普勒超声可以发现肾动脉狭窄，尤其是接近血管开口处的病变。并能确定有助于预测介入治疗效果的阻力指数。三维增强磁共振血管造影也有助于肾血管性高血压的诊断。螺旋 CT 诊断肾血管性高血压的敏感性也相似。肾动脉狭窄的确诊性检查是动脉内血管造影。肾静脉肾素比值需要多次侵入性导管检查，操作复杂，敏感性和特异性不高，目前不作为筛选试验推荐。

（三）嗜铬细胞瘤

嗜铬细胞瘤是一种少见的继发性高血压（占所有高血压患者的 0.2% ~ 0.4%），可为遗传性或获得性。嗜铬细胞瘤患者约 70% 有高血压，为稳定性或阵发性（伴有头痛、出汗、心悸和苍白等症状）。诊断根据血浆或尿中儿茶酚胺或其代谢产物增多。在进行旨在定位肿瘤的功能显像检查之前，应当进行药物试验以获得支持诊断的依据。敏感性最高（97% ~ 98%）的试验是血浆游离甲氧基肾上腺素的测定加上尿甲氧基肾上腺素片段（fractionated metanephrines）的测定。但由于目前血浆游离甲氧基肾上腺素的测定尚未常规用于诊断，因此尿甲氧基肾上腺素片段和尿儿茶酚胺仍然是首选的诊断试验。很高的测定值则无需进一步检查即可作出诊断；如测定值为中等升高，尽管临床高度怀疑嗜铬细胞瘤，仍有必要用胰高糖素或可乐定作激发或抑制试验；当试验结果为边缘时，许多临床医师愿意直接进入影像学检查。胰高糖素试验必须在患者已经有效地接受 α 受体阻滞剂治疗之后实施，以防注射胰高糖素后发生显著的血压下降。给予可乐定后血浆儿茶酚胺水平显著下降被视为可乐定抑制试验阴性。作出定性诊断后，还需要进行定位诊断。95% 位于肾上腺附近，因为常常是体积较大的肿瘤，因此有时可通过超声检查而被发现。CT 和磁共振是最敏感的检查手段（敏感性为 98% ~ 100%），但后者的特异性较低（50%）。

（四）皮质醇增多症

高血压在本病十分常见，约占 80%。患者典型的体形常提示本病。可靠指标是测定 24h 尿氢化可的松水平，> 110nmol（40ng）高度提示本病。确诊可通过 2d 小剂量地塞米松抑制试验（每 6h 给予 0.5mg，共 8 次）或夜间（夜 11 时给予 1mg）地塞米松抑制试验。2d 试验中第二天尿氢化可的松排泄超过 27nmol（10ng）或夜间地塞米松抑制试验中次日 8 时血浆氢化可的松水平超过 140nmol（50ng）提示本病，而结果正常可排除本病。最近也有采用后半夜血清或唾液氢化可的松作为诊断的更简单指标。本症的分型可采用进一步实验室和影像学检查。

（五）原发性醛固酮增多症

血清钾水平的检测是原发性醛固酮增多症的重要筛查试验，但只有少数患者会在本症的早期有低血钾。病因方面，30% 为肾上腺腺瘤（多见于女性），70% 为肾上腺皮质增生，罕见的是肾上腺癌。血压可轻度增高，亦可为显著增高而难以用药物控制。对难治性高血压和不能激发的低血钾患者要考虑原发性醛固酮增多症。进一步证实可通过氟可的松抑制试验（给予激素 4 天不能使血浆醛固酮水平降至阈值以下）以及标准状况下测定的醛固酮和肾素。也可测定醛固酮/肾素比值。但老年人也可有醛固酮增高和肾素降低。而且慢性肾病患者醛固酮/肾素比值也可增高，系因高血钾刺激醛固酮释放所致。一项荟萃分析的结果显示，本症患者醛固酮/肾素比值增高者在不同研究中所占比例的变化很大，从 5.5% 到 39%，因此其临床使用价值尚有争议。肾上腺显影（目前常用 CT、磁共振或放射性核素胆固醇标记技术）也有一定的使用价值。

（六）主动脉缩窄

先天性主动脉缩窄或多发性大动脉炎引起的降主动脉和腹主动脉狭窄，都可引起上肢血压增高，多见于青少年。本病的特点常是上肢血压高而下肢血压不高或降低，且上肢血压高于下肢，形成反常的上下肢血压差别（正常平卧位用常规血压计测定时下肢收缩压读数较上肢高 20~40mmHg）。下肢动脉搏动减弱或消失，有冷感和乏力感。在胸背和腰部可听到收缩期血管杂音，在肩胛间区、胸骨旁、腋部和中上腹部，可能有侧支循环动脉的搏动、震颤和杂音。多发性大动脉炎在引起降主动脉或腹主动脉狭窄的同时，还可以引起主动脉弓在头臂动脉分支间的狭窄或一侧上肢动脉的狭窄，这时一侧上肢血压增高，而另一侧血压则降低或测不到，应予注意。影像学检查（超声和放射学检查）可确立诊断。

（七）睡眠呼吸暂停综合征

又称阻塞性睡眠呼吸暂停综合征（OSA），特点是睡眠中上呼吸道吸气相陷闭引起呼吸气流停顿的反复发生，氧饱和度下降。对肥胖者，特别是伴有难治性高血压者应疑及本症的存在。对动态血压监测显示为"非杓型"者，应作呼吸监测。患者的体征包括白天嗜睡、注意力难以集中、睡眠不安、睡眠中呼吸发作性暂停、夜尿、易激惹和性格变化、性功能减退等。一旦怀疑本病，应作进一步检查。呼吸监测是诊断的主要工具。本症可通过兴奋交感神经、氧化应激、炎症和内皮功能障碍等机制对心血管功能和结构产生有害影响。本症可在相当一部分患者中引起血压增高，机制可能是心血管反射性调节机制的损伤和血管内皮功能障碍。

（八）药物诱发的高血压

升高血压的药物有甘草、口服避孕药、类固醇、非甾体抗炎药、可卡因、安非他明、促红细胞生成素和环孢素等。

五、治疗

继发性高血压的治疗，主要是针对其原发病。对原发病不能根治手术或术后血压仍高者，除采用其他针对病因的治疗外，对高血压可按治疗原发性高血压的方法进行降压治疗。

有关肾血管性高血压的治疗，目前认为：①顽固性高血压和肾功能进行性下降是血管重建的指征。②介入治疗已较手术血管重建更多选用。③对肌纤维发育不良者，选用单纯血管成形术成功率高、血压控制好，而对动脉粥样硬化性病变，再狭窄发生率较高，需加放置支架。④介入治疗的效果优于药物治疗，但药物治疗仍然十分重要。如果肾功能正常、血压得到控制、肾动脉狭窄不严重，或高血压病程较长，则首选药物治疗。由于动脉粥样硬化病变有进展的高度危险，仍然需要强化生活方式的改变、小剂量阿司匹林、他汀类药物和多种降压药治疗。降压药宜选用噻嗪类利尿剂和钙拮抗剂，如无双侧肾动脉狭窄，尚可加用肾素-血管紧张素抑制剂。主要危险是狭窄后部位血流灌注显著减少导致的肾功能急性恶化和血清肌酐增高，常见于给予肾素-血管紧张素抑制剂后，但血清肌酐的变化可在撤药后恢复正常。

嗜铬细胞瘤的治疗是切除肿瘤。手术前，患者必须充分准备，包括给予α受体阻滞剂和β受体阻滞剂（前者足量给药后），然后给予手术切除，常用腹腔镜指导，此前给予足量补液，以免容量不足。

对原发性醛固酮增多症，通过腹腔镜切除腺瘤，术前给予醛固酮拮抗剂（如螺内酯或依普利酮）。对肾上腺增生，给予醛固酮拮抗剂治疗。

主动脉缩窄患者在手术修复或安置支架后，高血压可仍然存在，患者可能需要继续服用降压药。

睡眠呼吸暂停综合征合并高血压的治疗，包括肥胖者减轻体重，以及使用正压呼吸装置。

（王　伟）

第三节　难治性高血压病

一、正确理解难治性高血压的含义

难治性高血压（resistant hypertension）又称为顽固性高血压。其定义为：在改善生活方式的基础上，使用足够剂量且合理的 3 种降压药物（包括利尿剂）后，血压仍在目标水平以上，或至少需要 4 种药物才能使血压达标（一般人群 <140/90mmHg，糖尿病、冠心病和慢性肾病患者 <130/80mmHg）。难治性高血压占高血压患者的 15% ~20%，由于血压难控，对靶器官的损伤更为严重，预后更差。收缩压持续升高是难治性高血压的主要表现形式。

难治性高血压并非是所有未控制达标的高血压。主要原因包括：①生活方式改善不良；②患者依从性差，未合理规律用药；③部分患者可能为继发性高血压，而尚未明确诊断；④新近诊断的原发性高血压患者，降压药物需要合理调整；⑤短暂的血压增高，尤其是在急性呼吸道感染、突然失眠、寒冷等应激情况下。

二、假性难治性高血压的常见原因

（1）医患相关因素：①血压测量技术问题，包括使用有测量误差的电子血压计、测压方法不当，如测量姿势不正确、上臂较粗而未使用较大袖带。②"白大衣"效应，表现为诊室血压高而诊室外血压正常（动态血压或家庭自测血压正常），发生率在普通人群和难治性高血压人群类似，可高达 20% ~30%，老年人似乎更常见。③假性高血压，是指间接测压法测得的血压读数明显高于经动脉真正测得的血压读数。发生机制是由于周围动脉硬化，袖带气囊不易阻断僵硬的动脉血流。尽管血压较高，但并无靶器官损害，多见于有明显动脉硬化的老年人和大动脉炎的患者。④患者依从性差，如服药怕麻烦，担心药物的不良反应；忧虑用"好药"，后将来无药可用；经济上不能承受，听信不正确的舆论等。部分为发生药物不良反应而停药。⑤生活方式改善不良，包括食盐过多、饮酒、吸烟、缺乏运动、低纤维素饮食等。摄盐过多可抵消降压药物的作用，对盐敏感性高血压更为明显。睡眠质量差造成血压升高，并且难于控制，临床上比较常见。长期大量饮酒者高血压发生率升高 12% ~14%，而戒酒可使 24 小时收缩压降低 7.2mmHg，舒张压降低 6.6mmHg，高血压的比例由 42% 降至 12%。⑥肥胖与糖尿病，由于胰岛素抵抗、血管内皮功能紊乱、肾脏损害、药物敏感性低等原因，更易发生难治性高血压。有研究显示，糖尿病合并高血压病患者平均需要 2.8 ~4.2 种抗高血压药物才能有效降低血压。⑦高龄，单纯收缩性高血压比较常见，并随年龄增长而增多，更难降压。⑧精神心理因素：伴有慢性疼痛、失眠、焦虑、忧郁等。

（2）药物因素：①降压药物剂量不足或联合用药不合理；②非固醇类抗炎药可使收缩压平均增高 5mmHg，可以削弱利尿剂、ACEI、ARB 和 β 受体阻滞剂的降压作用，对大部分患者影响较小，但对老年、糖尿病、慢性肾病患者影响较大；③可卡因、安非他命及其他成瘾药物的使用；④拟交感神经药；⑤口服避孕药；⑥皮质类固醇激素类；⑦环孢素和他克莫司；⑧促红细胞生成素；⑨某些助消化药、通便药、通鼻用的交感神经兴奋剂和有激素样作用的甘草酸二铵等；⑩部分中草药如人参、麻黄、甘草、苦橙等。

（3）其他因素：急性呼吸道感染常使血压显著升高或使高血压难以控制，可持续 1 周。环境和季节因素也显著影响血压水平，如寒冷环境血压上升幅度较大，且相对难以控制，平时所用药物不足以控制其血压，或者难以使血压达到目标水平。

三、难治性高血压的继发原因

继发性高血压是难治性高血压的常见原因。继发性高血压主要包括高血压遗传性疾病、阻塞性睡眠 – 呼吸暂停综合征、肾实质疾病、肾血管性高血压、原发性醛固酮增多症、嗜铬细胞瘤、慢性类固醇治疗和库欣综合征、甲状腺和甲状旁腺疾病、主动脉缩窄、颅内肿瘤等。继发性高血压的流行病学和发生率目前尚无系统的研究资料。根据 Strauch 等对 402 例高血压住院患者的研究显示，继发性高血压占全部高血压患者的 31%，其中原发性醛固酮增多症占 19%，肾血管性高血压和嗜铬细胞瘤分别占 4% 和 5%，皮质醇增多症和肾性高血压分别为 2% 和 1%。

（1）高血压遗传学：11β – 羟化酶缺乏、17β – 羟化酶缺乏、Liddle 综合征（肾小管上皮细胞钠离子通道基因功能增强型突变）、糖皮质激素可治性高血压、肾单位上皮细胞 11β – 羟类固醇脱氢酶缺乏所致的盐皮质样激素中间体过剩等均为单基因遗传的高血压，而且血压较难控制。近来认定的 WNK 激酶（丝氨酸 – 苏氨酸蛋白激酶家族成员）是有多种生理功能的蛋白，包括细胞信号、细胞生成、增殖和胚胎发育，其中对离子通道有重要的调节作用。其基因突变即可导致遗传性高血压和高血钾综合征，即假性醛固酮减低症Ⅱ型。

（2）阻塞性睡眠 – 呼吸暂停综合征（OSAS）：约 50% 的高血压患者合并 OSAS，男性多于女性。然而 OSAS 与高血压明显相关，在药物难以控制的高血压病患者中常见，美国将其列为继发性高血压的首位原因。OSAS 的低氧状态导致的交感神经激活及压力反射敏感性下降，引起血压调节功能障碍，可能是造成高血压难治的主要机制。不适当的睡眠姿势、急性上呼吸道感染、饮酒和吸烟可加重病情，与喉部炎症、充血和水肿有关。诊断依靠详细询问病史和夜间呼吸睡眠监测。

（3）原发性醛固酮增多症：在难治性高血压患者中的患病率 >10%，在继发性高血压中最为常见。常见原因是肾上腺腺瘤或增生，少见原因为遗传缺陷。大部分原发性醛固酮增多症并无低钾血症和尿钾增多的表现，血钾多在正常范围的低值。临床上不能以自发性低钾血症作为筛查和诊断的必要条件。肾上腺无创影像学检查对单侧肾上腺单个腺瘤的诊断价值较高，而对双侧肾上腺多个结节的准确性欠佳，需要行选择性肾上腺静脉血激素测定予以明确。

（4）肾血管性高血压：包括先天性纤维肌性发育不良、大动脉炎及肾动脉粥样硬化。前两者在年轻人（尤其是年轻女性）中多见，而后者在年龄 >50 岁的患者中多见，尤其是合并糖尿病、冠心病或周围动脉粥样硬化者。对于粥样硬化性肾动脉狭窄，介入治疗仍能获得较好的血压控制和肾脏功能的改善，但尚需大规模的临床研究加以证实。

（5）肾实质疾病：慢性肾脏疾病既是高血压难治的原因，也是难治性高血压或高血压长期未能有效控制的并发症。慢性肾脏疾病的患者绝大多数伴有高血压，通常需要抗高血压治疗且多需联合用药，需要使用 3 种以上降压药物者占 70%。

（6）库欣综合征：70%～90% 的库欣综合征患者有高血压，其中 17% 为严重高血压。其主要机制为过多的糖皮质激素非选择性地刺激盐皮质激素受体，导致水钠重吸收增多、排钾增多和碱中毒，同时肥胖、睡眠－呼吸暂停也参与高血压的形成。其最有效的降压药物是醛固酮受体拮抗剂如螺内酯，必要时联用其他降压药物。

（7）嗜铬细胞瘤：患病率低却难治。95% 的患者有高血压，其中 50% 有持续性高血压。有研究表明，患者从发病到最后确诊平均需要 3 年以上时间。通过尸检发现，约为 55% 患者被漏诊。确诊需要实验室检查（定性诊断）和影像学检查（定位诊断）。

（8）主动脉缩窄：属于先天性畸形，特点为上肢血压增高而下肢血压降低，甚至完全测不出，并且不能触及下肢的动脉搏动。发病率虽低，但应考虑到发病的可能。

四、难治性高血压的临床评估

（1）详实的病史资料：详细了解高血压的时间、严重程度、进展情况及影响因素；以往治疗用药及其疗效和不良反应，现在用药情况；询问继发性高血压的可能线索，以及睡眠情况、打鼾和睡眠呼吸暂停情况；了解有无动脉粥样硬化或冠心病；注意有无近期呼吸道感染史。

（2）评估患者的依从性：患者对于药物治疗的依从性直接关系治疗效果，一般可根据患者服药史获得。但是，对于依从性差的患者必须讲究询问技巧，如询问时不要直截了当或带有责备口气，应该从用药的不良反应、药物的价格及其承受能力、用药的方便程度着手。

（3）体格检查：要获得准确的血压信息，必须规范血压测量。测量血压时应在合适的温度和环境下安静休息 >5 分钟，在正确舒适的体位和姿势下测量。袖带应覆盖上臂长度 2/3，同时气囊覆盖上臂周长的 2/3 以上。每一侧至少测量 2 次，2 次之间至少间隔 1 分钟；当 2 次血压读数差 <5mmHg 时方可认为测量读数准确，取其较低的数值为血压测量值。两臂血压不等时，应采用较高一侧的血压读数。注意测量四肢血压（下肢血压只取收缩压），有助于排除主动脉缩窄以及其他大动脉疾病。仔细检查颈区、锁骨下动脉区、肾区和股动脉区有无血管杂音，有助于诊断大血管疾病、肾动脉狭窄。肾区未闻及血管杂音不能排除肾动脉狭窄；胸骨左缘上部的杂音应当考虑到主动脉缩窄的可能。患者有皮肤紫纹、面颊部发红并且呈中心性肥胖，可能是库欣综合征。

（4）诊所外血压监测：动态血压有利于排除"白大衣"效应，并能观察血压变化的规律（包括夜间高血压）以及对药物治疗的反应等。鼓励家庭血压监测，对识别"白大衣"效应、评价血压和判定预后也具有重要价值。

五、难治性高血压的实验室及影像学检查

（1）实验室检查：①尿常规，结合病史可以帮助认定或排除肾实质性疾病，如肾炎和肾功能受损；②血液生化，包括血肌酐和血浆钾、钠、镁浓度以及血糖、血脂水平；③检查清晨卧位和立位血浆血管紧张素、醛固酮、血浆肾素水平，并计算血浆醛固酮/血浆肾素活

性比值，以便诊断或排除原发性醛固酮增多症；④必要时检测血浆和尿液儿茶酚胺代谢产物水平，以排除嗜铬细胞瘤；⑤当高度怀疑库欣综合征时检查血浆皮质醇水平，并做地塞米松抑制试验。⑥肾脏超声检查，能提供肾脏大小和结构信息，有助于某些病因的诊断；⑦24小时尿液（乙酸防腐）检查，用于分析尿钠钾排泄、尿醛固酮排泄和计算内生肌酐清除率（必要时）。

（2）影像学检查：多排 CT 血管影像学检查能提供清晰可靠、接近选择性血管造影质量的图像。对于可疑肾动脉狭窄患者，如青少年高血压、女性疑为纤维肌性发育不良、老年人及粥样硬化性肾动脉狭窄的患者应进行 CT 肾动脉造影。对于非可疑肾动脉狭窄患者，不应该常规进行肾动脉造影检查。其他部位的 CT 动脉造影也有助于明确血管狭窄或结构异常的诊断。超声和 MRI 检查，对于肾动脉狭窄诊断敏感性差，不能作为排除诊断的依据。

六、难治性高血压的诊断思路

对于难治性高血压患者的诊断，首先是要符合其诊断标准，其次是找出引起难治性高血压的病因，这也是诊断难治性高血压的重要环节。

（1）筛查程序：是否为假性难治性高血压→患者服用降压药物是否规律→降压药物选择和使用是否合理→有无联用拮抗降压的药物→治疗性生活方式改变有无不良或失败→是否合并使血压增高的器质性疾病（肥胖症、糖尿病等）→有无慢性疼痛和精神心理疾病→启动继发性高血压的筛查。可简化为：识别假性高血压→分析药物原因→注意生活方式不良→重视合并的疾病（肥胖症、糖尿病等）→排除继发性高血压。

（2）确定诊断：经过明确的筛查程序后，如诊室血压 >140/90mmHg 或糖尿病和慢性肾脏病者血压 >130/80mmHg，且患者已经使用了包括利尿剂在内的 3 种足量降压药物血压难以达标，或需要 4 种或以上的降压药物才能使血压达标，方可诊断为难治性高血压。

（3）专家诊治：已知和可疑的难治性高血压，需要就诊于相关专家门诊；对于治疗 6 个月血压仍未控制或仍不见好转者，也需要就诊高血压专家门诊，以进一步诊断和治疗。

七、难治性高血压的治疗原则及方法

（1）治疗原则：①由心血管医师诊治，最好由高血压专科诊治；②多与患者沟通，提高用药的依从性；③强化治疗性生活方式，如减轻体重、严格限盐、控制饮酒；④合理选用联合降压药物治疗方案；⑤降压失败后，在严密观察下停用现有药物，重启新的联合用药方案。原则是，专科诊治有利于寻找难治性高血压原因，有利于制订合理的治疗方案。

（2）药物选用原则：抗高血压药物剂量不足和组合不当是所谓高血压难治的最常见原因。对于血压控制不良的患者，首先停用干扰血压的药物，对其所用的 ≥3 种抗高血压药物，根据其血压的基本病理生理、药理学原则和临床经验进行调整或加强。基本原则为能够阻断导致血压增高的所有病因，联合药物的作用机制及协同作用，抵消不良反应。

（3）药物治疗：降压药物首先选用 ACEI 或 ARB + 钙离子拮抗剂 + 噻嗪类利尿剂、扩张血管药 + 减慢心率药 + 利尿剂的降压方案。如果效果不理想，增加原有药物的剂量尤其是利尿剂剂量。血压仍不达标时，可再加用另一种降压药物如螺内酯、β 受体阻滞剂、α 受体阻滞剂或交感神经抑制剂（可乐定）。

1）利尿剂：难治性高血压患者血浆及尿醛固酮的水平均较高，而且即使无慢性肾病，心房利钠肽及脑利钠肽的水平也较高。利尿剂是控制难治性高血压有效而稳定的药物，特别是对于盐敏感性高血压。当血压难以控制时，可适当增大剂量。通常选用噻嗪类利尿剂，当有明显肾功能不全时使用襻利尿剂如呋塞米或托拉塞米。因呋塞米是短效制剂，需要每日给药 2~3 次，否则间歇性尿钠排泄反而会激活 RAS 引起水、钠潴留。如果利尿剂加量后效果仍不佳，可联合醛固酮受体拮抗剂。2011 年应用螺内酯治疗难治性高血压的随机对照临床试验（ASPIRANT）结果表明，小剂量的醛固酮受体拮抗剂螺内酯（25mg/d）能有效降低难治性高血压患者的收缩压，特别是肾素和血钾水平较低者降压效果更好。对于肥胖或睡眠－呼吸暂停的难治性高血压患者也可加用醛固酮受体拮抗剂（如螺内酯 20mg/d）。有研究显示，调整利尿剂（增加一种利尿剂、增大利尿剂的剂量或根据肾功能水平更换利尿剂）可使 60% 以上的难治性高血压患者血压达标。值得提醒的是，利尿剂的降压效果在用药 2 周后较显著，而在用药 2 个月后才能达到比较理想的效果。

2）ACEI 或 ARB：抑制 RAS 系统，兼有明显的心脏和肾脏保护作用，在难治性高血压中是重要的联合治疗药物之一，尤其适用于糖尿病、肥胖症、胰岛素抵抗或睡眠－呼吸暂停者。但是目前国内所用剂量普遍较小，应当适当增大剂量以加强降压效果。

3）钙离子拮抗剂：常为难治性高血压患者联合用药的选择。钙离子拮抗剂的种类和品种不同，药理作用特点有较大差异，应该根据临床情况具体选择，建议选择缓释或长效制剂。硝苯地平作用强，但半衰期短，应该使用控释型或缓释片剂。尼卡地平作用强，目前尚无缓释型，仅在病情需要时使用。氨氯地平是长半衰期药物，作用温和，可安全使用。对于某些血压难控的患者，可采用二氢吡啶类与非二氢吡啶类联用，如硝苯地平联合地尔硫䓬。

4）β 受体阻滞剂：阻滞外周交感神经活性，降低中枢交感神经活性，减少肾素释放，并具有镇静和抗焦虑作用。在难治性高血压患者中，β 受体阻滞剂常作为血压难控时的联合用药，尤其对舒张压较高、脉压较小、心率较快和有焦虑或失眠的患者效果更好。兼有 α 受体阻滞作用的 β 受体阻滞剂如卡维地洛，在降压方面也有较好的效果。

5）α 受体阻滞剂或交感神经抑制剂：在难治性高血压常用联合药物不能控制时也可选用。外周 α 受体阻滞剂的耐受性良好，如果选用的 β 受体阻滞剂不兼有 α 受体阻滞作用，可加用外周 α 受体阻滞剂。中枢性 α 受体阻滞剂虽可选用，但不良反应较多，耐受性差。

6）肾素抑制剂：临床试验证实降压有效，但作为难治性高血压中的联合用药，尚缺乏确切的临床证据。有研究证实，肾素抑制剂与 ACEI 或 ARB 联用，不良事件并不减少反而增多。

（4）颈动脉压力感受器刺激术：颈动脉压力反射是调控血压的重要因素。正常生理状态下，颈动脉压力感受器感知动脉内的压力变化，通过调节交感神经张力而反射性调节血压水平，颈动脉压力升高时反射性减弱交感神经张力，颈动脉压力降低时增强交感神经活性，从而维持血压的基本稳定。

早期研究报道，颈动脉压力感受器刺激所致的血压下降伴随着血浆儿茶酚胺水平的下降，并通过肌肉交感神经活性测定及心率变异性分析，证实交感神经张力变化介导了血压的调节过程。临床随访证实，大部分接受颈动脉压力感受器刺激的患者，血压迅速并且持久地下降，最长的随访达 12 年。但由于该疗法不良反应较多，设备方面也有较多的技术问题难以解决等原因，限制了该疗法的临床应用。近年来研制出新型置入式 Rheos 脉冲发生器，体积小而且更为可靠，使此项技术重新得到重视。一项多中心临床研究纳入 55 例难治性高血压的患者，基线时服用 5 种抗高血压药物，平均血压为 179/105mmHg。采用 Rheos 脉冲发生器刺激颈动脉压力感受器，3 个月后血压下降 21/12mmHg，其中 17 名患者随访 2 年，其血压平均降低 33/22mmHg，并且验证了该装置性能良好，对颈动脉压力感受器刺激不会造成颈动脉损伤、重构和狭窄。

（5）肾交感神经消融术

1）病理基础：20 世纪 50 至 60 年代，在临床尚无药物治疗高血压的情况下，外科医师尝试切除内脏交感神经治疗严重高血压，如通过切除交感神经节，包括胸、腹、盆腔交感神经节，虽然降压效果良好，但手术创伤大，致残、致死率均较高，同时伴有长期并发症，如严重的体位性低血压及肠道、膀胱、勃起功能障碍。降压药物问世后，该治疗方法逐渐被淘汰，并一度认为交感神经系统在难治性高血压发生与维持中的作用是非常有限的。随着经皮导管消融技术的迅速发展，经导管肾脏交感神经射频消融术（renal sympathetic nerve radio-frequency ablation，RSNA）治疗难治性高血压初步开展，并显示出良好的效果。

肾交感神经在调控血压方面具有重要的作用：交感神经系统释放儿茶酚胺类物质（去甲肾上腺素、肾上腺素、多巴胺），通过作用于 β_1 受体以调控心排血量及肾素释放，作用于 α_1 受体以调控全身及肾血管收缩，作用于 β_2 受体以调节肾血管舒张，同时激活 RAAS，综合作用是对血压和肾功能的调控。在正常人群中，通过短效（调节血管收缩、血管阻力及心率）和长效（调节肾素释放及肾小管水、钠吸收）两种机制维持血压的稳定。

肾交感神经分为传出纤维和传入纤维：其中传出纤维过度激活产生和分泌过多的儿茶酚胺，综合效应是心率增快、心排血量增多、血管收缩和水钠潴留，引发高血压；而传入纤维过度激活，可以引起中枢神经系统兴奋，导致全身交感神经活性增强，血压进一步升高等。肾交感神经纤维进出肾脏的绝大部分经过肾动脉主干外膜，对于经导管选择性地消融肾交感神经纤维具备了解剖学的基础。通过经导管透过肾动脉的内、中膜损坏外膜的肾交感神经纤维，以达到降低交感神经冲动传出与传入的目的。

2）研究证据

动物实验：一系列的动物实验表明，肾交感神经活性增强在高血压病中起到了重要作用，首先对肾病晚期动物进行交感神经活性测定表明，交感神经活性增加，而双侧肾切除后交感神经活性并无明显变化。对预先使肾脏缺血受损的动物可观察到持续数周的血压升高，给予肾交感神经切除或交感神经阻滞剂，其肾静脉去甲肾上腺素水平明显下降。在肾交感神经切除术后，长期接受血管紧张素Ⅱ滴注的大鼠血压仍能维持正常水平。

临床证据：2009 年 Krum 等最早报道 RSNA 治疗难治性高血压的研究结果。该研究在澳大利亚和欧洲 5 个中心治疗了 45 例难治性高血压患者，结果显示诊室血压在 1、3、6、9 及 12 个月较治疗前分别降低了 14/10、21/10、22/11、24/11、27/17mmHg，对其中 10 例患者测定肾脏去甲肾上腺素分泌率，结果显示减少 47%。表明 RSNA 能够在一定程度上降低肾脏局部的交感神经活性。随后，该研究组进一步扩大样本量至 153 例，并进行 2 年随访，结果显示患者在 1、3、6、12、18 和 24 个月时，诊室血压分别降低了 20/10、24/11、25/11、23/11、26/14 和 32/14mmHg，92% 的患者术后收缩压降低 ≥ 10mmHg。2010 年 Symplicity HTN – 2 （renal sympathetic denervation in patients with treatment – resistant hypertension）研究是一项多中心、前瞻性、随机对照的临床试验，共纳入 24 个中心的 106 例难治性高血压患者，RSNA 组在术后仍坚持多种降压药物的联合治疗，对照组仅给予多药联合治疗（药物剂量配伍经优化处理）。随访 6 个月，主要终点诊室血压在 RSNA 组从基线的 178/96mmHg 降低了 32/12mmHg，而对照组诊室血压从基线水平 178/97mmHg 升高了 1/0mmHg，两组患者在用药后 1 个月开始出现降压疗效的差异，并持续于整个研究中。24 小时动态血压监测显示也具有显著差异，但差异程度较诊室血压明显缩小。RSNA 组血压降低 11/7mmHg，对照组降低 3/1mmHg，6 个月时 RSNA 组诊室血压改善的比例明显高于对照组。另有研究表明，术后 3 个月除血压显著降低外，2 分钟血压也较基线明显降低，静息心率较术前有所下降，运动后最大心率和心率的增加与术前无明显差异。小样本的研究和个案报道显示，RSNA 对胰岛素抵抗、呼吸 – 睡眠暂停综合征、室性心律失常、终末期肾病等存在交感神经过度激活的疾病也有益，并且发现这种作用不依赖于血压的降低。

3）肾交感神经消融术的相关问题

安全性：目前的研究表明具有良好的安全性，主要是极少数者发生与导管操作相关的并发症，如股动脉假性动脉瘤、血肿和肾动脉夹层。RSNA 射频能量传递中主要不良反应为术中、术后短暂明显的腹部疼痛，系射频能量损伤肾动脉外膜所致，使用镇静或镇痛剂，如吗啡、芬太尼、咪达唑仑等可以缓解。少部分患者射频过程中有一过性心动过缓伴血压下降，可能系疼痛诱发迷走神经反射所致，可使用阿托品治疗。目前的研究，未在随访期间发现肾动脉狭窄、动脉瘤和动脉夹层，随访 1 年估测肾小球滤过率在术前和术后无明显差异。

主要问题：目前尚无规范的准入制度和操作规范，无客观的疗效评估标准，无专用经皮肾交感神经消融导管，远期疗效和安全性也有待于大规模临床试验的评估，有潜在风险，并且价格昂贵，风险和效益需要再评估等。

（王　伟）

第四节　高血压急症

一、高血压急症和亚急症的定义

高血压急症定义为以下几个方面。①高血压危象：广义高血压危象，是指高血压急症与亚急症，狭义的高血压危象，是指高血压急症；②急进型高血压：血压持续显著升高，短期内造成心、脑、肾等靶器官功能的严重损害；③恶性高血压：与急进型高血压有相似的含义，还含有难治性的意义。目前国内外均不建议采用高血压危象、急进型高血压和恶性高血压的术语，主张应用高血压急症和亚急症的概念。

高血压急症是指原发性或继发性高血压患者，在某些诱因作用下，血压突然和显著升高（＞180/120mmHg），同时伴有进行性心、脑、肾等重要靶器官功能不全的表现。美国高血压预防、检测、评价和治疗全国联合委员会第七次报告（JNC7）对高血压急症与亚急症的定义比较简明：高血压急症是指血压急性快速和显著升高，同时伴有靶器官的急性损害；高血压亚急症是指血压显著升高，但不伴有靶器官的急性损害。

二、高血压急症和亚急症的诊断

（1）高血压急症范围：在血压升高特别是显著升高的基础上，发生高血压脑病、颅内出血（脑出血、蛛网膜下隙出血）、脑梗死、急性心力衰竭、肺水肿、急性冠状动脉综合征、主动脉夹层、子痫等。鉴别高血压急症与亚急症的标准不是血压升高的程度，而是有无新近发生的急性进行性靶器官损害。急性靶器官损害是诊断高血压急症的首要条件。

（2）血压状况：①高血压急症的发生不取决于高血压的类型，其可发生于原发性高血压患者，而继发性高血压也不少见，如妊娠高血压、急性肾小球肾炎、嗜铬细胞瘤等。②既往有无高血压病史不是高血压急症诊断的必要条件，部分高血压急症既往并无高血压病史，新近才发现血压显著升高。③血压水平的高低与急性靶器官的损害程度并非成正比。多数高血压急症的血压水平显著升高，但少数并未显著升高，如并发于妊娠期或某些急性肾小球肾炎的患者，血压未及时控制在合理范围内，会对脏器功能产生严重影响，甚至危及生命。并发急性肺水肿、主动脉夹层动脉瘤、心肌梗死者，即使血压为中度升高，也应视为高血压急症。高血压亚急症虽有血压显著升高引起的症状，如头痛、头晕、心悸、胸闷、无力、鼻出血和烦躁不安等，但无急性靶器官损害或慢性靶器官损害的急性加重。

（3）靶器官损害：确立高血压急症，血压升高是基础因素，重要靶器官的急性损害是必要条件。多数患者患有慢性靶器官的损害，应当根据临床表现、实验室及其辅助检查，评价是否出现高血压基础上急性靶器官损害，这对治疗很有价值。对于高血压伴发高血压脑病、急性脑卒中、急性冠状动脉综合征、主动脉夹层、子痫等，临床诊断并不困难。然而，对于慢性心力衰竭急性失代偿、慢性肾功能不全急性加重的患者，究竟属于高血压急症还是亚急症，需要进行鉴别。急性左心衰竭多发生于慢性心力衰竭基础上，除血压升高外，感染、快速心律失常、容量负荷过重、过度体力活动、妊娠等多种诱发因素，均可使心力衰竭由慢性转为急性，特别是其早期常表现为血压显著升高，给诊断造成困难。在诊断时应当排除高血压以外的诱发因素引起。如肾功能的急性损害加重高血压，特别是在高血压合并慢性肾功能不全时，诊断是否属于高血压急症颇为困难。对于此类患者，应当密切监测血压水平和肾功能损害的实验室指标，分析与判定两者的关系。

三、高血压急症病因与发病机制

（1）病因：在高血压急症中，原发性高血压患者占40%～70%，继发性高血压占25%～55%。高血压急症的继发性原因包括：①肾实质病变，约占继发性高血压的80%，常见于急慢性肾小球肾炎、慢性肾盂肾炎、间质性肾炎；②累及肾脏的系统性疾病，如系统性红斑狼疮、硬皮病、血管炎等；③肾血管病，如结节性多动脉炎、肾动脉粥样硬化等；④内分泌疾病，如嗜铬细胞瘤、库欣综合征、原发性醛固酮增多症；⑤药物和毒物，如可卡因、苯异丙胺、环孢素、苯环立定等；⑥主动脉狭窄；⑦子痫和先兆子痫。

（2）发病机制：不同病因其高血压的发病机制有所不同。

1）交感神经和RAS过度激活：各种应激因素（严重精神创伤、情绪过于激动等）→交感神经活性亢进→缩血管物质显著增多（儿茶酚胺类＋肾素－血管紧张素）→血压急剧升高。

2）局部或全身小动脉痉挛：脑动脉主动痉挛继之被动扩张，可导致高血压脑病；冠状动脉痉挛引起缺血、损伤甚至坏死，可发生急性冠状动脉综合征；肾动脉痉挛引起肾缺血和肾内压力增高，可出现急性肾功能不全；视网膜动脉痉挛引起视网膜内层组织变性坏死，可发生视网膜出血、渗出和视盘水肿；全身小动脉痉挛通过多种病理机制引起组织器官损伤。

3）脑动脉粥样硬化：在脑血管压力、血流改变及痉挛状态下，粥样硬化斑块不稳定，并且微血管瘤形成后易破裂，最终可导致脑卒中。

4）其他机制：神经反射异常（神经源性高血压急症）、内分泌异常、心血管受体功能异常（降压药物骤停）、细胞膜离子转移功能异常（如烧伤后高血压急症）均在不同的高血压急症中发挥重要作用；内源性生物活性肽、血浆敏感因子（如甲状旁腺高血压因子、红细胞高血压因子）、胰岛素抵抗、一氧化氮合成或释放不足、原癌基因表达增多以及遗传性升压因子等，可能起到一定作用。

四、高血压急症的临床特征与处理原则

（1）临床特征：①血压水平，常 $>210 \sim 220/130 \sim 140$ mmHg；②眼底检查，动脉变细、出血、渗出、视盘水肿；③神经系统，头痛、视觉异常、精神错乱、意识障碍、局灶性感觉缺失；④心肺检查，心尖搏动增强、心脏扩大、心力衰竭、肺部湿性啰音、肺水肿；⑤肾脏改变，少尿、蛋白尿、肌酐清除率下降、氮质血症；⑥胃肠道症状，恶心、呕吐。

（2）尽快明确诊断：当怀疑高血压急症时，应进行详尽的病史采集、体格检查和实验室检查，评价靶器官功能是否受累及受累的程度，以尽快明确是否为高血压急症。

（3）处理的基本原则：①高血压急症的患者应进入急诊抢救室或加强监护室，持续监测血压；②尽快应用适合的降压药物；③酌情使用有效的镇静剂以消除患者的紧张心理、焦虑与恐惧；④针对不同靶器官的损害给予相应的处理。

（4）实施分段渐进降压：是高血压急症的首要治疗措施。在起始降压阶段，降压的目标不是使血压降至正常，而是渐进地将血压调控至合理水平，最大限度地减轻心、脑、肾等靶器官的损害。在治疗前要明确用药种类、用药途径、血压目标水平和降压速度等。在临床应用时需考虑药物的药理学、药代动力学作用．对心排血量、全身血管阻力和靶器官的灌注等血流动力学的影响，以及可能发生的不良反应。在严密监测血压、尿量和生命体征的情况下，应视不同的临床情况使用短效静脉降压药物。降压过程中要严密观察靶器官功能状况，如神经系统症状和体征的变化、胸痛是否加重等。由于患者已存在靶器官的损害，过快或过度降压容易导致组织灌注压降低，诱发缺血事件。在处理高血压急症的同时，要根据患者靶器官疾病进行相应处理，争取最大限度地保护靶器官，并针对既往的基础危险因素进行治疗。无论血压正常者还是高血压患者，脑血管的自动调节机制下限约比静息时的平均动脉压低 25%。初始阶段（数分钟至 1 小时）血压控制的目标为平均动脉压的降低幅度不超过治疗前水平的 25%。随后的 $2 \sim 6$ 小时将血压降至安全范围，一般为 160/100mmHg 左右。如果可耐受这样的水平，临床情况稳定，此后 $24 \sim 48$ 小时逐步将血压降至正常水平。在治疗的过程中，要充分考虑患者的年龄、病程、血压升高的程度、靶器官的损害和合并的临床情况，因人而异制订具体方案。

五、静脉降压药物的临床特点与用法

（1）硝普钠（sodium nitroprusside）：为动脉和静脉扩张剂，适用于大多数高血压急症。

因硝普钠通过血-脑屏障使颅内压进一步升高，对于存在颅内高压（高血压脑病、脑出血、蛛网膜下腔出血、大面积脑梗死）的患者慎用；硝普钠在红细胞内与巯基结合后分解为氰化物和一氧化氮，而氰化物经过肝脏代谢为硫氰酸盐，并全部经肾脏排出，对于肾功能不全、严重肝功能障碍患者禁用。因硫氰酸盐可抑制甲状腺对碘的吸收，不宜用于甲状腺功能减退症的患者。用法为 0.25μg/（kg·min）静脉滴注，立即起效，作用持续 1~2 分钟；从最小剂量开始静脉滴注，根据血压水平每 5~10 分钟调整滴速，每次增加 5μg/min，增量后注意监测血压。因硫氰酸盐从体内完全排出需要 3 天以上，容易导致蓄积，因此用药一般 <48~72 小时。给药时注意避光。主要不良反应为恶心、呕吐、肌肉颤动、出汗、低血压、氰化物或硫氰酸盐中毒、高铁血红蛋白血症（罕见）。氰化物或硫氰酸盐中毒多发生在大剂量或患者存在肝、肾功能不全时，表现为乏力、恶心、精神错乱、反射亢进、震颤、定向力障碍和抽搐等。若 <3μg/（kg·min）静脉滴注，使用时间 <72 小时，一般不会发生中毒。用药后 24 小时内检测硫氰酸盐浓度 >100~120mg/L 时，应该立即停药。

（2）硝酸甘油（nitroglycerin）：为静脉和动脉扩张剂。低剂量扩张静脉，减轻心脏前负荷，降低心肌耗氧量；较高剂量扩张小动脉，降低血压并增加冠状动脉血流。适用于高血压合并急性冠状动脉综合征、急性左心衰竭的患者。用法为 5~100μg/min（0.3~6mg/h）静脉滴注，2~5 分钟起效，持续时间 5~10 分钟；从 5μg/min 开始静脉滴注，根据血压水平每 5~10 分钟调整滴速，每次增加 5~10μg/min，使用中注意严密监测血压。连续用药 2~3 天易产生耐药性。主要不良反应为头痛、恶心、呕吐、低血压、心动过速、高铁血红蛋白血症。

（3）酚妥拉明（phentolamine）：非选择性 α 受体阻滞剂。适用于儿茶酚胺过度增多的高血压急症，目前仅用于嗜铬细胞瘤的紧急降压治疗。用法为 2.5~5mg 静脉注射，1~2 分钟起效，持续作用 10~30 分钟；继以 0.5~1mg/min（30~60mg/h）静脉滴注维持。主要不良反应为血管扩张作用引起的潮红、头痛，神经反射性引起的心动过速、心绞痛。严禁用于冠心病患者。

（4）拉贝洛尔：为 α 和 β 受体阻滞剂。静脉用药 α 和 β 受体阻滞之比为 1：7。多数在肝脏代谢，代谢产物无活性。特点是降低外周血管阻力，不影响心排血量，不降低重要脏器的血流量包括冠状动脉血流量。适用于除急性左心衰竭外的各种高血压急症。用法为 20~100mg 静脉注射或 0.5~2mg/min 静脉滴注，5~10 分钟起效，持续 3~6 小时；继以 0.5~2mg/min（30~120mg/h）静脉维持，24 小时≤300mg。主要不良反应为恶心、头皮刺激感、喉头发热、头晕、支气管痉挛、心动过缓、传导阻滞、体位性低血压。禁用于低血压、心动过缓、传导阻滞。

（5）乌拉地尔（压宁定）：α₁ 受体阻滞剂兼有中枢 5-羟色胺激动作用，不但阻断突触后的 α₁ 受体，而且阻断外周 α₁ 受体，还具有降低延髓心血管中枢的交感反馈作用。主要作用为周围血管扩张和降低交感神经活性。乌拉地尔是目前最为理想的急性降压药物，降压平稳，疗效显著；减轻心脏负荷，改善心肌功能；降低心肌耗氧量，不增加心率；增加心排血量，改善外周供血；具有抗心律失常作用，与 α 受体阻滞及改善心肌缺血有关。α 受体阻滞剂，首剂反应好，且无直立性低血压；不影响颅内压，不影响糖脂代谢。用法为 12.5~50mg 静脉注射，5 分钟起效，持续 2~8 小时；继以 100~400μg/min（6~24mg/h）静脉滴注维持。不良反应小，主要为低血压、头痛、眩晕。无明确禁忌证，尤其适用于肾功能不全患者。

（6）地尔硫䓬：为非二氢吡啶类钙离子拮抗剂。用法为 10mg 静脉注射，5 分钟起效，持续 30 分钟；继以 5～15μg/（kg·min）静脉滴注维持。主要不良反应为低血压、心动过缓、传导阻滞、心力衰竭加重。原则上用药时间＜7 天。

（7）尼卡地平：二氢吡啶类钙离子拮抗剂。主要扩张小动脉，降压疗效类似于硝普钠。因不增高颅内压，适用于伴有脑卒中的高血压急症。但易引起反射性心动过速，慎用或禁用于冠心病、急性左心衰竭患者。用法为 0.5～10μg/（kg·min）静脉滴注，5～10 分钟起效，持续 1～4 小时。主要不良反应为头痛、心动过速、恶心、呕吐、潮红、静脉炎。

（8）美托洛尔：为 $β_1$ 受体阻滞剂。特点是起效快，作用维持时间长，无需静脉滴注维持。用法为 5mg，静脉注射 3～5 分钟，必要时 5 分钟重复 1 次，总量 15mg。患者若能耐受 15mg 美托洛尔，则在末次静脉给药后 15 分钟口服美托洛尔 25～50mg，每天 4 次，直到 48 小时；然后 100mg，每天 2 次，或美托洛尔缓释片 50～100mg，可加至 200mg，每天 1 次。

（9）艾司洛尔：为 $β_1$ 受体阻滞剂。特点为高效选择性，起效迅速，作用时间相对较短。适用于主动脉夹层患者。用法为 250～500μg/kg 静脉注射，1～2 分钟起效，持续 10～20 分钟；继以 50～300μg/（kg·min）静脉滴注维持。主要不良反应为低血压、恶心、心力衰竭加重。慎用或禁用于 AVB、心力衰竭和支气管痉挛患者。

（10）依那普利拉：对血浆高肾素和高血管紧张素活性的高血压急症有效，而对低血浆肾素和低血管紧张素活性的高血压急症疗效较差。用法为 1.25～5mg 静脉注射，每 6 小时 1 次，15～30 分钟起效，持续 6～12 小时。禁用于肾衰竭、双侧肾动脉狭窄、高钾血症、妊娠等。

（11）肼屈嗪：为动脉扩张剂。直接松弛血管平滑肌，降低周围血管阻力，并抑制去甲肾上腺素的合成，抑制 α 受体，而对 β 受体无影响，使用时应与 β 受体阻滞剂合用。适用于急、慢性肾炎所致的高血压急症及子痫。禁用于低血压、冠心病、心肌梗死，也禁用于肾功能不全、溃疡病患者。用法为 10～20mg 静脉注射，每 4～6h 1 次，10～20 分钟起效，每次持续 1～4 小时。不良反应为头痛、皮肤潮红、低血压、反射性心动过速、心绞痛、胃肠症状。

（12）非诺多泮：外周多巴胺受体阻滞剂。能够扩张血管，增加肾血流，同时作用于肾近曲小管和远曲小管而促进钠排泄和肌酐清除率。降压疗效类似于硝普钠。适用于合并肾功能不全的高血压急症。用法为 0.03～1.6μg/（kg·min）静脉滴注，5 分钟内起效，持续 30 分钟。肝功能异常的患者无需调整剂量，但要注意剂量的个体化。

（13）呋塞米：襻利尿剂。20～40mg 静脉注射，必要时 3～4 小时重复。适用于急性左心衰竭。

六、高血压亚急症的处理

对于高血压亚急症患者，可在 24～48 小时将血压缓慢降至 160/100mmHg，目前尚无证据表明高血压亚急症实施紧急降压治疗可以改善预后。许多高血压亚急症患者通过口服降压药物得以控制，如服用钙离子拮抗剂、ACEI 或 ARB、β 和 α 受体阻滞剂，还可根据情况服用襻利尿剂。初始治疗可在门诊或急诊室进行，用药后观察 5～6 小时。2～3 天后门诊调整剂量，此后可应用长效制剂控制至最终的靶目标血压。

到急诊室就诊的高血压亚急症患者，在初步血压控制后，应给予口服药物治疗，并建议患者定期到高血压门诊随诊。许多患者在急诊就诊后仍维持原来未达标的治疗方案，造成高血压亚急症的反复发生，最终导致严重后果。具有高危因素的高血压亚急症可以住院治疗。另外，注意避免对某些无并发症但血压较高的患者进行过度治疗，以免增加不良反应和相应的靶器官损害。

七、高血压脑病

（1）定义：各种诱因使血压突然升高，脑血管自身调节功能严重障碍，导致脑血流灌注过多，液体经血–脑屏障渗透到血管周围脑组织，发生脑组织水肿、颅内压升高，从而引发以脑和神经功能障碍为主的临床综合征。主要表现为剧烈头痛、烦躁、恶心、呕吐、视力障碍、抽搐、意识障碍，甚至昏迷等，救治不及时极易发生死亡。

（2）病因与诱因：①高血压是基础病因，以急进型高血压和难治性高血压最为常见，其次是急慢性肾炎、肾盂肾炎、子痫、嗜铬细胞瘤；②过度劳累、情绪激动、神经紧张、气候变化、内分泌失调、降压药物停用等均为诱发因素；③部分患者无明显诱因。

（3）发生机制：高血压脑病的发生，主要取决于血压升高的程度、速度及个体耐受性，而血压升高的速度起着决定作用。在正常情况下，脑血管调节主要随着血压的水平而变化，当血压变低时脑血管扩张，血压变高时脑动脉收缩，以脑动脉血管自动调节功能保持脑血流的相对稳定。正常人平均动脉压为 60 ~ 120mmHg，脑血流量保持稳定的状态。对于正常血压者短时间内突然产生高血压，可在相对较低的血压水平下发生高血压脑病；而长期缓慢升高的高血压患者由于小动脉管壁增厚、管腔狭窄等缓慢结构重构，脑血流自动调节曲线右移，平均动脉压为 120 ~ 160mmHg 仍能保持相对稳定的脑血流量；当平均动脉压 > 160 ~ 180mmHg 时，脑动脉调节功能降低，不能继续收缩以维持血流稳定，由主动收缩变为被动扩张，脑灌注显著增多而发生颅内压升高、脑水肿，并继发点状出血和小灶性梗死。

（4）临床特点：①病程长短不一，数分钟至数天，多为 12 ~ 24 小时。②多有明确的诱发因素，伴有比较显著的血压升高（舒张压常 >130mmHg），出现头痛、恶心、呕吐、精神异常等早期症状。③病情发展快，进行性加重，出现头痛、抽搐和意识障碍（高血压脑病三联征），或头痛、呕吐和视盘水肿（颅内高压三联征）。④伴或不伴视力模糊、偏盲或黑蒙（视网膜动脉痉挛），视网膜可发生水肿、出血、渗出。⑤严重者出现呼吸衰竭、肾衰竭、心力衰竭急剧恶化、严重神经功能缺损（一过性偏瘫、失语）。⑥颅脑 CT 检查可见弥散性脑白质密度降低，脑室变小；MRI 检查对脑水肿的影像学改变更为敏感，顶枕叶水肿具有特征性；偶见小灶性缺血或出血灶。

（5）诊断与鉴别诊断：诊断条件为血压急剧升高 + 神经症状（高血压脑病三联征）或体征 + 排除脑卒中、硬脑膜下血肿、脑瘤等疾病。高血压脑病的诊断要注意从以下临床情况进行评价与判断：①头痛，头痛为早期症状，多为弥散性、持续性并短时间内进行性加剧，伴恶心呕吐，血压下降后好转；②意识障碍，意识障碍和其他神经症状发生于剧烈头痛持续数小时后；③降压治疗的反应，高血压脑病降压治疗后病情迅速恢复，否则进行性加重，对鉴别诊断尤为重要；④眼底改变，出现严重而弥散性的视网膜动脉痉挛；⑤颅脑 CT 与 MRI 检查有助于诊断。临床上一般比较容易确立诊断。

（6）治疗原则

1）迅速降低血压：实施分段降压策略是治疗高血压脑病的关键，降压目标值为平均动脉压降低 20% ~ 25%。对于原有高血压者可使舒张压降至 110mmHg 以下，无高血压者可降至 80mmHg 以下，但需避免降压过低导致脑血流灌注不足。多数高血压脑病经有效降压后病情很快好转。静脉用药宜选用硝普钠、乌拉地尔、拉贝洛尔、尼卡地平，酚妥拉明仅适用于嗜铬细胞瘤、可乐定撤药、可卡因过量等。因颅内压升高不宜用硝酸甘油。

2）制止抽搐：首选地西泮 10～20mg 静脉注射，静脉注射速度成人 <5mg/min，儿童 <2mg/min，多数于 5 分钟内终止（约80%）。地西泮静脉注射后迅速进入脑部，但 20 分钟后血液及脑中浓度急剧下降，可能再发抽搐，需要 15～20 分钟内重复给药，并在静脉注射地西泮的同时肌内注射苯巴比妥 0.2g。对于抽搐持续或反复发作（癫痫持续发作）者，应当首选地西泮静脉注射，随之给予地西泮 100mg + 5% 葡萄糖溶液或生理盐水 500ml，以 40ml/h 持续泵入，但需注意对呼吸和意识的影响。氯硝西泮也可作为首选药物，首次用量 3mg，缓慢静脉注射，此后 5～10mg/d 静脉滴注或过渡至口服。特点是起效快（数分钟），药效是地西泮的 5 倍，作用时间较地西泮长 1～2 倍，对呼吸和心脏的抑制也略强于地西泮。苯妥英钠起效缓慢，需与地西泮或氯硝西泮合用；抑制心脏作用强，注意避免静脉注射速度过快而发生低血压、心律失常；对血管有刺激作用，不要漏出血管外导致组织损伤；与葡萄糖混合易出现沉淀，应使用生理盐水或注射用水溶解后再用葡萄糖稀释。用法为成人首次剂量 500～750mg，儿童 10～15mg/kg，以生理盐水稀释，静脉注射速度 <50mg/min。抽搐停止后每 6～8 小时口服或静脉注射 50～100mg 维持。地西泮、氯硝西泮、苯妥英钠难以控制抽搐发作时选用利多卡因，50～100mg 静脉注射，静脉注射速度 ≤25mg/min，继以 2～4mg/（kg·h）静脉滴注1～3天。水合氯醛、苯巴比妥、丙戊酸钠也可酌情使用。

3）治疗脑水肿：20% 甘露醇 125～250ml 快速静脉滴注，每 4～8 小时 1 次；呋塞米、地塞米松酌情选用。

4）基础支持：吸氧、保持呼吸道通畅、维持水电解质平衡、预防心肾并发症等。值得注意的是，抽搐发作时维持正确的头位与保持呼吸道通畅至关重要。

（王　伟）

临床内科
常用技术与诊疗要点

（下）

杨丽霞等◎主编

吉林科学技术出版社

第十一章　心律失常

第一节　心律失常总论

一、心律失常的发生机制

心脏电活动的形成源于特殊心肌细胞的内在节律性。自律性是指心肌细胞能够在没有外来刺激的情况下按一定节律重复去极化达到阈值，从而自发地产生动作电位的能力。心房和心室的工作细胞在正常状态下不具有自律性，特殊传导系统的细胞（特殊传导系统包括窦房结、房室结区、希氏束、束支及浦肯野纤维网系统）却具有自律性，故被称作起搏细胞（图 11 - 1）。在病理状态下，特殊传导系统之外的心肌细胞可获得自律性。

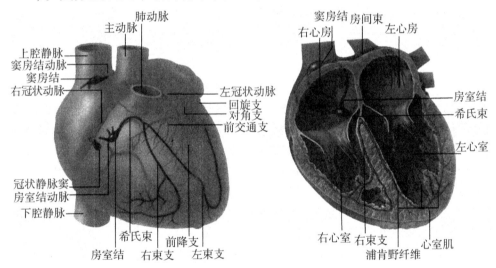

图 11 - 1　心脏传导系统示意图

特殊传导系统中自律细胞的自律性是不同的。正常情况下，窦房结细胞的自动节律性最高（约 100 次/分），浦肯野纤维网的自律性最低（约 25 次/分），而房室结（约 50 次/分）和希氏束（约 40 次/分）的自律性依次介于二者之间。整个心脏总是依照在当时情况下自律性最高的部位所发出的节律性兴奋来进行活动。正常情况下，窦房结是主导整个心脏兴奋和搏动的正常部位，故称为正常起搏点；特殊传导系统中的其他细胞并不表现出它们自身的自律性，只是起着传导兴奋的作用，故称为潜在起搏点。某些病理情况下，窦房结的兴奋因传导阻滞而不能控制其他自律组织的活动，或窦房结以外的自律组织的自律性增高，心房或心室就受当时情况下自律性最高的部位发出的兴奋节律支配而搏动，这些异常的起搏部位就称为异位起搏点。

（一）激动形成的异常

窦房结或其他组织（包括特殊传导系统和心肌组织）的异常激动形成会导致心律失常。可导致心律失常的主要异常激动包括自律性异常（包括窦房结、特殊传导系统中的潜在起搏细胞、心房或心室肌细胞的异常自律性）和触发活动。

1. 窦房结自律性异常

（1）窦房结自律性增高：正常情况下，窦房结的自律性高低主要受自主神经系统的调控。交感神经刺激作用于起搏细胞的 β_1 肾上腺素能受体，使起搏离子流通道的开放增加，起搏离子内流增多，4 期除极的斜率增大。因此，窦房结 4 期除极达到阈值的时间较正常缩短，自律性因而增高。另外，交感神经的刺激增加电压敏感性 Ca^{2+} 通道的开放概率（起搏细胞中，Ca^{2+} 组成了 0 期去极化电流），从而使阈电位水平负向移动（降低），舒张期除极到达阈电位的时间因而提前。总之，交感神经的活动通过使阈电位阈值负值加大、起搏离子流增加而提高窦房结的自律性（图 11 - 2）。

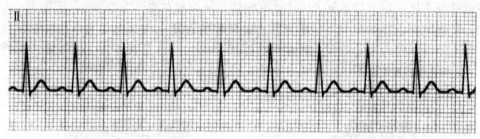

图 11 - 2　窦性心动过速

（2）窦房结自律性降低：生理情况下，交感神经刺激减弱和副交感神经活性增强可降低窦房结的自律性。胆碱能刺激经迷走神经作用于窦房结，减少起搏细胞离子通道的开放概率。这样，起搏离子流及 4 期除极的斜率都会下降，细胞自发激动的频率减低。此外，由于 Ca^{2+} 通道开放概率减低，阈电位向正向移动（升高）。而且，胆碱能神经的刺激增加了静息状态下 K^+ 通道开放概率，使带正电荷的 K^+ 外流，细胞的最大舒张电位负值增加。起搏离子流的减少、细胞最大舒张电位负值增加及阈电位负值降低共同作用的最终结果是细胞自发激活速率降低，心率减慢（图 11 - 3）。

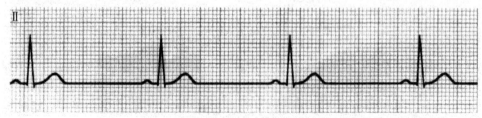

图 11 - 3　窦性心动过缓

2. 逸搏心律　当窦房结受到抑制使激动发放的频率降低时，特殊传导通路中的潜在起搏点通常会发出激动。由于窦房结的频率降低而使潜在起搏点引发的一次激动称作逸搏；连续的逸搏，称为逸搏心律。逸搏心律具有保护性作用，当窦房结的激动发放受损时，可确保心率不会过低。心脏的不同部位对副交感（迷走）神经刺激的敏感性不同。窦房结和房室结的敏感性最强，心房组织次之，心室传导系统最不敏感。因此，轻度副交感神经的刺激会降低窦房结的频率，起搏点转移至心房的其他部位；而强烈的副交感神经的刺激将抑制窦房结和心房组织的兴奋性，可导致房室结的传导阻滞，并出现室性逸搏心律（图 11 - 4）。

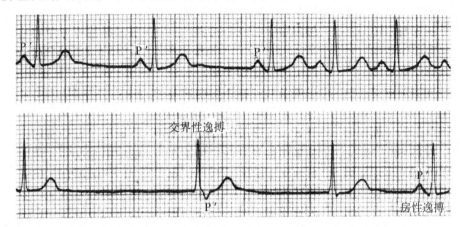

交界性逸搏

P'

房性逸搏

图 11 - 4　窦性心动过速、交界性逸搏、房性逸搏心律

3. 潜在起搏点自律性增高　潜在起搏点控制激动形成的另一种方式是其自发的除极速率快于窦房结，这种情况称为异位搏动或过早搏动（异位搏动与逸搏的区别在于前者先于正常节律出现，而后者则延迟出现并中止窦性心率缓慢所造成的停搏）。连续发生的异位搏动称作异位节律。多种不同的情况都会产生异位节律，例如，高浓度的儿茶酚胺会提高潜在起搏细胞的自律性，如其除极化的速率超过窦房结，就会发生异位节律；低氧血症、缺血、电解质紊乱和某些药物中毒（如洋地黄）的作用也会导致异位搏动的出现（图 11 - 5）。

4. 异常自律性　多种病理因素会导致特殊传导系统之外、通常不具有自律性的心肌细胞获得自律性并自发除极，其表现与来自特殊传导系统的潜在起搏细胞所发出的激动相类似。如果这些细胞的去极化速率超过窦房结，它们将暂时取代窦房结，成为异常的节律起源点。这种异位节律起源点也像窦房结一样具有频率自适应性，因此，频率不等、心动过速开始时频率逐渐加快而终止时频率逐渐减慢、可被其他比其频率更快的节律所夺获是自律性心律失常的重要特征（图 11 - 6）。

由于普通心肌细胞没有或仅有少量激活的起搏细胞离子通道，所以通常没有起搏离子流。各种病理因素是如何使这些细胞自发除极的原因尚不十分清楚，明确的是，当心肌细胞受到损伤，它们的细胞膜通透性将增加，这样，它们就不能维持正常的电离子浓度梯度，细胞膜的静息电位负值变小（即细胞部分去极化）；当细胞膜的负值小于 60mV，非起搏细胞就可产生逐渐的 4 期除极化。这种缓慢的自发除极大概与慢钙电流和通常参与复极的某亚组 K^+ 离子通道的关闭有关。

5. 触发活动　触发活动可视为一种异常的自律性，其产生的根本原因是后除极。在某些情况下，动作电位能够触发异常除极，引起额外的心脏搏动或快速性心律失常。这与自律性升高时出现的自发活动不同，这种自律活动是由前一个动作电位所激发的。根据激发动作电位的时间不同，后除极可分为两种类型：①早后除极发生于触发动作电位的复极期（图 11 - 7），②延迟后除极紧随复极完成之后（图 11 - 8）。两种后除极到达阈电位都会触发异常的动作电位。

　　早后除极打断正常的复极过程，使膜电位向正电位方向移动。早后除极可发于动作电位的平台期或快速复极期。某些药物的治疗和先天性长 QT 间期综合征时，动作电位时程（心电图上 QT 间期）延长，较易发生早后除极。早后除极触发的动作电位可自我维持并引起连续除极，从而表现为快速性心律失常（图 11 - 9），连续的早后除极可能是尖端扭转型心动过速的机制。

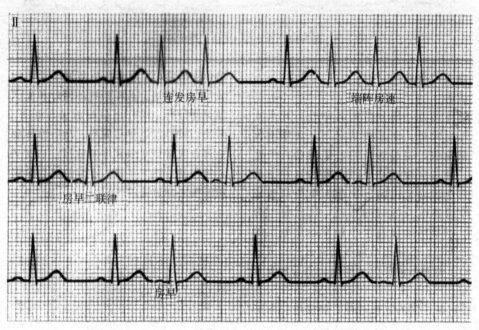

图 11 - 5　房性期前收缩（房早）及房性心动过速（房速）

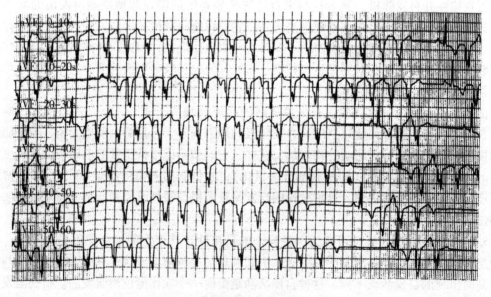

图 11 - 6　自律性（无休止性）室速

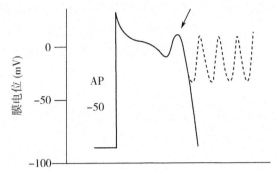

图 11 -7　触发活动　早后除极发生于触发动作电位（AP）完全复极之前。反复的后除极（虚线）引起连续、快速的触发动作电位，导致心动过速

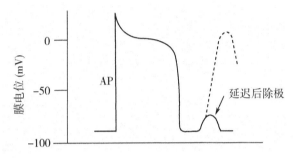

图 11 -8　触发活动　延迟后除极发生于触发动作电位（AP）完全复极之后。如果延迟后除极到达阈电位，触发可扩布的动作电位

延迟后除极紧随复极完成之后发生，最常见于细胞内高钙的情况，如洋地黄中毒或明显的儿茶酚胺刺激。与早后除极一样，延迟后除极达到阈电位就会产生动作电位。这种动作电位也可自我维持并导致快速性心律失常，例如，洋地黄中毒引起的多种心律失常就是延迟后除极所致（图 11 - 10）。

（二）激动传导异常

1. 传导障碍　传导障碍主要表现为传导速度减慢和传导阻滞。

发生传导障碍的主要机制有以下几种。

（1）组织处于不应期：不应期是心肌电生理特性中十分重要的概念。冲动在心肌细胞中发生连续性传导的前提条件是各部位组织在冲动抵达之前，脱离不应期而恢复到应激状态，否则冲动的传导将发生延迟（适逢组织处于相对不应期）或阻滞（适逢组织处于有效不应期）。不应期越短，越容易发生心律失常，反之，亦然；不应期越不均一，容易发生心律失常；相对不应期越长，越容易发生心律失常；有效不应期越长，越不易发生心律失常。抗心律失常药物的作用机制：延长不应期，使不应期均一化，缩短相对不应期，延长有效不应期。如图 11 - 11 所示：在 R_3、R_5 的 T 波上可见一提前出现的房性 P 波，因其落入前次心动周期的绝对不应期未能下传，R_5 的 T 波上的房性 P 波未下传之后接之而来的房性 P 波也不能下传，从而可证明后面的 P 波落在前一房性早搏隐匿性传导所形成的绝对不应期内，这种情况不能误认为房室传导阻滞。

（2）递减传导：当冲动在传导过程中遇到心肌细胞舒张期膜电位尚未充分复极时，由于"静止期"电位值较低，0 相除极速度及振幅都相应减少，引起的激动也较弱，其在冲动的传导中所引起的组织反应性也将依次减弱，即传导能力不断降低，致发生传导障碍。不均匀传导是指十分邻近的传导纤维之间传导速度明显不同，此时，激动传导的总效力下降，也可造成传导阻滞的发生。

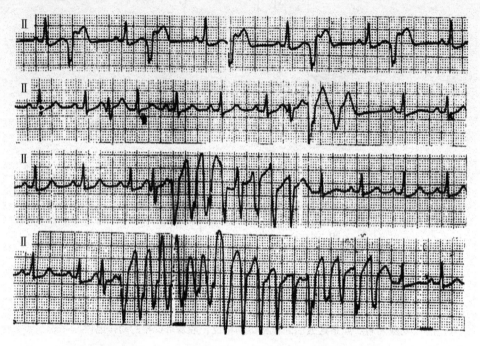

图 11 - 9　早后除极所致室性期前收缩（早搏）及其诱发的室性心动过速

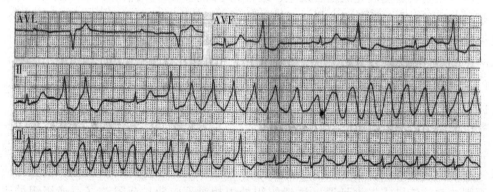

图 11 - 10　延迟后除极所致室性早搏及其诱发的室性心动过速

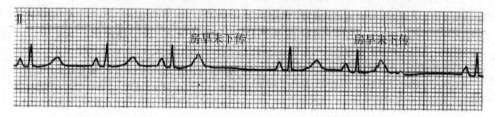

图 11 - 11　房早未下传，交界区隐匿性传导

2. 传导途径异常　正常情况下，心房和心室之间仅能通过房室结－希氏束－浦肯野纤维（房室结－希氏束系统）进行房室或室房传导。多种原因可出现额外的传导径路，比如功能性电传导差异所致的房室结双径路（图11－12）、先天原因所致的房室旁路（图11－13）、瘢痕所致的多条径路等，激动在各个径路的传导及其在各径路之间的折返都可造成心律失常（见下）。

旁路可将激动绕经房室结直接传导至心室。由于旁路提前激动了心室，心电图上显示缩短的 PR 间期和 delta 波。

3. 折返及折返性心律失常　冲动在传导过程中，途经解剖性或功能性分离的两条或两条以上径路时，一定条件下，冲动可循环往复，即形成折返性激动。折返激动是心律失常的重要发生机制，尤其是在快速性异位搏动或异位性心律失常的发生中占有非常重要的地位。临床常见的各种阵发性心动过速、心房扑动或颤动、心室扑动或颤动，其发生机制及维持机制往往都是折返激动。折返激动的形成需如下条件。

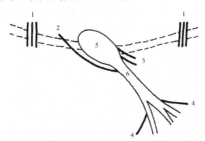

图11－12　房室旁路示意图

1. Kent 束；2. 房－希氏束；3. 结室纤维；4. 分支室纤维；5. 房室结；6. 希氏束

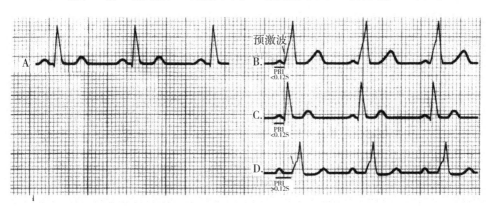

图11－13　预激综合征

A. 房室正常传导；B. 经 Kent 束传导的预激综合征；C. 经 James 束传导的预激综合征；
D. 经 Mahaim 束传导的预激综合征。PRI：PR 间期

（1）折返径路：存在解剖或功能上相互分离的径路是折返激动形成的必要条件。如图11－14a 所示：冲动由 A 点向 B 点传播时，有左（α）和右（β）两条径路可循，其 Q 和 β 两条径路既可顺向传导，亦可逆向传导。如果两者的传导性能相同，则由 A 点传导的冲动同时沿两条径路传导到 B 点，如此便不会形成折返激动。上述解剖性或功能性折返径路可以存在于心脏不同部位：①窦房结和其周围的心房组织之间；②房室结或其周围组织内；③希氏束内纵向分离；④希氏束和束支之间；⑤浦肯野纤维网及其末梢与心肌连接处；⑥房

室结-希氏束系与旁路之间或旁路与旁路之间。

（2）单向阻滞：一般情况下，心脏传导组织具有前向和逆向的双向传导。但在某些生理或病理情况下，心脏某部分传导组织只允许激动沿一个方向传导，而沿另一个方向传导时则不能通过，这种情况称为单向传导或单向阻滞。生理性、先天性单向阻滞在临床上比较常见。折返环的两条径路中若一条发生单向阻滞，则为对侧顺向传导的冲动经此径路逆向传导提供了条件（图11-14b）。

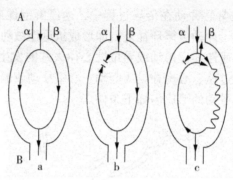

图11-14　（a）：α和β两条径路传导能力相同，同时传导至B处；
（b）：Q径路发生阻滞，A处激动经β径路传导至B处；（c）：α径路发生阻滞，β径路发生传导延缓，逆向经α径路传导，形成折返

（3）缓慢传导：如冲动在对侧径路中发生延缓，延缓的时间足以使发生单向阻滞部位的组织恢复应激性，则可以形成折返激动（图11-14c）。

（4）折返激动：循折返环运行一周所需的时间（折返周期）长于折返环路任一部位组织的不应期，只有这样，折返激动在其环行传导中才能始终不遇上处于不应状态的组织，折返激动才可持续存在，阵发性室上性心动过速即是此种机制所致心动过速之典型（图11-15）。

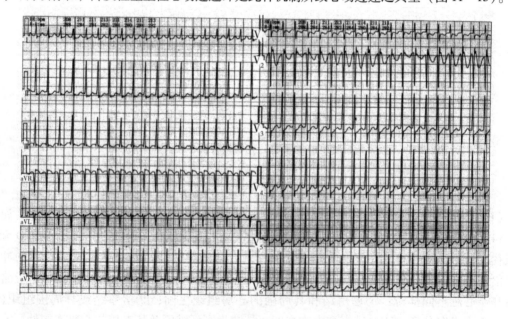

图11-15　阵发性室上性心动过速

二、心律失常的分类

心律失常的分类方法较多，根据其发生机制，分为激动形成异常和激动传导异常两大类。

（一）激动形成异常

1. 窦性心、律失常　①窦性心动过速；②窦性心动过缓；③窦性心律不齐；④窦性停搏；⑤病态窦房结综合征。

2. 异位心、律

（1）被动性异位心律：①逸搏（房性、房室交界区性、室性）；②逸搏心律（房性、房室交界区性、室性）。

（2）主动性异位心律：①期前收缩（房性、房室交界区性、室性）；②阵发性心动过速（房性、房室交界区性、房室折返性、室性）；③心房扑动、心房颤动；④心室扑动、心室颤动。

（二）激动传导异常

1. 生理性传导异常　生理性传导异常干扰、干扰性房室分离、差异性传导。

2. 病理性阻滞

（1）窦房传导阻滞：一度、二度、三度窦房传导阻滞，二度窦房传导阻滞还可以分为Ⅰ型和Ⅱ型。

（2）房内传导阻滞。

（3）房室传导阻滞：一度房室传导阻滞；二度房室传导阻滞：分为Ⅰ型、Ⅱ型；三度房室传导阻滞。

（4）束支传导阻滞：右束支传导阻滞；左束支传导阻滞；左前分支阻滞；左后分支阻滞。

3. 传导途径的异常　预激综合征。

三、心律失常的诊断

（一）临床表现

1. 病史　心律失常的诊断应从详尽采集病史入手。让患者客观描述发生心悸等症状时的感受。病史通常能提供对诊断有用的线索：①心律失常的存在及其类型。年轻人曾有晕厥发作，体检正常，心电图提示预激综合征，如果心动过速快而整齐，突然发作与终止，可能系房室折返性心动过速（AVRT）；如果心率快而不整齐，可能是预激综合征合并心房颤动；老年人曾有晕厥发作，如果心室率快应怀疑室性心动过速；如果心室率慢应怀疑病态窦房结综合征（SSS）或完全性房室传导阻滞。②心律失常的诱发因素：烟、酒、咖啡、运动及精神刺激等。由运动、受惊或情绪激动诱发的心肌通常由儿茶酚胺敏感的自律性或触发性心动过速引起；静息时发作的心悸或患者因心悸而从睡眠中惊醒，可能与迷走神经有关，如心房颤动的发作。③心律失常发作的频繁程度、起止方式。若心悸能被屏气、Valsalva动作或其他刺激迷走神经的方式有效终止，则提示房室结很有可能参与了心动过速的发生机制。④心律失常对患者造成的影响，产生症状或存在潜在预后意义。这些特征能帮助临床医师了解明确诊断和实施治疗的迫切性，如一个每日均有发作，且发作时伴有近似晕厥或严重呼吸困难的患者和一个偶尔发作且仅伴有轻度心悸症状的患者相比，前者理应得到更迅速的临床评估。

2. 体格检查　在患者发作有症状的心律失常时对其进行体格检查通常是有启迪作用的。很明显，检查心率、心律和血压是至关重要的。检查颈动脉的压力和波型可以发现心房扑动时颈静脉的快速搏动或因完全性房室传导阻滞或室速而导致的房室分离。此类患者的右心房收缩发生在三尖瓣关闭时，可产生大炮 a 波（canonwave）。第一心音强度不等有相同的提示意义。

按压颈动脉窦的反应对诊断心律失常提供了重要的信息。颈动脉窦按摩通过提高迷走神经张力，减慢窦房结冲动发放频率和延长房室结传导时间与不应期，可对某些心律失常的及时终止和诊断提供帮助。其操作方法是：患者取平卧位，尽量伸展颈部，头部转向对侧，轻轻推开胸锁乳突肌，在下颌角处触及颈动脉搏动，先以手指轻触并观察患者反应。如无心率变化，继续以轻柔的按摩手法逐渐增加压力，持续约 5 s。严禁双侧同时施行。老年患者颈动脉窦按摩偶尔会引起脑梗死。因此，事前应在颈部听诊，如听到颈动脉嘀鸣音应禁止施行。窦性心动过速对颈动脉窦按摩的反应是心率逐渐减慢，停止按摩后恢复至原来水平。房室结参与的折返性心动过速的反应是可能心动过速突然终止。心房颤动与扑动的反应是心室率减慢，后者房率与室率可呈（2~4）:1 比例变化，随后恢复原来心室率，但心房颤动与扑动依然存在。鉴于诊治心律失常的方法已有长足进展，故目前按压颈动脉窦的方法已经极少使用。

（二）实验室和器械检查

1. 心电图　心电图是诊断心律失常最重要的一项无创伤性检查技术。应记录 12 导联心电图，并记录清楚显示 P 波导联的节律条图以备分析，通常选择 V_1 或 II 导联。系统分析应包括：P 波是否存在，心房率与心室率各多少，两者是否相等；PP 间期与 PR 间期是否规律，如果不规律关系是否固定；每一心室波是否有相关的 P 波，P 波是在 QRS 波之前还是 QRS 波后，PR 或 RP 间期是否恒定；P 波与 QRS 波形态是否正常，各导联中 P、QRS 波与 PR、QT 间期是否正常等。

2. 动态心电图　动态心电图（Holter ECG monitoring）检查通过 24 h 连续心电图记录可能记录到心悸与晕厥等症状的发生是否与心律失常有关，明确心律失常或心肌缺血发作与日常活动的关系以及昼夜分布特征，协助评价药物疗效、起搏器或埋藏式心脏复律除颤器的疗效以及是否出现功能障碍。

不同的 Holter 记录可为各种特殊的检查服务。多次重复记录的 24 h 心电图对于明确是否有房性期前收缩触发的心房颤动，进而是否需要进行电生理检查或导管消融术很有必要。12 导联动态心电图对于需要在行射频消融术前明确室性心动过速的形态或诊断心房颤动消融灶导致的形态一致的房性期前收缩方面是很有用的。目前绝大多数的 Holter 系统尚可提供有关心率变异性的数据。

3. 事件记录　若患者心律失常间歇发作且不频繁，有时难以用动态心电图检查发现。此时，可应用事件记录器（event recorder），记录发生心律失常及其前后的心电图，通过直接回放或经电话（包括手机）或互联网将实时记录的心电图传输至医院。尚有一种记录装置可埋植于患者皮下一段时间，装置可自行启动、检测和记录心律失常，可用于发作不频繁、原因未明而可能系心律失常所致的晕厥病例。

4. 运动试验　患者在运动时出现心悸症状，可进行运动试验协助诊断。运动能诱发各种类型的室上性和室性快速性心律失常，偶尔也可诱发缓慢性心律失常。但应注意，正常人进行运动试验，亦可发生室性期前收缩。临床症状与运动诱发出心律失常时产生的症状（如晕厥、持续性心悸）一致的患者应考虑进行负荷试验。负荷试验可以揭露更复杂的心律失常，诱发室上性心律失常，测定心律失常和活动的关系，帮助选择抗心律失常治疗和揭示致心律失常反应，并可能识别一些心律失常机制。

5. 食管心电图　食管心电图（图 11 - 16）是一种有用的非创伤性诊断心律失常的方法。解剖上左心房后壁毗邻食管，因此，插入食管电极导管并置于心房水平时，能记录到清晰的心房电位，并能进行心房快速起搏或程序电刺激。

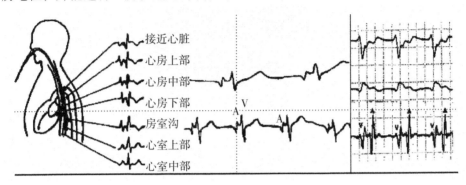

图 11 - 16　食管心电图

食管心电图结合电刺激技术可对常见室上性心动过速发生机制的判断提供帮助，如确定是否存在房室结双径路。房室结折返性心动过速能被心房电刺激诱发和终止。食管心电图能清晰地识别心房与心室电活动，便于确定房室分离，有助于鉴别室上性心动过速伴室内差异性传导与室性心动过速。食管快速心房起搏能使预激图形明显化，有助于不典型的预激综合征患者确诊。应用电刺激诱发与终止心动过速，可协助评价抗心律失常药物疗效。食管心房刺激技术亦用于评价窦房结功能。此外，快速心房起搏，可终止药物治疗无效的某些类型室上性折返性心动过速。

需要指出的是，食管心电图由于记录部位的局限，对于激动的起源部位尚不能做出准确的判断，仍应结合常规体表心电图才能更好地发挥其特点。此外，食管心电图描记后，根据心动过速的发生原因还可以立即给予有效的治疗。因此，应该进一步确立和拓宽食管心电图在临床上的地位与作用。

6. 心脏电生理检查　心脏电生理检查时通常把电极导管放置在右房侧壁上部和下部、右室心尖部、冠状静脉窦和希氏束区域（图 11 - 17），辅以 8 ~ 12 通道以上多导生理仪同步记录各部位电活动，包括右心房、右心室、希氏束、冠状窦（反映左心房、室的电活动）。与此同时，应用程序电刺激和快速心房或心室起搏，测定心脏不同组织的电生理功能。

（1）电极导管的放置和记录

1）右心房：通常采用下肢静脉穿刺的方式，将记录电极经下腔静脉系统放置在右心房内。右心房后侧壁高部与上腔静脉交界处（称为高位右房，HRA）是最常用的记录和刺激部位。

2）右心室：与右心房电极类似，右心室电极也多采用下腔静脉途径。右室心尖部（RVA）是最易辨认的，在此处进行记录和刺激的重复性最高。

3）左心房：左心房电活动的记录和起搏较难。因冠状静脉窦围绕二尖瓣走行，故通常采用将电极导管放置在冠状静脉窦（CS）内的方式间接记录或起搏左心房。采用自颈静脉穿刺的途径较易将电极导管成功送入位于右心房内后方的冠状静脉窦口。

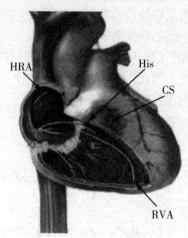

图 11 - 17　心脏电生理检查

HRA：高位右房；His：希氏束；CS：冠状静脉窦；RVA：右室心尖部

4）希氏束：位于房间隔的右房侧下部，冠状静脉窦的左上方，卵圆窝的左下方，靠近三尖瓣口的头侧。将电极导管经下肢静脉穿刺后送入右心房，在三尖瓣口贴近间隔处可以记录到希氏束电图。希氏束电图由一组波群组成，其中心房电位波以 A 代表，希氏束电位波以 H 代表，心室电位波由 V 代表。

（2）常用的程序刺激方式及作用：程序刺激是心电生理检查事先设定的刺激方式。应用不同方式、不同频率的心腔内刺激，以体表心电图与心腔内心电图对其进行同步记录，观察心脏对这些刺激的反应。常用的刺激部位为右房上部的窦房结区域（HRA）及右室心尖部（RVA）。常用的刺激方式包括频率逐渐递增的连续刺激和联律间期逐渐缩短的期前刺激。

连续刺激是以周长相等的刺激（S_1）连续进行（S_1S_1），持续 10 ~ 60s 不等。休息 1min 后，再以较短的周长（即较快的频率）再次进行 S_1S_1 刺激，如此继续进行，每次增加刺激频率 10 次/分，逐步增加到 170 ~ 200 次/分，或出现房室传导阻滞时为止。

期前刺激是指在自身心律或基础起搏心律中引入单个或多个期前收缩（期前）刺激。常见的方式为 S_1S_2 刺激，即释放出一个期前刺激。先由 S_1S_1 刺激 8 ~ 10 次，称为基础刺激或基础起搏，在最后一个 S_1 之后发放一个期前的 S_2 刺激，使心脏在定律搏动的基础上发生一次期前搏动。逐步更改 S_2 的联律间期，便可达到扫描刺激的目的。如果在感知心脏自身的 8 ~ 10 个 P 波或 QRS 波后发放一个期前刺激，形成在自身心律的基础上出现一次期前搏动，则称为 S_2 刺激。

心脏电生理检查主要用于明确心律失常的起源处及其发生机制，并根据检查的结果指导进一步的射频消融治疗，是导管射频消融术中的一个必要环节。此外，心脏电生理检查还可应用于评估患者将来发生心律失常事件的可能性，评估埋藏式心脏复律除颤器对快速性心律失常的自动识别和终止功能，以及通过起搏的方式终止持久的室上性心动过速和心房扑动等。

（杨丽霞）

第二节　心律失常的遗传基础

一、概述

心肌细胞的基本功能包括机械活动（心肌收缩）和电学活动（动作电位，AP）。只有这两种活动都正常时才能完成心脏的兴奋收缩耦联，保证心脏正常搏动。电活动发生异常后就会引起心律失常。代表心肌细胞电学活动性质的动作电位分为 5 个时相（期），每个时相的形成由不同的离子流负载：0 相期主要由钠离子电流（I_{Na}）的内流引起细胞的去极化；1 相期是钾离子（Ito）的快速外流；2 相期则主要由钾离子外流（I_{Kr}、I_{Kur} 等）和钙离子内流（I_{Ca}）之间的平衡来实现，亦称平台期；3 相期是由钾离子的快速外流（I_{Ks}、I_{Kr}、I_{K1} 等）形成；4 相期的形成主要由钾离子外流（I_{K1}）承担。负载各种离子流的主要离子通道编码基因及其对应 AP 时相的关系见图 11－18。

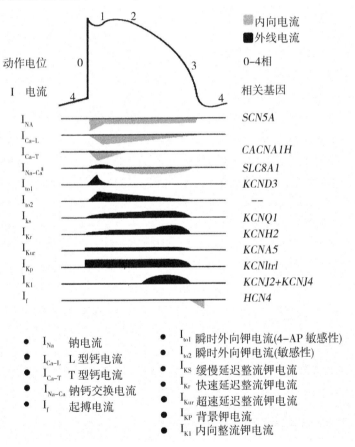

图 11－18　心室肌细胞跨膜动作电位的除极 0 相和复极 1、2、3、4 相对应的离子流及其调控基因；负向为内向电流；正向为外向电流

形成离子流的物质基础是位于心肌细胞膜上的离子通道蛋白，而由这些离子通道及其相关蛋白等结构或功能异常引起的心律失常称为离子通道病（ion channelopathy），亦称原发性

心电疾病（pri－mary electrical disease）。在2013年版最新的关于遗传性原发心律失常综合征诊断与治疗的专家共识（以下简称专家共识）中，这类疾病被称作遗传性原发心律失常综合征，主要指无器质性心脏病的一类以心电紊乱为主要特征的疾病，包括长QT综合征（LQTS）、短QT综合征（SQTS）、Brugada综合征（BrS）、儿茶酚胺敏感型室速（CPVT）、早期复极（ER）、进行性心脏传导疾病（PCCD）、特发性室颤（IVF）、不明原因猝死综合征（SUDS）和婴儿猝死综合征（SUDI）、家族性特发性房颤（AF）等。

最初发现的致病基因多由编码心肌细胞上各主要离子通道亚单位的基因突变引起，如常见的LQTS主要亚型LQT 1~3就分别由编码钾离子通道的基因KCNQ1、KCNH2以及编码钠通道的基因SCN5A引起，故称"离子通道病"；但后来随着研究的进一步深入，发现还有一些非离子通道的编码基因突变也可以引起这类疾病，如引起LQT4的基因是锚定蛋白B，编码核孔蛋白的NUP155基因突变可以引起房颤等，但离子通道病这个名词概念还是被继续沿用了下来。

二、子通道病多数是单基因遗传病

该类疾病绝大多数为单基因遗传，以常染色体显性遗传最为常见，可表现为多种恶性快速性心律失常（如多形性室速、尖端扭转型室速、室颤等）或缓慢性心律失常（如病态窦房结综合征、房室传导阻滞等）。多数离子通道病有遗传异质性（genetic heterogeneity），即由不同的遗传缺陷造成同样表型的现象。

另外，同一个基因上的不同突变又可引起不同的疾病表型，比如SCN5A上的不同突变可引起像LQT3、Brugada综合征（BrS）、房室传导阻滞和单纯室速/室颤等不同表型的结果，表明基因发生不同突变后引起心律失常表型的机制是很复杂的。这种现象还不止发生在SCN5A，已知的还有KCNQ（可引起LQT1、房颤、SQTS2）、KCN H2（可引起LQT2、SQTS1、CPVT）、KCNJ2（引起LQT7、SQTS3）等。

按照致病基因的种类及其功能，目前引起各种离子通道病的基因可分为以下几种：①离子通道基因：如钾离子通道基因（KCNQ、KCNH2、KCNE1、KCNE2、KCNJ2）、钠离子通道基因（SCN5A）、钙离子通道基因（RyR2、CAQS2、Cavl. 2）、起搏电流（If）通道基因（HCN4）、编码KATP通道Kir6. 1亚单位的基因KCNJ8等。②胞浆通道相互作用蛋白基因：如编码与Kv通道亚单位相互作用蛋白 ［Kv－channel－interacting protein（KChIP2）］，作为Kv通道的β亚单位起作用；编码与KCNQ1相互作用的yo－tiao蛋白的AKAP9基因；编码α－1互生蛋白的SNTA1基因和nNOS、PMCA4b、SCN5A相互作用。③细胞骨架蛋白基因（锚蛋白B）。④缝隙连接蛋白基因（CX40及CX43）。⑤编码核孔蛋白的基因NUP155。⑥钙调蛋白基因。⑦编码心房利钠肽的基因NPPA。

三、各种离子通道病的遗传学基础

（一）长QT综合征（long QT syndrome，LQTS）

指具有心电图上QT间期延长，T波异常，易产生室性心律失常，尤其是尖端扭转型室速（TdP）、晕厥和猝死的一组综合征。已发现的致病基因见表11－1。

表 11-1　长 QT 综合征的分子遗传学

突变基因	染色体上座位	表型及综合征	编码蛋白和亚基	影响的离子流、功能及异常	占目前所有检出突变的百分数
KCNQ1	11p15.5	LQTS1, SIDS	Kv7.1, α	$I_{Ks}\downarrow K_VLQT1$	34%
KCNH2	7q35	LQTS2, SIDS	$K_V11.1$, α	$I_{Kr}\downarrow$ HERG	40%
SCN5A	3p21	LQTS3, SIDS	Nav1.5, α	$I_{Na}\uparrow$	11%
ANK2	4q25	LQTS4, ABS	锚定蛋白-B	$I_{Na,K}\downarrow$　$I_{NCX}\downarrow$	3%
KCNE1	21q22.1	LQTS5	Mink, β	$I_{Ks}\downarrow$	5%
KCNE2	21q22.1	LQTS6, SIDS	MiRP1, β	$I_{Kr}\downarrow$	1.6%
KCNJ2	17q23	LQTS7, ATS	Kir2.1, α	$I_{K1}\downarrow$	4%
CACNA1C	12p13.3	LQTS8, TS	Cav1.2, α	$I_{Ca-L}\zeta$	罕见
CAV3	3p25	LQTS9, SIDS	小凹蛋白-3	I_{Na}	
SCN4B	11q23	LQTS10	Nav1.5, β4	$I_{Na}\uparrow$	罕见
AKAP9	7q21-q22	LQTS11	激酶A锚定蛋白α-互	$I_{Ks}\downarrow$	罕见
SNTA1	20q11.2	LQTS12	生蛋白 (syntrophin)	$I_{Na}\uparrow$	罕见
KCNE3	11q13.4 11q23	LQT13	IsK, β3	$I_{Ks}\downarrow$	罕见
KCNJ5	12p12	LQT14 + AF	Kir3.4	IKAch↓	罕见
ALG10B(KCRJ)	14q31	LQT15diLQT	葡萄糖基转移酶	$I_{Kr}\downarrow$修饰	未知
CALM1	2p21	LQT16	钙调蛋白 (calmodulin)	C 末端钙结合环的钙	罕见
CALM2	7q21.3	LQT17		结合力↓	罕见
ACN9		LQT18(diLQT)	葡萄糖合成蛋白		未知
KCNQ1	11p15.5	JLNS1	Kv7.1, α	$I_{Ks}\downarrow K_VLQT1$	罕见
KCNE1	21q22.1	JLNS2	Mink, β	$I_{Ks}\downarrow$	罕见

注：I_{Ks}：缓慢激活延迟整流钾电流；I_{Kr}：快速激活延迟整流钾电流；I_{Na}：钠电流；I_{ca-L}：L 型钙电流；diLQT：药物引起的 LQTS。

已知这种疾病的原因是患者从出生就携带了某些基因水平的变异，导致心脏心肌细胞里一些细微的改变，虽然超声心动图显示心脏结构正常，但心脏的功能异常可在心电图上表现出来。目前已经发现了 18 个 LQTS 致病基因，其中 KCNQ1（LQT1）、KCNH2（LQT2）及 SCN5A（LQT3）为最常见的致病基因，约占遗传性 LQTS 患者的 80%。对患者进行基因检测时，发现已知 18 个基因突变的阳性检出率约为 80%～85%。也就是说，目前的技术水平还不能保证给所有的 LQTS 患者检测出他们的致病基因，只有其中的 80%～85% 可以通过专门的检测机构获得确切的致病基因信息。

由于 LQTS 的遗传方式多为常染色体显性遗传，所以在一个患者身上发现突变后，其突变遗传给后代的概率大约是 50%。理论上讲，通过孕期的早期基因筛查还是可以检测出胎儿是否携带有其亲代的基因突变的，然后孕妇可以根据情况选择是否需要终止妊娠。只是限于各种原因，目前真正能够实施该项检测的机构还很少。

LQTS 中还有一种比较罕见的亚型同时伴有耳聋，称为 JLN 综合征，是以两位最先发现该病的医生的名字命名的。这种有耳聋表型的 LQTS 患病率更低，约为百万分之一。致病基因为 KCNQ1 和 KCNE1。其遗传方式为常染色体隐性遗传，即父母双方各带一个或者相同或者不同的突变，然后同时把突变传给了子代。这种情况下子代的患病率理论值为 25%。由于患者携带两个突变的累加效应，通常这种亚型的患者临床症状更严重，发生致命性心脏事件的概率也更高。

药物引起的长 QT 综合征（drug - induced LQT，diLQT）是临床上最常见的获得性 LQTS。通常与抗心律失常药、抗组胺药和抗精神病药有关。这些药物被证明通过延长 QT 间期，导致 TdP。占所有处方量的 2% ~ 3%。大多数导致 QT 间期延长的药物阻滞心肌细胞延迟整流钾电流快速成分（IKr），类似 HERG 基因突变所导致的 LQT2。1% ~ 8% 的患者接受 QT 间期延长药物会表现出 QT 间期延长或发展为 TdP。因为 QT 间期延长易感者容易出现快速室性心律失常如 TdP 和室颤（VF），所以该种心律失常的病死率可以高达 10% ~ 17%。因此药物相关的长 QT 综合征是过去几十年里已上市药物撤出市场的最常见原因。尽管这种不良反应在人群中相对少见（小于十万分之一），QT 间期延长也不总是诱发 TdP。其他因素如心力衰竭、心室肥厚、女性、低钾血症、隐性长 QT 间期（存在基因突变而 QT 间期仍在正常范围）、猝死家族史等影响心脏的复极稳定性，也与药物诱发的 TdP 有关。现在已经发现了两个真正与 diLQTS 有关的基因：ALG10B 和 ACN9（见表 11 - 1）。

在临床实践中，避免药物致 QT 间期延长应该注意如下几点：不使用超过推荐剂量；对已存在危险因素的患者减少使用剂量；避免已知延长 QT 间期的药物联合使用；药物诱发 TdP 的幸存患者和猝死者家族成员进行可能的基因筛查，了解是否存在隐性 LQTS 等。

目前对 LQTS 进行基因检测的专家共识推荐建议是：

A. 以下情况推荐进行 LQT1 - 3（KCNQ1、KC - NH2、SCN5A）的基因检测：基于病史、家族史及心电图（ECG）表型［静息 12 导联 ECG 和（或）运动或儿茶酚胺应激试验］心脏病专家高度怀疑 LQTS 的患者；无症状的特发性 QT 间期延长者（其中青春前期 QTc > 480ms 或成人 QTc > 500ms，排除继发性 QT 间期延长因素，如电解质异常，药物因素，心肌肥厚，束支传导阻滞等）（Ⅰ类推荐）。

B. 以下情况可以考虑进行 LQT1 - 3 基因检测：无症状特发性 QT 间期延长者，其中青春前期 QTc > 460ms，成人 QTc > 480ms（Ⅱb 类推荐）。

C. 已在先证者发现 LQTS 致病基因突变者，推荐其家族成员及相关亲属进行该特定突变的检测（Ⅰ类推荐）。

D. 对药物诱发 TdP 的先证者应考虑行基因检测（Ⅱb 类推荐）。

E. 如果 LQT1 - 3 突变检测阴性，但有 QTc 间期延长，应该考虑基因再评价，包括重复基因检测或进行其他更多致病基因检测（Ⅱb 类推荐）。

（二）短 QT 间期综合征（short QT syndrome，SQTS）

SQTS 是以短 QT 间期、发作性心室颤动（室颤）和（或）室性心动过速及心脏性猝死为特征，心脏结构正常的一组心电紊乱综合征。已发现的致病基因有：KCNH2（SQT1）、KCNQ1（SQT2）、KCNJ2（SQT3）、CA CNAJ C（SQT4）、CAC - NB2b（SQT5）。

最新的 SQTS 的诊断标准如下：①若有 QTc ≤ 330ms，则诊断 SQTS。②若有 QTC < 360ms，且存在下述一个或多个情况，可以诊断 SQTS：有致病突变、SQTS 家族史、年龄 ≤ 40 岁发生猝死的家族史，无器质性心脏病室速或室颤（VT/VF）的幸存者。

对 SQTS 进行基因检测的专家共识建议如下：

A. 基于病史，家族史以及 ECG 表型，临床高度怀疑 SQTS 的患者，可以考虑检测 KC-NH2、KCNQ1 及 KCNJ2 基因（Ⅱb 类推荐）。

B. 推荐家族成员及其他相关亲属进行特定突变位点检测（Ⅰ 类推荐）。

（三）Brugada 综合征（Brugada syndrome，BrS）

符合下列情况之一者可以诊断 BrS：①位于第 2 肋间、第 3 肋间或第 4 肋间的右胸 V_1、V_2 导联，至少有一个导联记录到自发或由 Ⅰ 类抗心律失常药物诱发的 1 型 ST 段抬高 ≥ 2mm；②位于第 2 肋间、第 3 肋间或第 4 肋间的右胸 V_1、V_2 导联，至少有一个导联记录到 2 型或 3 型 ST 段抬高，并且 Ⅰ 类抗心律失常药物激发试验可诱发 Ⅰ 型 ST 段 ECG 形态。

BrS 的主要特征为心脏结构及功能正常，右胸导联 ST 段抬高，伴或不伴右束支传导阻滞及因室颤所致的心脏性猝死。BrS 呈常染色体显性遗传，但有 2/3 的患者呈散在发病。到目前为止已经发现 7 个 BrS 的致病基因，分别是编码心脏钠离子通道 α、β 亚单位的 SCN5A 和 SCN1b，钠通道调节因子 GPDIL，编码钙通道的 α、β 亚单位的 CACNA1C 和 CACNB2b，编码 I_{to} 通道的 β 亚单位的 KCNE3，编码 I_{kr} 通道的 KCNH2 基因。我国目前共有 10 个 SCN5A 突变位点报道。

对 BrS 进行基因筛查的专家共识建议如下：

A. 推荐家族成员及其他相关亲属进行特定突变检测（Ⅰ 类推荐）。

B. 基于病史、家族史以及 ECG 表现［静息 12 导 ECG 和（或）药物激发试验］，临床怀疑 BrS 的患者进行 SCN5A 基因检测（Ⅱa 类推荐）。

C. 不推荐孤立的 2 型或 3 型 Brugada ECG 表现个体进行基因检测（Ⅲ 类推荐）。

（四）儿茶酚胺敏感型多形性室速（catechola－minergic polymorphic ventricular tachycar－dia，CPVT）

CPVT 是一种少见但严重的遗传性心律失常，常表现为无器质性心脏病个体在交感兴奋状态下发生双向室速（bVT）或多形性室速（pVT），可发展为室颤，引起患者晕厥，甚至猝死。在静息状态时可无明显临床症状。CPVT 发病年龄平均为 8 岁，一部分人首次晕厥发作可以到成年出现。大约 30% CPVT 患者 10 岁前发病，60% 患者 40 岁以前至少有 1 次晕厥事件发作。

目前已发现的与 CPVT 相关的基因有 3 个：兰尼丁受体（ryanodine receptor 2，RYR2）、集钙蛋白（calsequestrin 2，CASQ2）和钙调蛋白（calm－odulin，CALM1）。在已知 2 个 CPVT 致病基因中，约 65% 先证者存在 RYR2 突变，3% ~ 5% 为 CASQ2 突变。65% 诊断为 CPVT 患者基因筛查为阳性。由于 RYR2 基因非常大，目前大部分的文献报道仅提供覆盖关键区域外显子检测。基因检测阳性和阴性先证者的治疗无差别，但对家族成员的处理具有重要价值。鉴于猝死可能是 CPVT 的首发症状，对 CPVT 先证者的其他所有家庭成员早期进行 CPVT 相关基因检测，有助于对他们在出现症状前进行诊断、合理的遗传咨询以及开始 β 受体阻滞剂治疗。另外，因为 CPVT 发病年龄小而且与部分 SIDS 发生有关，所以对先证者有 CPVT 突变的其他家族成员，出生时应进行特定突变位点基因检测，以便对基因检测阳性的个体尽早给予 β 受体阻滞剂治疗。

目前对 CPVT 进行基因筛查的专家共识建议如下：

A. CPVT1（RYR2）和 CPVT2（GASQ2）的基因检测推荐：基于病史、家族史，以及运动或儿茶酚胺应激诱发的 ECG 阳性表型，具有 CPVT 临床证据的患者，都推荐进行上述基因检测（Ⅰ类推荐）。

B. 家族成员及其他相关亲属行特定突变检测（Ⅰ类推荐）。

（五）心房颤动（AF）

心－颤动是一种房性心动过速，心电图表现 P 波消失，代之为小 f 波，频率约 350 ~ 600 次/分。AF 多见于老年人或伴有基础性疾病者，但也有少数特发性房颤有家族性，已发现的致病基因有 9 个：KCN Q1、KCNE2、KCNJ2、KCNH2、SCN5A、KCNA5、NPPA、NUP155、GJA5，但还没有一个致病基因代表了 ≥5% 的 AF，因此目前不推荐对 AF 患者进行基因检测，也不推荐行 SNP 基因分型。推荐家族性 AF 到专门的研究中心诊治。

（六）进行性心脏传导疾病（progressive cardiac conduction disease，PCCD）

PCCD 又称 Lenegre 病，为传导系统的退行性纤维化或硬化的改变呈进行性加重，常从束支阻滞逐渐发展为高度或三度房室传导阻滞，传导阻滞严重时患者发生晕厥或猝死的概率较高。PCCD 呈常染色体显性遗传，隐性遗传及散发病例少见。已发现的致病基因有 SCN5A、TRPM4、SCN/B。目前报道的与 PC－CD 相关的 SCN5A 突变有 30 个，其中仅与 PCCD 相关的突变有 11 个，与 Brugada 综合征重叠的突变有 19 个，而 SCN1B 上有两个突变与 PCCD 有关。PCCD 患者分层基因检测应该包括 SCN5A、SCB 和 TRPM4 基因。

对 PCCD 进行基因筛查的专家共识建议如下：

A. 在先证者发现 PCCD 致病基因突变后，推荐在家族成员及其他相关亲属中检测该突变（Ⅰ类推荐）。

B. 对于孤立性 PCCD 或伴有先天性心脏病的 PCCD，尤其存在 PCCD 阳性家族史时，基因检测可以考虑作为诊断性评价的一部分（Ⅱb 类推荐）。

其他还有一些与遗传相关的心律失常，如早期复极综合征、特发性室颤、不明原因猝死综合征等，关于这些疾病虽然也有一些基因学证据发现，但只能解释极少数该类患者的病因，因此在此文中暂不详述，待以后本书再版时视本学科的进展情况再加以补充阐述。

（杨丽霞）

第三节　期前收缩

期前收缩是指起源于窦房结以外的异位起搏点而与基本心律中其他搏动相比在时间上过早发生的搏动，又称过早搏动，简称早搏。几乎 100% 的心脏病患者和 90% 以上的正常人均可发生，是临床上最常见的心律失常。

一、病因

（1）生活习惯：过多的茶、烟、咖啡或腹内胀气、便秘、过度疲劳、紧张或忧虑等精神刺激或情绪波动常常是发生期前收缩的诱因。

（2）神经反射：特别是通过胃肠道的感受器所激发的神经反射更为常见。当运动或饱餐使心率加快，随后在休息时心率又逐渐减慢时容易出现。亦有人在卧床，准备入睡之际发生。

（3）药物：如麻黄碱、肾上腺素、异丙肾上腺素亦可诱发期前收缩。器质性心脏病患者，特别是心脏功能代偿失调发生了心功能衰竭时，期前收缩往往增多。服用强心药如洋地黄制剂后，心力衰竭得到控制，期前收缩减少或消失。若在继续服用洋地黄制剂过程中，反而引起更多的室性期前收缩，甚至发生二联律，这往往是洋地黄中毒或过量的结果。

（4）手术或操作：心脏手术过程中特别是当手术进行到直接机械性刺激心脏传导系统时，期前收缩几乎是不可避免的。此外，在左、右心脏导管检查术、冠状动脉造影术中，当导管尖端与心室壁，特别是与心室间隔接触时，或注射造影剂时，都往往引起各式各样的心律失常，其中期前收缩便是最常见的一种。此外，胆道疾病、经气管插管的过程中亦容易发生期前收缩。

（5）各种器质性心脏病：尤其是慢性肺部疾病、风湿性心脏病、冠心病、高血压心脏病等，房性期前收缩更加常见。一组多中心临床研究提供的 1 372 例 65 岁以上老年人大样本资料，经 24h 动态心电图检测，发现房性期前收缩检出率为 97.2%，而超过连续 3 次以上的室上性心动过速几乎占一半。90% 以上的冠心病、扩张型心肌病患者可出现室性期前收缩。二尖瓣脱垂患者常见频发和复杂的室性期前收缩，如果伴有二尖瓣关闭不全造成的血流动力学损害、心源性晕厥病史、频发的室性期前收缩则提示可能有猝死的危险。而且，无论何种原因所致的心力衰竭，均常发生室性心律失常，频发室性期前收缩的发生率可达 80% 以上，40% 可伴短阵室速，常成为心力衰竭患者发生猝死的主要原因。

二、产生机制

（1）折返激动：折返激动是指心脏内某一部位在一次激动完成之后并未终结，仍沿一定传导途径返回到发生兴奋冲动的原发部位，再次兴奋同一心肌组织并引起二次激动的现象。在折返激动中，如果折返一次即为折返性早搏。由折返激动形成的早搏其激动来自基本心律的起搏点而并非来自异位起搏点，折返激动是临床上最常见的早搏发生原理。环行折返或局灶性微折返如折返途径相同则过早搏动形态一致；如折返中传导速度一致，则过早搏动与前一搏动的配对时间固定。

（2）并行心律：心脏内有时可同时有两个起搏点并存，一个为窦房结，另一个为异位起搏点，但其周围存在着完全性传入阻滞，因而不受基本心律起搏点的侵入，使两个起搏点能按自身的频率自动除极互相竞争而激动心房或心室。因异位起搏点的周围同时还有传出阻滞，故异位起搏点的激动不能任何时候都可以向四周传播，只有恰遇周围心肌已脱离不应期，才能以零星早搏的形式出现，若异位起搏点周围的传出阻滞消失，可形成并行心律性心动过速。并行心律是异位起搏点兴奋性增高的一种特殊形式，是产生早搏的一个重要原因。

（3）异位起搏点的兴奋性增高：①在某些条件下，如窦性冲动到达异位起搏点处时由于魏登斯基现象，使该处阈电位降低及舒张期除极坡度改变而引起过早搏动；②病变心房、心室或浦肯野纤维细胞膜对不同离子通透性改变，使快反应纤维转变为慢反应纤维，舒张期自动除极因而加速，自律性增强，而产生过早搏动。

三、分类

根据异位搏动发生部位的不同，可将期前收缩分为窦性、房性、房室交界性和室性期前收缩，其中以室性期前收缩最为常见，房性次之，交界性比较少见，窦性极为罕见。

描述期前收缩心电图特征时常用到下列术语：

（1）联律间期（couplinginterval）：指异位搏动与其前窦性搏动之间的时距，折返途径与激动的传导速度等可影响联律间期长短。房性期前收缩的联律间期应从异位 P 波起点测量至其前窦性 P 波起点，而室性期前收缩的联律间期应从异位搏动的 QRS 波起点测量至其前窦性 QRS 波起点。

（2）代偿间歇（compensatory pause）：当期前收缩出现后，往往代替了一个正常搏动，其后就有一个较正常窦性心律的心动周期为长的间歇，叫作代偿间歇。由于房性异位激动，常易逆传侵入窦房结，使其提前释放激动，引起窦房结节律重整，因此房性期前收缩大多为不完全性代偿间歇。而交界性和室性期前收缩，距窦房结较远不易侵入窦房结，故往往表现为完全性代偿间歇。在个别情况下，若一个室性期前收缩发生在舒张期的末尾，可能只激动了心室的一部分，另一部分仍由窦房结下传的激动所激发，这便形成了室性融合波。

（3）插入性期前收缩：指插入在两个相邻正常窦性搏动之间的期前收缩。

（4）单源性期前收缩：指期前收缩来自同一异位起搏点或有固定的折返径路，其形态、联律间期相同。

（5）多源性期前收缩：指在同一导联中出现 2 种或 2 种以上形态及联律间期互不相同的异位搏动。如联律间期固定，而形态各异，则称为多形性期前收缩，其临床意义与多源性期前收缩相似。

（6）频发性期前收缩：依据出现的频度可人为地分为偶发和频发性期前收缩。目前一般将≤10 次/小时（≤5 次/分）称为偶发期前收缩，≥30 次/小时（5 次/分）称为频发期前收缩。常见的二联律（bi - geminy）与三联律（trigeminy）就是一种有规律的频发性期前收缩。前者指期前收缩与窦性心搏交替出现；后者指每 2 个窦性心搏后出现 1 次期前收缩。

四、临床表现

由于患者的敏感性不同，可无明显不适或仅感心悸、心前区不适或心脏停搏感。高血压、冠心病、心肌病、风湿性心脏病病史的询问有助于了解早搏原因指导治疗，询问近期内有无感冒、发热、腹泻病史有助于判断是否患急性病毒性心肌炎，洋地黄类药物、抗心律失常药物及利尿剂的应用有时会诱发早搏的发生。

五、体检发现

除原有基础心脏病的阳性体征外，心脏听诊时可发现在规则的心律中出现提早的心跳，其后有一较长的间歇（代偿间歇），提早出现的第一心音增强，第二心音减弱，可伴有该次脉搏的减弱或消失。

六、心电图检查

1. 房性期前收缩（premature atrial complex）　心电图表现：①期前出现的异位 P 波，其形态与窦性 P 波不同；②PR 间期 >0. 12s；③大多为不完全性代偿间歇，即期前收缩前后两个窦性 P 波的间距小于正常 PP 间距的两倍（图 11 - 19 某些房性期前收缩的 PR 间期可以延长；如异位）。P 波后无 QRS - T 波，则称为未下传的房性期前收缩；有时 P 波下传心室引起 QRS 波群增宽变形，多呈右束支传导阻滞图形，称房性期前收缩伴室内差异性传导。

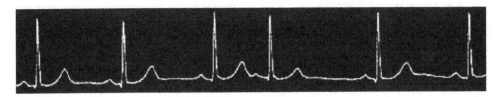

图 11 – 19　房性期前收缩

2. 房室交界性期前收缩（premature junctional complex）　心电图表现：①期前出现的 QRS – T 波，其前无窦性 P 波，QRS – T 波形态与窦性下传者基本相同；②出现逆行 P 波（P 波在 Ⅱ、Ⅲ、aⅦ 导联倒置，aⅦR 导联直立），可发生于 QRS 波群之前（PR 间期 <0.12s）或 QRS 波群之后（RP 间期 <0.20s），或者与 QRS 波相重叠；③大多为完全性代偿间歇（图 11 – 20）。

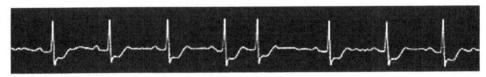

图 11 – 20　房室交界性期前收缩

3. 室性期前收缩（premature ventricular com – plex）　心电图表现：①期前出现的 QRS – T 波前无 P 波或无相关的 P 波；②期前出现的 QRS 波形态宽大畸形，时限通常 >0.12s，T 波方向多与 QRS 波的主波方向相反；③往往为完全性代偿间歇，即期前收缩前后的两个窦性 P 波间距等于正常 PP 间距的两倍（图 11 – 21）。

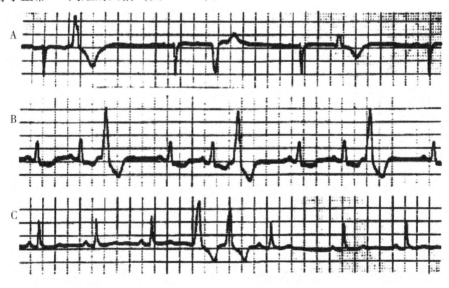

图 11 – 21　室性期前收缩

A. 多源性室性早搏；B. 三联律；C. 成对的室性早搏

室性期前收缩（室早）显著变形增宽，QRS 波 >160ms，常强烈提示存在器质性心脏病。室性期前收缩的配对间期多数固定，配对间期多变的室性期前收缩可能为室性并行心律。过早出现的室性期前收缩，靠近前一心动周期 T 波的顶峰上，称为 R on T 现象，易诱发室颤或室速，特别当心肌缺血、电解质紊乱及其他导致室颤阈值下降的情况时，R on T 现象具有较大危险性（表 11 - 2）。

表 11 - 2　室性前期收缩的 Lown 分级

分级	心电图特点
0	无室性期前收缩
1	偶发，单一形态室性期前的收缩 <30 次／小时
2	频发，单一形态室性期前收缩 ≥30 次／小时
3	频发的多形性室性期前收缩
4A	连续的，成对的室性期前收缩
4B	连续的事 ≥3 次的室性期前收缩
5	R on T 现象

七、诊断

根据体表心电图或动态心电图形态，房性期前收缩和室性期前收缩的诊断不难确定。临床上还需要对期前收缩进行危险分层，区分生理学和病理性期前收缩，尤其是对室性期前收缩要判断其对预后的影响。

房性期前收缩可见于正常健康人和无心脏病患者，但正常健康人频发性房性期前收缩极为少见。房性期前收缩多见于器质性心脏病患者。当二尖瓣病变、甲状腺功能亢进、冠心病和心肌病中发生频发性房性期前收缩时，特别是多源性早搏时，常是要发生心房颤动的先兆。以下房性期前收缩可能与器质性心脏病有关，常提示为病理性期前收缩：①频发持续存在的房性期前收缩；②成对的房性期前收缩；③多形性或多源性房性期前收缩；④房性期前收缩二联律或三联律；⑤运动之后房性期前收缩增多；⑥洋地黄应用过程中出现房性期前收缩。

八、治疗

早搏分为功能性和病理性两类，功能性早搏一般不需要特殊治疗，病理性早搏则需要及时进行处理，否则可能引起严重后果，甚至危及生命。了解和掌握功能性和病理性早搏的鉴别知识，及时进行判断，这对于疾病的预防和治疗具有重要意义。

1. 功能性早搏　在中青年人中并不少见，大多数查不出病理性诱因，往往是在精神紧张、过度劳累、吸烟、酗酒、喝浓茶、饮咖啡后引起的，一般出现在安静或临睡前，运动后早搏消失，功能性早搏一般不影响身体健康，经过一段时间，这种早搏大多会不治而愈，故无需治疗，但平时应注意劳逸结合，避免过度紧张和疲劳，思想乐观，生活有规律，不暴饮暴食、过量饮酒，每天进行适当的体育锻炼。

2. 病理性早搏　患心肌炎、冠状动脉粥样硬化性心脏病、风湿性心脏病、甲亢性心脏病、二尖瓣脱垂及洋地黄中毒时，也常出现早搏，这属于病理性早搏。常见于下列情况：发生于老年人或儿童；运动后早搏次数增加；原来已确诊为心脏病者；心电图检查除发现早搏外，往往还有其他异常心电图改变。对于病理性早搏，应高度重视，需用药治疗，如果出现严重的和频繁发作的早搏，最好住院进行观察和治疗。

3. 功能性和器质性室性期前收缩的鉴别

（1）QRS 波群时间：若心肌本身无病变，则不论心室异位起搏点在心室何处，QRS 波群时间均不会超过 0.16s。更宽大的 QRS 波群常提示心肌严重受累，这样的室性期前收缩是器质性的。

（2）QRS 波群形态：异位起搏点位于右室前壁（或室间隔前缘）和心底部的室早，多属于功能性的。

（3）QRS 波群形态结合 ST－T 改变：这是由 Schamroch，提出的鉴别方法（见表 11－3）。

表 11－3　Schamroch 功能性和器质性室早的比较法

心电图特点	功能性室早	器质性室早
QRS 波振幅	≥20mm	<10mm
QRS 波时间	<0.14s	>0.14s
粗钝切迹	无	常见
ST 段等电位线	ST 段起始部无等电位线	有
T 波	不对称，与 QRS 波反向	对称、高尖、与 QRS 波同向

（4）运动负荷试验：一般认为休息时有室早，运动时消失者多属于功能性；运动时出现且为频发，则器质性的可能性大。

4. 房性早搏　应积极治疗病因，必要时可选用下列药物治疗：①β 受体阻滞剂，如普萘洛尔（心得安）；②维拉帕米（异搏定）；③洋地黄类，适用于伴心力衰竭而非洋地黄所致的房性早搏，常用地高辛 0.25mg，1 次/日；④奎尼丁；⑤苯妥因钠 0.1g，3 次/日；⑥胺碘酮。前两类药物对低血压和心力衰竭患者忌用。

5. 房室交界性早搏的治疗　与房性早搏相同，如无效，可试用治疗室性早搏的药物。

6. 室性早搏的治疗　室性期前收缩的临床意义可参考以下情况判断并予以重视：①有器质性心脏病基础，如冠状动脉疾病（冠心病）、急性心肌梗死、心肌病、瓣膜疾病等；②心脏功能状态，如有心脏扩大、左心室射血分数低于 40% 或充血性心力衰竭；③临床症状，如眩晕、黑矇或晕厥先兆等；④心电图表现，如室性期前收缩呈多源、成对、连续 ≥3 个出现，或在急性心肌梗死或 QT 间期延长基础上发生的 Ron T 现象。治疗室性早搏的主要目的是预防室性心动过速，心室颤动和心脏性猝死。

室早的治疗对策如下：①无器质性心脏病的患者，室早并不增加其死亡率，对无症状的孤立的室早，无论其形态和频率如何，无需药物治疗。②无器质性心脏病的患者，但室性期前收缩频发引起明显心悸症状，影响工作和生活者，可酌情选用美西律、普罗帕酮，心率偏快、血压偏高者可用 β 受体阻滞剂。③有器质性心脏病，伴轻度心功能不全（左心室射血分数 40% ~50%），原则上只处理心脏病，不必针对室性期前收缩用药，对于室性期前收缩引起明显症状者可选用普罗帕酮、美西律、莫雷西嗪、胺碘酮等。④急性心肌梗死早期出现的室性期前收缩可静脉使用利多卡因、胺碘酮。⑤室性期前收缩伴发心力衰竭、低钾血症、洋地黄中毒、感染、肺源性心脏病等情况时，应首先治疗上述病因。

7. 室性早搏的经导管射频消融治疗　导管消融术的出现极大地改变了心律失常临床治

疗模式，使得心律失常的治疗从姑息性的控制转向微创性的根治术。经过十余年的发展，已经成为绝大多数快速性心律失常的一线治疗。

对于有明显临床症状、药物治疗无效或患者不能耐受、无伴发严重器质性心脏病的频发室性期前收缩患者，可考虑经导管射频消融。根据患者室性期前收缩发生时的体表心电图可以初步诊断室性期前收缩的起源部位在左心室或右心室，经激动标测结合起搏标测，可确定消融部位。目前还可以结合三维电解剖标测手段（Carto、Ensite3000），提高消融治疗成功率。

射频消融的适应证选择可参考下列条件：①心电图及动态心电图均证实为频发单形性室性早搏，室早稳定，而且频发，24h 动态心电图显示同一形态的室性早搏通常超过 1 万次以上，或占全天心律的 8% 以上；②有显著的临床症状，心理治疗加药物治疗无效或药物有效但患者不能耐受长期药物治疗或者不愿意接受药物治疗者；③因频发室早伴心悸、乏力症状和（或）精神恐惧，明显影响生活和工作者；④因频发室早影响到学习或就业安排，有强烈根治愿望。

射频消融的禁忌证：①偶发室性期前收缩；②多源性室性期前收缩；③器质性心脏病所致室性期前收缩。

室性期前收缩导管射频消融特点：①室性期前收缩多起源于右室流出道；②多采用起搏标测；③无早搏时不宜进行标测和消融；④消融成功率高，并发症少。

九、室性早搏的并发症

本病会诱发室性心动过速、心室颤动，在严重的情况下还会导致心脏性猝死。

1. 室性心动过速　室性心动过速是指起源于希氏束分叉处以下的 3 ~ 5 个以上宽大畸形 QRS 波组成的心动过速，与阵发性室上性心动过速相似，但症状比较严重，小儿烦躁不安，苍白，呼吸急促，年长儿可诉心悸，心前区疼痛，严重病例可有晕厥、休克、充血性心力衰竭者等，发作短暂者血流动力学的改变较轻，发作持续 24h 以上者则可发生显著的血流动力学改变，体检发现心率增快，常在 150 次/分以上，节律整齐，心音可强弱不等。

2. 心室颤动（VF）　是由于许多相互交叉的折返电活动波引起，其心电图表现为混乱的记录曲线，VF 常可以致死，除非用直流电除颤（用胸部重击或抗心律失常药物除颤难以奏效）。

3. 心脏性猝死　猝死系 - 临床综合征，指平素健康或病情已基本恢复或稳定者，突然发生意想不到的非人为死亡，大多数发生在急性发病后即刻至 1h 内，最长不超过 6h 者，主要由于原发性心室颤动、心室停搏或电机械分离，导致心脏突然停止有效收缩功能。

（毕旭明）

第四节　心房颤动

一、病因及发病机制

凡能够引起窦房结损伤、缺血、心肌病变或心房压增高、心房扩大的各种疾病均可发生心房颤动（atrial fibrillation，AF），是人类最常见的心律失常类型之一。青年人最常见的病因是风湿性心脏病，尤其是二尖瓣狭窄；老年人则常见于老年退行性心脏瓣膜病；还可见于心肌病、心肌炎、缩窄性心包炎、甲亢、先天性心脏病、预激综合征、冠心病等，亦可见于洋地黄中毒患者。部分阵发性心房颤动可见于正常人或无明确原因，反复发作，又称之为孤立性心房颤动或特发性房颤。在使用洋地黄过程中，若心房颤动伴室内差异性传导，提示洋地黄用量不足；若心房颤动出现室性早搏，心室率慢而节律齐，常提示中毒。其发生是由于心房内存在多个折返环，多发的环行激动使心房失去有效的收缩，而表现为心房颤动。其他机制，如心房内多个起搏点自律性增高尚未得到证实。房颤开始时，常表现为阵发性、反复发作，持续时间延长而转变为持续性或永久性房颤。

二、临床要点

1. 症状与体征　心率慢者可无症状，或自觉心跳不规则；心室率快者可有心悸、疲乏、虚弱、头晕、无力、恶心、面色苍白等症状；严重二尖瓣狭窄者可诱发急性肺水肿。体征可有：①动脉脉搏和心搏完全不规则。②心脉率不一致而表现为脉短绌，心率越快则脉短绌越明显。③听诊心音强弱不等。

2. 心电图表现

(1) 各导联 P 波消失，代之以形态、振幅、间期完全不一的基线波动（f 波），频率为 350 ~ 600 次/min，心室律绝对不齐，即 RR 间期绝对不等，一般在 120 ~ 180 次/min，不超过 200 次/min，QRS 波群一般呈室上性。f 波在心电图上可能相当显著，类似不纯性扑动，也可能非常细小，甚至看不到。一般来说，f 波愈粗大，频率愈低；愈纤细，频率愈高。

(2) 心房颤动伴室内差异性传导：心房颤动时，下传的心室搏动其 QRS 波群可以正常或宽大，宽大的 QRS 波群可由于同时存在束支传导阻滞、预激综合征或时相性室内差异性传导引起；心房颤动，由于室率多快速而不规则，常有 Ashman 现象，故比心房扑动更易产生室内差异性传导，而形成宽大畸形的 QRS 波群。QRS 波群多呈右束支传导阻滞图形（占90%），其起始向量多与正常心搏一致，偶可呈左束支传导阻滞图形。前一个心动周期愈长，"联律间期"愈短，则 QRS 波群增宽愈显著，同时无代偿间歇。

(3) 心房颤动伴房室传导阻滞

1) 心房颤动伴 II 度房室传导阻滞：出现不同程度的房室交界性或室性逸搏，发生在比较固定的长间歇后。RR 间期虽长短不一，但不规则中有规律，如渐短突长或渐长突长的类文氏现象。心房颤动时 f 波频率为 350 ~ 600 次/min。生理性干扰、隐匿性传导是机体的保护性反应，也可造成长 RR 间期，不能单凭 RR 间期长短决定 AVB 的存在。

2) 心房颤动伴 III 度房室传导阻滞：心房颤动时，心电图示 RR 间期相等即说明合并 III 度 AVB。根据起搏点部位，QRS 时间、频率不一，心室律可表现为非阵发性或阵发性结性心动过速，也可表现为阵发性或非阵发性室性心动过速。室性逸搏心律使 QRS 宽大畸形。

(4) 预激综合征伴心房颤动：①心房颤动常为阵发性。②心室率较快，常大于 200 次/min，节律完全不规则。③QRS 波群时间取决于下传途径，由异常路径下传时，QRS 宽大畸形，可有典型预激综合征图形，较为常见。由正常径路下传时，QRS 波群正常，此时如伴有室内差异性传导，可使 QRS 波宽大畸形，易被误认为房颤沿旁路下传；也可在心电图上呈现"手风琴"现象，QRS 波群宽大与正常相间出现。

三、诊断关键

1. 诊断　主要依据临床和心电图表现。

2. 病情危重指标　心房颤动发生后可为持续性，但也有阵发性者，而后反复发作呈持续型房颤。心房颤动时，由于心房失去有效收缩，使心室舒张期充盈不良，故心输出量减少 25%～30%，可诱发或加重心力衰竭，尤其当心室率过快时更易发生。心房颤动发生后可能导致心房内血栓形成，尤其是二尖瓣狭窄的患者，当左房极度增大或心室率很快时心房内更易形成血栓，血栓脱落造成动脉栓塞的发生率达 41% 左右。孤立性房颤一般预后良好，但需预防发生栓塞。预激综合征伴心房颤动由于心室率极快，可引起严重血流动力学异常，甚至心室颤动和猝死。

3. 鉴别诊断

（1）心房颤动合并室内差异性传导与心房颤动合并室性心动过速：①前者心室节律绝对不齐，心室率极快时可基本规则；后者多基本规则（RR 间期相差 0.01～0.04s）。②前者 QRS 波多呈三相型，呈右束支阻滞图形，偶可呈左束支阻滞图形，QRS 波群时间 <0.14s，易变性大；后者多呈单相性 QRS 波群，QRS 波群时间可 >0.16s，易变性小（除非是多源性室速）。③前者宽大畸形的 QRS 波群的配对间期多不固定；后者则固定，并且与室性早搏的配对时间相等。④前者无代偿间期，后者有类代偿间歇。⑤前者无室性融合波，后者可有室性融合波及心室夺获。

（2）心房颤动合并预激综合征与心房颤动合并室性心动过速：①前者心室率多超过 180 次/min；后者常小于 180 次/min。②前者心室节律不规则，R－R 间期相差可超过 0.03～0.10s；后者心室节律可稍有不均匀或完全均齐。③前者 QRS 波群形态宽大畸形，起始部分可见预激波；后者 QRS 波群很少呈右束支阻滞图形，无预激波。④前者无心室夺获，后者可有心室夺获。⑤前者发作前后心电图可见到预激综合征图形，而后者可能有室性早搏。

（3）心房颤动合并室内差异性传导与心房颤动合并室性早搏：①合并室内差异性传导多发生在心室率较快时，而合并室性早搏多发生在心室率较慢时。②合并室内差异性传导时，QRS 波群多呈右束支传导阻滞图形，起始向量与基本心率相同；合并室性早搏时，QRS 波群常出现 QR、QR 或 RS 形，波形模糊、有切迹，常在 QRS 波群起始部分已很明显。③合并室内差异性传导时，宽大畸形的 QRS 波群多紧随在长 RR 间期后发生（即 Ashman 现象或称长－短周期），而后者无此规律。④心房颤动合并室内差异性传导无固定的配对间期，而合并室性早搏多有固定的配对间期。⑤合并室内差异传导时，QRS 波群畸形程度可有很大差别，QRS 波群时间可大于 0.12s，也可小于 0.12s；而合并室性早搏时，QRS 波群如果有多种形态，都是典型的室性早搏波形，QRS 波群时间均大于 0.12s。⑥心房颤动合并室内差异性传导时其后多无类代偿间歇，而合并室性早搏其后多有类代偿间歇。

四、治疗关键

治疗分为两个方面。

1. 转复房颤　目前主张同步直流电转复，转复后用胺碘酮或奎尼丁维持窦性心律，胺碘酮维持率高且死亡率较低，被推荐为首选药物。也可用奎尼丁或胺碘酮行药物转复。转复的禁忌证为房颤持续时间过长（超过 6 个月），心房较大或合并严重心肌损害的器质性心脏病。

2. 控制心室率　是治疗的主要目的之一，可减轻症状，增加心排血量。适用于不适宜行房颤转复者或转复前心室率较快者，常用药物有洋地黄类，无严重心肌功能不全者也可使用β受体阻滞剂或维拉帕米。

3. 抗凝治疗　β受体阻滞剂和钙拮抗剂是房颤时控制心室率的一线药物。

（张　权）

第五节　室上性心动过速

室上性心动过速（室上速，SVT）是最常见的一种心动过速，其电生理机制也是认识得最清楚的。根据电生理分类，SVT 由房室结折返、房室折返和房性心动过速组成。本文主要针对狭义上的室上速，即房室结折返和房室折返性心动过速的电生理机制及射频消融进行简单介绍。

一、房室结折返性心动过速（AVNRT）

AVNRT 的电生理基础是房室结双径路。房室结双径路被认为是房室结传导功能性纵向分离的电生理现象，可能与房室结的复杂结构形成了非均一性的各向异性有关。

1. 房室结双径路的诊断　典型的房室结双径路表现为：在高位右房的 S_1S_2 刺激中，当 S_1S_2 缩短 10~20ms，而出现 A_2H_2 突然延长 50ms 以上，即出现房室传导的跳跃现象。若跳跃值仅 50ms，诊断应慎重。此时若同时伴有心房回波或诱发 SVT，且能除外隐匿性旁路和房内折返；或连续两个跳跃值都是 50ms，则可诊断。

当高位右房的 S_1S_2 刺激无跳跃现象，应加做以下检查。当出现下述表现时，亦可诊断：

（1）心房其他部位（如冠状窦）S_1S_2 刺激出现跳跃现象。

（2）RVA 的 S_1S_2 刺激出现 V_2A_2 的跳跃现象。快慢型 AVNRT 患者常有此现象。

（3）给 S_2S_3 刺激，或刺激迷走神经，或给予阿托品、异丙肾上腺素、腺苷三磷酸等药物后，出现跳跃现象，或诱发出 AVNRT。

此外，若观察到以下现象，也是诊断房室结双径路的证据。

（1）窦性心律或相似频率心房起搏时，发现长短两种 PR 或 AH 间期，二者相差在 50ms以上。

（2）心房或心室期前刺激，偶尔观察到双重反应（1∶2 传导），前者表现为 1 个 A_2 后面有两个 V_2；后者为 1 个 V_2 后有两个 A_2。

（3）心房或心室快速起搏，房室结正传或逆传出现 3∶2 以上的文氏传导时，观察到 AH 或 VA 间期出现跳跃式延长，跳跃值在 50ms 以上。

2. AVNRT 的类型与电生理特性　虽然房室结双径路是 AVNRT 的电生理基础，但要形成 AVNRT，还需要快径路与慢径路在不应期与传导速度上严格地匹配。这就是为什么临床上没有 SVT 的病例，电生理检查中，25% 可以出现房室结双径路现象的原因。根据快慢径路在 AVNRT 中传导方向的不同，可以分为两型：慢快型和快慢型。

（1）慢快型：又称常见型、占 AVNRT 的 95%。它的电生理特点是正传发生在慢径路，而逆传发生在快径路。由于快速的逆传，使心房的激动发生在心室激动的同时，或稍后，或稍前。因此，心电图上逆行 P 波大多数重叠在 QRS 波中（占48%）或紧随其后（占46%），少数构成 QRS 波的起始部（占2%）。在心内电生理记录可以发现，逆传心房激动呈中心型，最早激动出现在房室交界区［即记录希氏束电图（HBE）的部位］；HBE 的 AH > HA 间期，VA <70ms，甚至为负值。

（2）快慢型：又称少见型，仅占 AVNRT 的5%。它的电生理特点是正传发生在快径路，逆传发生在慢径路，因而逆 P 波远离 QRS 波，而形成长的 RP 间期。心内电生理检查，逆传心房激动也是中心型，但最早激动点是冠状静脉窦（CS）口；HBE 的 AH < HA 间期。此时，需与房性心动过速、慢传导的隐匿性房室旁路参与的房室折返性心动过速（即 PJRT）相鉴别。

3. AVNRT 诊断要点

（1）常见型 AVNRT

1）房性、室性期前刺激，或用引起房室结正向文氏周期的频率进行心房起搏，可诱发和终止。

2）心房程序刺激，房室结正向传导出现跳跃现象。

3）发作依赖于临界长度的 AH 间期，即慢径路一定程度的正向缓慢传导。

4）逆向性心房激动最早点在房室连接区，HBE 的 VA 间期为 −40 ~ +70ms。

5）逆行 P波重叠在 QRS 波中，或紧随其后，少数构成 QRS 波的起始波。

6）心房、希氏束与心室不是折返所必需。兴奋迷走神经可减慢，然后终止 SVT。

（2）少见型 AVNRT

1）房性、室性期前刺激，或用引起房室结逆向文氏周期的频率进行心室起搏，可诱发和终止。

2）心室程序刺激，房室结逆向传导出现跳跃现象。

3）发作依赖于临界长度的 HA 间期，即慢径路一定程度的逆向缓慢传导。

4）逆向性心房激动最早点在 CS 口。

5）逆行 P波的 RP间期长于 PR 间期。

6）心房、希氏束和心室不是折返所必需，兴奋迷走神经可减慢并终止 SVT，且均阻滞于逆向传导的慢径路。

4. AVNRT 的心电图表现

（1）慢快型 AVNRT 的心电图有以下表现

1）P 波埋于 QRS 波中。各导联无 P 波，但由于 P 波的记录与辨认有时非常困难，因而仅凭心电图判断有无 P波常常难以做到。

2）SVT 时的心电图与窦性心律时比较。常常可以发现 QRS 波群在 Ⅱ、Ⅲ、aVF 导联多 1 个 S 波假 S 现象，在 V_2 导联多 1 个 r' 波（假 r' 现象），这两种现象虽然出现率不太高，但诊断的可靠性相当高。

3）若各导联有 P波，RP间期 <80ms，与 AVRT 的区别在于后者的 RP间期 >80ms。当 RP间期在 80ms 左右时，诊断应谨慎，因二者在此范围中有重叠。

（2）快慢型 AVNRT 的心电图表现与房速（AT）和 PJRT 一样，仅凭心电图无法区分。

此外，由于 AVNRT 多见于女性，女：男约为 7：3，因而仅凭心电因诊断男性患者为 AVNRT 应谨慎。

5. AVNRT 的鉴别诊断　AVNRT 需要与间隔部位起源的房速（AT）或间隔部旁路参与的房室折返性心动过速（AVRT）以及加速性结性心律失常相鉴别。

（1）心动过速时心房与心室激动的时间关系：V – A 间期 < 65ms 可排除 AVRT，但不能区别开 AV7NRT 和 AT。

（2）室房传导特征：心室程序刺激无递减传导特性，强烈提示有房室旁路，但如有明确递减传导特性，不能排除慢旁路的存在。

（3）希氏束旁刺激：刺激方法是以较高电压（脉宽）刺激希氏束旁同时夺获心室肌和希氏束或右束支（HB – RB），然后逐渐降低电压，使起搏只夺获心室肌，不夺获 HB – RB，观察心房激动顺序，刺激信号至 A 波（SA）以及 H – A 间期变化。如 S – A 间期和心房激动顺序均不变，提示房室旁路逆传；如 S – A 间期延长，H – A 间期不变，而且心房激动顺序也不变，提示无房室旁路，激动经房室结逆传；如心房激动顺序不同提示既有旁路也有房室结逆传。

（4）心动过速时希氏束不应期内心室期前刺激（RS2 刺激）：希氏束不应期内心室期前刺激影响心房激动（使心房激动提前或推后）或终止心动过速时未夺获心房，均提示房室之间除房室结之外还有其他连接，即房室旁路，但刺激部位远离旁路时会有假阴性。

（5）心室超速起搏可以拖带心动过速，并有 QRS 融合波者提示 AVRT。

以上几个方面的检查有助于 AVNRT 与 AVRT 的鉴别，在排除 AVRT 之后，间隔部起源心动过速的鉴别主要集中在房速与 AVNRT 之间。如心室超速起搏不夺获心房常提示为房速，若能夺获心房，但停止心室起搏后心房激动呈 A – A – V 关系也提示心动过速为房速。非间隔起源房速易于鉴别，心房激动顺序呈偏心性，区别于不同类型的 AVNRT。

6. 典型 AVNRT 的消融　慢径消融治疗 AVNRT 的成功率高，房室传导阻滞发生率低，已成为 AVNRT 的首选治疗方法。不同类型 AVNRT 均可通过慢径消融取得成功，消融可以通过解剖定位或慢径电位指导完成，而目前最常用的方法是将两种方法结合，通过解剖法首先进行初步定位，之后结合心内电图标测，寻找关键的靶点。

解剖定位指导的消融方法：首先将标测消融导管送至心室，慢慢向下并回撤导管至 CS 开口水平，之后回撤并顺时针旋转使消融导管顶端位于 CS 开口和三尖瓣环之间，并稳定贴靠，局部心内电图呈小 A，大 V 波，A/V 在 0.25 : 1 ~ 0.7 : 1 之间，A 波通常碎裂、多幅。

慢径电位指导的消融方法：心内电图指导下的慢径消融是指将标测导管置于 CS 开口和三尖瓣环之间，标测所谓的慢径电位区域作为消融靶点。Jackman 和 Haissaguerre 分别介绍了两种不同形态的慢径电位。Jackrnan 等描述的慢径电位是一种尖锐快波，窦性心律时位于小 A 波终末部，通常只能在 CS 日周围 < 5mm 的直径范围内记录到。Haissaguerre 等描述的慢径电位是一种缓慢、低频、低幅波，在 CS 口前面的后间隔或中间隔区域可以记录到。

消融终点：①房室结前传跳跃现象消失，并且不能诱发 AVNRT；②房室结前传跳跃现象未消失，跳跃后心房回波存在或消失，但在静滴异丙肾上腺素条件下不能诱发心动过速；③消融后新出现的持续性一度或一度以上房室传导阻滞。

消融成功标准：①房室结前传跳跃现象消失，并且不能诱发 AVNRT；②房室结前传跳跃现象未消失，跳跃后心房回波存在或消失，但在静滴异丙肾上腺素条件下不能诱发心动过速；③消融后无一度以上房室传导阻滞。

二、房室折返性心动过速（AVRT）

AVRT 的电生理机制是由于房室间存在附加旁路，导致电兴奋在心房、心脏传导系统、心室和房室旁路所组成的大折返环中做环形运动；因此，AVRT 的解剖学基础是房室旁路。房室旁路的产生是由于胚胎发育时，二尖瓣环和三尖瓣环这两个纤维环未能完全闭合，在未闭合处便出现心房肌与心室肌相连，即房室旁路。左前间隔处是主动脉瓣环与二尖瓣环间的纤维连续（亦称心室膜）、二尖瓣环在此处不会发生不闭合。因而，除此处之外，二尖瓣环与三尖瓣环的任何部位都能出现房室旁路。

1. 房室旁路的电生理特性　如前所述，房室旁路的组织学本质是普通心肌，因而它的电生理特性与心房肌和心室肌基本相同，而与心脏传导系统不同。其与房室结传导特性的区别在于，前者表现为全或无传导，而后者是递减传导（亦称温氏传导），即房室旁路的传导时间不随期前刺激的提前而延长，而房室结呈现明显延长。这是鉴别是否存在房室旁路的最根本的电生理依据。

房室旁路的传导方向，可以是双向，也可以是单向。单向中，大多数为仅有逆向传导，少数为仅有正向传导，这可能是由于旁路的心室端电动势大于心房端的缘故。旁路的传导可以持续存在，也可以间断存在。当旁路有双向传导时，患者表现为典型的预激综合征：窦性心律时的心电图有 δ 波（心室预激），且有 SVT 发作。当旁路仅有正向传导时，患者表现为仅有心室预激，而无 SVT（此时临床不应诊断预激综合征，应诊断为心室预激）。当旁路仅有逆向传导时，患者无心室预激，而仅有 SVT（此时临床最好采用隐匿性房室旁路的诊断而不用隐匿性预激综合征的诊断，因为患者没有心室预激）。当旁路存在时，是否发生 SVT，还取决于旁路的不应期、传导速度与房室结是否匹配。一般来说，正传不应期旁路长于房室结，而逆传不应期旁路则短于或等于房室结。这正是 AVRT 中大多数为顺向型，极个别是逆向型的原因。

在间歇性预激中，患者表现为一段时间心电图有 δ 波，一段时间 δ 波消失。这有两种可能：①旁路的正向传导呈间歇性；②旁路的正传实际上始终存在，但由于旁路位于左侧，当房室结传导较快时，δ 波过小而误认为 δ 波消失；当房室结传导较慢时，δ 波加大而显现。另外，δ 波也可表现为与心跳按一定比例出现，多数为 2：1。这是由于旁路的正传不应期过长所致。

所谓隐匿性预激也有两种情况，一种是隐匿性旁路，一种是左侧显性旁路，但由于房室结正传始终较快，δ 波太小而误认为是隐匿性预激，后者在刺激迷走神经或注射腺苷三磷酸后就表现为显性预激。

根据近年电生理的研究，无一人能证实 James 束（即房结束）的存在。心电图中 PR 间期 <0.12s 而无 SVT 者，实际上都是房室结传导过快。所谓 L－G－L 综合征（PR 间期 <0.12s，且有 SVT 发作），实际上是房室结传导过快伴 AV NRT 或 AVRT。因此，James 束实际上可能并不存在，只是根据心电图无 δ 波的短 PR 间期的一种推论而已。

另一种特殊旁路 Mahaim 束，以往根据心电图有 δ 波，但 PR 间期 >0.12s 推论它应该是结室束或束室束。但近年电生理研究和射频消融术已证实，结室束或束室束是极少见的，它大多数是连接于右房与右束支远端之间的房束旁路，但它的传导特性不是全或无的，而具有一定程度的递减传导。它一般只有正传而无逆传，因而多引起逆向型房室折返性心动过速。从电生理特性和组织学考虑，Mahaim 束实际上是异常存在的发育不健全的副房室传导系统。

还有一种特殊的慢传导的隐匿性旁路，其逆传十分缓慢，当冲动经旁路、心房抵达房室结时，房室结不应期已过，又可使冲动下传。因而，这种患者的 SVT 十分容易发作且不易终止，故称为无休止的房室交界区折返性心动过速（PJRT）。虽然发作时心电图类似于房速或 AVNRT，但实质上仍是 AVRT。据近年来电生理研究和射频消融术的结果，PJRT 的旁路大多数位于冠状静脉窦口附近，与房室结双径路的慢径路位置相同，因而还需与快慢型 AVNRT 鉴别。少数也可位于其他部位，如前间隔或游离壁。

总之，就大多数的房室旁路而言，其全或无传导特性明显地有别于房室结的显著递减性传导特性。但对于少数特殊旁路或少数房室结传导能力过强者，这种传导特性的区别变得很不明显，对于这些个别患者在进行心电生理检查和射频消融术时，应特别注意仔细鉴别，以免误判。

2. AVRT 的类型

（1）顺向型 AVRT（O－AVRT）：此型 AVRT 是以房室传导系统为前传支，房室旁路为逆传支的房室间大折返。其发生的条件为：房室旁路的前传不应期长于房室结，而逆传不应期短于房室结，而且房室传导系统（主要是房室结）的前传速度较慢。由于大多数旁路的不应期都有上述特点，而房室结的前传速度与不应期又能受自主神经影响而满足上述条件，因此，95% 的 AVRT 都是向型的，由于隐性旁路只能逆传，因而它参与的 AVRT 必然都是顺向型的。

（2）逆向型 AVRT（A－AVRT）：A－AVRT 是少见的房室折返性心动过速，发生于房室旁路有前向传导功能的患者。电生理检查中经心房和心室刺激均能诱发和终止这种房室折返性心动过速。心动过速的前传支为显性房室旁路，由此引起心室激动顺序异常而显示宽大畸形的 QRS 波，结合心腔内各部位电图的特点易与 O－AVRT 合并功能性束支传导阻滞和室性心动过速鉴别。目前电生理研究和射频消融结果均证实 A－AVRT 患者常存在多条房室旁路，而且心动过速的前传支和逆传支由不同部位的房室旁路构成。

（3）持续性交界性心动过速（PJRT）：PJRT 实际上是一种特殊的房室折返性心动过速，具有递减传导性能的房室旁路参与室房传导是心动过速的电生理基础。PJRT 的 P 波或 A 波远离 QRS 波或 V 波，而位于下一个心室激动波之前，与部分房性心动过速和少见型房室结折返性心动过速有某些相似之处，消融前进行鉴别诊断甚为重要。①鉴别室房传导途径：心室多频率或不同 S_1S_2 间期刺激时其室房之间没有 H 波，这一特点说明室房传导不是沿 AVN－HPS 途径传导。因此观察 H 波清楚的 HBE 导联在心室刺激时无逆传 H 波，提示存在房室旁路室房传导。②比较心房顺序：心室刺激或心动过速的心房激动顺序异常无疑可确定心动过速的性质。房室慢旁路仅少数位于左、右游离壁，多数位于间隔区（尤其是冠状静脉窦口附近）。因此应在冠状静脉窦口附近详细标测，寻找到最早心房激动部位有助于诊断。③心动过速与 H 波同步刺激心室是否改变心房激动周期（AA 间期）：房性心动过速或房室结折返性心动过速，与 H 波同步刺激心室因恰逢希氏束不应期而不能逆传至心房，故 AA 间期不受影响。如为房室折返性心动过速，则于希氏束不应期刺激心室仍能逆传至心房，并使 AA 间期改变。由于 PJRT 系房室慢旁路逆向传导，因此心室刺激可使 AA 间期缩短或延长。

（4）多旁路参与的 AVRT：多条房室旁路并不少见，约占预激综合征患者的 10%。电生理检查中，出现下述情况提示存在多条旁路：①前传的 δ 波在窦性心律、房颤或不同心房部位起搏时，出现改变；②逆向心房激动有两个以上最早兴奋点；③顺向型 AVRT 伴间歇性前传融合波；④前传预激的位置与顺向型 AVRT 时逆传心房的最早激动位置不符合；⑤逆向型 AVRT 的前传支为间隔旁路（因为典型的逆向型 AVRT 的前传支都是游离壁旁路）和（或）逆向型 AVRT 的周长明显短于同一患者的顺向型 AVRT 的周长。

在多旁路参与的 AVRT 中，各条旁路所起的作用可能是不同的：可以是两种顺向型 AVRT，以其中一条为主，另一条为辅，也可是仅一种顺向型 AVRT，另一条旁路只是旁观者，当主旁路被阻断后，次旁路才参与形成 AVRT。以上情况是最常见的多旁路情况。有时两条旁路可以是一条作为前传支，另一条作为逆传支，形成不典型的逆向型 AVRT。

遇到多旁路患者应进行详尽的电生理检查。若进行射频消融术，应首先阻断引起 AVRT 或 δ 波明显的旁路；然后，在情况变得比较简单后，再确定另一条旁路的位置并消融。

3. 左侧房室旁路消融术　左侧旁路包括左游离壁（简称左壁）、左后间隔和极少数左中间隔旁路。左壁旁路，特别是左侧壁旁路最常见，而且操作也较其他部位的旁路简单。

大多数左侧旁路消融术采取左室途径，即经股动脉左室二尖瓣环消融，又称为逆主动脉途径。

（1）股动脉置鞘：常选取右侧股动脉穿刺置入鞘管，鞘管内径应比大头导管外径大 1F。股动脉置入鞘管后应注意抗凝，常规注射肝素 3 000 ~ 5 000IU，手术延长 1h 应补充肝素 1 000IU。

（2）导管跨瓣：大头导管经鞘管进入动脉逆行至主动脉弓处应操纵尾端手柄，使导管尖端弯曲成弧，继续推送导管至主动脉瓣上，顺时针轻旋并推进导管，多数病例中能较容易地跨过主动脉瓣进入左室。

（3）二尖瓣环标测：导管进入左室后，应在右前斜位透视，使导管尖端位于二尖瓣环下并接触瓣环。局部电图记录到清楚的 A 波和高大的 V 波，提示大头导管尖端从心室侧接触瓣环。进一步操作可在右前斜或左前斜透视下标测二尖瓣环的不同部位。

（4）有效消融靶点：放电消融 10s 内可阻断房室旁路，延长放电 30s 以上可完全阻断房室旁路的部位为有效消融靶点。

靶电图的识别：靶电图是指大头电极在放电成功部位（即"靶点"）双极记录到的心内电图。从二尖瓣环不同部位的横截面得知，在游离壁部位心房肌紧靠房室环而且与其他组织相比，所占比例较大，而在左后间隔部位，心房肌距房室环较远，所占比例也较少。因此，游离壁部位的靶电图，A 波较大，其与 V 波振幅之比应为 1 : 4 ~ 1 : 2；而左后间隔部位的靶电图，A 波较小，A : V 约为 1 : 6 ~ 1 : 4，甚至刚能见到 A 波就能成功。对于显性旁路，除了 A 波达到上述标准外，A 波还应与 V 波相连，二者间无等电位线。此外，记录到旁路电位，V 波起始点早于体表心电图的 QRS 波起始点，亦是可供参考的靶电图标准。隐匿性旁路与显性旁路逆传功能的标测，可采用窦 - 室 - 窦标测法。前后窦性心律的靶电图，其 A 波大小应达到上述标准；中间心室起搏的靶电图，V 波应与其后的 A 波相连，二者间无等电位线。

（5）放电消融旁路：当靶电图符合上述标准后，即可试消融 10s。显性旁路在窦性心律下放电，同时注意体表心电图 δ 波是否消失。由于左侧旁路绝大多数为 A 型预激，因而最好选择 V_1 导联进行观察。δ 波消失时，原有的以 R 波为主的图形立即变成以 S 波为主的图形，变化十分明显，容易发现。也可以观察冠状静脉窦内电图，当 δ 波消失时，原来相连的 A 波与 V 波立即分开，二者之间出现距离，这种变化也十分明显，容易发现。隐匿性旁路一般采用在心室起搏下放电，起搏周长多用 400ms，频率过快可能引起大头电极移位。试放电中注意观察冠状静脉窦内电图，VA 逆传但不能保持 1：1，或虽然是 1：1，但 V 波与 A 波间距离突然加大都表明放电成功。试消融成功后，继续加强消融 60s 以上。

（6）穿间隔左房途径：利用房间隔穿刺术，可建立股静脉至左房途径达到于二尖瓣心房侧消融左游离壁房室旁路的目的。完成心腔内置管和消融前电生理评价后，进行房间隔穿刺术，大头导管再经鞘管进入左房进行消融。

（7）并发症：左侧旁路消融术的并发症发生率为 0.86%～4%。可分为三大类型：①血管穿刺所致并发症，股动脉损伤最常见；②瓣膜损伤和心脏穿孔；③与射频消融直接有关的并发症。

4. 右壁旁路消融术　消融术要点：

（1）由于房室环在透视下无标志，只能依据靶电图来判定大头电极是否在瓣环的心房侧。靶电图的标准为：A 波与 V 波紧密相连，二者振幅之比为 1：3～2：3。显性预激的靶电图在实际观察中，最大的困难是不易确定哪个成分是 A 波，哪个成分是 V 波。正确的方法是同步记录冠状静脉窦内电图，将靶电图与之对照，凡在冠状静脉窦内电图 A 波之前的为靶电图 A 波成分，与 A 波同时发生的为靶电图 V 波成分。

（2）由于大头电极在显性旁路附近记录到的电图区别不大，只有相互比较才能看出。因此，在经验不足时，最好用两根大头导管在旁路附近做交替标测：固定二者之中记录的 V 波较早的导管，移动 V 波较晚的导管，直到找不到 V 波更早的位置。隐匿性旁路应采用前述的窦－室－窦标测法。一旦确定旁路位置，最好在荧光屏上做标记，并保持电极头与患者体位不变。操纵大头导管的方法一般是先将大头电极送至房室环的心室侧，并保持在标记的旁路处，观察着记录的心内电图缓慢后撤，待 A 波振幅够大时停止后撤，然后利用轻微旋转大头导管来控制大头电极位于瓣环房侧，顺钟向旋转可使大头电极略向心室方向移动，逆钟向旋转则向心房方向移动。

（3）由于大头电极在房室环心房侧都难以紧贴心内膜，故输出功率应增大，一般选用 30～35W，甚至可增至 50W。若在放电过程中出现 δ 波时隐时现的情况，说明大头电极不稳定，此时术者应用手指稳住导管，同时加大输出功率，延长放电时间。最好能更换新的加硬导管，提高稳定度，使 δ 波在放电的 10s 内消失，且无时隐时现的情况。

5. 旁路阻断的验证方法与标准

（1）前传阻断：体表心电图 δ 波消失和心内电图的 A 波与 V 波之间距离明显加大。

（2）逆传阻断：相同频率的心室起搏，消融前 1：1 逆传在消融后再不能保持，或虽然保持 1：1 逆传，但 V 波与逆传 A 波间的距离明显加大。判断有困难时，加做心室程序刺激，室房逆传由消融前的全或无传导变为消融后的递减传导。

显性旁路必须同时达到上述（1）（2）两条，隐匿性旁路只需达到第（2）条即可。

（毕旭明）

第六节　室性心动过速

室性心动过速（室速，ventricular tachycardia）是指起源于希氏束以下水平的左、右心室或心脏的特殊传导系统的快速性心律失常，是急诊科和心内科医师经常面临的临床问题。室速包括多种机制和类型，其中一些类型对患者无特殊损害，而另一些则可能直接威胁患者生命。

室速常发生于各种器质性心脏病患者。最常见为冠心病，特别是曾有心肌梗死的患者。其次是心肌病、心力衰竭、心瓣膜疾病等，其他病因包括代谢障碍、电解质紊乱、长 QT 间期综合征等，偶可发生在无器质性心脏病者。

一、临床表现

室速的临床症状取决于发作时的心室率、持续时间、基础心脏病变和心功能状况等。非持续性室速的患者可无明显症状。持续性室速常伴有明显血流动力学障碍与心肌缺血。临床症状包括低血压、气促、晕厥等。

二、分型

1. 根据心动过速时 QRS 波形态分类
（1）单形室速：室速的 QRS 波形态一致。
（2）多形性室速：有多个不同 QRS 波形态的室速。
2. 根据室速持续时间分类
（1）持续性室速：发作时间超过 30s，需药物或电复律终止。
（2）非持续性室速：能够在 30s 内自行终止的室速。
（3）室速风暴：24h 发作至少 3 次以上的持续性室速，需要电复律才能终止。
3. 根据室速的机制分类
（1）瘢痕折返性室速：起源于心肌的瘢痕区的室速，并具有折返性室速的电生理特征。
（2）大折返性室速：折返环的范围较广，为数厘米。
（3）局灶性室速：有最早起源点，且由此激动点向四周传播。其机制包括自律性机制、触发机制和小折返机制。
（4）特发性室速：指发生在无明显器质性心脏病患者中的室速。

三、发病率

无明显基础心脏疾病人群的非持续性室速患病率较低，约为 1%～3%，且无显著性别差异。在冠心病患者中，非持续性室速的发作取决于疾病的不同时期。经冠状动脉造影证实心肌缺血的慢性冠心病患者约 5% 发生非持续性室速。其他结构性心脏病也可导致室速发病率明显增加，肥厚型心肌病为 20%～28%，左心室肥厚患者为 2%～12%，非缺血性扩张型心肌病患者可高达 80%。

四、心电图特征

室速的心电图特征为：①3 个或 3 个以上的室性期前收缩连续出现；②QRS 波群形态畸形，时限超过 0.12s；ST - T 波方向与 QRS 波群主波方向相反；③心室率通常为 100～250次/分；心律规则，但亦可略不规则；④心房独立活动与 QRS 波群无固定关系，形成室房分离，偶尔个别或所有心室激动逆传夺获心房；⑤通常发作突然开始；⑥心室夺获与室性融合波：室速发作时少数室上性激动可下传心室，产生心室夺获，表现为在 P 波之后，提前发生一次正常的 QRS 波群。室性融合波的 QRS 波群形态介于窦性与异位心室搏动之间，其意义为部分夺获心室。心室夺获与室性融合波的存在对确立室性心动过速诊断提供重要依据。

需要注意的是，非持续性的宽 QRS 波心动过速也可能是室上性心动过速伴差异性传导。Brugada 四步法是临床常用的判断宽 QRS 波心动过速性质的流程，具有较高的敏感性和特异性：①若所有胸前导联均无 RS 波形，诊断为室速，否则进入第 2 步；②若任一胸前导联 RS 波谷时限 >100ms，诊断为室速，否则进入第 3 步；③存在房室分离诊断为室速，否则进入第 4 步；④QRS 波呈右束支传导阻滞型（V$_1$、V$_2$ 导联呈 R、QR、RS 型，V$_6$ 导联呈 QR、QS 或 R/S <1），QRS 波呈左束支传导阻滞型（V$_1$、V$_2$ 导联的 R 波 >30ms 或 RS 时限 >60ms，V$_6$ 导联呈 QR、QS 型），诊断为室速。

Vereckei 等提出的新的宽 QRS 波心动过速 4 步法鉴别流程让人耳目一新，该法使宽 QRS 波心动过速的鉴别诊断进一步简化，尤其适合急诊应用。aVR 单导联鉴别宽 QRS 波心动过速的 4 步新流程内容包括：①QRS 波起始为 R 波时诊断室速，否则进入第 2 步；②QRS 波起始 r 波或 q 波的时限 >40ms 为室速，否则进入第 3 步；③QRS 波呈 QS 形态时，起始部分有顿挫为室速，否则进入第 4 步；④QRS 波的 V$_1$/Vt 值 ≤1 为室速，V$_1$/Vt 值 >1 为室上速。

五、发生机制

室速发生的机制包括局灶性室速和瘢痕相关性折返。局灶性室速有一个最早发生室性激动的起源点，激动从该部位向各处传导。自律性、触发活动或微折返为其发生基础。瘢痕相关性折返是指具有折返特征的、起源于某个通过心电特征或心肌影像学确认的心肌瘢痕区的心律失常。瘢痕相关性折返是由瘢痕区域的折返所造成的。室速的机制决定着标测和确定消融靶点策略选择。对于特发性室速来说，局灶性起源或折返通路的关键位置通常只处于很小的范围内，散在的损伤即可消除室速；对于瘢痕相关性室速来说，消融切断室速的关键峡部。

六、治疗

1. 非持续性短暂室速 无器质性心脏病患者发生非持续性短暂室速，如无症状或血流动力学影响，处理的原则与室性期前收缩相同；有器质性心脏病的非持续性室速应考虑治疗。主要针对病因治疗，抗心律失常药物亦可以选用。

2. 持续性室速 无论有无器质性心脏病，均应给予治疗。

（1）若患者无显著的血流动力学障碍，终止室速发作首选利多卡因，其次胺碘酮、普鲁卡因胺、普罗帕酮（心律平）、苯妥英钠、嗅苄胺等，均应静脉使用。首先给予静脉注射负荷量：①利多卡因 50～100mg；②胺碘酮 150～300mg；③普罗帕酮 70mg，选择其中之一，继而静脉持续滴注维持。

（2）若患者有显著的血流动力学障碍如低血压、休克、心绞痛、充血性心力衰竭或脑血流灌注不足的症状，终止室速发作首选直流电复律。

3. 室性心动过速的导管消融治疗 近十几年来，导管消融被证实是特发性室速和室性早搏唯一有效的根治方法，且随着三维标测系统的发展和灌注消融导管等技术的出现，在多中心临床试验中也显示出导管消融明显减少或消除结构性心脏病室速的反复发作。对导管消融的综合建议见表 11 - 4。

导管消融治疗旨在破坏室速产生或维持的病理性基质、关键折返环。对心动过速起源进行定位的技术主要依据为大多数室速为心内膜下起源，对室速进行定位的方法包括，通过分析室速发作时心电图的形态，心内膜激动顺序标测，心内膜起搏标测，瘢痕区标测，以及孤立电位标测。

表 11 - 4　室性心动过速导管消融的适应证

结构性心脏病患者（包括既往心肌梗死、扩张型心肌病、AVRC/D）

推荐室速导管消融：

1. 有症状的持续单形性室速，包括 ICD 终止的室速，若使用抗心律失常药物治疗后以及抗心律失常药物不耐受或不接受者

2. 非短暂可逆原因所致的室速或室速风暴时

3. 频发可引起心室功能障碍的室性早搏或室速的患者

4. 束支折返性或束支间折返性室速

5. 抗心律失常治疗效果欠佳的反复发作的持续多形性室速和室颤，存在可标测消融的疑似触发灶

考虑导管消融：

1. 患者至少发作一次室速，使用过至少一种 I 类或 III 类抗心律失常药物

2. 既往心肌梗死患者，反复发作室速，左室射血分数 <30%，预期寿命超过 1 年，适合选择胺碘酮以外治疗

3. 既往心肌梗死而残存左室射血分数尚可（>35%）的血流动力学能耐受的室速者，即使抗心律失常药物治疗失败

无结构性心脏病患者

推荐特发性室速患者导管消融：

1. 造成严重症状的单形性室速

2. 抗心律失常药物疗效欠佳、不耐受或不接受药物治疗的单形性室速患者

3. 抗心律失常治疗效果欠佳的反复发作的持续多形性室速和室颤（电风暴），存在可标测消融的疑似触发灶室速导管消融的禁忌证

1. 存在活动的心室内血栓（可考虑行心外膜消融）

2. 非导致及加重心室功能不全的无症状室早和（或）单形性室速

3. 由短暂可逆原因所致的室速，如急性缺血、高钾血症或药物引起的尖端扭转型室速

根据室速发作时标准 12 导联心电图的 QRS 波形态，能够分辨或识别室速的起源。根据心梗的部位、室速的束支传导阻滞形态、QRS 波额面电轴、胸前导联的演变形式等，能够显著缩小分析室速起源的范围。室速消融的步骤为：第一步，选择血管途径，右室起源的室速经静脉途径，左室起源室速经动脉逆行途径或穿刺房间隔途径。第二步诱发室速，第三步进行标测和消融，第四部进行检验，判断心律失常是否能再被诱发。

4. 埋藏式心脏复律除颤器（ICD）治疗　目前植入 ICD 已成为治疗室性快速性心律失常最有效的方法之一，能够成功地预防心脏性猝死，降低心血管疾病死亡率（表 11 -5）。

表 11 -5　室性心动过速植入 ICD 的适应证

推荐室速 ICD 治疗：

1. 非可逆性原因引起的室颤或血流动力学不稳定的持续性室速所致的心搏骤停

2. 伴有器质性心脏病的自发的持续性室性心动过速，无论血流动力学是否稳定

3. 原因不明的晕厥，在心电生理检查时能诱发有血流动力学显著改变的持续性室速或室颤

4. 心肌梗死所致非持续室速，左室 EF < 4 004 且心电生理检查能诱发出室颤或持续性室速

室速考虑 ICD 治疗：

1. 心室功能正常或接近正常的持续性室速

2. 服用 β 受体阻滞剂期间发生晕厥和（或）室速的长 QT 间期综合征

3. 儿茶酚胺敏感型室速，服用 β 受体阻滞剂后仍出现晕厥和（或）室速

不推荐 ICD 治疗的室速：

1. 合并 WPW 综合征的房性心律失常、右室或左室流出道室速、特发性室速，或无器质性心脏病的分支相关性室速，经手术或导管消融可治愈者

2. 没有器质性心脏病，由完全可逆病因导致的室性快速性心律失常（如电解质紊乱、药物或创伤）

七、特殊类型的室性心动过速

（一）加速性心室自主节律

亦称缓慢性室速，其发生机制与自律性增加有关。心电图通常表现为连续发生 3～10 个起源于心室的 QRS 波群，心率常为 60～110 次/分。心动过速的开始与终止呈渐进性，跟随于一个室性期前收缩之后，或当心室起搏点加速至超过窦性频率时发生。由于心室与窦房结两个起搏点轮流控制心室节律，融合波常出现于心律失常的开始与终止时，心室夺获亦很常见。

本型室速常发生于心脏病患者，特别是急性心肌梗死再灌注期间、心脏手术、心肌病、风湿热与洋地黄中毒。发作短暂或间歇。患者一般无症状，亦不影响预后。通常无需抗心律失常治疗。

（二）尖端扭转型室速

尖端扭转型室速（torsades de pointes）是多形性室性心动过速的一个特殊类型，因发作时 QRS 波群的振幅与波峰呈周期性改变，宛如围绕等电位线连续扭转而得名，频率 200～250 次/分。其他特征包括：QT 间期通常超过 0.5s，U 波显著。当室性期前收缩发生在舒张晚期、落在前面 T 波的终末部可诱发此类室速。此外，在长 - 短周期序列之后亦易引发尖端扭转型室速。尖端扭转型室速亦可进展为心室颤动和猝死。临床上，无 QT 间期延长的多形性室速亦有类似尖端扭转的形态变化，但并非真的尖端扭转，两者的治疗原则完全不同。

本型室速的病因可为先天性、电解质紊乱（如低钾血症、低镁血症）、抗心律失常药物（如ⅠA 类或Ⅲ类）、吩噻嗪和三环类抗抑郁药、颅内病变、心动过缓（特别是三度房室传导阻滞）等。

应努力寻找和去除导致 QT 间期延长的病因和停用有关药物。ⅠA 类或Ⅲ类抗心律失常药物可使 QT 间期更加延长，故不宜应用。亦可使用临时心房或心室起搏。起搏前可先试用异丙肾上腺素或阿托品。利多卡因、美西律或苯妥英钠等常无效。先天性长 QT 间期综合征治疗应选用 β 受体阻滞剂。对于基础心室率明显缓慢者，可起搏治疗，联合应用 β 受体阻滞剂。药物治疗无效者，可考虑左颈胸交感神经切断术，或植入 ICD 治疗。

（毕旭明）

第七节 病态窦房结综合征

病态窦房结综合征（sick sinus syndrome，SSS）简称病窦，又称窦房结功能障碍（sinus node dysfunction），是因窦房结及其周围组织病变，或者由于各种外在因素导致窦房结冲动形成或传导障碍而产生的多种心律失常临床症候群。临床中多见于老年患者，其表现形式多

样。可急性产生，或缓慢形成；病程迁延或间歇出现。

一、病因

病窦的病因较为复杂，一般可分为：

（1）心脏疾患：冠心病、心肌炎、心包炎、心肌病、先天性心脏病、传导系统退行性病变等。

（2）内分泌或系统性疾病：淀粉样变性、血色病、硬皮病、系统性红斑狼疮、甲状腺功能减退等。

（3）药物或电解质紊乱：β 受体阻滞剂、钙通道阻滞剂、抗心律失常药物及交感神经阻滞剂（可乐定、甲基多巴）、高血钾及高钙血症等。

（4）自主神经系统紊乱：迷走神经张力增高、血管迷走性晕厥及颈动脉高敏综合征等。

（5）其他：外伤、手术及导管消融等。

二、临床表现

可见于任何年龄，老年人多见。起病隐匿，发展缓慢，病程可长达数年甚至数十年。早期多无症状，当心率缓慢影响了主要脏器如心脏、脑部供血时，则可引发明显的临床症状。

脑部供血不足时可以出现头晕、记忆力减退、一过性黑矇、近似晕厥或晕厥。严重者可出现抽搐乃至猝死。心脏方面多表现为心悸，部分患者可出现心力衰竭或心绞痛。骨骼肌供血不足时则可出现四肢乏力、肌肉酸痛等症状，常因不突出而被忽略。

三、心电图表现

可有多种心电图表现，其中以严重而持久的窦性心动过缓最为常见，同时多伴发快速性心律失常，特别是心房颤动。部分患者也可并发房室传导阻滞或室内阻滞。可表现为：

（1）窦性心动过缓：心率常小于 50 次/分，运动时心率亦不能相应提高，多低于 90 次/分（图 11 - 22）。

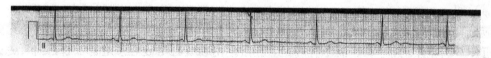

图 11 - 22　显著窦性心动过缓伴交界性逸搏

（2）窦性停搏：心电图上表现为 P 波脱落和较长时间的窦性静止，其长间歇与基础窦性心动周期不成倍数关系，多伴交界性或室性逸搏（图 11 - 23）。

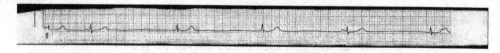

图 11 - 23　窦性停搏；缓慢的交界性自主心律，部分伴窦性夺获；不完全性干扰性房室分离

（3）窦房传导阻滞：理论上可分为三度，但一度和三度窦房传导阻滞体表心电图上不能诊断，故临床上仅见于二度窦房传导阻滞，可分为：莫氏Ⅰ型和莫氏Ⅱ型。其中莫氏Ⅰ型的特点为：PP间期逐渐缩短，直至一次P波脱落；P波脱落前的PP间期最短；长的PP间期短于最短PP间期的2倍；P波脱落后的PP间期长于脱落前的PP间期。莫氏Ⅱ型的特点为：PP间期不变，可见一个长的PP间期；长的PP间期与基础PP间期之间存在倍数关系（图11-24）。

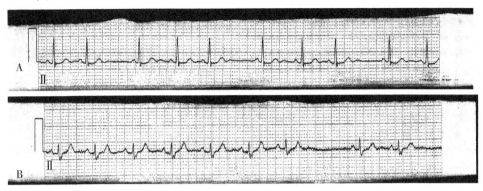

图11-24　窦房传导阻滞
A. 二度Ⅰ型窦房传导阻滞；B. 二度Ⅱ型窦房传导阻滞

（4）心动过缓-心动过速综合征（bradycardia-tachycardia syndrome）简称慢-快综合征：在窦性心动过缓的基础上，可伴有阵发性心房颤动、心房扑动或室上性心动过速。在心动过速终止时，伴有一个较长的间歇。此类患者中，晕厥常见。心电图特点为：在窦性心动过缓的基础上，间歇出现阵发性房颤、房扑或室上性心动过速；心动过速终止时，窦性心律恢复缓慢状态，可出现窦性停搏、房性或交界性逸搏甚至室性逸搏心律（图11-25）。严重者可反复发作晕厥或发生猝死。此型应与心动过速-心动过缓综合征（简称快-慢综合征）相鉴别。在后者，基础窦房结功能正常，在心动过速（阵发性房颤、房扑或室上速）终止时，可出现较长的间歇；患者甚至出现一过性黑矇或晕厥。

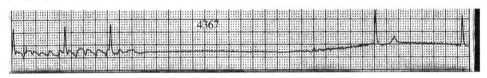

图11-25　房颤后伴长RR间期4 367ms，伴交界性逸搏

（5）合并其他部位阻滞：在缓慢的窦性心律基础上，可伴发心脏其他部位的阻滞，如房室结、束支或室内阻滞。合并房室传导阻滞时，部分学者将其称为"双结病变"。心电图特点为：在缓慢窦性心律基础上（符合病窦标准），合并出现下列情况：如PR间期0.24s；无诱因出现二度或二度以上房室传导阻滞；完全性右束支、左束支或室内传导阻滞等。

四、实验室检查

病窦综合征的患者往往起病隐匿，发展缓慢。早期多无相关的临床症状而容易被漏诊，也有部分患者因症状间歇发作，难以捕捉而给临床诊断带来困难，因此需要通过各种实验室手段来检测窦房结的功能，以帮助临床诊断及鉴别诊断。这些手段包括：

（一）体表心电图

常规的体表心电图检查，对于临床十分必要。它可提供非常有用的临床线索及诊断价值，但因心电图记录时间短暂，若患者间歇发作，则容易漏诊或忽略一过性心律失常。

（二）动态心电图

动态心电图是评判窦房结功能是否正常的有效检测方法。它比常规体表心电图记录的时间更长，可持续记录24h、48h甚至72h，因而可捕捉到间歇出现的缓慢性窦性心律失常如窦性停搏或窦房传导阻滞等，并证实这些心律失常与临床症状之间的关系，也可提供其他一些心电图信息，如 ST－T 改变。

（三）心电监测系统

对于临床症状不突出或间歇发作的患者，即便应用了动态心电图，有时亦难以捕捉到一过性心律失常，因而有必要使用记录时间较长或实时的心电监测系统包括电话监测心电图和植入式 Holter 检查。这些情况下，该系统可能更为有效。

（四）运动负荷试验

在评判窦房结功能状态时，除了强调检测其自律性高低的同时，还应注意其在运动状态下心率的变化能力即心率的变异性是否正常。运动负荷试验检查的目的就是根据运动后的心率增加能否达到预计心率，通常采用根据年龄计算最大心率的 Burce 方案。运动后的最大心率大于 120 次/分，则可排除病窦；若运动后的最大心率小于 90 次/分，则提示窦房结功能低下。

（五）药物试验

包括阿托品和异丙肾上腺素试验。通常情况下，静脉注射阿托品 2mg（或 0.04mg/kg，不超过3mg）后，分别记录注射后 1min、2min、3min、4min、5min、10min、15min、20min、30min 时刻的心电图，计算最小和最大的心率。若最大心率低于 90 次/分，则认为窦房结功能低下。如试验中或试验后出现了窦性停搏、窦房传导阻滞或交界性逸搏，则可明确病窦的诊断。由于该方法较为简单且容易实施，故在基层医院应用较为广泛。但需注意的是，该方法诊断病窦的特异性不高，因而存在一定的假阳性率，分析时应谨慎。

临床上，部分学者提出也可静脉应用异丙肾上腺素检测窦房结功能。具体方法是：每分钟静脉滴注异丙肾上腺素 1~4μg，观察心率变化。如出现频发或多源室性早搏、室性心动过速或异丙肾上腺素剂量已达 4μg/min，而最大心率仍未达到 100 次/分时，则可考虑窦房结功能低下。

（六）固有心率测定

有学者提出应用心得安和阿托品同时阻断交感神经和迷走神经后，就可使窦房结自身的内在特性显露。具体方法为：给予受试者经静脉滴注 0.2mg/kg 的普萘洛尔（心得安），滴注速度为 1mg/min，10min 后再在 2min 内静脉推注 0.04mg/kg 的阿托品，观察 30min 内的心率。窦房结固有心率与年龄相关。也可用校正的回归方程大致推算受试者窦房结固有心率的正常值。预计固有心率（IHRp）= 118.1 － （0.57 × 年龄），其95% 的可信区间为计算值的14%（小于 45 岁）或 18%（大于 45 岁）。若低于此值则提示窦房结功能低下。

（七）心脏电生理检查

心脏电生理检查包括食管和心内电生理检查。可测定窦房结恢复时间（sinus nodal recovery time，SNRT）和窦房传导时间（sinoatrial conduction time，SACT）。其原理为窦房结细胞的自律性具有超速抑制的作用，超速抑制的刺激频率越快，对窦房结的抑制越明显。故当心房的超速刺激终止后，最先恢复的应是窦性节律。从最后一个心房刺激信号开始至第一个恢复的窦性 P 波之间的距离，被称为窦房结恢复时间。它反映了窦房结细胞的自律性高低。试验的方法为：停用可能影响检查结果的心血管活性药物如拟交感胺类药物、氨茶碱和阿托品类制剂以及抗心律失常类药物至少 5 个半衰期以上。在受试者清醒空腹状态下，插入食管或心内电极导管，待心率稳定后，用快于自身心率 20 次/分的频率开始刺激，逐渐增加刺激的频率。每次刺激至少持续 30s，两次刺激间隔至少 1min，终止刺激后观察窦性节律的恢复情况。正常成人的 SNRT < 1 500ms，若大于此值则提示窦房结功能低下。为排除自身心率的影响，也可采用校正的窦房结恢复时间（CSNRT）即用测量的 SNRT 减去基础窦性周期，CSNRT 正常值应小于 550ms。

窦房传导时间的计算方法较为复杂，临床上有 Strass 和 Narula 两种方法。Strass 法具体方法为：应用 RS2 刺激即每感知 8 个自身窦性 P 波后，发放一个房性早搏刺激。在 Ⅱ 区反应内记录和测量窦性基础周长（A1A1）、早搏联律间期（A1A2）和回复周期（A2A3），Ⅱ反应 = 不完全代偿间期（A1A1 + A2A3 < 2A1A1）。Narula 法是取一个平均的窦性周长（记录 10 次基础窦性周长取其平均值），然后用略快于基础窦性频率 5 ~ 10 次/分的频率连续刺激心房（连续发放 8 ~ 10 个刺激脉冲），停止刺激后测量。SNRT 的正常值通常小于 120ms。

（八）直立倾斜试验

对疑似血管迷走性晕厥特别是心脏抑制型的患者，也可考虑行直立倾斜试验。

五、诊断

由于病窦是一多种心律失常组合的临床症候群，因而必须结合患者的临床症状、心电图及电生理检查结果综合考虑。若能证实临床症状如头晕、一过性黑矇及晕厥与缓慢性窦性心律失常密切相关，则可确定病窦的诊断。

六、治疗

（一）病因治疗

部分患者病因明确，如服用抗心律失常药物、电解质紊乱及甲状腺功能减退等，这些均可通过纠正其病因而使窦房结功能恢复。

（二）对症治疗

对于症状轻微或无症状的患者，可随访观察而无需特殊处理。对于部分症状不明显且不愿接受起搏器治疗的患者，也可给予提高心率的药物如抗胆碱能制剂阿托品、山莨菪碱和 β 受体激动剂异丙肾上腺素、沙丁胺醇（舒喘灵）和氨茶碱等。

（三）起搏治疗

对于临床症状明显的病窦患者，起搏治疗具有十分重要的作用。需要强调的是，起搏治疗的主要目的在于缓解因心动过缓引发的相关临床症状和提高患者的生活质量。起搏器植入的适应证应有严格的指征，对于临床症状明显且其病因不可逆转或需要服用某些抗心律失常药物控制快速性心律失常的病窦患者均可考虑植入心脏永久起搏器治疗。起搏器植入治疗时，应优先选择生理性起搏模式的起搏器如 AAIR、AAI、DDD 或 DDDR 型起搏器。已有研究证实，心室起搏可增加病窦患者发生房颤的概率。此外，心室起搏特别是心尖部起搏由于心室激动顺序的异常和血流动力学的异常均可影响患者的心脏功能，而引发心脏的病理生理改变，因此临床中应尽量避免或减少心室起搏。

（毕旭明）

第八节　房室传导阻滞

房室传导阻滞是指窦房结发出冲动，在从心房传到心室的过程中，由于生理性或病理性的原因，在房室交界处受到部分或完全、暂时性或永久性的阻滞。房室传导阻滞可发生在心房内、房室结、希氏束以及左或右束支等不同的部位。根据阻滞程度不同，可分为一度、二度和三度房室传导阻滞。三种类型的房室传导阻滞其临床表现、预后和治疗有所不同。

一度房室传导阻滞为房室间传导时间延长，但心房冲动全部能传到心室；二度房室传导阻滞为部分心房冲动不能传至心室；三度房室传导阻滞则全部心房冲动均不能传至心室，故又称为完全性房室传导阻滞。

一、病因

本病常作为其他疾病的并发症出现，如急性下壁心肌梗死、甲状腺功能亢进、预激综合征等都可以引起本病。

（1）以各种原因的心肌炎症最常见，如风湿性、病毒性心肌炎和其他感染。

（2）迷走神经兴奋，常表现为短暂性房室传导阻滞。

（3）药物不良反应可能导致心率减慢，如地高辛、胺碘酮、心律平等，多数房室传导阻滞在停药后消失。

（4）各种器质性心脏病，如冠状动脉粥样硬化性心脏病、风湿性心脏病及心肌病。

（5）高钾血症、尿毒症等。

（6）特发性传导系统纤维化、退行性变（即老化）等。

（7）外伤、心脏外科手术或介入手术及导管消融时误伤或波及房室传导组织时可引起房室传导阻滞。

二、分型说明

按阻滞部位常分为房室束分支以上与房室束分支以下阻滞两类，其病因、临床表现、发病规律和治疗各不相同。还可按病程分为急性和慢性房室传导阻滞；慢性还可分为间断发作与持续发作型。也可按病因分为先天性与后天性房室传导阻滞；或按阻滞程度分为不全性与完全性房室传导阻滞。从临床角度看，按阻滞部位和阻滞程度分型不但有利于估计阻滞的病因、病变范围和发展规律，还能指导治疗，因而比较切合临床实际。

三、临床表现

不同程度的房室传导阻滞，其临床表现各不相同。

①一度房室传导阻滞症状不明显，听诊发现第一心音减弱、低钝；②二度房室传导阻滞临床症状与心室率快慢有关，心室脱落较少时，患者可无症状或偶有心悸，如心室脱落频繁可有头晕、胸闷、心悸、乏力及活动后气急，严重时可发生晕厥，听诊有心音脱落；③三度房室传导阻滞的症状取决于心室率及原有心功能，常有心悸、心跳缓慢感、乏力、气急、眩晕，心室率过慢、心室起搏点不稳定或心室停搏时，可有短暂的意识丧失，心室停搏超过15s时可出现晕厥、抽搐和青紫，即阿–斯综合征发作。迅速恢复心室自主心律时，发作可立即中止，神志也立即恢复，否则可导致死亡。听诊心率每分钟30～40次、节律规则，第一心音强弱不等，脉压增大。

房室束分支以上阻滞，大多表现为一度或二度Ⅰ型房室传导阻滞，病程一般短暂，少数持续。阻滞的发展与恢复有逐步演变过程，突然转变的少见。发展成三度时，心室起搏点多在房室束分支以上（QRS波形态不变），这些起搏点频率较高，35～50次/分（先天性房室传导阻滞时可达60次/分），且较稳定可靠，因而患者症状较轻，阿–斯综合征发作少见，死亡率低，预后良好。

房室束分支以下阻滞（三分支阻滞），大多先表现为单支或二束支传导阻滞，而房室传导正常。发展为不完全性三分支阻滞时，少数人仅有交替出现的左或右束支传导阻滞而仍然保持正常房室传导，多数有一度、二度Ⅱ型、高度或三度房室传导阻滞，下传的心搏仍保持束支传导阻滞的特征。早期房室传导阻滞可间断发生，但阻滞程度的改变大多突然。转为三度房室传导阻滞时，心室起搏点在阻滞部位以下（QRS波群畸形），频率慢（28～40次/分），且不稳定，容易发生心室停顿，因而症状较重，阿–斯综合征发作常见，死亡率高，预后差。

四、体表心电图表现

房室传导阻滞可发生在窦性心律或房性、交界性、室性异位心律时。冲动自心房向心室方向传导阻滞（前向传导或下传阻滞）时，心电图表现为PR间期延长，或部分甚至全部P波后无QRS波群。冲动自心室向心房传导阻滞（后向传导或逆传阻滞）时，则表现为RP间期延长或部分QRS波群后无逆传P波。以下主要介绍前向阻滞的表现，后向阻滞的相应表现可以类推。

（一）一度房室传导阻滞

每个P波后均有QRS波群，但PR间期在成人超过0.20s，老年人超过0.21s，儿童超过0.18s。诊断一度逆传阻滞的RP间期长度目前尚无统一标准。

应选择标准导联中P波起始清楚、QRS波群以Q波起始的导联测量PR间期，以最长的PR间期与正常值比较。PR间期明显延长时，P波可隐伏在前一个心搏的T波内，引起T波增高、畸形或切迹，或延长超过PP间距，而形成一个P波越过另一个P波传导。后者多见于快速房性异位心律。显著窦性心律不齐伴一度房室传导阻滞时，PR间期可随其前的RP间期的长或短而相应地缩短或延长。

（二）二度房室传导阻滞

间断出现 P 波后无 QRS 波群（亦称心室脱漏）。QRS 波群形态正常或呈束支传导阻滞型畸形和增宽。P 波与 QRS 波群可呈规则的比例（如 5∶4、3∶1 等）或不规则比例。二度房室传导阻滞的心电图表现可分两型。莫氏 I 型（又称文氏现象）PR 间期不固定，心室脱漏后第一个 PR 间期最短，以后逐次延长，但较前延长的程度逐次减少，最后形成心室脱漏。脱漏后第一个 PR 间期缩短，如此周而复始。RR 间距逐次缩短，直至心室脱漏时形成较长的 RR 间距。P 波与 QRS 波群比例大多不规则。不典型的文氏现象并不少见，可表现为：心室脱漏前一个 PR 间期较前明显延长，导致脱漏前一个 RR 间期延长；由于隐匿传导而使脱漏后第一个 PR 间期不缩短；或在文氏周期中出现交界性逸搏或反复搏动，从而打乱典型的文氏现象。莫氏 II 型 PR 间期固定，可正常或延长，QRS 波群呈周期性脱落，房室传导比例可为 2∶1、3∶1、3∶2 等。

（三）高度房室传导阻滞

二度 II 型房室传导阻滞中，房室呈 3∶1 以上比例传导，称为高度房室传导阻滞。

（四）近乎完全性房室传导阻滞

绝大多数 P 波后无 QRS 波群，心室基本由房室交界处或心室自主心律控制，QRS 波群形态正常或呈束支传导阻滞型畸形增宽。与完全性房室传导阻滞的不同点在于，少数 P 波后有 QRS 波群，形成一个较交界处或心室自主节律提早的心搏，称为心室夺获。心室夺获的 QRS 波群形态与交界性自主心律相同，而与心室自主心律不同。

（五）三度或完全性房室传导阻滞

全部 P 波不能下传心室，P 波与 QRS 波群无固定关系，PP 和 RR 间距基本规则。心室由交界处或心室自主心律控制，前者频率 35～50 次/分，后者 35 次/分左右或以下。心室自主心律的 QRS 波群形态与心室起搏点部位有关。在左束支起搏，QRS 波群呈右束支传导阻滞型；在右束支起搏，QRS 波群呈左束支传导阻滞型。在心室起搏点不稳定时，QRS 波群形态和 RR 间距多变。心室起搏点自律功能暂停则引起心室停搏，心电图上表现为一系列 P 波。

完全性房室传导阻滞时偶有短暂超常传导表现。心电图表现为一次交界性或室性逸搏后出现一次或数次 P 波下传至心室的现象，称为魏登斯基现象，其发生机制为逸搏作为对房室传导阻滞部位的刺激，可使该处心肌细胞阈电位降低，应激性增高，传导功能短暂改善。

由三分支阻滞引起的房室传导阻滞的心电图表现有以下类型：①完全性三分支阻滞：完全性房室传导阻滞，心室起搏点在房室束分支以下或心室停顿；②不完全性三分支阻滞：一度或二度房室传导阻滞合并二分支传导阻滞；一度或二度房室传导阻滞合并单分支阻滞；交替出现的左束支传导阻滞和右束支传导阻滞，合并一度或二度房室传导阻滞。

五、心内电图表现

（一）一度房室传导阻滞

以 A－H 间期延长（房室结内阻滞）最为常见，H－V 间期延长且 V 波形态异常（三分支阻滞）较少见。其他尚可表现为 P－A 间期延长、H 波延长、H 波分裂和 H－V 间期延长但 V 波形态正常。

（二）二度房室传导阻滞

①Ⅰ型大多数表现为 A - H 间期逐次延长，直至 A 波后无 H 波，且 H - V 间期正常（房室结内阻滞）；极少表现为 H - V 间期逐次延长，直至 H 波后无 V 波，而 A - H 间期正常（三分支阻滞）；②Ⅱ型以部分 H 波后无 V 波而 A - H 间期固定（三分支阻滞）最为多见；表现为部分 A 波后无 H 波而 H - V 间期固定的情况（房室结内阻滞）少见。

（三）三度房室传导阻滞

可表现为 A 波后无 H 波而 H - V 关系固定，A 波与 H 波间无固定关系（房室结内阻滞）或 A - H 关系固定、H 波后无固定的 V 波，V 波畸形。

六、诊断

根据典型心电图改变并结合临床表现，不难做出诊断。为估计预后并确定治疗，尚需区分生理性与病理性房室传导阻滞、房室束分支以上阻滞和三分支阻滞，以及阻滞的程度。

个别或少数心搏的 PR 间期延长，或个别心室脱漏，多由生理性传导阻滞引起，如过早发生的房性、交界性早搏，心室夺获，反复心搏等。室性早搏隐匿传导引起的 PR 间期延长（冲动逆传至房室结内一定深度后中断，未传到心房，因而不见逆行 P 波；但房室结组织则因传导冲动而处于不应期，以致下一次冲动传导迟缓）也属生理性传导阻滞。此外室上性心动过速的心房率超过 180 次/分时伴有的一度房室传导阻滞，以及心房颤动由于隐匿传导引起的心室律不规则，均为生理性传导阻滞的表现。生理性传导阻滞的另一种表现——干扰性房室分离，应与完全性房室传导阻滞引起的房室分离仔细鉴别。前者心房率与心室率接近而心室率大多略高于心房率；后者心室率慢于心房率。

三分支阻滞的诊断应结合病史、临床表现和心电图分析，有条件时辅以希氏束电图。不完全性三分支阻滞的心电图表现中，除交替出现左束支和右束支传导阻滞可以肯定诊断外，其他几种都可能是房室束分支以上和以下多处阻滞的组合。

一度房室传导阻滞或二度 2∶1 房室传导阻滞时，如全部或未下传的 P 波埋在前一个心搏的 T 波中，可分别被误诊为交界性心律或窦性心动过缓。二度房室传导阻滞形成的长间歇中可出现 1~2 次或一系列交界性逸搏，打乱房室传导规律，甚至呈类似三度房室传导阻滞的心电图表现，仔细分析可发现 P 波一次未下传，与 QRS 波群干扰分离的现象。

七、治疗原则

房室束分支以上阻滞形成的一至二度房室传导阻滞，并不影响血流动力学状态者，主要针对病因治疗。房室束分支以下阻滞者，不论是否引起房室传导阻滞，均必须结合临床表现和阻滞的发展情况，慎重考虑起搏治疗的适应证。

（一）病因治疗

如解除迷走神经过高张力、停用有关药物、纠正电解质紊乱等。各种急性心肌炎、心脏直视手术损伤或急性心肌梗死引起的房室传导阻滞，可试用肾上腺皮质激素治疗，氢化可的松 100~200mg 加入 500ml 液体中静脉滴注，但心肌梗死急性期应慎用。

（二）增快心率和促进传导

1. 药物治疗

（1）拟交感神经药物：常用异丙肾上腺素，能选择性兴奋心脏正位起搏点（窦房结），并能增强心室节律点的自律性及加速房室传导。对心室率在 40 次/分以下或症状显著者可以选用。每 4h 舌下含 5～10mg，或麻黄碱口服，0.03g，3～4 次/天。预防或治疗房室传导阻滞引起的阿－斯综合征发作，宜用 0.5～2mg 溶于 5% 葡萄糖溶液 250～500ml 中静脉滴注，控制滴速使心室率维持在 60～70 次/分，过量不仅可明显增快心房率而使房室传导阻滞加重，而且还能导致严重室性异位心律。

（2）阿托品：每 4h 口服 0.3mg，适用于房室束分支以上的阻滞，尤其是迷走神经张力过高所致的阻滞，必要时肌内或静脉注射，每 4～6h 0.5～1.0mg。

（3）碱性药物：碳酸氢钠或乳酸钠有改善心肌细胞应激性、促进传导系统心肌细胞对拟交感神经药物反应的作用，5% 碳酸氢钠或 11.2% 乳酸钠 100～200ml 静脉滴注，尤其适用于高钾血症或伴酸中毒时。

2. 阿－斯综合征的治疗

（1）心脏按压、吸氧。

（2）0.1% 肾上腺素 0.3～1ml，肌内注射，必要时亦可静脉注射。2h 后可重复一次。亦可与阿托品合用。

（3）心室颤动者改用异丙肾上腺素 1～2mg 溶于 10% 葡萄糖溶液 200ml 中静脉滴注。必要时用药物或电击除颤。

（4）静脉滴注乳酸钠或碳酸氢钠 100～200ml。

（5）对反复发作者，合用地塞米松 10mg，静脉滴注，或以 1.5mg，每日 3～4 次口服，可控制发作。但房室传导阻滞仍可继续存在。其发作可能为：①增强交感神经兴奋，加速房室传导；②降低中枢神经对缺氧的敏感性，控制其发作；③加速心室自身节律。

对节律点极不稳定，反复发作阿－斯综合征者，节律点频率不足以维持满意的心排血量，肾、脑血流量减少者，可考虑采用人工心脏起搏器。

3. 人工心脏起搏治疗　心室率缓慢并影响血流动力学状态的二至三度房室传导阻滞，尤其是阻滞部位在房室束分支以下，并发生在急性心肌炎、急性心肌梗死或心脏手术损伤时，均有用临时起搏治疗的指征。安装永久起搏器前，或高度至三度房室传导阻滞患者施行麻醉或外科手术时，临时起搏可保证麻醉或手术诱发心室停搏时患者的安全，并可预防心室颤动的发生。

植入永久性心脏起搏器的适应证包括：

（1）伴有临床症状的任何水平的高度或完全性房室传导阻滞。

（2）束支－分支水平阻滞，间歇发生二度Ⅱ型房室传导阻滞，且有症状者。

（3）房室传导阻滞，心室率经常低于 50 次/分，有明显临床症状，或是间歇发生心室率低于 40 次/分，或由动态心电图显示有长达 3s 的 RR 间期（房颤患者长间歇可放宽至 5s），虽无症状，也应考虑植入永久起搏器。

4. 禁用使用抑制心肌的药物，如普萘洛尔（心得安）、奎尼丁及普鲁卡因胺等。

（毕旭明）

第十二章　胃、小肠及胰腺疾病

第一节　急性胃炎

急性胃炎（Actlte gastritis）是指各种外在和内在因素引起的急性广泛或局限性胃黏膜炎症。病变可局限于胃底、胃体、胃窦或弥漫分布于全胃，病变深度大多仅限于黏膜层，严重时则可累及黏膜下层、肌层，甚至达浆膜层。临床表现多种多样，以上腹痛、上腹不适、恶心、呕吐最为常见，也可无症状或仅表现为消化道出血。胃镜下可见胃黏膜充血、水肿、糜烂、出血及炎性渗出物。组织学检查主要表现为中性多核细胞浸润。急性胃炎一般是可逆性疾病，病程短，经适当治疗或调整饮食在短期内痊愈；也有部分患者经过急性胃炎阶段而转为慢性胃炎。

急性胃炎的分类方法较多，目前尚未有统一的方案。临床上一般将急性胃炎分为四类：①急性单纯性胃炎。②急性糜烂性胃炎。③急性化脓性胃炎。④急性腐蚀性胃炎。以前两种较常见。

一、急性单纯性胃炎

急性单纯性胃炎（Acute simple gastritis）多由微生物感染或细菌毒素引起，少数也可因物理、化学等刺激因素造成。

（一）病因和发病机制

1. 微生物感染或细菌毒素　进食被微生物或细菌毒素污染的饮食是急性胃炎最常见的病因。常见的微生物有沙门菌属、嗜盐杆菌、幽门螺杆菌、轮状病毒（Rotavirus）、诺沃克病毒（Norwalk virus）等。细菌毒素以金葡菌毒素、肉毒杆菌毒素等引起的病变最严重。

2. 物理因素　暴饮暴食或进食过冷、过热及粗糙的食物等均可破坏胃黏膜屏障引起急性炎症反应。另外，食入异物和柿石等也可导致胃黏膜的改变。

3. 化学因素

（1）药物：部分药物可刺激胃黏膜而引起急性胃炎。较常见的是非甾体类抗炎药（NSAID），如阿司匹林、对乙酰氨基酚、吲哚美辛、保泰松等，以及含有这类药物的各种感冒药物、抗风湿药物。此类药能使细胞的氧化磷酸化解离，并降低细胞的磷酸肌酐水平，从而使上皮细胞的能量代谢发生障碍，Na^+、Cl^- 的转运速度减慢，使 H^+ 逆流，细胞肿胀并脱落；非甾体类药还可抑制环氧化物，减少内源性前列腺素的生成，使其分泌的碳酸氢钠和黏液减少，破坏了胃黏膜屏障；同时明显减少胃黏膜血流量，影响胃黏膜的氧和各种营养物质的供给，从而降低了胃黏膜的防御功能。

另外，铁剂、碘剂、氧化钾、洋地黄、抗生素类、激素类、组胺类、咖啡因、奎宁、卤素类及某些抗癌药物等均可刺激胃黏膜引起浅表的损伤。

（2）酗酒及饮料：酒精、浓茶及咖啡等饮料均能破坏胃黏膜屏障，引起 H^+ 逆流，加重胃黏膜上皮细胞的损伤；同时损伤黏膜下的毛细血管内皮，使血管扩张，血流缓慢，血浆外渗，血管破裂等导致胃黏膜充血、水肿、糜烂及出血。

（3）误食毒物：误食灭虫药、毒蕈、灭鼠药等化学毒物等均可刺激胃黏膜，破坏胃黏膜屏障，从而引起炎症。

4. 其他　胃的急性放射性损伤、留置胃管的刺激，以及某些全身性疾病如肝硬化、尿毒症、晚期肿瘤、慢性肺心病和呼吸功能衰竭等均可产生一些内源性刺激因子，引起胃黏膜的急性炎症。

（二）病理

胃窦、胃体、胃底或全胃黏膜充血、水肿、点片状平坦性糜烂，黏膜表面或黏膜下有新鲜或陈旧性出血，黏膜表面有炎性渗出物。大多数病变局限在黏膜层，不侵犯黏膜肌层。

镜检可见表层上皮细胞坏死、脱落、黏膜下出血，组织中有大量的中性粒细胞浸润，并有淋巴细胞、浆细胞和少量嗜酸粒细胞浸润。腺体的细胞，特别是腺体颈部细胞呈不同程度的变性和坏死。

（三）临床表现

临床表现常因病因不同而不同。细菌或细菌毒素所致的急性单纯性胃炎较多见，一般起病较急，多于进食污染物后数小时至 24 小时发病，症状轻重不一，大多有中上腹部疼痛、饱胀、厌食、恶心、频繁呕吐，因常伴有急性水样腹泻而称为急性胃肠炎。严重者可出现脱水、电解质平衡失调、代谢性酸中毒和休克。如沙门菌感染常有发热、脱水等症状；轮状病毒感染引起的胃肠炎多见于 5 岁以下儿童，好发于冬季，有发热、水样腹泻、呕吐、腹痛等症状，常伴脱水，病程 1 周左右。

由理化因素引起的急性单纯性胃炎一般症状较轻。非甾体类药物引起的胃炎临床表现常以呕血、黑便为主，为上消化道出血的重要原因之一。出血多呈间歇性发作，大出血时可发生休克。

并非所有急性单纯性胃炎均有症状，约30%的患者，仅有胃镜下急性胃炎的表现，而无任何临床症状。体格检查可发现上腹部或脐周有压痛，肠鸣音亢进。一般病程短，数天内可好转自愈。

（四）相关检查

（1）血常规：感染因素引起的急性胃炎患者白细胞计数增高，中性粒细胞比例增多。

（2）便常规：便常规有少量黏液及红白细胞。便培养可检出病原菌。

（3）内镜检查：内镜检查对本病有诊断价值。内镜下可见胃黏膜充血、水肿，有时有糜烂及出血灶，表面覆盖厚而黏稠的玻璃样渗出物和黏液。

（五）诊断和鉴别诊断

1. 诊断　根据饮食不当或服药等病史，对起病急，有上腹痛、恶心、呕吐或上消化道出血等临床表现的患者可做出诊断。少数不典型病例须做胃镜才能明确诊断。

2. 鉴别诊断

（1）急性阑尾炎：急性阑尾炎早期可表现为急性上腹部疼痛，但急性阑尾炎的上腹痛或脐周痛是内脏神经反射引起的，疼痛经过数小时至 24 小时左右，转移并固定于右下腹是其特点，同时可有右下腹腹肌紧张和麦氏点压痛阳性。腹部平片可见盲肠胀气，或有液平面，右侧腰大肌影消失或显示阑尾粪石。

（2）胆管蛔虫症：胆管蛔虫症也可表现为上腹痛、恶心、呕吐等症状，但其腹痛常常为突发的阵发性上腹部剧烈钻顶样痛，有时可吐出蛔虫，间歇期可安静如常。既往有排蛔虫或吐蛔虫的病史。

（3）急性胰腺炎：急性胰腺炎也可呈现上腹痛和呕吐，疼痛多位于中上腹或左上腹，呈持续性钝痛、钻痛或绞痛；仰卧位时加重，前倾坐位时可缓解。疼痛一般较剧烈，严重时可发生休克。血、尿淀粉酶升高有助于本病的诊断。

（4）急性胆囊炎：急性胆囊炎时上腹痛多位于右上腹胆囊区，疼痛剧烈而持久，可向右肩背部放射；疼痛常于饱餐尤其是脂肪餐后诱发，Murphy 征阳性。超声检查可见胆囊壁增厚、粗糙，或胆囊结石。

（六）治疗

1. 去除病因 本病患者急性期应卧床休息，停止一切对胃黏膜有刺激的饮食或药物；进食清淡流质饮食，多饮水，腹泻较重时可饮糖盐水；必要时可暂时禁食。

2. 对症治疗

（1）腹痛者可局部热敷，疼痛剧烈者可给解痛剂，如 654 – 2 10mg 或阿托品 0.3 ~ 0.6mg，每日 3 次口服。

（2）剧烈呕吐或失水者应静脉输液补充水、电解质和纠正酸碱平衡；肌肉注射甲氧氯普胺、氯丙嗪，或针刺足三里、内关等以止吐。

（3）伴有上消化道出血或休克者应积极止血、补充液体以扩充血容量，尽快纠正休克；静脉滴注或口服奥美拉唑、H_2 受体拮抗剂以减少胃酸分泌；应用胃黏膜保护剂如硫糖铝、胶体铋剂等，以减轻黏膜炎症。

（4）对微生物或细菌毒素感染，尤其伴腹痛者可选小檗碱、甲硝唑、诺氟沙星、氨苄西林等抗菌药物。

（七）预后

在去除病因后，多于数天内痊愈。少数可因致病因素持续存在，发展为慢性浅表性胃炎。

二、急性糜烂性胃炎

急性糜烂性胃炎（Acute erosive gastritis）是指不同病因引起胃黏膜多发性糜烂为特征的急性胃炎，也可伴急性溃疡形成。

（一）病因和发病机制

1. 应激因素 引起应激的因素有严重创伤、大面积烧伤、大手术、中枢神经系统肿瘤、外伤、败血症、心力衰竭、呼吸衰竭、肝和肾功能衰竭、代谢性酸中毒及大量使用肾上腺皮质激素等。发病机制可能为应激状态下体内去甲肾上腺素和肾上腺素分泌增多，使内脏血管收缩，胃血流量减少，引起胃黏膜缺血、缺氧，导致黏膜受损和胃酸分泌增多，黏液分泌不足，HCO_3^- 分泌减少，前列腺素合成减少，从而削弱了胃黏膜的抵抗力，结果加剧了黏膜的缺血缺氧，使 H^+ 反弥散，致使黏膜糜烂、出血。

2. 其他　引起急性单纯性胃炎的各种外源性病因，均可严重的破坏胃黏膜屏障，导致 H^+ 及胃蛋白酶的反弥散，引起胃黏膜的损伤而发生糜烂和出血。

（二）病理

本病病变多见于胃底和胃体部，但胃窦有时也可受累。胃黏膜呈多发性糜烂，伴有点片状新鲜或陈旧出血灶，有时见浅小溃疡。镜下可见糜烂处表层上皮细胞有灶性脱落，固有层有中性粒细胞和单核细胞浸润，腺体因水肿、出血而扭曲。

（三）临床表现

急性糜烂性胃炎起病前一般无明显不适，或仅有消化不良的症状，但由于原发病症状严重而被掩盖。本病常以上消化道出血为首发症状，表现为呕血和/或黑便，一般出血量不大，常呈间歇性，能在短期内恢复正常。部分患者可表现为急性大量出血，引起失血性休克，若不能及时正确处理，死亡率可高达 50% 以上。少数因烧伤引起本病者，仅有低血容量引起的休克，而无明显呕血或黑便，常易被误诊。

（四）诊断和鉴别诊断

1. 诊断　诊断主要依靠病前有服用非甾体类药、酗酒、烧伤、手术或重要器官功能衰竭等应激状态病史，而既往无消化性溃疡等病史；一旦出现上消化道出血症状应考虑本病的可能。但确诊最主要依靠急诊内镜检查，一般应在出血停止后 24～48 天内进行。

2. 鉴别诊断　急性糜烂性胃炎应与急性胰腺炎、消化性溃疡、急性阑尾炎、急性胆囊炎、胆石症等疾病相鉴别；合并上消化道出血时应与消化性溃疡、食管静脉破裂出血等鉴别，主要靠急诊胃镜检查确诊。

（五）治疗

1. 一般治疗　本病治疗首先应去除发生应激状态的诱因，让患者安静卧床休息，可给流质饮食，必要时禁食。

2. 止血措施

（1）抑酸剂：抑酸剂减少胃酸的分泌，防止 H^+ 逆向弥散，达到间接止血作用。如奥美拉唑、西咪替丁、法莫替丁等静脉滴注或口服。

（2）冰盐水：给胃内注入冰盐水 250ml，保留 15～20 分钟后吸出，可重复 4～5 次。冰盐水可使胃壁血管收缩并使胃酸分泌减少。

（3）药物止血：口服凝血酶、去甲肾上腺素、孟氏液等，如出血量较大可静脉输入巴曲酶、奥曲肽、酚磺乙胺等。

（4）内镜下止血：对上述止血措施效果不理想时，可酌情选用电凝、微波、注射药物或激光止血。

3. 胃黏膜保护剂　胃黏膜保护剂如硫糖铝、麦滋林－S 颗粒、得乐胶囊等可阻止胃酸和胃蛋白酶的作用，有助于黏膜上皮再生和防止 H^+ 逆向弥散；促进前列腺素合成，减少黏液中表皮生长因子（ECF）降解，刺激黏液和碳酸氢盐的分泌，增加黏膜血流供应，具有保护黏膜的作用。

4. 外科治疗　少数患者经内科 24 小时积极治疗难以控制出血者应考虑手术治疗。

（六）预防

对多器官功能衰竭、脓毒血症、大面积烧伤等应激状态患者应给予 H_2 受体拮抗剂或制酸剂（氢氧化铝凝胶、氢氧化镁等）及黏膜保护剂如硫糖铝等，以预防急性胃黏膜病变。

三、急性化脓性胃炎

急性化脓性胃炎（acute phlegmonous gastritis）是胃壁受细菌感染引起的化脓性疾病，是一种罕见的重症胃炎，又称急性蜂窝组织性胃炎，本病男性多见，男女之比约为 3∶1。

（一）病因和发病机制

本病多发生于免疫力低下，且有身体其他部位感染灶的患者，如脓毒血症、败血症、蜂窝组织炎等，致病菌通过血循环或淋巴播散到胃；或在胃壁原有病变如慢性胃炎、胃溃疡、胃息肉摘除的基础上繁殖，而引起胃黏膜下层的急性化脓性炎症。常见的致病菌为 α 溶血性链球菌，其他如肺炎球菌、葡萄球菌、绿脓杆菌、大肠杆菌、炭疽杆菌、产气荚膜梭状芽孢杆菌等也可引起本病。

（二）病理

急性化脓性胃炎的炎症主要累及黏膜下层，并形成坏死区，严重者炎症可穿透肌层达浆膜层，发生穿孔时可致化脓性腹膜炎。由产气芽孢杆菌引起者，胃壁增厚、胃腔扩张，其组织内有气泡形成。镜下可见黏膜下层有大量的白细胞浸润，亦可见到多数细菌，有出血、坏死、胃小静脉内也可见血栓形成。以化脓性感染范围可分为弥漫型和局限型。弥漫型炎症侵及胃的大部分或全胃，甚至扩散至十二指肠等胃的邻近器官；局限性炎症局限，形成单发或多发脓肿，以幽门区脓肿多见。

（三）临床表现

本病起病急骤且凶险，常有寒战、高热，剧烈的上腹部疼痛，也可为全腹痛，取前倾坐位可使腹痛缓解，称为 Deninger 征，为本病的特征性表现。恶心、频繁呕吐也是本病常见的症状，呕吐物中可见坏死脱落的胃黏膜组织；有时可出现呕血及黑便。部分患者有脓性腹水形成，出现中毒性休克。可并发胃穿孔、血栓性门静脉炎及肝脓肿。

体格检查上腹部有明显压痛、反跳痛和肌紧张等腹膜炎的征象。

（四）相关检查

（1）血常规：血白细胞计数一般大于 $10 \times 10^9/L$，以中性粒细胞为主，伴核左移现象。

（2）尿常规：尿常规镜检可见蛋白及管型。

（3）便常规：大便潜血试验可呈阳性。

（4）呕吐物检查：呕吐物中有坏死黏膜并混有脓性呕吐物。

（5）X 线检查：腹平片示胃扩张，如产气荚膜梭状芽孢杆菌感染者可见胃壁内有气泡形成；伴有穿孔者膈下可见游离气体。钡餐检查相对禁忌。

（6）超声检查：超声检查可见患者胃壁增厚，由产气荚膜梭状芽孢杆菌引起者，胃壁内可见低回声区。

（7）胃镜检查：本病因可诱发穿孔，禁忌行内镜检查。

（五）诊断和鉴别诊断

1. 诊断　根据本病有上腹部疼痛、恶心、呕吐、寒战高热等症状，以及上腹部压痛、反跳痛和肌紧张等体征，结合血常规检查和 X 线检查等可做出诊断。

2. 鉴别诊断   急性化脓性胃炎应与急性胰腺炎、急性阑尾炎、急性胆囊炎、胆石症等疾病相鉴别，一般根据临床表现和辅助检查可资鉴别。

（六）治疗

本病治疗的关键在于早期确诊，给予足量抗生素以控制感染；及时行胃壁脓肿切开引流或胃次全切除术，能明显降低死亡率。

四、急性腐蚀性胃炎

急性腐蚀性胃炎（acute corrosive gastritis）是由于误服或自服腐蚀剂（强碱如苛性碱，强酸如盐酸、硫酸、硝酸，以及来苏儿、氯化汞、砷、磷等）而引起胃壁的急性损伤或坏死。

（一）病因和发病机制

腐蚀剂进入消化道引起损伤的范围和严重性与腐蚀剂的种类、浓度、数量、胃内有无食物及与黏膜接触的时间长短等有关。轻者引起胃黏膜充血、水肿；重者发生坏死、穿孔；后期出现瘢痕、狭窄而使胃腔变形，引起上消化道梗阻。强酸类腐蚀剂所至损伤主要为胃，尤其是胃窦、幽门和小弯；而强碱类腐蚀剂食管损伤较胃严重。强酸可使蛋白质和角质溶解、凝固，组织呈界限明显的灼伤或凝固性坏死伴有焦痂，受损组织收缩变脆，大块坏死组织脱落造成继发性穿孔、腹膜炎或纵隔炎。强碱由于能迅速吸收组织中的水分，与组织蛋白质结合形成胶冻样物质，使脂肪酸皂化，造成严重的组织坏死；因此，强碱的病变范围多大于其接触面积。

（二）病理

病变程度与吞服的腐蚀剂剂量、浓度、胃内所含食物量及腐蚀剂与黏膜接触的时间长短等有关。轻者引起胃黏膜充血、水肿，重者发生坏死、穿孔，后期可出现瘢痕和狭窄引起上消化道梗阻。

（三）临床表现

临床症状与吞服的腐蚀剂种类有关。吞服后黏膜都有不同程度的损害，多立即出现口腔、咽喉、胸骨后及上腹部的剧烈疼痛，频繁恶心、呕吐，甚至呕血，呕吐物中可能会含有脱落坏死的胃壁组织。严重时因广泛的食管、胃的腐蚀性坏死而致休克，也可出现食管及胃的穿孔，引起胸膜炎和弥漫性腹膜炎。继发感染时可有高热。但也有部分腐蚀剂如来苏儿由于它对表层迷走神经有麻醉作用，并不立即出现症状。此外，各种腐蚀剂吸收后还可引起全身中毒症状。酸类吸收可致严重酸中毒而引起呼吸困难；来苏儿吸收后引起肾小管损害，导致肾衰竭。急性期过后，可出现食管、贲门和幽门狭窄及梗阻的症状。

各种腐蚀剂引起的口腔黏膜灼痂的颜色不同，有助于识别腐蚀剂的类型，硫酸致黑色痂，盐酸致灰棕色痂，硝酸致深黄色痂，醋酸致白色痂，来苏儿致灰白色痂，后转为棕黄色痂，强碱则呈透明的水肿。

（四）诊断

本病根据病史和临床表现，很容易做出诊断和鉴别诊断。急性期一般不做上消化道钡餐和内镜检查，以免引起食管和胃穿孔。待急性期过后，钡餐检查可见胃窦黏膜纹理粗乱，如果腐蚀深达肌层，由于瘢痕形成，可表现为胃窦狭窄或幽门梗阻。

（五）治疗

本病是一种严重的内科急症，必须积极抢救。①一般洗胃属于禁忌，禁食水，以免发生穿孔；尽快静脉补液，纠正水、电解质和酸碱失衡。②去除病因，服强酸者尽快口服牛奶、鸡蛋清或植物油 100 ~ 200ml，避免用碳酸氢钠，以免产气过多而导致穿孔；服强碱者给食醋 500ml 加温水 500ml 分次口服，然后再服少量蛋清、牛奶或植物油。③有的学者主张在发病 24 小时内应用肾上腺皮质激素，以减少胶原、纤维瘢痕组织的形成，如每日氢化可的松 200 ~ 300mg 或地塞米松 5 ~ 10mg 静脉滴注，数日后改为口服醋酸泼尼松，使用皮质激素时应并用抗生素。④对症治疗，包括解痉、止吐，有休克时应给予抗休克治疗。⑤积极预防各种并发症。⑥急性期过后，若出现疤痕、狭窄，可行扩张术或手术治疗。

（张茂华）

第二节　慢性胃炎

慢性胃炎（Chronic gastritis）是由各种病因引起的胃黏膜慢性炎症。根据内镜及病理组织学改变将慢性胃炎分为非萎缩性胃炎（浅表性胃炎）及萎缩性胃炎两大基本类型。慢性非萎缩性胃炎是指不伴有胃黏膜萎缩性改变、胃黏膜层见以淋巴细胞和浆细胞为主的慢性炎症细胞浸润的慢性胃炎。根据病变分布，可再分为胃窦炎、胃体炎、全胃炎胃窦为主或全胃炎胃体为主。

一、慢性非萎缩性胃炎

（一）流行病学

HP 感染为慢性非萎缩性胃炎的主要病因。慢性非萎缩性胃炎的流行情况因不同国家、不同地区 HP 感染的流行情况而异。HP 感染呈世界范围分布，一般 HP 感染率发展中国家高于发达国家，感染率随年龄增加而升高，男女差异不大。我国属 HP 高感染率国家，估计人群中 HP 感染率为 40% ~ 70%。流行病学研究资料显示，经济落后、居住环境差及不良卫生习惯与 HP 感染率呈正相关。由于 HP 感染几乎无例外地引起胃黏膜炎症，感染后机体一般难以将其清除而成为慢性感染，因此人群中 HP 感染引起的慢性非萎缩性胃炎患病率与该人群 HP 的感染率相平行。

（二）病因和发病机制

1. HP 感染　　HP 感染是慢性非萎缩性胃炎最主要的病因，两者的关系符合 Koch 提出的确定病原体为感染性疾病病因的 4 项基本要求，即该病原体存在于该病的患者中，病原体的分布与体内病变分布一致，清除病原体后疾病可好转，在动物模型中该病原体可诱发与人相似的疾病。研究表明，80% ~ 95% 的慢性活动性胃炎患者胃黏膜中有 HP 感染，5% ~ 20% 的 HP 阴性率反映了慢性胃炎病因的多样性；HP 相关胃炎者，HP 胃内分布与炎症分布一致；根除 HP 可使胃黏膜炎症消退，一般中性粒细胞消退较快，但淋巴细胞、浆细胞消退需要较长时间；志愿者和动物模型中已证实 HP 感染可引起胃炎。

HP 具有鞭毛，能在胃内穿过黏液层移向胃黏膜，其所分泌的黏附素能使其贴紧上皮细

· 297 ·

胞，其释放尿素酶分解尿素产生 NH_3，从而保持细菌周围中性环境。HP 的这些特点有利于其在胃黏膜表面定植。HP 通过上述产氨作用、分泌空泡毒素 A（VacA）等物质而引起细胞损害；其细胞毒素相关基因（CagA）蛋白能引起强烈的炎症反应；其菌体胞壁还可作为抗原诱导免疫反应。这些因素的长期存在导致胃黏膜的慢性炎症。

HP 相关慢性非萎缩性胃炎有 2 种突出的类型：胃窦为主全胃炎和胃体为主全胃炎。前者胃酸分泌可增加，因而增加了十二指肠溃疡发生的危险性；后者胃酸分泌常减少，使胃溃疡和胃癌发生的危险性增加。

2. 其他因素　幽门括约肌功能不全时含胆汁和胰液的十二指肠液反流入胃，可削弱胃黏膜屏障功能，使胃黏膜遭到消化液作用，引起炎症、糜烂、出血和上皮化生等病变。其他外源因素如酗酒、服用 NSAIDs 等药物、某些刺激性食物等均可反复损伤胃黏膜。理论上这些因素均可各自或与 HP 感染协同作用而引起或加重胃黏膜慢性炎症，但目前尚缺乏系统研究的证据。

（三）临床表现

流行病学研究表明，多数慢性非萎缩性胃炎患者无任何症状，有症状者主要表现为上腹痛或不适、上腹胀、早饱、嗳气、恶心等非特异性消化不良症状。功能性消化不良患者可伴或不伴有慢性胃炎，根除 HP 后慢性胃炎组织学得到显著改善，但并不能消除多数组织学改善者的消化不良症状，提示慢性胃炎与消化不良症状无密切相关。内镜检查、胃黏膜组织学检查结果与慢性胃炎患者症状的相关分析表明，患者的症状缺乏特异性，且症状的有无及严重程度与内镜所见、组织学分级并无肯定的相关性。

（四）相关检查

1. 胃镜及活组织检查　胃镜检查并同时取活组织做组织学病理检查是最可靠的诊断方法。内镜下慢性非萎缩性胃炎可见红斑（点状、片状、条状）、黏膜粗糙不平、出血点/斑、黏膜水肿及渗出等基本表现，尚可见糜烂及胆汁反流。由于内镜所见与活组织检查的病理表现常不一致，因此诊断时应两者结合，在充分活检基础上以活组织病理学诊断为准。为保证诊断的准确性和对慢性胃炎进行分型，活组织检查宜在多部位取材且标本要足够大，根据病变情况和需要，建议取 2~5 块为宜。内镜医生应向病理科提供取材部位、内镜所见和简要病史等资料。

2. HP 检测　活组织病理学检查时可同时检测 HP，并可在内镜检查时多取一块组织做快速尿素酶检查，以增加诊断的可靠性。根除 HP 治疗后，可在胃镜复查时重复上述检查，亦可采用非侵入性检查手段，如 ^{13}C 或 ^{14}C 尿素呼气试验、粪便 HP 抗原检测及血清学检查（定性检测血清抗 HP IgG 抗体）。应注意，近期使用抗生素、质子泵抑制剂、铋剂等药物，因有暂对抑制 HP 作用，会使上述检查（血清学检查除外）呈假阴性。

（五）诊断

鉴于多数慢性胃炎患者无任何症状，有症状也缺乏特异性，且缺乏特异性体征，因此根据症状和体征难以做出慢性胃炎的正确诊断。慢性非萎缩性胃炎的确诊主要依赖于内镜检查和胃黏膜活检组织学检查，尤其是后者的诊断价值更大。

慢性胃炎的诊断应力求明确病因。HP 感染是慢性非萎缩性胃炎的主要致病因素，故应作为慢性胃炎病因诊断的常规检测。

（六）治疗

慢性非萎缩性胃炎的治疗目的是缓解消化不良症状和改善胃黏膜炎症。治疗应尽可能针对病因，遵循个体化原则。消化不良症状的处理与功能性消化不良相同。无症状、HP 阴性的非萎缩性胃炎无须特殊治疗。

1. 根除 HP　前已述及，慢性非萎缩性胃炎的主要症状为消化不良，其症状应归属于功能性消化不良范畴。目前国内外均推荐对 HP 阳性的功能性消化不良行根除治疗。因此，有消化不良症状的 HP 阳性慢性非萎缩性胃炎患者均应根除 HP。大量研究结果表明，根除 HP 可使胃黏膜组织学得到改善；对预防消化性溃疡和胃癌等有重要意义；对改善或消除消化不良症状具有效 - 价比优势。

2. 消化不良症状的治疗　由于临床症状与慢性非萎缩性胃炎之间并不存在明确关系，因此症状治疗事实上属于功能性消化不良的经验性治疗。慢性胃炎伴胆汁反流者可应用促动力药（如多潘立酮）和（或）有结合胆酸作用的胃黏膜保护剂（如铝碳酸镁制剂）。有胃黏膜糜烂和（或）以反酸、上腹痛等症状为主者，可根据病情或症状严重程度，选用抗酸剂、H_2 受体阻滞剂或质子泵抑制剂。促动力药如多潘立酮、马来酸曲美布丁、莫沙必利、盐酸伊托必利主要用于上腹饱胀、恶心或呕吐等为主要症状者。胃黏膜保护剂如硫糖铝、瑞巴派特、替普瑞酮、吉法酯、依卡倍特适用于有胆汁反流、胃黏膜损害和（或）症状明显者。抗抑郁药或抗焦虑药可用于有明显精神因素的慢性胃炎伴消化不良症状患者。中药治疗可拓宽慢性胃炎的治疗途径。上述药物除具对症治疗作用外，对胃黏膜上皮修复及炎症也可能具有一定作用。

（七）预后

由于绝大多数慢性胃炎的发生与 HP 感染有关，而 HP 自发清除少见，故慢性胃炎可持续存在，但多数患者无症状。流行病学研究显示，部分 HP 相关性胃窦炎（＜20%）可发生十二指肠溃疡，少部分慢性非萎缩性胃炎可发展为慢性多灶萎缩性胃炎，后者常合并肠上皮化生。HP 感染引起的慢性胃炎还偶见发生胃黏膜相关淋巴组织淋巴瘤者。在不同地区人群中的不同个体感染 HP 的后果如此不同，被认为是细菌、宿主（遗传）和环境因素三者相互作用的结果，但对其具体机制至今尚未完全明了。

二、慢性萎缩性胃炎

慢性萎缩性胃炎是一种以胃黏膜固有腺体萎缩为病变特征的常见的消化系统疾病，多见于中老年人。临床主要表现为食欲减退、恶心、嗳气、胃灼热，上腹出现持续或间断性胀满或隐痛，少数患者可发生上消化道出血，以及消瘦、贫血等营养不良表现。其发病率随年龄的增大而明显增多。慢性萎缩性胃炎分为自身免疫性（A 型）和多灶萎缩性（B 型）。胃黏膜活检是最为可靠的诊断方法。在第二届全国慢性胃炎共识中，重申"胃黏膜萎缩"是指胃固有腺体减少，组织学上有 2 种类型。①化生性萎缩：胃固有腺体被肠化或假幽门腺化生腺体替代。②非化生性萎缩：胃黏膜层固有腺体被纤维组织或纤维肌性组织替代或炎症细胞浸润引起固有腺体数量减少。

（一）流行病学

慢性萎缩性胃炎是原因不明的慢性胃炎，在我国是一种常见病、多发病，在慢性胃炎中占 10% ~20% 。

（二）发病机制

胃内攻击因子与防御修复因子失衡是慢性萎缩性胃炎的发病机制。HP 感染是慢性萎缩性胃炎的主要病因，其致病机制与以下因素有关：①HP 产生多种酶如尿素酶及其代谢产物氨、过氧化氢酶、蛋白溶解酶、磷脂酶 A 等，对黏膜有破坏作用。②HP 分泌的细胞毒素如含有细胞毒素相关基因（慢性萎缩性胃炎 A）和空泡毒素基因（VagA）的菌株，导致胃黏膜细胞的空泡样变性及坏死。③HP 抗体可造成自身免疫损伤。

此外，长期饮浓茶、烈酒、咖啡，食用过热、过冷、过于粗糙的食物，可导致胃黏膜的反复损伤；长期大量服用 NSAIDs 如阿司匹林、吲哚美辛等可抑制胃黏膜前列腺素的合成，破坏黏膜屏障；烟草中的烟碱不仅影响胃黏膜的血液循环，还可导致幽门括约肌功能紊乱，造成胆汁反流；各种原因的胆汁反流均可破坏黏膜屏障，造成胃黏膜慢性炎症改变；壁细胞抗原和抗体结合形成免疫复合体，在补体参与下破坏壁细胞；胃黏膜营养因子（如胃泌素、表皮生长因子等）缺乏；心力衰竭、动脉硬化、肝硬化合并门静脉高压、糖尿病、甲状腺病、慢性肾上腺皮质功能减退、尿毒症、干燥综合征、胃血流量不足及精神因素等均可导致胃黏膜萎缩。

（三）病理生理

慢性萎缩性胃炎分为 A、B 两型：A 型是胃体弥漫萎缩，导致胃酸分泌下降，影响维生素 B_{12} 及内因子的吸收，因此常合并恶性贫血，与自身免疫有关；B 型在胃窦部，少数人可发展成胃癌，与 HP、化学损伤（胆汁反流、非皮质激素消炎药、吸烟、酗酒等）有关。我国 80% 以上属 B 类。

（四）临床表现

慢性萎缩性胃炎的临床表现不仅缺乏特异性，而且与病变程度并不完全一致。

1. 症状　临床上有些慢性萎缩性胃炎患者可无明显症状，但大多数患者可有上腹部灼痛、胀痛、钝痛或胀满、痞闷（尤以食后为甚）、食欲不振、恶心、嗳气、便秘或腹泻等症状。严重者可有消瘦、贫血、脆甲、舌炎或舌乳头萎缩，少数胃黏膜糜烂者可伴有上消化道出血。其中 A 型萎缩性胃炎并发恶性贫血在我国少见。

2. 体征　本病无特异性体征，上腹部可有轻度压痛。

（五）相关检查

1. 实验室检查

（1）胃液分析：测定基础胃液排泌量（BAO）及注射组胺或五肽胃泌素后测定最大胃酸排泌量（MAO）和高峰胃酸排泌量（PAO）以判断胃泌酸功能，有助于萎缩性胃炎的诊断及指导临床治疗。A 型慢性萎缩性胃炎患者多无酸或低酸，B 型慢性萎缩性胃炎患者可正常或低酸。

（2）胃蛋白酶原测定：胃蛋白酶原由主细胞分泌，慢性萎缩性胃炎时血及尿中的胃蛋白酶原含量减少。

（3）血清胃泌素测定：胃窦部黏膜的 G 细胞分泌胃泌素。A 型慢性萎缩性胃炎患者血清胃泌素常明显增高；B 型慢性萎缩性胃炎患者胃窦黏膜萎缩，直接影响 G 细胞分泌胃泌素功能，血清胃泌素低于正常。

（4）免疫学检查：壁细胞抗体（PCA）、内因子抗体（IFA）、胃泌素分泌细胞抗体（GCA）测定可作为慢性萎缩性胃炎及其分型的辅助诊断。

（5）血清维生素 B_{12} 浓度和维生素 B_{12} 吸收试验：维生素 B_{12} 吸收有赖于内因子，只需少量内因子即可保证维生素 B_{12} 在回肠末端的吸收。正常人空腹血清维生素 B_{12} 的浓度为 300 ～ 900ng/L，若 <200ng/L 可肯定有维生素 B_{12} 吸收不良。维生素 B_{12} 吸收试验（Schilling 试验）能检测维生素 B_{12} 在回肠末端吸收情况。方法是用 ^{58}Co 和 ^{57}Co 标记的氰钴素胶囊同时口服，^{57}Co 氰钴素胶囊内加有内因子，口服后收集 24 小时尿液，分别测定 ^{58}Co 和 ^{57}Co 的排除率。正常时两者的排除率均应 >10%；恶性贫血患者因缺乏内因子，尿中 ^{58}Co 排除率 <10%，而 ^{57}Co 排除率则正常。

2. 影像学检查　胃肠 X 线钡餐检查，大多数萎缩性胃炎患者无异常发现。气钡双重造影可显示胃体黏膜皱襞平坦、变细，胃大弯的锯齿状黏膜皱襞变细或消失，胃底部光滑，部分胃窦炎胃黏膜可呈锯齿状或黏膜粗乱等表现。

3. 胃镜及活组织检查　胃镜检查及活检是最可靠的诊断方法。胃镜诊断应包括病变部位、萎缩程度、肠化生及异型增生的程度。肉眼直视观察萎缩性胃炎内镜所见有 2 种类型，即单纯萎缩和萎缩伴化生成。前者主要表现为黏膜红白相间以白为主、血管显露、皱襞变平甚至消失；后者主要表现为黏膜呈颗粒或小结节状。

4. 幽门螺旋杆菌检查　包括有创检查和无创检查。有创检查主要指通过胃镜检查获得胃黏膜标本的相关检查，包括快速尿素酶试验、病理 HP 检查（HE 或 warthin – statry 或 giemsa 染色）、组织细菌培养、组织 PCR 技术。无创检查指不需要通过胃镜获得标本，包括血清抗体检测、^{13}C 或 ^{14}C 尿素呼气试验、粪 HP 抗原检测等方法。

（六）诊断

慢性萎缩性胃炎在临床上无特异性表现，故诊断慢性萎缩性胃炎需要临床表现结合相关辅助检查，尤其是胃镜检查及胃黏膜活组织检查。胃镜及黏膜活检是确诊本病的唯一可靠方法。胃镜检查，镜下胃黏膜色泽红白相间，以白为主，或局部灰白色，胃黏膜变薄，黏膜下血管网透见。做胃镜时在胃部典型炎症部位取活体组织，胃黏膜腺体萎缩 1/3 为轻度萎缩性胃炎，萎缩 2/3 为中度萎缩性胃炎，重度为大部分腺体萎缩。

（七）鉴别诊断

主要鉴别的疾病有消化性溃疡、胃癌、功能性消化不良、胆囊炎、胆石症、慢性肝炎、慢性胰腺疾病等。

（八）治疗

慢性萎缩性胃炎的治疗原则是消除或削弱攻击因子，增强胃黏膜防御，改善胃动力，防止胆汁反流，改善萎缩和预防胃癌的发生。轻度无症状的萎缩性胃炎患者可不服药；有症状者，予药物对症治疗。中度以上，尤其是重度萎缩伴有重度肠上皮异型增生或化生者，因癌变可能性增大，要高度警惕，积极治疗，密切随访。

1. 一般治疗　慢性萎缩性胃炎患者不论其病因如何，均应戒烟、忌酒，避免使用损害胃黏膜的药物如 NSAIDs 等，以及避免对胃黏膜有刺激性的食物和饮品（如过于酸、甜、咸、辛辣和过热、过冷食物，浓茶、咖啡等），饮食宜规律，少吃油炸、烟熏、腌制食物，不食腐烂变质的食物，多吃新鲜蔬菜和水果，所食食品要新鲜并富于营养，保证有足够的蛋白质、维生素（如 β 胡萝卜素、维生素 C 及叶酸等）及铁质摄入，精神上乐观，生活要规律。

2. 对症治疗

（1）根除 HP 治疗：对慢性萎缩性胃炎来说，中至重度萎缩或中至重度肠上皮化生或异型增生或有胃癌家族史者应给予根除 HP 治疗。根除 HP 治疗能使很多患者改善症状，大量研究证实根除 HP 可使胃黏膜活动性炎症消失，且多数研究表明根除 HP 可防止胃黏膜萎缩和肠化的进一步发展，但萎缩、肠化是否能得到逆转尚待更多研究证实。对 HP 感染有效的药物包括铋剂、阿莫西林、克拉霉素、四环素、甲硝唑、替硝唑、呋喃唑酮（痢特灵）等。质子泵抑制剂对 HP 有较强的抑制作用，能加强抗菌药物的杀菌活性。临床常用的一线根除 HP 的治疗方案包括铋剂 +2 种抗生素和质子泵抑制剂 +2 种抗生素两种，一线治疗失败后可选择铋剂 + 质子泵抑制剂 +2 种抗生素的四联治疗方案。根除 HP 治疗方案见表 12 - 1。

表 12 - 1　推荐的根除 HP 的治疗方案

方案与用药	用　　法	疗　　程
铋剂 +2 种抗生素		
1. 铋剂标准剂量 + 阿莫西林 0.5g + 甲硝唑 0.4g	均每日 2 次	2 周
2. 铋剂标准剂量 + 四环素 0.5g + 甲硝唑 0.4g	均每日 2 次	2 周
3. 铋剂标准剂量 + 克拉霉素 0.5g + 甲硝唑 0.4g	均每日 2 次	1 周
质子泵抑制剂 +2 种抗生素		
1. 质子泵抑制剂标准剂量 + 克拉霉素 0.5g + 阿莫西林 1.0g	均每日 2 次	1 周
2. 质子泵抑制剂标准剂量 + 阿莫西林 1.0g + 甲硝唑 0.4g	均每日 2 次	1 周
3. 质子泵抑制剂标准剂量 + 克拉霉素 0.25g + 甲硝唑 0.4g	均每日 2 次	1 周
其他方案		
1. 雷尼替丁枸橼酸铋（RBC）0.4g 替代推荐方案二中的 PPI		
2. H_2 受体阻滞剂或质子泵抑制剂 + 推荐方案一，组成四联疗法		

注：（1）方案中甲硝唑 0.4g 可用替硝唑 0.5g 替代。

（2）HP 对甲硝唑耐药率已较高，耐药影响疗效。

（3）呋喃唑酮抗 HP 作用强，HP 不易产生耐药性，可用呋喃唑酮 0.1g 替代甲硝唑。

（4）质子泵抑制剂 + 铋剂 +2 种抗生素组成的四联疗法多用于治疗失败者。

（2）保护胃黏膜：加强胃黏膜屏障，避免黏膜损害，对于萎缩性胃炎的治疗尤为重要，可给予硫糖铝、胶体铋剂、前列腺素 E（米索前列醇）、替普瑞酮（施维舒）、吉法酯（惠加强 G）、谷氨酰胺类（麦滋林 S）、瑞巴派特（膜固思达）等药物。长期服用维酶素对黏膜保护可能有一定的积极作用。吉法酯能增加胃黏膜更新，提高细胞再生能力，增强胃黏膜对胃酸的抵抗能力，达到保护胃黏膜的作用。

（3）抑制胆汁反流促动力药：如多潘立酮可防止或减少胆汁反流；胃黏膜保护剂，特别是有结合胆酸作用的铝碳酸镁制剂，可增强胃黏膜屏障、结合胆酸，从而减轻或消除胆汁反流所致的胃黏膜损害。考来烯胺（消胆胺）可结合反流至胃内的胆盐，防止胆汁酸破坏胃黏膜屏障，方法为每次 3 ~4g，每日 3 ~4 次。

（4）改善胃动力：上腹饱胀或恶心、呕吐的发生可能与胃排空迟缓相关，促动力药如多潘立酮、马来酸曲美布丁、莫沙必利、盐酸伊托必利等可改善上述症状。具体应用方法：多潘立酮 10mg，每日 3 次；莫沙比利 5mg，每日 3 次。

（5）抑酸或抗酸治疗：对于慢性萎缩性胃炎伴有胃黏膜糜烂或以胃灼热、反酸、上腹饥饿痛等症状为主者，根据病情或症状严重程度，选用抗酸剂、H_2 受体阻滞剂或质子泵抑制剂。

（6）抗抑郁药或抗焦虑治疗：可用于有明显精神因素的慢性胃炎伴消化不良症状患者，同时应予耐心解释或心理治疗。

（7）消化治疗：对于伴有腹胀、纳差等消化不良症而无明显上述胃灼热、反酸、上腹饥饿痛症状者，可选用含有胃酶、胰酶和肠酶等复合酶制剂。

（8）改善萎缩和预防胃癌的发生：某些具有生物活性功能的部分抗氧化维生素和硒可降低胃癌发生的危险度。叶酸具有预防胃癌的作用，可能与改善萎缩性胃炎有关。维生素 C、维生素 E、茶多酚、大蒜素亦具有一定的预防胃癌的作用。维生素 A 类衍生物对胃癌可能有一定的预防作用。硒对胃癌的预防有一定作用。

（9）其他对症治疗：包括解痉止痛、止吐、改善贫血等。对于贫血，若为缺铁，应补充铁剂。大细胞性贫血者根据维生素 B_{12} 或叶酸缺乏分别给予补充。方法是维生素 B_{12} 50 ~ 100μg/d，连用 20 ~ 30 天；叶酸 5 ~ 10mg，每日 3 次，直至症状和贫血完全消失。

3. 中医中药治疗　常用的中成药有温胃舒胶囊、阴虚胃痛冲剂、养胃舒胶囊、虚寒胃痛冲剂、三九胃泰、猴菇菌片、胃乃安胶囊、胃康灵胶囊、养胃冲剂、复方胃乐舒口服液。

4. 手术治疗　中年以上慢性萎缩性胃炎患者，如在治疗或随访过程中出现溃疡、息肉、出血，或即使未见明显病灶，但胃镜活检病理中出现中、重度异型增生者，结合患者临床情况，可以考虑做部分胃切除，从这类患者的胃切除标本中可能检出早期胃癌。

5. 疗效评价　目前尚未有统一的疗效评价标准。建议疗效评判标准：显效，症状消失或基本消失，体征显著好转，黏膜组织学改变由萎缩性转变为浅表性；有效，症状明显减轻，体征改善，黏膜组织学改变减轻或病变范围缩小；无效，治疗前后症状、体征无显著变化，黏膜组织学无变化或加重。

（九）预后

慢性萎缩性胃炎绝大多数预后良好，少数可癌变，其癌变率为 1% ~ 3%。目前认为慢性萎缩性胃炎若早期发现、及时积极治疗，病变部位萎缩的腺体是可以恢复的，其可转化为浅表性胃炎或被治愈，改变了以往人们对慢性萎缩性胃炎不可逆转的认识。单纯萎缩性胃炎尤其是轻、中度萎缩性胃炎癌变率低；而重度萎缩性胃炎伴中、重度肠上皮化生及异型增生者，或伴癌胚抗原阳性的患者，癌变率高，应引起高度重视，定期随访，每 3 ~ 6 个月复查胃镜一次，有条件者可查细胞 DNA 含量及肿瘤相关抗原；手术后萎缩性残胃炎者因其长期受胆汁反流的刺激，癌变率亦较高，应积极采取措施，减轻碱性反流液的刺激，预防癌变的发生。

（张茂华）

第三节　幽门螺杆菌感染相关性疾病

一、幽门螺杆菌与胃炎

胃黏膜的损伤包括上皮细胞的损害和再生，胃炎指的是与黏膜损伤有关的炎症，而胃上皮的损害和再生往往并不伴黏膜的炎症，因此称为胃病。幽门螺杆菌感染可导致胃黏膜急、慢性炎症。

（一）幽门螺杆菌感染是慢性胃炎的主要病因

临床重视慢性胃炎的意义在于其与消化性溃疡、胃癌和 MALT 淋巴瘤的关系，目前认为幽门螺杆菌感染是慢性胃炎的主要病因，这个结论是基于以下资料的。

（1）临床上绝大多数慢性胃炎患者的胃黏膜可检出幽门螺杆菌。

（2）健康志愿者的研究发现，吞服幽门螺杆菌菌液后不仅出现上腹不适，而且也观察到胃黏膜急性炎症过程，这一点在动物实验中观察最为详尽，研究者曾用幽门螺杆菌灌喂小鼠，观察到由急性炎症到慢性活动性炎症的动态变化。

（3）幽门螺杆菌在胃内的定植与胃内炎症分布是一致的。

（4）根除幽门螺杆菌后胃黏膜炎症消退。

（二）幽门螺杆菌相关性胃炎的发病机制

幽门螺杆菌虽然对上皮无侵袭性，但可引起强烈的炎症反应和免疫反应。幽门螺杆菌致病取决于细菌的黏附、酶的释放和机体对幽门螺杆菌抗原的免疫反应。幽门螺杆菌必须首先穿过黏液层而黏附于上皮细胞表面才能起致病作用，随后释放的一系列活性酶，如尿素酶、磷脂酶、过氧化氢酶和蛋白水解酶等对上皮有直接破坏作用，并引起炎症反应。幽门螺杆菌有众多抗原，如尿素酶、CagA、VacA、脂多糖和热休克蛋白等，产生的免疫反应可诱导细胞因子的释放，包括 IL－1、IL－6、IL－8、IL－10 和 TNF－α 等这些细胞因子能引起强烈的黏膜炎症，上述各种因素的长期作用导致了慢性炎症的形成。

（三）幽门螺杆菌相关性胃炎的组织学特征

幽门螺杆菌主要见于黏液层和胃黏膜上皮表面，而在肠化生和异型增生部位很少见到。炎症呈弥漫性分布，但以胃窦为主；萎缩和肠化呈多灶性分布，多起始于胃角小弯侧，后累及胃窦、胃体。急性炎症以中性粒细胞浸润为主，慢性炎症以淋巴细胞、浆细胞为主，也见散在的单核细胞和嗜酸粒细胞，淋巴滤泡也常见到。

二、幽门螺杆菌与功能性消化不良

幽门螺杆菌与功能性消化不良（FD）的关系一直未能有肯定的结论，这主要与以下几个方面的原因有关。

（1）尽管幽门螺杆菌感染是慢性活动性胃炎的主要病因，但胃炎可能不是 FD 患者症状产生的原因，内镜检查所见与 FD 症状之间缺乏一致性，而且 FD 断断续续的症状与慢性胃炎连续的症状也不一致。

（2）幽门螺杆菌感染引起的炎症和免疫反应可能影响胃平滑肌的功能，但并没有证据提示幽门螺杆菌感染与 FD 患者胃动力异常有关。

（3）由幽门螺杆菌感染导致的炎症反应可能降低患者对胃膨胀不适感的阈值，但内脏的高敏状态似乎不是主要因素，因为幽门螺杆菌阳性 FD 患者对机械胃膨胀的刺激反应与幽门螺杆菌阴性 FD 者相似。

（4）在 FD 患者中开展的多项根除研究结果矛盾，根除与否和 FD 症状缺乏相关性。

对此，我国专家组认为：①幽门螺杆菌感染与 FD 的关系不明确；②根据我国国情，对消化不良患者，在诊断程序上胃镜检查和 B 超检查仍然是优先考虑的检查方法，胃黏膜活检病理检查及有关幽门螺杆菌的检查是否列为常规检查，可视各地情况而定（如胃癌高发区可考虑列为常规检查）；③对幽门螺杆菌阳性的 FD，根除幽门螺杆菌治疗对大部分患者的消化不良症状可能帮助不大，但对改善胃黏膜的活动性炎症有肯定作用；④幽门螺杆菌阳性的慢性胃炎有明显异常者，可进行根除幽门螺杆菌治疗。

三、幽门螺杆菌与消化性溃疡

（一）幽门螺杆菌与十二指肠溃疡（DU）

1. 幽门螺杆菌感染是 DU 的主要病因　幽门螺杆菌感染是 DU 的主要病因基于以下事实：①大多数 DU 患者都存在幽门螺杆菌感染，早期的研究提示在 DU 患者中幽门螺杆菌感染率高，约为 90% ~ 100%。②幽门螺杆菌感染是 DU 发病的危险因子，在夏威夷5 000多人中进行的回顾性调查提示，经过 20 余年有 65 人发生 DU，其幽门螺杆菌感染率为92%，而对照组人群为 78%，幽门螺杆菌感染明显增加 DU 发病的危险性（约 4 倍）；在另一项大样本的内镜研究也发现，与幽门螺杆菌阴性人群相比，幽门螺杆菌感染也增加DU 的发病。③根除幽门螺杆菌降低 DU 的复发率，成功根除幽门螺杆菌可显著降低 DU 的复发，一项文献荟萃分析发现根除幽门螺杆菌后 DU 复发率低于 10%，而未根除者年复发率达 50% 以上。

2. 幽门螺杆菌感染增加 DU 发病的可能机制　有关幽门螺杆菌感染导致 DU 的确切机制尚未阐明，可能与下面几个方面有关：①幽门螺杆菌感染增加胃酸分泌，急性幽门螺杆菌感染产生短期的低胃酸分泌状态；相反，慢性感染则增加基础及 5 - 肽胃泌素刺激后胃酸分泌，根除幽门螺杆菌后 1 个月基础及 5 - 肽胃泌素刺激后胃酸分泌下降 50%，至 1 年后胃酸分泌恢复正常。幽门螺杆菌感染影响胃酸分泌可能与"高胃泌素血症"有关，幽门螺杆菌感染可增加基础和刺激后的血清胃泌素浓度，而血清生长抑素浓度降低，生长抑素浓度下降是"高胃泌素血症"的重要原因。有研究支持上述假说，研究发现根除幽门螺杆菌后，胃窦 D 细胞数明显增加，生长抑素 mRNA/rRNA 比例也增加，而 G 细胞数量和胃泌素 mRNA无明显变化。然"高胃泌素血症"并不能完全解释幽门螺杆菌感染后的高胃酸分泌，人们观察到血清胃泌素在根除幽门螺杆菌后 1 个月即恢复正常，而基础（BAO）和高峰胃酸分泌（PAO）增加却持续相当长时间。②胃化生，指的是在十二指肠球部出现胃黏膜上皮，这种现象仅见于球腔 pH < 2.5 时，可能是黏膜对过度酸暴露的一种反应。化生的黏膜适宜幽门螺杆菌定植，继而引起十二指肠球炎，削弱黏膜屏障，促使溃疡形成。有资料显示，与没有胃化生者相比，有胃化生者发生十二指肠溃疡的危险性增加 5 倍，而同时伴幽门螺杆菌感染时，危险性显著增加至 50 倍。③免疫反应，尽管幽门螺杆菌是非侵袭性细菌，但其刺

激机体产生的免疫反应在 DU 的发病中也有一定作用，感染幽门螺杆菌后黏膜的细胞因子分泌增加，包括 IL-1、IL6、IL-8 和 TNF-α 等，其中 IL-8 具有很强的致炎作用。根除幽门螺杆菌后黏膜的 TNF-αmRNA 和 IL-8MRNA 的表达下降，黏膜的炎症也好转，两者呈平行关系。④黏膜的防御因子，幽门螺杆菌感染可下调几种重要黏膜防御因子的表达，表皮生长因子（EGF）和转化生长因子（TGF-α）具有抑制胃酸分泌和保护黏膜作用，在幽门螺杆菌感染时两者表达均下降。DU 患者十二指肠黏膜的重碳酸盐分泌减少，是否与幽门螺杆菌感染有关仍不明确。幽门螺杆菌释放的某些蛋白酶对黏膜表面的糖蛋白有裂解作用，将损害黏膜屏障。⑤其他因素，虽然 DU 患者幽门螺杆菌感染率高，然而就人群而言仅有10%~15%的幽门螺杆菌感染者发生溃疡，这就提示可能还有其他因素影响幽门螺杆菌感染的后果。菌株是其中之一，流行病学调查发现约85%~100% DU 患者感染的是 CagA⁺ 菌株，而其他非溃疡患者仅为30%~60%，由 CagA 基因编码的蛋白 CagA 具有致炎作用，VacA 基因编码的蛋白 VacA 对胃黏膜上皮细胞有损害作用。吸烟和 NSAIDs 的使用也增加幽门螺杆菌感染者发生溃疡的危险性。

（二）幽门螺杆菌与胃溃疡（GU）

GU 患者幽门螺杆菌感染率较 DU 稍低，约为80%~90%，GU 与幽门螺杆菌感染关系的证据类似于 DU，据研究70%的 GU 的发病与幽门螺杆菌有关，其余与服用 NSAIDs 有关，根除幽门螺杆菌后 GU 不仅可愈合，而且复发率甚低。幽门螺杆菌引起 GU 的发病机制一般认为是幽门螺杆菌感染引起的胃黏膜炎症削弱了胃黏膜屏障功能，胃溃疡好发于非泌酸区与泌酸区交界处，这也反映了胃酸对胃黏膜的侵蚀作用。

四、幽门螺杆菌与胃癌

幽门螺杆菌与胃癌的关系一直存在争议，美国国立卫生研究院（NIH）认为幽门螺杆菌是胃癌的病因之一，随后国际癌症研究联盟（IARC）发布公告指出幽门螺杆菌是胃癌的 I 类致癌原。按组织学，胃癌主要是腺癌，占90%，腺癌可分为两种类型，即肠型和弥漫型，幽门螺杆菌感染主要与肠型胃癌有关。

（一）幽门螺杆菌的作用

按肠型胃癌发病假说，由慢性浅表性胃炎开始，经过慢性萎缩性胃炎、肠化生、不典型增生，最后形成胃癌，幽门螺杆菌感染在慢性活动性胃炎和萎缩性胃炎形成和发展上具有重要作用。支持幽门螺杆菌与胃癌关系的资料有：①流行病学强烈支持两者的关系，国际多中心（11 个欧洲国家，美国和日本）研究发现，幽门螺杆菌阳性者的胃癌发生危险性是幽门螺杆菌阴性人群的 6 倍，多项病例对照研究也得到相似结果。对队列研究和病例对照研究资料进行分析提示幽门螺杆菌感染增加胃癌危险性约 2 倍，这种危险性在年轻人中尤高，为9.29（<29 岁）。据 IARC 估计，36%的发达国家胃癌和47%的发展中国家的胃癌与幽门螺杆菌感染有关，也就是说全球每年约有 350 000 例胃癌与此有关。②在组织学上，我们可以从慢性胃炎、胃癌前病变和胃癌患者的胃黏膜发现幽门螺杆菌感染的证据。③动物实验证实幽门螺杆菌感染可诱导鼠腺胃癌的形成。在蒙古沙土鼠中进行的实验发现37%的动物在长期幽门螺杆菌感染后发生胃癌，虽然沙土鼠可能是敏感动物，但也从一个侧面说明了幽门螺杆菌感染是胃癌的一个重要病因。

（二）幽门螺杆菌致胃癌的可能机制

目前有几种假说来解释幽门螺杆菌在胃癌中的作用。

1. 中性粒细胞活化　这一假说在体外得到证实，认为幽门螺杆菌感染可诱导 CD11a/CD18 和 CD11b/CD18 中性粒细胞，该细胞与细胞间黏附分子 – 1（ICAM – 1）结合导致中性粒细胞向感染部位迁徙，并与表面的上皮结合，这些细胞随后释放出活性氧代谢物，如过氧化物、氢氧根离子等，损伤 DNA，随后引起一系列的突变，最后形成肿瘤。

2. 低酸和维生素 C　在胃癌多阶段过程中，从萎缩到肠化伴随着泌酸的壁细胞丧失，胃腔 pH 升高，还原硝酸盐的细菌大量增殖，导致亚硝基化合物形成，已知该化合物具有致癌性。维生素 C 具有抑制亚硝基化合物的形成，并可清除自由基；病例对照研究发现维生素 C 摄入可明显降低胃癌发生的危险性，因此维生素 C 具有抗癌作用。在幽门螺杆菌相关性慢性胃炎患者的胃液中观察到维生素 C 水平下降，与对照组比较肠化生患者血清维生素 C 也明显下降。

3. 凋亡和过度增生　凋亡和过度增生是肿瘤发生过程中两个重要过程，凋亡是对严重 DNA 损伤的一个保护反应，以阻止突变的 DNA 大量复制。胃黏膜腺体的破坏和减少即可用凋亡来解释，幽门螺杆菌感染者的胃窦黏膜凋亡增加，根除后恢复正常，但幽门螺杆菌诱导凋亡的机制并不明确。过度增生可能是对凋亡的耐受，凋亡与增生的平衡打破即可能导致肿瘤的形成，在 CagA + 幽门螺杆菌患者的胃黏膜也发现过度增生，而凋亡并不增加。

4. 菌株和遗传因素　有研究表明 CagA + 幽门螺杆菌菌株与胃癌发病有关，然而不同研究者的结果不尽相同。遗传因素、幽门螺杆菌感染在胃癌发病上的作用不可轻视，研究者对胃癌高、低发区研究发现，IL – 1B – 511T/T 基因型者感染幽门螺杆菌后胃癌发生的危险性大幅增加。

（三）有待解决的问题

虽然大量的资料证明幽门螺杆菌感染与胃癌有关，但多数是间接证据，最有说服力的证据是根除幽门螺杆菌可降低胃癌发生率，目前国内、外正在进行这方面的前瞻性研究，期望将来有更充实资料来证明这两者的关系。

五、幽门螺杆菌与 MALT 淋巴瘤

胃是结外淋巴瘤最好发部位，淋巴瘤可起源于淋巴结或黏膜组织，后者即是黏膜相性淋巴组织淋巴瘤（简称 MALT 淋巴瘤）。正常胃并无明显的淋巴组织，在幽门螺杆菌感染情况下，可诱导 CD4+T 淋巴细胞和 B 细胞聚集于胃黏膜的固有层，继而激活 T 细胞，导致 B 细胞增殖，最后形成淋巴滤泡。

（一）幽门螺杆菌与 MALT 淋巴瘤的关系

许多研究已证实幽门螺杆菌感染与 MALT 淋巴瘤发病有关，然而机制未阐明。和胃癌一样，MALT 淋巴瘤与幽门螺杆菌菌株有关，在一项研究中发现 MALT 淋巴瘤患者血清 CagA 抗体阳性率显著高于对照组人群（95% vs 67%）。

（二）幽门螺杆菌根除治疗对 MALT 淋巴瘤的影响

人们惊奇地发现根除幽门螺杆菌使 MALT 淋巴瘤得到缓解。最初的报道来自 6 名患低度恶性 MALT 淋巴瘤的患者，根除幽门螺杆菌使 5 名 MALT 淋巴瘤患者得到改善；随后另一组

报道 12 例 MALT 淋巴瘤根除幽门螺杆菌后有 11 例获得组织学改善；在一项平均随访达 41 个月的研究中发现有 50% 患者（14/28）获得完全缓解，认为肿瘤浅表且位于远端胃者更易获得完全缓解。

必须注意单纯的抗生素治疗仅是试验性治疗，仅适合于病变较平坦、局限、无淋巴结或远处转移、低度恶性 MALT 淋巴瘤病例。因此，建议治疗前进行多处的活组织检查和超声内镜检查，明确肿瘤的严重程度和浸润深度，以确定是否适合抗菌治疗，长期的组织学随访也颇为重要。

六、幽门螺杆菌感染的诊断

幽门螺杆菌感染的诊断方法分为侵入性方法和非侵入性方法。侵入性方法有活检组织快速尿素酶试验、病理组织学检查、细菌培养和聚合酶链反应（PCR）；非侵入性方法有血清学检测幽门螺杆菌抗体、$^{13}C/^{14}C$ - 尿素呼气试验（$^{13}C/^{14}C$ - UBT）和幽门螺杆菌粪便抗原检测（HPSA），各种检测的敏感性和特异性见表 12-2。

表 12-2 幽门螺杆菌感染的诊断方法的敏感性和特异性

检测方法	平均敏感性（%）	平均特异性（%）
侵入性方法		
快速尿素酶	88~95	95~100
病理组织学	93~96	98~99
细菌培养	80~98	100
非侵入性方法		
血清学	86~94	78~95
UBT	90~96	88~98
HPSA	86~94	86~95

我国发布了"幽门螺杆菌若干问题的共识意见"，对于幽门螺杆菌感染的诊断标准原则上要求可靠、简单，以便于实施和推广，建议有以下几个方面。

（一）幽门螺杆菌感染的科研诊断标准

幽门螺杆菌培养阳性或下列 4 项中任 2 项阳性者，诊断为幽门螺杆菌阳性：①幽门螺杆菌形态学（涂片、组织学染色或免疫组化染色）；②尿素酶依赖性试验快速尿素酶试验（RUT）、^{13}C 或 ^{14}C - 尿素呼气试验（UBT）；③血清学试验（ELISA 或免疫印迹试验等）；④PCR检测。幽门螺杆菌的流行病学调查可根据研究目的和条件，在上述试验中选择 1 项或 2 项。

（二）幽门螺杆菌感染的临床诊断标准

下列 2 项中任 1 项阳性者，诊断为幽门螺杆菌阳性：①幽门螺杆菌形态学（涂片或组织学染色）；②尿素酶依赖性试验（RUT、^{13}C 或 ^{14}C - UBT）。

（三）幽门螺杆菌的根除标准

抗幽门螺杆菌治疗停药至少 4 周后复查：①幽门螺杆菌形态学阴性；②尿素酶依赖性试

验（RUT、^{13}C 或 ^{14}C – UBT）阴性。用于临床目的，选做 1 项即可；用于科研目的，需 2 项均阴性。用于临床目的，取胃窦黏膜；用于科研目的，取胃窦和胃体黏膜。

七、幽门螺杆菌感染的治疗

基于幽门螺杆菌在胃肠疾病的重要作用，国内、外已对根除幽门螺杆菌达成了共识，然而迄今尚无一个理想的治疗方案，理想的疗法必须符合高效、价廉、方便和不良反应少的要求。

（一）根除对象的选择

由于幽门螺杆菌感染率相当高，不可能、也不现实对所有感染者进行幽门螺杆菌根除治疗，我国的观点见表 12 – 3。

表 12 – 3　我国幽门螺杆菌根除指征

Hp 阳性疾病	必须	支持	不支持	不明确
消化伴溃疡*	√			
低度恶性胃黏膜相关淋巴组织淋巴瘤（MALT）	√			
早期胃癌术后	√			
胃炎伴明显异常#		√		
计划长期使用或正使用非甾体类抗炎药（NSAIDs）		√		
有胃癌家族史		√		
预防胃癌			√	
无危险因素的个人希望治疗者			√	
功能性消化不良				√
胃、十二指肠以外疾病				√

注：*消化性溃疡（胃溃疡、十二指肠溃疡）不论溃疡活动或静止、有无并发症（出血、穿孔）史，均为根除指征；#指胃黏膜糜烂、中 – 重度萎缩、中 – 重度肠化、不典型增生。

（二）根除方案

由于大多数抗生素在胃内低 pH 环境中活性降低和不能穿透黏液层到达细菌，因此幽门螺杆菌感染不易根除。迄今尚无单一药物能有效根除幽门螺杆菌，目前主张采用抑酸药、抗生素或铋剂的联合治疗方案。根除 Hp 的治疗方案大体上可分为质子泵抑制剂（PPI）为基础和铋剂为基础的方案两大类。

1. PPI + 两种抗生素

（1）PPI 标准剂量（奥美拉唑 20mg，兰索拉唑 30mg）+ 克拉霉素 500mg + 阿莫西林 1 000mg，均每日 2 次 ×1 周。

（2）PPI 标准剂量 + 阿莫西林 1 000mg + 甲硝唑 400mg，均每日 2 次 ×1 周。

（3）PPI 标准剂量 + 克拉霉素 250mg + 甲硝唑 400mg，均每日 2 次 ×1 周。

2. 铋剂 + 两种抗生素

（1）铋剂标准剂量 + 阿莫西林 500mg + 甲硝唑 400mg，均每日 2 次 ×2 周。

（2）铋剂标准剂量 + 四环素 500mg + 甲硝唑 400mg，均每日 2 次 ×2 周。

（3）铋剂标准剂量 + 克拉霉素 250mg + 甲硝唑 400mg，均每日 2 次 × 1 周。

3. 其他方案

（1）雷尼替丁枸橼酸铋（RBC）400mg 替代方案 1 中的 PPI。

（2）H_2 受体阻滞药（H_2RA）或 PPI + 方案 2 组成四联疗法，疗程 1 周。

鉴于 Hp 对甲硝唑的耐药率高，可用呋喃唑酮 100mg 替代甲硝唑以提高疗效。对于上述方案的选择则以患者的具体情况而定，活动性消化性溃疡疼痛明显时，选用抑酸药为基础的方案，若经济欠佳者可选择 H_2RA 或铋剂 + 2 种抗生素（如甲硝唑、呋喃唑酮、阿莫西林等）。

（三）根除失败的原因及对策

临床上大约有 5% ~ 12% 的病例未能成功根除幽门螺杆菌，究其原因主要有：①幽门螺杆菌对抗生素产生耐药。资料显示幽门螺杆菌对甲硝唑的耐药已显著升高，达 60% 以上；对克拉霉素的耐药也在逐年增加，目前约为 10% 左右；对阿莫西林耐药尚低。美国的病例研究报道，幽门螺杆菌对克拉霉素、甲硝唑和阿莫西林的耐药率分别为 10.1%、36.9% 和 1.4%。耐药率的增加使幽门螺杆菌根除率明显下降。②患者的依从性。依从性差影响根除率是显而易见的，因此必须注意宣教工作，要求患者按医嘱定时、定量服药。

对于根除失败的患者必须认真寻找原因，必要时进行药敏试验以指导抗生素的使用。处理上，若原方案为 PPI 标准剂量 + 克拉霉素 500mg + 阿莫西林 1 000mg 每日 2 次 × 1 周，则仍可使用；若原方案含甲硝唑，则宜用呋喃唑酮或阿莫西林替代甲硝唑；也可使用 PPI（或 H_2RA）、铋剂合并两种抗生素的四联疗法。

（四）根除幽门螺杆菌治疗后的复查

根除幽门螺杆菌治疗后，了解幽门螺杆菌是否根除的检查应在疗程完成后不少于 4 周时进行。接受高效抗幽门螺杆菌方案（根除率大于等于 90%）治疗的患者没有必要进行有关检查，但对于难治性溃疡或有并发症史的 DU，应明确幽门螺杆菌是否根除。GU 有潜在的恶变危险性，原则上应在治疗后适当时间作胃镜和幽门螺杆菌复查。

（张茂华）

第四节　急性胃黏膜病变

急性胃黏膜病变（AGML）是与上皮细胞损伤和再生有关的急性胃黏膜损害。其特征是急性胃黏膜糜烂或多发性浅表性溃疡。临床上对于急性胃黏膜损害曾有许多不同命名，如应激性溃疡、急性糜烂性胃炎、急性出血性胃炎等。目前认为，从病理组织学的角度，将各种因素引起的与炎症无关的急性糜烂出血性胃病、应激性溃疡和感染引起的急性胃炎统称为急性胃黏膜病变（急性胃黏膜损害）更为合适。两者的病因、病史及治疗指征有所不同，但胃黏膜都可有充血、水肿、糜烂、出血等病变，甚至一过性浅表溃疡形成。病变以胃窦胃体为主，亦可弥漫分布于全胃。

一、病因

AGML 的病因多种多样，包括：各种理化因素、微生物感染、细菌毒素、急性应激状态等，主要有以下几类。

（一）药物

非甾体类抗炎药（NSAIDs）、抗肿瘤化疗药、铁剂及红霉素类抗生素、甲硝唑等。

（二）理化因素

酒精、酸碱化学制剂、农药等。

（三）胆汁反流

多见于 Billroth II 式胃切除术后。

（四）急性应激

休克、脓毒症、大面积烧伤、严重生理心理创伤或颅内病变均可造成急性应激反应。

（五）感染

细菌、病毒、寄生虫以及它们产生的毒素均能导致急性炎症。

（六）血管因素

急性肠系膜上动脉栓塞等，较少见。

二、发病机制

急性胃黏膜损害是一种复杂的病理生理过程，总的来说，其发生涉及机体神经内分泌失调、胃黏膜屏障保护功能削弱及胃黏膜损伤因素作用相对增强等，是多因素综合作用的结果。但不同的病因引起的急性胃黏膜损害又不尽相同。

（一）急性糜烂出血性胃病

通常由药物（如非甾体类抗炎药和酒精等）、胆汁反流、急性应激、血容量减少引起。特点是胃黏膜暴露于各种有害物质或胃黏膜血流量迅速减少，从而短期内发展为出血和糜烂性损害，严重者可有溃疡形成。

1. 药物及理化因素　药物以 NSAIDs 最常见。可能的机制有：①由于非甾体类抗炎药呈弱酸性，对胃黏膜造成直接损害；②抑制环氧合酶1（COX-1）的合成，阻断花生四烯酸代谢为内源性前列腺素（PGs），削弱了前列腺素刺激黏液–碳酸氢盐分泌及维持胃黏膜血流量等保护作用；③国内、外动物实验发现 NSAIDs 能够抑制氧自由基（OFR）清除，氧自由基增加使膜脂质过氧化，造成胃黏膜的应激性损害。目前，研究学者又发现 NSAIDs 的胃肠道不良反应与肝脏细胞色素氧化酶 P4502C9 的基因多态性有一定的关联，但未有确定结论。如果存在以下诱因：既往有慢性胃炎及溃疡病史、年龄大于60岁、单次服用一种大剂量 NSAIDs 或同服几种 NSAIDs、同时服用糖皮质激素或华法林等抗凝剂者，发生急性胃黏膜损害的风险更大。酒精（乙醇）也是常见病因。乙醇有亲脂性和溶脂性能，能够破坏黏膜保护屏障，导致上皮细胞损害脱落，黏膜内出血水肿。值得一提的是，误服有毒的化学制剂或农药，其对胃黏膜的直接毒性和反复洗胃亦可造成胃黏膜糜烂出血。其他如抗肿瘤化疗药、铁剂及某些抗生素等均可造成黏膜刺激性损伤。

2. 急性应激　上述各种应激原导致急性胃黏膜损害，临床常称之为应激性溃疡。其中大面积烧伤导致 Curling 溃疡，颅内病变可致 Cushing 溃疡。上消化道出血为应激性溃疡常见特征。可能机制是：①机体产生应激反应，交感神经兴奋性增强，外周及内脏血管收缩，胃黏膜血流量减少，胃黏膜缺血、缺氧，对各种有害因子的敏感性增加；②儿茶酚胺分泌增加，胃酸分泌增加，促使自身消化；③对应激的整合中枢下丘脑、室旁核和边缘系统释放甲状腺素释放激素（TRH）、5-羟色胺（5-HT）、儿茶酚胺等中枢介质可能参与并介导了应激性溃疡的发生。

3. 胆汁反流　常常继发于 Billroth Ⅱ 式胃切除术，也可由原发性幽门括约肌功能失调和胃窦-十二指肠运动失调所致。反流液中的胆汁、胰液和溶血磷脂酰胆碱（磷脂酰胆碱的代谢产物）能削弱胃黏膜屏障，导致 H^+ 弥散，损伤胃黏膜；同时胰酶能催化磷脂酰胆碱形成溶血磷脂酰胆碱故而加强了胆盐的损害。现认为胆汁能促进 HP 相关性胃炎的发展或 NSAIDs 对胃黏膜的损伤。

（二）血管因素

有些老年动脉硬化患者发生急性肠系膜上动脉栓塞时也会伴随胃黏膜损害，主要是血管闭塞、胃黏膜缺血所致。

（三）急性感染

胃腔的高酸环境决定了急性感染性胃炎少见。不过一旦发生，病情可危及生命。细菌感染引起急性化脓性胃炎通常发生于自身免疫缺陷综合征（AIDS）、重度营养不良、高龄等情况。抵抗力低下、胃黏膜防御屏障减弱是其主要机制。幽门螺杆菌寄生于胃黏膜小凹内，短期大量繁殖，也会引起急性胃炎。

三、临床表现

总的来说，不同病因所致的临床表现不一。

短期内服用非甾体类抗炎药造成的胃病大多无症状，仅少数有上腹部疼痛不适、纳差、食欲减退等消化不良的表现；胃部出血较常见，但一般量少，呈间歇性，可自行停止。体征上可有上腹部轻压痛。

对于伴休克、脓毒症、大面积烧伤或颅内病变等应激的患者，有如下临床特征：①原发病越重，应激性溃疡的发生率越高，病情越加凶险，死亡率越高。②无明显的前驱症状（如胃痛、反酸等），主要临床表现为上消化道出血（呕血或黑便）与失血性休克症状。对无显性出血的患者，胃液或粪便潜血试验阳性、不明原因血红蛋白浓度降低 20g/L 或以上，应考虑有应激性溃疡伴出血的可能。③应激性溃疡发生穿孔时，可出现急腹症症状与体征。④应激性溃疡的发生大多集中在原发疾病产生的 3~5 天内，少数可延至 2 周。

急性酒精性胃病往往在饮酒后 0.5~8 小时突发上腹部疼痛、恶心、呕吐，剧烈呕吐可致食管贲门黏膜撕裂综合征，从而出现呕血、柏油样便等。

胆汁反流易引起上腹饱胀、食欲减退，严重者可呕吐出黄绿色胆汁，伴有烧心感。

以上情况除上腹部轻压痛外，一般无明显阳性体征。

细菌感染引起者突发上腹痛、恶心、呕吐，呕吐物可呈脓性或含坏死的黏膜，此外还伴有发热、乏力等全身中毒症状，可伴有局部肌紧张等腹膜炎征象。

四、实验室和其他检查

（一）血液检查

血常规一般正常。若短期内大量出血，可伴有血红蛋白浓度、红细胞计数及血细胞比容降低；存在感染时，白细胞计数可有不同程度的升高。嗜酸粒细胞计数升高值得注意，它往往提示体内有感染。必要时可做血培养加药敏实验明确病原体以及相应寄生虫抗体检查。

（二）大便常规及潜血试验

上消化道出血量每天大于 5～10ml 时大便潜血试验阳性。发生急性感染性胃炎时，患者大便常规检查可见到红细胞、白细胞及脓球、寄生虫（卵）。

（三）胃镜检查

24 小时内急诊胃镜检查是急性胃黏膜损害确诊的依据。内镜下以胃窦、胃体黏膜充血水肿，多发性糜烂灶及黏膜下出血点常见。下面分述不同病因造成的胃黏膜损害的内镜特征，同时附上内镜学等级评分标准（表 12-4）供临床研究。

表 12-4　胃、十二指肠损害的内镜学等级评分标准（Modified Lanza Score）

疾病	计分	内镜特征
胃黏膜损害	0 分	无糜烂/渗血
	1 分	不低于 2 处糜烂/渗血灶，但限于同一部位
	2 分	3～5 处糜烂/渗血灶，但限于同一部位
	3 分	糜烂/渗血灶，见于 2 个部位或者同一部位不低于 6 处且小于 10 处糜烂/渗血灶
	4 分	糜烂/渗血灶累及 3 个以上（≥3）不同部位；或者全胃多中心损害
	5 分	胃溃疡
十二指肠损害	0 分	无糜烂/渗血
	1 分	1～2 处糜烂/渗血灶
	2 分	3～5 处糜烂/渗血灶
	3 分	不低于 6 处糜烂/出血点
	4 分	十二指肠溃疡

1. NSAIDs 相关性胃病

（1）病变多累及胃底、胃窦部，亦可累及全胃及十二指肠球部。

（2）这些损伤包括从幽门部放射，范围从一个红色黏膜或黏膜下出血点到几个出血点融合，最后融合成条纹的出血灶，严重者见大面积活动性出血，甚至广泛累及全胃。

（3）还包括白色中心和周围红斑样的小糜烂，最终形成溃疡。

（4）NSAIDs 还能够导致直径超过 1.5cm 的巨大溃疡形成。

2. 急性应激性病变　常常发生在创伤、烧伤后数分钟或数小时，内镜特征有：病变以胃体部最多，也可见于食管、十二指肠及空肠；胃底部可见瘀斑和多发性表浅红色基底部糜烂，可扩散累及整个胃体和胃窦部；如果糜烂灶处组织坏死延伸至黏膜下层可导致溃疡；胃内大血管多位于黏膜下层，因此一旦形成深溃疡，临床上往往伴有严重出血。

3. 酒精性胃病　病变以胃体（尤以胃体上部）、胃体胃底交界处黏膜突出；伴有浅表糜烂出血和溃疡形成，出血多系渗出性；饮酒后胃内压升高，发生呕吐可致食管、胃黏膜撕裂，常为纵行裂痕，可由渗血或血凝块覆盖。

4. 胆汁反流性胃病　镜下见幽门口以开放为主，黄绿色胆汁随之涌出倒流入胃腔或者胃内黏液湖呈黄绿色，黏膜可有充血水肿糜烂；行胃大部切除术患者可见吻合口黏膜充血水肿糜烂，甚至浅溃疡，且见黄绿色胆汁黏附。

5. 急性细菌性胃炎　全胃明显充血出血，胃壁可见脓性分泌物，黏膜有坏死。

（四）组织学检查

药物、应激引起的急性胃病胃黏膜组织切片一般无变化，无明显炎性细胞浸润。而急性感染性胃炎则有显著组织学变化：黏膜固有层中性粒细胞和单核细胞浸润，以中性粒细胞为主；不同程度的上皮细胞破坏丧失并见血液渗入；胃小凹腺体歪曲，有含蛋白质样物质和中性粒细胞的渗出物。

五、诊断

主要根据临床表现、胃镜及活检组织学检查来确诊。有 NSAIDs 服用史、饮酒史、胃大部切除术后以及遭受各种创伤等应激刺激，短期内出现上腹部疼痛不适，甚至呕血、黑便者，应考虑胃黏膜病变的可能，再结合胃镜下胃黏膜多发性糜烂渗血、溃疡形成，不难诊断。根据组织学可判断胃病或胃炎。

六、治疗

防治原则：注意高危人群，积极治疗原发病，去除诱因，缓解症状，促进胃黏膜再生、修复，防止发病及复发，避免并发症，并根据病因和发病机制的不同，做到个体化治疗。

（一）一般治疗

卧床休息，保持安静，饮食上避免辛辣刺激性食物及咖啡、浓茶等饮料，宜少量、多次、进食流质或易消化清淡食物。生活规律、戒烟戒酒、保持乐观轻松心情。休克、脓毒症、大面积烧伤等病情危重患者要观察生命体征变化，进行心电监护。

（二）药物治疗

1. 抑制胃酸分泌　目前临床上多用组胺受体阻滞药（H_2RA）和质子泵抑制剂（PPI）两大类。常用 H_2RA 制剂有西咪替丁（每次 400mg，每日 2 次）、雷尼替丁（每次 150mg，每日 2 次）、法莫替丁（每次 20mg，每日 2 次）及尼扎替丁（每次 150mg，每日 2 次）等。PPI 制剂主要有奥美拉唑（每次 20mg，每日 1 次）、兰索拉唑（每次 30mg，每日 1 次）、潘托拉唑（每次 40mg，每日 1 次）、雷贝拉唑（每次 10mg，每日 1 次）以及埃索美拉唑（每次 40mg，每日 1 次）。

2. 保护胃黏膜　传统的胃黏膜保护剂主要有铝制剂、铋剂和前列腺素类药物米索前列醇。铝制剂可以黏附于糜烂出血灶或溃疡表面，阻止胃酸及蛋白酶侵袭病灶，还能刺激表皮生长因子分泌及内源性前列腺素合成；主要包括硫糖铝（每次 1.0g，每日 4 次）、铝碳酸镁（达喜，每次 1.0g，每日 3 次）。硫糖铝常引起便秘，另外其所含的铝吸收率很低，吸收入体的铝主要从肾脏排出，故肾功能不全者慎用。目前其水悬溶剂常用于内镜下直接喷洒于病变黏膜表面，疗效确定。铝碳酸镁释放的镁离子可使胃肠道排空加速，故其引起的便秘较轻，耐受性好过硫糖铝。铋剂同时具有杀灭幽门螺杆菌和黏膜保护作用，每次 120mg，每日 4 次，主要有枸橼酸铋钾（CBS，得乐）、果胶酸铋钾（维敏）、复方铝酸铋等。米索前列醇能够补充内源性前列腺素，抑制胃酸分泌，增强黏液屏障，促进黏膜细胞再生修复，溃疡愈合，可有效防治 NSAIDs 及其他应激所致的胃病。临床上已将其作为判断其他药物防治

NSAIDs 相关性胃病疗效的"金标准"。美国 FDA 批准使用的剂量为每次 200μg，每日 4 次。但剂量过大会带来一些不良反应，主要为腹泻、腹部不适。另外，米索前列醇能引起子宫收缩，孕妇忌服。国外有研究表明，低剂量米索前列醇（每次 200μg，每日 2 次或每日 3 次）可以减少不良反应，提高患者耐受率。

其他的胃黏膜保护剂如施维舒和瑞巴派特（膜固思达），也有较好的疗效。施维舒能够提高胃黏膜氨基己糖的含量，促进内源性前列腺素合成，增强对胃黏膜的保护作用，常用剂量每次 50mg，每日 3 次。瑞巴派特具有升高前列腺素、清除氧自由基及降低黏附因子表达等作用，能很好地防治 NSAIDs 引起的消化性溃疡，常用剂量每次 100mg，每日 3 次。

3. 对症治疗 患者有恶心、呕吐症状时，可予甲氧氯普胺或多潘立酮 1 次 10mg，1 天 3 次服用，以促进胃正常蠕动。腹痛难忍时可予适当的解痉剂或镇痛剂缓解。

（三）内镜下治疗

急诊内镜检查发现胃黏膜广泛糜烂性渗血，或者 NSAIDs 导致大面积溃疡伴底部血管活动性出血，可予内镜下止血。常见有以下方法。

1. 药物喷洒 仅用于黏膜糜烂性出血的情况。可用普通导管或者专用多头喷洒导管将冰盐水去甲肾上腺素（8mg/100ml）、5%～10% 孟氏溶液、凝血酶（200～400U 加入 20ml 生理盐水）及巴曲酶等直接喷于病变部位。

2. 高频电凝和止血夹止血 适于溃疡底部血管性出血。高频电凝止血操作简单，适用于非喷射状出血、活动性渗血、有血凝块或黑苔、血管显露等。内镜下发现出血灶后，先用生理盐水冲洗，去除血凝块，然后连接高频电源，固定电极板于患者小腿部，功率通常用 10～20W，时间 1～2s。选用合适电凝头，内镜直视下正面对准出血灶，轻轻压在出血灶中央部位，适量注水，每次通电 2s，反复数次，直至组织发白而出血停止。止血夹类似活检钳，钳瓣呈夹子状，夹住小血管数日后可脱落有凝血块形成，从而达到止血目的。其他微波、激光、热探头有时也用于止血治疗。

（四）几种主要急性胃黏膜损害的治疗

1. NSAIDs 相关性胃病

（1）若患者患风湿性疾病需长期服用 NSAIDs，或者有高龄、慢性胃病史、同服糖皮质激素或抗凝剂等危险因素者，应尽量选用胃肠毒性小的特异性 COX-2 抑制剂（塞来昔布）或者选择 COX-2 抑制剂（尼美舒利）等，同服 PPI（如奥美拉唑每天 20mg，兰索拉唑每天 30mg）或胃黏膜保护剂（米索前列醇每次 200μg，每日 4 次）来预防 NSAIDs 相关性胃病的发生。临床试验已证实组胺受体抑制剂预防效果不佳。

（2）胃黏膜损害发生后，应立即停用 NSAIDs 或减少其剂量，且予抑酸剂或胃黏膜保护剂治疗 4～8 周。如果并发溃疡出血可予内镜下高频电凝和止血夹止血或者药物喷洒局部。尽管对于 NSAIDs 和幽门螺杆菌的相互作用关系尚有争论，但对于幽门螺杆菌阳性的患者，仍建议根除治疗，一般采用 7d 三联疗法（如奥美拉唑每次 20mg，每日 2 次；阿莫西林每次 1.0g，每日 2 次；克拉霉素每次 0.5g，每日 2 次）。

2. 急性应激性溃疡 患者大都有严重的原发疾病，要积极处理原发病，消除应激原。抗感染、抗休克，防治颅内高压，保护心、脑、肾等重要器官功能。警惕应激性溃疡的发生，行胃肠道监护，插入胃管，可定期定时检测胃液 pH 或作 24h 胃内 pH 检测、定期检测粪便潜血。同时采取相应预防措施。

（1）抑酸药：①术前预防：对拟作重大手术的患者，估计术后有并发应激性溃疡的可能者，围手术前 1 周内应用口服抑酸药，以提高胃内 pH。如奥美拉唑每次 20mg，每日 1 次或法莫替丁每次 20mg，每日 2 次等；②对严重创伤、高危人群应在原发疾病发生后静脉滴注或推注 PPI，使胃内 pH 迅速上升至 4.0 以上，如奥美拉唑（每次 40mg，每日 2 次）。

（2）抗酸药：有氢氧化铝、铝碳酸镁、5% 碳酸氢钠溶液等，可从胃管内注入，使胃内 pH≥4。

（3）黏膜保护剂：硫糖铝、前列腺素 E 等，用药时间不少于 2 周。

一旦发现呕血或黑便等消化道出血症状，提示应激性溃疡已发生，此时除继续治疗原发病外，还必须立即采取各种止血措施及治疗应激性溃疡：①抑制胃酸分泌，迅速提高胃内 pH，创造胃内止血必要的条件。多用 PPI 制剂（奥美拉唑首剂 80mg 后予每次 40mg，8h1 次维持）。也可胃管内灌注碱性药物（如氢氧化铝等），使胃液 pH 在 6.0 以上。条件允许可考虑使用生长抑素类药物，如奥曲肽 1 小时 25～50μg 静脉滴注，维持 2～3d；待出血停止后，可改为每次 0.1mg 肌内注射，每 12h1 次，维持 1～3d。②对烧伤等合并有细菌感染者，为防止菌群移位，应加强黏膜保护剂和广谱抗生素的应用。③对合并有凝血功能障碍的患者，可输注血小板、凝血酶原复合物等，以及其他促进凝血的药物。④药物治疗后，仍不能控制病情者，若病情许可，应立即紧急胃镜检查以明确诊断，并可在内镜下作止血治疗。⑤经药物和内镜介入治疗仍不能有效止血者，为抢救患者的生命，在情况许可下，也可考虑外科手术治疗。⑥在出血停止后，应继续应用抑酸剂 4～6 周，直至溃疡愈合。

3. 胆汁反流性胃病 治疗应以促进胃动力药为主，辅以抑酸药和胃黏膜保护剂。另外，考来烯胺作为一种阴离子交换树脂，能络合胆酸形成不溶复合物随粪便排出，减轻胆酸对胃黏膜的损伤，也有辅助治疗作用。通常每次 2～4g，每日 3～4 次。内科治疗无效时可考虑行 Rouxen－Y 式手术解除反流。

4. 酒精性胃病 可适当给予抑酸剂，症状恢复快，预后好。

5. 急性化脓性胃炎 一旦确诊立即积极抗感染，可做血培养及黏膜活组织检查确定病原体以指导用药。若内科治疗无效，应及早行全胃切除术，以免延误抢救时机。

综上所述，我们应对急性胃黏膜损害有新的认识。首先，急性胃炎仅是急性胃黏膜损害的一种，并不是所有的胃黏膜损害都伴有炎症存在。其次，药物、各种应激造成的胃黏膜损害往往不伴有炎症存在，称之为胃病。患者病情往往较重，常以上消化道出血为首要表现，我们应提高警惕，争取采取各种防御措施，减少发生率，改善患者生活质量，增加耐受性。再次，急性胃黏膜病变恢复较快，数天后黏膜修复可不遗留任何损伤痕迹，故 24 小时内紧急胃镜检查是必需的，也是确诊的手段之一。

（张茂华）

第五节 消化性溃疡

消化性溃疡（Peptic ulcer，PU）通常是指发生在胃和（或）十二指肠的黏膜缺损，其发生与胃酸和（或）胃蛋白酶的消化作用有关。溃疡是一个病理学定义，指黏膜缺损的深度超过黏膜肌层，深入黏膜下层或者更深的层次，如果缺损深度未超过黏膜肌层，且无明显边界者，则称之为糜烂。严格说来，消化道中任何部位由于暴露在胃酸和（或）胃蛋白酶中而导致的溃疡都应归入消化性溃疡的范畴。例如胃食管反流病（Gastroesophageal reflux disease，GERD）患者可并发食管的消化性溃疡；Meckel 憩室中由于有泌酸性胃型黏膜的覆盖，因而可引发远端回肠的 PU。

一、病因

（一）胃酸和胃蛋白酶

1. 胃酸在 PU 发病中的作用　PU 的定义源于溃疡的发生与胃酸、胃蛋白酶的自身消化有关。尽管当今幽门螺杆菌在溃疡病发病机制中占重要地位，但传统的"无酸无溃疡"理念至今仍沿用不衰。

2. 胃蛋白酶、胃蛋白酶原与消化性溃疡　胃蛋白酶对胃黏膜具有侵袭作用，酸加胃蛋白酶比单纯酸更容易形成溃疡，由此说明胃蛋白酶在溃疡发生中起重要作用。胃蛋白酶的作用与酸密切相关，其生物活性取决于胃液 pH。因胃蛋白酶原的激活需要酸性环境，且对 H^+ 有依赖性。

3. 十二指肠溃疡（Duodenal ulcer，DU）中胃酸高分泌　DU 中的胃酸高分泌是由于：①壁细胞总数（PCM）增多，壁细胞基底膜胆碱能、胃泌素和组胺 H_2 受体的活性增加，在 H^+ – K^+ – ATP 酶的作用下，使 H^+ 分泌增加，导致胃液中酸度增高，迷走神经的张力也相应增高，胃酸增多而激活胃蛋白酶，从而发生上消化道黏膜的自身消化。②G 细胞分泌胃泌素增加。

4. 胃溃疡（Gastric ulcer，GU）中胃酸正常或低于正常　有关胃溃疡形成的原因有 2 种说法：一种是胃黏膜抵抗力减弱；另一种是胃排空延迟，以至胃内食物淤积。长时间的食物滞留可以引起胃窦机械性膨胀，并持续与胃窦黏膜相接触，导致一过性胃泌素和胃酸的分泌大量增加，损害黏膜而形成溃疡。

（二）幽门螺杆菌（HP）

1. HP 是 PU 的重要病因　HP 是 PU 的主要病因已达成共识，其理由包括：①HP 在 PU 患者中有极高的检出率，GU 中的检出率通常在 70% 以上，DU 在 90% ~ 100%，尤其后者绝大多数为 HP 相关性溃疡。②大量临床研究表明，根除 HP 可促进溃疡愈合，显著降低或预防溃疡的复发。单纯抗 HP 感染即可促使溃疡愈合，且疗效与 H_2 受体拮抗剂相当。部分难治性溃疡在根除 HP 后溃疡得以愈合。关于 PU 的转归，目前已有新认识，"愈合"和"治愈"是两个不同的医学术语。传统的单纯抑酸治疗只能使溃疡"愈合"，达到近期治疗目标，且容易屡治屡发，而根除 HP 后则常能改变溃疡病的自然病程，达到远期"治愈"目标。③PU 与慢性胃炎几乎合并存在，而在 PU 前必先有慢性胃炎。流行病学研究表明，胃炎的分布部位、严重程度、进展情况与胃酸分泌及 DU 的发生有关。HP 感染是慢性胃炎的主要病因已被认可，这表明 HP 感染、慢性胃炎及 PU 之间存在着密切关系。有研究发现，HP 感染人群发生溃疡的危险性为无 HP 感染者的 9 倍以上。④许多研究资料表明，PU 只与某些特异的 HP 菌株相关，如 HP 空泡细胞毒素 A（VacA）和细胞毒素相关基因 A（CagA）等。

2. HP 感染对胃酸分泌和调节的影响

（1）HP 感染引起高胃泌素血症：一方面，HP 分泌大量尿素酶水解尿素产生氨，从而使胃上皮表面 pH 升高，干扰了正常胃酸对胃泌素的反馈抑制，促使 G 细胞大量分泌胃泌素；另一方面，HP 感染导致胃黏膜炎症并释放出炎症介质，也促使 G 细胞释放胃泌素。研究显示，HP 阳性的 DU 患者血中胃泌素水平明显高于 HP 阴性的 DU 患者。

（2）HP 感染可致生长抑素及其 mRNA 的表达明显减少：HP 水解尿素产生氨，使 pH 升高，减少了胃酸对分泌生长抑素的 D 细胞的刺激作用，导致 D 细胞功能低下和萎缩。胃窦部炎症产生的细胞因子影响胃窦部神经内分泌功能。HP 感染产生的 N 甲基组胺是一种 H_3 受体激动剂，可刺激 D 细胞上的 H_3 受体，从而抑制生长抑素释放，使胃泌素分泌增加，根除 HP 后，生长抑素水平可升高甚至恢复正常。

（三）遗传因素在 PU 发病中的作用

1. 溃疡病患者家族的高发病率　DU 患者的子女溃疡发病率较无溃疡病者的子女高 3 倍。GU 患者后代易罹患 GU，DU 患者后代易罹患 DU，提示这两种溃疡病的遗传是互相独立的，是两种不同的基因遗传病。对孪生儿的观察表明，单卵双胎发生溃疡的一致性概率高达 53%；双卵双胎发病的一致性也高达 36%。在一些罕见的遗传综合征如多发性内分泌腺病、系统肥大细胞增多症、Neuhauser 综合征中，PU 都是其主要临床表现之一。高胃蛋白酶原I（PGI）血症属于常染色体显性遗传病。但近年来由于 HP 感染而发生的家庭聚集现象，使得溃疡病遗传因素的假说有所动摇，但这仅是一种初步研究，尚不足以否定遗传因素的作用。

2. PU 与血型的关系　O 型血者溃疡发生率高于其他血型。近年发现 HP 的特异定植是由于其黏附因子与胃上皮细胞上特异的受体相结合，在 O 型血者的胃上皮细胞表面，这种特异的黏附受体表达较多。

3. PU 与 HLA 的关系　HLA – B5、HLA – B12、HLA – BW35 型人群易罹患 DU。

（四）精神因素在 PU 发病中的作用

1. 精神因素对胃分泌的影响　精神因素可使胃酸分泌增加，但其对胃酸分泌的影响存在个体差异。

2. 精神因素对胰腺外分泌及胃排空的影响　急性应激会影响胰腺外分泌功能。有研究报道，应激状态下胰腺外分泌量下降，低于正常值。应激状态还可使胃排空率下降，使胃、十二指肠运动发生改变。

3. 精神因素与 PU　PU 的发病常与精神因素有关。慢性情绪波动及恐惧刺激与溃疡的发生明显相关。有学者设想心身因素与 PU 发生的关系：①许多 PU 患者发病前常处在长期精神冲突、焦虑、情绪紧张等心理状态中。②这些慢性情绪紧张、兴奋状态可引起胃酸分泌增加及胃、十二指肠黏膜抵抗力减弱，使得 PU 易感性增加。③一旦有加重上述两项因素的事件发生，常于 4~7 天内促发 PU 的发生。精神因素对溃疡愈合和复发也有影响。无精神因素、无应激事件者的溃疡愈合率明显高于有应激事件者，且溃疡愈合速度前者明显高于后者。

（五）其他因素

PU 的病因众多，可以某一因素为主或由多项因素综合作用所致。除上述主要因素外，还有其他一些相关因素的参与。

1. 环境因素　本病具有一定的地理位置差异和明显的季节性差异，但地理、环境、气候在溃疡发生中所起的作用尚无确切定论。

2. 吸烟　吸烟可抑制胰液和碳酸氢盐的分泌从而减弱十二指肠液对胃酸的中和作用，并通过降低幽门括约肌的功能促进十二指肠液的反流；吸烟能增加胃酸、胃蛋白酶的分泌和减少前列腺素 E 的分泌，从而增加溃疡病的发病率并影响溃疡的愈合。

3. 饮食因素　如酒精、咖啡、浓茶、辛辣调料等，以及不良饮食习惯，如不规则饮食、暴饮暴食等，都可使胃肠黏膜受到物理和化学损伤，导致黏液和黏膜屏障功能的下降，使溃疡的易感性增加。

4. 伴随疾病　如肝硬化、慢性肺部病变、冠心病、胰腺外分泌功能减退者及慢性肾功能不全等，其溃疡病发病率增加。

二、病理生理

胃黏膜有抵御各种物理和化学损伤的功能。黏膜屏障有上皮前、上皮及上皮后三道防线保护黏膜的完整性；当这些防御机制都受到损伤时，上皮固有的修复机制还能恢复黏膜的完整性；如果防御和修复机制都受损，就会在基底膜层形成创口，此时经典性创口愈合机制开始发挥作用重塑基底膜，并最终使上皮再生（表 12 - 5）。因此，只有在创口愈合机制也失效的情况下，才会有 PU 的发生。近 10 年来已经认识到，除了极少数患者，上述黏膜防御、黏膜修复及创口愈合机制只有在外源性因素的作用下才会被破坏。而导致 PU 发生的最常见的两个外源性因素就是服用阿司匹林及其他 NSAIDs 和 HP 感染。

表 12 - 5　黏膜防御、修复和愈合的防线

防御线

　一线：黏蛋白和重碳酸盐

　　黏附的黏蛋白层隔离胃蛋白酶

　　重碳酸盐释出建立稳定的 pH 梯度，并由黏蛋白层稳定这种梯度

　二线：上皮细胞机制

　　顶浆膜的屏障功能

　　细胞内在防御（谷胱甘肽、热激蛋白等）

　　"逆向扩散"（H^+ 经重碳酸盐载体挤出）

　三线：黏膜血流（清除"逆向扩散"的 H^+，并供应能量基质）

修复及愈合防线

　一线：上皮细胞整复（清理邻近细胞，填充腐脱细胞构成的缺损）

　二线：上皮细胞复制

　三线：经典性创口愈合（肉芽组织、新生血管形成，重塑基底膜，以利上皮细胞长入）

三、发病机制

许多药物可损伤胃、十二指肠黏膜，如解热镇痛药、抗癌药、某些抗生素、肾上腺皮质激素等。NSAIDs 可通过 2 个主要机制损害黏膜：①NSAIDs 多系脂溶性药物，能直接穿过黏膜屏障，导致 H^+ 反弥散，聚积的大量 H^+ 干扰黏膜细胞内的代谢活动，使得细胞膜和溶酶体膜发生破裂，并进而导致细胞死亡和上皮细胞层完整性的破坏。同时，这种局部酸性的环

境也不利于上皮细胞层的新生更替，从而导致黏膜屏障功能受损。现临床使用的 NSAIDs 肠溶制剂和前药制剂可减少药物对黏膜的局部损害作用。②抑制前列腺素的合成，削弱黏膜的保护机制。NSAIDs 的系统作用是抑制环氧合酶（COX）。COX 是花生四烯酸合成前列腺素的关键催化酶，有两种异构体，即结构型 COX-1 和诱生型 COX-2。COX-1 在组织细胞中恒量表达，催化生理性前列腺素合成并参与维持细胞数量相对稳定和调节机体生理功能；而 COX-2 主要在病理情况下由炎症刺激等诱导产生，促进炎症部位前列腺素的合成，对胃肠道的细胞屏障也有一定的保护作用。传统的 NSAIDs，如阿司匹林、吲哚美辛等在抑制 COX-2 减轻炎症反应的同时，也抑制了 COX-1，导致胃肠黏膜生理性前列腺素 E 合成不足，使前列腺素 E 促进黏液和碳酸氢盐分泌、促进黏膜血流量、增强细胞保护等黏膜防御和修复功能减弱。同时，由于内源性前列腺素合成受阻，大量花生四烯酸通过脂肪加氯酸途径合成为白三烯，局部诱导了中性粒细胞黏附和血管收缩，使胃肠黏膜微循环障碍；被黏附的中性粒细胞很快被激活并释出氧自由基，直接干扰细胞的代谢和引起细胞分裂，破坏血管内皮细胞，从而进一步加重胃肠黏膜微循环障碍。

目前认为 HP 致 PU 的发病机制为：HP 的毒素引起胃黏膜损害、宿主对 HP 感染的免疫应答介导胃黏膜损伤及 HP 感染致胃酸分泌和调节异常。HP 导致 PU 的机制目前主要有 5 种学说。①漏屋顶学说：把有炎症的胃黏膜比喻为漏雨的屋顶，意思是说无胃酸（雨）就无溃疡。在给予抗胃酸分泌药物后溃疡可愈合，但这只能获得短期的疗效。如果能根除 HP，则溃疡的复发率可降至 5% 左右。②胃泌素-胃酸相关学说：HP 可使胃窦部 pH 升高，胃窦部胃泌素反馈性释放增加，继而胃酸分泌增加，这在 DU 的形成中起重要作用。③胃上皮化生学说：HP 定植于十二指肠内的胃化生上皮，引起黏膜损伤，导致 PU 形成。在十二指肠内，HP 仅在胃上皮化生部位附着定植是这一学说的一个有力证据。④介质冲洗学说：HP 感染导致多种炎症介质的释放，这些炎症介质在胃排空时进入十二指肠，从而导致十二指肠黏膜损伤。这一学说解释 HP 主要存在于胃窦，却可导致 PU 的发生。⑤免疫损伤学说：HP 通过免疫损伤机制导致溃疡形成。但是以上任何一种学说都不能充分解释溃疡病发病的全部机制，只能从不同角度阐明机制的某一部分，因此 HP 的致病机制还有待进一步深入研究。

四、临床表现

PU 的典型症状可表现为节律性、周期性发作的上腹部烧灼性疼痛，饭后 2~4 小时或夜间空胃时发生，可因抗酸剂及进餐而缓解，数月中常有起伏，特别是季节更迭时易发生，如有以上症状就可以考虑溃疡可能。这种情况即所谓"胃酸性消化不良"，因为它是在胃酸未被缓冲时发生的，而中和胃酸或抑制胃酸分泌，则可使之缓解，是主要的酸相关性疾病之一。人们曾经认为，溃疡病患者大多有上腹疼痛，但根据上消化道内镜资料，现已获悉约 70% 上腹痛患者并无活动性溃疡证据，而有活动性溃疡的患者中无腹痛症状的多达 40%（表 12-6）。此外，患者还可以溃疡并发症（特别是长期服用 NSAIDs 者的出血）为首要表现而无前驱症状。不过上腹痛症状虽不敏感又无特异性，但如有此症状，特别是饭后和夜间烧灼感，并可因进食及抗酸剂而缓解，仍提示存在 PU 的可能。

表 12 - 6　溃疡病及非溃疡病出现消化道症状的概率比较

症　状	出现率（%）		
	DU	GU	非溃疡消化不良
上腹痛	0 ~ 70	0 ~ 70	0 ~ 70
夜痛	50 ~ 80	30 ~ 45	25 ~ 35
进食可使疼痛缓解	20 ~ 65	5 ~ 50	5 ~ 30
发作性痛	50 ~ 60	10 ~ 20	30 ~ 40
嗳气、腹胀	30 ~ 65	30 ~ 70	40 ~ 50

注：有溃疡而无症状（10% ~ 40%），有溃疡症状而无溃疡（30% ~ 60%）。

很多情况都能引起上腹痛，最常见的如非溃疡性消化不良、胃食管反流病、胆管疾病、胰腺炎、冠状动脉/肠系膜动脉供血不足、腹腔内肿瘤（特别是胃、胰、肝肿瘤）、功能性肠病、炎症性肠病等。应注意与 PU 鉴别。

五、并发症

1. 上消化道出血　PU 是上消化道出血最常见的病因，15% ~ 20% 患者会在溃疡病程中发生出血，患者可出现呕吐咖啡色液体或鲜血，亦可以黑便为主要表现。因服用 NSAIDs 所致上消化道出血的比例还在不断上升，因为此类药物的临床应用逐年增多，而 HP 感染的流行率则在减低。

PU 合并上消化道出血提示预后不良的临床特征主要包括：年龄 65 岁以上、呕血、曾经出现休克症状、需要多次输血的严重出血以及合并存在其他处于临床活动期的病变（如心血管系统、呼吸系统、肝脏疾病及恶性肿瘤等）。

2. 穿孔　溃疡穿孔的发生率为（2 ~ 10）/10 万，男性多于女性，为（4 ~ 8）∶1。但是随着目前中老年妇女中 NSAIDs 应用的逐渐增多，男女发生比例也开始随之变化。最常见的起病表现是突发性剧烈腹痛，继之出现腹膜炎体征。典型患者呈急性重病容，呼吸浅促，上腹部压痛明显，腹肌痉挛呈板样腹表现。外周血白细胞迅速增多，血清淀粉酶可轻度增高。如发现腹腔游离气体，诊断即可成立，但应注意以立位胸片或左侧卧位腹片最易发现，优于腹部平片检查。

3. 梗阻　约 2% 溃疡患者可并发胃流出道梗阻，其中有 90% 是幽门管溃疡合并既往或现有活动期十二指肠球部溃疡引起的。患者可出现频繁呕吐、腹痛及上腹部胃蠕动型。梗阻的原因主要包括溃疡周围的炎症性肿胀、溃疡附近的肌痉挛，以及瘢痕狭窄和纤维化等。炎症水肿引起的幽门梗阻经治疗后可缓解，由瘢痕收缩引起者则需手术治疗。

4. 癌变　癌变多见于年龄较大有慢性溃疡呜的患者，约占溃疡病的 2% ~ 5%，青年人偶有癌变者。但十二指肠球部溃疡并不引起癌变。

六、相关检查

1. 内镜与胃肠钡餐造影检查　根据病史和体检只能怀疑溃疡病的诊断，确诊须通过胃镜或钡剂胃肠造影，内镜诊断通常比常规放射检查更为准确。上述两种诊断方法一般只需择其一而行之，但在有些情况下例如放射学检查发现的损害（如 GU），尚需继以内镜活检。

DU 绝大部分为良性，故一般无须活检及反复内镜检查以判断其是否愈合。而 GU 可有良、恶性之分，内镜下表现似为良性的病灶中约 4% 可为恶性病变，因此 GU 都应多点取材活检。有关 GU 患者经内科治疗 8~12 周后是否仍需内镜复查则尚有争议，但一般均赞成复查胃镜，如溃疡已愈合，则于瘢痕处再取活检，以排除恶性病变的假性愈合。

2. 测定血清胃泌素和胃分泌功能　难治性溃疡病和考虑 Zollinger – Ellisorl 综合征（胃泌素瘤）的患者应测定空腹和经胰泌素激发的血清胃泌素水平。一般而言，GU 患者无论基础还是激发胃酸分泌，都比正常人为低，而 DU 者的酸分泌则增高或为正常高水平（>12mmol/h）。HP 相关性 DU 患者，基础和食物刺激后胃酸分泌以及血清胃泌素水平皆增高，HP 清除后可恢复正常。胃分泌试验由于临床很少利用，已不再用于诊断，除非是高胃泌素血症以及考虑胃泌素瘤或其他病因所致胃酸分泌亢进患者。

3. HP 的诊断试验　由于 HP 能产生大量尿素酶，故可由呼吸试验（^{14}C – 尿素或 ^{13}C – 尿素）、黏膜活检释氨（NH_3）以及微生物组织学鉴定或培养等法检测其存在。HP 还能诱导免疫学反应，故亦能由 ELISA 及快速血清学试验进行诊断。尿素呼吸试验是监测 HP 是否根治的最合适方法。但患者在接受检测前应停用一切抑制 HP 的药物（抗生素、铋、质子泵抑制剂等）4 周以上，以免假阴性的结果。

七、治疗

PU 的治疗目的是缓解症状，促使溃疡愈合，取得根治（HP 溃疡）或预防复发（NSAIDs 溃疡）。溃疡患者如无 HP 感染，就不必给予抗生素治疗，因为这样的治疗只能带来风险而不会收到效益，特别是可能破坏机体的正常微生态平衡，导致耐药菌株的增殖。治疗溃疡患者 HP 感染的步骤是检测、治疗和确认根治。现在非介入性检查方法（如血清学及尿素呼吸试验等）已广泛应用，因此治疗前检测甚易进行。

1. 抗酸治疗　无论溃疡病因为何，抗酸治疗是促进溃疡愈合的基本药物。现有的 H_2 受体拮抗剂主要包括西咪替丁、雷尼替丁、法莫替丁和尼扎替丁等。其主要差别在作用强弱和功效上：西咪替丁 800mg 相当于雷尼替丁/尼扎替丁 300mg 或法莫替丁 40mg。西咪替丁可使华法林、茶碱和苯妥英钠代谢延长，因其均经相同的肝脏细胞色素 P450 酶代谢，故这些药如与西咪替丁同时服用，剂量应酌情作相应调整。质子泵抑制剂奥美拉唑（20mg/d）、兰索拉唑（30mg/d）、泮托拉唑（40mg/d）和雷贝拉唑是最有效和最常用的抑酸药，它们均通过抑制 $H^+ – K^+ – ATP$ 酶发挥作用，其主要缺点是价格较高。近有慢代谢型的奥美拉唑（40mg/d）问世，其优越性还有待时间来证实。米索前列醇是目前仅有的合成前列腺素，它是一种较弱的抗酸药，200μg 米索前列醇的作用相当于西咪替丁 300mg。本品不是 PU 的一线治疗用药，主要用于 NSAIDs 治疗者的溃疡及其并发症的预防。上述药物的疗程，DU 为 4~6 周，GU 为 6~8 周，约 90% 以上的溃疡均可愈合。

2. 抗 HP 治疗　HP 是革兰阴性螺杆菌，体外试验对多种抗菌药物敏感。现有多种有效疗法，其中以 3~4 种药物联合治疗疗效最佳。可用于联合治疗的药物包括枸橼酸铋、质子泵抑制剂、四环素、替硝唑、甲硝唑、阿莫西林和克拉霉素等。质子泵抑制剂在体内也有一些抗 HP 作用，可能比 H_2 受体拮抗剂效益更佳，因为它们对 pH 的调控作用更强。抑酸治疗与抗生素联合应用的理由是当 pH 减至 <7.4 时，很多抗生素的作用将不断增强。抗生素治疗最短疗程持续多久，尚未明确。美国和欧洲的研究证明 14 日疗程的治愈率比 7 日及 10 日

疗程皆好。

　　HP 感染治疗效果的评估必须延迟到任何残余细菌都有机会在胃内重建群体时再为进行。现已肯定，可靠结果应在抗菌治疗结束后 4 周以上取得。^{13}C 或 ^{14}C 标记的尿素呼吸试验是评估根除与否的较好方法。质子泵抑制剂抑制 HP 生长，故在检测是否成功前至少须停药 1 周以上。H$_2$ 受体拮抗剂对培养、组织学检查及 ^{13}C－尿素呼吸试验皆无不利影响，故如病情所需，整个随访期间仍可继续应用。但 H$_2$ 受体拮抗剂对 ^{14}C－尿素呼吸试验有不利影响，如选用该试验检测治愈与否，必须停。

　　3. NSAIDs　服用 NSAIDs 者现有资料提示，继续服用 NSAIDs 会使溃疡愈合推迟。因此在溃疡治疗期间应停用 NSAIDs，并以抗分泌药促使溃疡愈合。既服用 NSAIDs，又已感染 HP 的患者，也应接受 HP 根除治疗。很多高龄患者因骨关节炎而接受较大剂量的 NSAIDs，他们实际要求的只是镇痛。停用 NSAIDs 构成另一方面的治疗难题，此时医生应权衡得失，考虑患者是否确实仍需继续服用 NSAIDs。很多患者改用对乙酰氨基酚或作用更弱的小剂量非处方 NSAIDs 如布洛芬 200mg，疗效一样很好。因类风湿关节炎而需小剂量服用泼尼松（5~10mg/d）的患者，一般对溃疡愈合不致产生明显不利影响。待溃疡愈合后，如疾病仍需 NSAIDs 治疗者可恢复应用，并应合并使用米索前列醇或质子泵抑制剂。

　　4. 外科治疗　现在以择期手术方式治疗 PU 的患者已极为少见，择期手术的唯一指征是：HP 虽已根除，并已经过多个疗程的药物治疗，但溃疡仍顽固未愈，而且相关临床症状对患者生活质量产生不利影响者。而因发生溃疡并发症而需急症手术的患者则相对较为多见，主要包括穿孔、出血和胃出口梗阻经内科治疗无效者。

（张茂华）

第六节　胃息肉

一、概述

　　胃息肉是指胃黏膜局部向胃腔内隆起的一种良性病变，可以单独存在，也可以是遗传的胃肠道息肉综合征，如 Peutz－Jeghers 综合征的胃部表现，胃内各部位皆可发病，但好发于胃窦部。根据病理学改变，胃息肉可分为三类：①炎症性息肉，是最多见的一种；②腺瘤性息肉，有恶变倾向；③错构瘤性息肉，也可恶变。

二、病因及发病机制

　　1. 慢性胃炎　胃息肉中的大部分（约80%）为炎症性息肉，又称假性息肉。系炎症引起的胃黏膜上皮或腺体过度增生，并非真性息肉，一般不发生癌变。

　　2. 遗传因素　黑色素斑－胃肠多发性息肉综合征（P-J综合征），为胃肠道遗传性疾病，属常染色体显性遗传，男女均可得病，临床上半数病例有家族史。属于错构瘤性息肉病，具有非肿瘤性但有肿瘤样增殖的特征，癌变发生于错构瘤中的腺瘤成分，本征合并胃肠道内、外恶性肿瘤的危险性大大增加。P-J综合征胃息肉的发生约占25%，而大肠、小肠息肉的发生率更高。

　　3. 腺瘤性息肉　病因仍未明确，约占胃息肉的20%，恶变率较高，特别是大于2cm的腺瘤性息肉，应考虑有恶性的可能。

三、临床表现

胃息肉常无临床症状，仅在胃镜检查时发现。伴有慢性胃炎时可有上腹痛、上腹不适、饱胀、恶心等消化不良症状，息肉发生在贲门部时有吞咽梗阻感，发生在幽门管时，可出现幽门梗阻表现。少数患者有黑便，呕血少见。体征为部分患者有上腹压痛及贫血表现。

四、诊断方法

（1）少数患者有贫血改变及大便潜血阳性。

（2）X 线钡餐检查可见胃腔内圆形或半圆形边缘整齐的充盈缺损，表面平整或分叶，有蒂者可移动，一般直径小于 2cm。

（3）胃镜检查：为确诊的最佳方法并能进行内镜下活检及治疗。镜下可见胃壁黏膜上息肉呈球形或半球形突向胃腔，表面光滑或分叶，色泽与周围黏膜相同，质地柔软，边界清晰，有蒂或无蒂，单发或多发，部分息肉表面有糜烂或溃疡，甚至呈菜花样表现。

五、诊断要点

胃息肉诊断主要依靠 X 线钡餐和胃镜检查，特别是胃镜检查及病理活检排除胃恶性病变后方可做出诊断。

（张茂华）

第七节　功能性消化不良

功能性消化不良（Functional dyspepsia，FD）是指过去 6 个月中至少 3 个月有餐后饱胀不适、早饱感、上腹痛、上腹烧灼感等其中一项或一项以上症状，而无器质性、代谢性、全身性疾病可解释的胃十二指肠功能性疾病。目前将 FD 分为两类：餐后不适综合征（postprandial distresssyndrome，PDS）和上腹痛综合征（epigastric pain syndrome，EPS）。患者可同时存在 PDS 和 EPS。

一、病因和发病机制

FD 的发病机制尚未完全阐明，其病理生理学基础主要包括以下几方面：

1. 上胃肠道运动功能障碍　研究发现，30%～80% 的 FD 患者存在上消化道运动障碍，包括近端胃容受性障碍、胃节律紊乱、胃排空延迟、移行性复合运动（Migrating motor complexes，MMC）Ⅲ期次数减少、Ⅱ期动力减弱及胃窦－幽门－十二指肠协调运动异常等，引起餐后饱胀、早饱等。

2. 内脏高敏感性　主要是指 FD 患者对生理刺激出现的不适感，对伤害性刺激呈现强烈的反应。FD 患者对胃扩张刺激产生不适感的严重程度明显高于健康对照者，FD 患者对酸的感觉阈值降低，表明 FD 患者存在内脏高敏感性。内脏高敏感可解释患者餐后出现的上腹饱胀或疼痛、早饱等症状。

3. 胃酸分泌　虽然 FD 患者基础胃酸分泌在正常范围，但刺激引起的酸分泌增加，临床上患者的酸相关症状，如空腹时上腹部不适或疼痛、进食后减轻以及抑酸治疗有效均提示其症状与胃酸的关系。

4. 胃肠激素紊乱　胃肠激素分泌失调是 FD 的发病机制之一。胃动素、胃泌素、胆囊收缩素、血管活性肠肽、生长抑素、降钙素基因相关肽及 P 物质（Substance，SP）分泌异常可能与 FD 患者胃肠道动力障碍及胃肠高敏感有关。

5. 幽门螺杆菌（Hp）感染　Hp 与 FD 的关系一直颇有争议，国内学者的共识意见为 Hp 感染是慢性活动性胃炎的主要病因。有消化不良症状的 Hp 感染者，可归属 FD 的范畴。鉴于根除 Hp 后确有部分患者近期症状改善，更重要的是可能获得临床症状的长期缓解，目前大部分学者肯定 Hp 感染在 FD 发病中的作用。Hp 感染所致的胃黏膜炎症可导致胃感觉和运动异常。

6. 精神心理因素　FD 是一种公认的心身疾病，精神、心理因素的研究进展表明其可能是 FD 的重要病因。约半数以上 FD 患者存在精神心理障碍，其人际关系敏感、抑郁、焦虑等因子积分均高于健康人。FD 症状的严重程度与抑郁、焦虑及恐惧等有关。

二、流行病学

美国社区居民的消化不良患病率为 25%，我国广东城镇居民的问卷调查显示患病率为 18.9%，天津城镇居民 FD 的患病率约为 23.29%；女性患病率高于男性，患病率随年龄增长而升高。有关消化不良发病率的流行病学资料相对较少，推测年发病率约为 1%。流行病学调查的患病率是指未经检查的消化不良症状，经检查后发现因器质性疾病所致者仅占消化不良患者的少数，多数患者为 FD。

三、临床表现

FD 常见的临床症状有：

（1）餐后饱胀，指食物长时间存留于胃内引起的不适感。

（2）早饱感，指进食少许食物即感胃部饱满，不能进常规量的饮食。

（3）上腹痛，位于胸骨剑突下与脐水平以上、两侧锁骨中线之间区域的疼痛，有时患者无腹痛主诉而表现为特别不适感觉。

（4）上腹烧灼感，指不适的上述区域的局部灼热感。

四、诊断

1. FD 诊断标准（罗马Ⅲ标准）　病程至少 6 个月，近 3 个月满足以下诊断标准且至少具备下列 1 个症状：①餐后饱胀。②早饱感。③上腹痛。④上腹烧灼感，同时无器质性、代谢性、全身性疾病原因可查（包括上消化道内镜检查结果）。

2. 报警症状　报警症状包括：消瘦、贫血、上腹包块、频繁呕吐、呕血或黑便、年龄 40 岁以上的初发病者、有肿瘤家族史等。对有报警症状的、经验性治疗或常规治疗无效的、有精神心理障碍者及怀疑胃肠外疾病引起的消化不良患者，应及时行相关检查明确有无器质性疾病。

3. 消化不良的相关检查　胃镜检查在我国已很普及，建议将胃镜检查作为消化不良诊断的主要手段。需要时，可进行 Hp 检查。其他辅助检查包括肝肾功能及血糖等生化检查、腹部超声及消化系统肿瘤标志物检查，必要时行腹部 CT 扫描。

五、治疗

消化不良的治疗目的在于迅速缓解症状，去除诱因，预防复发。

（一）一般处理

由于 FD 具有极显著的安慰剂效应（20% ~ 60%），向患者详细地告知病情和耐心解释非常重要。推荐戒烟、酒、咖啡，停止服用非甾体消炎药，但尚无有关其确切疗效的报道。每日少食多餐、低脂饮食值得推荐。

（二）药物治疗

1. 抗酸剂　抗酸剂如氢氧化铝、铝碳酸镁等可减轻症状，但疗效不及抑酸剂。铝碳酸镁除抗酸以外，还能吸附胆汁，伴有胆汁反流的患者可选用。

2. 抑酸剂　适用于以上腹痛、烧灼感为主要症状者。常用抑酸剂包括 H_2 受体拮抗剂（H_2RA）和质子泵抑制剂（PPI）两大类。常用 H_2RA 有西咪替丁、雷尼替丁及法莫替丁等。常用的 PPI 制剂有奥美拉唑、兰索拉唑、泮托拉唑、雷贝拉唑和埃索美拉唑等，治疗 FD 常用小剂量 PPI。

3. 促动力剂　促动力剂可明显改善上腹饱胀、早饱等。常用的促动力剂包括：①多巴胺受体拮抗剂：甲氧氯普胺具有较强的中枢镇吐作用，增强胃动力，因可导致锥体外系反应，不宜长期、大剂量使用。多潘立酮为选择性外周多巴胺 D_2 受体拮抗剂，不透过血脑屏障，因此无锥体外系不良反应。该药能增加胃窦和十二指肠动力，促进胃排空，明显改善消化不良患者上腹不适、早饱、腹胀等症状。个别患者长期服用可出现乳房胀痛或溢乳现象。伊托必利通过拮抗多巴胺 D_2 受体和抑制乙酸胆碱酯酶活性起作用，增强并协调胃肠运动，改善患者的临床症状。②$5 - HT_4$ 受体激动剂：莫沙必利在我国和亚洲的使用资料表明其可显著改善 FD 患者早饱、腹胀、嗳气等症状。目前未见心脏严重不良反应报道，但对 $5 - HT_4$ 受体激动剂的心血管不良反应仍应引起重视。

4. 助消化药　消化酶和微生态制剂可作为治疗消化不良的辅助用药。复方消化酶、益生菌制剂可改善与进餐相关的腹胀、食欲不振等症状。

5. 根除 Hp 治疗　根除 Hp 可使部分 FD 患者的症状得到长期改善，对合并 Hp 感染的 FD 患者，如应用抑酸、促动力剂治疗无效，建议向患者充分解释根除治疗的利弊、征得患者同意后给予根除 Hp 治疗。

6. 精神心理治疗　荟萃分析表明，合并焦虑者对抗焦虑、抗抑郁药有一定疗效，单纯抑酸药或促动力药无效。伴有明显精神心理障碍的患者，可选择三环类抗抑郁药或 5 - HT 再摄取抑制剂。除药物治疗外，行为治疗、认知疗法及心理干预等可能对这类患者也有益。精神心理治疗不但可以缓解症状，还可提高患者的生活质量。

（三）经验性治疗

对 40 岁以下、无报警征象、无明显精神心理障碍的患者可考虑经验性治疗。与进餐相关的消化不良（即 PDS）可首选促动力剂或合用抑酸剂；与进餐非相关的消化不良/酸相关性消化不良（即 EPS）可选用抑酸剂或合用促动力剂。经验治疗时间一般为 2 ~ 4 周。无效者应行进一步检查，明确诊断后有针对性地进行治疗。

（金学洙）

第八节　胃肠间质瘤

　　胃肠间质瘤（Gastro intestinal stroreal tumour，GIST）不是一种新的疾病，而是一个新概念，其内涵近年已发生了重大变动。GIST 是病理术语，此术语近年来被临床广泛使用，引起了临床的困惑和混乱，在诊断和交流上产生了问题。

　　近年来，随着组织化学、免疫组织化学、电镜及分子生物学技术的发展与应用，已证实以往临床及病理诊断的胃肠道平滑肌肿瘤并不是真性的平滑肌肿瘤，而是一种非定向分化的间质细胞瘤（Stromal tumour）。GIST 是消化道最常见的原发性间叶性肿瘤（Gastro ilatestinal mesenchymal tumour，GIMT），其发病率有逐年增高的趋势。GIMT 与 GIST 的概念、所含肿瘤范围不同，GIMT 中约73% 为 GIST，其他 GIMT 有平滑肌瘤、平滑肌肉瘤、脂肪瘤、神经鞘瘤和胃肠道自主神经肿瘤等。

　　有关该肿瘤的组织起源、病理诊断、命名和生物学行为的认识仍然存在分歧。目前，国内外大多数学者研究认为，GIST 可能起源于胃肠道能向 Cajal 间质细胞、平滑肌细胞分化的多潜能干细胞，其特征性改变是 C – kit 基因突变及其产物 CD117 的阳性表达，为便于研究而将它命名为 GIST。大量研究证明，GIST 远比平滑肌肿瘤多见。尽管 GIST 是近年来才认识的一种独立的临床病理实体（梭形细胞肿瘤），但它已作为一组独立的疾病在消化道间叶性肿瘤中占有重要地位。

一、概述

（一）GIST 概念的提出和变迁

　　多年来 GIMT 主要是指平滑肌肿瘤（包括平滑肌瘤、平滑肌肉瘤和潜在恶性的平滑肌瘤）、神经鞘瘤、脉管肿瘤和脂肪瘤等。

　　自 20 世纪 60 年代发现胃肠道梭形及上皮样细胞肿瘤以来，近半世纪来 GIST 概念经历了 3 个阶段变迁史：GIST 等于平滑肌肿瘤；GIST 包含着平滑肌肿瘤；GIST 不是肌源性肿瘤。后两者为近 10 年临床所用，但 GIST 和平滑肌肿瘤关系，其中一个是包含关系，另一个是排斥关系。

　　1962 年外科病理权威 stout 就注意到平滑肌源性肿瘤的形态多样性，曾报道过一组胃的"奇异的平滑肌瘤"，认为其是一种特殊类型的平滑肌肿瘤。1983 年 Mazur 和 C1ark 对原先病理诊断为胃肠道平滑肌源性的肿瘤进行免疫组化和超微结构研究，发现这组肿瘤缺乏向平滑肌和神经鞘膜分化证据，免疫表型 desimin 多为阴性，平滑肌肌动蛋白（SMA）阴性或灶性阳性，S – 100 常为阴性或局部弱阳性，首先提出这组肿瘤起源于胃肠道原始间叶细胞，并命名为 GIST，引起了病理学者的极大兴趣。1986 年 Walker 应用电镜对胃肠道间质瘤的超微结构进行研究，发现在 GIST 中存在类似于肠自主神经细胞的超微结构，缺乏上皮性、Schwann 和平滑肌细胞分化特点。基于以上的研究基础，1996 年 Ackerman 外科病理学中将这一大类来源于胃肠道间叶的梭形细胞肿瘤总称为 GIST；根据有无向平滑肌或神经分化，分为 4 类：①平滑肌型（良性、交界性、恶性）。②神经型（恶性）。③平滑肌神经混合型（恶性或潜在恶性）。④未定型（恶性或潜在恶性）。其平滑肌型良性指平滑肌瘤，恶性指平滑肌肉瘤。此分类因实用和客观而很快被临床（尤其是内镜诊断）采用，极大地提高了与术后病理诊断的一致率。2000年前的病理学书和多数临床文献采用分类，现在常称其为"广义的GIST"。

1998年GIST分子研究有了重大突破。Hirota等发现大部分GIST中存在C-kit基因突变和特异性CDll7（KIT蛋白产物）的阳性表达，为GIST诊断和治疗提供了一项有效的标志物。此后又发现多数GIST表达CD34，但不表达平滑肌标记。GIST概念遂又发生重大改变，现特指GIMT中C-kit基因蛋白表达阳性、组织学表现为梭形和上皮样细胞的一类肿瘤。无论其组织学表现或位置及良恶性的差异，几乎所有病例（98%~100%）都持续表达CD117（KIT蛋白）。2000年版WHO消化系肿瘤分类把GIST独立出来，和平滑肌肿瘤、神经鞘瘤、脂肪瘤、脉管肿瘤等并列。平滑肌肿瘤则是指平滑肌分化的、CD34和CD117阴性、SAM和结蛋白（desmin）强阳性表达的肿瘤。

（二）GIST的起源、分化、命名

Cajal间质细胞（Interstitialcell of Cajal，ICC）分布在胃肠道壁平滑肌组织内，包绕奥尔巴赫神经丛形成细胞网络，起搏消化管运动，调节神经和平滑肌的神经传达。ICC由西班牙神经解剖学家SR Cajal发现而命名的，近20年才引起人们的注意。现已证实ICC来源于中胚层，而非神经起源；它和GIST肿瘤细胞有共同的免疫表型和超微结构，均有CD117、CD34和波形蛋白（vimentin）阳性表达，故以前认为GIST由来于ICC。但是GIST也有不向任何方向分化、完全是未分化的，部分病例仅表达肌性标记。现在认为GIST是能向Cajal间质细胞、平滑肌细胞分化的间叶起源的多潜能干细胞。其依据有：①间质干细胞广泛存在于消化系统的各部位，具有多向分化潜能，可较好地解释发生于肠系膜、网膜和腹膜后等消化道外的GIST。②间质干细胞起源能解释GIST在消化道的高发病率。③在GIST中，CD34有较高的阳性率，它是髓母细胞的抗原标记物，存在于骨髓造血干细胞等组织中，表明GIST的来源与原始的、未定向分化的间质干细胞有着密不可分的联系。

在最近10年内，对胃肠道间质肿瘤的认识有了显著提高，有不同的缩写形式来定义该病，但GIST仍是最常用的。

（三）GIST好发部位

随着内镜和影像学检查广泛应用，GIST的发病率有逐年增加的趋势。GIST可以发生在消化道从食管到肛门的任何部分，还可以原发在网膜、肠系膜甚至腹膜后，是发生在胃肠道结缔组织中最常见的恶性肿瘤。胃最常见（60%~70%），其中胃底和胃体最多见（50%），胃窦和贲门各为25%；胃的黏膜下肿瘤约80%是GIMT，其中80%~90%是GIST，仅10%~20%是平滑肌源性肿瘤，5%是神经源性肿瘤。其次为小肠（20%~30%，依次为空肠、回肠和十二指肠）；结/直肠<5%；食管<5%；肠系膜和网膜少见。

二、流行病学

过去对GIST不认识，难以确切统计发病情况。近年估计GIST的年发病率为（1~2）/10万，占肉瘤的5.7%。男性稍多于女性，或男女相等。GIST可发生于各年龄段，其高峰年龄为50~70岁，40岁以下少见。发病年龄越小，恶性可能越大。男女均可发病。

三、病理

1. **肉眼形态**　肿瘤大小不等，直径为0.8~20cm，可单发或多发。肿瘤多位于胃肠黏

膜下层（60%），少数位于浆膜下层（30%）和肌壁层（10%）。境界清楚，无包膜，向腔内生长呈结节状或息肉样，常伴发溃疡形成，向浆膜外生长形成浆膜下肿块。位于腹腔内的间质瘤，肿块体积常较大。切面肿瘤组织呈灰白色、红色，均匀一致，质地硬韧。较大的肿瘤可发生出血坏死或黏液样变性及囊性变。良性间质瘤体积通常较小，呈膨胀性生长，境界清楚，往往有假包膜，切面灰白，编织状，质韧。交界性间质瘤体积较大，境界较清，部分区域液化出血和坏死。恶性间质瘤直径往往 >5cm，呈鱼肉状，出血、坏死常见，有局部浸润或（和）转移。

2. 组织学形态　GIST 细胞形态多样，以梭形细胞多见，异型性可大可小。GIST 组织学类型分为梭形细胞型（75%）、类上皮细胞型（7%）和混合型（18%）三型。梭形细胞和类上皮细胞可按不同比例混合性或单一性地出现在同一肿瘤中。间质瘤细胞呈旋涡状、栅栏状或弥漫性巢状排列。瘤细胞核两端钝圆，如"香烟卷"或"火腿肠"样；或瘤细胞核纤细，两端尖似神经纤维细胞。肿瘤间质常出现黏液和玻璃样变性。

3. 超微结构特点　电镜检查发现少部分瘤细胞表现出树枝样突起、神经内分泌颗粒、桥粒样连接等神经分化特点，或（和）胞质内出现密斑、密体等肌性分化。

4. 良恶性判断　目前普遍认为 GIST 没有绝对的良性，尚未发现可以特异性预测恶性转变的指标。估计 GIST 的良恶性最重要的预测标准是肿瘤大小（最大直径）和核分裂数量。核分裂比例 ≤5 个/50 HPF 被认为是良性肿瘤。实际上仍有非常小的（甚至 <2cm）和核分裂率十分低的病变（甚至 <5 个/50HPF）偶尔也会发生肝转移。不论 GIST 性质如何，临床都应长期随访。病理学家认为没有绝对良性的 GIST，现在已用术语"低风险"和"高风险"，以及"未确定恶性倾向"来取代"良性"和"恶性"。现已达成共识，应根据肿瘤大小及核分裂率来评估 GIST 的恶性风险。恶性：①肿瘤具有浸润性。②肿瘤出现远、近脏器的转移。潜在恶性：①直径：胃 >5.5cm，肠 >4cm。②核分裂象：胃 >5 个/50 HPF，肠 ≥1 个/50 HPF。③肿瘤出现坏死。④肿瘤细胞有明显异型性。⑤肿瘤细胞生长活跃，排列密集。判断标准：1 项恶性或 2 项及以上潜在恶性指标为恶性 GIST；仅有 1 项潜在恶性指标为潜在恶性 GIST；没有上述指标为良性 GIST（同一肿瘤不同部位取材，其细胞的密度，核分裂数有较大的差异，建议多取材，观察不同切面，以利正确判断）。

GIST 发生部位虽以胃多见，但恶性、潜在恶性者在小肠、腹腔内、大肠者比较多，预后较差。GIST 中恶性占 30%，良性及潜在恶性占 70%，对于临床判定为潜在恶性者应密切监测随访。

四、临床表现

临床表现与肿瘤部位、大小、是否引起梗阻、良恶性等有关。肿瘤在 2cm 以下时多无症状或不明显，常因内镜检查偶然发现；肿瘤较大时可发生溃疡，引起症状和消化道出血；小肠 GIST 就诊时多数肿瘤已较大，出现腹痛和消化道出血、梗阻、肠套叠等，常成为手术对象而被术后诊断。约 60% 的十二指肠间质瘤可引起 Vater 壶腹梗阻，从而出现黄疸。约 30% GIST 患者在初次起病时呈现完全恶性的临床过程，如转移或浸润，它们转移的主要方式是腹腔内转移，包括腹膜种植和肝转移，但 GIST 极少侵犯淋巴结。

五、辅助检查

1. 免疫组化特点　KIT 是位于 4 号染色体长臂上的致肿瘤基因 C-kit 的蛋白产物，它是一种 145kDa 的Ⅲ型跨膜酪氨酸激酶受体，其细胞外部分可与生理性配体如干细胞因子（SCF）结合，而细胞内部分则包括具有酶促活性的区域。KIT 在结构上与其他具有致肿瘤作用的酪氨酸激酶受体相同，如血小板生长因子受体（PDGFR）A 和 B、集落刺激因子 1 受体（CSFIR）和 FCT3。KIT 还可以在造血祖细胞、肥大细胞、生殖细胞、增生的细胞和 ICCS 上表达。

免疫组化表型 CD117 是 GIST 的特异性标志物。CD117 是 C-kit 原癌基因的产物，是一种干细胞或肥大细胞生长因子的跨膜受体，具有内源性酪氨酸激酶成分，为 C-kit 受体酪氨酸激酶标志物。CD34 是一种单链跨膜蛋白，其特异性和敏感性都不如 CD117。

间质瘤细胞 CD117 弥漫性强阳性表达（80% ~100%），多数瘤细胞 CD34 也弥漫阳性表达（60% ~80%，胃几乎 100%，小肠约 1/3,）；可有灶性 SMA 阳性表达（胃 25%，小肠 80%）；而 desmirl、S-100 和 NSE 等则极少表达，如有阳性表达，也是很微弱的。所有的间质瘤细胞都强阳性表达 vimentin（100%）。

GIST 免疫组化特点与肿瘤发生部位、生物学行为、预后及细胞类型无明显关系。腹部以外的 GIST 虽有报道，但不宜轻易使用这一诊断。

2. 遗传学特点　遗传学研究显示 GIST 普遍存在原癌基因 C-kit 功能突变（80%）。C-kit 基因可发生多个位点突变，发生在外显子 11、9、13 及 17，另外不显示 C-kit 基因突变者还有 PDGFRA 突变。C-kit 原癌基因突变使酪氨酸激酶活化，引发细胞无序的增殖失控和凋亡抑制，这是 GIST 发病机制的关键，与 GIST 恶性程度及预后不良有关。采用 PCR 检测肿瘤组织中 C-kit 及 PDGFRA 突变情况，其与分子靶向药物伊马替尼疗效、疾病进展时间与总生存率相关。

六、诊断

1. 病理诊断　GIST 是病理诊断术语。病理诊断应根据特定组织学形态结合免疫组化结果判断，两者不可缺一。HE 染色切片为梭形细胞的消化道、腹膜后或腹腔肿瘤，须加做 CD117、CD34、destnin、SMA、S-100、keratin 和 PDGFR 等系列免疫标记，以和其他梭形细胞肿瘤鉴别。一般 CD117 阳性，加上 CD34 阳性就可诊断 GIST。如果 CD117 阴性，desrmin 阳性、SMA 阳性为平滑肌瘤；而 S-100 阳性则为神经源性肿瘤。

标本状态和染色上的问题常可造成 CD117 假阴性或假阳性，免疫染色应设阳性和阴性对照。正常的消化道黏膜组织中的肥大细胞表达的 CD117 可作为体内的阳性对照。

并非所有消化道、腹膜后或腹腔 CD117 阳性的梭形细胞肿瘤都是 GIST。利用 CD117 的表达辅助诊断时应慎重，同时有 CD117 阳性表达和特异性的组织学特点才能定义 GIST，一个有经验的病理学家应对 CD117 阳性的肿瘤再行分类，例如脂肪肉瘤、血管肉瘤、Ewing 肉瘤、精原细胞瘤都可以表达 CD117。当临床表现和组织学特点都符合 GIST 时，CD117 染色阳性才可以明确诊断。

正确诊断 GIST 非常重要，病理报告内容要包括：①疾病诊断：部位（胃、肠、网膜）。②间质瘤恶性程度：肿块大小和核分裂数/50HPF。③免疫组化 CD117、CD34、SMA、Des、

S-100 等结果。若 CDll7 阴性、CD34 阴性，可作 PDGFR 检测。

2. 内镜和超声内镜诊断　GIST 发生在消化道壁（60%~70% 发生在胃，20%~30% 在小肠），可向腔内、腔外、壁内或混合型生长。腔外型常为无蒂大隆起，表现腔外压迫，故除了腔外生长的小肿瘤外，内镜多数能发现 GIST，呈黏膜下肿瘤型或腔外压迫。

内镜下 GIMT 可分两类：实质性和囊性。根据肿瘤表面色调、形态和活检钳感到的质地，很容易和脂肪瘤、淋巴管瘤、血管瘤等区分。实质瘤中神经性肿瘤等为极少数，故 GIST 需要鉴别的通常只是平滑肌肿瘤。目前，肿瘤在 2~3cm 以下的鉴别很难，如无大块活检组织支持，内镜和超声内镜诊断的 GIST 只能被理解为广义的 GIST。

内镜下肿瘤呈球形或半球形隆起，表面光滑，色泽正常，基底宽，可有黏膜桥皱襞。肿瘤在黏膜下，质硬可推动，表面黏膜可滑动。常规胃黏膜活检常阴性。内镜下黏膜切除或深凿活检可能获阳性结果。GIST 常在黏膜下层以下发生，瘤体多不能推动，随肿瘤增大而出现多结节状。

GIST 内镜所见不能与胃平滑肌瘤鉴别。良性 GIST 呈膨胀性生长，境界清楚；恶性的边缘不规则、多结节状，呈浸润性生长，境界不清。瘤体直径超过 3~4cm 时可局部发生囊性变、出血和坏死。与胃 GIST 相比，统计上食管和肠的恶性比例高，小肠呈腔外生长型的多为 GIST，且常恶性，较多患者出现向周围组织浸润。

内镜超声检查（EUs），GIST 多在肌层，可了解肿瘤部位、大小及瘤内性质如回声不均、伴无回声、边界不光滑等改变。

3. 内镜穿刺活检　内镜活检很难取到 GIST 组织，伴有溃疡的有可能取到，但诊断率很低。超声内镜穿刺吸引活检组织取到率 77%~86%，术后符合率在 80% 以上。穿刺的目的在于：①做免疫组化检查供鉴别诊断用，以排除平滑肌和神经性肿瘤、异位胰腺、类癌、淋巴瘤、转移癌等。②活检组织量如足够，能鉴别良、恶性间质瘤，以决定能否用 Glivec 治疗。

活检时要注意：①恶性间叶肿瘤突破浆膜后易造成腹膜播散。穿刺时应慎重，不要刺破浆膜层。②除特殊患者外，腹壁外超声指引穿刺活检应列为禁忌。③食管周围有大血管、气管和心脏，应充分熟悉纵隔解剖；带彩色多普勒功能的超声内镜可显示有血流的脉管，避免出血并发症。

七、鉴别诊断

过去以病理形态学为诊断依据，将胃肠道非上皮性梭形或上皮样细胞肿瘤诊断为平滑肌肿瘤或神经源性肿瘤。根据病理特征分为良性和恶性。现在从组织形态、免疫组化、超微结构角度上认识既往病理诊断的平滑肌肿瘤大多数是 GIST。

1. 平滑肌瘤　平滑肌瘤仅多见于食管，胃、小肠、结/直肠少见。过去仅从影像与内镜发现胃肠道黏膜下肿物即做出平滑肌瘤的临床诊断，实质上大多数还是 GIST。病理形态瘤细胞稀疏，呈长梭形，富含酸性原纤维，免疫组化显示 MSA、SMA、desmin 强阳性，而 CD34 及 CD117 阴性。

2. 平滑肌肉瘤　消化道平滑肌肉瘤少见，大多数是 GIST。从临床诊断方法难以区分平滑肌肉瘤或 GIST。病理形态有平滑肌瘤特征，并伴有核异型或核分裂象增多，则为平滑肌肉瘤。免疫组化表型呈平滑肌肿瘤特点。

3. 神经鞘瘤 消化道神经鞘瘤极少见，仅占消化道间叶源肿瘤的 3% ～4%。其中发生于胃及结肠较多，起源于固有肌层，无包膜，瘤细胞呈梭形或上皮样，富含淋巴细胞，浆细胞浸润，免疫组化显示 S－100 强阳性，desmin、CD34、CD117、SMA 均阴性。

八、治疗

GIST 对化疗、放疗无效，以前只能用外科治疗，近年选择性酪氨酸激酶抑制剂伊马替尼面市，可用于高危险/恶性 GIST 和肝脏转移的 GIST 患者。GIST 的治疗原则是争取手术彻底切除或姑息切除原发灶。

1. 外科治疗 结合内镜和超声内镜所见的肿瘤层次，可决定手术方式，如内镜下肿瘤摘出术、腹腔镜手术和开腹手术。

局限性可切除的 GIST 的标准治疗是手术切除。根据肿瘤发生部位不同，可选择阶段性切除（如胃和肠）和广泛性切除（如食管、十二指肠和直肠）。网膜和系膜的 GIST，应对可见的肿瘤（包括与肿瘤粘连的邻近器官）进行完全的整块切除，以避免包块破裂引起腹腔内种植。一旦确诊 GIST，手术的目的是切除可见和镜下的病变，尽可能避免肿瘤破裂，保证切缘阴性。

由于存在肿瘤破裂和腹腔种植的高危风险，应避免行腹腔镜手术。如果是肠壁内的小病变（≤2cm），可采用腹腔镜手术。GIST 极少侵犯淋巴结，只有发现淋巴结转移时，才行淋巴结清除术。约 85% 原发 GIST 可以手术完全切除。

2. 辅助治疗 伊马替尼的术前、术后辅助治疗处于临床试验阶段。理论上伊马替尼能消除镜下病变、治愈疾病，但也可能降低复发 GIST 治疗的疗效，容易产生耐药细胞克隆的出现。

3. 晚期 GIST 治疗 在伊马替尼应用之前，晚期或复发转移不能切除的 GIST 的治疗效果令人失望。随着分子靶向药物伊马替尼的面市，高危险/恶性 GIST 和复发转移不能切除者可采取伊马替尼治疗。

伊马替尼是选择性酪氨酸激酶抑制剂，能抑制 KIT 蛋白、BCR－ABL 融合蛋白和 PDGRF 的酪氨酸激酶活性。伊马替尼在治疗 GIST 中，通过与 KIT 蛋白的膜内侧酪氨酸激酶功能区的 ATP 位点结合，取代 ATP，阻止受体膜内侧的自身磷酸化和下游信号的传导。

CD117 阳性的间质瘤才适合用伊马替尼治疗。最近发现 7% 的 GIST 有 PDGFRα 基因突变，对伊马替尼治疗有效。对 CD117 阴性的 GIST 患者有必要做 PDGFRα 检测。

（金学洙）

第九节 小肠吸收不良综合征

小肠吸收不良综合征（malabsorption syndrome）是指一种由各种原因所致的小肠营养物质消化和/或吸收功能障碍所引起的临床综合征。包括对脂肪、蛋白质、碳水化合物、维生素、矿物质及其他微量元素的吸收不足，以脂肪吸收障碍表现明显，各种营养物质缺乏可单一或合并存在。临床表现为腹泻、腹胀、体重减轻、贫血、皮肤色素沉着、关节痛等。

一、Whipple 病

Whipple 病又称肠源性脂肪代谢障碍综合征（intestinal lipodystrophy），是一种由 T. Whipple 杆菌引起的少见的吸收不良综合征。该病特点为在小肠黏膜和肠系膜淋巴结内有含糖蛋白的巨噬细胞浸润，临床表现为腹痛、腹泻、咳嗽、贫血、体重减轻等消化吸收不良综合征。病变可累及全身各脏器。若无有效治疗，患者可死于继发的严重的营养不良。

（一）流行病学

Whipple 于 1907 年首次报道本病，本病极其少见，至今全世界报告仅有 2 000 余例，我国自 1990 年首例报道以来，到目前为止仅报道了 2 例。多见于 30~60 岁男子，多为农民或与农产品贸易有关的商人。尚无人与人之间传播的证据。

（二）病因和发病机制

发病机制尚不清楚。现已明确本病与感染有关，病原体为 Whipple 杆菌，约 $2.0\mu m$ 宽，$1.5~2.5\mu m$ 长，具有革兰阳性细菌的特征。病原体经口侵入，通过淋巴系统进入小肠固有层内繁殖，进而侵犯小肠绒毛及毛细血管，并可侵犯全身各个脏器。经长期抗生素治疗后，患者可得以恢复，细菌亦逐渐消失。

Whipple 杆菌侵入人体组织后可导致大量的巨噬细胞集聚，产生临床症状。Whipple 病患者存在持续或暂时性的免疫缺陷，提示可能与免疫反应有关。

（三）临床表现

本病症状无特异性，诊断较困难。多数患者表现为胃肠道症状，以普遍性吸收不良为突出表现，典型症状为腹泻，每日 5~10 次，水样便、量多、色浅，逐渐出现脂肪泻，伴腹痛、腹胀、食欲下降，可引起体重减轻。少数患者出现消化道出血。肠道外症状最常见的是长期的多发的反复发作的关节炎和发热，可先于典型胃肠症状数年发生。还可表现为慢性咳嗽、胸痛、充血性心力衰竭、淋巴结肿大、皮肤色素沉着等，累及中枢神经系统，可出现神经精神症状。

体征主要取决于受累及的器官，腹部可有轻度压痛，可有消瘦、皮肤色素沉着、舌炎、口角炎、杵状指、肢体感觉异常、共济失调、淋巴结肿大等。

（四）实验室检查及特殊检查

1. 实验室检查　主要与严重的小肠吸收不良有关，如贫血、血沉增快、电解质紊乱、凝血酶原时间延长等。木糖吸收试验提示小肠吸收功能减损，脂肪平衡试验提示脂肪吸收不良。

2. 影像学检查　超声、CT、MRI 及小肠气钡对比造影可见肠黏膜皱襞增厚。中枢神经系统受累时，CT 及 MRI 可见占位性稀疏区。肺部受累时，胸片可显示肺纤维化、纵隔及肺门淋巴结肿大及胸水等。关节检查多无明显异常。

3. 活组织检查　小肠活组织检查是 Whipple 病确诊的最可靠依据。小肠黏膜或其他受侵犯部位活组织检查出现 PAS 染色阳性的巨噬细胞浸润，电镜证实有由 Whiple 杆菌组成的镰状颗粒的存在即可确诊。

（五）诊断和鉴别诊断

本病症状缺乏特异性。活检发现含有糖蛋白的泡沫状巨噬细胞，PAS 染色阳性，便可确立诊断。

Whipple 病与肠道淋巴瘤、麦胶等引起的肠道疾病鉴别不难。临床上主要与下列疾病相鉴别：

1. 风湿系统疾病　Whipple 病在胃肠道症状出现之前即可有关节症状存在，但多无关节变形，血清学检查阴性，抗生素治疗可能有效，有助于鉴别。

2. 获得性免疫缺陷综合征（AIDS）　伴发鸟型分枝杆菌感染的 AIDS 临床表现与本病相似，Whipple 杆菌抗酸染色阴性是最基本的鉴别方法。

3. 其他疾病　如不明原因的发热、巨球蛋白血症和播散性组织胞浆菌病等。

（六）治疗

1. 一般治疗　加强营养，增强体质，注意营养物质、维生素及矿物质的补充，纠正营养不良和电解质紊乱，必要时可施行全胃肠外营养。

2. 药物治疗　有效的抗生素治疗可挽救患者生命并迅速改善症状。多种抗革兰阳性细菌的抗生素都有疗效，如氯霉素、四环素、青霉素、氨苄西林、柳氮磺氨吡啶等。

目前尚无研究表明什么治疗方案及治疗疗程最好。有一推荐的治疗方案：肌注普鲁卡因青霉素 G 120 万 U 及链霉素 1.0g，每日 1 次，共 10 ~ 14 天；继之口服四环素 0.25g，每日 4 次，共 10 ~ 12 个月。可显著改善临床症状，降低复发率。

中枢神经系统病变首次治疗宜选用可通过血脑屏障的药物，且疗程应达到 1 年。有研究发现，脑脊液缺乏溶菌素和调理素活性，可应用抗菌活性高的第 3 代头孢菌素及喹诺酮类药物清除脑组织中的残存活菌。利福平也可取得满意疗效。

抗生素长期应用不良反应较多，合理的疗程设计非常重要。一般来说，临床症状完全消失，病原菌被彻底清除，即可停药。

3. 其他治疗　伴严重腹泻时，可适当给予止泻药，但减少肠蠕动的止泻药慎用。肾上腺皮质激素仅用于伴发肾上腺皮质功能减退和重症患者。

（七）预后

经有效抗生素治疗后，本病预后良好。但复发率仍高。

二、麦胶肠病

麦胶肠病（Gluten - induced enteropathy），是由于肠道对麸质不能耐受所致的慢性吸收不良性疾病。又称乳糜泻、非热带脂肪泻。通常以多种营养物质的吸收减损、小肠绒毛萎缩及在食物中除去麸质即有临床和组织学上的改善为特征。

（一）流行病学

麦胶肠病在国外人群发病率为 0.03%，主要集中在北美、欧洲、澳大利亚等地，各地发病率存在差异。男女比为 1 ∶（1.3 ~ 2），任何年龄皆可发病，儿童与青少年多见。在我国本病少见。

（二）病因和发病机制

本病与进食面食有关，目前已有大量研究表明麦胶（俗称面筋）可能是本病的致病因素。麦胶可被乙醇分解为麦胶蛋白，后者在致病过程中起主要作用。麦胶蛋白的发病机制尚不清楚，目前存在以下几种学说：

（1）遗传学说：本病有遗传倾向，在亲属中发病率远远高于一般人群，孪生兄弟的发病率为 16%，一卵双生达 75%，提示可能与遗传有关。

（2）酶缺乏学说：正常小肠黏膜细胞中有一种多肽水解酶，可将麦胶蛋白分解成更小分子而失去毒性。而在活动性麦胶肠病患者的小肠黏膜细胞，因此酶数量减少或活性不足，不能完全分解麦胶蛋白而致病，但经治疗病情稳定后此酶即恢复正常，故两者之间的因果关系尚有待进一步研究。

（3）免疫学说：本病的免疫病理研究发现，患者小肠黏膜层上皮淋巴细胞增多，主要是 CD8 淋巴细胞，这些细胞可分泌细胞毒素损伤黏膜，使绒毛丧失和隐窝细胞增生。此外，在患者的肠腔分泌物、血浆及粪便中可查出抗麦胶蛋白的 IgA、IgG 抗体增多，近来又有人检出抗网状纤维、抗肌内膜的 IgA 抗体。研究发现，患者在禁食麦胶食物一段时间后，再进食麦胶时，血中溶血补体及 C3 明显下降，并可测出免疫复合物。

（三）临床表现

本病的临床表现差异很大，常见的症状和体征如下。

1. 症状

（1）腹泻、腹痛：大多数患者表现为腹泻，典型者为脂肪泻，粪便呈油脂状或泡沫样、色淡，常有恶臭。每日从数次到 10 余次不等。腹泻可引起生长迟缓、身材矮小、疱疹样皮炎或复发性溃疡性口炎。很多成人患者是以贫血、骨质疏松、浮肿、感觉异常等症状出现，并没有典型的消化道表现，常被漏诊。

（2）乏力、消瘦：几乎所有的患者都存在不同程度的体重减轻、乏力、倦怠，严重者可发生恶病质。主要与脂肪、蛋白质等营养物质吸收障碍及电解质紊乱有关。

（3）电解质紊乱与维生素缺乏：其症候群主要表现为舌炎、口角炎、脚气病、角膜干燥、夜盲症、出血倾向、感觉异常、骨质疏松、骨痛、贫血等。

（4）浮肿、发热及夜尿：浮肿主要由严重低蛋白血症发展而来。发热多因继发感染所致。活动期可有夜尿量增多。还可有抑郁、周围神经炎、不育症、自发流产等征象。

2. 体征　腹部可有轻度压痛。还可出现面色苍白、体重下降、杵状指、水肿、皮肤色素沉着、口角炎、湿疹、贫血及毛发稀少、颜色改变等。

3. 实验室检查及特殊检查

（1）实验室检查：可有贫血、低蛋白血症、低钙血症及维生素缺乏。粪便中可见大量脂肪滴。血清中补体 C3、C4 降低，IgA 可正常、升高或减少。抗麦胶蛋白抗体、抗肌内膜抗体可阳性，麦胶白细胞移动抑制试验阳性。

（2）D 木糖吸收试验：本试验可测定小肠的吸收功能，阳性者反映小肠吸收不良。

（3）胃肠钡餐检查：肠腔弥漫性扩张；皱襞肿胀或消失，呈"腊管征"；肠曲分节呈雪花样分布现象；钡剂通过小肠时间延缓等可提示诊断。此检查尚有助于除外其他胃肠道器质性病变引起的继发性吸收不良。

（4）小肠黏膜活组织检查：典型改变为小肠绒毛变短、增粗、倒伏或消失，腺窝增生，上皮内可见淋巴细胞增多及固有层内浆细胞、淋巴细胞浸润。

（四）诊断

根据长期腹泻、体重下降、贫血等营养不良表现，结合实验室检查、胃肠钡餐检查、小肠黏膜活检可做出初步诊断，而后再经治疗性试验说明与麦胶有关，排除其他吸收不良性疾病，方可做出明确诊断。

（五）鉴别诊断

（1）弥漫性小肠淋巴瘤：本病可有腹泻、腹痛、体重减轻等表现，是由于淋巴回流受阻引起的吸收障碍。如同时伴淋巴组织病，应怀疑本病可能，进一步行胃肠钡餐检查及小肠活检，必要时剖腹探查可明确诊断。

（2）Whipple 病：由 Whipple 杆菌引起的吸收不良综合征，抗生素治疗有效，小肠活组织检查有助于鉴别。

（3）小肠细菌过度生长：多发生于老年人，慢性胰腺炎及有腹部手术史的患者，抗生素治疗可改善症状，小肠 X 线摄片及小肠活检可资鉴别。

（六）治疗

1. 一般治疗　去除病因是关键，避免各种含麦胶的饮食，如大麦、小麦、黑麦、燕麦等。多在 3~6 周症状可改善，维持半年到 1 年。

2、药物治疗　对于危重患者或对饮食疗法反应欠佳及不能耐受无麦胶饮食者可应用肾上腺皮质激素治疗，改善小肠吸收功能，缓解临床症状。

3. 其他治疗　给予高营养、高热量、富含维生素及易消化饮食。纠正水电解质紊乱，必要时可输注人体白蛋白或输血。

（七）预后

本病经严格饮食治疗后，症状改善明显，预后良好。

三、热带脂肪泻

热带脂肪泻（Tropical sprue），又称热带口炎性腹泻，好发于热带地区，以小肠黏膜的结构和功能改变为特征，是小肠的炎症性病变。临床上表现为腹泻及维生素 B_{12} 等多种营养物质缺乏。

（一）流行病学

本病主要好发于热带居民及热带旅游者，南美、印度及东南亚各国尤多。任何年龄均可患病，无明显性别差异，成人多见。

（二）病因和发病机制

病因尚未完全明确，本病具有地区性、流行性、季节性，抗生素治疗有效的特点。现多认为与细菌、病毒或寄生虫感染有关，但粪便、小肠内容物及肠黏膜中均未发现病原体。尚有人认为是大肠杆菌易位所致。

（三）临床表现

本病常见症状为腹泻、舌痛、体重减轻三联征。可出现吸收不良综合征的所有表现，经过 3 个临床演变期：初期为腹泻吸收不良期，出现腹泻、乏力、腹痛及体重下降，脂肪泻常见；中期为营养缺乏期，表现为舌炎、口角炎、唇裂等；晚期为贫血期，巨幼红细胞贫血多见，其他期临床表现加重。以上三期演变需 2~4 年。

（四）实验室检查及特殊检查

右旋木糖吸收试验尿排出量减少可见于 90% 以上的病例。24 小时粪脂测定异常，维生

素 B_{12}、维生素 A 吸收试验亦不正常，经抗生素治疗后，可恢复正常。白蛋白、葡萄糖、氨基酸、钙、铁、叶酸吸收均减低。

胃肠钡餐透视早期可出现空肠结构异常，渐累及整个小肠，表现为吸收不良的非特异性改变。小肠黏膜活检及组织学可见腺窝伸长，绒毛变宽、缩短，腺窝细胞核肥大，上皮细胞呈方形或扁平状，固有层可见淋巴细胞、浆细胞等慢性炎细胞浸润。

（五）诊断和鉴别诊断

依据热带地区居住史、临床表现，结合实验室检查及小肠活组织检查异常，可做出热带脂肪泻诊断。需与下列疾病鉴别：

（1）麦胶肠病：二者临床表现相似，但麦胶饮食、地区历史及对广谱抗生素的治疗反应不同，麦胶肠病最关键的是饮食治疗，有助于鉴别。

（2）炎症性肠病：溃疡性结肠炎及克罗恩病亦可有营养物质吸收障碍，但其各有特征性 X 线表现。

（3）肠道寄生虫病：如肠阿米巴病、贾第虫病等，大便虫卵检查及相关寄生虫检查可以鉴别，另外，也可给予米帕林或甲硝唑进行试验性治疗，或叶酸、维生素 B_{12} 及四环素口服，可资鉴别。

（4）维生素 B_{12} 缺乏：此病也可引起空肠黏膜异常，贫血纠正后吸收功能可恢复。

（六）治疗

1. 一般治疗　以对症治疗为主，给予富含营养的饮食，辅以补液，纠正水电解质平衡失调，必要时可行胃肠外营养。腹泻次数过多，可应用止泻药。

2. 药物治疗　维生素 B_{12} 及叶酸治疗需达 1 年，同时服用广谱抗生素疗效较好，可使病情明显缓解。如四环素 250~500mg，4 次/日，持续 1 个月，维持量为 250~500mg，3 次/日，持续 5 个月。磺胺药同样有效。

慢性病例对治疗反应很慢，症状改善不明显，治疗应维持半年或更长时间，热带居民在 5 年内可复发，而旅居热带者经治疗离开后一般将不再发生。

（七）预后

本病经积极治疗后预后较好，贫血及舌炎可很快恢复，食欲增强，体重增加。肠道黏膜病变减轻，肠黏膜酶活性增加。持续居住在热带的患者仍可复发。

（金学洙）

第十节　小肠动力障碍性疾病

小肠动力障碍性疾病系指由于小肠动力低下或失调所致的一种综合征。主要表现为类似机械性肠梗阻的症状和体征，如腹痛、腹胀、腹泻和便秘等，但肠腔通畅而无机械性肠梗阻的证据存在，故又称小肠假性梗阻（Intestinal pseudo - obstruction，IPO）。IPO 按病程可分为急性和慢性两类；按病因可分为原发性和继发性。原发性又分为家族性和非家族性，病因主要是肠道肌肉神经病变。继发性的病因较多，如血管胶原病、内分泌失调、肌肉浸润性病变、神经系统病变、电解质紊乱等，涉及全身各个系统。

一、急性小肠假性梗阻

急性小肠假性梗阻（Acute intestinal pseudo – obstruction，AIP）由小肠动力异常引起的急性广泛的小肠扩张、缺血、坏死和穿孔，出现肠梗阻的临床表现和影像学特征，而缺乏机械性肠梗阻的证据，如存在肠内或肠外病变，或有肠腔狭窄或闭塞等。本病病死率较高。

常见的急性小肠假性梗阻相关性疾病见表 12 – 7。

表 12 – 7 常见的急性小肠假性梗阻相关性疾病

感染	全身脓毒血症、带状疱疹、腹腔或盆腔脓肿
创伤	大面积烧伤、挤压伤、盆腔创伤、腰椎骨折、股骨骨折
手术后	心脏搭桥术、房室隔缺损修补术、肾移植、剖宫产术、颅骨切开术
药物	阿片类或麻醉药、抗抑郁药、抗帕金森病药、滥用泻药
心血管系统	心肌梗死、充血性心衰、恶性高血压、心脏骤停复苏后
神经系统	脑膜炎、脑膜瘤、脑血管意外、帕金森病、阿尔茨海默病、急性脊髓炎
消化系统	急性胰腺炎、急性胆囊炎、自发性细菌性腹膜炎、消化道出血
呼吸系统	慢性阻塞性肺疾患、发作性睡眠呼吸暂停综合征、急性呼吸窘迫综合征
泌尿系统	急、慢性肾功能衰竭

（一）流行病学

多见于 50 岁以上人群，男多于女。目前尚无详细流行病学资料可查。

（二）病因和发病机制

本病为麻痹性肠梗阻，是一种暂时性或可逆性的综合征。严重的腹腔内感染、手术、创伤，消化系统、呼吸系统、循环系统、泌尿系统、神经系统疾病及药理学、代谢紊乱等均可诱发。本病的发病机制目前尚不清楚。

（三）临床表现

1. 症状　小肠假性梗阻患者多在住院期间发病，起病急，常继发于手术、外伤、应用抗抑郁药或其他系统疾病后。全腹痛常见，呈持续性阵发性加剧，部位不固定，伴进行性腹胀，持续 3~5 天。多数患者可有肛门排便、排气减少或消失。其他症状如恶心、呕吐、腹泻及发热等，多轻于机械性肠梗阻的患者。

2. 体征　多有明显的腹部膨隆，全腹膨隆常见。腹部压痛可见于 64% 无缺血的患者，而有缺血和穿孔的患者上升至 87%，气体及肠内容物进入腹腔，出现腹膜刺激征。肠鸣音多可闻及，变化不定，但金属样高调肠鸣音少见。

3. 实验室检查及特殊检查

（1）实验室检查：可有低钾、低钠、低镁血症、高磷酸盐血症等。血常规一般无明显改变，出现中性粒细胞升高，常提示有穿孔或腹膜炎发生。肌酐、尿素氮亦可有异常。

（2）腹部 X 线平片：小肠假性梗阻显示小肠内有大量气体，十二指肠尤为明显，远端小肠气体较少。可有或无气液平面。

结肠假性梗阻患者可见回盲部明显扩张及节段性升结肠、横结肠、降结肠扩张，但结肠袋存在, 在结肠脾曲、直肠和乙状结肠连接处及肝曲等处, 可见肠腔内充盈的气体突然中断, 出现特征性的"刀切征", 气液平面少见。测量盲肠的直径具有重要的临床意义。当盲肠直径小于 12cm 时, 一般不会发生穿孔; 盲肠直径大于 14cm 时, 穿孔的危险性极大。

出现肠穿孔时, 可见横膈下游离气体。若穿孔较小, 可迅速闭合, 则平片上难以显示。

(3) 其他检查: 结肠镜检查和泛影葡胺灌肠有助于排除机械性肠梗阻, 但在穿孔或腹膜炎已经明确的情况下, 这两种检查则不宜进行。当与机械性肠梗阻区分困难时, 可考虑剖腹探查。

(四) 鉴别诊断

依据典型的病史、症状、体征, 结合腹部 X 线检查, 排除机械性肠梗阻可以做出诊断。本病主要需与下列疾病相鉴别:

(1) 急性机械性肠梗阻: 急性机械性肠梗阻与小肠假性梗阻的症状和体征非常相似, 但二者的治疗原则不同, 故其鉴别诊断十分重要。机械性肠梗阻存在器质性病变, 常能找到梗阻的证据, 如肠内或肠外病变压迫致肠腔狭窄或闭塞等; 起病急, 临床表现为腹部剧烈绞痛, 呈阵发性, 其他症状还有呕吐、腹胀、恶心及肛门排气、排便停止等; 腹部膨隆, 可见胃肠型及蠕动波, 腹部有压痛、反跳痛及肌紧张, 可闻及肠鸣音亢进, 呈高调金属音; 腹部平片可见较多气液平面; 保守治疗无效, 宜早期手术。

(2) 急性血运性肠梗阻: 常是由于肠系膜血管栓塞或血栓形成所致的肠壁血运循环障碍, 引发肠麻痹而使肠内容物不能正常运行。本病发病急, 呈渐进性发展, 初期腹部绞痛明显, 腹胀、腹泻少见, 腹部平片可见肠管明显扩张。选择性动脉造影可以明确栓塞部位, 有助于诊断。

(3) 急性麻痹性肠梗阻: 常由于急性弥漫性腹膜炎、腹膜后血肿或感染、腹部大手术、脓毒血症或全身性代谢紊乱等引起, 为肠道运动障碍性疾病。主要表现为高度的肠胀气, 腹部绞痛少见。腹部平片可见肠管扩张, 肠壁变薄。该病若能去除病因, 可较快恢复, 预后较好。

(五) 治疗

急性小肠假性梗阻的治疗原则是解除梗阻病因, 恢复肠道动力, 使肠内容物正常运行; 积极补液, 纠正水电解质失衡; 应用抗生素防治各种感染。应根据病情选择具体的治疗方案。

1. 一般治疗 对于诊断明确而无严重并发症者通常采用内科保守治疗, 包括胃肠减压、禁饮食、补充有效循环血量、纠正水电解质平衡紊乱、营养支持及治疗原发病。停用能引起或加重本病的药物, 如麻醉剂、泻药、三环类抗抑郁药、抗胆碱类药等。可指导患者不断更换体位, 定期采取俯卧位, 以利于肠内气体排出。

2. 药物治疗 目前应用的治疗小肠假性梗阻的药物疗效尚缺乏循证医学证实。主要的几种药物包括胆碱酯酶抑制剂、5 - 羟色胺受体激动剂、胃动素受体激动剂、毒蕈碱受体激动剂、亲神经物质、一氧化氮合成酶抑制剂和生长抑素类似物。急性小肠假性梗阻的患者, 因长期低营养状态, 致机体抵抗力较低, 肠内的细菌繁殖过度, 发生细菌移位, 引起菌群失调。可应用抗生素防治感染。

3. 其他治疗

(1) 结肠镜减压治疗: 结肠镜减压是一种安全而有效的治疗方法。但应首先排除炎症性肠病所致的中毒性巨结肠，并由有经验的医师进行。治疗前可先用生理盐水谨慎灌肠，以便于肠腔的观察和吸引减压。治疗后应立即行腹部立位和侧卧位平片检查，了解有无肠穿孔发生。

（2）手术治疗：剖腹探查的指征包括：①内科保守及结肠镜减压治疗无效；②临床体征提示即将或已经发生肠穿孔（出现腹膜炎体征或盲肠直径 >12cm 或腹腔内出现游离气体）。若术中确诊有肠管坏死或穿孔，可行肠切除术。

（3）硬膜外麻醉：如已有肠穿孔征象，则不宜再使用此法。

（六）预后

本病死亡率为 25% ~30%，若发生肠穿孔，则死亡率更高。

二、慢性小肠假性梗阻

慢性小肠假性梗阻（Chronic intestinal pseudoobstruction，CIP）系指一组以慢性肠梗阻为主要表现，但无机械性肠梗阻的证据的临床综合征，它是由于胃肠道缺乏有效的推动力所致，属胃肠道神经肌肉病。

（一）流行病学

CIP 可出现在任何年龄，女性多于男性。内脏异常可发生于任何年龄，与病因有关。如同时侵犯泌尿系统，出现泌尿道的症状；发育异常多见于婴儿或儿童；而退行性病变则出现较晚。

（二）病因和发病机制

Weiss 于 1939 年首先报告在一个家族内发现了本病。CIP 病变可累及整个胃肠道和其他脏器肌肉，如膀胱，但主要是小肠。CIP 的病变基础在于肠道平滑肌发育不全或衰退和/或自主神经功能障碍，使小肠动力低下或紊乱，引起慢性肠管扩张而无内分泌系统异常。CIP 可分为原发性和继发性两组。

1. 慢性原发性小肠假性梗阻　通常无明显诱因，起病突然，病因尚不明确，常有内脏肌病和内脏神经病变。原发性 CIP 具有明显的遗传倾向，分为家族性和非家族性两类。前者约占 3%，多为常染色体隐性或显性遗传。后者多为散发。

2. 慢性继发性小肠假性梗阻　继发性 CIP 多见，其病因达数十种，常继发于其他疾患。

（1）内脏平滑肌病：进行性系统性硬化、系统性红斑狼疮、皮肌炎、进行性肌萎缩、肌营养不良、线粒体肌病、淀粉样变、弥漫性淋巴滤泡样浸润、放射性损伤、Ehlers - Danlos 综合征等可引发继发性小肠平滑肌病变。其组织学特征为小肠固有层肌肉的退行性变和纤维化，而空泡样变性少见。

（2）神经系统疾病：帕金森病、脊髓横断、脑干肿瘤、神经元核内包涵体病、多发性硬化症等可致肠道及肠外神经系统中的胆碱能神经功能紊乱，引起 CIP。

（3）小肠憩室病：小肠多发、弥漫性憩室常伴有肠道肌肉和神经病变，引起慢性小肠假性梗阻。

（4）其他疾病：内分泌病（甲亢或甲减、糖尿病、嗜铬细胞瘤）、结缔组织病（进行性系统性硬化症早期、淀粉样变性）、药物（抗帕金森病药、酚噻嗪、三环类抗抑郁药、麻醉药、长春新碱等）、恶性肿瘤、手术后等。

（三）临床表现

（1）症状：慢性小肠假性梗阻主要表现为腹痛、腹泻、呕吐、便秘和腹泻等肠梗阻症状，有的表现为腹泻与便秘交替发生，多为反复发作性或持续发作性。腹部疼痛可能与肠腔胀气及平滑肌痉挛或内脏高敏性有关，程度轻重不等。腹胀程度差异很大，主要取决于病变的性质、部位和程度，重度腹胀者常难以忍受，腹部明显膨隆。

CIP主要在小肠者多发生细菌过度生长及停滞襻综合征，引起脂肪痢和腹泻。侵犯结肠时，则结肠明显扩张，发生顽固性便秘。十二指肠、胃及食管亦可累及，产生胃轻瘫、吞咽困难、胸痛等症状。

由于病程较长，且常反复发作，长期腹胀、便秘等可致水电解质及酸碱平衡紊乱、营养吸收障碍，出现食欲下降、体重减轻、营养不良等。

（2）体征：体检常见有恶病质和腹胀。腹部膨隆，小肠受侵为主者，通常在中腹有振水音，胃受累者则多在左上腹部。叩诊呈高度鼓音。听诊肠鸣音低下或消失，偶有肠鸣音亢进，但无气过水声及金属样高调肠鸣音。

（四）实验室检查及特殊检查

（1）实验室检查：实验室检查异常多反映吸收不良和营养不良的严重程度。腹泻患者可发生脂肪泻，继发小肠细菌过度增殖。有的患者存在维生素 B_{12} 吸收不良，可做小肠活检，明确有无黏膜损害。

（2）影像学检查：本病影像学表现类似麻痹性或机械性肠梗阻。当疑及肠梗阻时，可行全消化道钡餐透视，检查胃肠道有无机械性肠梗阻的证据，如能确认多个部位异常，更有利于本病的诊断。对于便秘的患者，应在清肠后，根据情况选择适当的检查方法，以免导致粪便嵌塞。CIP的影像学表现与病变受累的部位相关，且可能对病变的性质有提示作用。内脏肌病主要特征是结肠增宽增长，缺少结肠袋；内脏神经病的特点是平滑肌收缩不协调，转运迟缓。

（3）肠道动力学检查：小肠动力学检查显示小肠动力低下或紊乱。

（4）其他检查：内镜检查、病理学检查有助于诊断。

（五）诊断和鉴别诊断

CIP诊断较困难。对于有肠梗阻的临床表现、辅助检查，并排除机械性肠梗阻者方能诊断。

CIP主要与机械性肠梗阻相鉴别：

（1）机械性肠梗阻：因CIP与机械性肠梗阻两者临床表现及腹部X线检查相似，但二者的治疗方法完全不同，故必须排除机械性肠梗阻。机械性肠梗阻多能找到梗阻的病因，如肿瘤、寄生虫、外压等。

（2）麻痹性肠梗阻：根据临床症状、体征、辅助检查及病情变化可以鉴别。

（3）血运性肠梗阻：多是由肠系膜上动脉血栓形成或来自心脏的栓子所致。起病急，发展快，初期腹部绞痛明显，腹部平片及选择性动脉造影有助于诊断。

（六）治疗

CIP的诊断确定后，应区分原发性和继发性，对于继发性CIP应明确病因，治疗原发病。一般以对症支持治疗为主，辅以促胃肠动力药，恢复肠动力。

1. 一般治疗　急性发作期，应禁饮食、静脉输液支持，纠正水电解质失衡；非急性期，可进低糖、低脂、低纤维饮食，此外还需补充维生素、微量元素。对于重症患者，可行胃肠造瘘饲管或全胃肠外营养。

2. 药物治疗

（1）促胃肠动力药：在排除机械性肠梗阻的情况下，可应用促胃肠动力药，改善肠道动力。

1）西沙必利：其作用机制在于选择性地作用于胃肠道 5 - HT 受体，使肌间神经末稍释放乙酰胆碱，加强肠壁收缩力，提高传输速度。近年发现西沙必利存在心脏副作用，其广泛应用受到限制。

2）莫沙必利：是新一代 5 - HT 受体激动剂，克服了西沙必利在心血管系统的副作用，且不受进食的影响，目前临床上应用较多。

3）替加色罗：是 5 - HT 受体部分激动剂，与西沙必利类似，具有促进胃排空和增加消化道动力作用，但没有心脏毒性。对于肠易激综合征亦有效。

4）红霉素：最新的研究表明，低于抗感染剂量的红霉素具有胃动素样作用，直接作用于胃肠道平滑肌，从而产生收缩效应，促进胃肠蠕动。

（2）抗生素：CIP 多伴有肠道内细菌过度生长，可适当给予抗生素抑制细菌生长，减轻腹胀、腹泻，如环丙沙星，甲硝唑等。但对有严重梗阻症状或便秘的患者抗生素应禁用。调节肠道菌群的制剂亦可应用，如思连康、整肠生等。

（3）生长抑素：大剂量生长抑素类似物可减轻腹泻，而小剂量则能引发 MMC，促进肠蠕动，同时抑制细菌生长。因其抑制胆囊排空，故不宜长期应用。

3. 其他治疗　食管受累患者如症状似贲门失弛缓症，可行球囊扩张治疗；腹胀明显者，可予结肠镜减压治疗，减压后应行腹部立位平位片，防止发生肠穿孔。其他方法还有硬膜外麻醉等。必要时采用手术治疗。

（七）预后

原发性 CIP 因目前缺乏有效的治疗方法，预后差，死亡率较高。继发性 CIP 明确病因后，通过病因治疗及支持对症治疗后，症状可明显减轻或消失，预后较好。儿童 CIP 死亡率高，预后极差。

（金学洙）

第十一节　小肠克罗恩病

本病于 1932 年首先由 Crohn 报道，故命名为克罗恩病（Crohn disease，CD），也有人称之为"局限性回肠炎、节段性肠炎或肉芽肿性肠炎"，但这些名称都不能反映本病的特点。1973 年世界卫生组织正式定名为 Crohn disease（克罗恩病）。以前国内曾翻译为"克隆病"、"克隆氏病"等，现已废弃不用。全国科学技术名词审定委员会（原全国自然科学名词审定委员会）已规定统一使用"克罗恩病"这一名称。克罗恩病是一种病因不明的慢性肉芽肿性非特异性炎症性肠病，病变呈节段性分布，可累及从口腔到肛门消化道的任何部位，以末端回肠多见。该病与溃疡性结肠炎一起统称为炎症性肠病（Inflamatary Bowel Disease，IBD）。

其病因迄今未完全明了，可能与下列因素有关：①感染因素。克罗恩病的炎症反应在一定程度上与分枝杆菌感染相类似，某些患者抗生素治疗有一定疗效。②免疫因素。克罗恩病的肠外表现高度提示，肠外各部位存在抗原－抗体复合物。③炎症介质。临床上使用一些可阻断炎症介质作用的药物如前列腺素、白细胞介素等具有一定疗效；有人发现白细胞介素－6 在克罗恩病的活动期明显升高。④遗传因素。约有 5% ~ 15% 患者的血缘亲属罹患此病。病因中 3 个最主要的学说是：特殊感染学说，肠黏膜屏障减低导致的抗原暴露学说，不正常的宿主对肠腔内容物或食物抗原反应学说等，均未完全阐明。

本病可发生于任何年龄段，多见于中青年人。克罗恩病发病有双峰特征，15 ~ 30 岁是一高峰，55 ~ 80 岁是另一较小的高峰。男女发病率相近或女多于男（1.6 ∶ 1）。在欧美发病率最高，自然人群的发病率和患病率分别为 5/10 万和 50/10 万。我国尚缺乏有关流行病学方面的统计数据，据文献报道，我国发病率较低，至 1999 年 8 月已报道 1 006 例。近来发病率呈上升趋势，可能与对本病的重视及诊断检测技术的提高有关。

一、临床表现

本病临床表现多变，因起病急缓、病变范围、程度及有无并发症而异。其临床特点为：

1. 起病隐匿、病程长，反复发作　克罗恩病起病多缓慢隐匿，数月、数年，甚至数十年，有时呈发作与缓解交替出现。反复发作，迁延不愈。少数病例起病急骤，类似急性阑尾炎，或因出现严重并发症如急性肠梗阻、肠穿孔等急诊入院。

2. 腹痛　约 77% 的患者出现腹痛，多表现为脐周及上腹间歇性疼痛，主要是一段肠管肠壁增厚导致不全肠梗阻所致。如为持续性疼痛，多提示炎症波及腹膜。

3. 腹泻　发生率 37%，是由于肠道炎症刺激、肠蠕动过速和肠黏膜有效吸收面积减少所致。患者多主诉大便次数增多，每日 3 ~ 5 次，呈糊状，一般无脓血便。也可有腹泻与便秘交替出现。若存在内瘘，肠液可由小肠经瘘口直接进入结肠，导致严重水样泻。如病变广泛且累及回肠，则胆盐吸收减少，脂肪吸收障碍出现脂肪泻。

腹痛、腹泻、体重减轻是克罗恩病特征性的三联症。

4. 腹块　发生率 40%，多数为病变肠管与增厚的肠系膜或邻近器官粘连炎性肿块，常位于右下腹部。如合并肠间脓肿，可有压痛性肿块。

5. 合并直肠肛门周围病变　克罗恩病累及直肠肛门者达 20% ~ 80%。可表现为肛裂、肛周脓肿等。因此，对疑有克罗恩病者应常规作肛门指检。

6. 全身性表现　在活动性肠道炎症期间，可出现中等程度的间歇性发热，如伴腹腔脓肿可出现高热、全身性脓毒症。此外，可有乏力、食欲不振，贫血、消瘦、体重减轻、营养不良、低蛋白血症等。

7. 并发症　克罗恩病可发生多种并发症。

（1）肠瘘：发生率为 15% ~ 30%，死亡率达 6.0% ~ 10.5%。以肠内瘘常见，如肠间瘘、小肠膀胱瘘、小肠阴道瘘等。肠间瘘以回结肠瘘最多见，占肠间瘘的 50%。肠外瘘的瘘口多在前腹壁，在会阴、臀部及腰部少见。

（2）肠穿孔：发生肠穿孔者少见，发生率 3%。因本病是一种慢性病变，炎性肠管易与周围粘连形成腹部肿块。但少数裂隙状溃疡（Fissuring ulcer）急性穿孔可导致急性腹膜炎。

（3）出血：小肠克罗恩病大量出血少见，占 1% 左右。但结肠、直肠克罗恩病肠道出血率较高，分别占 25% 及 86%。

（4）肠梗阻：25%合并肠梗阻，大多数为不全性肠梗阻，完全性肠梗阻少见。主要为肠壁增厚、肠腔狭窄所致。克罗恩病的肠成纤维细胞具有增强胶原再构成和收缩的活力，这一活力可能是引起肠狭窄的原因。

（5）腹腔脓肿：发生率高达40%，可反复发作。常形成于肠管之间、肠管与肠系膜或腹膜之间。

8. 可有肠外损害　现已认识到的系统性并发症有100余种，可累及身体各个器官和系统，既可出现在肠道症状出现之前，也可出现在之后。①与肠外炎症活动相关的关节、皮肤、口腔和眼损害的表现，发生率分别为20%、15%、4%和4%，如周围关节炎、坏疽性脓皮病、阿弗他口炎、虹膜睫状体炎等。②与小肠病理生理有关损害表现，如胆固醇性胆囊胆石、泌尿道结石和尿道梗阻，发生率分别为34%、1%和5.5%。③非特异性肠外表现，如骨质疏松和淀粉样变性，分别为3%和1%。因此对于克罗恩病患者不能忽视肝脾肿大和口腔病变等全身性并发症的进一步检查。

9. 癌变　Ginzburg于1956年报告了第1例克罗恩病伴发腺癌，20世纪80年代开始有文献报道克罗恩病患者肠癌的发生率比正常人群高4~20倍。总的癌变率0.3%~1%，手术旷置的炎症肠管更容易发生癌变（约5.3%），克罗恩病的癌变多位于近端肠管，约20%为多中心性。发生癌的年龄为45~55岁。从炎症到癌变的时间平均为15~20年。克罗恩病癌变的肠管改变与炎症时非常相似，即使是内镜下也很难做出正确诊断，大约67%的癌变都是外科医生手术时偶然发现的。

总之，克罗恩病的临床特点主要为"四多"：术前误诊多（误诊率达66.7%）；需要手术者多（56%）；术后复发多（35%~75%）；并发症多。

按初诊临床症状，克罗恩病可分为7型：阑尾炎型、腹膜炎型、肠梗阻型、腹块型、腹泻型、出血型及瘘管型。

二、诊断与鉴别

小肠克罗恩病的诊断是基于其临床表现、相应的辅助检查和正确的鉴别诊断。由于临床表现无特异性且变化多端，加之起病隐匿，反复发作，故正确诊断并不容易，误诊率高达66.7%。根据放射影像学、内镜或病理可诊断Crohn病。

1. X线诊断　胃肠钡餐X线检查是诊断小肠克罗恩病的常用方法。可插管至空肠上段，分段注入钡剂行双重对比造影，有利于发现空肠早期黏膜病变。

纵形龛影、卵石征、肠管偏心性狭窄和病变节段性分布为肠道克罗恩病的典型X线表现。如果同时出现3种征象（占29%）应考虑克罗恩病的诊断，出现2种征象（18%）应拟诊克罗恩病。值得注意的是，超过一半（53%）的病例并无典型X线征象：仅有一种征象甚至无X线阳性发现。

2. 内镜检查　应用小肠镜可观察距Treitz韧带以远40~100cm上段空肠的黏膜病变。有经验的内镜医师可将结肠镜送至回肠末端20~30cm处。因此，剩余大部分小肠仍是内镜检查的空白区域。其镜下表现不一，包括：①小溃疡、深的线样溃疡、纵向溃疡。②黏膜水肿，鹅卵石征。③肠腔纤维性狭窄。④病变呈非连续性分布，尤以末端回肠受累常见。⑤黏膜活检发现肉芽肿可明确诊断。

3. 其他检查　有报道[111]铟标记的粒细胞扫描能发现克罗恩病的确切解剖部位。[99m]Tc

HAMPAO 淋巴细胞闪烁扫描可鉴别克罗恩病和溃疡性结肠炎，且精确性远高于钡灌肠。但这些方法都还处在临床研究阶段，远未达到普及的程度。B 超和 CT 检查可发现肠壁和肠外疾患，如腹腔脓肿、腹部肿块等。

4. 病理诊断　病变节段性分布，肠壁全层性、穿透性、慢性非干酪性肉芽肿是克罗恩病的特征性病理改变。病理诊断标准如下：①肠壁和肠系膜淋巴结无干酪样坏死。②节段性病变。③裂隙状溃疡。④黏膜下层高度增宽。⑤淋巴样聚集。⑥结节病样肉芽肿。凡具备①及②～⑥中的 4 点可确诊。

5. 术前诊断　目前对该病尚无统一诊断标准。1976 年日本消化器协会制定的诊断标准为：①肠管非连续性或区域性病变。②肠黏膜卵石样征象或纵形溃疡。③肠壁全层性炎症。④镜下见类肉瘤样非干酪性肉芽肿。⑤瘘管。⑥肛周病变。凡具备①②③项为可疑，再加上④⑤⑥中任何一项可确诊。如具备④项，再加上①②③中任何两项，也可确诊。

需要指出的是，有些病例临床症状缺乏特征性，仅有慢性腹痛腹泻，往往被忽视，在病理上同样缺乏特异性，仅见黏膜下层水肿、炎性细胞浸润、肠黏膜溃疡，这些"不典型"的表现，正是克罗恩病的"典型"表现，应引起重视。

6. 术中诊断　由于克罗恩病术前诊断并不容易，且大多数外科病例是因为并发肠穿孔、肠梗阻、消化道大出血等急症而住院治疗的，术前难以完成各项检查以明确诊断，因此如何在术中判断本病，选择恰当的手术方式就显得尤为重要。

术中所见有下列情况时，应考虑本病：①病变位于小肠、回盲部或累及结肠。②病变肠管充血水肿明显，浆膜面有纤维素性附着物，肠管粘连成团。③穿孔灶四周充血肿胀明显。④透光检查可见肠系膜侧纵形裂隙性溃疡或片状溃疡灶。⑤肠壁增厚僵硬，呈节段性分布。⑥肠系膜增生明显，呈环形包绕肠管。⑦肠系膜淋巴结肿大，有时直径可达 4cm。⑧切除的肠管标本应立即在手术台上切开，检查黏膜病变情况。对于仍不能确诊的病例，可行术中快速切片检查，但一般意义不大，仅能排除恶变可能。

7. 鉴别诊断　小肠克罗恩病在急性期需与急性阑尾炎、急性末端回肠炎等鉴别。慢性发作期应与肠结核、小肠淋巴瘤等鉴别。其中与增殖型肠结核的鉴别诊断最为困难（两病误诊率高达 65%），其主要鉴别要点如表 12－8。

表 12－8　小肠克罗恩病与肠结核的鉴别

鉴别要点		克罗恩病	肠结核
临床	性别	无差异或女多于男	女多于男
	肠外结核表现	无	常伴随
	肠腔狭窄	多发性、跳跃性	单一环形狭窄
	瘘管	多见	少见
	消化道出血	常见	罕见
	直肠肛门病变	常伴发	无
内镜	纵形裂隙性溃疡	特征性改变	罕见
	卵石征	特征性改变	罕见
	病变特征	节段性分布	局限于一处，呈环形分布
病理	裂隙性溃疡	特征性	少见

续 表

鉴别要点		克罗恩病	肠结核
	淋巴细胞集聚	特征性	少见
	干酪性肉芽肿	无	特征性改变
检验	抗酸染色	阴性	阳性
	结核杆菌 DNA - PCR	阴性	阳性

三、非手术治疗

非手术治疗的主要目的是减轻肠道炎症，减轻肠外的症状，纠正营养不良，但不能预防复发。也可作为手术治疗术前准备的一部分。

1. 营养支持 由于小肠克罗恩病是一种慢性消耗性疾病，故大多数患者都存在不同程度的营养不良。给予营养支持，可改善患者营养状况和体液免疫，纠正水电解质失衡，有利于肠道炎症的控制。在重度克罗恩病的急性期，采用 TPN 治疗的疗效已得到公认，其主要机制可能是：①使消化道休息。②减少抗原负荷。越来越多的研究表明，克罗恩病是机体对肠腔内抗原（主要是细菌抗原）过度免疫反应的结果，肠黏膜是抗体作用的靶器官，因此减少细菌增殖的能量来源，可减少抗原负荷。③随着体重的增加，营养不良的改善，机体的合成代谢加强，有利于创面的修复，减轻免疫反应。

2. 抗生素 抗生素可降低肠腔内细菌浓度，减少由于继发病变、微脓肿、细菌易位等使克罗恩病复杂化的因素，并可抑制厌氧菌生长和免疫反应。

水杨酰偶氮磺胺吡啶类药物作用机理是抑制前列腺素和白三烯合成，主要用于治疗结肠克罗恩病，对小肠克罗恩病的疗效一般。甲硝唑可抑制肠内厌氧菌，并有免疫抑制、影响白细胞趋化等作用。资料表明甲硝唑对小肠克罗恩病有效，并能显著降低回肠及结肠切除术后的复发率。

3. 糖皮质激素 皮质激素早已用于治疗中、重度急性小肠或大肠克罗恩病，其作用机理在于抑制合成细胞膜的脂类以及预防花生四烯酸的释放，同时有免疫抑制的作用，75% ~ 90% 的患者治疗反应良好。

泼尼松每天 40 ~ 60mg，分次口服。重症者可用氢化可的松静脉滴注。长期应用应注意防止激素的严重不良反应。

4. 免疫抑制剂 对于重度难治性克罗恩病，可选用免疫抑制剂与皮质激素联合应用，可有效缓解症状，降低复发率。

必须指出，对于克罗恩病的保守治疗，无论何种药物均不能达到根治目的，因为大多数药物的全身给药或局部给药都是针对非特异性炎症反应的，而克罗恩病是多因素作用的结果。

四、手术治疗

现在内、外科医生已经达成共识：外科手术并不能治愈克罗恩病，也不能改变克罗恩病的基本病理过程，因此克罗恩病一般应以内科治疗为主。但病史在 10 ~ 20 年的克罗恩病患者中，大约 74% ~ 96% 的患者最终需要手术治疗来处理难以控制的并发症。手术的原则就是缓解症状，降低治疗的危险性和疾病复发率。

1. 手术指征　出现下列情况时，即应考虑手术治疗：①慢性消耗，药物治疗无效。②并发急性完全性肠梗阻，保守治疗无效。③消化道反复出血。④急性肠穿孔。⑤一部分并发肠瘘者。⑥疑有恶变者。⑦急性腹痛诊断不明需剖腹探查。

2. 手术时机的选择　除因合并急性穿孔、消化道大出血、完全性肠梗阻保守治疗无效者需行急症手术外，其他情况均应先行内科治疗和充分的术前准备，待病情趋于稳定，炎症活动症状得到缓解，患者营养状态得到改善，水电解质紊乱得到纠正后择期手术。

3. 手术方式的选择

（1）并发肠梗阻的治疗：在需要外科手术治疗的并发症中，肠梗阻占60%～70%。

1）肠切除术：传统观点认为至少应切除病变两侧正常肠管10～15cm，尤其是病变近端肠管的切除更应彻底，因为术后吻合口瘘及复发均在近端肠管。但近年来的一些研究发现，克罗恩病是潜在于整个胃肠道的，总有复发的危险，任何一种手术都不能达到根治目的，且这种疾病发展过程中往往需要再次手术切除肠段，因此，切除肠管范围不能过广。目前，"最小手术"的概念正被广泛地接受。严仲瑜对48例克罗恩病患者全部于10cm内切除，绝大多数未复发。对于小肠多发病灶，既可分段切除，又可整段切除，但应保留正常小肠至少150cm，以免术后发生短肠综合征。

系膜肿大淋巴结切除与否并不影响克罗恩病的复发，故不必全部切除。

当患者一般情况差，不能耐受肠切除时，可行回肠造瘘术，待二期处理。

2）狭窄成形术：1982年Lee等将幽门狭窄成形术引入到克罗恩病小肠狭窄的治疗当中。对狭窄长度不超过10cm者行Heineke-Mikulicz成形术，即纵切横缝。对狭窄长度超过100cm者，行Finney成形术，即纵形病变切开后作长的侧侧缝合。该术式安全有效、术后感染和肠瘘的发生率明显低于肠切除肠吻合。现在，多数学者认为狭窄成形术由于保留了小肠而达到了"最小手术"的要求，为克罗恩病的治疗提供一个安全、有效和快速的方法，现已被外科医生广泛采用。文献报道该术式术后再手术率为13%～15%。

3）病变肠段旷置转流术：因粘连或炎症，手术切除病变肠管有困难时，可将病变肠管旷置行捷径转流术。

（2）腹腔脓肿及炎性肿块的处理：炎性肿块中，有半数会形成脓肿。因此对于腹部肿块首先应弄清是否已形成脓肿。继发于克罗恩病的脓肿，可在B超或CT定位引导下，经皮穿刺置管引流以及辅以抗生素治疗。如穿刺困难或感染不能控制，病情恶化，则需行手术治疗，为避免切口直接与脓腔相通引起切口裂开或肠外瘘，应作远离脓肿的腹部切口，进入腹腔后找出脓腔两端的肠管后作短路手术，注意封闭输入肠袢断端，术后脓肿可能缩小或愈合。

（3）并发肠瘘的处理：单纯并发肠瘘行手术治疗的克罗恩病并不多见，但约1/3的病例手术中可见到肠瘘。尽管肠瘘在克罗恩病患者中相当普遍，但只有少数引起吸收障碍、严重腹泻或与泌尿生殖系统相通者才需要外科手术。低流量瘘对生理影响不大，不必手术。

肠瘘好发于回肠，肠瘘是克罗恩病活动进展的结果，因此术前控制克罗恩病炎症活动对保证手术的成功至关重要。此外，术前应通过放射性检查，了解瘘口的位置及瘘管的解剖关系。

肠内瘘的手术指征：腹部存在压痛性肿块并发热；急性或亚急性肠梗阻；腹泻或泌尿系

症状（气尿或粪尿）等。

肠内瘘处理原则：一般切除原发病灶和瘘管即可。根据瘘管部位、局部情况及全身状况来决定是否行临时造瘘。对于瘘管与十二指肠相通者，除切除原发病变及瘘管外，还需封闭十二指肠缺损。可用空肠浆膜片缝合于十二指肠缺损处，也可用十二指肠空肠侧侧吻合或Rouxen-Y吻合来封闭十二指肠缺损。小肠-膀胱瘘手术时机的选择，取决于慢性泌尿系感染对肾功能影响的程度以及小肠病变本身的症状。切除瘘管后，由于膀胱上的瘘管开口通常位于膀胱顶部，所以必要的清创及Ⅰ期缝合不会影响到膀胱三角区。修补之后，常规留置导尿管直至术后造影证实膀胱修补已愈合为止。

肠外瘘的处理：克罗恩病肠外瘘分两型，它们的处理截然不同。

Ⅰ型肠外瘘多发生于克罗恩病急性期，瘘管内口在末端回肠，外口在右髂窝或近期手术切口的内侧。这类瘘管几乎都需要手术治疗才能愈合。手术时可根据术中患者的营养状况、感染范围来确定手术方式：或切除瘘管的肠段一期吻合；或先切开瘘管、肠造瘘后二期处理。

Ⅱ型肠外瘘多发生在克罗恩病行肠切除肠吻合术后。如患者出现腹膜刺激征，则行腹腔冲洗；如无弥漫性腹膜炎，可行保守治疗，约60%~70%的瘘可自行愈合。

（4）合并消化道大出血的处理：急性大出血少见，约占1.5%。术前可行选择性肠系膜动脉造影，以了解出血的部位，造影时还可行灌注止血，多能奏效。对于小肠出血，栓塞治疗要慎重，否则，易导致肠缺血坏死。血管造影找到出血血管后可将导管留置，手术中通过留置的导管注入亚甲蓝溶液，切除蓝染的肠管可达到彻底止血的目的。

五、复发与预后

早在1932年，Crohn就发现克罗恩病行远端回肠和近端结肠切除后，其复发易累及近端小肠的特点。

克罗恩病术后15年内复发率高达35%~75%。复发的真正原因尚不清楚，但与下列因素有关：病灶切除不彻底（也有人认为该因素并不影响复发率）；炎症活动未能控制；粪便和结肠内容物反流至回肠。

术后复发的特点：①年龄越轻者越容易复发。②术前病程<2年者，复发率高。③回结肠型克罗恩病复发率最高，小肠型次之，结肠型最低。④第2次手术复发率明显高于第1次手术者。⑤术前穿孔者高于未穿孔者。⑥病变肠管长度>50cm者复发率高。⑦肠管切缘病变程度严重者复发率高。⑧切除肠壁和淋巴结中有肉芽肿存在者复发率低。⑨肠切除后端侧吻合较端端吻合复发率高。⑩术后预防性用药并不能降低复发率。

克罗恩病的复发率高，应重视预防：①应提倡禁烟。研究表明，吸烟与克罗恩病的发生发展密切相关，与不吸烟者相比较，吸烟者症状更明显，术后复发率更高。②对已婚妇女不宜服用避孕药。Katschinski的研究表明，口服避孕药5年以上人群患克罗恩病危险性上升，当避孕药物停服后，危险性逐渐降低，5年后消失。③避免肠道感染和乳制品摄入，提倡母乳喂养。与克罗恩病有关的食物因素包括提炼糖和淀粉摄入过高，新鲜水果摄入过低，而膳食中纤维和脂肪在克罗恩病发病中的作用仍有争议。

克罗恩病手术死亡率为4%，远期死亡率约10%~15%，死亡原因多为感染和消耗衰竭。

（金学洙）

第十二节 肠结核

肠结核是结核分枝杆菌侵犯肠道引起的慢性特异性感染，绝大多数继发于肺结核，特别是开放性肺结核。尽管在欧美国家极为罕见，但在发展中国家仍然常见。在我国虽曾一度明显下降，近年来随着人口流动、耐药菌株感染、艾滋病等猖獗、结核病发病率的回升，肠结核亦相应增多。多为青壮年发病，40 岁以下占 91.7%，男性多于女性，约为 1.75：1。

一、病因及发病机制

肠结核一般都由人型结核分枝杆菌引起，偶有因饮用带菌牛奶或乳制品罹患牛型结核者。结核分枝杆菌侵犯肠道的主要途径有：

1. 胃肠道感染 胃肠道是肠结核的主要感染途径，患者原有开放性肺结核，因经常吞咽含有结核分枝杆菌的自身痰液而继发感染；或经常与肺结核患者密切接触，又忽视消毒隔离措施可引起原发性肠结核。

结核分枝杆菌被食入后，因其具有含脂外膜，多数不被胃酸杀灭。病菌到达肠道（特别是在回盲部）时，含有结核分枝杆菌的食物已成食糜，有较大机会直接接触肠黏膜，同时因回盲部存在着生理性潴留及逆蠕动，更增加感染机会。加之回盲部有丰富的淋巴组织，对结核的易感性强，因此，回盲部即成为肠结核的好发部位。

2. 血行播散 血行播散也是肠结核的感染途径之一。常见于粟粒性结核经血行播散而侵犯肠道。

3. 邻近结核病灶播散 肠结核还可由腹腔内结核病灶直接蔓延而引起，如输卵管结核、结核性腹膜炎、肠系膜淋巴结结核等。此种感染系通过淋巴管播散。

结核病和其他许多疾病一样，是人体和细菌（或其他致病因素）相互作用的结果。只有当入侵的结核分枝杆菌数量较多、毒力较强，并有机体免疫功能异常、肠道功能紊乱引起局部抵抗力削弱时才会发病。

二、病理

肠结核好发于回盲部，依次为升结肠、空肠、横结肠、降结肠、阑尾、十二指肠及乙状结肠等处，偶有位于直肠者。结核分枝杆菌侵入肠道后，其病理变化由人体对结核分枝杆菌的免疫力与过敏反应的情况而定。当机体过敏反应强时，病变往往以渗出为主；当感染细菌量多、毒力大时，可有干酪样坏死，形成溃疡，成为溃疡型肠结核；若感染较轻，机体免疫力（主要是细胞免疫）较强时，则表现为肉芽组织增生和纤维化，成为增生型肠结核。兼有这两种病变者并不少见，称为混合型或溃疡增生型肠结核（图 12-1）。

1. 溃疡型病变 结核分枝杆菌侵入肠壁后，首先肠壁集合淋巴组织有充血、水肿及渗出等病变，进一步发生干酪样坏死，随后形成溃疡并向周围扩展，溃疡边缘可不规则、深浅不一，有时可深达肌层或浆膜层，甚至累及周围腹膜或邻近肠系膜淋巴结。溃疡底部多有闭塞性动脉内膜炎，所以很少引起大出血。溃疡型肠结核常与肠外组织粘连，因此肠穿孔发生率低，但可发生慢性穿孔，形成腹腔内包裹性脓肿或肠瘘。肠结核的溃疡可随肠壁淋巴管扩展，多呈环状。在修复过程中，因有大量纤维组织增生和瘢痕形成，易导致肠腔环形狭窄。

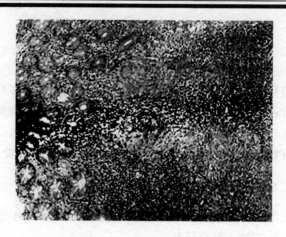

图 12 – 1　肠结核（HE × 200）

2. 增生型病变　常见于盲肠，有时可累及末段回肠和升结肠。初期局部水肿、淋巴管扩张。慢性期有大量结核性肉芽组织和纤维组织增生，局部肠壁增厚、僵硬，亦可见肿块样突入肠腔，上述病变可致肠狭窄，甚至引起肠梗阻。

三、临床表现

多数起病缓慢，病程较长，多见于中青年，女性稍多于男性。疾病早期缺乏特异症状，但随病情进展可有以下几种表现。

1. 腹痛　一般为隐痛或钝痛，多位于右下腹，是肠结核好发于回盲部之故，而小肠结核疼痛则多在脐周。如果发生不全性肠梗阻，则可为持续性疼痛、阵发性加剧，伴肠鸣音活跃，排气后缓解。有时进餐可诱发腹痛和排便，排便后腹痛缓解。此为进食引起胃回肠反射或胃结肠反射所致，促发病变肠段痉挛或蠕动增强。

2. 腹泻与便秘　腹泻是溃疡型肠结核的主要症状之一。排便次数因为病变范围和严重程度不同而异，一般每日 2～4 次，重者可达每日 10 余次。不伴里急后重，粪便多为糊状，一般无黏液、脓血，重者可含少量黏液及脓液，血便较少见。有时会出现腹泻与便秘交替，与病变引起的胃肠功能紊乱有关。增生型肠结核多以便秘为主要表现。

3. 腹部肿块　常位于右下腹，一般比较固定，中等硬度，有时表面不平，可有轻压痛。主要见于增生型肠结核，也可见于溃疡型肠结核合并局限性腹膜炎，病变肠段和周围组织粘连，或合并肠系膜淋巴结结核等，均可形成肿块。

4. 全身症状及肠外结核表现　结核毒血症引起的全身症状多见于溃疡型肠结核，表现为不同热型的长期发热，伴盗汗，可有乏力、消瘦、贫血，随病程进展而出现维生素缺乏等营养不良的表现。可同时存在肠外结核特别是活动性肺结核的表现。增殖型肠结核病程较长，全身情况一般较好，无发热或时有低热，多不伴肠外结核表现。

5. 并发症　以肠梗阻多见，慢性穿孔可有瘘管形成，肠出血较少见，偶有急性肠穿孔。可因合并结核性腹膜炎而出现相应表现。

四、实验室及其他检查

1. 血常规与血沉　白细胞总数一般正常，红细胞及血红蛋白常偏低，呈轻中度贫血，以溃疡型患者为多见。在活动性病变患者中，血沉常增快。

2. 粪便检查 溃疡型肠结核粪便多为糊状，一般无肉眼黏液和脓血，但镜下可见少量脓细胞和红细胞。粪便浓缩找结核分枝杆菌阳性率低，临床一般少有。

3. 结核菌素试验（PPD） PPD 皮试或血 PPD 抗体阳性有助于诊断，但阴性不能排除本病。

4. X 线检查 X 线钡餐造影或钡剂灌肠检查对肠结核诊断具有重要意义。在溃疡型肠结核，钡剂于病变肠段呈激惹征象，充盈不佳，排空很快，而在病变上下肠段则充盈良好，称为 X 线钡影跳跃征象。病变肠段如能充盈，则显示黏膜壁粗乱，肠壁边缘不规则，有时呈锯齿状。也可见肠腔变窄、肠段缩短变形、回肠盲肠正常角度消失。

5. 结肠镜检查 可直接观察全结肠和末段回肠，并可行活检。病变主要在回盲部，内镜下可见病变黏膜充血水肿、糜烂、溃疡形成，溃疡常呈环形、边缘呈鼠咬状。此外，还可见大小不等的炎性息肉、肠腔变窄等。活检找到干酪样肉芽肿或抗酸杆菌具有确诊意义。

五、诊断

典型病理诊断并不困难，如有以下情况应考虑本病：①青壮年患者，原有肠外结核，特别是开放性肺结核，或原发病灶好转而一般情况及消化道症状加重；②有腹痛、腹泻或腹泻、便秘交替等消化道症状；③有发热、盗汗、纳差、消瘦等全身症状；④腹部特别是右下腹压痛、肿块或不明原因的肠梗阻表现；⑤X 线钡餐提示回肠激惹、跳跃征或充盈缺损、狭窄等表现；⑥结肠镜见右半结肠为主的炎症、溃疡、瘢痕，回盲部畸形、溃疡以及回肠的炎症、溃疡等；⑦病理活检发现干酪性肉芽肿等结核特征改变或抗酸染色发现抗酸杆菌。不典型病例，高度怀疑尚不能确诊者可给予诊断性抗结核治疗 4～6 周以助确诊。不能除外肠癌、肠道恶性淋巴瘤者应考虑早期剖腹探查。

六、鉴别诊断

肠结核主要表现为腹痛、大便习惯改变、腹部包块等，因此易与多种肠道疾病混淆，主要应与以下疾病鉴别。

1. 克罗恩病 由于具有慢性腹泻、腹痛、包块、发热、营养障碍等相似临床表现，每每不易鉴别。

2. 肠道恶性淋巴瘤 具有发热、腹痛、肠道溃疡等症状，应与肠结核鉴别。肠道淋巴瘤有以下特点可鉴别：①青年男性多见，病程短，进展快，发热、贫血、体重下降明显；②便血、腹部包块多见；③X 线或结肠镜可见病变广泛，溃疡偏大而不规则，极少有狭窄或梗阻表现；④抗结核治疗无效；⑤活检可发现大而不规则的淋巴细胞浸润，免疫组化和分子病理学技术可证实其恶性克隆。

3. 阿米巴或血吸虫性结肠炎 常有可疑的感染史。常见脓血便。粪便常规或检查可找到病原体。结肠镜检查有助鉴别诊断。相应的特效治疗有明显疗效。

4. 升结肠癌 发病年龄比肠结核偏大，常在 40 岁以上。可能以腹泻、贫血为主要表现，病情进行性发展，可有腹部包块、出血、梗阻表现。但无肠外结核史，发热、盗汗等结核中毒症状少见。结肠镜及病理活检可资鉴别。

5. 溃疡性结肠炎 如有倒灌性回肠炎时鉴别稍难。但本病以便血为主，结肠镜可发现左半结肠黏膜炎症等典型大体改变，可以鉴别。

6. 其他　如小肠吸收不良综合征、肠易激综合征、慢性阑尾炎和肠套叠也应注意鉴别。

七、治疗

肠结核的治疗目的是消除症状、改善全身情况、促使病灶愈合及防治并发症。与肺结核一样，均应强调早期、联合、适量及全程用药。

1. 休息与营养　合理的休息与营养应作为治疗结核的基础。活动性肠结核应强调卧床休息，减少热量消耗，改善营养，增加机体抗病能力。

2. 抗结核药物治疗　是本病治疗的关键。抗结核药物的选择、用法参考肺结核的治疗。过去抗结核药物治疗要求 1～1.5 年，由于有效杀菌剂的问世，合理的联合用药使疗效提高，现多主张 6～9 个月短程治疗，效果甚佳。治疗方案可选用 2 个月的强化期和 4～6 个月的继续期化疗方案，即 3～4 种药物联合 2 个月，继以 2 种药物合用 4 个月，如 2SHRZ/4HR 或 2EHRZ/4HR，亦可用 2SHR/6HR 或 2HRZ/4HR。应注意强化期和维持治疗阶段都必须含有两种杀菌剂。

不少患者病程长，治疗不正规，纤维病变妨碍药物渗入，影响疗效。对这些病例，应认真分析主要病变性质或治疗失败的原因，适当更换方案或新药，必要时延长疗程。

3. 对症处理　腹痛可用颠茄、阿托品或其他抗胆碱药物：不完全性肠梗阻有时需行胃肠减压，并纠正水、电解质紊乱。有贫血及维生素缺乏症表现者应对症用药。

4. 手术治疗　手术治疗的适应证包括：①完全性肠梗阻，或部分性肠梗阻经内科治疗未见好转。②急性肠穿孔，或慢性穿孔瘘管形成经内科治疗未闭合。③肠道大量出血经积极抢救未能有效止血。④诊断困难需剖腹探查。

（金学洙）

第十三节　慢性胰腺炎

慢性胰腺炎（Chronic pancreatitis，CP）是由不同因素造成的胰腺组织和功能的持续性损害，其病理特征为胰腺纤维化，最终导致胰腺内、外分泌功能永久性丧失。临床症状无特异性，但以反复发作的上腹疼痛和胰腺外分泌功能不全为主要症状，可伴有胰腺内分泌功能不全、胰腺实质钙化、胰管结石和假性囊肿形成。早期诊断困难。临床分类尚无统一标准。

一、病因和发病机制

长期过量饮酒、胆道疾病和胰腺外伤为主要病因，分别占 35.4%、33.9% 和 10.5%。

（一）胆管疾病

我国的 CP 中，以胆道疾病为病因者占 36%～65%。其中以胆囊、胆管结石为主（约占 77.2%），其次为胆囊炎、胆道狭窄、肝胰壶腹括约肌功能障碍和胆道蛔虫等。胆道疾病可诱发频发的胰腺炎，继而胰腺弥漫性纤维化，胰管狭窄、钙化，最后导致 CP。胆囊炎还可通过淋巴管炎而引起 CP。

（二）慢性酒精中毒

是发达国家 CP 的最主要病因。有 60%～70% 的 CP 患者有长期的酗酒史；以 35～50 岁的男性最为常见，在我国酒精 CP 从 20 世纪 50~80 年代由 6.1% 上升到 26.5%~29.4%，目前已上升至 34.58%~35.4%，成为我国 CP 最主要病因。这些患者的纯酒精摄入量≥(70~80) g/d，嗜酒史 5~15 年左右。酒精性 CP 是由于酒精本身及（或）其代谢产物的毒性和低蛋白血症，造成胰实质进行性的损伤和纤维化；也可能是由于酒精刺激胰腺分泌，增加胰腺对胆囊收缩素（CCK）刺激的敏感性，使胰液中胰酶和蛋白质的含量增加，钙离子浓度增高，形成一些小蛋白栓阻塞小胰管，导致胰腺结构发生改变，形成 CP。酒精性 CP 胰腺钙化较多。

（三）自身免疫因素

约占 2.8%。

（四）营养因素

多见于热带地区，故又称为热带性胰腺炎（Tropical pancreatitis）。病因尚未完全明了，可能与低脂肪、低蛋白饮食，硒、铜等微量元素缺乏，维生素 A、B_6 等不足有关。本型国内罕见。

（五）遗传因素

如阳离子胰蛋白酶原（PRSSI）基因、酒精代谢酶基因、胰蛋白酶抑制因子基因突变等与遗传性胰腺炎有关。本型 CP 国内少见。

（六）高钙血症

约有 8%~12% 的甲状旁腺功能亢进患者发生 CP。其始动因素是高钙血症。其机制有：①钙沉积形成胰管内钙化，阻塞胰管。②钙能促进无活性的胰蛋白酶转变成活性胰蛋白酶，促发自身消化。③钙可直接影响胰腺腺泡细胞的蛋白分泌。高钙血症也见于维生素 D 中毒、甲状旁腺癌、多发性骨髓瘤等疾病。本型 CP 在欠发达地区较为多见。

（七）高脂血症

家族性高脂血症中 Ⅰ、Ⅳ、Ⅴ 型患者易致胰腺炎反复发作。其机制可能为：①过高的乳糜微粒血症使胰腺的微血管阻塞或胰腺中发生黄色瘤。②胰腺毛细血管内高浓度的甘油三酯被脂肪酶大量分解，所形成的大量游离脂肪酸引起毛细血管栓塞或内膜损伤致胰腺炎发生。

（八）其他因素

其他因素：①上腹部手术后，可致肝胰壶腹部括约肌痉挛、狭窄、胰腺损伤或供血不良而引起胰腺炎。②尸检发现，约 1/3 的肝硬化和血色病患者，伴有胰腺纤维化和色素沉着。③胰供血动脉硬化，邻近脏器病变及胃十二指肠后壁穿透性溃疡等，均可引起 CP。④近年来认为急性胰腺炎也可向 CP 演变。

（九）特发性

占 6%~37.5%，多见于年轻人（15~30 岁）和老年人（50~70 岁），发病率无明显性别差异。随着诊断手段的不断提高，其所占比例将逐渐下降。如肝胰壶腹括约肌压力测定的应用，发现一部分"特发性 CP"与肝胰壶腹括约肌功能异常有关。

二、病理

病程早期的发作期，胰腺因水肿、脂肪坏死和出血而肿大，但基本病理倾向是纤维化，胰管扩张，胰管内偶见结石形成。在静止期，覆盖胰腺的腹膜增厚、不透光，表面有结节状隆起的白点。CP后期，胰腺变细、变硬，或呈不规则结节样硬化，有弥漫性纤维组织增生和钙质沉着，并可有假性囊肿、胰管扩大及胰管内碳酸钙结石，胰腺小叶大小不一，结构模糊。

显微镜下可见程度不等的纤维化和炎症代替了腺泡和胰岛组织，偶有小脓肿。愈合的坏死区有纤维化和异物反应及潴留性囊肿。主胰管及其分支有不同程度的狭窄和扩张，管腔内有稠厚黏液与组织碎屑，胰管可有鳞状上皮化生。

三、临床表现

临床表现轻重不一。轻度可无症状或有轻度消化不良，而中度以上的CP可有腹痛、腹胀、黄疸等胰腺炎急性发作症状，胰腺内、外分泌功能不足表现，腹水、感染等。

（一）腹痛

约占60%～100%，其中半数患者腹痛甚剧，部位常在上腹部，可放射至左、右季肋部、左侧肩部及背部。开始时，持续几小时到几天，随疾病进展，腹痛日趋频繁，持续时间增加。腹痛在仰卧位时加剧，坐位、前倾位、屈膝位或俯卧位时缓解；饮酒、进油腻食物可诱发腹痛。劳累可使腹痛加重。机制尚未完全明白。可能与反复胰腺炎症、炎症压迫或浸润腹腔神经丛、胰管狭窄、结石等引起胰管梗阻、胰管内压力增加有关。另外，与并发症如假性囊肿、血管栓塞或十二指肠阻塞也有一定关系。

（二）胰腺外分泌不足的表现

轻到中度CP患者仅有食欲减退、腹胀等消化不良症状。当脂肪酶的排量降低到正常的10%以下时，患者才会出现脂肪泻；同样，胰蛋白酶的排泄低于正常的10%时才会有粪便中蛋白丢失。患者排出大量恶臭有油脂的粪便。由于害怕疼痛而进食很少，体重减轻加重，并有多种维生素特别是脂溶性维生素缺乏的表现。少数患者有低蛋白血症，出现全身性水肿，皮肤皱褶增多，头发枯萎等表现。

（三）胰腺内分泌不足的表现

6%～46%患者有糖尿病或糖耐量异常。糖尿病常在出现临床症状后的5～10年内发生。

（四）黄疸

发生率为1%（2/230例）～28.2%（69/245例）。主要是由于胰头部肿胀或假性囊肿压迫胆总管所致。

（五）腹水及胸水

少数患者伴有腹水，腹水量多少不一。蛋白含量常超过25g/L，炎细胞较少，腹水淀粉酶高于血液淀粉酶。长期CP且有严重营养不良的患者，也可因低蛋白血症而引起全身水肿和腹水。另有少数患者可出现胸水，多位于左侧胸腔，胸水中含有高浓度的淀粉酶，其原因可能与假性囊肿破裂有关。有时，影像学检查时可见胰腺－胸膜瘘形成。

（六）其他

肿大的胰腺假性囊肿压迫胃、十二指肠、胆总管或门静脉时，可引起上消化道梗阻、阻塞性黄疸或门静脉高压等。胰腺纤维化累及周围组织时，可造成消化道梗阻和门静脉高压。

有时腹部体检可能扪及巨大的胰腺假性囊肿和肿大的脾。

典型病例可出现五联征：上腹疼痛、胰腺钙化、胰腺假性囊肿、糖尿病和脂肪泻。但临床上常以某一或某些症状为主要特征。

四、并发症

CP 患者除脂肪泻和糖尿病或糖耐量减退外，还有其他一些并发症。

（一）上消化道出血

可出现呕血和黑便。其病因：①脾静脉受压及血栓形成引起脾大，胃底静脉曲张破裂出血。②胰腺假性囊肿壁的大血管或动脉瘤受胰腺分泌的消化酶的侵蚀而破裂出血。③胰腺分泌碳酸氢盐减少并发消化性溃疡和出血。

（二）胰腺假性囊肿形成

胰管梗阻、胰液排泄不畅可引起胰腺假性囊肿。

（三）胰腺癌

约4%患者在 20 年内并发胰腺癌。

（四）其他

少数患者可有胰性脑病，表现为情绪抑郁，有恐惧感，焦虑不安等；胰腺与脾粘连或胰腺假性囊肿侵蚀脾促发脾破裂；皮下脂肪坏死和骨髓脂肪坏死，可出现皮下的硬结节和骨痛、股骨头无菌性坏死等。

五、实验室及辅助检查

（一）实验室检查

1. 粪便的显微镜检查　粪便中含有未消化的肌肉纤维和脂肪滴。

2. 胰腺外分泌功能测定　有直接试验和间接试验两大类。

（1）直接试验：有促胰泌素试验等，对 CP 诊断的敏感性为 75%～90%，特异性为80%～90%。但轻度胰腺外分泌功能障碍时，试验结果正常，因此无助于 CP 的早期诊断；同时由于其有创性等原因患者较难接受，影响临床广泛应用。

（2）间接试验：有 Lundh 试餐试验、血、尿苯甲酰－酪氨酰－对氨基苯甲酸（BT－PA-BA）试验、胰月－桂酸试验（PLT）、粪便试验（苏丹三染色、粪便脂肪定量测定和糜蛋白酶测定）及核素胰腺外分泌功能试验（^{131}I－甘油三酯/油酸吸收试验、双标记 Schilling 试验及^{13}C 呼气试验）等。但目前用于临床上主要有尿 BT－PABA 试验、PLT 和粪便苏丹三染色等。BT－PABA 试验主要反映胰腺分泌糜蛋白酶的能力，是诊断中、重度胰腺外分泌功能不全敏感性较高的方法，但难以和小肠吸收障碍性疾病相区别。PLT 则反映胰腺分泌芳香酯酶的能力，较 BT－PA5BA 试验可能更敏感和特异，但方法较复杂。^{13}C－呼气试验对判断胰腺外分泌功能有一定价值，其优点是非侵入性、简单易行、重复性好、结果稳定，但对轻度胰腺外分泌功能不全诊断的敏感性较差。

3. 胰腺内分泌功能测定

（1）血清 CCK 测定：正常为 30～300pg/ml，CP 患者可高达 8 000pg/ml。这是因为胰腺

外分泌功能减退，对 CCK 的反馈抑制作用减弱所致。

（2）血浆胰多肽（PP）测定：PP 主要由胰腺的 PP 细胞分泌，正常空腹血浓度为 8 ~ 313pmol/L。餐后血浆 PP 浓度迅速升高，而 CP 患者明显下降。

（3）血浆胰岛素浓度测定：本病患者空腹血浆胰岛素水平大多正常，口服葡萄糖或甲苯磺丁脲（D860）、静脉注入胰高糖素后，血浆胰岛素不升高者，提示胰腺内胰岛素储备减少。

（二）影像学检查

1. 腹部平片　胰腺钙化是 CP 特征性的征象，对诊断有重要价值。

2. 超声及其相关技术　实时超声检查可见胰腺体积增大或萎缩，边缘不整，质地不匀；胰腺纤维化时，胰腺内部回声增强，胰管有不规则扩张及管壁回声增强；有结石或钙化时可见光团及声影；有囊肿时可见液性暗区。实时超声对 CP 的敏感性为 48% ~ 96%；特异性为 80% ~ 90%。由于无创且较经济，可列为首选的检查方法，并可在随访中反复应用。

（1）内镜超声（EUS）：避免了肠道气体和肠壁脂肪的干扰，克服了体外超声诊断胰腺疾病的不足，它不仅能显示主胰管异常、胰石和（或）钙化灶，而且对炎性假瘤也有很高的诊断符合率。EUS 诊断 CP 的敏感性和特异性均 >85%，其阳性预测值（PPV）94%，阴性预测值（NPV）75%，经 EUS 行细针穿刺细胞学检查，不仅可提高其敏感性和特异性，而且 PPV 和 NPV 也提高为 96% 和 100%。但 EUS 对 CP 的早期诊断尚不敏感：

（2）胰管内超声（IDUS）：将超声探头经十二指肠乳头逆行插至主胰管中，对主胰管内有局灶性狭窄的病变进行鉴别诊断，对 CP 有诊断价值。

3. 胰腺 CT　胰腺失去正常结构，呈现弥漫性增大或萎缩，密度不均，有时可在胰头部见到局部肿块，表面有分叶；胰管扩张或粗细不匀，有时还可在胰管内见到结石或钙化征象。合并假囊肿时，CT 呈低密度占位病灶。CT 诊断的敏感性为 75% ~ 90%，特异性 49% ~ 100%。

4. MR　MR 对 CP 的诊断价值与 CT 相似，但对钙化和结石显示不如 CT 清楚。

5. 胰胆管影像学检查　包括内镜逆行胰胆管造影术（ERCP）和磁共振胰胆管造影术（MRCP），是诊断 CP 的重要依据。主要表现为主胰管边缘不规则、胰管扩张、粗细不匀呈串珠状改变；部分有不规则狭窄或中断；有时可显示胰管内的结石或钙化影；还可发现有无副胰管。轻度 CP：胰管侧支扩张/阻塞（超过 3 支），主胰管正常；中度 CP：主胰管狭窄或扩张。重度 CP：主胰管阻塞、狭窄、钙化，有假性囊肿形成。MRCP 与 ERCP 相比，两者的符合率基本相符，但 MRCP 不能收集胰液，无法行胰管内造影及活检等，因此尚不能完全替代 ERCP。

6. 胰管镜检查　胰管镜检查可直接观察胰管内病变，如狭窄、结石、阻塞等，并能明确病变部位。同时还能进行活检、收集胰液及细胞学刷检等，对不明原因的胰腺损害有鉴别诊断价值，特别是对胰管口径有改变而胰腺实质无损害的患者尤为适用。

7. PET（正电子发射体层成像）　采用核素[18]氟标记的氟脱氧葡萄糖（FDG）－PET 对不明原因的胰腺肿块进行检查有助于与胰腺癌相鉴别，胰腺癌及其转移灶可表现为核素浓聚区，但在 CP 合并急性炎症时可出现假阳性结果。

六、诊断和鉴别诊断

(一) 诊断

我国 2005 年慢性胰腺炎诊治指南提出，在排除胰腺癌的基础上，建议将下述 4 项作为 CP 的主要诊断依据：①典型的临床表现（腹痛、胰腺外分泌功能不全症状）。②病理学检查。③影像学上有 CP 的胰胆改变征象。④实验室检查有胰腺外分泌功能不全依据。其中第③项为诊断所必需，第②项阳性可确诊，①+②可基本确诊，①+④为疑似患者。

(二) 鉴别诊断

1. 胰腺癌　两者鉴别甚为困难。可用的方法：①血清 CA19 – 9、CA125、CA50、CA242，在胰腺癌中阳性率较高，有一定参考价值，但有假阳性。②胰液检查：通过 ER – CP 获取胰液，病理检查如发现癌细胞，则诊断肯定；同时胰液 CA19 – 9 检查及 K – ras 基因检测有一定鉴别诊断价值。③实时超声及 EUS 导引下细针胰腺穿刺：如发现癌细胞，可确诊，但阴性不能否定诊断。④EUS、CT、MRI 和 PET 有助于鉴别。

2. 消化性溃疡　十二指肠球部后壁穿透性溃疡可与胰腺粘连而引起顽固性疼痛。内镜检查可鉴别。

3. 原发性胰腺萎缩　多见于 50 岁以上的患者。无腹痛、脂肪泻、体重减轻、食欲减退和全身水肿等临床表现。超声及 CT 检查等一般能鉴别。

七、治疗

(一) 内科治疗

1. 戒酒和积极治疗胆道疾病　这是 CP 的两大主因，去除病因至关重要。如戒酒能使半数以上酒精性胰腺炎患者疼痛缓解，并可停止或延缓胰实质破坏的进展。

2. 止痛

（1）止痛剂：尽量使用非成瘾性止痛剂，如必需使用成瘾性止痛剂时，应避免长期大量应用，以防成瘾。吗啡能使肝胰壶腹部括约肌痉挛，应避免使用。

（2）H_2 受体拮抗剂或质子泵抑制剂：可降低胰液的分泌量。降低胰管内压以减轻疼痛，另外还能增加胰酶制剂的疗效，因为保持胰酶活性的最佳 pH 应 >6.0。

（3）胰酶制剂：CP 患者外分泌不足可使 CCK 对胰腺的刺激加重，使疼痛加剧。胰酶可抑制 CCK 的释放和胰酶分泌，使疼痛得到缓解。CCK 受体拮抗剂（丙谷胺 600mg/d）也有一定疗效。如经治疗，疼痛无改善甚至加重者，可试用生长抑素衍生物奥曲肽治疗，每次餐前 100 ~ 200μg，皮下注射，症状减轻后改为中、晚餐前或仅在中餐前注射 1 次，以后再改为口服胰酶制剂。

（4）腹腔神经丛麻醉或内脏神经切除。

3. 胰酶不足的替代治疗　胰酶制剂有助于改善消化吸收不良、脂肪泻。比较理想的胰酶制剂应是肠溶型、微粒型、高脂酶含量、不含胆酸。目前常用的有胰酶肠溶胶囊、复方消化酶胶囊、米曲菌酶肠溶胶囊等。

4. 内分泌不足的替代　主要是糖尿病的治疗。

5. 营养　营养不良者给予足够的热能、高蛋白、低脂饮食（脂肪摄入量限制在总热量的 20% ~ 50% 以下，一般不超过 50 ~ 75g/d），严重脂肪泻患者可静脉给予中长链三酰甘油（MCT/LCT）。少量多餐加上胰酶制剂。补充脂溶性维生素 A、D、K 及水溶性维生素 B_{12}、叶酸等。有条件者可应用要素饮食或全肠外营养。

（二）经内镜的介入治疗

内镜下治疗简单、有效、微创、能重复应用，可作为大多数 CP 的首选方法。①在胰管狭窄段放置支架以扩张胰管。②胰管括约肌切开以利于胰管内结石排出。③在假性囊肿和肠腔间放置支架，使囊肿内液体流入肠道。④对胆总管梗阻者，可放置支架解除梗阻。⑤超声内镜下腹腔神经丛阻滞，以缓解疼痛。⑥胰瘘的治疗。

八、预后及预防

CP 诊断后的 20 ~ 25 年内死亡率为 50%，15% ~ 20% 的患者死于并发症，如严重营养不良、糖尿病、大约有 4% 患者发展为胰腺癌。积极治疗胆管疾病，不饮含酒精饮料，补充营养和使用胰酶制剂，控制糖尿病等对改善患者的生活质量及预后是有益的。

（金学洙）

第十三章　急性肾衰竭

第一节　急性肾损伤

急性肾损伤（AKI）是危及生命的一种疾病进程，5%的住院患者和30%进入重症监护室（ICU）的患者发生AKI。AKI相对于急性肾衰竭是一个更适用于患者肾脏发生损害的名词。伴有AKI的患者不考虑其他高危因素时死亡率即升高5倍。AKI的特征是肾小球滤过率下降导致氮源性废物的滞留（肌酐、尿素氮以及其他常规方法无法检测的物质）。AKI早期患者无临床症状，初步诊断依靠观察到的血尿素氮和肌酐水平的异常升高或者尿量减少。尽管没有明确的定义，人们往往认为血肌酐升高0.5mg/ml或者较基础值升高25%即可诊断为AKI。

少尿（尿量少于400ml/d或者15ml/h）在AKI时经常出现，并且它也可能是肾功能下降的重要指标。然而，尿量不能作为测定肾功能的唯一方法。非少尿性AKI患者具有较好的预后，基本上是由于肾损伤不严重和（或）非少尿性AKI组肾毒性诱导的AKI发生率较高。而血液透析对改善AKI患者的生存作用有限，在很多研究中AKI死亡率仍然>50%。

一、定义

RIFLE分层诊断标准包括不同的肾损伤分级标准，依据是血肌酐上升的百分比、尿量和治疗结果。

（一）肾损伤分期

（1）风险期（risk）：血肌酐上升1.5倍，或者GFRT降25%，或者尿量<0.5ml/（kg·h）持续6h。

（2）损伤期（injury）：血肌酐上升2倍，或者GFR下降50%，或者尿量<0.5ml/（kg·h）持续12h。

（3）衰竭期（failure）：血肌酐上升3倍，或者GFR下降75%，或者尿量<0.5ml/（kg·h）持续24h或者无尿持续12h。

（4）失功能期（loss）：肾功能完全丧失（例如需要肾脏替代治疗）持续超过4周。

（5）终末期肾病期（ESKD）：肾功能完全丧失（例如需要肾替代治疗）持续超过3个月。

（二）急性肾损伤网络（acute kidney injury network，AKIN）对RIFLE标准进行了修订，新标准包括诊断和分期系统

（1）1期：血清肌酐值升高≥0.3mg/dl或较基础值升高1.5~2倍；尿量<0.5ml/（kg·h）超过6h。

（2）2 期：血清肌酐值较基础值升高 2 ~ 3 倍；尿量 <0.5ml/（kg·h）超过 12h。

（3）3 期：血清肌酐值较基础值升高 3 倍；血肌酐 >4mg/dl 并且快速上升至少 0.5mg/dl，尿量 <0.3ml/（kg·h）超过 24h 或者无尿 12h。

二、病因

AKI 的病因分为肾前性、肾性和肾后性三类。

1. 肾前性氮质血症　肾前性氮质血症是 AKI 的最常见病因，占 30% ~ 50%，以肾血流量减少为特征，最初是由于有效动脉血流量减少所致。如果早期发现并及时纠正导致肾血流量减少的因素，肾前性氮质血症可以很快逆转。当细胞外液量明显减少（低血容量）或者细胞外液量正常但有效循环血容量相对减少（充血性心力衰竭）时，肾有效动脉血流量下降，导致肾前性氮质血症的发生。有效动脉血流量是指动脉实际灌注到功能器官的血流量。决定有效动脉血流量的因素包括：动脉的实际容积、心排血量和血管阻力。尽管仔细的体格检查能够评估细胞外液总量和静脉血液量，但需要认识到细胞外液总量和静脉血液量与有效动脉血流量没有直接关系。因此在特定情况下临床医师必须依赖体格检查以外的手段来评估脏器的血流灌注。侵入性的心脏监测和肾钠排泄分数有助于评估动脉有效循环血容量。

钠排泄分数 <1% 同时伴有血尿素氮或肌酐的升高提示肾前性氮质血症，肾血流量减少导致钠潴留。肾前性氮质血症患者由于近端肾小管细胞未受损，发挥正常的功能重吸收钠和水。近端肾小管对钠的重吸收增加致使远端肾小管转运钠减少，引起肾素分泌增加，这介导了醛固酮合成增加导致远端肾小管重吸收钠增加。最终结果表现为低钠排泄分数（<1%）。肾前性氮质血症出现例外的高钠排泄分数的情况包括检查之前 24h 内利尿药的应用、糖尿、代谢性碱中毒伴有尿碳酸氢盐升高、钠丢失减少、慢性肾脏疾病伴有基础钠排泌增高。低钠排泌分数也可见于急性肾小球肾炎的早期、尿路梗阻、色素肾病、造影剂引起的 AKI。

动脉有效循环血容量降低同样刺激抗利尿激素的释放，致使远端肾小管重吸收水分和尿素增加，在应用高渗液体的烧伤或者创伤患者中当肾前性氮质血症发生时，尿素氮排泄分数降低（<35%）是特别有用的指标。由于肾前性氮质血症肾小球滤过的尿素被重吸收而肌酐被排泄。血尿素氮和血肌酐的比值也增加至 >20 ：1（正常 10 ：1）。引起肾前性氮质血症的主要药物有血管紧张素转化酶抑制药（ACEI）、血管紧张素受体拮抗药和非甾体类抗炎药（包括 COX - 2 抑制药）。ACEI 可以扩张肾小球出球小动脉、减少肾小球滤过压。在某些特定的人群如双侧肾动脉狭窄的患者，肾小球滤过率主要依赖血管紧张素 II 的作用，如果这些患者服用 ACEI 类药物，即使肾血流量没有变化，肾小球滤过率会迅速下降。非甾体类抗炎药通过阻断前列腺素对肾内血管的扩张效应引起肾前性氮质血症。对于有效动脉循环血容量减少的患者，例如充血性心力衰竭、肾病综合征、肝脏疾病和已有肾功能不全者应避免使用这些药物。

2. 肾实质性急性肾损伤　肾实质性急性肾损伤分为四类：肾小管疾病、肾小球疾病、间质性疾病和肾血管性疾病。

（1）急性肾小管坏死：急性肾小管细胞损伤是肾实质性 AKI 最常见的病因，占所有医院获得性 AKI 的 90%，急性肾小管坏死是这类肾实质性 AKI 的通称，一般由缺血、脓毒症或者毒素引起。急性肾小管细胞损伤导致的急性肾小管功能障碍比真正的细胞坏死更为常见。如果不是缺血严重到肾皮质坏死并伴有严重的少尿或无尿，急性肾小管坏死往往是可逆的。

缺血后肾小管细胞损伤或者死亡通过一系列机制对于 GFR 的改变发挥重要作用。在 AKI 的初始阶段，ATP 缺失导致近端小管细胞、内皮细胞和平滑肌细胞损伤和凋亡。AKI 的发展阶段是持续的缺血、血管内淤血和进行性低氧。内皮细胞的损伤和活化导致血管活性介质的失衡和持续性血管收缩，在外层髓质表现明显。这些血管活性物质和内皮损伤共同作用致使血管通透性增加，肾间质压力上升，毛细血管血流量随之减少，这样导致在再灌注过程中持续低氧，促进了这一区域细胞的损伤和凋亡。这一病理生理过程最终的结果是 GFR 的进一步下降。随后 AKI 进入持续阶段，血尿素氮和肌酐持续上升。如果没有进一步的损伤，在 1~2 周或以后进入恢复阶段。在所有阶段都存在细胞凋亡，有利于损伤细胞的重塑，恢复正常的结构和功能状态。大多数细胞通过细胞修复恢复正常，一部分上皮细胞再分化、复制、迁移至上皮缺损处，然后附着于基底膜，重建其极性结构。

（2）急性肾损伤与脓毒症：有 20%~25% 的脓毒症患者和 51% 的脓毒症休克患者发生 AKI，脓毒症和 AKI 同时存在时死亡率高达 70%，而单纯 AKI 患者死亡率为 45%。因此脓毒症相关的 AKI 是一个严重的临床问题。实验研究表明：AKI 合并脓毒症早期的主要致病因素是肾血管收缩而肾小管功能正常，肾小管重吸收水钠增多。因此早期干预可以阻止 AKI 的进展和细胞损伤。肾血管收缩至少部分是由于肿瘤坏死因子促进内皮素释放的作用。内皮细胞的损伤、氧自由基的产生、补体途径的激活和弥散性血管内凝血都在缺血性 AKI 的病理生理过程中发挥着作用。

既然脓毒症和 AKI 的早期阶段是潜在可逆的，这应该是干预治疗的最佳时机，然而对于进入 ICU 72h 内的 AKI 患者进行干预治疗的有关临床试验并没有得到阳性结果，脓毒症患者死亡率反而有所增加。而超过 200 例患者的随机研究发现：入院 6h 内的目标指导的治疗方法是有效的。用这种方法治疗的患者多器官功能障碍评分和院内死亡率明显低于标准治疗的患者。目标指导的治疗方法包括容量扩充和血管加压素应用，保持平均动脉压在 65mmHg 以上，如果中心静脉氧饱和度低于 70%，则输注红细胞使血红细胞比容维持在 30% 以上，如果这些措施无法使中心静脉氧饱和度 >70%，则应用多巴胺。

（3）肾毒性物质：肾毒性物质引起肾小管细胞损伤的机制包括直接细胞毒作用、血管收缩和肾小管堵塞。

（4）外源性肾毒性物质

1）抗生素：肾毒性物质例如氨基糖苷类、重金属、膦甲酸、潘他米丁、两性霉素可以直接引起肾小管细胞损伤，氨基糖苷类物质的肾毒性最重要的表现是继发于急性肾小管坏死的 AKI，发生在 10%~20% 的应用氨基糖苷类药物患者中。维持血药浓度在治疗范围内能够减少但不能完全消除肾毒性风险。肾毒性肾病的危险因素包括：肾毒性药物大剂量或者重复使用、长时间治疗、高龄、容量减少、有效动脉血容量下降、共用其他引起肾脏缺血或具有肾脏毒性的药物。再次强调：患者动脉有效血容量减少是肾毒性物质引发 AKI 的高危因素。这种协同作用可以使肾毒素导致的 AKI 发病率增高 10 倍。

氨基糖苷类药物导致的 AKI 往往尿量正常，尽管同时伴有肾低灌注，患者血尿素氮和肌酐可能在药物应用后 48h 升高，但通常临床表现为药物应用后 1 周上述指标升高。患者可能伴有低镁血症或者尿量增多。每天 1 次给药能达到每天多次给药的疗效而肾毒性减轻。对于已有慢性肾脏疾病的患者应避免给药。

环孢素和他克莫司的肾毒性具有剂量依赖性，血药浓度的升高有助于预测肾衰竭。许多患者需要行肾活检来鉴别肾毒性和其他病因导致的 AKI。通常在药物减量或者停药后肾功能会有所改善。

2）造影剂：造影剂可以引起肾血管收缩和直接细胞损伤，典型的造影剂肾病表现为造影后 24~48h GFR 的急剧下降。基础肾功能减退、糖尿病肾病、严重的心力衰竭、容量减少、高龄、大剂量造影剂的应用以及同时暴露于其他肾毒性物质均更容易导致 AKI 的发生，因此在造影前需行扩容治疗。

3）肾小管内堵塞：AKI 可以发生在肿瘤细胞快速崩解的恶性肿瘤患者（肿瘤溶解综合征）。这种细胞的崩解是自发或者发生在化疗后，由于尿酸产生增多表现为高尿酸血症，引起尿酸性肾病，血尿酸水平峰值往往 >20mg/ml。预防 AKI 发生的措施包括尿量维持在 3~5L/d；在化疗前开始应用别嘌醇。别嘌醇可以抑制嘌呤氧化酶，碱化尿液同样可以促进嘌呤的溶解和排泄。静脉应用嘌呤氧化酶可以快速降低血尿酸水平，它能够将尿酸转化为更易溶解的 5-脲基乙内酰脲。一些治疗性药物例如阿昔洛韦、磺胺类药物、甲氨蝶呤、氨苯蝶啶，以及骨髓瘤轻链引起的 ATN（主要病理生理学改变是肾小管堵塞），为了尽量减少这些药物的肾毒性，需要进行水化疗法和增加尿量。

4）乙二醇：通常以防冻剂形式摄入的乙二醇，可以产生阴离子间隙增大的严重代谢性酸中毒，乙二醇被乙醇脱氢酶代谢为羟基乙酸和草酸，它们对于肾小管细胞具有毒性作用。多处组织的草酸钙沉积导致低钙血症，尿沉渣中往往可以找到草酸钙结晶。积极静脉滴注碳酸氢钠能够促进乙醇酸的排泄，同时静脉给予乙醇或者甲吡唑阻止乙二醇的代谢。许多患者需要急诊透析以清除乙二醇和乙醇酸，纠正代谢性酸中毒。

5）内源性毒素：横纹肌溶解导致的肌红蛋白尿是 AKI 的常见病因，在血容量减少同时坏死肌肉组织释放的大量肌红蛋白可以导致急性肾小管坏死。横纹肌溶解的患者往往有肌肉疼痛的症状，血肌酸磷酸激酶水平升高，同时可以出现电解质紊乱如高钾血症和低磷血症。滥用可卡因、精神抑制药恶性综合征、治疗高脂血症的 β-羟[基]-β-甲[基]戊二酸单酰辅酶 A（HMG-CoA）也可引起横纹肌溶解。患者尿色呈暗棕色，因为肌红蛋白的存在，即使没有红细胞尿潜血也呈阳性，其他表现有高钾血症、高磷血症、低钙血症以及随后的高钙血症。最重要的治疗措施是快速的血容量的补充，最近的救治经验提示早期快速的容量补充和碱化尿液能够预防 AKI 的发生。

严重的输血反应或者蛇咬伤会出现血管内大量溶血，导致血红蛋白尿和急性肾小管坏死。这种情况下肾脏损伤的原因是血红蛋白管型堵塞肾小管、血容量减少和肾缺血。与肾小管坏死的其他类型相比，患者钠排泄分数常常 <1%，提示患者存在肾小管堵塞而不是肾小管坏死。

（5）肾小球疾病：肾小球肾炎的特征是高血压、蛋白尿和血尿。引起 AKI 的肾小球肾炎往往是指急进性肾小球肾炎（RPGN）。RPGN 发生于系统性红斑狼疮、Wegener 肉芽肿、结节性多动脉炎、Goodpasture 综合征、Henoch-Schonlein 紫癜、感染导致的免疫性肾小球肾炎和溶血尿毒症综合征。这些病因占总体 AKI 的 5%。

（6）间质性肾炎：许多药物通过特殊的免疫介导机制引起间质性肾炎。临床相关表现有发热、荨麻疹和尿嗜酸粒细胞增多。许多药物能够引起急性间质性肾炎，最常见的是非甾体类抗炎药（NSAIDs）、青霉素、环孢素、磺胺类药物、利尿药和别嘌醇。医院内的 AKI 通常是多因素的，因此仔细分析每位患者的疾病进程和药物治疗史非常重要。

（7）血管性疾病：动脉栓塞性疾病是 AKI 另一重要的病因，尤其是在老年患者。在侵入性的血管检查、治疗或者严重创伤后 1d 到几周期间均可出现。典型表现是下肢皮疹、网状青斑和尿嗜酸粒细胞增多。此类情形没有特殊的治疗办法。应该控制患者的血压、限制过多的动脉内介入操作。

3. 肾后性急性肾损伤　肾后性 AKI 的主要病因包括良性前列腺肥大、前列腺癌、腹腔肿瘤、后腹膜纤维化、后腹膜淋巴瘤、转移性肿瘤和肾结石。凝血块堵塞尿路也可表现为梗阻。B 超检查显示肾积水是梗阻的主要征象，在梗阻早期或者后腹膜纤维化时，B 超检查可出现假阴性。

三、预防

AKI 最重要的是预防，确定高危人群，采取预防性措施和积极监测至关重要。AKI 危险因素包括血容量减少、低灌注、基础肾功能差和应用血管收缩性药物。

AKI 的预防主要是确定高危人群，纠正血容量不足，持续的血容量不足会延长进展期，导致 ATN 加重。积极恢复循环血容量能够大幅度减少大手术或创伤后的 ATN 的发生率。院内发生的 AKI 死亡率较高，因此预防 AKI 很迫切，尤其是行介入治疗或者应用肾毒性药物。在血管造影或手术前纠正低血容量（恢复动脉有效血容量）、患者肾功能减退时咨询肾科医师均能降低 AKI 的发生率。为了预防造影剂肾病，滴注生理盐水（造影前后分别给予 1ml/kg 持续 12h）比其他常用的药物例如甘露醇和味塞米更有效。N－乙酰半胱氨酸和碳酸氢钠静脉滴注也可能有利于预防造影剂肾病。由于许多患者的缺血性或者肾毒性 AKI 源自脓毒症或肾毒性抗生素的使用，所以控制感染和密切监测感染是重要的措施。

四、临床表现

1. 症状和体征　患者往往症状局限，没有诊断价值。AKI 的症状包括氮质血症和基础疾病的相关症状。有提示作用的症状包括尿量减少和暗棕色尿，氮质血症患者主诉有厌食、恶心、口内金属感、瘙痒、意识模糊、液体潴留和高血压。体检可以发现体内容量超负荷、心包摩擦音、扑翼样震颤，因此对高危患者进行侵入性监测是必要的。

2. 实验室检查　AKI 的诊断有赖于血尿素氮和肌酐的升高。血清胱氨酸蛋白酶抑制剂 C（cystatin C）也是 AKI 的有用标记物，能比血肌酐早 1~2d 提示 AKI。Cystatin C 是有核细胞以恒定速率持续产生的一个 13kDa 内生半胱氨酸蛋白酶抑制剂。它经肾小球自由滤过、重吸收和代谢，但是肾小管不分泌。

肾实质性 AKI 的分类很大程度上依赖尿液检查分析，例如缺血或者肾毒性引起的 AKI 尿液分析显示轻微蛋白尿，经常可见颗粒管型。然而在急性肾小球肾炎常见明显蛋白尿、白细胞、红细胞和细胞管型。间质性肾炎的尿液分析显示微量到中等程度的蛋白尿、白细胞、红细胞以及嗜酸粒细胞。清洁的晨尿尿常规检查，隐血阳性而没有红细胞提示肌红蛋白或者游离血红蛋白的存在，预示横纹肌溶解或者溶血。尿中嗜酸粒细胞的存在提示急性间质性肾炎，也可能是肾动脉栓塞或者肾盂肾炎。特异性的尿结晶也能提示 AKI 的病因，例如草酸钙结晶见于乙二醇摄入病例，尿酸结晶见于肿瘤溶解综合征。在肾前性氮质血症患者的鉴别诊断中尿液分析是必需的。肾小球肾炎和急性间质性肾炎的诊断需要肾活检。表 13－1 列出了对于 AKI 分类具有提示作用的尿液结果。

表 13 – 1   AKI 的尿液检查结果

病因	尿沉渣	FE_{Na} $FE-urea^{*}$ (%)		尿蛋白
肾前性氮质血症	偶见透明管型	<1	<35	没有或微量
缺血	上皮细胞，颗粒管型	>2	>50	微量至少量
急性间质性肾炎	白细胞、白细胞管型、嗜酸粒细胞、红细胞、上皮细胞	>1		少量至中等量
急性肾小球肾炎	变形红细胞、红细胞管型	早期<1		中等量至大量
肾后性	偶见透明管型、红细胞	早期<1，晚期>1		没有
肿瘤溶解	尿酸结晶	没有或微量		
动脉/静脉血栓	红细胞	少量至中等量		
乙二醇	草酸钙结晶			没有或微量

注：* FE_{Na}：滤过钠排泄分数；$FE-urea$：尿素排泄分数。

需要注意的是很高的血肌酐水平不能排除肾前性氮质血症。低的钠排泄分数（<1%）提示肾前性氮质血症是 AKI 的病因。如果患者原有慢性肾脏病，在发展成 AKI 之前较高的钠排泄分数并不能提示 ATN。因为 CKD 患者可能已有数天而不是数小时来适应容量减少，钠排泄分数可以假性升高。超声检查可以评估泌尿系统是否有梗阻。如果临床需要，可以行核素扫描和多普勒血流量检查或者血管造影。

五、并发症

1. 高钾血症　AKI 患者血钾迅速升高，尤其是肌肉损伤、溶血时的细胞溶解、胃肠缺血、肿瘤溶解综合征、高热或者输血。代谢性酸中毒时由于钾从细胞内移至细胞外，加重了高钾血症。应用高糖胰岛素或者碳酸氢钠、口服钾结合树脂均可以暂时降低血钾浓度。然而如果肾衰竭持续进展，高钾血症将再次出现，最终只能依靠肾替代治疗。由于 AKI 患者更易出现高钾血症的心脏毒性作用，血钾水平应尽可能控制在非毒性水平。钾是小分子物质易于透析清除，即使血流量 200ml/min，透析液钾浓度 1mmol/L，初始血钾浓度 6mmol/L，每小时也可以清除 60mmol 钾。

2. 代谢性酸中毒　用产生氢离子的正常速率 1mmol/（kg·d）很难解释代谢性酸中毒的严重程度。AKI 患者往往处于高代谢状态（高热、创伤、脓毒症），加上由于无氧代谢（低灌注）发生的乳酸中毒，以及继发于 CO_2 潴留的呼吸性酸中毒，从而导致严重的酸血症（pH<7.1）。这导致严重的负性肌力作用和代谢效应。由于患者存在容量超负荷和高钠血症，应用碳酸氢钠纠正酸中毒作用有限。而碳酸氢盐通常被用作透析液的缓冲成分，透析能够合理控制代谢性酸中毒，清除脏器中的酸性物质。已经证实连续性血液透析能有效纠正严重酸中毒。

3. 容量超负荷　在少尿型 AKI（尿量<400ml/d）容量超负荷是主要的问题。重症患者发生容量超负荷的风险较高。由于需要静脉给予药物、营养和血制品，另外患者要早期接受积极的液体复苏，液体限制往往不可行。而疾病后期液体再分布可能导致肺水肿和外周水肿。

最有用的治疗措施是襻利尿药，呋塞米或者其他襻利尿药可以静脉推注或者持续静脉滴注。在 AKI 的早期给予这种干预，同时限制液体输入能够预防或者减少容量负荷。因为 AKI 时肾自身调节功能缺失，更易受到低血压的影响，应用利尿药时注意避免容量减少。

血液滤过或者持续性肾替代治疗（CRRT）通过对流清除液体和小分子溶质，在血流动力学不稳定患者这是较好的治疗方式，容量过多的少尿患者当接受大量的治疗性液体输入时，应该尽早进行肾替代治疗来预防肺水肿。由于低血压后肾再灌注损伤将延迟肾功能恢复，应避免低血压的发生。

4. 低钠血症　低钠血症通常与容量过多有关，临床表现主要为神经系统症状。有症状的低钠血症应给予积极治疗，注意不要纠正过快。如果电解质紊乱持续超过 48h，血钠水平上升过快会导致脑桥中央髓鞘溶解。血钠变化目标范围是 $1 \sim 2mmol/（L \cdot h）$，直到症状缓解或者血钠水平提高到 120mmol/L。

5. 贫血　AKI 患者贫血很常见，许多机制与之有关。最常见原因是促红细胞生成素产生减少，同时机体对它的反应也降低。另外红细胞脆性增加导致红细胞破坏率增高。而且 AKI 患者的氮质血症继发的血小板功能不全增加多部位出血倾向。

6. 高磷血症　高磷血症在 AKI 也很常见，主要机制是肾排泄减少，组织破坏和细胞内磷转移至细胞外。如果患者能够进食，可以应用口服的磷结合剂如碳酸钙、醋酸钙、司维拉姆或者碳酸镧。如果钙磷乘积 >70 或者血磷浓度超过 5.5mmol/L，需使用非钙磷结合剂如司维拉姆或者碳酸镧。

7. 其他电解质紊乱　低钙血症虽然常见，但基本不需要治疗。造成低钙血症的因素有低镁血症和高磷血症、对甲状旁腺激素抵抗、活化维生素 D 的缺乏、组织中钙螯合、使用枸橼酸储存的血制品、碳酸氢钠的应用。个别患者会因为潜在的恶性肿瘤或者骨髓瘤而表现为高钙血症。横纹肌溶解时也可以出现高钙血症。

六、治疗

1. 肾前性氮质血症　肾灌注恢复后肾前性氮质血症能迅速逆转。如果血细胞比容特别低，给予浓缩红细胞能够理想纠正出血导致的低血容量，没有活动性出血时可给予等渗生理盐水。最近发现常规应用胶体溶液有副作用，目前对于它的应用存在疑问。所有患者应监测血钾和酸碱状态。心力衰竭需要应用儿茶酚胺和减轻心脏前后负荷的药物积极治疗。有时需行主动脉球囊反搏术。液体治疗对于肝硬化的患者特别有难度，需要密切监测以防止腹水增加。

2. 急性肾小管坏死　急性肾小管坏死的治疗通常是支持性治疗为主。可以尝试给予襻利尿药如呋塞米，将少尿型转化为非少尿型 AKI。然而需避免因为利尿药的使用导致的容量减少。如果患者尿量很少，不宜使用甘露醇，因为它使血管内容量扩张，能促进充血性心力衰竭的发生。少尿型 AKI 的治疗包括限制液体入量及钾和磷的摄入。

前瞻性的临床研究并没有证实小剂量多巴胺对于 AKI 或者 ATN 患者肾功能具有保护或者改善作用，同样也不能提高患者生存率或者降低透析的比例。

3. 肾脏替代治疗在 AKI 中的作用　透析是唯一的 FDA 批准的 AKI 治疗措施。对于血流动力学稳定的 AKI 患者血液透析是标准治疗方法，部分患者应用了 CRRT 和腹膜透析。选择哪种治疗方式取决于患者的代谢状态、血流动力学是否稳定，以及治疗的首要目标是清除溶质还是水分，亦或两者均有。

（1）透析指征：肾替代治疗的指征包括体内液体超负荷、高钾血症、严重的代谢性酸中毒、氮质血症、出现尿毒症症状例如心包炎、脑病或者其他难以解释的精神状态下降，以及体内存在过量的能被透析清除的药物/毒物。

为了降低死亡率，应该在肾衰竭并发症出现前行透析治疗。为了防止并发症的发生，肾科医师经常在血尿素氮上升至 $60\sim80mg/dl$ 而没有出现上述指征之前开始肾替代治疗。目前在成年人 AKI 腹膜透析较少应用，这种方式可应用于血管通路建立有困难、存在抗凝禁忌、血流动力学不稳定的患者。

（2）血液透析：间断血液透析用来控制 AKI 患者的代谢紊乱和容量平衡，高代谢患者需要更积极的透析来维持机体最佳稳定状态或稳定的时间平均溶质浓度。相比常规透析，每日透析可能使尿毒症控制得更好，低血压事件发生少，AKI 患者得到更好的治疗效果。

（3）连续性肾替代治疗：连续性肾替代治疗（CRRT）是指以连续的方式进行透析（弥散清除溶质）或滤过（对流清除溶质）治疗。治疗方式包括连续性静脉 – 静脉血液滤过（CVVH）、连续性静脉 – 静脉血液透析（CVVHD）、连续性动脉 – 静脉血液透析（CAVHD）、连续性静脉 – 静脉血液透析滤过（CVVHDF）、缓慢连续性超滤（SCUF）和持续低效血液透析（SLED）。

在伴有 AKI 的重症患者治疗中，理论上 CRRT 比间断血液透析更具有优势。这些优势包括精确的连续性容量控制、增加的透析剂量、血流动力学稳定、能够提供积极的营养支持、逐渐而连续的液体和溶质清除、可能具有的抗炎作用。多器官衰竭或者脓毒症患者需要大量的血液制品、血管收缩药物和营养物质，连续性治疗能够安全有效清除液体，获得最佳的容量平衡。可能清除炎症因子是 CRRT 的另一个优势，许多脓毒症的炎性介质分子量低于滤器的截留分子量，可以被滤器滤出。CRRT 也适用于颅内压升高、合并暴发性肝衰竭的 AKI 患者。

多项研究试图评估 CRRT 治疗 AKI 的合适剂量。在一项研究中依据置换液量随机分为三组：$20ml/（kg·h）$、$35ml/（kg·h）$、$45ml/（kg·h）$。尽管非脓毒症患者中等剂量组 $[35ml/（kg·h）]$ 的生存率明显高于低剂量组，但高剂量组 $[45ml/（kg·h）]$ 和中等剂量组相比并不能进一步提高生存率。另外一项研究中比较超滤率 $25ml/（kg·h）$ 的 CVVH 和 $42ml/（kg·h）$ $[25ml/（kg·h）$ 超滤率和 $18ml/（kg·h）$ 透析液流速$]$ 的 CVVHDF。结果发现较高剂量的 CVVHDF 能够提高生存率。这些结果提示通过增加对流或者弥散可以实现与增加溶质清除有关的益处。因此目前的数据支持 CRRT 治疗中至少给予 $35ml/（kg·h）$ 剂量。但是更高剂量没有显示更高的生存率。

与间断血液透析和低剂量 CRRT 比较，伴有 AKI 的重症患者加强肾支持治疗并没有降低死亡率、提高肾功能恢复率或者减少非肾衰竭发生率。

CRRT 也有一些不利方面，管路越来越复杂，许多时候需要更换管路，持续性应用抗凝药也增加了出血的风险。

（4）急性肾损伤的营养治疗：最近的证据提示对于慢性肾功能不全和 AKI 患者的营养方面应给予更多的重视。休克、脓毒症、烧伤或者横纹肌溶解导致的患者机体高代谢很常见。脓毒症患者产生的细胞因子包括白介素和肿瘤坏死因子能增加骨骼肌细胞断裂。大量的蛋白质代谢加速了血钾、血磷和氮质产物水平升高。AKI 时糖内生增加，蛋白质降解增多而合成减少。胰岛素抵抗、继发性甲状旁腺功能亢进、胰高血糖素增加和代谢性酸中毒都促进了 AKI 患者营养不良的发生。

肾替代治疗本身能够通过一些机制增加代谢水平。在 RRT 治疗过程中不可避免丢失营养物质，这也会增加代谢。应用高通量透析膜比低通量透析膜丢失的氨基酸增加 30%，治疗期间每天氨基酸的丢失量在 7~50g，这种营养物质不可避免的丢失使 AKI 患者处于负氮平衡。除了代谢增加，AKI 患者也出现营养物质利用率下降情况，胰岛素样生长因子的异常阻碍了营养成分的利用。尽管在肾衰竭时生长激素水平升高，但在细胞水平存在生长激素抵抗，而且许多患者因为恶心呕吐不能进食，营养不良是 AKI 患者预后不良的因素。

AKI 患者蛋白质摄入量应在 1.2~1.4 g/kg，同时每天所需热量的 20%~25% 由脂类提供，糖通常提供 70% 热量。AKI 患者的估计热量需要为 30~40 kcal/（kg·d）。维生素和矿物质的需要量尚未确定。因为 CRRT 过程中丢失水溶性维生素，应该给予补充。因为血液透析和 CRRT 治疗对于营养需求是不同的，需要进行对照研究。

七、预后

尽管治疗技术有所提高，AKI 患者的生存率始终维持在 50% 左右。住院 AKI 患者的预后很大程度上依赖治疗的地点（ICU 或者病房）。肾小管坏死引起的 AKI 无尿期持续 1~2 周，也可能持续 4~6 周，随后是多尿期。尽管尿毒症和容量超载能够用透析控制，AKI 以及并发症加重了患者的不良预后。基础疾病的严重程度和器官衰竭的数量影响 AKI 患者的生存率。机械通气的 AKI 患者死亡率是 80%，随着非呼吸系统器官衰竭数目增多，死亡率明显上升。在手术后或者老年患者无尿型 AKI 死亡率高于其他形式的 AKI。值得注意的是出院后相当一部分患者需要长期的肾替代治疗。

总之，对于临床医师和研究人员来说，AKI 仍然是医学难题。识别高危患者、实施预防性措施和积极的监测、早期治疗将比肾脏替代治疗更有效。

（卢东齐）

第二节　肝肾综合征

肾功能不全在晚期肝病患者中是一常见而严重的问题。据估计，在所有伴肝硬化的住院患者肾功能不全的发生率为 10%。它是一种综合征，临床特点是：①少尿、严重肾性钠潴留及快速进展性氮质血症；②循环不稳定，伴随显著的体动脉舒张和血管活性系统的激活；③预后差。1 型肝肾综合征患者不治疗时的平均存活时间为 1~2 周，而 2 型肝肾综合征的 1 年存活率约 20%。然而，肝肾综合征被认为是一种功能性的肾衰竭，因为当肝肾综合征患者的肾被移植到另一肾衰竭患者后，移植肾能重新恢复正常的肾功能。同样的，终末期肝硬化患者进行肝移植后，尽管在术后相当长的时间内肾功能保持异常，但也会得到改善。

肝肾综合征定义为在没有任何确定的肾脏病理改变时，晚期肝衰竭（急性或慢性）患者发生肾衰竭。这是一种排除性诊断，即排除所有的其他引起肾衰竭的因素，包括功能性或器质性的因素。国际腹水协会（The International Ascites Club, IAC）进一步定义了肝肾综合征的诊断标准。需要强调的是，对于肝肾综合征的诊断，尿液检查结果有诊断意义，但不是必要的条件。例如肝肾综合征患者通常尿量 <500ml/d；但部分患者尿量并不减少。尿钠排

泄通常 <10mmol/d。然而，也有详细记录的肝肾综合征病例报道了尿钠排泄 >10mmol/d。最后，虽然大多数肝肾综合征患者的尿渗透压高于血浆渗透压，但是随着肾衰竭的进展，也会出现尿渗透压降低。

国际腹水协会将肝肾综合征分为 1 型和 2 型。1 型肝肾综合征的特点是肾功能快速减退，即 2 周内血清肌酐倍增至 220μmol/L 以上或者肌酐清除率倍减至 20ml/min 以下。临床表现为急性肾衰竭。患者一般病情严重，伴有明显的黄疸和严重的凝血障碍。2 型肝肾综合征肾功能恶化较为缓慢，即在数周至数月内血清肌酐增高至 133μmol/L 以上或肌酐清除率降低至 40ml/min 以下。临床表现为渐进性肾衰竭伴肝硬化和顽固性腹水。

一、发病机制

肝肾综合征的病理生理学机制十分复杂，主要特点是肾低灌注，这归因为肾灌注压下降和肾血管收缩，并导致肾血流量和肾小球滤过率下降。在终末期肝硬化患者中，肝肾综合征的发展涉及很多病理生理学因素。

1. 肝硬化的血流动力学改变　肝硬化和肝门静脉高压有以下特点：心排血量增高，体循环血管阻力下降，也就是所谓的高动力性循环。高动力性循环的基础是系统动脉舒张，后者主要发生在内脏循环中，它是由于以下 2 个原因产生：肝硬化和过量的血管舒张因子引起肝门静脉血流阻力增高，和（或）血管对内源性血管舒张因子反应性降低。临床上，系统动脉舒张表现为系统循环低血压、心动过速、脉压差增大和肢体末端皮温增高。为了维持内环境的稳定性各种血管收缩系统反应性激活，包括肾素－血管紧张素系统、交感神经系统和精氨酸加压素，将对抗血管舒张因子引起的血管舒张效应，进而使肾保留钠和水以达到维持血流动力学稳定。随肝硬化进展，体循环低血压随体动脉舒张的增加而加剧，在某一时候肾脏灌注压就会下降。一旦结合体循环血管收缩因子水平增高，总体肾血流量逐渐地减少。当内源性血管舒张因子的产生速度无法阻止肾血流量的下降时，肾衰竭必然发生。

2. 系膜细胞收缩　肾脏血流量下降幅度相似的肝硬化患者，并不一定都会发展成肝肾综合征。因此一定还有其他因素参与疾病的发生。除了降低的肾血流量，各种血管收缩因子，特别是内皮素和白三烯，也可以引起系膜细胞收缩，从而减少肾小球超滤系数，进一步降低了肾小球滤过率。

3. 肝门静脉高压的作用　肝门静脉高压与肾血流量的减少有关，在肝肾综合征的发病机制中具有一定的作用。交感神经系统可能是肝门静脉高压和肾血流动力学之间的纽带。

4. 肝功能异常的作用　肝硬化时，由于肾血管舒张因子减少引起的肾低灌注，也可能与肝功能异常有关。然而，肝功能异常能够直接介导肾血管舒张因子减少的机制尚不明确。有可能肝参与了肾血管舒张因子的合成或释放，例如一氧化氮（NO）。肝衰竭引起的重度黄疸增加了肾血管对去甲肾上腺素的缩血管作用的敏感性，导致去甲肾上腺素的肾血管收缩作用放大。在胆汁淤积时，高浓度的胆汁酸能引起动脉舒张，所以加剧了血流动力学的不稳定性。这就是所谓的肝功能异常"使局势更糟。"重度黄疸对患者（胆红素 > 510μmol/L）还有直接的胆红素肾毒性损害。

5. 诱因　至少有 50% 的肝肾综合征患者在刚入院时肾功能正常或接近正常。因此，内科医师对患者的医疗操作往往诱发了肝肾综合征。这些诱因进一步导致了有效循环血容量减少，扩大了血流动力学的不稳定性，导致肾灌注进一步降低和肾小球滤过率的减少。

（1）利尿药治疗：伴有顽固性腹水（表13-2）的肝硬化患者由于存在有效循环血容量的减少，利尿药治疗效果不佳。利尿药治疗进一步加剧了有效循环血容量的减少，使患者倾向于发生肝肾综合征。当患者对利尿药反应不佳时，临床医师倾向加大利尿药的剂量，而不顾逐渐升高的血清肌酐水平。即使在"正常"血清肌酐水平时，肝硬化伴顽固性腹水的患者一般每天仅排出约500ml的尿液。所以，当逐渐加大利尿药剂量没有引起尿量增加或尿钠排泄增加时，再进一步增加利尿药剂量就会加大这些患者发生肝肾综合征的可能性。相反地，在顽固性腹水同时伴有血清肌酐水平增高的患者，减少利尿药剂量可能逆转肾功能不全。

表13-2 顽固性腹水的定义

每周体重减少≤1.5kg，同时

用400mg螺内酯，

或

30mg阿米洛利，   ≥1周，同时饮食限钠≤50mmol/d

加

160mg/d呋塞米

（2）大量腹水引流：大量腹水引流导致高动力循环的加剧。体循环约在大量腹水引流后的24h后更加舒张。随后出现的血管收缩系统的进一步激活使患者更易发生肝肾缩合征。降低引流的速度可能潜在地预防有害的血流动力学后果并且减少发生肝肾综合征的风险。

（3）自发性细菌性腹膜炎：据估计至少30%的自发性细菌性腹膜炎的患者，若没有进行足够的抗感染治疗，最终发展成肝肾综合征。目前存在这一假说：肝硬化形成的脓毒血症介导了各种细胞因子和内毒素的产生增加，它们反过来刺激一氧化氮和其他血管舒张因子的产生，从而导致了进一步的动脉血管舒张。所以，自发性细菌性腹膜炎加剧了有效循环血容量的减少并增加了体循环血流动力学进一步恶化的风险，导致肾功能减退。

（4）胃肠出血：急性失血伴急性血容量减少常导致肾小管坏死而不是肝肾综合征。然而，肝硬化失代偿期伴胃肠出血的患者可以发生全身炎症反应综合征，与多种细胞因子激活相关，临床表现为体温增高、心动过速、呼吸窘迫、白细胞增多伴或不伴感染。这些细胞因子可以刺激一氧化氮和其他血管舒张因子的产生。因而，伴胃肠出血的这些患者同样也有体循环动脉血管舒张的倾向，原因是伴随的炎症反应将产生更多的舒张因子，加重了有效动脉的充盈不足。胃肠出血也使肝硬化患者更易发生感染，而感染又预示了第一次出血事件控制后的再出血可能。肝硬化伴胃肠出血者出现感染增加了炎症反应和细胞因子的产生，进一步扩大了血流动力学的不稳定性和增加发生肝肾综合征的可能性。在肝硬化伴胃肠出血的患者中，常规应用预防性抗生素，结果与出血事件相关的肝肾综合征发病率得到了显著的降低，从而支持这一假设。

（5）胆汁淤积：急性胆汁阻塞与肾损伤的发生有关。胆汁中的F2-异前列烷的生成增加可以引起肾衰竭，因为F2-异前列烷是潜在的肾血管收缩因子，而且应用减少F2-异前列烷水平的抗氧化剂可以改善肾功能。胆汁淤积本身对循环系统有害，所以当胆汁淤积与肝硬化及肝门静脉高压同时发生时，患者的循环系统不稳定性增加，容易发展为肝肾综合征，这也就不足为奇了。

（6）肾毒性药物：在肝硬化患者中应用非选择性非甾体类抗炎药（NSAID）后肾灌注及肾小球滤过率的减少，这继发于肾血管舒张性物质——前列腺素的产生受到 NSAID 的抑制。另外，NSAID 削弱了肾水钠的排泄，这些影响独立地造成肾血流动力学的恶化，特别是在肝硬化合并感染的患者中，因为这些患者依赖肾产生的前列腺素来抵抗各种血管收缩因子的作用。所以为了避免肝肾综合征的发生，腹水性肝硬化患者不应接受 NSAID。肝硬化患者依赖于激活的肾素－血管紧张素系统来维持体循环血压，所以，血管紧张素转化酶抑制药和血管紧张素Ⅱ拮抗药的应用能导致肝硬化患者动脉低压和加速肾衰竭的发生。

肝肾综合征的发病机制可以归纳为两点理论。肝硬化伴活动性肝病和大量腹水的循环状态十分脆弱。各种激活的补偿机制维持了循环稳定性（第一点）。若肝病进一步发展合并循环的恶化，将导致肝肾综合征的发生（非诱发性病例）。或者诱发因素的出现将导致体循环快速恶化，发生肝肾综合征（第二点）。

二、临床表现

1. 1 型肝肾综合征　1 型肝肾综合征的特点是肾功能快速地、进行性地恶化。患者通常伴有重度失代偿期肝硬化、黄疸和低钠血症。少尿和肌酐升高在几天之内发生。约半数患者没有明显诱发因素。另一半患者的肝肾综合征继发于某些清晰的诱发因素，如感染、胃肠大量出血或者在没有扩充血容量时过度利尿或腹水大量引流（>5L）。体检发现：这些患者通常有肝衰竭的红润面容或蜘蛛痣，可能出现伴扑翼样震颤或亢进的脑病，但是不到最后阶段患者不会昏迷。

临床上，患者可能出现循环血容量减少伴颈静脉压降低。这是明显的高动力性血循环伴心动过缓、正常血压偏低或低血压、心前区收缩期杂音。常出现大量腹水并伴或不伴有下肢水肿。

多年来，已发现多个 1 型肝肾综合征的发生的高危因素（表 13 - 3）。这些因素均与严重的血流动力学不稳定性和明显的肾水钠潴留有关。

表 13 - 3　1 型肝肾综合征患者发病的高危因素

- 动脉血压低
- 肾小球滤过率 < 50ml/min
- 血肌酐 > 133μmol/L
- 血尿素氮 > 21mmol/L
- 低钠血症
- 高钾血症
- 尿钠排泄减少
- 血浆渗透压低
- 尿渗透压增高
- 液体超负荷后自由水排泄减少
- 血浆肾素活性增加
- 血浆去甲肾上腺素增加

2. 型肝肾综合征　2 型肝肾综合征患者的血清肌酐水平相对稳定，在几个月中逐渐上升。他们大多在 Child - Pugh B 级伴有相对稳定的肝功能，但是同时有利尿药抵抗性腹水的病史，患者通常有中度黄疸的表现和不同程度的凝血功能障碍。一般不会出现肝性脑病。尿量维持正常超过几周至几个月，随着血清肌酐的增高仅有缓慢的减少。

三、鉴别诊断

临床医师需要认识到血清肌酐正常时，肝肾综合征也可能出现。这是由于以下两点因素：①肝硬化患者常有肌肉容量减少，因此正常的血清肌酐水平降低。②高胆红素水平可能干扰肌酐的测定。一旦肝硬化患者的肌酐水平 >88μmol/L 应该提醒临床医师可能发生肾功能异常了。

在失代偿性肝硬化伴腹水的患者中，肝肾综合征仅代表了各种原因导致肾衰竭的一小部分。这是个排除性的诊断。患者的循环血容量正常，并且没有其他实质性肾脏疾病的证据时，才能得到肝肾综合征的诊断。

1. 肾前性肾衰竭　失代偿期肝硬化腹水且血流动力学不稳定的患者，如果他们的循环血容量进一步减少，则处于发生肾损伤的危险中。所以，趋向于进一步减少血容量的事件，如胃肠出血、大量腹水引流或者过度使用利尿药都可能导致肾衰竭。由此可见，在临床上有明显动脉血管舒张迹象（如动脉血压偏低和心动过速）的患者都应在腹水引流前，接受血容量扩充的评估。同样的，胃肠失血后的复苏也应尽可能地充分。医师倾向于增加有大量腹水和尿量不足的患者的利尿药剂量。由于血容量的进一步减少，其最终结果可能是肾功能进一步降低。通常，通过减少利尿药剂量或者停止使用利尿药，伴随尿量的增加，血清肌酐水平可能降低。由于肝肾综合征患者的有效动脉血容量减少并尿钠排泄也降低，因此低尿钠排泄不能作为肾前性肾衰竭发生的指南。然而，伴失代偿肝硬化，腹水和肾衰竭的患者受到液体超负荷的挑战，他们的中心静脉压达到 $10cmH_2O$。补液最好是使用胶体溶液，因为晶体易直接分布到腹膜腔成为腹水，不易被维持在循环中。如果患者有肾前性肾衰竭，当循环逐渐地再灌注时，血清肌酐缓慢地降低。

2. 肾实质性疾病　失代偿期肝硬化患者也能发生肾实质性疾病。事实上，很多肾实质性疾病是因为肝病而发生的，或者多种系统性疾病能够同时影响肝和肾。肾实质性疾病能够通过尿沉渣检查正常、尿蛋白定量 <500mg/d 和双肾超声检查正常来排除。区分肝肾综合征和急性肾小管坏死通常有困难。考虑治疗和预后时区分两者是重要的。典型的肝肾综合征患者尿钠 <10mmol/L，而在急性肾小管坏死中，由于肾小管受到损伤，尿钠的重吸收也受到损害，所以尿钠 >20mmol/L 是急性肾小管坏死的特征。然而，这一特点并不总是可靠，特别是在肝肾综合征最后阶段时也可能发生。当肾衰竭突然发生于循环低血容量、感染性休克或者应用肾毒性药物时，应当考虑发生急性肾小管坏死的可能。

四、治疗

在肝硬化和急性或慢性肝脏衰竭合并血清肌酐 >133μmol/L 的患者中，应做全面的检验以排除其他原因引起的肾疾病。另外，在最开始时，患者接受液体补充治疗来评估反应和治疗亚临床循环低血容量。所有肝肾综合征的潜在危险因素都应被发现并纠正。详细询问病史，仔细评估前驱事件如胃肠出血、过度利尿或腹水引流。对于任一肝硬化伴肾功能恶化的患者，即使缺乏症状也应怀疑是否存在感染，患者可能出现发热和血白细胞增多，需行相关检查并行微生物培养，包括用以排除自发性腹膜炎的腹水检验。在血清肌酐升高之前，应排除近期应用肾毒性药物（如 NSAID 或者氨基糖苷类抗生素）的可能。与通常认识相反，肝硬化患者应用造影剂对肾功能没有损害。如果出现尿蛋白和（或）血尿，应当行额外的检查以排除肾实质性疾病。如果有较强的肾小球肾炎的依据，应考虑肾活检。最后，患者若有梗阻后肾衰竭，应当行腹部超声检查。肝肾综合征一旦确诊，应针对纠正肝肾综合征病理生理过程中的不同方面选择治疗方案。

1. 药物治疗　药物治疗的目的是改善全身血流动力学。这可通过增加体循环或内脏血管收缩获得。前者促进肾灌注压，而后者重新分配部分的内脏血容量至体循环，由此改善体循环动脉血容量，随后肾灌注和肾小球滤过功能也得以改善。

（1）多巴胺：小剂量多巴胺具有扩张肾脏血管作用。然而在肝硬化伴顽固性腹水但无肝肾综合征的患者中，或肝硬化合并肝肾综合征的患者中，均未显示多巴胺对改善肾小球滤过率有效。而且，肝硬化伴顽固性腹水但无肝肾综合征的患者中，多巴胺可降低动脉压、增加肝门静脉高压。所以它不适合应用于肝硬化伴顽固性腹水但无肝肾综合征的患者。

（2）去甲肾上腺素：虽然在一小部分研究中，静脉内去甲肾上腺素（0.5~3mg/h）的应用联合静脉清蛋白和呋塞米可逆转肝肾综合征，但是在随机对照研究结果获得之前，肝肾综合征患者不推荐常规应用去甲肾上腺素。

（3）血管加压素类似物

1）鸟氨酸加压素：鸟氨酸加压素是一非选择性 V1 血管加压素受体激动药。它优先引起内脏血管收缩，然后增加体循环压力和肾灌注压。虽然鸟氨酸加压素和清蛋白的治疗改善了肝硬化伴肝肾综合征患者的肾功能，同时亦增加了药物应用后严重威胁生命的缺血并发症的风险。所以在肝肾综合征中应用这类药物有局限性，而且没有商品化制剂。

2）特立加压素：特立加压素是合成的血管加压素类似物，具有固有的血管收缩活性。它也是一种非选择性的 V1 血管加压素受体激动药，但是缺血并发症的发生率低于血管加压素和鸟氨酸加压素。特立加压素优于血管加压素还在于有较长的半衰期，可以每 4h 静脉注射给药。特立加压素以剂量为 0.5~2mg/（4~6）h 静脉给药 15d 后，患者肾功能改善，而且血浆肾素活性和肾上腺素水平得到抑制，心房利尿因子水平提高并部分改善了尿钠排泄，大多数患者没有严重的不良反应。目前还不清楚超过 15d 的治疗是否可以使肾功能进一步改善。特立加压素在北美尚未获得批准，但在欧洲它是治疗肝肾综合征的一线药物。

（4）米多君和奥曲肽：米多君是一种口服的 α 肾上腺素能激动药，可改善体循环血压从而改善肾灌注压。奥曲肽是一种长效生长激素抑制药类似物，可以拮抗不同的内脏血管舒张因子的作用，减少动脉血管舒张程度，使循环血容量合理分配。单独应用米多君或奥曲肽没有证实对肝肾综合征患者有效。然而，当米多君联合奥曲肽并予扩张血浆容量治疗时，患者肾功能得到部分改善，体循环血流动力学、肾血流动力学和尿钠排泄均有显著改善。由于无法使用特立加压素，以上联合治疗方法在北美十分流行。需要更大规模的随机对照研究来评估这种治疗方案在治疗肝肾综合征的地位。

（5）内皮素受体拮抗药：内皮素曾被假定为是肝肾综合征时的肾内血管收缩介质，而用内皮素受体拮抗药的治疗可以使肾小球滤过率和肾血浆流量呈现剂量相关性增高。然而依据个人经验，在肝硬化合并肝肾综合征患者中，应用非选择性内皮素受体拮抗药既导致肾功能减退又引起尿量减少（未发表数据）。所以，这一类药物只应用在临床试验中。

（6）贝通（己酮可可碱）：贝通是具有抗肿瘤坏死因子活性的磷酸二酯酶抑制药。虽然在急性酒精性肝硬化患者中应用贝通可造成肝肾综合征发病率的显著降低，但还没有研究评估贝通对肝肾综合征的治疗效果。

2. 蛋白透析 清蛋白透析是应用无细胞、含有清蛋白的透析液，血液通过药用炭和阴离子交换柱多次循环和灌注的系统。分子吸附再循环系统（MARS）就是一种这样的体外清蛋白透析设备。在透析期间，透析液的封闭环路允许结合清蛋白的毒素从血浆转移到可渗透性聚砜膜上。附着在膜上的清蛋白通过连续洗脱再循环，水溶性毒素能够经炭柱和离子交换树脂被清除。这一系统在去除分子质量低于 50kDa 的分子时非常有效。应用 MARS 治疗肝肾综合征的基本原理是它可以清除多种细胞因子，如肿瘤坏死因子和白介素 -6，而这些细胞因子可产生各种血管舒张因子。所以，通过降低血管舒张因子水平，期望改善体循环血流动力学以及肾灌注压和肾功能。

MARS 系统降低血清胆红素和肌酐水平，使患者生存期稍延长。目前还不清楚的是：撤去 MARS 后，用 MARS 治疗产生的血清肌酐降低的疗效能否得到维持。在肾功能明确改善之前，MARS 治疗应当持续多长时间，这也还不清楚。所以，在没有临床研究的明确结论的情况下，MARS 不应用于肝肾综合征患者的治疗。

3. 经颈静脉肝内门体分流术（TIPS） TIPS 是在肝门静脉的一个分支和肝静脉的一个分支之间搭桥，十分有效地降低肝门静脉压。既然窦状肝门静脉高压在调节肾血流动力学中起枢纽作用，那么 TIPS 的应用，特别是在肝硬化伴顽固性腹水和肾功能下降的患者中，可以改善肾小球滤过率和肾血流量。另外，TIPS 返回了一部分内脏循环血容量至体循环，从而抑制了各种血管活性神经激素的增加，引起肾灌注好转。在肝硬化伴顽固性腹水中，成功地治疗 2 型肝肾综合征也能消除腹水。还必须强调的是 TIPS 常改善肾功能，但不能使肾功能恢复到正常。

有的医疗单位已尝试联合不同治疗方法来纠正肝肾综合征病理生理学的几个方面。一种这样的尝试是在 1 型肝肾综合征患者中用 TIPS，继而用药物治疗。例如用 TIPS 介入治疗再应用米多君、奥曲肽和清蛋白治疗有效，且适合接受 TIPS 治疗的患者，可以维持患者正常肾功能，使腹水消失，从而提高患者生存率。目前面临的挑战是对每个患者如何选择最适合的联合治疗。

4. 肝移植 对于肝肾综合征，肝移植依旧是唯一有效的长期治疗方法，因为它可以纠正肝功能异常，解除肝门静脉高压。虽然肾小球滤过率一般无法保持正常，肝肾综合征患者接受肝移植后的肾功能得到了改善，血管活性因子的血浆水平降低。肝肾综合征患者与无肝肾综合征患者相比，在移植后移植肝和患者的生存概率都要降低。而且，肝肾综合征患者需要待在重症监护病房时间更长、同时住院时间延长，需要更多的肝脏移植后透析治疗。及早治疗肝肾综合征的患者移植后的临床预后得到显著的改善，生存率与无肝肾综合征的肝移植患者相似。所以，在终末期肝硬化期待肝移植的患者中，任何可以改善肾功能的治疗都需要尝试，以最大化改善肝移植的预后。

五、预防

治疗肝肾综合征最重要的措施是防止它的发生。这可以通过避免或减小肝脏和循环功能恶化、肾低灌注来获得。

1. 合理使用利尿药 利尿药诱发的肾脏损害占腹水患者的 20%。它发生在利尿的速度超过腹水重吸收的速度，从而导致有效动脉血容量减少的时候。随着利尿药的停用，肾衰竭一般是可逆的。有腹水而无水肿的患者每天最多重吸收 700ml 的腹水。任何超过 700ml/d 的利尿将会发生血浆容量减少和肾功能不全的风险。外周水肿的患者情况好一些，因为外周多余水分首先被重吸收，可以安全地耐受更快速的利尿（＞2kg/d），直到水肿消失。

2. 避免肾毒性药物　NSAID 不宜用于肝硬化伴腹水的患者，因为应用了 NSAID 的患者肾衰竭的发生率远高于一般人群。NSAID 抑制了肾内前列腺素的形成。前列腺素是血管舒张性物质，在肾循环中可拮抗各种血管收缩因子的作用。肝硬化伴腹水的患者应用氨基糖苷类药物后，易发生急性肾小管坏死，所以应当避免。血管紧张素转化酶抑制药和血管紧张素 Ⅱ 受体拮抗药导致动脉低压，使肝硬化患者更易发生肾衰竭。所以也应避免使用这类药物。

3. 预防自发性细菌性腹膜炎　肝硬化伴胃肠出血的患者感染发生率高，特别是自发性细菌性腹膜炎。由于感染（不管是隐藏的或已被确认了的）在肝硬化中是肾衰竭发生的诱因，所以有胃肠出血的患者应当接受抗生素预防性治疗。短期抗生素预防性治疗已经显示了能提高肝硬化伴胃肠出血患者的生存率。然而，尚不清楚预防性抗生素治疗应维持多长时间。

4. 合并细菌感染病例的预防　感染一旦形成，与炎症反应相关的各种细胞因子和内毒素的释放将导致血管容量和血容量之间的不平衡，所以使患者倾向于发生肾衰竭。与在自发性细菌性腹膜炎患者中单独应用抗生素相比，清蛋白输入已显示出可减少肾衰竭发生和降低死亡率。世界上某些地区考虑到未知疾病的传播，对清蛋白的应用持消极态度。而且清蛋白较为昂贵。在没有接受清蛋白的患者中使用晶体溶液与胶体溶液的疗效是否一致，目前还不清楚。在得到进一步的临床研究结果之前，在感染时应用清蛋白来防止肾衰竭需要慎重。

5. 预防循环功能不全　大量腹水引流与体循环血流动力学的恶化有关，同时伴随体循环血管阻力的下降及继发的血管舒张，也称为引流后循环功能不全。经过大量腹水引流后的患者常发生循环改变，所以，应用血管收缩药物如特立加压素来限制血管舒张和阻止循环改变时需慎重。

研究显示贝通可降低肝肾综合征发病率，因此它被建议用于预防酒精性肝炎患者肝肾综合征的发生。既然这种药物是一种相对无害的药物，而且其费用也不是十分昂贵，在随机对照研究得出明确的结果之前，我们可以将它应用于酒精性肝炎的患者。

六、预后

肝肾综合征是肝硬化致死性的并发症，预后差。未经治疗的 2 型肝肾综合征患者比 1 型肝肾综合征预后稍好，平均生存时间是几个月而不是几周。然而，其生存期依然短于肝硬化腹水但无肾功能不全的患者。没有肝肾综合征诱发因素的患者生存时间稍长，然而那些因感染而发展为肝肾综合征的患者生存时间趋于更短。随着对肝肾综合征病理生理学机制的理解深化，治疗更加积极有效，这些患者的预后有了显著的改善。由于世界范围内缺乏可用于肝移植的捐赠器官，治疗策略主要为应用药物治疗、TIPS 或联合两者来作为肝移植的桥梁。

肝肾综合征的治疗已有了显著的讲步，而之前肝肾综合征的病死率几乎是 100%。根据病理生理学原则，预防和治疗潜在的引起肾血管收缩的可逆因素，我们能够积极处理肝肾综合征。肝肾综合征的诊断不再等同于宣判死亡，对于监护室医师、肝病学专家、肾病学专家、放射介入学专家和移植外科医师的组成的团队来说，肝肾综合征的治疗是一个挑战，密切的合作能够改善这些患者的预后。我们的责任是作为内科医师识别肝肾综合征的早期阶段，在这些患者肝衰之前及时干预治疗。

（卢东齐）

第三节　横纹肌溶解症

横纹肌溶解症是一种由于骨骼肌细胞受损或代谢缺陷导致细胞膜（肌膜）溶解后胞质内容物（肌红蛋白、酶、磷、钾）释放入血后出现的障碍。肌红蛋白很容易通过肾小球滤过膜，当尿液中含有肌红蛋白时，将会出现所谓的"肌红蛋白尿"。尽管有部分患者几乎没有任何症状，大部分横纹肌溶解症患者会出现肌肉痛、触痛、肌肉僵硬以及乏力等症状。大部分患者会出现血清中肌酸激酶（CK）MM 亚型升高。在这一点上，较罕见的例外情况出现在糖尿病性肌肉坏死。在这种情况下，会出现骨骼肌的疼痛性血管栓塞，通常发生在股静脉，但通常不伴有血清 CK 水平的显著升高。表 13 - 4 列出了导致横纹肌溶解症的常见病因分类。

表 13 - 4　横纹肌溶解症的病因

劳累和物理性创伤	药物因素
直接损伤	可卡因
挤压综合征	麻黄碱
昏迷后肌肉长期受压	苯丙胺衍生物
触电	3 - 羟 - 3 - 甲基戊二酰辅酶还原酶抑制药
烧伤	（他汀类药物）
冻伤	减肥药
过度运动	感染性因素
运动伤	细菌感染
抽搐发作	梭状芽孢杆菌感染
被迫大量剧烈运动	军团菌属
	链球菌感染
遗传性肌病	葡萄球菌感染
肌磷酸化酶缺乏症	肺炎球菌性肺炎
（McArdle 病）	病毒
肉碱软酯酰转化酶缺乏症	流感病毒
获得性代谢障碍	柯萨奇病毒
甲状腺功能亢进症	艾滋病病毒
糖尿病酮症酸中毒	中毒性因素
钾缺乏	蛇毒
伴有急性低磷酸盐血症的磷缺乏	毒蘑菇中毒
酒精中毒	以甜香菜子喂养的鹌鹑
急性低钠血症	鱼肉中毒（Haff 病）

缺氧和缺血	混杂因素
一氧化碳中毒	恶性高热
血管栓塞	神经阻滞药恶性综合征
动脉粥样硬化性血栓形成	
间隔综合征	

一、发病机制

正常人在剧烈运动后会出现轻度的横纹肌溶解症。比较常见的例子见于剧烈重复性运动或者癫痫大发作之后。据推测，耗竭性运动不仅会直接损伤肌肉细胞的结构成分，还有可能降低能量储备，进而降低人体对损伤的正常阈值。其他能够降低损伤阈值的因素包括体质较弱或之前已经存在损伤，典型的例子是酒精性肌病。在现有文献中，所有所涉及的人群中，女性发生横纹肌溶解症的比例明显低于男性，这是让人费解的现象。血容量不足以及在高温环境下运动——可能会导致肌肉温度过高以及降低血液流量——是导致横纹肌溶解症的加重因素。肌肉的离心性收缩（如跑步下山）比向心性收缩（如跑步上山）更容易导致横纹肌溶解症。禁食会降低损伤的阈值，可能是通过降低肌肉收缩的酶底物发挥作用的。严重的外伤以及挤压伤通常会导致横纹肌溶解症，而且与之相关的急性肾衰竭通常会导致患者死亡。在外科手术中肌肉的直接损伤会导致肌酶的轻度升高。

1. 遗传性代谢性肌病 一些特异性酶的紊乱会通过损伤能量代谢导致劳累性横纹肌溶解症。经典的例子是肌磷酸化酶缺乏（McArdle 综合征）以及肉碱软酯酰转化酶缺乏症。

2. 获得性代谢性肌病 缺钾是典型的例子。钾缺乏会损伤肌肉的糖原合成。在缺氧运动的情况下，糖原是肌肉的主要能量来源，因此钾缺乏的人若从事重体力活动后会导致横纹肌溶解。钾缺乏还会干扰运动时肌肉血流量的正常升高。这将会导致局部缺血而加重损伤。磷缺乏也会导致横纹肌溶解症，这种情况通常见于重度酒精中毒和（或）严重体重下降的患者。

3. 缺氧/缺血 一氧化碳中毒会由于生成了碳氧血红蛋白而出现缺氧症状，这是公认的会导致急性横纹肌溶解症的一种病因。严重充血性心力衰竭也会导致轻度的横纹肌溶解。

4. 药物 很多药物可导致横纹肌溶解症。在缺乏对照的研究中显示有数百种药物会导致该病的发生，其中最主要的药物包括可卡因和苯丙胺的衍生物。最近的基础研究提示麻黄碱和摇头丸（3，4 - 亚甲基双氧甲基苯丙胺，MDMA）能够刺激骨骼肌中的肾上腺能受体，导致产生过多的热量以及肌细胞受损，因而解释了在这种病例中能够见到横纹肌溶解症往往合并有机体过热的现象。

3 - 羟 - 3 - 甲基戊二酰辅酶 A（HMG CoA）还原酶抑制药（他汀类药物）也是导致横纹肌溶解的常见药物因素。这类药物的这种不良反应有可能发生在单一服用该类药物时，但更多的发生在同时合并服用其他一些药物的情况下，如纤维酸衍生物类调脂药、环孢素、烟酸或乙琥红霉素。这些药物和他汀类药物是通过同一种酶系统在肌肉和肝内代谢的，因而很容易使他汀类药物浓度达到中毒水平。因此，对于服用他汀类药物的患者，在同时合并服用其他的能够导致肌细胞损伤风险的正规药物时，预防横纹肌溶解更为困难。一些患者在服用他汀类药物时会出现 CK 水平轻度升高，但没有任何不适主诉或临床不良反应。然而，仍然建议当出现不适症状或 CK 水平升高至正常值 10 倍（2 500U/L）或以上时停用他汀类药物。

5. 感染　病毒感染，尤其是流感病毒、柯萨奇病毒以及艾滋病病毒会直接损伤肌细胞导致严重的横纹肌溶解症。一些特定的细菌感染，如肺炎球菌性肺炎、气性坏疽、全身性链球菌感染以及军团菌属感染也是已知的常见病因。

6. 特殊病因　很多物质是具有直接的肌肉毒性的。蛇咬伤后会由于蛇毒中的蛋白水解酶导致严重的横纹肌溶解。在食用了以甜香菜子为食的鹌鹑后，会由于骨骼肌中蓄积了大量的洋地黄而导致横纹肌溶解。甲状腺功能亢进症会使血清 CK 水平持续性升高，有时会直接诱发横纹肌溶解。急性皮肌炎偶可诱发横纹肌溶解。最后，肌型肌酸激酶（CKMM）会发生在一系列疾病过程中，包括缺氧、充血性心力衰竭以及脓毒症。

恶性高热是一种罕见的骨骼肌斯里兰卡肉桂碱受体遗传异常，其临床表现为急性发作性肌肉强直、缺氧、CO_2 产生增多、代谢性和呼吸性酸中毒、高热和横纹肌溶解。这种情况经常发生在常规麻醉过程中，可由使用琥珀酰胆碱以及挥发性麻醉剂诱发。恶性高热一旦发生往往是致死性的，除非敏锐地认识到该病的发生并加以预防，或给予肌松药硝苯呋海因（丹曲洛林）治疗。

神经阻滞药恶性综合征的临床特征仅包括肌肉强直和张力障碍，在部分病例中，临床症状更为少见。这种综合征是许多精神抑制类药物的不良反应。严重横纹肌溶解症是其并发症之

二、预防

大部分人曾经历过在运动后的最初几天出现肌肉酸痛和僵硬的症状。这种情况下，血清 CK 水平会有轻至中度的升高（最高可达 10 000U/L），因此，从这个意义上讲，我们大多数都曾经患过横纹肌溶解症。体育锻炼能够增加肌肉对损伤的阈值。有人认为在运动过程中由于运动导致的肌肉损伤是肌细胞重建和肥大的必要组成部分。因此横纹肌溶解的因素有可能是生理性的，客观上证明了体育锻炼者的理念："一分付出，一分收获"。进行极限的剧烈重复性运动，如进行深蹲俯撑或引体向上直至达到体能耗竭的程度可能会导致严重的后果。因此，对于缺乏锻炼的人而言，在进行这些锻炼的时候采取循序渐进的方式，逐渐增加锻炼强度和频率将保证锻炼的安全性。应避免在高热环境下及水电解质缺乏时工作，同时，通过服用一些药物，如苯丙胺的衍生物、麻黄碱以及可卡因来增强训练效果的办法也应该避免。

三、临床表现

横纹肌溶解症的临床症状和阳性体征通常足以明确诊断。常见症状包括肌肉痛、触痛、水肿、乏力和行动受限。将这些临床表现简单地诊断为"背痛"或"纤维肌痛"十分危险。在这种情况下，有必要考虑到横纹肌溶解症的可能，并通过检查 CK 水平的方法来进一步判断是否该病。

CKMM 是骨骼肌中肌酸激酶的最主要亚型，也是确诊该病最敏感的指标。除非仍然存在肌肉的坏死，CK 的峰值将出现在肌肉损伤后的 12～36h，其半衰期（$t_{1/2}$）大约为48h。肌酸激酶的心肌同工酶（CKMB）通常用于检测心肌损伤，在一些经常锻炼的运动员的骨骼肌总 CK 中，可包含5%的 CKMB。在心肌梗死的患者，总 CK 水平很少超过 5 000U/L。任何总

CK 水平超过该值的情况都应该怀疑是否出现了急性横纹肌溶解。在一些临床重症患者，总 CK 水平经常达到 100 000U/L 以上的水平。在一些极端的病例中，CK 有可能达到 3 000 000U/L 的水平。其他一些肌酶水平的升高，如醛缩酶、乳酸脱氢酶或转氨酶，对于确诊意义不大。γ - 谷氨酰转移酶（GGT）水平升高不会发生在肌肉损伤的情况下，因此该酶的检测可用于排除肝损伤。

在早期的急性横纹肌溶解症，会出现血清肌酐水平一过性的升高，而且其升高与血清尿素氮（BUN）水平增高不成比例。据推测，这是由于肌肉中的肌酸释放入血，之后自发性水解为肌酐所致。通常情况下，血清尿素氮与肌酐的比值是 10 : 1。在发病初期，若出现这个比例下降至 5 以下时，提示可能出现了急性横纹肌溶解。血清尿酸水平可能会超过 40mg/dl。从肌肉中释放出来的嘌呤类代谢产物在肝脏转化成为尿酸。如此高的尿酸水平在其他情况下非常罕见，即使在肿瘤化疗后导致的肿瘤溶解综合征也不会如此之高。任何病因导致的横纹肌溶解出现粒细胞增多都十分常见。出现低清蛋白血症是一个预后不佳的先兆，尤其在合并有血液浓缩的情况时，因为这提示大量毛细血管的破坏导致血浆成分从血管中丢失。在比较少见的情况下，毛细血管的破坏甚至会导致红细胞也逃逸到间质组织中。这将导致休克的发生，以及没有出血或溶血的情况下血细胞比容快速下降。在少尿的患者，尿钠浓度超过 20mEq/L 提示肾小管的损伤。然而，横纹肌溶解患者尿钠水平有可能非常低，因此，这一指标对于色素性肾病的诊断价值弱于其他少尿性疾病。高钾血症非常常见，这是由于受到破坏的肌细胞中的钾释放入血所致。严重的低钙血症，血清钙水平会低于 3.0mg/dl，可能是由于高磷酸盐血症以及受损肌肉对钙离子的俘获所导致。在疾病后期还有可能出现高钙血症，尤其在急性肾衰竭的多尿期。通常这种情况见于患病初期给予补充钙剂的患者。

四、鉴别诊断

血红蛋白和肌红蛋白释放入血浆之后的后果有着本质的区别。血浆中的游离血红蛋白能够与珠蛋白结合，其饱和浓度大约是 100mg/dl。因为血红蛋白 - 珠蛋白复合物的分子量非常大，不能够被肾小球滤过，所以，血红蛋白在正常情况下不会出现在尿中。但当血浆珠蛋白已经达到饱和而且总血红蛋白含量超过 100mg/dl 的情况下，将出现血红蛋白尿。血红蛋白和肌红蛋白在血清或尿中达到肉眼可见程度的浓度都是 100mg/dl。与血红蛋白不同，肌红蛋白在血浆中并没有同样数量级的结合蛋白。肌红蛋白的分子质量 16 000Da，其在肾的清除率分数（与菊粉相比）为 75%。因此，任何进入血浆的肌红蛋白将很容易通过肾小球滤过膜。进而可以得出结论，若血清染色，则提示溶血，而非横纹肌溶解；若尿中出现亚铁血红素成分，而血清未染色，则提示发生了横纹肌溶解以及肌红蛋白尿。血清和尿中均出现色素成分则提示血红蛋白尿。采用试纸方法检测尿中的亚铁血红素既简单又十分敏感，因此没有必要再采用其他更复杂和昂贵的试验来检测或鉴别血清或尿中到底是肌红蛋白或血红蛋白。在没有明显血尿的情况下，色素尿且试纸检测血清亚铁血红素阳性，对于确诊横纹肌溶解有帮助。然而这样的检验结果往往很难得到；除非在疾病的早期进行检测。因为肌红蛋白的排泄非常快，很容易丢失。在没有高血糖的情况下出现糖尿是另外一个肌红蛋白尿所导致的常见实验室检查特征。这或许反映了近端肾小管的损伤。

色素沉积相关性肾病的典型病理学表现包括近端肾小管坏死和远端肾小管色素管型梗

阻。发生急性肾衰竭的潜在病因已经研究得比较细致。亚铁血红素是强烈的血管收缩药，能导致肾缺血。一旦肌红蛋白或血红蛋白分子通过肾小球滤过膜进入近端肾小管，其中一部分能够进入近端肾小管细胞之中。在细胞内，这类分子能够释放出铁元素和铁的化合物，形成毒性产物，可使近端肾小管细胞受损或死亡。在近端肾小管未被吸收的色素可达到远端肾单位。若小管中的尿液 pH 呈酸性，色素将与 Tamm – Horsfall 蛋白发生反应，形成胶体，进而堵塞小管液的流动。一旦阻塞形成，小管中的色素浓度将进一步升高，进而增加近段小管细胞对色素的吸收并产生毒性作用。

五、治疗

第二次世界大战之后不久，有人报道在挤压伤之后会发生急性肾衰竭，之后人们开始认识到当出现低血压、肾灌注不足以及酸性尿等一系列症状时，若出现色素尿，提示可能出现了急性肾小管坏死。随后的实验研究显示，在动脉血容量、血压和肾灌注正常的情况下，若静脉给予肌肉原浆、肌红蛋白或血红蛋白，对肾功能是没有不利影响的。实验研究还显示，在色素尿还没有消退之前输入盐水、碳酸氢盐溶液或甘露醇，能够起到保护肾不发生急性肾衰竭的作用。

上述几条治疗原则是横纹肌溶解及肌红蛋白尿的早期治疗基础。对重症病例，应收入有专业人员和透析设备的重症监护室。对这种病例，应及早进行积极、大量的容量置换，以达到保证器官灌注的目的。建议给予碳酸氢盐溶液输入以达到碱化尿液，防止小管内色素管型的形成。然而对于重症患者，这一治疗并不能保证肯定有效。若血清碳酸盐水平已经过度矫正的情况下，尿液仍呈现酸性，那么可以考虑使用乙酰唑胺。必须注意防止出现容量超负荷及肺水肿的危险。由于肌红蛋白对肾有直接的毒性作用，因此可考虑使用甘露醇来增加肾对其的清除率。输入 25g 甘露醇即可增加尿量，从而增加对肌红蛋白的清除，因此至少从理论上能够降低肌红蛋白的毒性。

血清 CK 水平在升高数天之后应该开始下降。若 CK 水平出现了再次升高，应考虑是否合并间隔综合征。有一些证据显示早期给予静脉输入甘露醇可能会起到“抢先占领”的作用，因而能够阻止这类并发症。重症病例有可能由于膈肌乏力而出现呼吸衰竭。必须认真反复的检测血钾水平以防止高钾血症的发生。由于广泛的肌肉细胞受损，单纯输入葡萄糖和胰岛素可能并不能控制高钾血症。在一些伴有严重低钙血症的患者，即使血钾水平处在 6.5mmol/L 左右的情况下，也有可能出现钾对心脏的直接毒性作用。这意味着对高钾血症的毒性作用，不能单纯依赖血钾水平，还应该结合心电图检测的结果。若血清钾仅轻度升高，而心电图检测提示为高钾血症，可给予小剂量的钙剂，在这种情况下，可在不减少血清钾的总量的情况下，可一过性的纠正心电图的变化。对此类患者，有必要进行频繁的血液透析治疗，有部分患者甚至需要近乎常规的血液透析。低钙血症本身并不需要治疗，除非特别需要，因为钙盐有可能会在受损肌肉内形成沉淀。在疾病后期的多尿期，这些钙沉淀会被动员，导致高钙血症。尽管如此，对于准备接受透析治疗的患者，对于一过性的高钾血症，可临时给予钙盐输入以降低钾对心脏的毒性作用以达到抢救生命的目的。感染和容量超负荷也是重要的并发症。对于重症患者，由于肝脏受损或弥散性血管内凝血导致的凝血功能受损也是常见的并发症。

六、预后

急性广泛性横纹肌溶解症患者后期可能会由于肌肉的纤维化导致终身性残疾。而还有一部分患者则能够完全康复，因此对于某个病例而言，很难判断其预后究竟如何。对于反复发作横纹肌溶解的患者应考虑进行一些特殊检测以排除是否 McArdle 病或其他代谢障碍。对由于使用他汀类药物或其他能够阻止代谢的药物（如贝特类药物）诱发横纹肌溶解的患者，经常需要考虑重新给予他汀类单一药物的治疗以提高安全性，对此类患者应严密监测。

（卢东齐）

第四节　造影剂肾病

造影剂肾病（contrast – induced nephropathy，CIN）是一种常见的医源性急性肾衰竭。尽管 CIN 的发病率比较低，但接受静脉内造影剂的患者人数众多，而且会随着人口老龄化更加增多，越来越多的患者需要通过静脉注射造影剂的方式进行诊断和治疗。

回顾性病例观察研究证实，注射造影剂后出现 CIN 的患者较未发生 CIN 的对照组患者院内死亡率明显增高，尤其是那些最终需要透析治疗的患者。而多因素回归分析在经过基线并发症因素校正后的结果高度提示，CIN 实际上是死亡率的一个独立预测因子。

有几种患者本身的因素以及治疗过程中的因素能够影响发生 CIN 的可能性。患者因素中，已经罹患慢性肾脏病（CKD）被认为是最有力的危险因素。发生 CIN 的患者中，接近 60% 在接受造影剂之前已经患有 CKD，而且发生 CIN 的风险与之前肾损害严重程度呈现平行关系。糖尿病也会增高发生 CIN 的风险，但仅限于同时合并有 CKD 的糖尿病患者。因此，发生 CIN 风险最高的是患有 CKD 和糖尿病的患者，而非糖尿病性 CKD 患者次之，风险最低的是未患有 CKD 的患者——无论其是否患有糖尿病。与之相似的是，患有 CKD 和糖尿病的患者发生少尿型急性肾衰竭以及需要透析治疗的风险最高。需接受透析治疗的 CIN 患者院内死亡率非常高。

血容量不足、充血性心力衰竭、老龄和低血压都已被证实是 CIN 的危险因素，然而这些因素可能只是肾小球滤过率（GFR）较低的原始标志，而 GFR 低本身可能才是真正的危险因素。同时使用肾毒性药物，如非甾体类消炎药也能够增加 CIN 发生的风险。

过去曾认为，多发性骨髓瘤是 CIN 的危险因素。然而，最近通过使用一些新型的造影剂研究显示，若在接受造影剂时，患者不存在血容量不足的情况，那么多发性骨髓瘤并非一种非常强的危险因素。

治疗过程相关性因素也能够影响发生 CIN 的可能性。大多数研究提示接受肠外造影剂的剂量越大，导致 CIN 的可能性越大。同时，造影剂的类型（尤其是造影剂的渗透压）也会影响发生 CIN 的概率。根据造影剂的组成成分不同，造影剂可分为 3 种类型：高渗型造影剂（又名离子型造影剂），渗透压高达大约 2 000mOsm/L；低渗型造影剂（又名非离子型造影剂），渗透压 600 ~ 900mOsm/L；等渗型造影剂（是一种非离子型复合物），渗透压 300mOsm/L。大量针对伴有 CKD 的高危人群的研究证实，低渗型造影剂较高渗型造影剂发生 CIN 的风险明显降低；同时，有些证据提示等渗型造影剂的肾毒性要低于低渗型造影剂。

一、发病机制

有几种机制能够解释 CIN 的发病机制。为了阻止 CIN 发生所采取的措施是基于这些发病机制的。目前认为，肾缺血是 CIN 发病的基本病因。由于氧的逆流交换，以及在直小血管中氧的排出，同时升段亨利环有效的小管转运需要氧的缘故，因而外层肾髓质的氧张力极低（PO_2 为 10~20mmHg）。造影剂能够选择性地进一步降低外层肾髓质的氧张力，在此过程中，涉及两种不同的机制。其一，造影剂通过释放出能够促使血管收缩的化合物，如内皮素和腺苷；同时这种作用还由于阻断了能够促使血管舒张的化合物，如一氧化氮和前列腺素而进一步加强，因而降低了肾的血供。其二，造影剂本身能够造成肾小管的渗透性利尿，进而导致小管的有效转运增加，使其对氧的利用增加。

高渗透压本身可能就是导致 CIN 的病因。小管内高渗透压能够激活管-球反馈作用，或增加小管内的静水压，这两种作用都将导致肾小球滤过率的下降。高渗透压可能还会增加小管细胞的凋亡。

还有证据显示，氧自由基的产生也参与了 CIN 的致病机制。这一理论能够解释使用自由基的清除剂 N-乙酰半胱氨酸（NAC）以及碳酸氢钠（能够阻断自由基生成所需要的酶的合成）对预防 CIN 可能具有一定作用的原因。

最后，有证据显示造影剂还可以导致直接的细胞毒性。在实验动物以及离体的肾单位实验中，均提示造影剂能够导致近端肾小管细胞空泡变性、间质炎症和细胞坏死。

二、预防

已经有许多针对 CIN 预防策略的研究。在一系列经过精巧设计的随机对照研究中已经证实其中的许多方案是无效的。其中包括利尿药、甘露醇、心房钠尿肽、内皮素受体阻滞药以及非诺多巴。还有一些治疗方案已经证实是更为有效的，将在下文中详述。

传统上认为，扩张细胞外液（ECF）容量是预防 CIN 的基本治疗干预原则。通过扩张 ECF 的方式来达到纠正容量降低的问题，其目的是为了减轻导致肾缺血的血管收缩反应，以及减少肾小管与造影剂的接触时间和浓度。早期的临床研究通过历史对照的方法提示扩张 ECF 对于预防 CIN 的发生有益处。按照这些研究得出的结论，扩张血容量很快成为治疗的标准，然而没有任何前瞻性、随机、安慰剂对照研究来评估这一措施的效果，这可能是出于伦理学角度的考虑。之后的一些研究曾经试图找到预防性扩张 ECF 的最佳流程，然而截至目前，仍未达成一致意见。这是由于这些研究的样本特征、样本量、入选标准以及研究终点的定义具有很大的差异性的缘故。为数不多的一些文献建议静脉补液优于口服补液，较长时间给予肠外补液优于快速补液，给予等渗型液体优于低渗性液体。

20 世纪 90 年代后期，首先报道能有效预防 CIN 的治疗方案是 NAC。NAC 的最常用剂量是口服 600mg，每日 2 次，在给予造影剂的前一天及当天给药。最开始时，这一发现广受欢迎，引起了医学界的广泛关注，使用 NAC 预防 CIN 很快在临床实践中广泛应用。后续针对其有效性所进行的研究多是混杂的，所以已经有针对这些研究的荟萃分析研究。截至目前，NAC 到底对预防 CIN 的发生是否有效仍无定论，但毫无疑问的是，由于该药的安全性、使用方法简便、费用低廉，因此在临床上仍被广泛使用。

茶碱对于预防 CIN 可能也有效。有几项研究已经证实茶碱能够降低使用造影剂后 GFR

下降程度，其作用机制可能是阻断了腺苷导致的肾血管收缩。然而，所有这些研究中，无论茶碱治疗组还是对照组中，均未包括高危患者或临床症状典型的 CIN 患者。因此对其疗效不能得出任何结论。值得注意的是，茶碱的应用可能会诱发室性心律失常、癫痫发作以及其他不良反应，因此在防止 CIN 时，使用茶碱作为预防性用药必须充分考虑到这些缺点。

对于具有高危因素的氮质血症患者，已经证实减少造影剂用量以及降低其渗透压能够最大限度的降低发生 CIN 的风险。关于造影剂的渗透压，临床试验已经证实，低渗型造影剂优于高渗型造影剂。早期的一些临床报道证实等渗型造影剂至少要比一种低渗型造影剂肾毒性更低，然而对于等渗型造影剂的相对肾毒性仍需要进一步深入研究。

人们普遍认为，血液透析对于预防 CIN 的发生是无效的，但认为血液滤过是有效的。然而，由于研究设计的局限性，对于血液滤过的剂量，并不允许进行更大规模的实验，因而其确切疗效很难确认。因为血液滤过的费用高昂，而且从逻辑上很难大规模地将该方法用于 CIN 的预防性治疗，因此这种预防模式不大可能得到广泛的临床应用，除非有后续的更为精巧设计的研究能够证实其有效性。

早期的一些研究结果提示使用碳酸氢钠预防 CIN 的效果优于输入盐水，然而近期的一些文献报道显示这两种液体输入对预防 CIN 具有等效的作用。现在正在进行一些更为深入的研究，有可能能够弄清碳酸氢钠是否比等渗盐水更有好处的问题。

三、临床表现

1. 症状和体征　大部分 CIN 患者并没有特征性的症状或体征可供证实此并发症的存在。在一小部分受累患者中，会出现少尿症状，伴或不伴容量过负荷的症状和体检特征。比较罕见的病例中，CIN 患者会出现尿毒症的症状和体征。

2. 实验室检查　大部分 CIN 患者的血清肌酐水平在给予造影剂注射后 24～48h 开始升高，在第 3～5 天达到峰值，并在第 7～10 天恢复到基线水平。大部分患者是非少尿型的，并且经常伴有尿钠浓度降低。

在一些更为严重的 CIN 病例中，血清肌酐水平在第 5～10 天才达到峰值，并有可能伴有少尿，需要进行透析治疗。这些重症 CIN 病例多见于进展期 CKD 患者（但并非全部如此），尤其是同时合并有糖尿病的患者。

CIN 患者尿检的特征性表现是尿检中发现粗颗粒管型、肾小管上皮细胞以及非结晶的碎片，均为急性小管坏死的特征性发现。

3. 影像学检查　肾影像学检查不能用于确诊 CIN，但是却可以用来排除其他可能导致急性肾衰竭的病因（如，肾超声检查可以排除梗阻性肾病）。

四、鉴别诊断

肾动脉粥样硬化栓塞也是接受造影剂之后导致急性肾衰竭的一个病因，因此需与 CIN 相鉴别。这一并发症可发生在任何通过动脉途径给予造影剂的患者，不管造影剂是用于诊断目的或者是介入治疗。若接受造影剂 48h 后出现血清肌酐升高，应考虑肾动脉粥样硬化栓塞的可能，但该并发症也有可能在接受造影剂后 48h 之内出现。在体格检查方面，医师应注意发现网状青斑、指端缺血（紫癜/蓝指综合征）、视网膜栓塞形成（Hollenhorst 斑），或者其他全身性栓塞形成的体征，这些体征会提示动脉粥样硬化栓塞的存在。患有动脉粥样硬化栓塞的患者在实验室检查方面可能出现尿中或外周血中嗜酸粒细胞增多和（或）低补体血症，这些异常不会出现在 CIN 患者之中。

由于接受造影剂的患者通常都是血流动力学不稳定的，因此必须考虑缺血性急性小管坏死的可能，这也是接受造影剂处理后出现急性肾衰竭的需鉴别的病因。然而，临床上由于缺血引起的急性肾衰竭与 CIN 很难甚至根本不可能鉴别开来。

其他需要鉴别的疾病之一是过敏性间质性肾炎（因为需要接受造影剂的患者大多是住院患者，在住院期间同时还服用了很多新的药物），通常，该病会表现出发热、皮疹、外周血嗜酸性粒细胞增多以及无菌性白细胞尿；另外一种疾病是梗阻性肾病，其鉴别点为尿量减少甚至无尿，影像学检查提示肾积水。

五、治疗

一旦 CIN 发生，在治疗上并无特殊办法。因此最佳方案还是重在预防。对一些具有高危因素的氮质血症患者，在给予造影剂之前请肾脏病科会诊，采取一些预防性治疗措施是有价值的。

一旦患者出现了 CIN，在治疗上就应该非常谨慎的关注患者的液体和电解质的平衡问题，同时应调整通过肾排泄的药物剂量或使用方法。建议进行常规的电解质、血尿素氮（BUN）和肌酐的检测，因为我们无法预测究竟哪一例患者会呈现短暂、一过性、无症状的急性肾衰竭，哪一例患者会发展为更为严重的急性肾衰竭。出现少尿、严重电解质紊乱或酸碱平衡紊乱以及容量负荷过重的患者应接受血液透析治疗。那些伴有进展期 CKD 的患者，尤其是还患有糖尿病的患者最有可能需要接受透析治疗的支持。

六、预后

CIN 患者通常肾功能最终会完全恢复正常。一小部分患者病情会持续进展最终需要慢性肾替代治疗的支持，还有一部分患者肾功能虽然受损，但仍保留有部分残余肾功能，可能不需要接受透析治疗。最终需肾替代治疗的患者往往在接受造影剂之前就已经患有严重的 CKD。现在还不清楚究竟有多大比例的患者最终会出现持续的、临床症状不明显的 GFR 下降。

最近几年，多项研究结果认为接受造影剂之后出现 CIN 的患者较未出现该并发症的患者院内死亡率明显增高。而需要接受透析治疗的 CIN 患者死亡率是最高的。由于这些研究在方法学上的局限性，使其不能对这部分患者的高死亡率到底是由于 CIN 本身引起，还是这些 CIN 患者其他的并发症更常见所导致的得出非常明确的结论。

（卢东齐）

第五节　肿瘤溶解综合征

肿瘤溶解综合征（tumor lysis syndrome，TLS）首次报道见于 1929 年，其定义是对恶性肿瘤进行化疗之后出现的一系列可能致死性的代谢紊乱。这种综合征最多见于一些特定的血液系统恶性肿瘤，如急性淋巴细胞白血病或高度恶性非霍奇金淋巴瘤（NHL）。TLS 在其他一些血液系统恶性肿瘤的治疗中也是比较常见的并发症，如慢性淋巴细胞白血病、急性髓细胞样白血病、包括多发性骨髓瘤和孤立性浆细胞瘤在内的浆细胞障碍、霍奇金淋巴瘤以及低分化或中度分化 NHL。最后，有报道称在一些实体性肿瘤如睾丸癌、乳癌、肺癌的治疗中也会出现 TLS。该并发症最常见于可导致细胞减少的化学治疗之后，然而，也可以在治疗之前自发产生，还会发生在其他一些治疗手段之后，如放射治疗、皮质激素治疗、白介素 - α 治疗、美罗华以及他莫昔芬治疗之后。

这一肿瘤科急症的特点是急性起病的高尿酸血症、高钾血症、高磷酸盐血症和低钙血症，通常伴有急性肾衰竭（ARF）。TLS 是由于肿瘤细胞内容物（如尿酸、磷酸盐、钾）快速释放入体循环中所导致的，大量的上述物质入血后超出了维持内环境稳态的生理性代谢途径能够承受的能力。并非所有癌症患者都会出现 TLS，其发病率由于各项研究中涉及的患者群不同以及关于 TLS 的确切定义不同而各不相同。与发生 TLS 风险上升相关的因素包括：累及细胞数目众多的块状肿瘤和增殖能力快的肿瘤（如 Burkitt 淋巴瘤或急性淋巴细胞白血病）、骨髓受累广泛、乳酸脱氢酶（肿瘤累及细胞数的一个标志物）水平高于 1 500U/ml，以及肿瘤对化疗或放疗的敏感性高。

TLS 的临床后果如何取决于由这些代谢紊乱导致的器官受损程度，最为典型的是急性肾脏、心血管系统和神经系统的并发症。ARF 的证据是持续加重的氮质血症（通常其定义为血清肌酐水平较基线水平升高 30% ~50%），是 TLS 常见的并发症，通常十分严重，但具有潜在的可恢复性。ARF 作为肿瘤溶解综合征的并发症，其病因是多因素的，但最基本的是由于肾小管内尿酸结晶沉淀导致尿流梗阻，以及急性肾间质钙盐沉积和钙磷复合物沉积对小管的损伤造成的。

与 TLS 伴发的 ARF 相关的危险因素包括之前患有慢性肾脏病、血容量不足伴尿液浓缩、同时使用肾毒性药物，以及容易促使尿酸结晶形成的酸性尿环境。ARF 不仅仅是 TLS 的一个结果，更会加重代谢紊乱而降低纠正 TLS 药物治疗的效果。若不经过治疗，TLS 相关的 ARF 将导致钾、磷、钙的严重失衡，可能会诱发严重的、危及生命的心律失常、癫痫发作、肌肉麻痹甚至死亡。

一、预防

尽管有一小部分 TLS 病例是自发产生的，对于这部分患者是不可能进行预防性治疗的，但大多数 TLS 病例是可以根据肿瘤和患者自身情况预测其危险因素，从而有针对性的采取措施的。因此，对于 TLS 的预防必须早期进行并采取积极有效的措施，这样既可以降低电解质紊乱的严重程度，又有可能在肿瘤细胞开始溶解时阻止肾脏损伤的发生。

二、临床表现

1. 症状、体征和实验室检查　TLS 患者的临床表现差异很大，并取决于代谢紊乱的程度以及由于细胞内容物释放入血导致受损的终末器官的种类。对于具有高危因素的恶性肿瘤患者，尤其是进行促使肿瘤细胞减少的治疗措施时，应提高对发生 TLS 的警惕。

（1）高钾血症：TLS 患者发生高钾血症（如，血钾水平 >5mmol/L）十分常见，最早可在化疗后 6h 就会出现。其主要发生机制是大量细胞内储存的钾在肿瘤细胞溶解时释放入细胞外液（ECF）中。此外，在疾病后期由于肾衰竭导致代谢性酸中毒可使存活的肿瘤细胞和宿主细胞中的钾释放入血。最后，若在 TLS 发生之前已经存在肾衰竭，和（或）TLS 发生后导致的 ARF 会损害肾脏对钾离子进入 ECF 的负荷的清除作用，因而会加重高钾血症的严重程度，并降低纠正高钾血症药物治疗的疗效。

由于细胞内外钾浓度比值对于维持正常的静息膜电位十分重要，因此与高钾血症相关的症状通常会表现为神经和肌肉兴奋性的变化。血清钾浓度轻度升高会表现为嗜睡、肌无力、肌肉痛性痉挛以及感觉异常。不巧的是，TLS 患者往往还会同时出现低钙血症，将进一步加重高钾血症导致的细胞膜兴奋性障碍以及神经肌肉症状。严重的高钾血症更为危险，这是由于其对心脏传导系统的作用所致，其表现为心电图（ECG）高尖 T 波、PR 和 QRS 间期延长、各种不同类型的房室传导阻滞，以及最终发生的心搏暂停和心脏停搏。

总之，与血清钾水平 >6.0mmol/L 相关的神经肌肉症状或 ECG 变化都需要立即纠正。然而，有一种假性高钾血症需要引起重视，这种情况通常会在伴有白细胞计数显著增多（如，>100 000/mm^3）的血液系统恶性肿瘤中发生。这种情况下发生的"高钾血症"实际上是由于采血时白细胞的机械性损伤所导致，或者是由于血液在试管内凝固后白细胞溶解所致。在这种情况下，实验室所测得的血钾水平有时会显著升高，然而并不能反映真实的体内血钾水平，而且不会伴有神经肌肉症状或 ECG 的改变。通过不使用止血带采血以及不测量血浆（用血清替代）水平的方法，能够得到真实反映体内情况的血钾水平。

（2）低钙血症和高磷酸盐血症：TLS 患者钙磷水平紊乱十分常见，典型改变通常发生在导致细胞减少的治疗措施后的 24~48h。当肿瘤细胞溶解时，大量磷酸盐释放入细胞外液将导致其浓度超过肾脏对磷酸盐清除的阈值，因而可使其浓度超过 4.5mg/dl，有时会非常危险。低钙血症是指经过清蛋白水平校正的总钙水平 <8.5mg/dl，或游离钙水平 <1.08mmol/L，可在高磷酸盐血症时发生，其原理是钙与磷酸盐结合形成了钙磷复合物沉积。这些钙磷复合物在生理条件下是不溶于水的，可在不同组织中沉积，导致 TLS 的终末器官损害（如，急性肾钙盐沉积症）。程度较轻的持续性低钙血症还可能是 1，25－二羟维生素 D$_3$（如，骨化三醇）合成减少的结果。

患有 TLS 和钙磷紊乱的患者的典型表现是与低钙血症相关的神经肌肉体征或症状。患者会表现为感觉异常、肌肉痛性痉挛、手足搐搦（如，Chvostek 征或手足痉挛）或癫痫发作。严重低钙血症还会伴有心脏的表现，大部分特征性表现是 ECG 提示为 Q－T 间期延长以及心肌收缩力下降，进而导致低血压。

（3）高尿酸血症：尿酸是在肝脏细胞产生的，是嘌呤核苷酸分解代谢的伴随产物，嘌呤核苷酸包括鸟嘌呤核苷酸（GMP），次黄嘌呤核苷酸（IMP）和腺嘌呤核苷酸（AMP）。分解代谢的最后一步反应中，包括由黄嘌呤氧化酶催化的黄嘌呤转换为尿酸的限速反应。在人类，尿酸的更进一步分解代谢不会发生，这是由于负责将尿酸转化为尿囊素的尿酸氧化酶在人类进化过程中由于基因的无意突变而丢失了。过量产生的尿酸的主要清除途径是通过肾排出体外。当发生 TLS 时，由于溶解的肿瘤细胞中大量嘌呤核苷酸快速释放入血，导致尿酸产生快速增加，超过了肾排泄尿酸的能力，从而导致血清尿酸水平达到 7~8mg/dl 或以上，甚至超过 15mg/dl 的重症病例也很常见。与 TLS 相关的高尿酸血症的临床症状和体征主要与其导致的少尿和 ARF 相关。

（4）氮质血症和急性肾衰竭：如前文所述，急性肾衰竭是 TLS 常见的和具有潜在危险的并发症。ARF 通常表现为少尿，伴有血清肌酐和尿素氮水平的持续升高，其病因是多因素的。一个主要病理机制是急性尿酸性肾病。在生理条件 pH 为 7 时，在血液中以离子形式存在。然而，在远端肾单位，肾小球流出液已被酸化，其 pH < 5.5，尿酸在适当条件下，尤其当尿液流速下降时可被质子化，并转化为尿酸盐沉积。当尿酸负荷足够高的情况下，这种沉淀将导致小管内结晶的形成并堵塞尿液流动。梗阻的结果是肾小球滤过率（GFR）下降，紧跟着，临床上表现为 ARF。更为罕见的情况下，小管内梗阻可以严重到导致集合系统扩张，肾超声检查可见双侧肾盂积水。另外一个可能导致 TLS 伴发 ARF 的病理机制是急性肾钙盐沉积症。如前文所述，血清磷酸盐水平的快速升高会导致钙磷复合物的形成，并沉积在组织中。在肾脏，这种沉积会导致小管的毒性和间质炎症，会进一步加剧 GFR 的下降。

患有 TLS 相关性 ARF 的患者临床表现各不相同，可从无症状性氮质血症到伴有尿毒症和容量过负荷的严重无尿症不等。应密切关注患者的容量状况（如，容量不足或容量过负荷）和电解质异常（尤其是钾和钙），因为这些紊乱有可能很快危及生命，并影响最初治疗方案的确定。

2. 其他检查　尽管通过上述实验室检查就能够对 TLS 的绝大部分临床情况进行确诊，其他的一些检查项目会帮助医师对 TLS 的诊断起到协助作用，并指导其制定出合理的治疗方案。

（1）心电图：如前文所提及的那样，TLS 的一个严重但可以治疗的并发症是高钾血症，可导致心脏传导系统异常和心律失常。所有化验检查提示高钾血症的 TLS 患者均应行 ECG 检查。应着重关注那些能够提示血清钾水平的反映心肌传导性的典型心电图变化：T 波高尖，PR 和 QRS 复合波间期延长，P 波低平或消失，以及房室传导阻滞和心律不齐。上述任何一条均提示需要立即给予干预措施以稳定心肌细胞，降低血钾水平。

（2）尿液分析：对于部分最初认为可能患有 TLS 导致的 ARF 患者，尿液分析（urinalysis，UA）对临床医师明确诊断是必不可少的。尽管发现尿酸盐结晶对于 TLS 并没有确诊价值，同时未发现尿酸盐结晶也不能排除 TLS 的诊断，但部分患者尿沉渣中确实可以通过显微镜观察到尿酸盐结晶。在光镜下，这些呈菱形或簇状的结晶可呈现黄色或棕色。尿液分析的其他方面可帮助医师在对 ARF 的评估，尽管对于确诊 TLS 并没有多少特异性，但却可以提供一些有用的信息。这其中包括尿比重增高提示尿液浓缩，可能反映了伴发的容量不足；以及不存在其他肾脏疾病情况下出现的镜下血尿及微量蛋白尿。

（3）肾脏超声：如前所述，导致 TLS 伴发的 ARF 的一个主要病理生理机制是肾小管的液体流动被尿酸结晶梗阻。尽管比较罕见，但仍有报道称可能会由于严重的小管梗阻导致双侧肾盂积水。此外，肾超声检查还可以用于鉴别 TLS 并发的 ARF 和其他一些已知恶性肿瘤所导致的 ARF，最典型的是由于实体肿瘤对输尿管的压迫导致梗阻性尿路疾病。

（4）尿液尿酸/肌酐比值：尽管血清尿酸升高在 TLS 患者伴发的 ARF 中十分敏感，然而其诊断特异性却不高。尽管极高的尿酸水平罕见，轻至中度血清尿酸水平升高却可以见于各种不同原因导致的 ARF 病例中，这是由于当 GFR 下降时，肾对尿酸的清除能力下降，即使代谢产生的尿酸量是正常的，也会导致血清尿酸水平的升高。在这种情况下，尿中发现的尿酸大部分是由肾小管分泌而来的。因此总的尿酸排泄量是低于正常值的。在这一点上，其他病因导致的血尿酸水平升高与 TLS 时血清尿酸水平升高是相反的，后者尿酸的产生和排泄都是明显升高的。除了 GFR 受损之外，在未出现无尿症状之前，尿酸的净排泄量是高于基线水平的。正因如此，通过测量尿液中的尿酸浓度并将其与尿肌酐浓度做一比值以控制尿液浓缩的程度，有可能帮助鉴别是 TLS 导致的 ARF 还是其他原因导致的 ARF。尽管有一项报道显示尿液尿酸/肌酐比值＞1 对于 TLS 相关的 ARF 病例是特异性的，而该比值＜0.6～0.75 则见于其他原因导致的 ARF，在其他的研究中，还没有把尿液尿酸/肌酐比值作为鉴别诊断的工具。

三、鉴别诊断

对于新近确诊的恶性肿瘤患者，评估其电解质紊乱和（或）ARF 会十分复杂，尤其对于最近接受化疗或放疗的患者。正因如此，临床医师必须特别留意可能误诊为 TLS 的各种复杂情况，因为随后的治疗方案可能完全不同。从统计学数据来看，住院患者发生 ARF 最常见的病因是由于容量不足导致的肾前性氮质血症和急性肾小管坏死（ATN）。患有恶性肿瘤的患者很容易发生脱水，这是由于患者进食较差，呕吐和腹泻导致大量胃肠道液体丢失，以及发热导致的不感蒸发量增加所致。然而，TLS 患者往往同时伴有容量的不足。因此，即使有足够证据证明有肾前性氮质血症，并不能排除 TLS 的诊断。不管怎样，正像我们即将深入探讨的，在上述任何一种情况下都有必要进行静脉补液治疗。

患有恶性肿瘤的住院患者经常会遭受感染的经历，因此经常需要接受可能导致肾毒性的药物如造影剂、氨基糖苷类抗生素和两性霉素 B 的评估和（或）治疗。不仅如此，在感染过程中还有可能伴发明显的低血压。因此，这些患者的 ARF 往往同时合并有肾毒性药物或缺血导致的 ATN。尽管尿沉渣显微镜检发现颗粒管型对诊断 ATN 并不具有普遍的敏感性，但仍可用来鉴别 ATN 和 TLS。尽管肿瘤本身造成的尿路梗阻相关的输尿管和（或）尿道的直接压迫并不常见，但仍需通过影像学检查是否合并有肾积水来排除该诊断。最后，其他一些较为少见的导致恶性肿瘤发生 ARF 的病因包括急性间质性肾炎、肾小球肾炎和微血管病性溶血性贫血。然而，由于这些疾病往往伴有尿检异常，而在 TLS 中很难见到（如，脓尿或大量蛋白尿），因而与 TLS 的鉴别并不难。

上述导致 ARF 的病因中任何一种均可出现由 GFR 下降而导致的电解质紊乱，包括高钾血症、高磷酸盐血症/低钙血症，以及高尿酸血症。然而，只有当上述这些电解质异常都同时具备，尤其是出现极高水平的磷酸盐和尿酸水平时，才能提示临床医师对 TLS 作出正确的诊断。

四、治疗

当不太可能进行预防性治疗和（或）已经发生了明显的 TLS 时，应予进一步的治疗。

1. 避免使用具有潜在肾毒性的药物或混杂因素　在可能发生 TLS 的情况下，应尽量避免或减少使用任何可能加重这一风险的因素。临床医师最应该注意的是要停用任何可能加重高钾血症的药物，如口服或静脉补钾、β 受体阻滞药、肾素－血管紧张素－醛固酮轴的抑制药［如，血管紧张素转化酶（ACE）抑制药、血管紧张素受体阻滞药、保钾利尿药、肝素］。与之相似，外源性的磷制剂也应该避免使用，如：口服补充磷制剂以及快速的磷脂酸盐灌肠。由于 TLS 患者具有潜在的肾损害危险，因此必要时其他一些肾毒性药物也应该避免使用，其中包括非甾体类消炎药、造影剂、两性霉素 B，以及氨基糖苷类抗生素。最后，对具有 TLS 患病风险的患者，在化疗前应停用所有可促进尿酸排泄的药物，否则将损害肾小管对尿酸的重吸收功能，并将进一步增加尿酸结晶的形成。这类药物包括丙磺舒、阿司匹林和噻嗪类利尿药。

2. 水化治疗 由于容量不足可通过许多不同的途径加重 TLS 的临床症状，因此在化疗前48h 就应该开始给予静脉补液［如，3L/（$m^2 \cdot d$）］治疗，或在已经发生 TLS 后尽快补液。增加容量的目的是降低细胞外尿酸、磷酸盐和钾的浓度。血容量的增加还会增加肾脏血流和 GFR，因而产生利尿作用［＞100～150ml/（$m^2 \cdot h$）］，这将会阻止小管内尿酸结晶的形成和梗阻的发生。若单纯水化治疗将容量不足问题纠正之后，仍不足以产生大量尿液，有必要给予强有力的襻利尿药加强利尿作用。对这些患者，尤其对于已经发生 ARF 或之前患有心肌疾病的患者，应监测是否出现容量过负荷的征象。对于采用何种晶体液进行补液一直存在争论。由于尿酸盐在生理 pH 环境中以离子形式存在，更易溶于水，因此静脉给予碳酸氢钠（如，在1L浓度为0.45%的生理盐水中溶解50～100mEq 的碳酸氢钠）可保持尿液 pH ＞7.0～7.5，可能会阻止 ARF 的发生，除此之外，碳酸氢钠本身还具有扩张细胞外容量的作用。然而，TLS 患者出现 ARF 的致病因素中还包括急性肾脏钙盐沉积症，而钙磷复合物在 pH 较高的环境中更容易沉积。因此，给予碳酸氢钠治疗必须十分谨慎，相对于单纯补充盐水而言，除了容量扩张之外，可能并没有更多益处。

3. 高钾血症 作为 TLS 的部分症状，高钾血症有时会成为内科急症，需要紧急治疗。当出现伴有 ECG 特征性改变的心脏效应时，可通过静脉补钙（如，10% 葡萄糖酸钙）使膜电位水平得到暂时的稳定。若血钾水平在15～30min 没有下降，可重复给药。与此同时，应开始进行细胞外液容量扩张的治疗以通过稀释作用降低血钾浓度。为了增加细胞内钾浓度，可使用静脉注射胰岛素和葡萄糖（或不用），静脉注射或吸入 β 受体激动药，以及静注碳酸氢钠。对于后者，正如上文所述，应注意避免出现容量负荷过重，加重低钙血症以及增加钙磷复合物沉积等不良反应。最后，全身总钾水平可通过盐水和利尿药诱导的尿钾增多、胃肠道交换树脂（如聚苯乙烯硫酸酯），以及必要时进行透析治疗来调整。

4. 高磷酸盐血症和低钙血症 除非认为患者出现的神经肌肉症状与钙浓度过低有关，否则应禁忌对低钙血症进行纠正。在血清磷酸盐水平较高的情况下静脉补钙有可能会导致钙磷的沉积。因此，主要治疗目标应该是纠正高磷酸盐血症，而通常情况下，这将使血钙水平同时得到纠正。除了扩张细胞外容量以增加肾对磷酸盐的排泄之外，可考虑开始短期使用不含钙的口服磷结合剂，如氢氧化铝或碳酸盐。若采取这些保守措施仍然无效和（或）已经出现了明显的 ARF 的情况下，可考虑进行透析治疗来纠正钙磷紊乱。

5. 高尿酸血症 在对 TLS 的治疗中，一个主要的目标是降低血清和尿中升高了的尿酸浓度。有几种不同的方法可达到这一目标。首先，容量不足会加重尿液浓缩，进而导致尿酸结晶形成。因此，扩容治疗本身就是一种缓解高尿酸血症的有效方法。碱化尿液使 pH ＞7 可使尿酸盐几乎完全以离子形式存在，从而进一步减少尿液中尿酸结晶的形成。尽管扩容治疗和碱化尿液治疗是必需的，但对于高尿酸血症的治疗而言并非足够。

我们无法控制由溶解的肿瘤细胞释放出来的嘌呤核苷酸前体的数量，但却有可能降低这些化合物转化为尿酸的转化率。可以使用黄嘌呤氧化酶作为治疗靶点达到这一目的。别嘌醇及其在体内具有生物活性的代谢产物别嘌呤二醇，可对黄嘌呤氧化酶形成竞争性抑制。研究显示，对于癌症患者，给予每日800mg 的别嘌醇，静脉或口服分2次或3次给药，将使接近70%的患者尿酸水平降为正常，90% 的患者尿酸水平下降至少1mg/dl。推荐使用静脉途径给药，尤其对于不能耐受口服药物的患者。此外，应在化疗前24～48h 即开始给药，若有可能，可与静脉补液治疗同时进行。由于别嘌醇对已产生的尿酸不起作用，因此血清尿酸水平下降往往会由于肾对尿酸清除能力的不同而不同程度的延迟。给予别嘌醇治疗后最初起效可见于 72h 内，并在第 7～10 天药效达到最高峰。由于别嘌醇及其代谢产物别嘌呤二醇是通过肾清除的，因此对于肾衰竭患者，其剂量应降低 50%。

最后，已有临床可用的新药能使尿酸转化为更易溶于水且更易排泄的尿囊素。这一新药就是尿酸氧化酶，该酶在包括人类在内的大多数高级灵长类动物中已经缺失。在欧洲，从 1975 年起就已经将该药作为具有发生 TLS 风险的肿瘤患者的预防性用药。最近，尿酸氧化酶的重组形式药物——拉布立酶（Elitek, Sanofi - Synthelabo, Inc.）在美国通过了审批。其推荐剂量是在开始化疗时通过静脉途径每天给予 0.05～0.20mg/kg，最多使用 5d。一般而言，给予该酶后可使已经形成的尿酸水平降低，而且不依赖于肾的清除率，因此，在给药后 4h 内尿酸水平就会快速下降，而且与别嘌醇相比，其尿酸水平下降程度更大。没有资料显示使用拉布立酶对预防 TLS 相关性 ARF 是否更为有效。拉布立酶的常见不良反应包括皮疹和溶血性贫血，后者是由于该酶在代谢过程中产生了过氧化氢所导致的。正因如此，该药禁用于葡萄糖 - 6 - 磷酸脱氢酶缺乏症的患者。拉布立酶较别嘌醇更大的潜在的益处在于其能够更快地降低尿酸水平，这将减少肾组织暴露于血浆和尿液的高尿酸水平的时间。然而，拉布立酶的一个主要缺点是其价格比别嘌醇昂贵得多。

6. 肾替代治疗的作用　在 TLS 患者的治疗过程中，当发生如下情况时，应考虑采用肾替代治疗措施：非手术治疗措施未能纠正代谢紊乱；容量过负荷使得非手术治疗措施应用受限和（或）患者出现了不良反应（如，肺水肿）；或患者已经出现了尿毒症的症状。透析治疗不仅能够恢复代谢平衡，还能够在物质清除方面（如，尿酸和磷的清除）使患者获益，后者若未能得到纠正，则会持续性地对肾脏造成损伤。一般而言，血液透析对尿酸和磷酸盐的清除要优于腹膜透析，因此，在可能的情况下，应首选血液透析作为肾替代治疗的模式。

然而，除了在每次血液透析治疗期间，溶质和溶液能够得到快速地清除之外，由于每次透析时间有限，而且当每次治疗结束后，上述物质的蓄积和容量超负荷会很快反弹，因此需要每 12～24h 重复进行透析治疗。与之相反，尽管连续性肾替代治疗手段在单位时间内的效率不如血液透析，但由于该治疗模式延长了治疗时间到数个小时乃至数天之久，因此也能够有效地稳定 TLs 患者的代谢以及控制其血容量，对于血流动力学不稳定和不能耐受血液透析间期过长的患者尤为适用。

五、预后

TLS 的患者的临床预后各不相同，与以下因素有关：临床表现的严重程度；所采取的预防性治疗措施的力度；以及患者原发的恶性肿瘤的严重程度。通过使用前述的预防和治疗措施能够提高患者的短期预后，并能够预防致命并发症的发生。一般而言，TLS 相关的 ARF 可以通过一些措施达到控制代谢紊乱和降低远期肾脏损害的目的，因而是可逆的，不过在治疗过程中，有可能短期内需要进行肾替代治疗。

（卢东齐）

第六节　治疗因素导致的急性肾衰竭

尽管大多数治疗因素不常引起社区获得性肾衰竭，有些诊断和治疗因素可以引起住院病人肾功能受损和肾衰竭。在一些重症患者中，药物或药物的代谢产物可直接或间接引起肾损伤。最近的数据显示药物因素引起的肾脏不良反应可能是导致近30%住院患者急性肾衰竭（ARF）的原因。抗生素、镇痛药、非甾体类抗炎药（NSAID）、造影剂以及血管紧张素转化酶（ACE）抑制药是最常被报道的 ARF 诱因。

一些因素导致肾对药物毒性更为敏感。首先，相对于其重量，肾脏接受心排血量比例高（20%~25%），因此输送至肾脏的药物量很大。肾脏仅占体重的0.4%却接受静息心排血量的25%，因此肾暴露于高浓度的药物。其次，肾血流有较高的氧浓度，肾对血流灌注量下降及缺氧非常敏感。再次，肾对水的逆流浓缩机制使滤过的肾小管液中药物和化学试剂进一步浓缩。因此，与肾小管上皮细胞接触的药物局部浓度可能高于末梢血的浓度。最后，大部分药物导致的肾衰竭发生在预先存在亚临床型肾功能不全的患者。

药物相关的肾衰竭根据病理生理可分为 6 类。包括肾前性肾衰竭、急性肾小管坏死（ATN）、急性肾小管间质疾病（ATID）、肾小管梗阻（结晶导致肾衰竭）、超敏反应（肾小球肾炎）、血栓性微血管病。

从组织学来讲，急性间质性肾炎（AIN）大多被认为是肾小管间质疾病，在肾间质炎细胞浸润和增殖方面区别于其他损伤。AIN 最常见的病因是药物引起的急性间质性肾炎、感染和自身免疫的超敏反应。由药物引起的 AIN 患者通常无特异性症状。突发的少尿、血肌酐升高和肾功能下降经常出现。恶心、呕吐、不适和（或）食欲减退通常出现在应用肾毒性药物 5~10d 之后。然而，由于 NASID 导致的 AIN 患者常常在用药 8~12 个月才出现肾功能不全。另外，可能出现轻度炎症和小管炎。

AIN 的临床特征包括低热、皮疹和嗜酸性粒细胞增多。AIN 患者出现肾功能下降是肾间质炎细胞浸润所致。蛋白质和纤维连接蛋白的蓄积被认为是肾功能下降的主要原因。尽管最初纤维化不是很常见，但是肾皮质及皮髓交界处最终会向局灶纤维化发展。药物导致的 AIN 最常见的原因包括 NASID、青霉素类和头孢菌素类、利福平、磺胺类药物（包括那些含有半磺胺的药物：呋塞米、布美他尼、噻嗪类利尿药）、西咪替丁、别嘌醇、5-氨基水杨酸（例如美沙拉嗪），以及一些肾毒性稍弱的其他喹诺酮类抗生素。目前强有力的证据表明超敏反应和免疫机制在药物导致 AIN 的发病过程中起重要作用。杀伤性 T 细胞、T 辅助细胞、T 细胞介导的细胞损伤以及 B 细胞的参与表明肾在接触外来物质后激活了免疫瀑布反应。临床上，这些组织病理反应常常伴有发热、皮疹、嗜酸性粒细胞增多和关节痛。支持治疗，停用肾毒性药物及任何可疑的激发物是治疗 AIN 的第一步。药物导致的 AIN 一般是可逆性病变，患者常常会无任何长期预后不良而好转。在一些严重的病例，口服激素治疗会使疾病更快好转。

结晶阻塞性肾病定义为一种与肾结晶沉积和小管阻塞相关的肾脏损伤。可能引起结晶阻塞性肾病的药物包括：阿昔洛韦、磺胺类药物、甲氨蝶呤、茚地那韦。药物引起结晶阻塞性肾病的危险因素包括：年龄、肾功能受损、恶心呕吐导致的血容量不足、肝功能衰竭、有效循环血容量的下降。患者的危险因素影响肾血流并最终影响药物在小管中流通。很多药物导致结晶阻塞性肾病病例出现在应用致病药物时间过长或者是对于肾功能不全的患者未能调整给药剂量。某些药物（甲氨蝶呤、磺胺类药物、氨苯蝶啶）在碱性环境中更易被代谢，降低尿液的 pH 可能会使患者更易出现结晶阻塞性肾病。相反，茚地那韦导致的结晶阻塞性肾病的严重性受尿液碱性环境的影响。

药物导致肾小球肾炎的机制包括多种途径。在大部分病例其发病的确切机制还不清楚，但有些理论已被提出。根据药物是引起免疫反应致病还是作为半抗原引起抗原抗体复合物形成而致病可将引起肾小球疾病的药物进行分类。一些药物对于肾脏结构的作用呈剂量依赖性。尽管药物导致的肾小球疾病的临床表现和体征变化多样，大部分有肾小球疾病的患者常常出现 GFR 的突然下降和蛋白尿。

一、氨基糖苷类药物

（1）发病率和危险因素：氨基糖苷类药物在治疗临床上不稳定的患者革兰阴性菌感染具有重要的优势。这类药物对于大多数革兰阴性菌呈浓度依赖性的抗菌作用。与氨基糖苷类药物毒性相关的剂量和持续给药时间的主要限制因素是肾毒性和耳毒性。尽管单次大剂量应用氨基糖苷类药物可能引起可逆性肾功能下降，但大多数研究显示有氨基糖苷类药物毒性危险因素的患者长期用药与肾毒性有关。据一些报道，氨基糖苷类药物肾毒性的发生率为 5%～15%。70 岁以上高龄、有潜在肾损伤、有效循环血容量下降、肝肾综合征及败血症患者应用氨基糖苷类药物后更易出现肾毒性。对于高危人群，即使积极监控并且控制药物的峰谷浓度均在期望的治疗浓度范围内，仍可出现药物引起的肾脏功能下降。目前一些导致氨基糖苷类药物肾毒性的易感危险因素已被阐明。

氨基糖苷类药物肾毒性表现多种多样，可无自觉症状，也可表现为轻度的可逆性血尿素氮（BUN）和血肌酐升高，还可导致严重的终末期肾病（ESDR），需要长期透析治疗，尽管这并不常见。然而，也有单次应用氨基糖苷类药物后快速出现肾毒性的报道。大多数患者在停用药物 2～3 周或以后血肌酐和 BUN 回到正常水平。非少尿性肾功能不全是氨基糖苷类药物肾毒性的最常见表现。其他少见的临床表现包括多种单纯小管损伤的综合征，例如肾性尿崩症、Fanconi 综合征、肾性失钠及失镁。幸运的是，单用氨基糖苷类药物很少引起严重的需要透析治疗的少尿性肾衰竭。持续应用氨基糖苷类药物治疗 5d 或 7d 后，有 30% 的住院患者在出现可检测到的血肌酐和尿素氮升高前会因药物诱导的浓缩功能障碍而出现多尿和继发性烦渴。颗粒管型和轻度的蛋白尿经常出现，但对鉴别诊断没有太大帮助。另外，符合氨基糖苷类药物性肾损害诊断标准的患者电镜观察可发现细胞的自噬现象。

负荷剂量给药应当足以达到高血药浓度峰值进而实现最大化的杀菌作用。由于氨基糖苷类药物的半衰期在肾功能下降时明显延长，当患者已存在肾功能不全而需接受氨基糖苷类药物治疗时要谨慎调整药物维持剂量的给药间隔。对于肾功能不全的患者延长给药间隔比减少单次给药剂量更为安全。可避免的危险因素要尽量最少化。临床应用的氨基糖苷类药物中肾毒性的强弱顺序是：庆大霉素＞妥布霉素＞阿米卡星＞奈替米星。监控药物的血药浓度峰值可确保有效性，然而药物谷浓度的升高提示药物蓄积，常常会较早于血肌酐的升高出现。将每日总剂量一次给药可能肾毒性要小。

（2）发病机制：目前已提出一些氨基糖苷类药物出现肾毒性的发生机制。大部分动物和人体研究的数据显示氨基糖苷类药物在肾皮质蓄积。Megalin 是表达并定位于肾小管刷状缘的细胞吞噬作用受体蛋白。氨基糖苷类药物通过与这一受体结合而被吞噬进近端肾小管上皮细胞内。其在近端小管内的浓度为血浆浓度的 10～100 倍。在这样的高浓度下氨基糖苷类药物可影响小管上皮的蛋白合成并导致 ATN。

庆大霉素每天 1 次给药或者每 36h 给药的方式近年来较为普遍，特别是对于那些有肾毒性和耳毒性危险因素的患者。对于每日 1 次给药方式的临床随机对照试验和单中心报告的荟萃分析显示：每日 1 次给药的方式可减少氨基糖苷类药物肾毒性的发生率。与传统的每日 3 次给药方式相比，每日 1 次给药可使严重副作用的发生率降低 10% ~ 50%。氨基糖苷类药物在近端小管刷状缘转运的饱和性可以部分解释上述反常的结果。每日 1 次的给药方式仅有限量（15mg/dl）的氨基糖苷类药物可在初始高血药浓度时穿过小管上皮细胞。这种给药方式可使肾小管上皮细胞更长时间暴露于低于饱和度阈值的低血药浓度氨基糖苷类药物。

（3）预防和治疗：在应用氨基糖苷类药物治疗重症感染时，治疗药物监测有重要作用。有些研究已表明应用适当的应用药动学原则进行治疗药物监测可减少应用氨基糖苷类药物带来的肾毒性和其他药物不良反应。

尽管采用了药物监测、每日 1 次给药和（或）短期用药，仍可能出现氨基糖苷类药物的肾毒性。停药后仍可能出现氨基糖苷类药物进展性肾毒性。大多数患者会恢复，但完全恢复可能需要几个月的时间。肾功能损伤可能迁延并需要 1 年时间才能恢复正常，且可能出现永久性肾损害而需要透析治疗。

二、万古霉素

（1）发病率和危险因素：万古霉素是一种常用于治疗对青霉素和头孢菌素耐药的革兰阳性细菌感染的抗生素。根据肾毒性诊断的标准不同万古霉素肾毒性发生率的报道差别很大，整体的发病率范围在 0 ~ 35%。

万古霉素治疗剂量的血药浓度（谷浓度）和肾毒性之间的关系仍不明确。由于万古霉素主要在肾排泄，肾功能不全患者血药浓度会升高。目前万古霉素的高血清浓度与肾毒性是否相关仍不明确。茶碱对于预防 CIN 可能也有效。有几项研究已经证实茶碱能够降低使用造影剂后 GFR 下降程度，其作用机制可能是阻断了腺苷导致的肾血管收缩。然而，所有这些研究中，无论茶碱治疗组还是对照组中，均未包括高危患者或临床症状典型的 CIN 患者。因此对其疗效不能得出任何结论。值得注意的是，茶碱的应用可能会诱发室性心律失常、癫痫发作以及其他不良反应，因此在防止 CIN 时，使用茶碱作为预防性用药必须充分考虑到这些缺点。

（2）发病机制：大多数肾脏的组织学检查显示万古霉素可引起明显的近端肾小管破坏。万古霉素导致肾功能异常的标志性表现是肾小球的破坏和近端小管的坏死。有观点提出氧化应激反应是万古霉素肾毒性的潜在机制。

（3）预防和治疗：万古霉素导致肾毒性在大多数情况下是很难预测的。然而，如果患者存在肾功能不全的危险，可采取一些方法预防严重的肾功能不全。处理重症细菌感染时应当考虑所有可选择的治疗方法，万古霉素应当在治疗必需时才应用。需要接受万古霉素治疗的患者应当考虑其血容量情况、肾功能、长期治疗（超过 10d）、合用氨基糖苷类药物和（或）其他肾毒性药物，以及高龄因素。强烈建议经常监测肾功能，尤其对那些已存在肾功能不全的患者。如果出现肾毒性，应根据肾功能调整万古霉素的剂量。血肌酐升高至基础值 2 倍以上提示严重的中毒性肾损害。

三、阿昔洛韦

（1）发病率和危险因素：在过去的 10 年，应用抗病毒药物治疗免疫抑制患者局部或严重的全身病毒感染的病例增多。大多数抗病毒药物是安全的，并不引起肾毒性。急性肾衰竭是阿昔洛韦的一种重要的剂量限制性毒性反应。

阿昔洛韦主要在肾脏排泄，少量经肝脏代谢。很多阿昔洛韦肾毒性的报道来自过去 15 年的医学文献。这些报道提高了人们对于阿昔洛韦潜在肾毒性的认识和关注。阿昔洛韦肾毒性主要发生在首次静脉用药的最初几天内。接受大剂量快速注射、并且存在血容量不足或既存肾功能不全的患者出现肾损伤风险最大。有报道接受大剂量快速注射的患者约 5% 出现 ARF，但是口服药物的患者很少出现 ARF。最常见的症状包括恶心、呕吐、腹痛和（或）背痛。然而，患者也可无任何自觉症状。可出现中度血肌酐升高（$1 \sim 3mg/dl$）而少尿并不多见。尿液检查可出现微量蛋白尿、脓尿和镜下血尿。尿沉渣检查可发现单体双折射的针状结晶或结晶与白细胞共同出现。

（2）发病机制：阿昔洛韦导致 ARF 的机制还不明确，可能包括药物在小管内沉积引起阻塞性肾病和（或）超敏反应。阿昔洛韦在尿液中溶解度较低，最大溶解度是 $2.5mg/ml$。尿量少、静脉快速输注大剂量阿昔洛韦（$500mg/mm^2$）可导致小管内沉积。

（3）预防和治疗：预防阿昔洛韦肾毒性最有效的方法是静脉注射足量的液体〔平衡盐（NS）0.9%〕以使尿量增至 $100 \sim 150ml/h$。避免静脉大剂量给药可预防阿昔洛韦导致的肾毒性。阿昔洛韦应当以静脉注射每小时 500mg 的剂量给药。治疗阿昔洛韦肾毒性的方法和其他药物性肾损害类似。停用阿昔洛韦，增加水化，减少药物剂量/延长给药间期，以上措施使大多数患者在几天至 2 周内肾功能恢复正常。通常不需要短期透析治疗，但是对于存在严重肾衰竭并发症的患者，应给予血液透析治疗以清除血浆内 40% ~60% 的阿昔洛韦。

四、甲酸

（1）发病率和危险因素：膦甲酸是一种抗病毒药物，用于 HIV 感染和其他免疫抑制的患者以预防或治疗严重的巨细胞病毒（CMV）感染或对阿昔洛韦耐药的皮肤黏膜单纯疱疹病毒感染。膦甲酸口服吸收差而使其必须应用静脉给药治疗。由于膦甲酸是磷酸盐的类似物，它可以和钙螯合而沉积于骨骼。膦甲酸在体内不进行生物转化，高达 28% 的药物以原型形式从尿中排泄。对于大部分患者，膦甲酸导致一种形式独特的肾衰竭，肾损伤的程度差别很大。目前还不清楚膦甲酸导致的肾脏疾病的确切发病率。根据患者情况不同，ARF 的发生率为 27% ~66%。肾衰竭发生的危险因素还未完全阐明，但包括肾功能损伤、高龄和其他肾毒性药物合用以及脱水。

（2）发病机制：人们仍在推测膦甲酸导致肾衰竭的机制，并已提出一些假说。ARF 可能是由于膦甲酸和游离钙复合物在肾小球沉积而导致结晶性肾小球肾炎。这些盐晶体也可沉积于肾小管而引起肾小管坏死。在膦甲酸治疗过程中曾有过水电解质失衡的报道。多尿症、肾性尿崩症、低血钾、低镁血症、低磷血症、高磷血症和低钙血症在膦甲酸治疗的患者中均可出现。低血钙是最常见以及最严重的电解质失衡。尽管总血钙水平不受影响，但实质上离子钙水平下降。离子钙水平低下的患者可能出现感觉异常、麻刺感、麻木感、癫痫发作甚至死亡。一些患者在恢复水电解质平衡后可以继续应用膦甲酸治疗。低钙血症可能是膦甲酸与离子钙结合形成复合物所致。然而，肾功能不全也可引起这些电解质失调。

（3）预防和治疗：应用膦甲酸治疗前同时给予强有力的水化可使膦甲酸的肾毒性最

小化。应用膦甲酸的同时合用其他肾毒性药物可增加 ARF 的可能性。间断给药，而不是连续给药，可能减少膦甲酸导致的肾毒性。ARF 往往是可逆性的，然而，恢复可能是逐步的。氮质血症可能恶化并持续若干天。对于轻度尿素氮升高的患者减少药物剂量可以继续使用膦甲酸。既往肾功能不全的患者在停用膦甲酸后可能需要几个月的时间肾功能才能完全恢复。

五、西多福韦、阿德福韦和替诺福韦

（1）发病率和危险因素：西多福韦、阿德福韦和替诺福韦属于一类新型核苷磷酸盐结构的抗病毒药物。西多福韦是单磷酸胞嘧啶类似物，当被激活后药物干扰细胞膜磷脂的合成和（或）分解代谢。西多福韦可抑制多种肝炎病毒的复制，其主要用于其他药物治疗无效的巨细胞病毒的视网膜炎。阿德福韦是腺嘌呤类似物，它在细胞内磷酸化后可干扰许多 ATP 依赖的代谢进程。它用来治疗对其他抗病毒治疗耐受的活动性或慢性乙型肝炎病毒感染。替诺福韦是一新型核苷类似物，它是被认可用于治疗 HIV 感染的逆转录酶抑制物。肾毒性是西多福韦和阿德福韦主要的剂量依赖性和剂量限制性毒性。在临床试验中，接近 25% 或更多的接受静脉西多福韦 3mg/kg 以上治疗的患者出现肾脏近端小管损伤导致的 ARF。相关的异常表现包括蛋白尿、血肌酐升高、范科尼综合征（包括小管性蛋白尿和其他近端小管受损的表现：糖尿、低磷酸盐血症、尿碳酸盐丢失）以及少见的慢性间质性肾炎和肾性尿崩症。在停用西多福韦后，肾功能参数回到基线水平。据报道，持续 72 周，剂量超过 30mg/d 应用阿德福韦治疗乙型肝炎病毒阳性的 HIV 感染的患者中有 22% ～ 50% 出现近端肾小管损害。阿德福韦 10mg/d 的剂量治疗下很少出现任何肾或小管功能异常，目前的文献检索未发现病例报道。药物毒性轻微而好控制，可伴随血钾、碳酸氢盐、尿酸水平的变化，蛋白尿和葡萄糖尿。这些异常的出现是剂量依赖性的。

（2）发病机制：西多福韦和阿德福韦（＞30mg/d）具有明显肾毒性。这些毒性药物可引起近端小管上皮损伤。近端小管上皮表达有机阴离子转运体而活跃地摄取各种无环核苷酸类似物，包括西多福韦和阿德福韦。这些药物在小管上皮细胞内浓集，干扰各种细胞程序，然后活跃地分泌至小管腔内。这些药物在肾的清除超过血肌酐的清除表明活跃的小管分泌功能增加了肾的排泄。离子转运体拮抗药丙磺舒可通过减少细胞摄取而降低药物的肾毒性。观察到西多福韦和阿德福韦可引起不同程度的肾损伤包括孤立性近端小管损伤（范科尼样综合征）至需要肾替代治疗的严重的 ATN。替诺福韦同西多福韦和阿德福韦相近，可蓄积在肾小管近端小管上皮细胞内。然而，根据临床试验数据，替诺福韦的潜在肾毒性较低。目前仅有 4 例服用替诺福韦后出现肾功能不全的病例报道。

（3）预防和治疗：可应用下列指导方式减少或避免西多福韦和阿德福韦的肾损伤。对患者进行预处理，静脉补液使血管内容量增加；在治疗前根据肾功能的水平调整药物的合适剂量；在明显肾功能不全的患者避免应用此类药物；近期应用任何潜在肾毒性药物的患者避免应用此类药物；与丙磺舒合用。

近期应用过其他肾毒性药物、既存的肾功能损伤、治疗期间出现蛋白尿和其他近端小管异常表现可能导致严重的 ARF。停药后近端小管损伤和肾功能不全可部分恢复或不可恢复，患者可能需要进行透析治疗。

六、茚地那韦

（1）发病率和危险因素：一些蛋白酶抑制药已被美国食品与药品管理局（FDA）批准。蛋白酶抑制药有一些共同的药物不良反应，但每种药物、又有自己独特的毒性作用。与其他蛋白酶抑制药相比，报道应用茚地那韦引起的恶心、呕吐、腹部不适和味觉异常的发生率低。尽管在Ⅱ/Ⅲ期临床试验中，4%的患者出现胁腹部疼痛并伴/不伴有肾结石性血尿，茚地那韦仍被认为是安全的。然而，茚地那韦或其代谢产物与尿路结晶形成是否有关还不明确。肾结石或结晶沉淀未显示与其他蛋白酶抑制药有关。

据报道HIV感染患者有两种独特类型的结晶尿：有症状和无症状的结晶尿。无症状结晶尿比合并肾绞痛的肾结石更为常见。除了肾结石，一些患者出现结晶尿和排尿困难并在肾内出现泥沙样物质。

一些危险因素可影响茚地那韦引起的尿石病发生率。温度较高时可能增加首次或再次出现尿石病的概率。这一结论可能与高温环境下更易出现脱水和补液量不够有关。HIV合并丙型肝炎病毒（HCV）患者、血友病患者及接受甲氧苄啶－磺胺甲基异噁唑（TMP/SMX）治疗的患者更易出现茚地那韦相关性尿石病。

（2）发病机制：茚地那韦引起的结石被认为是射线可透的。这些结石含草酸钙和磷酸钙，因此，它们可表现为射线部分不可穿透。茚地那韦导致的急性间质性肾炎和阻塞性ARF的肾脏活检资料可见于部分HIV感染的患者。肾活检显示肾间质肾炎/纤维化和小管萎缩。肾髓质集合管充满组织细胞和巨噬细胞相关的结晶。茚地那韦导致ARF的确切机制仍未被阐明。无症状结晶尿或尿石症的高发生率提示茚地那韦和（或）其代谢产物在肾尿路集合系统的阻塞可能是ARF发生的原因。

（3）预防和治疗：预防和治疗茚地那韦导致肾功能不全的方法包括停药、减少药物剂量和水化。大部分茚地那韦导致的肾结石患者可应用水化和止痛治疗。建议患者每日最少摄入48盎司的液体。尿量应保证在1 500ml/d以控制茚地那韦尿液中的浓度<0.2～0.3mg/ml。茚地那韦引起的肾结石可通过水化治疗，但同时存在完全阻塞和疼痛的患者可给予外科手术治疗。

七、静脉用免疫球蛋白和羟乙基淀粉

（1）发病率和危险因素：静脉用免疫球蛋白（IVIG）用于治疗各种自身免疫性疾病。由于IVIG制备于成千捐赠者的血浆，它包含多种抗体。最主要的抗体是不可变的免疫球蛋白IgG（95%）。IVIG的药理学作用包括阻断巨噬细胞Fc受体，通过抑制膜攻击复合物的形成而抑制炎症反应，中和自身抗体，抑制细胞增殖和调节凋亡。IVIG的不良反应包括输液反应（发热、寒战、面部红疹），心动过速，心悸，过敏反应导致的ARF，血栓形成，无菌性脑膜炎。FDA已收到超过100例与IVIG应用有关的肾不良反应的病例报道。这些严重的不良反应大多数出现在既往存在肾功能受损的高龄糖尿病患者。通常，肾功能不全出现在静脉应用IVIG 7d之内，平均的血肌酐峰值为6.2mg/dl。接近40%的患者需要透析治疗，有报道称尽管经过肾脏替代治疗，死亡率仍高达15%。存活的患者肾功能恢复的平均时间是10d。有报道，IVIG导致的肾功能不全患者的肾组织学可出现近端小管上皮的广泛空泡变性。组织学改变与大剂量注射蔗糖导致的渗透性肾病的改变一致。由于90%的病例接受的

是包含蔗糖的 IVIG 治疗，蔗糖被视为 IVIG 导致肾毒性的原因。有少数手术后应用羟乙基淀粉出现肾衰竭的病例报道。有报道称这些患者出现渗透性肾病，然而，另一些研究则持反对意见。

（2）发病机制：IVIG 的肾毒性大多与产品的制备过程有关。应当考虑产品的以下因素：容量负荷、糖分、钠含量和渗透压。糖分，比如蔗糖常被用作防止 IgG 聚合的稳定剂。蔗糖是葡萄糖和果糖的二糖。蔗糖经肾小球滤过后在近曲小管被重吸收。然而，人类肾脏缺乏水解蔗糖的酶。蔗糖在近曲小管的蓄积增加了细胞内渗透压使水分进入细胞。由于细胞膨胀、空泡形成、膨胀的细胞使小管腔阻塞而导致肾衰竭。

不同的制备方法包含不同剂量的蔗糖。ARF 的发生率似乎与蔗糖的剂量无关，因此有观点提出少量的蔗糖含量也能够引起肾功能损伤，或者 IVIG 自身可能促成或引起肾衰竭。

（3）预防和治疗：患者在 IVIG 治疗前应当给予适当的水化。因为 IVIG、NSAIDs、二甲双胍、造影剂对肾功能有协同作用，应避免 IVIG 与这些药物合用。由于 IVIG 含有蔗糖，注射速度不应超过 3mg/（kg·min）。在 IVIG 治疗期间应监测血肌酐、尿素氮水平及尿量。强烈建议在存在 ARF 高危因素的患者应用不含蔗糖的 IVIG。

八、两性霉素 B

（1）发病率和危险因素：两性霉素 B 是对广泛真菌有抗菌活性的多烯类抗生素。然而，应用两性霉素 B 治疗后接近 80% 的患者出现肾功能损伤。这种肾毒性是剂量依赖性的，并且可能在成年人累计剂量超过 3g 时是不可避免的。高危患者包括老年人，尤其是那些有废弃细胞外液的人。

（2）发病机制：通常两性霉素 B 的肾毒性临床表现特点是肾小管功能损伤，偶尔这种情况会进展至非少尿性肾衰竭。最初的检查发现是尿沉渣检查大致正常，中等程度的蛋白尿。低血钾、肾小管酸中毒和肾浓缩功能受损先于明显的氮质血症出现。另外，镁丢失综合征的出现是两性霉素 B 肾毒性的突出特点。重复应用两性霉素 B 会导致持久性的肾脏功能损害。

应用两性霉素 B 后的组织学改变却是很轻微的。这些改变可在肾小球和肾小管出现。两性霉素 B 可引起急性肾血管收缩和远端小管上皮损伤。尽管两性霉素 B 引起肾毒性的确切机制还不明确，但两性霉素 B 可能与肾血管上皮细胞和肾小管上皮细胞膜上的醇类物质结合，而影响细胞膜的通透性，这一改变引起其他一系列事件，可能包括第二信使活化、肾稳态的改变和（或）介质的释放，进而影响肾功能。建议经常监测血肌酐。如果出现毒性反应，两性霉素 B 的剂量可减少至原始水平，停药 2d，或隔天给予双倍剂量。血肌酐基线水平升高 2 倍提示严重的肾毒性。

（3）预防和治疗：静脉内补充钠盐是一种安全、有效的减少两性霉素 B 肾毒性的方法，应用这种方法可使肾毒性下降接近 10%。钠盐的补充（150mmol/d）可通过下列方式给予：在两性霉素 B 治疗前给予 500ml 生理盐水，治疗后 30min 第 2 次给予生理盐水 500ml。可根据更高的治疗需要增加两性霉素 B 脂质体的治疗剂量。最近市场上出现一些不同的两性霉素 B 脂质体，这种组成比标准成分的两性霉素导致肾毒性发生率要小。两性霉素 B 脂质体治疗相关的不良反应（发热、寒战）的发生率要低得多。在所有类脂两性霉素 B 中，两性霉素 B 脂质体（两性霉素 B 脂质体注射剂）的肾毒性明显小于其他种类。与其他类脂两性霉素 B（ABLC、Abelcet、和 ABCD、Amphotec）相比，在应用两性霉素 B 脂质体注射剂治疗侵袭性真菌病时，更少的患者出现因药物的不良反应而需减少药物剂量或停药。

在接受两性霉素治疗前，应给予患者静脉/口服 25mg 苯海拉明和 650mg 对乙酰氨基酚以使注射相关的不良反应降至最低。为了保护肾，应给予患者充分水化和补充钠盐。这可通过应用两性霉素治疗前后静脉快速注射 250～500ml 的 0.9% 生理盐水而完成。

伏立康唑在药动学和治疗效果等诸多方面均优于两性霉素 B，在治疗播散性念珠菌病和侵袭性曲霉菌感染时应替代两性霉素 B。伏立康唑是肝代谢细胞色素 P450 - 3A4 的强有力的抑制药，因此，应该严密监测血浆环孢素/他克莫司浓度以防止可能出现的毒性。

九、血管紧张素转化酶抑制药（ACEI）和血管紧张素受体拮抗药（ARB）

（1）发病率和危险因素：ACEI 和 ARB 类药物是治疗高血压的常用药。近期研究显示降低系统血压进而降低肾小球内压对糖尿病或非糖尿病肾病有保护作用。ACEI 可作为糖尿病患者出现微量蛋白尿时的降压药。

ACEI 和 ARB 类药物选择性扩张出球小动脉而改变肾小球内血流动力学。在肾功能正常的患者扩张出球小动脉很少引起肾小球滤过率下降，但是当出现肾动脉粥样硬化、双侧肾动脉重度狭窄或孤立肾肾动脉狭窄（肾移植患者），或任何情况或药物引起肾素血管紧张素控制的肾内血流动力学改变时，应用此类药物可引起急性肾功能不全。

（2）发病机制：数种情况是患者出现肾功能损伤的高危因素：利尿治疗使血容量不足、合用任何收缩血管的药物（NSAIDs、环孢素 A）、任何原因引起的慢性肾功能不全（例如，充血性心力衰竭）或者处于循环血容量减少的疾病阶段（呕吐、腹泻、心力衰竭加重）。这些患者依靠肾小球出球动脉来保持适当的肾小球滤过率。起始应用 ACEI 或 ARB 类药物会使肾小球滤过率快速下降，血肌酐升高。这一表现通常出现在应用药物 2 周之内，在有前面所述的危险因素的患者中这一不良反应更加明显。临床医师在用药时应当明确患者没有血容量减少的情况，并且应当使用较小起始剂量然后逐步加量。所有患者在首次药前和用药后5～7d 应当监测血生化指标，尤其是在高龄和那些有危险因素的患者。在谨慎监测的情况下，有 ARF 高危因素的患者在 ACEI 和 ARB 类药物治疗中可被早期发现（图 13 - 1，图 13 - 2）。

（3）预防和治疗：ACEI 导致的 ARF 通常情况下是可逆性的。如果出现肾功能不全，减少药物剂量或减少合用利尿药的剂量常会使肾血流动力学改善。恢复水、电解质平衡，停用任何相互作用的药物，必要的情况下可进行短期透析治疗。换用 ARB 类药物几乎出现同样的效果，应当避免。

ACEI 导致的 ARF 患者经常出现高血钾，尤其是有慢性肾脏病的高龄患者和接受选择性醛固酮受体拮抗药治疗的患者。血钾常为中等程度的升高。ACEI 经常纠正利尿药导致的低血钾。合用保钾利尿药和补钾药会增加出现高钾血症的风险。如果血钾水平高于 6mmol/L，恢复体液平衡后不下降，建议应用聚苯乙烯磺酸钠治疗。如果血钾低于 5.5mmol/L 换用 ARB 类药物可能使高血钾的发生率下降。

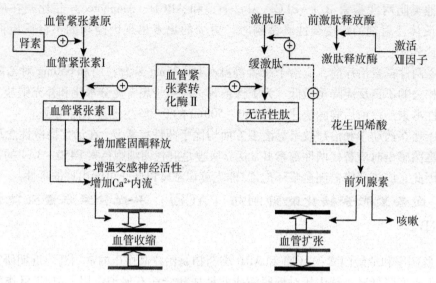

图 13 - 1　血管紧张素转化酶及其激酶 Ⅱ 的抑制

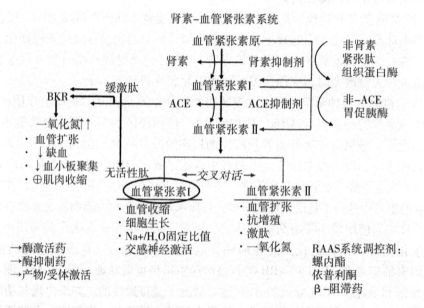

图 13 - 2　肾素 - 血管紧张素 - 醛固酮系统（ACE：血管紧张素转化酶；SNS：交感神经系统）

ACEI 或 ARB 类药物引起的死亡率很低。停用 ACEI 或 ARB 类药物后肾功能常在几天内可恢复表明肾未出现小管损伤。纠正 ACEI 和 ARB 类药物导致 ARF 的危险因素可使治疗延续，除非肾血管疾病或慢性肾功能不全是 ACEI 和 ARB 类药物导致 ARF 的诱因。存在慢性肾功能不全的患者预期可出现血肌酐升高 20%。这种升高提示药物发挥了预期效应，改变了肾小球内高滤过状态。如果血肌酐升高低于 20%，应继续 ACEI 和 ARB 治疗。由于残存肾功能的适应，血肌酐水平常会稳定下来。当血肌酐水平升高 30% 以上时可试着将药物剂量减少 50%。如果血肌酐水平在 4 周内持续升高，应停用 ACEI 或 ARB 类药物（图 13 - 3）。

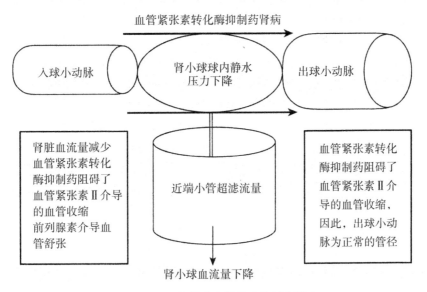

图 13－3　血管紧张素转化酶抑制药肾病

十、顺铂和卡铂

（1）发病率和危险因素：顺铂和卡铂是应用最为广泛的抗肿瘤药物，它们对各类实体肿瘤展现出剂量依赖性的抗瘤效果。卡铂不仅通过形成 DNA 链内交联、使双螺旋结构变性、与 DNA 碱基共价结合而抑制 DNA 的合成，而且破坏 DNA 功能。同时它还可与 RNA 以及蛋白结合。肾毒性是顺铂最主要的剂量依赖性毒性表现。继而人们研制卡铂以期获得与顺铂有同样抗肿瘤效果而避免肾毒性。但是卡铂具有类似顺铂的肾毒性。肾毒性的发生率在不同的肿瘤治疗方案中不同。肾小球滤过率（GRF）下降30%～50%是铂类药物的常见不良反应。应用其他肾毒性药物、血容量减少、大剂量用药和（或）应用利尿药增加铂类药物肾毒性发生的危险。

（2）发病机制：顺铂主要以原型形式大部分从尿中排泄。铂类药物与血浆蛋白结合紧密，非结合的顺铂可以自由通过肾小球并可被排泄。排泄的铂类药物具有致癌性，并可能是应用顺铂治疗后双重恶性肿瘤出现的原因。顺铂通过转运或与有机碱运输系统结合而在肾小管细胞内蓄积。放射自显影研究显示放射标记的顺铂主要在近端肾小管 S_3 段积聚，同时这一区域是顺铂导致肾细胞毒性之处。对于顺铂肾毒性的发生机制已进行过一些研究，一些可疑的细胞内靶点已经明确，包括肾小管能量生成和 DNA 合成。进入肾脏细胞后顺铂经过生物转化，与肾细胞内大分子物质结合，然而大部分细胞内的铂类分子质量＜500Da 且与顺铂显示出不同的色谱。

多尿、肾小球滤过率下降和电解质失衡是顺铂治疗中常见的表现。多尿出现在两个阶段，第一阶段：用药后24～48h 或以后，尿渗透压下降而 GFR 无变化，早期的多尿常会自发缓解；第二阶段：用药后72～96h，这一阶段合并肾小球滤过率的下降。GRF 持久性下降20%～40%是常见的。顺铂引起的细胞内呼吸改变导致不完全性远端小管酸中毒，继而引起镁、钾、氢和钙离子的失衡。低镁血症是顺铂治疗常见的一种并发症。保持血镁水平和补镁治疗可以降低出现低镁血症的风险。在顺铂治疗中有出现急性肾小管坏死（ATN）和急性间质性肾炎（AIN）的报道。

（3）预防和治疗：数种策略被用来减少顺铂肾毒性。应用高渗盐水进行用药前水化治疗可减少顺铂导致的 ARF。盐平衡液水化后导致尿液中高氯浓度可减少顺铂向毒性代谢产物的转化。利尿药（呋塞米）同样被用于减少顺铂在肾小管的转化时间，并可在积极水化治疗时保证充足的尿量。尽管利尿药经常被应用，一些临床研究显示其并没有临床受益。持续缓慢静脉应用顺铂或将一日剂量分至 3～5d 注射的方式比一次快速注射有效。避免一次大剂量静脉用药可减少肾脏药物浓度，并可能减少肾毒性。静脉合用甘露醇被认为可通过增加尿量以稀释顺铂在肾小管中的浓度而对肾脏有保护作用。应避免和其他肾毒性药物合用，例如氨基糖苷类、NAISDs 或碘化造影剂。对于有肾功能不全危险因素的患者应慎用顺铂和卡铂。

十一、锂

（1）发病率和危险因素：锂发现于 1817 年，并自 1949 年被应用于治疗双相性精神障碍。口服后，锂在消化道被完全吸收。锂不与蛋白结合，分布于所有组织。它大部分以原型形式从尿液排泄而不经任何代谢。锂在双向精神障碍的患者中半衰期高于其他人群。报道最常见的副作用是肾毒性、甲状腺毒性、体重增加、嗜睡和心血管异常。锂导致的肾脏损害发病缓慢而持续进展，以慢性肾间质性肾炎为特点，包括纤维化、小管萎缩、囊性小管损伤和肾小球硬化。

目前还不知晓锂导致的肾脏疾病的真实发病率。任何接受锂治疗的精神疾病患者出现锂导致的肾功能不全发生率高达 20%，报道的发生率为 1%～30%。未经锂治疗的精神病患者肾活检资料显示相似的肾损伤和组织学改变，这表明肾脏损伤可能存在除锂之外其他的发病机制。锂导致肾衰竭的患病率、发病率和肾衰竭严重程度取决于药物的血药浓度和患者的肾功能。

（2）发病机制：锂的毒性依赖于剂量和浓度。血药浓度在 1～1.5mmol/L 最易引起精神不集中、嗜睡、兴奋、肌无力、震颤、言语模糊和恶心。血浆浓度高于 2.5mmol/L 与肾功能不全有关。锂在治疗剂量的血浆浓度时主要损伤肾远端集合小管的酸化功能，这会导致肾小管酸中毒但不会引起全身代谢性酸中毒。在集合管，锂抑制 cAMP 的合成、下调水通道表达、降低抗利尿激素（ADH）受体的密度，导致 ADH 抵抗并损伤集合管的浓缩能力，进而引起多尿、烦渴、肾性尿崩症。由于双向精神障碍的患者需要长期应用锂治疗，表现为慢性肾小管间质性病变（CTIN）的慢性肾脏疾病很常见。肾活检可见肾小管萎缩和间质纤维化，伴或不伴有肾皮髓质小管囊肿和扩张。CTIN 主要表现在远端和集合管。锂也可间接影响肾小球，也可出现局灶节段性肾小球硬化症和肾小球硬化，并与肾小管间质损伤的严重程度相平行。这一发现可解释长期应用锂治疗的患者 GFR 的下降和出现蛋白尿。尽管停用锂，很多血肌酐水平 >2.5mg/dl 的患者进展至终末期肾病。

（3）预防和治疗：双向精神障碍的患者常需要长期应用锂治疗。锂的治疗范围很窄（急性发作期 1～1.5mmol/L，维持期 0.6～1.2mmol/L）。急性和慢性毒性反应可出现在那些锂剂量增加或有效循环血容量下降的患者。因此，严密监测血肌酐水平对于预防急性或慢性肾衰竭很重要。在锂治疗期间应当建议患者每日饮用 8～12 杯水。由于低钠摄入可增加锂的吸收，患者应当保持规律的非低盐饮食。为避免脱水，不建议长时间暴露于阳光下，当出现发热、腹泻、呕吐时应当立即联系医师。利尿药，尤其是噻嗪类利尿药应当在锂治疗期间尽可能地避免。噻嗪类利尿药减少细胞内液，因此，锂在近曲小管的重吸收增加。另外，应避免应用可能增加血浆锂浓度的药物例如环孢素 A、NASID（低剂量阿司匹林除外）或有肾毒性的药物如氨基糖苷类（表 13 - 5）。

表 13 - 5　与锂相互作用的药物

药物	对血浆锂浓度的影响
噻嗪类利尿药	增高
乙酰唑胺和其他腺苷脱氨酶抑制药	下降[1]
渗透压性利尿药	下降
保钾利尿药	少量下降或无作用
甲基黄嘌呤抑制药	下降
髓襻利尿药	下降[1]
ACE 抑制药	增高
NASIDs	
吲哚美辛	增高
布洛芬	增高
甲芬那酸	增高
萘普生	增高
舒林酸	无作用
阿司匹林	无作用

注：（1）用于治疗锂急性中毒。ACE：血管紧张素转化酶；NASIDs：非甾体类抗炎药。

体液恢复对治疗锂导致的肾毒性很关键。急性肾功能不全出现经常与严重脱水有关。合适的液体置换治疗可快速恢复肾功能。襻利尿药可迅速终止锂在髓襻的重吸收并增加锂的排泄。因此，呋塞米（40mg/h）可用来治疗锂的毒性反应。然而，应用这一治疗时一定要补液而纠正呋塞米导致的钠盐和水分丢失。另外，由于呋塞米作用时间短，且细胞内外锂的重新平衡，停用呋塞米后可出现锂在体内滞留。由于乙酰唑胺抑制锂在近端肾小管的重吸收，合用乙酰唑胺和碳酸氢钠也可替代呋塞米。

补充电解质，尤其是补充钠盐和钾盐应当同时作为治疗锂导致肾毒性的方法。这是因为低钠血症和低钾血症常在这些患者中出现。当患者不能被医治或当肾功能严重受损时，由于锂是可完全被透析清除的，血液透析是降低血锂的最有效方法。锂在细胞内移出的速度很慢，因此血锂水平可能会在停止透析后不久反弹。因此，血液透析应当延长时间或者间隔进行（表 13 - 6）。

表 13 - 6　锂毒性的治疗方法

（1）如果意识状态受损，保护气道通畅

（2）容量复苏

（3）洗胃，应用聚乙二醇进行全消化道灌肠以防止锂的进一步吸收

（4）锂的清除

· 血锂水平 > 3.5 ~ 4mmol/L：大多数患者需要透析治疗

· 血锂水平 2 ~ 4mmol/L：病情不稳定的患者和有严重肾病表现的肾功能不全患者需要透析治疗

· 血液透析的指征：患者存在肾功能不全或患者血锂水平不能降至 1mmol/L

· 液体治疗或强制利尿治疗建议给以下患者：早期锂中毒表现，肾功能正常，锂水平持续升高几天

十二、非甾体类抗炎药

发病率和危险因素：NASID 经常用于治疗慢性炎症和改善急慢性疼痛。这类药物的广泛应用和非处方可获得性使这类药物经常给人安全和相对无毒性的印象。然而，NASID 类药物甚至阿司匹林的应用能够给许多患者带来实质性的风险，特别是长期应用的患者。

（卢东齐）

第七节　非甾体抗炎药与肾脏：急性肾衰竭

NSAID 广泛用于治疗疼痛、发热和炎症。这类药物还具有其他潜在的用途，如治疗和预防结肠息肉、阿尔茨海默病（Alzheimer）等。在 1763 年发现了第一个 NSAID 即水杨酸钠。1959 年保泰松（苯丁唑酮）用于临床，该药疗效显著，但因骨髓毒性作用而使用减少。20 世纪 60 年代吲哚美辛投放市场。目前包括选择性环氧合酶 - 2 抑制药在内的几大类 20 余种 NSAID 在美国境内使用。除了遵医嘱使用 NSAID 外，还有大量人群使用非处方的 NSAID。每年有超过 5 千万患者间断服用 NSAID，而美国人群中有 150 万 ~ 250 万长期使用该类药物。更重要的是老年人群使用 NSAID 有患多种并发症的风险，该人群在使用 NSAID 人群中所占比例竟高达 15%。

NSAID 除其正常疗效外，还常出现许多异常情况，如胃肠道并发症及相对少见的肾脏损害等。估计因 NSAID 毒性入院的患者中有 5% ~ 7% 出现重要脏器损害，包括胃肠道、肾和神经系统。NSAID 的肾毒性，尤其是血流动力学原因引起的 ARF 相对少见，但问题却较严重。估计使用 NSAID 的患者中有 1% ~ 5% 出现肾损害，一些统计数据表明大约有 500 000 人出现 NSAID 相关的肾脏损害。据报道，使用 NSAID 可使慢性肾脏疾病（chronic kidney disease，CKD）患者因出现 ARF 而住院的危险性增加 1 倍。有心力衰竭、高血压病史及使用利尿药治疗的患者危险性最大。肾脏损害常发生在使用较大剂量 NSAID 的情况下，并且两者之间存在剂量依赖关系。住院患者的危险性尤其大，住院期间药物诱发的 ARF 病例中，约 16% 与 NSAID 有关。

与具有多种危险因素的患者相比，健康人群发生 NSAID 肾脏损害、并导致 ARF 的危险性较小。NSAID 的肾脏损害作用主要与其抑制肾前列腺素产生有关。选择性 COX - 2 抑制药（塞来昔布、伐地考昔、罗非考昔）与其他 NSAID 相比具有相似的肾毒性。因此，这里所指的 NSAID 既包括非选择性 NSAID 也包括选择性 COX - 2 抑制药。这类药物所引起的电解质酸碱平衡紊乱（高钾血症、低钠血症、代谢性酸中毒），并且诱发、加重高血压、钠平衡紊乱（水肿形成，心力衰竭加重）等情况也在 ARF 相关单元中进行描述。

一、发病机制

1. 前列腺素合成　复习前列腺素（prostaglandins，PGs）的合成途径有助于理解 NSAID 的药效和毒性。PGs 是 COX 代谢的主要产物。全身各组织器官均可产生 PGs，并以自分泌和旁分泌的方式作用于局部组织器官。PGs 合成的第一步是花生四烯酸从细胞膜磷脂中释放。磷脂酶 A_2 调控该反应过程，多种激素和机械性刺激可激活磷脂酶 A_2。花生四烯酸是 COX 的底物，随着合成进行，PGs 迅速离开细胞，并与自身细胞或邻近细胞的 PGs 受体结合，从而调节细胞功能。

COX 有两种异构体，即 COX-1、COX-2，催化合成 PGs。这两种异构体具有相似的氨基酸序列和催化功能。COX 异构体基因调节上的差异是命名"组成型"（COX-1）和"可诱导型"（COX-2）的分子学基础。这一命名可准确描述大多数组织的 COX 合成过程，即 COX-1 而非 COX-2 可在基线水平稳定表达，而 COX-2 则在巨噬细胞和其他细胞对炎症介质反应时大量表达。不过，目前认为 COX-2 也是组成型表达的，并在肾脏病理过程中上调表达，起到重要作用。选择性和非选择性 NSAID 引起的肾脏损害可能与抑制 COX-2 而非 COX-1 有关。

2. 前列腺素对肾的生理作用　健康个体在正常血容量状态下，PGs 合成所起的作用不大。因此，它不是肾功能的主要调节因素。而类花生酸类物质则可局部调节由全身及局部产生的血管收缩类激素。许多 PGs 的合成都可在肾中找到其解剖学定位，其中包括 PGI_2、PGE_2，血栓素 A_2（thromrboxane A_2，TXA_2）和 PGF_{2a}。在肾脏中 PGI_2 和 PGE_2 是主要的生理活性调节因素。PGI_2 和 PGE_2 具有引起小叶间动脉、入球/出球小动脉以及肾小球扩张的功能。

在亨氏襻和远端肾单位，PGE_2 可减少髓襻升支粗段和集合管上皮细胞对氯化钠的转运，并直接导致肾钠排泄增加和髓质张力下降。PGE_2 和 PGI_2 也可刺激肾小球旁器肾素的分泌，并引起血管紧张素 Ⅱ 水平升高和醛固酮合成增加，进而加强远端肾单位尿潴留及排钾作用。另外，PGE_2 和 PGI_2 尚可抑制环磷腺苷（ade：noslne cyclophosphate，cAMP）合成、对抗利尿激素（antidiuretic hormone，ADH）的作用，利于肾对水的排泄。

3. NSAID 相关性 ARF 的危险因素　健康人体中 PGs 的基础产量很低，因此 NSAID 相关性 ARF 的发生危险性很小。然而，表 13-7 列出的危险因素会使肾脏更依赖于 PGs，并在患者使用 NSAID 时发生 ARF 的危险性大大增加。在肾脏病理状态和调节肾脏生理活动中，PGs 对维护肾功能都起到了重要作用。如呕吐、腹泻和利尿治疗等情况下引起的"真性"血管内血容量不足时，PGs 合成会增加以保证肾正常的血流。当发生充血性心力衰竭（congestive heart failure，CHF）、肝硬化和肾病综合征时，肾有效血流减少，亦可引起 PGs 合成代偿性增加。循环系统中血管紧张素 Ⅱ、内皮素、抗利尿激素和儿茶酚胺类常以牺牲肾循环为代价来维持全身正常的血压，而 PGE_2 和 PGI_2 则可在肾的局部起拮抗作用。确切地讲，这些类花生酸类物质可通过拮抗由上述内源性血管升压类物质所引起的肾小动脉血管收缩、削弱系膜细胞和足细胞收缩等过程来维持肾小球滤过率（glomerular filtration rate，GFR）。当患者出现任何一种上述疾病状态时，使用 NSAID 就有可能使 GFR 显著降低。

在 CKD 中 PGs 的合成也同样增多。CKD 中残存肾单位高灌注引起肾内 PGs 合成上调，但 NSAID 却能引起 PGs 合成紊乱，进而导致肾血流量（renal blood flow，RBF）和 GFR 急剧下降。一些特殊药物如肾素 – 血管紧张素 – 醛固酮系（renin – angiotensln – aal-dosterone system，RAAS）拮抗药，即血管紧张素转化酶抑制药（angiotensln – convertlng enzyme inhibitors，ACEI）及血管紧张素受体拮抗药（angiotensin receptor blockers，ARBs）会增加使用 NSAID 时发生 ARF 的危险性。这在存在"真性"或"有效性"血管内血容量不足、CKD 情况的患者中非常有代表性。当没有潜在肾脏疾病的情况下，血容量不足的患者很少发生 ARF。相反，老年人存在 CKD 未及时诊断、血管内血容量不足、低白蛋白血症（可增加循环中游离 NSAID 水平）等情况，因此患 ARF 的危险性较高。

表 13 – 7　NSAID 相关性 ARF 的危险因素

·"真性"血管内血容量不足	·肾脏疾病
呕吐	急性肾衰竭
腹泻	慢性肾衰竭
利尿药	·用药
·"有效"血管内血容量不足	血管紧张素转化酶抑制药（ACEI）
充血性心力衰竭	血管紧张素受体拮抗药（ARB）
肝硬化	·老年人
肾病综合征	

二、临床表现

1. 症状和体征　非严重性 ARF 情况下，大多数 NSAID 相关性肾前性氮质血症患者没有明显的临床症状。ARF 的易患危险因素常决定临床表现，例如，当患者出现"真性"血管内血容量不足时可出现尿毒症症状，如食欲缺乏、恶心、呕吐、乏力、注意力不集中及可能的胃肠道消化不良（NSAID）的胃肠病变，但这时不会出现高血压或水肿。相反，当患者存在"有效"血管内血容量不足情况时，如 CHF、肝硬化和肾病综合征，可表现为容量过负荷的临床表现。CHF 患者可出现肺部湿啰音、颈静脉波动明显和由肺水肿引起的心脏 S_3 奔马律，同时出现周围凹陷性水肿。肝硬化患者会出现周围性水肿加重，腹水导致腹围增加。肾病综合征患者可出现周围水肿加重，甚至全身性水肿。CHF 和肾病患者常出现高血压，而肝硬化患者血压则不出现升高。有高血压既往史的患者，尤其是在使用降压药物治疗的时候，常出现血压波动和高血压加重。CKD 患者有时会出现急性尿毒症表现，如严重高血压、周围性水肿和 CHF，同时可出现由高钾血症引起的肌无力和心律失常。另外，当患者服用影响体内钾平衡的药物（ACEI、ARB、螺内酯、伊普利酮、钙调神经磷酸酶抑制药、肝素等）时，可在服用 NSAID 后出现上述不良反应。上述临床症状和体征在老年患者中均可出现。

2. 实验室检查　NSAID 相关性 ARF 主要是影响血流动力学的，因此各项实验室检查参数均可反映出这种典型的"肾前性"状态。血清和尿的检查均支持上述改变特点。BUN 和血清 Cr 均升高，且 BUN 升高程度高于血清 Cr。一般来说，BUN/Cr 比值常 > 20（并非所有患者均会出现）。严重的电解质紊乱亦很常见，包括由于肾排水功能紊乱引起的低钠血症（[Na^+] < 135mmol/L），高钾血症（[K^+] > 5.5mmol/L），伴或不伴有非阴离子增高性代谢性酸中毒。NSAID 引起的低肾素性低醛固酮血症可导致高钾血症和非阴离子间隙增高性代谢性酸中毒。值得注意的是，上述电解质和酸碱平衡紊乱在轻微的 ARF 患者中即可出现，这与 NSAID 对各个不同肾单位肾小管节段的直接作用有关。

尿液检查也符合肾前性 ARF 的特点。尿比重（specific gravity，SG）> 1.015，尿 [Na^+] 常 < 10 ~ 20mmol/L。排钠分数（FENa$^+$）（FENa$^+$ = [尿 Na^+ × 血清 Cr] ÷ [血清 Na^+ × 尿 Cr]）< 1.0%（表 13 - 8）。这与急性肾小管坏死（acute tubular necrosis，ATN）不同，后者此值 > 3.0%。少数情况下，NSAID 相关性 ARF 尿 SG 和 FENa$^+$ 亦可出现 ATN 的特征，即（SG ≤ 1.015，FENa$^+$ > 3.0%），这说明严重的缺血引起了 ATN，可能与低血压和严重的肾低灌注有关。通过计算经肾小管钾梯度（TTKG）可评估高钾血症。TTKG = [尿 K^+ ÷（尿渗透压/血清渗透压）] ÷ 血清 K^+。高钾血症时，TTKG < 6，提示由于低醛固酮血症引起了肾脏的排钾功能障碍，这符合 NSAID 肾脏损害的特点。

NSAID 相关性 ARF 患者尿液在显微镜下可见少量的沉渣，无细胞成分，时有透明管型，这符合肾前性氮质血症的特点。少数情况下出现缺血性肾小管损伤，出现肾小管上皮细胞（renal tubular epithelial，RTE）、RTE 管型及颗粒管型。除非合并其他肾脏疾病，很少会出现红细胞、白细胞或这些细胞的管型。若出现上述异常，则提示 NSAID 肾损害出现了其他肾脏病变情况，如急性间质性肾炎（acute interstitial nephrltis，AIN）等。除非合并有其他肾脏疾病，影像学检查多正常。肾脏超声检查提示肾脏大小、回声均正常，无肾积水表现。CT 扫描和磁共振成像（magnetlc resonancelm aging，MRI）中亦无明显异常表现。ACEI 肾灌注扫描提示双侧肾脏对示踪剂的摄取下降，这与肾前性氮质血症特征相符。

三、鉴别诊断

使用 NSAID 时出现 ARF 应与其他肾前性、各种肾性（如 ATN、AIN）病因相鉴别。另外，其他原因引起的 ARF，如梗阻性尿路病等亦需进行鉴别。"真性"和"有效"血管内血容量不足是引起肾前性 ARF 的病因，并且两者同时也是 NSAID 相关性 ARF 的危险因素，故很难将以上两种情况区分开来。这是因为 NSAID 可显著加重原先存在的 CHF 或肝硬化，出现失代偿性疾病状态。因此，必须在停用 NSAID 的同时治疗潜在的临床疾病。缺血性 ATN 可以是 NSAID 影响肾血流动力学的结果，也可由其他潜在疾病（如低血压、败血症）所造成，并进一步降低肾血流灌注和 GFR。尿液检查可用来区分 NSAID 相关 ARF 和 ATN，ATN 表现为 SG ≤ 1.015，尿 [Na^+] > 20mmol/L，FENa$^+$ > 3.0%，尿沉渣中存在 RTE 细胞、RTE 细胞管型和颗粒管型。

NSAID 可因 AIN 而导致 ARF。停用 NSAID 数天未见好转的患者应该考虑 AIN 的可能。AIN 临床表现变化较多，但通常会出现血嗜酸性粒细胞增多、肾小管性蛋白尿（< 1g/d），脓尿（有或无嗜酸性粒细胞尿）和血尿（表 13 - 8）。NSAID 引起的 AIN 常缺乏典型的 AIN 表现，且尿沉渣检查改变不明显。另外，由部分尿路梗阻引起的 ARF 其尿沉渣改变亦不明显，有时会与 NSAID 相关性 ARF 相混淆。然而，若尿比重和电解质情况与 ATN 时的所见相似时，常提示为肾小管损伤。

表 13 - 8　NSAID 相关性 ARF 和 ATN 尿液检查情况

SG	尿 [Na⁺]	FE_{Na}⁺	尿沉渣
NSAID > 1.020	< 10 ~ 20mmol/L	< 1.0%	轻微改变，无细胞的，透明管型
	> 20mmol/L	> 3.0%	RTE 细胞，RTE 细胞管型，颗粒管型
AIN ± 1.015	> 20mmol/L	> 3.0%	VVBC，RBC，WBC 管型，少见嗜酸性粒细胞

注：NSAID：非甾体抗炎药；SG：尿比重；AIN：性间质性肾炎；RTE：肾小管上皮细胞；WBC：白细胞；RBC：红细胞。

四、并发症

任何由药物引起的 ARF 均可出现尿毒症性、代谢性以及血管内容量相关的并发症。严重的 ARF 可出现与严重尿毒症相关的并发症，包括中枢神经系统异常（意识模糊、躁动、癫痫）、血小板功能异常引起出血、感染危险增加、分解代谢状态引起的营养不良和浆膜表面炎症（心包炎、胸膜炎）等。ARF 或 NSAID 的直接作用均可引起低钠血症、高钾血症和代谢性酸中毒。由于 NSAID 会引起低肾素性低醛固酮状态，高钾血症严重程度可与肾功能不全程度不相符。在心脏病患者中，NSAID 相关性肾脏损害可合并容量超负荷，引起肺水肿和周围性水肿。在肝硬化患者中，肝肾综合征是十分严重的并发症。CHF 和肾病综合征患者可出现利尿药抵抗现象。最近有报道，选择性和非选择性 NSAID 均可增加发生不良心血管事件的危险性。

五、治疗

首要的治疗是停用 NSAID。其他辅助治疗包括纠正潜在的肾脏损害易患因素和状态。一些血管内血容量不足患者，静脉输入生理盐水，快速恢复血容量有助于其肾脏恢复。当心脏病患者出现 ARF 并发 CHF，以及肾病综合征患者出现严重的水肿甚至全身性水肿时，可静脉应用较大剂量的利尿药，有时尚需联合使用不同类型的利尿药。危及生命的高钾血症需要采取下列措施治疗：静脉给予葡萄糖酸钙稳定心肌细胞，静脉使用胰岛素加葡萄糖、大剂量 β_2 受体激动药喷雾吸入使钾移入细胞内以及利尿治疗加强肾功能正常患者的尿钾排泄。一般情况下代谢性酸中毒多不严重，尚不需用碳酸氢钠纠正。严重的 ARF 合并进展性尿毒症或其他危及生命的并发症（肺水肿、代谢紊乱等），且停用 NSAID 数天无明显恢复的患者需进行肾替代治疗。

六、预后

值得庆幸的是，停用 NSAID 常有助于肾功能恢复。一般情况下，肾功能多在 2 ~ 5d 恢复正常。然而，当患者合并失代偿性心脏疾病、肝硬化和潜在 CKD 时，肾功能恢复将延缓。极个别情况下患者肾功能不能恢复，此时需要仔细评估其他可能引起 ARF 的原因。

（卢东齐）

第八节　急性肾小管坏死

急性肾小管坏死（acute tubular necrosis，ATN）是急性肾损伤最常见类型，占全部 AKI

的 75% ~ 80%，是由于各种病因引起肾缺血和（或）肾毒性损伤导致肾功能急骤、进行性减退而出现的临床综合征。

但 ATN 仅是一病理学名词，部分患者并没有明显的肾小管上皮细胞坏死，目前对缺血性和肾中毒性 AKI 虽仍沿用 ATN 名称，实际上 ATN 未能准确反映其形态学改变。

一、病因与发病机制

ATN 通常由缺血或肾毒性因素所致，多数情况下两者兼而有之。

（一）急性肾缺血病因

急性肾缺血是 ATN 最常见原因，由肾脏血流灌注不足所致，约占 AKI 的 55%。引起肾脏缺血低灌注的常见原因包括细胞外液容量减少，或虽然细胞外液容量正常但有效循环容量下降的某些疾病，或内源性/外源性因素引起的肾内血流动力学改变导致肾小球毛细血管灌注压降低。

肾前性可逆性氮质血症与缺血性 AKI 是肾脏低灌注不同阶段的表现，前者是肾脏对轻、中度低灌注的反应，而后者是长时间严重肾缺血的结果，且常合并其他肾损伤因素。从肾前性氮质血症进展到缺血性 ATN 一般经历四个阶段：起始期、进展期、持续期及恢复期。

在起始期（持续数小时至数周），由于肾血流量下降引起肾小球滤过压下降，上皮细胞坏死脱落形成管型导致小管内滤出液受阻，肾小球滤出液因上皮细胞损伤回漏进入间质等原因，GFR 开始下降。缺血性损伤在近端肾小管的 S_3 段和亨氏襻升支粗段髓质部分最为明显，因此，处溶质主动转运功能（ATP 依赖）非常活跃，但在外髓部位局部氧分压较低，对缺血缺氧十分敏感。小管细胞缺血可导致 ATP 耗竭、溶质主动转运受抑制、细胞结构破坏。如果肾血流量不能及时恢复，则细胞损伤进一步加重引起细胞凋亡、坏死。

在进展期，肾内微血管充血明显伴持续组织缺氧及炎症反应，病变尤以皮髓交界处最为明显，此部位内皮细胞功能障碍及白细胞黏附明显，进而影响再灌注。

在持续期（常为 1 ~ 2 周），GFR 仍保持在低水平（常为 5 ~ 10ml/min），尿量也最少，各种尿毒症并发症开始出现。但小管细胞不断修复、迁移、增殖，以重建细胞、小管的完整性。此期全身血流动力学改善但 GFR 持续低下，上皮细胞损伤还可通过管 – 球反馈引起肾内血管持续收缩，远端肾小管致密斑感受到近端肾单位重吸收障碍引起的远端钠排泄增加，刺激邻近入球小动脉收缩，肾小球灌注和滤过下降，并形成恶性循环。

在恢复期，小管上皮细胞逐渐修复、再生，正常的细胞及器官功能逐步恢复，GRF 开始改善。此期如果上皮细胞功能延迟恢复，则溶质和水的重吸收功能相对肾小球的滤过功能也延迟恢复，可伴随明显的多尿期。

（二）急性肾毒性损伤病因

肾毒性 ATN 由各种肾毒性物质引起，包括外源性及内源性毒素。肾脏由于血供丰富，且可通过逆流倍增机制及特殊转运，使肾髓质间质和小管腔内毒性物质浓度增高数十倍，小管上皮细胞的代谢作用还可使某些毒性物质转变为毒性更为强大的代谢物，同时合并基础肾功能减退、肾脏低灌注及其他损伤因素引起肾脏对毒素敏感性显著增加等原因，均易造成肾小管上皮细胞损伤。肾毒性 ATN 的发生机制，主要与直接小管损伤、肾内血管收缩、肾小管梗阻等有关。引起肾毒性损伤的外源性毒素以药物最为常见，近年来一些新型抗生素和抗肿瘤药物引起的肾毒性 ATN 逐渐增多，其次为重金属、化学毒物、生物毒素及微生物感染等。

其中许多抗生素可直接损伤肾小管上皮细胞，如氨基糖苷类、两性霉素 B、阿昔洛韦、阿德福韦酯、膦甲酸钠和顺铂、异环磷酰胺等化疗药物。部分药物及内源性毒素则可引起肾内血管收缩，如两性霉素 B、造影剂、钙调磷酸酯酶抑制药（环孢素、他克莫司）等，高钙血症导致的 ATN 也与肾内血管收缩有关，血红蛋白和肌红蛋白通过增加肾内一氧化氮清除，破坏血管扩张和血管收缩之间平衡，也能导致肾内血管收缩。此外，肌红蛋白、血红蛋白、尿酸、免疫球蛋白轻链等内源性物质和乙二醇、磺胺类抗生素、阿昔洛韦、甲氨蝶呤、茚地那韦、氨苯蝶啶等外源性物质还可引起肾小管梗阻。

不同病因、不同病理损害类型的 ATN 可以有不同的始动机制和持续发展因素，迄今尚难用一个学说来解释 ATN 全部现象，但均涉及肾小球滤过率下降及肾小管上皮细胞损伤两个方面，并影响细胞修复过程及预后。肾灌注减少引起血流动力学介导的 GRF 下降，若低灌注持续，可发生细胞明显损伤。导致 ATN，患者 GRF 显著降低的主要原因是肾小管损伤、血流动力学异常及肾实质内炎症。肾小管损伤引起小球滤过液反漏和小管内阻塞，肾脏灌注减少和炎症均加重肾小管损伤。肾内血管收缩降低肾小球内毛细血管静水压和血浆流量，从而直接导致 GFR 下降。缺氧是导致肾小管上皮细胞功能异常的根本原因，缺血首先引起细胞 ATP 储存减少，并由此引起一系列生化改变。中毒引起的 ATN，也大多发生在多种因素综合基础之上。如年龄、合并糖尿病等，由毒物所致肾损害，大多也有缺血因素参与。缺血性或中毒性 ATN 恢复期，随着坏死肾小管上皮细胞被清除、肾小管细胞再生及肾小管完整性的逐渐恢复，多数患者肾功能很大程度上得到恢复。

二、病理

由于病因及病变的严重程度不同，病理改变可有显著差异。肉眼见肾增大而质软，剖面可见髓质呈暗红色，皮质肿胀，因缺血而呈苍白色。典型的缺血性 ATN 光镜检查见肾小管上皮细胞片状和灶性坏死，从基膜上脱落，小管腔管型堵塞。管型由未受损或变性上皮细胞、细胞碎片、Tamm – Horsfall 黏蛋白和色素组成。近端小管的 S_3 段坏死最为严重，其次为亨氏襻升支粗段髓质部分，基底膜常遭破坏。如基底膜完整性存在，则肾小管上皮细胞可迅速再生，否则上皮不能再生。肾毒性 AKI 形态学变化最明显部位在近端肾小管的曲部和直部。小管细胞坏死不如缺血性明显。

ATN 患者肾小管细胞坏死的严重度远低于肾功能损害程度，提示 AFN 时肾脏结构改变与功能改变关系不密切。来自 ATN 患者标本的研究显示，若同时考虑到小管细胞的亚致死性损伤、凋亡和坏死，则小管细胞损伤的形态学改变与肾衰竭程度有着良好相关性，鉴于此，用"急性肾损伤"代替"急性肾小管坏死"可能更为确切。

三、临床表现

ATN 的临床表现不一，多与其所处病程的不同阶段有关。早期常见尿量减少或尿色加深，病程后期肾功能严重受损时出现各种临床表现，如乏力、食欲缺乏、恶心、呕吐、瘙痒等，容量过负荷患者可出现气短、活动后呼吸困难。体检可见外周水肿、肺部湿啰音、颈静脉怒张等。ATN 首次诊断常常是基于实验室检查异常，特别是血清肌酐（serum creatinine，SCr）绝对或相对升高，而不是基于特征性的临床症状与体征。但仅有实验室检查异常，缺乏临床表现的 AKI 患者并不多见。

ATN 是肾性 AKI 最常见类型，其临床病程典型可分为三期：

（一）起始期

患者遭受缺血或中毒等已知 ATN 病因，但尚未发生明显肾实质损伤。在此阶段，如能及时采取有效措施，AKI 常常是可预防的，一般持续数小时到数天，患者常无明显临床症状。

（二）维持期

维持期又称少尿或无尿期。此阶段肾实质损伤已经形成，GFR 降至 5～10ml/min 或以下，一般持续 1～2 周，但也可长达 1～12 个月。

多数患者由于 GFR 降低引起进行性尿量减少伴氮质血症。尿量 <400ml/d 称为少尿，<100ml/d 称为无尿，但也有患者可无少尿症，氮质血症期内尿量在 500ml/d 以上。SCr 和 BUN 进行性升高，其升高速度与体内蛋白分解状态有关。不论尿量是否减少，随着肾功能减退，临床上出现一系列尿毒症表现。ATN 全身并发症包括消化系统症状，如食欲减退、恶心、呕吐、腹胀、腹泻等，严重者可发生消化道出血；呼吸系统除容量过多和感染症状外，尚可出现呼吸困难、咳嗽、憋气、胸痛等尿毒症肺炎症状；循环系统多因尿少及体液过荷、出现高血压及心力衰竭、肺水肿表现，因毒素滞留、电解质紊乱、贫血及酸中毒引起各种心律失常及心肌病变；神经系统受累出现意识障碍、躁动、谵妄、抽搐、昏迷等尿毒症脑病症状；血液系统受累可有出血倾向及轻度贫血现象。感染是急性肾衰竭另一常见而严重并发症，在疾病发展过程中还可合并多脏器衰竭，病死率高。

此外，水、电解质和酸碱平衡紊乱主要表现为水过多、代谢性酸中毒、高钾血症、低钠血症、低钙和高磷血症等。水过多常见于水分控制不严格、摄入量或补液量过多，出水量如呕吐、出汗、伤口渗透量等估计不准确以及液体补充时忽略计算内生水。ATN 少尿期因尿液排钾减少，若同时体内存在高分解状态，可使细胞内钾大量释放，加之酸中毒使细胞内钾转移至细胞外，可在几小时内发生严重高钾血症。高钾血症可无特征性临床表现，严重者出现神经系统症状，后期出现房室阻滞、窦性静止、室内传导阻滞甚至心室颤动。高钾血症的心电图改变可先于高钾临床表现出现，故心电图监护高钾血症对心肌的影响甚为重要。当同时存在低钠、低钙血症或酸中毒时，高钾血症心电图表现更为显著。ATN 时由于酸性代谢产物排出减少，肾小管泌酸能力和重吸收碳酸氢根能力下降等，致使患者阴离子间隙增高，每日血浆碳酸氢根浓度有不同程度下降，在高分解状态时降低更多更快。

（三）恢复期

此阶段小管细胞再生、修复，肾小管完整性恢复，肾小球滤过率逐渐恢复正常或接近正常范围。根据病因、病情轻重程度、多尿期持续时间、并发症和年龄等因素，ATN 患者在恢复早期症状可有较大差异。与 GFR 相比，肾小管上皮细胞功能（溶质和水重吸收）的恢复相对延迟，常需数月才能恢复。进行性尿量增多是肾功能开始恢复的一个标志，每日尿量可成倍增加，达 2.5L 或以上称多尿。血清肌酐逐渐下降，但肌酐下降比尿量增多滞后数天。

多尿期早期，肾脏仍不能充分排出血中氮质代谢产物、钾和磷，故此时仍可发生高钾血症，持续多尿则可发生低钾血症、失水和低钠血症。部分患者可遗留不同程度的肾脏结构和功能损害。

四、实验室检查

（一）尿液检查

尿常规检查尿蛋白多为 ± ~ +，常以小分子蛋白为主。尿沉渣检查可见肾小管上皮细胞、上皮细胞管型和颗粒管型及少许红、白细胞等，但在重金属中毒时常有大量蛋白尿和肉眼血尿。新鲜尿液镜检有助于发现一些具有重要诊断意义的细胞成分，如各种管型、嗜酸性细胞等。因肾小管重吸收功能损害，尿比重降低且较固定，多在 1.015 以下，尿渗透浓度 < 350mOsm/L；尿钠含量增高；滤过钠排泄分数（FENa）常 >1%。应注意尿液诊断指标的检查须在输液、使用利尿药前进行，否则影响结果。

肾后性 AKI 尿检异常多不明显，可有轻度蛋白尿、血尿，合并感染时可出现白细胞尿，FENa <1%。肾小球疾病引起者可出现大量蛋白尿或血尿，且以变形红细胞为主。

（二）血液检查

可有轻度贫血；血清肌酐（SCr）和尿素氮进行性升高，高分解代谢者升高速度较快，横纹肌溶解引起者 SCr 升高更快；血清钾浓度升高，常 > 5.5mmol/L；血 pH 常 < 7.35，碳酸氢根离子浓度多 <20mmol/L；血清钠浓度正常或偏低；血钙降低，血磷升高；重危病例，应动态监测血气分析，了解代谢性酸中毒程度和性质及有无复杂性或混合性酸碱失衡。

（三）尿路影像学检查

有助于急、慢性肾功能减退鉴别和了解 AKI 病因，以超声显像为首选。超声显像或 X 线平片发现固缩肾或皮质变薄提示慢性肾功能减退，肾脏增大则提示急性炎症、浸润性病变和梗阻。双肾体积明显不对称应考虑肾血管疾病。静脉肾盂造影在 AKI 时易加重肾损害且显影效果差，应慎用。逆行性造影有助于进一步明确有无尿路梗阻，但并发症较多，应严格掌握适应证。疑有肾动脉栓塞、肾动脉或肾静脉血栓者，可做肾动静脉彩色超声显像、放射性核素检查、CT 或 MRI 肾血管成像，仍不能明确者可行肾血管造影。含碘造影剂可引起造影剂肾病，应慎用。此外，中、重度肾功能减退患者在接受磁共振血管成像（MRA）时，应禁用含钆磁共振成像造影剂，以避免肾源性系统性纤维化（nephrogenlc systernlc fibr osis）发生。血液透析患者接受钆增强 MRA 后，应尽快接受透析治疗。

（四）肾活检

肾活检是 AKI 鉴别诊断的重要手段。在排除肾前性及肾后性病因后，拟诊肾性 AKI 但不能明确病因时，若无禁忌证，应尽早进行肾活检，以便及早实施针对性治疗，但应注意 AKI 患者即使无全身出血倾向，肾穿刺后出血及动、静脉瘘等并发症也较高。

五、诊断和鉴别诊断

根据病因，肾功能急性进行性减退，结合相应临床表现，实验室与辅助检查，一般不难做出诊断，但目前有关 AKI 定义及其临床诊断、分期标准仍在不断修改完善中。

2002 年，急性透析质量倡议小组（ADQI）制定了 AKI 的 "RIFLE" 分层诊断标准，依据肾小球滤过功能（SCr、GFR、尿量）减退的程度，将 AKI 分为如下 5 级：危险期（risk of renal dysfunctlon，R）、损伤期（injury to the kidney，I）、衰竭期（failure ofkidney function，F）、失功能期（loss of kidney function，L）及终末期肾病期（end – stage kidney disease，ES-KD）。以患者本次发病前 3 个月内 SCr 检测值作为 SCr 基础值，如 SCr 近期检测值缺失，则可根据简化 MDRD 公式获得粗略估算值。但这一分级标准仍存在一定的局限性，如对 AKI 的诊断敏感性和特异性不高，且未考虑年龄、性别、种族等因素对肌酐值的影响。

2005 年，急性肾损伤网络（AKIN）制定了新的急性肾损伤共识。AKIN 制定的 AKI 定义为：不超过 3 个月的肾脏功能或结构方面的异常，包括血、尿、组织检测或影像学方面的肾损伤指标的异常。AKI 的诊断标准为：肾功能的突然减退（在 48h 内），表现为 SCr 升高绝对值 ≥ 0.3mg/dl（≥ 26.4μmol/L）；或 SCr 较基础值升高 ≥ 50%；或尿量减少 [尿量 < 0.5ml/（kg·h），时间超过 ≥6h]。AKIN 共识仍然使用 RIFLE 分级，但是仅保留了前面 3 个急性病变期，而且在分级标准上做了调整。AKIN 共识规定了诊断 AKI 的时间窗（48h），强调了 SCr 的动态变化，为临床上 AKI 的早期干预提供了可能性。此外，与 ADQI 共识相比，AKIN 共识规定只要 SCr 轻微升高 ≥ 0.3mg/dl，就可诊断 AKI，提高了诊断的敏感性。但单独用尿量改变作为诊断与分期标准时，必须考虑到影响尿量的其他因素。

最近，改善全球肾脏病预后组织（Kidney Disease：Improvlng Global Outcomes，KDIGO）制定了 AKI 临床实践指南，规定 AKI 的临床诊断标准为：48h 内 SCr 升高 ≥ 0.3mg/dl（≥ 26.5μmol/L），或者 SCr 较基础值升高 ≥ 50%（推测在 7d 之内发生），或者持续 6h 内尿量减少 [尿量 < 0.5ml/（kg·h），持续时间 ≥6h]。

需要注意的是，SCr 影响因素众多，除与肌肉体积、年龄有关外，还与是否原有肾损害、应用药物有关。因此，AKI 诊断核心问题是有无急骤的 GFR 下降的证据。

鉴别诊断方面，病史十分重要，应仔细甄别每一种可能的 AKI 诱因。先筛查肾前性和肾后性因素，再评估可能的肾性 AKI 病因，确定为肾性 AKI 后，尚应鉴别是肾小球、肾血管抑或肾间质病变引起。不同病因、不同病理改变所致 AKI 在早期有截然不同的治疗方法。系统筛查 AKI 肾前性、肾性、肾后性三类病因有助于做出准确诊断并制定针对性治疗方案。注意识别 CKD 基础上的 AKI。

（一）与肾前性少尿鉴别

肾前性氮质血症是 AKI 最常见的病因，详细询问病史有助于获得判断。常见的引起容量不足或相对不足的原因包括呕吐、腹泻、食欲缺乏、严重充血性心力衰竭、利尿药使用不当等。此外，还要注意询问近期有无非甾体抗炎药（NSAIDs）、血管紧张素转化酶抑制药（ACEIs）及血管紧张素受体拮抗药（ARBs）等药物使用史。容量不足的常见体征包括心动过速、全身性或直立性低血压、黏膜干燥、皮肤弹性差等。肾前性 AKI 时，实验室检查可见 SCr 和尿素氮升高，但氮质血症程度一般不严重。尿沉渣常无异常改变，尿比重常 > 1.020，尿渗透浓度 >550mOsm/kg，尿钠浓度 < 10mmol/L，肾衰指数和尿钠排泄分数（FE-Na）常 <1%。FENa 计算公式如下：

FE（Na）= [（尿钠/血钠）/（尿肌酐/血肌酐）] × 100%

FENa 可用于判断 AKI 病因。但是服用呋塞米等利尿药的肾前性 AKI 患者，受利钠作用影响，FENa 可 >1%。对此可改用尿素排泄分数（FEurea），计算方法与尿钠排泄分数类似，FEurea<35%提示肾前性AKI。此外，当尿液中出现过量碳酸氢钠、葡萄糖、甘露醇等无法重吸收溶质时，FENa也常>1%。慢性肾病、ATN、梗阻性肾病晚期，FENa、FEUrea也均不可靠。肾前性AKI时，血尿素氮（mg/dl）/血肌酐（mg/dl）比值常>20，也有助于鉴别诊断。正常成年人或无并发症的慢性肾衰竭者其比值为10。肾前性AKI时由于肾小管功能未受损，低尿流速率导致小管重吸收尿素增加，使肾前性少尿时血尿素氮/血肌酐不成比例增加，可超过15。尽管此值在肾前性是典型的表现，但也可见于肾后性AKI。血尿素氮/血肌酐比值增加还需排除胃肠道出血、其他应激伴有的尿素产生增多及肾功能不全蛋白质摄入过多。

无尿患者可行中心静脉压测定，ATN者一般正常或偏高，而肾前性者偏低。临床上怀疑肾前性少尿，可在早期小心地试用补液试验，即30min内快速输液（5%葡萄糖250ml）并静脉缓慢注射利尿药（呋塞米40~100mg），以观察输液后循环系统负荷情况。如果补足血容量后血压恢复正常，尿量增加，则支持肾前性少尿的诊断。低血压时间过长，特别是老年人伴心功能欠佳时，补液后无尿量增多应怀疑过长时间的肾前性氮质血症已进展为ATN。

（二）与肾后性AKI鉴别

及时发现和解除尿路梗阻可使肾功能迅速得到改善，长期梗阻则可造成不可逆性肾损害。伴有泌尿系结石、盆腔脏器肿瘤或手术史、突然完全性无尿或间歇性无尿或有肾绞痛病史者，更应警惕肾后性AKI。膀胱导尿兼有诊断和治疗的意义。超声显像、X线摄片等泌尿系统影像学检查可资鉴别，但使用造影剂可加重肾损伤，故所有疑诊AKI的患者均应进行肾脏超声检查，如果超声显像发现有双侧肾盂分离或双侧输尿管扩张，且肾脏实质无明显萎缩，提示可能存在急性梗阻。

（三）与重症急性肾小球肾炎或急进性肾小球肾炎鉴别

原发性或继发性肾小球肾炎多伴有血尿、蛋白尿、高血压等表现，蛋白尿常较严重，多大于2g/24h。重症急性肾小球肾炎少尿突出，甚至可完全无尿，急进性肾小球肾炎很少会完全无尿，前者在少尿同时常伴有高血压和水肿，后者则否。部分继发性肾小球肾炎还伴有皮疹、关节痛、咯血、鼻窦炎等表现，通常根据不同疾病所具有的特殊病史，结合实验室与辅助检查异常，可做出鉴别。对诊断困难者，应尽早进行肾活组织检查明确诊断。

（四）与急性肾间质病变鉴别

主要依据引起急性间质性肾炎的病因及临床表现，如药物过敏或感染史、明显肾区疼痛等，药物引起者可有发热、皮疹、关节疼痛、血嗜酸性粒细胞增多等表现。本病与ATN鉴别有时困难，应尽早进行肾活组织检查。

（五）双侧急性肾静脉血栓形成和双侧肾动脉闭塞

两者均可引起AKI。若患者原有慢性肾脏病或为孤立肾者，则一侧肾脏大血管闭塞也可以引起AKI。急性肾动脉闭塞常见于动脉栓塞、血栓、主动脉夹层分离，偶由血管炎所致。动脉栓塞常由于动脉造影、血管成形术或主动脉手术过程中主动脉粥样斑块脱落所致；胆固醇栓塞堵塞肾脏中小动脉，可引起血管腔不可逆性闭塞；心房颤动或心脏附壁血栓也是引起血栓栓塞的常见原因，可导致急性肾梗死。肾动脉血栓通常发生于动脉粥样斑块基础上，亦常见于创伤性内膜撕伤或肾移植血管吻合处。急性肾静脉血栓罕见，常发生于成人肾病综合征、肾细胞癌、肾区外伤或严重脱水的肾病患儿，常常同时伴有下腔静脉血栓形成，故常伴有下腔静脉阻塞综合征、严重腰痛和血尿。由肾动脉、静脉栓塞或血栓引起的 AKI 患者可完全无尿，有腰痛和腰部压痛，也常同时伴有肺、脑等脏器栓塞，常有发热和白细胞增高，可有蛋白尿和血尿，肾血管影像学检查有助于确立诊断。

六、治疗

尽早识别并纠正可逆的病因，避免肾脏受到进一步损伤，维持水、电解质、酸碱平衡是 ATN 治疗的基石。无论何种原因引起的 AKI，都必须尽早明确诊断、尽快纠正肾前性因素、及时采取干预措施。充足补充液体对于肾前性和造影剂肾损伤防治作用已获肯定。其他药物疗法未获循证医学支持，故目前不推荐使用。故 ATN 治疗仍以对症治疗和防治并发症为主。禁用肾毒性药物，注意根据肾功能调整药物剂量、用法、剂型或监测药物浓度是必要措施。肾脏替代治疗是 AKI 治疗的重要组成部分，但有关危重 AKI 时肾脏替代治疗的剂量、时机、模式等问题，尚无定论。

少尿期常因急性肺水肿、高钾血症、上消化道出血和并发感染等导致死亡。故治疗重点为调节水、电解质和酸碱平衡，控制氮质潴留，供给适当营养，防治并发症和治疗原发病，必要时予以肾脏替代治疗。多尿期开始，威胁生命的并发症依然存在，治疗重点仍为维持水、电解质和酸碱平衡，控制氮质血症，治疗原发病和防止各种并发症。一般情况明显改善者可试暂停透析观察，病情稳定后停止透析。部分 ATN 病例多尿期持续较长，补充液体量应逐渐减少，并尽可能经胃肠道补充，以缩短多尿期。恢复期一般无须特殊处理，定期随访肾功能，避免使用对肾脏有损害的药物。

七、预后

ATN 预后与原发病、并发症、年龄、肾功能损害严重程度、诊断治疗是否及时、有无多脏器功能障碍和并发症等有关。随着肾替代治疗（RRT）广泛开展，直接死于肾衰竭的病例显著减少，而主要死于原发病和并发症，尤其是肾外脏器功能衰竭，多见于严重创伤、大面积烧伤、大手术等外科病因和脓毒症所致 AKI 患者。存活患者约50%遗留永久性肾功能减退，主要见于原发病严重、原有慢性肾脏疾病、高龄、病情重笃或诊断治疗不及时者，部分患者需要终身透析。

八、预防

ATN 预防极为重要。积极治疗原发病，及时发现导致 ATN 的危险因素并去除，是预防 AKI 发生的关键。

ATN 发病高危因素包括既往有慢性肾脏病病史、老年人、糖尿病、高血压、肾病综合征、冠心病、周围血管疾病、存在绝对或相对有效血容量不足、同时存在多种肾损伤病因等。ATN 高危患者应根据临床具体情况，酌情采取下列预防措施，以避免或及时纠正各种 ATN 病因。

每日评估患者的容量及血流动力学状态，及时纠正有效血容量不足以避免肾脏低灌注，出血性休克的扩容治疗首选补充等张晶体溶液而非胶体溶液，血管源性休克在扩容同时适当使用缩血管升压药物。ATN 高危患者在围术期或发生脓毒性休克期间应设定血流动力学及氧合参数的靶目标值，以防 ATN 发生及恶化。应仔细评估其暴露于肾毒性药物或诊断、治疗性操作的必要性，尽量避免使用氨基糖苷类药物、非甾体抗炎药、对比剂等肾毒性药物。必须使用上述药物时，在保证疗效的同时应注意降低肾毒性，如使用氨基糖苷类药物时采用每日单次给药代替每日多次给药或局部用药代替静脉用药、使用两性霉素 B 的脂质制剂或用唑类及棘白菌素抗真菌药物代替两性霉素 B 传统剂型等。

（卢东齐）

第十四章 中枢神经系统脱髓鞘疾病

第一节 急性播散性脑脊髓炎

急性播散性脑脊髓炎（acute disseminated encephalomyelitis, ADEM）是广泛累及脑和脊髓白质的急性炎症性脱髓鞘疾病，也称感染后、出疹后，疫苗接种后脑脊髓炎，20世纪20年代后期 Perdrau 和 Greenfield 等认为，本病是发疹性疾病和疫苗接种后常见的病理反应。目前认为，ADEM 可能为 T 细胞介导的自身免疫性疾病。

一、流行病学

澳大利亚的 Hynson 等和英国的 Dale 等分别报告了31例和28例儿童 ADEM 患者，德国的 Schwarz 等研究了40例成人 ADEM 患者，均采用单中心回顾性方法，观察了患者的临床表现、实验室及 MRI 检查。两个儿童组仅以调查表和回顾性调查 MRI 形式研究，Schwarz 组成人患者在随访期间（8～137个月，平均38个月）又进行了检查，对 ADEM 的最初诊断重新进行评价，其中14例在首次发病后1年内有第2次发作，因此被重新诊断为 MS，ADEM 病例为26例。

二、病因及发病机制

本病病因不清。最早发现 ADEM 常继发于天花或狂犬病疫苗接种后，人们了解到接种天花疫苗后可发生脑脊髓炎，发生率约为1/4 000。目前，天花作为人类的全球性疾病已经被消灭，天花疫苗也不再作为免疫接种的一部分，因此与之有关的急性播散性脑脊髓炎也将消失。

19世纪末期已知注射狂犬病疫苗可引起严重脑脊髓炎，也称神经麻痹意外事件。据统计，750例接种该疫苗者中有1例可发生脑脊髓炎，其中约25%的病例是致死性的，使用兔脑组织培养的死病毒疫苗后发病率显著下降，后来由胚胎鸭卵、人类二倍体细胞感染特定病毒制成的替代疫苗含极少或不含神经组织，发病率极低，但在有些发展中国家还在使用脑组织制成的廉价疫苗，疫苗后脑脊髓炎仍有发生。接种白喉，百日咳，破伤风减毒活疫苗、麻疹及日本乙型脑炎疫苗后也偶可发生 ADEM。在普遍进行接种麻疹疫苗前可发生麻疹大流行，每800～2 000例患者即有1例出现明显的神经并发症，10%～20%可遗留持久的神经损害，病死率可达10%～20%。尽管 ADEM 明显地与病毒感染或疫苗接种有关，但发病机制仍然不清。发疹病例在发疹与 ADEM 起病之间常有一间隔期，病理改变也与病毒感染极为不同，且 CSF 或脑组织中均未查到病毒。感染后脱髓鞘病变虽与 CNS 病毒感染的病理改变不同，但临床很难区别，该病被认为是感染后免疫介导性病变，并非 CNS 直接感染。

典型 ADEM 有前驱感染病史，以麻疹，流行性腮腺炎、甲型或乙型流感、落基山斑疹热、甲型或乙型肝炎等最常见，也可继发于单纯疱疹、人类疱疹病毒 – 6、水痘、风疹、牛痘、EB 病毒、巨细胞病毒、支原体、衣原体、军团菌属、弯曲菌和链球菌感染后，但发生率较低。急性感染性与免疫接种后播散性脑脊髓炎从临床和病理上难以区别，有少数病例无特异性感染疾病或疫苗接种史，称为特发性 ADEM。

急性实验性自身免疫性脑脊髓炎（EAE）动物模型可以模拟 ADEM 的临床病程及多灶性脱髓鞘性病理改变，而 EAE 是由自身反应性中枢神经系统特异性 T 细胞所介导的。作用于微生物抗原决定簇的 T 细胞可通过分子模拟机制识别与髓鞘素抗原相同的氨基酸序列，通过自身或与抗体协同作用对 CNS 进行自身攻击，导致髓鞘或少突胶质细胞组分的免疫反应。病毒或细菌的超抗原也可激活自身反应性 T 细胞，如仍在印度使用的 Semple 狂犬病疫苗含有神经抗原，可激活交叉反应性 T 细胞。澳大利亚学者发现两例 ADEM 患者与乙型肝炎疫苗有关。

目前对 ADEM 持 2 种观点：①认为 ADEM 是 MS 急性型，ADEM 病变及分布与急性 MS 相同，均为脱髓鞘病变合并血管周围炎性细胞浸润；②认为 ADEM 是独立疾病，因 ADEM 脱髓鞘病灶较小，直径常在 1mm 以下，以小静脉为中心，软脑膜和血管周围淋巴细胞和浆细胞浸润，血管形成袖套状，MS 病灶较大，可见新旧病变并存。鉴于在临床表现、MRI 所见及可能的发病机制方面的相似性，把 ADEM 看作是炎症性脱髓鞘性疾病谱的一部分是合理的。

三、病理

ADEM 的病理特征是散布于脑和脊髓的多数急性脱髓鞘病灶，有些病灶仅限于小脑或脊髓。病灶直径从 0.1mm 到数毫米（融合时）不等，常围绕中、小静脉周围，轴突及神经细胞保持不同程度的完整。特点是小静脉周围的炎性反应，由脱髓鞘区多形核小神经胶质细胞和形成血管袖套的淋巴细胞及单核细胞组成，多灶性脑膜浸润多不严重。

四、临床表现

（一）发病状况

典型 ADEM 病前 1 个月内常有前驱感染病史，如感冒、发热和发疹，以及疫苗接种史，还可有受凉、雨淋、分娩和手术等病史。潜伏期 4 ~ 30d，平均 7d、14d。通常急性起病，症状数日内达高峰。本病的病情严重，有些病例病情凶险。病程可持续数周或数月。患者多为儿童及青壮年，该病多为散发，四季均可发病。

（二）神经功能障碍

临床出现多灶性神经功能障碍，如脑和脊髓广泛弥漫性损害，精神症状和意识障碍较突出。依据临床症状及病变部位可分为脑炎型，脊髓炎型和脑脊髓炎型。大多数成人患者头痛，发热、脑膜炎和视神经炎相对少见，感觉障碍发生率较高，其余临床表现与儿童相同。

（1）脑炎型：急性发病，出现发热、头痛、嗜睡、意识模糊、意识丧失和精神异常等，常伴局限性或全面性痫性发作，严重病例可迅速发生昏睡，昏迷和去脑强直发作，以及偏瘫、失语、视野缺损（如偏盲）、视力障碍（如双侧视神经炎）、脑神经麻痹和共济失调等，也可见共济失调性肌阵挛运动及舞蹈 – 手足徐动症，脑膜受累可出现脑膜刺激征，脑脊液可见脑膜炎改变。

（2）脊髓炎型：出现部分或完全性截瘫或四肢瘫，上升性麻痹，腱反射减弱或消失，传导束型感觉减退或消失，不同程度膀胱及直肠功能障碍；有时可见类似脊髓前动脉闭塞综合征，表现某一水平以下痉挛性截瘫和痛觉缺失，但触觉保留；起病时后背部疼痛可为突出症状，通常无发热。

（3）脑脊髓炎型：兼有脑炎与脊髓炎特点。

（三）疹病后脑脊髓炎

通常出现于疹后 2~4d，于疹斑消退、症状改善时突然再次出现高热、抽搐，昏睡和昏迷。有些患者发生偏瘫或小脑综合征，多发生在水痘之后，偶可发生横贯性脊髓炎。许多病例病情不重，表现短暂的脑炎症状，如头痛、意识模糊和脑膜刺激征等，CSF 可见淋巴细胞增多，蛋白增高。单独累及小脑的感染后脑脊髓炎变异型可能与特定病毒感染有关，表现轻微共济失调，伴不同程度锥体束征，出现于儿童疹病数日之内。

（四）神经根及周围神经病损

ADEM 可伴较严重的神经根及周围神经病损，类似于急性炎症性脱髓鞘性多发性神经病或表现为上升性瘫痪型，此型预后较差。南美洲使用乳鼠脑制成的狂犬病疫苗接种可引起此型周围神经病，较脑脊髓炎更为常见。

五、辅助检查

（1）外周血白细胞增多，血沉加快。脑脊液压力正常或增高，CSF – MNC 增多，蛋白轻至中度增高，IgG 可增高，鞘内寡克隆 IgG 带少见，且随病情恢复而消失。

（2）EEG 检查可见广泛中度以上异常，常见 θ 和 δ 波，亦可见棘波和棘慢综合波。

（3）MRI 可见 T_2WI 高信号病灶，脑室周围白质受累多见（约98%），其他为皮质下白质、脑干、小脑中脚和脊髓白质等，也可见胼胝体病变，为散在双侧不对称性病变，病变大小及数目差异很大，多可被造影剂增强，外周有水肿带。尽管 ADEM 典型表现累及白质，但灰质病变不少见，因灰质也包含髓鞘成分，见于基底节、丘脑和脑干等，ADEM 患者出现丘脑病变高达 40%，病变可局限在脑干或小脑，有时出现脑瘤样损害。深部灰质受累有助于 ADEM 与 MS 鉴别。

六、诊断及鉴别诊断

（一）急性播散性脑脊髓炎诊断要点

（1）儿童及青壮年患者有感染或疫苗接种史，急性起病，病情严重或险恶。

（2）主要表现脑、脊髓多灶性弥漫性损害症状体征，脑型突出表现精神症状和意识障碍，可伴脑膜刺激征、锥体束征和小脑体征等；脊髓型出现截瘫、上升性麻痹和尿便障碍等。

（3）脑脊液压力正常或增高，CSF – MNC 增多，蛋白轻至中度增高，IgG 增高；广泛中度异常 EEG，CT 和 MRI 发现脑和脊髓多发散在病灶。

（二）鉴别诊断

应注意与以下疾病鉴别：

（1）多发性硬化：主要累及脑和脊髓白质的多灶性病变。ADEM 与早期 MS 鉴别对治疗和预后判定有意义，ADEM 患者可完全恢复，MS 患者可能复发或缓慢进展。MS 前驱病毒感染史不明显，一般为多相病程，伴复发与缓解，发病时无高热、抽搐和脑膜刺激征；CSF 多正常或 CSF-MNC 轻度增多，IgG 指数增高，可检出寡克隆带。ADEM 患者较年轻，多有明确病毒感染及疫苗接种史，起病更迅速，呈急性单相病程，病情严重，表现发热、意识障碍、多灶性神经功能障碍及脑膜炎等，共济失调常见，ADEM 早期复发可能是单相病程的延迟；脑脊液压力增高，CSF-MNC 增多，蛋白轻至中度增高，寡克隆带少见。发热、意识障碍或昏迷、脑膜炎等表现仅见于 ADEM 患者。MRI 显示深部灰质受累有助于 ADEM 诊断，ADEM 患者 98% 可有脑室周围白质受累，40% 有丘脑病变，可累及胼胝体；MS 病变较小，很少累及丘脑和胼胝体。Schwarz 等对成人 ADEM 进行了大规模研究，40 例患者最初临床表现及 MRI 所见符合 ADEM 诊断，经过平均 38 个月观察，35% 发展为 MS（Poster 标准）。

（2）乙型脑炎、单纯疱疹病毒脑炎、感染性单核细胞增多症等均可类似感染后脑炎变异型。乙型脑炎有明显的流行季节，ADEM 则为散发性；ADEM 常发生于疫苗接种后，表现脑炎及脊髓炎等症状有助于与脑膜炎、病毒性脑炎和脊髓灰质炎鉴别，但 ADEM 罕见病例可类似其中任何一种。在儿童疹病过程中癫痫首次发作应怀疑脑炎或感染后脑脊髓炎。

（3）ADEM 也要与脑血栓性静脉炎、缺氧性脑病或急性中毒性肝性脑病（Reye 综合征）鉴别。Reye 综合征常不难区别，其 CSF 正常，多种血清肝脏酶及血氨浓度增高。

七、治疗

（1）肾上腺皮质类固醇是首选治疗用药，在出现神经系统体征之后应尽早用药，常采用大剂量，长疗程，通常可减轻临床症状及病损严重程度，重症病例可考虑加用环磷酰胺、硫唑嘌呤等免疫抑制剂。

（2）血浆置换疗法和静脉注射大剂量免疫球蛋白对一些暴发型病例有效，大剂量激素治疗失败可试用血浆交换疗法。

（3）高热、昏迷患者可采用物理降温和冬眠疗法，颅内压增高可用脱水剂，还要注意控制感染和痫性发作，补充营养，维持水及电解质平衡。低温疗法的疗效还未被证实。

八、预后

严重感染后 ADEM 可于病后十余日至月余死亡，病死率较高，麻疹后 ADEM 病死率可达 20%，疫苗接种后可高达 30%~50%，近年来由于疫苗改进，ADEM 发病率已显著降低。国内统计一组经病理证实的 ADEM 在病后 12~46d 内死亡。存活患者的神经功能缺损治疗具有极大挑战性，如儿童急性期恢复后常遗留持久的行为障碍，精神发育迟滞或癫痫发作，成人通常恢复较好。良性小脑炎常可在数月内完全恢复。ADEM 患者可完全恢复，但部分患者会残留神经体征、智力损害和行为异常等。

（何晓英）

第二节　脑桥中央髓鞘溶解症

脑桥中央髓鞘溶解症（central pontine myelinolysis，CPM）是一种原因不明的以脑桥基底部对称性脱髓鞘病变为病理特征的致死性疾病。

Adams 和 Victor 观察了 1 例酒精戒断综合征年轻患者，表现迅速进展的弛缓性四肢瘫、腱反射亢进和假性延髓性麻痹，但瞳孔对光反射、角膜反射、眼球运动和面部感觉保留，临床酷似基底动脉闭塞，于数周后死亡。尸检发现占据脑桥基底大部分的对称性脱髓鞘病灶。作者后来又对 2 例酒精中毒和 1 例硬皮病患者进行临床病理研究。Adams 等报告了这 4 例患者，并用病变部位与典型病理特征命名为 CPM。

本病发病率不明，一组 3 548 例成年患者尸检中发现 9 例 CPM，发生率为 0.25%。

一、病因及发病机制

CPM 病因及发病机制尚未完全阐明。约半数病例发生于酒精中毒晚期，以及 Wemicke 病、慢性肾衰竭透析治疗后、肝功能衰竭或肝移植后、进展性淋巴瘤、癌症晚期及各种原因所致恶病质、营养不良、严重细菌感染、败血症、脱水及电解质紊乱、急性出血性胰腺炎、糙皮病，多发性神经病和严重烧伤等。脱水和电解质紊乱在发病机制中的作用已引起高度重视，不少临床报道过快纠正低钠血症或给脱水患者过量补充液体可导致本病。通过给低钠血症动物快速补充高渗盐水已成功制成该病各种动物模型。低钠血症时脑组织处于低渗状态，快速补充高渗盐水可使血浆渗透压迅速升高而导致脑组织脱水和血脑屏障破坏，有害物质直接透过血脑屏障，导致髓鞘脱失。

二、病理

CPM 特征性病理改变是脑桥基底部呈对称性分布神经纤维髓鞘脱失，神经细胞和轴索相对完好，可见吞噬细胞及星形细胞反应，无少突胶质细胞反应和炎症现象。病灶边界清楚，小者直径仅数毫米，大者可占据脑桥基底部，背盖部也可受累，但很少波及中脑和延体。广泛对称性脱体鞘病变还可波及丘脑和下丘脑核团、纹状体、内囊、杏仁核、外侧膝状体、大脑及小脑白质，称脑桥外体鞘溶解症。

三、临床表现

（1）CPM 病例均为散发，未见与遗传有关，发生于任何年龄，男女皆可发病。可见于严重烧伤患者。临床特点是常伴威胁生命的严重疾病，半数以上为慢性酒精中毒晚期。

（2）常在原发疾病基础上突然发生皮质脊髓束、皮质延髓束受累症状，如四肢弛缓性瘫，咀嚼、吞咽及言语障碍，有些可见眼球震颤、眼球凝视障碍等。

首发症状常为声音嘶哑和发音困难。病灶波及中脑出现瞳孔光反应消失、眼球运动障碍，某些患者呈缄默和四肢瘫，意识清楚，感觉正常，表现完全或不完全性闭锁综合征。

（3）脑桥病变较小时可无临床症状，仅在尸检时偶被发现。较大病变也可缺少四肢瘫及球麻痹等典型症状。Strub 等报道一例 43 岁女性酒精中毒患者，进行性步态障碍 1 年余，检查见粗大眼震、步态失调，不伴脑神经功能缺损和锥体束征，无昏迷、肝功能衰竭及谵妄，血清钠水平正常，脑干听觉诱发电位及运动诱发电位正常。CT 检查，发现小脑蚓部萎缩，MRI 检查发现脑桥典型 CPM 改变病灶。

（4）本病临床变异型较多见，如 Adams 曾列举 2 例老年患者，一例表现意识模糊和昏迷，五四肢瘫、假性延髓性麻痹及锥体束征，严重构音障碍、共济失调已持续数月。CT 和 MRI 检查未发现脑干及小脑病变，血清 Na^+ 离子水平为 99mmol/L；另一例患者血清 Na^+ 离子 104mmol/L，在快速纠正低钠血症后出现典型闭锁综合征，MRI 显示额叶皮质及皮质下白质大片状对称性病灶，但脑桥未发现病变。

四、辅助检查

（1）脑干听觉诱发电位（BAEP）有助于确定脑桥病变，但不能确定病灶范围。

（2）脑电图检查可见弥漫性低波幅慢波，无特征性。

（3）脑脊液检查蛋白及髓鞘碱性蛋白可增高。

（4）CT 扫描病灶检出率很低。MRI 是最有效检查方法，某些病例可发现脑桥基底部特征性蝙蝠翅样病灶，为对称分布的 T_1WI 低信号、T_2WI 高信号，无增强效应。MRI 在出现临床症状 1 周内通常显示正常，发病后 2~3 周异常信号可显示清楚，甚至可占据除周边以外的整个脑桥。

五、诊断及鉴别诊断

（一）诊断

慢性酒精中毒、严重全身性疾病、低钠血症纠正过快患者，突然出现四肢弛缓性瘫、假性延髓性麻痹，数日内迅速进展为闭锁综合征，应高度怀疑 CPM 可能，结合 MRI 和 BAEP 检查可以确诊。大多数 CPM 患者脑桥病变很小，不超过 2~3mm，位于中线一侧，仅累及部分皮质脊髓束或皮质脑干束，可全无症状体征。有些 CPM 患者的表现可被代谢性疾病出现的昏迷所掩盖。

（二）鉴别诊断

应与脑桥基底部梗死、脑干脑炎、多发性硬化和脑桥肿瘤等鉴别。本病 MRI 表现无特异性，需与梗死性病灶或肿瘤鉴别，CPM 无显著占位效应，病灶对称，不符合血管分布特征，随病情好转，MRI 显示的病灶也逐渐恢复正常。

六、治疗

（1）CPM 以支持对症治疗为主，积极处理原发病。纠正低钠血症应缓慢，不用高渗盐水，必须使用时以每小时升高 1mmol/L 血清钠，24h 升高不超过 10mmol/L 速度为宜。限制液体入量，使用呋塞米等利尿药，急性期给予甘露醇等脱水剂治疗脑水肿。

（2）早期用大剂量激素冲击疗法有可能抑制本病发展，也可试用高压氧和血浆置换治疗。

七、预后

多数患者预后极差，病情进行性发展可出现癫痫发作、昏迷。多于发病后数日或数周内死亡，死亡率极高。少数存活患者可遗留痉挛性四肢瘫等严重神经功能障碍，偶有完全康复者。

（何晓英）

第三节　视神经脊髓炎

视神经脊髓炎的主要特征是急性或亚急性视神经与脊髓的脱髓鞘病变。又名戴维克（Devic）病。

一、病因及发病机制

与多发性硬化相同，尚未彻底阐明。也有指出同感染有关，因在起病过程中，约 1/3 患者有非特异性感染史，半数病例低热，血及 CSF 白细胞增多等。发病机制尚不十分清楚，内因、遗传、种族差异可能与之有关。东方多发性硬化患者以视神经和脊髓损害多见，而西方人则以脑干损害多见，这可能是遗传素质和种族差别所致。

二、病理学

典型病变在视神经与脊髓，主要为轻重不等的脱髓鞘改变，硬化斑及坏死空洞形成，伴有血管周围的炎性细胞浸润。视神经损害以视神经、视交叉处最为常见，偶可涉及视束。病变与急性间质性视神经炎的各个过程基本相同。脊髓损害好发于胸段和颈段，少数涉及腰段。大多呈弥散性，常侵及数个节段，脱髓鞘性改变轻重不一，有的病灶较小，有的融合成片，重者坏死与空洞形成，甚至涉及灰质，致病变区灰、白质界限不清。胶质增生通常不很明显。与经典的多发性硬化相比，视神经脊髓炎病损较为局限，少数病例破坏性改变较为明显，星形胶质细胞修补反应差，有别于多发性硬化，故是否立为疾病单元或属多发性硬化亚型值得进一步探究。

三、临床表现

5～60 岁以上均可患病，平均 21～41 岁，男女均可发病。多数呈急性或亚急性起病。急性者起病突然，几天内症状达到高峰。亚急性者，1～2 月内症状才发展到高峰，少数慢性起病，症状缓慢进行，数月后症状加重。发病前可有低热、咽痛、头痛、眩晕、恶心、呕吐、腹泻、腹胀等。

（1）眼部征象多先发生，一般是两侧的，但很少同时发生，多为一眼首发，相隔数小时、数天至数周、数月或一年多，而另眼亦被累及。起始感到视力模糊，可伴眼球胀痛或头痛。有的在发病几小时或几月后即完全失明，也有发病缓慢的。一般说来，在几周至几月即有好转，但视神经盘却遗有某种程度的萎缩。瞳孔常扩大，对光反应迟钝或消失，视野改变包括中心暗点、同心性缩小、各种偏盲和象限盲，以及部分视野消失。

（2）脊髓征象表现为脊髓横贯性损害与脊髓炎相似，先由下肢开始，然后逐渐上升，可有截瘫，或四肢瘫，在胸段占多数。眼底改变与病变部位有关：病变接近视盘者呈现乳头炎眼底改变，早期视盘可正常，晚期表现为视神经萎缩。虽然急性期患者视力减退多很严重，但部分患者有缓解的可能，在数日或数周视力得到显著恢复。脊髓主要表现为横贯性病征，呈现播散性、不完全横贯性、半横断或上升性脊髓炎征象，除有相应的感觉、运动和自主神经的功能障碍外，可有阵发性剧烈抽搐或有痛性强直性痉挛性发作。病变在颈髓，常出现 Lhermitte 征，有时可出现 Homner 征。视神经和脊髓症状可同时出现，也可先后发生，以后者多见，脊髓和视神经症状出现的间隔期可数天、数周、数月或数年。

四、实验室检查

急性发作时，血白细胞可增高，以多形核为主，血沉加快，脑脊液压力多正常，白细胞增高（12~350）×10⁶个/L，主要是淋巴细胞增多，蛋白质一般超过正常（50~450）g/L，其他改变见多发性硬化。

五、诊断

视神经和脊髓受累的症状联合出现时，诊断当无困难。以其中一种症状起病时，应分别同视神经炎及脊髓炎相鉴别，在相继出现多灶性神经症状时，如能除外有关疾病，应考虑多发性硬化的诊断。另外，尚要注意与急性播散性脑脊髓炎及亚急性脊髓视神经病相鉴别，后者常与用药有关，多见于小儿，均有腹部症状，表现为腹痛、腹泻，且先于神经症状出现，神经症状以感觉异常为主，常呈对称性，无反复发作，运动症状不突出，CSF无明显改变，典型病例与视神经脊髓炎鉴别不难。

六、治疗

主要用肾上腺皮质激素治疗，或选用免疫抑制剂，在治疗过程中密切观察病情，注意病变上升和发生呼吸肌麻痹的情况，并要防止褥疮和泌尿道感染。球后视神经炎可用妥拉苏林在球后注射。积极治疗对于降低死亡率提高治愈率关系很大。

（何晓英）

第十五章　脑血管病

第一节　脑梗死

因脑动脉急性闭塞所致的脑组织坏死称为脑梗死。脑梗死不是一类同质性的疾病，因为导致脑梗死的疾病可以完全不相同，譬如心脏疾病、脑动脉自身疾病以及血液系统疾病都可以导致脑梗死。因此，在脑梗死发生之前心脏、脑动脉或血液系统已经有异常改变，尽早发现这些异常改变可更有效地采取预防卒中的措施。在急性脑梗死发生后，也要尽快采取相应检查进行病因学诊断，才能更好地进行急性期治疗和采取更适宜的二级预防措施。

一、病理生理机制

1. 造成脑组织缺血损伤的血管壁及血管内病理　造成脑组织缺血损伤的血管壁及血管内病理改变包括动脉粥样硬化、小动脉玻璃样变（也称小动脉硬化）、其他原因的血管壁改变以及血栓形成。颅外颈部动脉的粥样硬化好发于主动脉弓、颈内动脉起始处、椎动脉起始和锁骨下动脉起始处。颅内动脉粥样硬化好发生于大脑中动脉、颈内动脉虹吸、椎动脉颅内段、基底动脉和大脑后动脉起始处。发出穿支的载体动脉的粥样斑块可堵塞穿支动脉。穿支动脉口也可发生微小粥样斑块并会堵塞穿支动脉。高血压引起的脂质玻璃样变或纤维玻璃样变主要累及穿支动脉，造成中膜增生和纤维样物质沉积，致使原本很小的管腔更加狭窄。还可以有其他原因导致的血管壁改变，如外伤性或自发性血管壁撕裂引起的动脉夹层、动脉炎、肌纤维营养不良（内膜与中膜过度增生）、烟雾病（内膜层状增厚中层变薄）、感染等。

血栓形成发生在血管壁和血管内，损伤血管的表面可继发血栓形成，如上述提到的动脉粥样硬化性、动脉夹层、动脉炎、肌纤维营养不良、烟雾病、感染等所致的动脉病变处都可继发血栓形成；血管明显狭窄或收缩会继发血栓形成（极度狭窄处血流紊乱，可引起血流缓慢，尤其在系统性低灌注时，局部血流更加缓慢，更易导致血栓形成）；血管局部扩张也会导致血栓形成（局部扩张处血流缓慢）；凝血系统改变可继发血管内血栓形成（红细胞增多症、血小板增多症或全身高凝状态）。

动脉粥样硬化性血管损害是最常见的血管壁损害类型，其基本损害是大中型动脉内膜局部呈斑块状增厚，由于动脉内膜积聚的脂质外观呈黄色粥样，因此称为动脉粥样硬化。脑动脉粥样硬化的进展是一个动态的病理过程，从内中膜增厚、粥样斑块形成、血管重塑、斑块破裂、斑块表面或腔内血栓形成、斑块体积间断增加至最终形成重度狭窄。动脉粥样硬化斑块有稳定和易损斑块两种类型，易损斑块指的是将会变成"罪犯斑块"的斑块。颈动脉易损斑块的病理特点主要包括薄纤维冒大脂核、斑块表面溃疡、破裂、血栓形成、斑块内出血、炎症浸润等。管腔狭窄、大脂核以及斑块内新生血管床形成可能是颅内动脉粥样易损斑块的病理特点。

2. 导致脑组织损伤的心脏病理　心脏的很多疾病都有导致脑栓塞的风险，临床上称作心源性栓塞或心源性卒中。心源性栓塞是来源于心脏的栓子或经过心脏异常分流的栓子随血流进入脑循环阻塞脑动脉而导致梗死。这些可能已经存在的心脏疾病包括：①心律失常，特别是心房颤动和病态窦房结综合征；②心脏瓣膜疾病，特别是二尖瓣狭窄、人工心脏瓣膜、感染性心内膜炎和非细菌性心内膜炎；③心肌疾病或心内膜病，特别是心肌梗死、心内膜炎和扩张性心肌病；④心内病变如黏液瘤、左心室室壁瘤、左心室附壁血栓；⑤右向左分流，特别是房间隔缺损和卵圆孔未闭，来源于深静脉的栓子可经此通道进入体循环引起反常栓塞。

3. 导致脑组织缺血损伤的机制　导致脑组织缺血损伤的机制有栓塞及低灌注。栓塞可来源于心脏（心源性）和动脉（动脉源性）。心脏的栓子脱落后随血循环进入到脑动脉，栓塞了脑部的某一条或多条动脉导致脑组织损伤。起源于大动脉的栓子，譬如主动脉弓、颅外颈部动脉、颅内大动脉的栓子，顺血流脱落到远端堵塞脑部的一条或多条动脉导致脑组织损伤。栓塞还可来源于静脉系统，但静脉系统的血凝块常在心脏有右向左分流，譬如房间隔缺损或卵圆孔未闭时才有可能入脑。由于栓塞而堵塞的脑动脉本身可以没有病变，如心源性栓塞堵塞了右侧大脑中动脉导致大面积梗死，被栓塞的大脑中动脉本身没有病变。如由于颈内动脉或大脑中动脉粥样硬化斑块表面形成的血栓、斑块碎片、胆固醇结晶等脱落堵塞了同侧大脑中动脉分支导致该分支供血区梗死，被堵塞的这条大脑中动脉分支本身没有病变。还有一些比较少见的栓子，譬如空气、脂肪、肿瘤细胞等进入心脏然后栓塞到脑动脉。不同大小、性质和来源的栓子可堵塞不同动脉。来源于心脏的大栓子可栓塞颅外大动脉，来源于心脏或外周血管中形成的较小栓子，以及来自于主动脉弓和颈动脉的较小栓子常栓塞颅内主干动脉和（或）其分支，如大脑中动脉、大脑前动脉、大脑后动脉、椎动脉和基底动脉。最常栓塞的动脉是大脑中动脉及其分支。来源于颅内主干动脉如大脑中动脉、椎动脉和基底动脉的较小栓子可栓塞其远端的分支动脉。更微小的栓子可栓塞小穿支动脉、眼动脉及视网膜动脉。

低灌注性脑缺血包括两种，一种是系统性低灌注，即全身灌注压下降导致脑组织的血流减少，常见的原因为心脏泵衰竭（心肌梗死或严重心律失常）和低血压。另一种是颈部或颅内大动脉严重狭窄或闭塞后低灌注导致的脑缺血。动脉支配的交界区低灌注更明显，因此，低灌注梗死常发生在上述区域，称为分水岭梗死。

在动脉粥样硬化性狭窄导致脑梗死的发病机制中，斑块不稳定导致的动脉到动脉栓塞较单纯低灌注导致的梗死更常见。在一些发生在分水岭区的梗死灶还有可能是微小栓子栓塞与低灌注协同作用所致。

对于颈内动脉起始和椎动脉颅外段病变而言，斑块表面的血栓形成会加重狭窄程度，继而可能导致完全闭塞。颈动脉粥样硬化血栓形成性狭窄或闭塞有以下几个特点：①如果斑块碎片或血栓形成不脱落，而且 Willis 环侧支代偿良好的话，则不出现梗死灶；②如果斑块碎片或血栓形成不脱落，但 Willis 环侧支代偿不好，在血压下降等诱发血流灌注不足因素存在的情况下，可能会导致分水岭梗死；③如果斑块碎片或血栓形成脱落至远端，则可能导致该动脉供血区域内各种梗死类型的发生，包括皮质、区域性梗死、分水岭区梗死或多发梗死。椎动脉病变梗死的发病机制类似颈内动脉颅外段。

对于颅内大动脉而言，譬如大脑中动脉，斑块表面形成的血栓会加重狭窄程度，继而可能导致完全闭塞。大脑中动脉粥样硬化血栓形成性狭窄或闭塞有以下几个特点：①如果斑块碎片或血栓不脱落，也没有堵塞穿支动脉，而且皮质软脑膜侧支代偿良好，供应穿支动脉区的新生侧支血管丰富，整个大脑中动脉供血区经历了长时间缺血耐受，因此，即使完全闭塞，在其供血区可以不出现梗死灶；②如果斑块碎片或血栓不脱落，也没有堵塞穿支动脉，但侧支代偿不够丰富，在血压下降等诱发血流灌注降低因素存在的情况下，可能会导致分水岭区梗死；③如果血栓形成堵塞穿支动脉口，则造成穿支动脉区梗死灶；④如果斑块碎片或血栓脱落到远端，则可能导致该动脉供血区域内各种梗死类型的发生，包括皮质、区域性梗死、分水岭区梗死或多发梗死。基底动脉病变梗死的发病机制类似大脑中动脉。

4. 脑组织缺血损伤的组织病理

（1）梗死灶病理改变：当局部脑组织血流下降时，受累脑组织能否存活取决于缺血的程度、持续时间和侧支循环的代偿能力。动物实验提供了以下脑缺血阈值：CBF 降至 20ml/（100g·min）脑组织时脑电活动开始受到影响，降至 10ml/（100g·min）脑组织以下时，细胞膜与细胞正常功能受到严重影响，降至 5ml/（100g·min）脑组织以下时，神经元会在短时间内死亡。脑组织缺血后会发生一系列代谢改变，钾离子到细胞外，钙离子进入细胞内并导致线粒体功能衰竭，缺氧导致的氧自由基生成可使细胞内或细胞膜中的脂肪酸发生过氧化。缺氧还会使葡萄糖发生无氧代谢，从而导致乳酸堆积而引起酸中毒，进一步损伤细胞的代谢功能。此外，缺血脑组织中兴奋性神经递质活性增高加大细胞死亡风险。上述代谢改变引发恶性循环，最终使神经元损伤程度不断加重甚至死亡。当达到某一个阈值时，即使缺血脑组织得到富含氧气和葡萄糖的血液再灌注，缺血脑组织损伤也是不可逆的了。在某些情况下，缺血程度不足以引起神经元坏死，但有可能引起细胞凋亡。

某一动脉供血区血流量下降发生脑缺血后，在供血区域内的不同部位缺血程度不同。血流量最低部位缺血损伤最严重，成为梗死核心。而在梗死核心的周围，由于侧支循环的存在和建立，血流量尽管已经降低到可能导致脑细胞膜电衰竭，但未达神经元死亡的阈值，此区域称为"缺血半暗带"。

（2）影响缺血事件严重程度有以下因素：血管堵塞的速度、侧支代偿能力、责任动脉或被栓塞动脉内局部变化、血糖、血氧含量、全身灌注情况等。①如果血管闭塞（无论颅外还是颅内动脉）是逐渐缓慢形成的，则往往已建立丰富的侧支循环，接受其供血的脑组织可能不发生严重缺血。如果血管堵塞是突然的，尤其是颅内动脉突然堵塞，往往导致其供血区严重缺血。②Willis 环侧支代偿不足（先天发育不良或参与代偿的动脉有病变）、皮质软脑膜侧支建立不好以及穿支小动脉代偿不足（侧支不足或小动脉玻璃样变）会影响缺血程度。③无论责任动脉壁（如动脉粥样硬化或动脉夹层）的血栓形成还是来自于近心端（心源性或动脉源性）的血栓栓塞都可能沿管腔向近端或远端进一步生长，尤其是血栓栓塞不会一直黏附于血管壁，血栓会溶解，如果顺血流继续脱落到远端则造成更多血管床的缺血，进一步生长的血栓还有可能堵塞了潜在的侧支都加重缺血程度。管腔突然被堵塞还可能引起反应性血管痉挛进一步加重狭窄程度。④高血糖会对缺血脑组织造成损伤，但低血糖也会增加脑细胞死亡的风险。⑤低氧血症可使脑损害加重。⑥全身灌注不足，如心力衰竭、低血容量以及血黏度增高均可能降低脑血流量。

二、临床表现

从症候学角度出发，急性脑梗死可以导致运动障碍（如偏瘫）、语言功能障碍（包括各种类型的失语以及构音障碍）、感觉异常、共济失调、头痛、眼动障碍、视物异常、眩晕、不自主运动、癫痫和意识障碍等。急性起病的上述症状需要警惕脑梗死的可能性。反复脑梗死或者慢性期患者可以出现痴呆，精神行为异常及步态异常等症状。

与其他非血管性疾病不同的是，脑梗死的临床表现多数符合血管分布区特点。以下分别从不同供血动脉梗死角度出发，以血管解剖综合征形式描述脑梗死的症状。

1. 大脑中动脉供血区梗死

（1）皮质支梗死（superficial MCA territory in-farct）：完全的皮质支闭塞典型表现为突发起病的偏侧面瘫及肢体瘫痪（上肢重、远端重）、偏身感觉障碍，优势半球可出现失语（混合型失语或者运动型失语）、Gerstmann's syndrome（左右失认、手指失认、失算和书写困难），非优势半球可出现视空间障碍。此外可以出现对侧偏盲、象限盲或者凝视障碍等。根据受累分支不同，上述症状可以单独或者合并出现。

（2）豆纹动脉梗死（lenticulostriate arteries in-farct）：也称深穿支动脉梗死，豆纹动脉主要的供血区域包括内囊前肢的上半部、整个内囊和放射冠的上半部、外囊、豆状核以及尾状核头和体的上半部分。因此相应的穿支闭塞可以导致以下腔隙综合征的表现，如纯运动偏瘫、偏身感觉运动障碍、构音障碍-手笨拙综合征、构音障碍-面瘫综合征，少见的还有失语、偏侧忽视以及结构性失用等，后者有时与皮质支梗死不好鉴别，一般来说出现这些症状往往提示病灶范围较大。如果病变位于尾状核，还可以出现舞蹈症等不自主运动。

2. 大脑前动脉供血区梗死　肢体瘫痪是 ACA 梗死最常见的症状，下肢突出，上肢症状相对轻，一般不出现面瘫。如果 ACA 的分支 Heubner 动脉梗死累及尾状核头，壳核以及内囊前部时，临床症状也可以面瘫和上肢瘫痪突出，不同于常见的 ACA 梗死。亦可出现偏身感觉异常，此外皮质分支受累尚可以表现额叶的部分症状，如无动性缄默症、精神行为异常、遗忘、病理性抓握现象以及言语障碍等，后者临床上因为无肢体瘫痪等症状，急性起病时常需要与脑炎等其他疾病鉴别。此外 ACA 梗死可以累及旁中央小叶从而导致尿失禁或尿潴留。

3. 脉络膜前动脉梗死　起源及解剖走行和供血区域变异较大，常见供血区域包括视束、视放射、外侧膝状体、内囊后肢的后 2/3、苍白球以及大脑脚的中 1/3 部分。另外也供应侧脑室后角旁的放射冠区域。经典的临床症状三联征包括偏瘫、偏身感觉障碍和同向偏盲，但是多数患者仅表现为上述症状的一部分，临床并无特异性，以不伴失语、意识改变等与MCA 梗死鉴别。尽管不多见，有时还可以表现皮质受累的症状。多数脉络膜前动脉梗死临床仅表现单一的腔隙综合征。少见的症状包括偏瘫对侧的上睑下垂，眼球上下视障碍等（累及中脑）。

4. 大脑后动脉及分支梗死　临床症状依赖于 PCA 闭塞部位。PCA 起始部闭塞可以累及中脑、颞顶枕叶及丘脑，临床表现为不同程度的意识改变、不自主运动、动眼神经麻痹，对侧偏瘫、偏身感觉障碍和偏盲，后者如果单独出现似 MCA 梗死，临床需要鉴别。PCA 后交通动脉发出以远闭塞时，临床常无偏瘫出现（因中脑未受累），以此与近端病变鉴别。大脑后动脉远端闭塞累及皮质时最常见的症状是对侧视野缺损，多为同向偏盲，亦可为象限盲，症状轻重取决于梗死范围，黄斑区保留，因此视力常不受累。双侧 PCA 梗死临床少见，表现为双侧颞枕叶症状如皮质盲，言语障碍或者认知行为异常等。

丘脑梗死临床常见，血供主要来源于 PCA。外侧丘脑梗死最常见（丘脑膝状体动脉梗死），临床常表现 3 组征：单纯对侧偏身感觉障碍，症状较轻；偏身感觉（包括深感觉）及运动障碍；症状广泛时可以同时出现异常运动如舞蹈 – 手足徐动症及共济失调（累及锥体外系及小脑束），但是认知和行为能力相对保留。丘脑旁中央梗死（丘脑穿动脉供血）临床表现急性起病的意识障碍、精神异常及眼球垂直凝视障碍。脉络膜后动脉梗死常见的症状是累及外侧膝状体所致的视野缺损。

5. 椎 – 基底动脉及其分支梗死 后循环梗死特征性的临床症状包括眼球垂直运动障碍、复视、脑神经症状及交叉瘫等。急性椎 – 基底动脉闭塞可表现意识障碍、四肢瘫痪、共济失调、高热及眩晕呕吐等，临床出现上述症状时要高度警惕危及生命的后循环梗死可能。

（1）基底动脉穿支闭塞可以出现中脑或脑桥梗死，中脑旁中央动脉梗死临床常出现动眼神经麻痹或者眼球垂直运动障碍，可表现以下综合征：①Weber 综合征表现为同侧动眼神经麻痹和对侧肢体的偏瘫。②Claude 综合征表现为同侧动眼神经麻痹和对侧小脑症状。③Benedikt 综合征表现为同侧动眼神经麻痹和对侧不自主运动（震颤或者舞蹈症）。脑桥旁中央梗死，常累及皮质脊髓束，皮质 – 桥 – 小脑束以及皮质 – 核束，临床表现包括构音障碍 – 手笨拙综合征、纯运动偏瘫、共济失调性偏瘫、凝视障碍（双眼凝视向偏瘫侧）等。脑桥梗死可出现以下综合征：①Millard – Gubler 综合征表现为同侧外展和面神经瘫痪，对侧偏瘫；②Foville 综合征表现为同侧凝视麻痹、周围性面瘫和对侧偏瘫。针尖样瞳孔是脑桥病变特征性的体征。

（2）基底动脉尖端综合征，1980 年 Caplan 首次报道，基底动脉末端分出双侧小脑上动脉和大脑后动脉。基底动脉尖端综合征临床症状与累及部位（包括中脑、小脑上部、丘脑、颞叶内侧及枕叶）有关，可表现为眼球垂直运动障碍及瞳孔异常，动眼神经麻痹，核间性眼肌麻痹，意识水平下降，病变对侧偏盲或者皮质盲以及严重的记忆障碍。临床上急性出现上述部分症状时需要高度警惕基底动脉尖端综合征的可能性，及时的诊断有利于及时的治疗。

（3）小脑及其供血动脉梗死：小脑上动脉梗死，常同时合并脑干受累，常见症状包括同侧辨距不良、同侧 Homner 征、对侧偏身痛温觉减退及对侧滑车神经麻痹；小脑前下动脉供应脑桥背侧、小脑和小脑中脚等，可表现眩晕、呕吐、耳鸣和构音障碍，查体可发现同侧面瘫、听力减退、三叉神经感觉障碍、Homner 征、辨距不良和对侧躯干肢体痛温觉减退。小脑后下动脉闭塞综合征，也称延髓背外侧综合征（Wallenberg syndrome），临床最常见表现眩晕、呕吐和眼球震颤（前庭神经核）、交叉性感觉障碍（三叉神经脊束核及交叉过来的脊髓丘脑束）、同侧 Homner 征（下行的交感神经纤维受累）、饮水呛咳、吞咽困难和声音嘶哑（疑核）、同侧小脑性共济失调。但是临床常见的多为不全延髓背外侧综合征，因为小脑后下动脉解剖变异很多。

三、卒中的评估

卒中患者的评估是个体化治疗干预的基础，应该在卒中患者来就诊后立即进行。

1. 临床评估 详细的病史询问和神经病学查体是建立卒中诊断的基础。对于已经疑诊卒中的患者要注意心血管系统的查体，包括双侧血压测量、颈部血管听诊和心脏听诊。此外，要进行神经功能缺损评分，常用的为 NIHSS 评分。由于后循环的临床评估在现有评分系统中欠敏感，对疑诊后循环的卒中要进行包括脑干和小脑的体征的尽可能详尽的检查。

2. 卒中专科评估

（1）危险因素：在人群范围内，常见的卒中高危因素包括年龄、高血压、糖尿病、高脂血症、心脏疾病（如心房颤动）、不良的生活方式（如吸烟）等。除了年龄以外，这些高危因素均可以进行有效干预。因此，仔细的逐项排查这些卒中高危因素非常重要。在常规检查的同时，部分基础疾病只有通过一定的监测才能诊断，如阵发性心房颤动。在中国人群，夜间孤立性高血压并不少见（10%），通过 24h 血压监测可以明确诊断。

（2）血液化验：卒中患者常规的血液化验包括血常规、肝肾功能、电解质、血糖、血脂和凝血检查。对于有心源性卒中可能、冠心病病史的患者可考虑补充心肌酶谱的检查。作为少见卒中原因的筛查，可以进行血沉、同型半胱氨酸、免疫、感染等相关指标的检测。

（3）脑结构影像：所有疑诊 TIA 或卒中患者应尽快完成诊断性脑结构影像学检查。头颅 CT 是国内最普及的影像学手段，可以迅速排除脑出血，但是它对于后循环的脑梗死缺乏敏感度。有条件的医院可以做头 MRI（T_1、T_2、Flair、DWI 和 SWI/T_2），其中弥散成像（diffusion-weighted imaging，DWI）最重要。与 CT 和常规 MRI 相比，DWI 的主要优点是：①最快可以在梗死后数分钟内显示超急性期缺血病灶；②能发现 T_2 加权像无法识别的小的皮质梗死或脑干梗死，结合常规 MRI 区别新旧梗死灶。SWI 或 T_2 能够敏感探测微量出血的存在，它与高龄、高血压、脑小血管病等因素相关。

脑梗死病灶图案的分类有助于分析判断导致脑梗死的源头从而有助于最终的病因诊断。譬如，若梗死灶同时累及双侧颈内动脉系统或者前后循环系统，通常考虑来源于心脏或主动脉弓的栓塞；若仅限于一侧颈内动脉系统，表现为多发梗死，则来源于大脑中动脉、颈内动脉可能性大，但是主动脉弓以及心脏也有可能；若为单发基底节病灶，则穿支动脉病变或其载体动脉病变堵塞穿支的可能性最大。

（4）血管评估：卒中患者的直接血管评估包括颈部和颅内动脉，少数患者需要评估主动脉弓；作为患者全身粥样硬化评估的一部分，在必要时，下肢血管和冠状动脉也可以进行评估。常见评估方法有数字减影血管造影（DSA）、常规 MRA、CTA、增强 MRA（CEMRA）、颈动脉超声和 TCD。

DSA 仍然是诊断颅内外动脉狭窄的金标准，传统的 DSA 只包括正、侧位，新一代的 DSA 则可以进行三维旋转成像和重建图像，从而提供更多的测量信息，并且提高了探测狭窄血管的敏感性。但是，DSA 是有创的，通常不作为一线检查方法。只有在考虑可能进行介入治疗，或者无创血管检查不能充分建立诊断时才进行。

磁共振血管成像（MRA）是一种无创的检查颅内外血管的高敏感度的手段，先进的 MRA 可以通过增强剂提高敏感性，并辨别血管内血流的方向。MRA 的缺点是有可能会高估狭窄程度，一些血流速度缓慢或弯曲的血管部位有可能被误认为是病理狭窄。对于颈部狭窄动脉，常规 MRA 的敏感度和特异度可以达到 92.2% 和 75.7%；对于颅内狭窄动脉，MRA 的敏感度和特异度可以达到 92% 和 91%。

CTA 是近年来发展很快的一项血管评估手段。通过静脉注入造影剂，CTA 可以同时显示心脏、主动脉弓、颈动脉系统、颅内动脉系统的病变，并且可以三维重建。对于诊断颈动脉狭窄（70%～99%），CTA 的敏感度和特异度可达 85% 和 93%；对于颅内血管狭窄敏感度可达 97.1% 以上，特异度 99.5% 以上。

颈动脉超声是一种快速、无创、可床旁操作并便于动态随访的检查手段。它可以准确地判断颈部血管狭窄或闭塞，敏感度和特异度可达 94% 和 77%，已成为颈动脉内膜剥脱术前决策的重要部分。彩色超声通过形态学、斑块回声形状可以对斑块成分做出判断，因此它也是评价颈部血管粥样斑块稳定性的常用手段。彩超的局限性在于它在很大程度上依赖操作者的技术水平，因此，不同的医学中心其准确性有可能不同。

经颅多普勒超声（TCD）是一项无创性脑动脉狭窄的检测方法，同颈动脉超声一样具有快速、可床旁操作并便于动态随访的优点，但对操作者依赖性强。TCD 可以判断颅底 Willis 环大部分管径减少超过 50% 的颅内血管狭窄。TCD 也是唯一能检测脑血流中微栓子的方法，该微栓子信号在大动脉病变中尤为常见，在颈内动脉狭窄病人，微栓子信号是再发卒中和 TIA 的独立危险因素。颞窗狭小或缺失是限制 TCD 的主要瓶颈，在后循环的评价上，TCD 的特异性也相对较低。

对于具有熟练超声技术的医院，联合颈动脉彩超和 TCD 可作为卒中患者血管病变的一线评估方法。对于有条件的医院，在超声血管评价基础上的脑灌注成像和血管管壁成像可以为临床决策提供更多的信息。

（5）心脏评估：无论是否有心脏病史，所有缺血性卒中患者都应进行至少一次心电图检查，有条件的医院也可将 24h Holter 检查作为常规检查，以期望发现更多的心房颤动患者。超声心动图有助于发现器质性心脏疾病。经胸超声心动图 TTE 能很好地检测到附壁血栓，尤其位于左心室心尖部；对心肌梗死后室性附壁血栓的患者，该检查敏感性和特异性均 >90%。经食管超声（TOE）比 TTE 具有更高的检测敏感度。对于不明原因的卒中患者，TOE 是卵圆孔未闭（PFO）诊断的金标准，此外，PFO 还可以由 TCD 盐水激发试验来诊断。

（6）危险分层的评估：危险因素的不同决定了患者卒中再发的风险也有所差别。目前临床上应用危险因素进行分层的有以下工具：Essen 卒中危险评分（ESRS）主要用来评价非心源性卒中的危险评分，ABCD$_2$ 则主要用来对 TIA 卒中复发进行风险评估，见表 15-1，表 15-2。

表 15-1 Essen 卒中危险评分（ESRS）

危险因素或疾病	分数
年龄 65～75 岁	1
年龄 >75 岁	2
高血压病	1
糖尿病	1
既往心肌梗死	1
其他心血管病（除心肌梗死和心房颤动）	1
周围血管病	1
吸烟	1
除本次事件之外的既往 TIA 或缺血性卒中	1

注：低危：0～2分；高危：3～6分；极高危：7～9分。

表 15 – 2　小卒中/TIA 危险评分

特点	ABCD^2 评分
年龄≥60 岁	1
血压≥140/90mmHg	1
临床特点	
无力	2
言语障碍	1
持续时间	
≥60min	2
10～59min	1
糖尿病	1
总分	0～7

注：高风险：6~7 分，2d 肉卒中发生风险 8.1%；中度风险：4~5 分，2d 内卒中发生风险 4.1%；低风险：0~3 分，2d 内卒中发生风险 1.0%。

四、诊断和鉴别诊断

脑梗死的诊断主要依据临床表现和影像检查两方面。急性起病，迅速达高峰的局灶性神经功能缺损，后者符合血管分布特征，头颅 CT 或 MRI（特别是 DWI）未见出血改变，或者出现典型的低密度责任病灶，除外其他疾病，基本可以诊断。头颅磁共振 + 弥散加权成像（DWI）对于早期脑梗死的诊断具有特异性，即 DWI 显示病灶处高信号，相应的表观弥散系数（ADC）值减低的影像特征。因此临床表现不典型，或疑诊后循环脑梗死时，及时的 DWI 成像检查非常必要。

需要分析梗死灶类型及关注受累血管分布，并最终做出脑梗死的病因诊断。梗死灶类型：皮质梗死或区域性梗死、分水岭梗死和穿支动脉区梗死。梗死灶还应区分为单一或多发梗死。头颅 CT 对皮质微小梗死灶以及某些内分水岭区梗死灶不敏感，因此，头颅 CT 仅发现穿支动脉区梗死灶，未必表示其他部位没有梗死灶，因为梗死灶类型和分布对于造成梗死灶的源头及最终的病因诊断很重要。受累血管分布是否仅限于前循环、仅限于后循环或前后循环均累及。受累血管分布不同也往往有提示病变源头的价值。

脑梗死不是一种病，而是由多种疾病导致的综合征，因此，对于每一个脑梗死患者，都应尽可能找到导致卒中的病因。病因学分型中应用最广的依然是 TOAST 分型以及在此基础上的改良分型。脑梗死病因区分为：大动脉粥样硬化性、心源性栓塞、小动脉闭塞、其他病因和病因不明。以下从不同病因学角度出发，分析不同病因导致脑梗死的临床特点、梗死灶分布特点、诊断依据、注意要点等。

1. 大动脉粥样硬化性脑梗死　因主动脉弓和颅内外大动脉粥样硬化性狭窄或粥样硬化斑块不稳定而导致的脑梗死，是缺血性卒中最常见的亚型。以下分别阐述主动脉弓、颈内动脉、大脑中动脉和椎–基底动脉粥样硬化性脑梗死的诊断。

（1）主动脉弓粥样硬化性：主动脉弓相关脑梗死有时容易忽视，临床表现无特异性，有时表现同颈部或颅内动脉粥样硬化性梗死，症状出现在一侧颈内动脉供血区或仅限于后循环，有时表现同心源性栓塞，可同时出现前后循环受累的临床表现。如果影像学检查病灶仅累及单一系统动脉的分布区，譬如仅累及一侧颈内动脉分布区或仅累及后循环分布区，梗死灶为皮质、流域性或多发梗死，但其近端相应颅内外大动脉未发现能解释病灶的严重狭窄性病变，且已排除心房颤动等心源性栓塞的潜在原因，此时应高度怀疑主动脉弓病变。或者病灶同时累及双侧前循环或前后循环均累及，而且已排除心房颤动等心源性栓塞的潜在原因，此时也应高度怀疑主动脉弓病变。经食管超声、高分辨磁共振及多排 CT 发现主动脉弓粥样硬化易损斑块（斑块≥4mm，或有血栓形成）可以帮助诊断。研究发现隐源性卒中患者主动脉弓发现溃疡斑块的概率明显高于已知病因的卒中及对照组，提示临床上隐源性卒中患者需要注意主动脉弓的筛查。

（2）颈内动脉粥样硬化性狭窄导致脑梗死：临床可表现为累及该动脉供血区的 TIA 或脑梗死，临床表现多样，症状与被堵塞的颅内动脉有关，最常见的是累及大脑中动脉供血区的某个或数个分支供血区所导致的症状。影像学上梗死病灶的分布可以是大脑中或大脑前动脉的皮质或流域性梗死、分水岭区梗死（内分水岭、前分水岭或后分水岭）、或包括穿支动脉区梗死在内的多发梗死灶。在基底节区（深穿支动脉区）出现孤立梗死灶也有，但相对较少。当同侧 PCA 属于胚胎型时，即 PCA 起源于颈内动脉，病灶尚可位于同侧 PCA 分布区，此时就可能表现为前后循环都有梗死病灶，临床需要注意与心源性栓塞鉴别。此外如果病史中存在偏瘫肢体对侧单眼发作性黑矇时，需要高度警惕 ICA 狭窄可能，及时的血管评估非常必要。颈动脉超声、CTA、MRA 或 DSA 等检查发现病灶同侧的 ICA 狭窄或有明确的易损斑块，结合上述症状及梗死灶分布基本可以诊断。当病灶仅分布于 MCA 供血区且合并存在同侧 MCA 狭窄时则需要鉴别责任动脉是 ICA 还是 MCA。如果梗死灶仅位于深穿支动脉区，则 MCA 为责任动脉的可能性比较大，如果梗死灶为其他类型，ICA 与 MCA 斑块部位的高分辨磁共振及 TCD 多深度微栓子监测（如果 MCA 狭窄前和狭窄后都有微栓子信号则提示 ICA 是责任动脉，如果仅在狭窄后监测到微栓子信号而狭窄前没有微栓子信号，则 MCA 是责任动脉的可能性更大）可能有助于鉴别，但有时鉴别还是非常困难。

（3）大脑中动脉粥样硬化狭窄导致脑梗死：临床主要表现为该供血区某一分支或某几个分支受累的症状。病灶分布有以下多种可能：基底节区或侧脑室旁的单发梗死灶（穿支动脉区梗死）、半卵圆中心或放射冠的内分水岭梗死、还可以出现前分水岭和后分水岭梗死，也可以出现上述类型混合的多发梗死灶，但一般不会出现包括整个大脑中动脉供血区的大面积脑梗死，以区别于近端栓塞源如颈内动脉、主动脉弓或心源性所致的大脑中动脉主干栓塞。血管影像检查证实梗死病灶同侧 MCA 粥样硬化性狭窄，结合以上特征可以考虑 MCA 狭窄所致脑梗死。在大脑中动脉粥样硬化性病变所致脑梗死中，穿支动脉孤立梗死灶是一常见类型，未做血管影像检查之前根据梗死病灶的大小是无法与穿支动脉自身病变所导致的梗死（也称作小动脉闭塞或腔梗）鉴别的，因此，即使梗死灶仅发生在穿支动脉区，即使头颅 CT 或 MRI 或 DWI 报告"腔梗"，也不能因此而不做血管检查，因为这样的梗死灶完全有可能是这条深穿支动脉的载体动脉（大脑中动脉）粥样病变所致。另外需要注意的是当病灶位于内囊后肢外侧时，需要与脉络膜前动脉梗死鉴别。

（4）椎和基底动脉：临床表现为椎或基底动脉的某一分支或数个分支或主干闭塞的症状和体征。影像学病灶符合以下情况：双侧中脑、丘脑，枕叶及颞叶内侧多发梗死；单侧枕叶皮质大面积梗死；单侧或双侧丘脑梗死；单侧或双侧小脑半球梗死、脑桥梗死等。血管检查发现相应的 BA 或 VA 动脉粥样硬化性狭窄可以诊断。但如果仅为一侧椎动脉闭塞，对侧椎动脉和基底动脉都正常，而梗死灶发生在基底动脉供血区，则需要考虑是否为其他源头所致，譬如主动脉弓或心源性栓塞。与大脑中动脉粥样硬化性狭窄相似，基底动脉粥样硬化性狭窄也可导致穿支动脉孤立梗死灶（脑桥梗死），未做血管影像检查之前根据梗死病灶的大小是无法与穿支动脉自身病变所导致的梗死鉴别的，因此，即使梗死灶仅发生在脑桥，即使头颅 CT 或 MRI 或 DWI 报告"腔梗"，也不能因此而不做血管检查，因为这样的梗死灶完全有可能是这条深穿支动脉的载体动脉（基底动脉）粥样病变所致。锁骨下动脉狭窄及椎 – 锁骨下动脉盗血现象的存在有可能会导致后循环 TIA，但不容易导致后循环梗死，当患者发生后循环梗死，但后循环动脉检查如果仅仅发现一侧锁骨下动脉狭窄而椎及基底动脉均正常时，该狭窄动脉未必是导致梗死灶的原因，尚需要进一步查其他源头，譬如主动脉弓或心源性。

2. 心源性栓塞　因心脏的各种疾病而导致的脑梗死。起病急骤，病情相对重。临床表现为累及一侧前循环、累及一侧后循环或前后循环均累及的相应症状和体征。影像学病灶分布：多为 MCA 供血区流域性梗死，易出现梗死后出血；皮质多发小梗死灶亦可见到；如果出现整个大脑中动脉区域的大面积梗死或双侧半球/前后循环同时出现多发病灶时要高度怀疑心源性栓塞。如果同时伴随其他部位的栓塞，则心源性栓塞的可能性更大。患者既往有心房颤动病史或病后心电图发现心房颤动，根据临床表现及上述梗死灶影像学检查基本可以诊断为心房颤动所致心源性栓塞。心源性栓塞的梗死灶也可仅累及一侧颈内动脉或仅限于后循环分布区，此时需要与颈内动脉系统或后循环系统大动脉病变所致脑梗死鉴别。如果梗死灶的供血动脉无明确狭窄性病变，则倾向于心源性栓塞。由于心源性栓塞除最常见的心房颤动之外还有其他原因，以及心源性栓塞还要与主动脉弓栓塞鉴别，因为两者在梗死灶分布上并无区别，因此当疑诊心源性栓塞，常规心电图又未发现有心房颤动，此时进行以下检查有助于检出更多潜在的心源性栓塞疾病或主动脉弓病变：心电监测、延长心电监测时间、经胸超声心动图、经食管超声心动图等。

3. 小动脉闭塞　因为小动脉或深穿支动脉自身病变导致的梗死。临床多表现各种类型的腔隙综合征，如偏瘫、偏身感觉障碍、构音障碍 – 手笨拙综合征及共济失调性轻偏瘫等，影像学病灶单发，常位于 MCA、ACA、PCA 及 BA 穿支动脉供血区，如基底节、脑桥和丘脑等，血管检查显示发出该穿支动脉的载体动脉无狭窄或无动脉粥样硬化斑块，可以考虑小动脉闭塞的诊断。颈内动脉狭窄有可能导致同侧基底节孤立梗死灶，椎动脉狭窄也有可能导致脑桥孤立梗死灶，或心源性栓塞也有可能导致上述孤立梗死灶，但这样的机会不大。当临床上反复刻板发作的一侧肢体无力且大血管检查完全正常时，需要警惕内囊或脑桥预警综合征的可能，因为进一步内囊单发梗死的概率高。

4. 其他病因　这类疾病的特点是种类繁多，发病率低，治疗上缺少循证医学证据，但却是儿童和青年人卒中的重要原因。由于种类繁多，各种疾病又都有其特殊性，难以一一描述。以下仅对动脉夹层和烟雾病的特点进行简单描述。动脉夹层：急性起病，近期有外伤史，伴头痛或颈痛的局灶性神经功能缺损，尤其无高危因素的青年患者，需要高度警惕夹层所致梗死的可能。颈内动脉夹层常见大脑中动脉分布区梗死，椎动脉夹层常见延髓梗死，多表现延髓背外侧综合征，急性期 CTA 和 DSA 可以辅助诊断。烟雾病：儿童、青年和成年人都可发病，血管造影显示双侧颈内动脉末端/大脑中/前动脉狭窄或闭塞，伴颅底烟雾血管形成，临床可表现为缺血也可表现为出血，诊断主要依据特征性的血管影像改变，DSA、MRA

和 CTA 均有助于诊断。

尽管经过了详细的心脏、血管、血液化验等一系列检查，仍然有一部分脑梗死的病因得不到诊断，属于病因不明的脑梗死。

脑梗死急性期需要与其他急性起病，表现类似的疾病进行鉴别，如脑出血、脑肿瘤、脑炎、代谢性脑病等，尤其当临床症状以皮质受累为主时需要注意，如脑梗死以癫痫发作、精神症状或者头痛起病时，有时临床很难与脑炎等疾病鉴别，需要详细询问病史，包括既往史及进一步的影像检查来鉴别。另外心脏疾病如阿-斯综合征，严重心律失常如室上性心动过速、室性心动过速、多源性室性期前收缩、病态窦房结综合征等，可以因为阵发性全脑供血不足，出现意识丧失有时需要与急性后循环梗死鉴别，后者常常伴有神经系统局灶性症状和体征，进一步行心电图和超声心动图检查有助于鉴别。

5. 治疗

（1）急性期的治疗：①一般治疗：卒中一般支持治疗的主要目的是尽量维持患者的内环境稳定，为卒中的特异性治疗和卒中康复创造条件。卒中的所有早期治疗可以在卒中单元（stroke unit）中进行。目前认为，它是组织化卒中管理较好的形式。常规的一般治疗包括：纠正低氧血症、及时处理心脏病变、积极控制感染和体温升高（＞38℃给予降温）、重视营养支持等。

卒中早期的高血压处理仍没有定论，普遍认为急骤降压有可能加重卒中。作为溶栓前准备，应使收缩压＜180mmHg、舒张压＜100mmHg。血压持续升高，收缩压≥200mmHg 或舒张压≥110mmHg，或伴有严重心功能不全、主动脉夹层、高血压脑病，可予以谨慎降压治疗，并严密观察血压变化，必要时可静脉使用短效药物（如拉贝洛尔、尼卡地平等）。

约40%的患者存在脑卒中后高血糖，预后不良。在血糖超过 11.1mmol/L 时给予胰岛素治疗。低血糖可直接导致脑缺血损伤和水肿加重，同样对预后不利。因此，血糖低于 2.8 mmol/L 时给予 10%～20% 葡萄糖口服或注射治疗。②溶栓治疗：从 1995 年 NINDS 实验开始，到 2008 年 ECASS Ⅲ 研究，国际上多项随机、双盲、对照研究证实了超早期 t-PA 静脉溶栓治疗（0.9mg/kg，最大剂量90mg，其中 10% 在最初 1min 内静脉推注，其余持续滴注 1h）的有效性，时间窗由 3h 延长到了 4.5h。我国"九五"攻关课题"急性缺血性脑卒中 6h 内的尿激酶静脉溶栓治疗"证实了尿激酶（100～150WU，溶于生理盐水 100～200ml，持续静脉滴注 30min）的治疗作用，并已在国内广泛应用。在有条件的医院，介入动脉溶栓可以将 t-PA 的溶栓时间延长到 6h，尽管这还需要更大规模的临床研究来验证。溶栓治疗的主要风险是颅内出血，约占 6%。溶栓适应证的严格把握有助于减少这一并发症。③抗血小板治疗：多项大样本研究证实了脑卒中后 48h 内口服阿司匹林（150～300mg/d）的疗效。阿司匹林能显著降低随访期末的病死率或残疾率，减少复发，但会轻度增加症状性颅内出血的风险。对不能耐受阿司匹林者，可考虑选用氯吡格雷等抗血小板治疗。④恶性大面积脑梗死的减压治疗：严重脑水肿和颅内压增高是急性重症脑梗死的常见并发症。对于发病 48h 内，60 岁以下的恶性大脑中动脉梗死伴严重颅内压增高、外科减压术可以降低死亡率和致残程度。对压迫脑干的大面积小脑梗死患者也可考虑积极外科干预。⑤其他治疗：多项抗凝治疗的研究发现，它不能降低卒中病死率和致残率，但对于严重偏瘫的患者，抗凝治疗可以用于防治下肢静脉血栓形成和肺栓塞。有关降纤、扩容、神经保护、中医药的卒中治疗研究正在进行，但目前还没有足够的证据广泛应用于临床。

（2）卒中的二级预防：即卒中复发的预防，应该从急性期就开始实施。卒中二级预防的关键在于对卒中病因的诊断及危险因素的认识，针对不同病因，对不同复发风险的患者进行分层，制订出具有针对性的个体化的治疗方案。①危险因素控制：主要包括：a. 对于高血压患者，在参考高龄、基础血压、平时用药、可耐受性的情况下，降压目标一般应该达到 ≤140/90mmHg，理想应达到 ≤130/80mmHg。b. 糖尿病血糖控制的靶目标为 $HbA_1c < 6.5\%$，但对于高危2型糖尿病患者要注意血糖不能降得过低，以免增加死亡率。c. 胆固醇水平升高或动脉粥样硬化性患者，应使用他汀类药物，目标 LDL - C 水平降至 2.07mmol/L（80mg/dl）以下或使 LDL - C 下降幅度达到 30% ~ 40%。d. 戒烟限酒、增加体育活动、改良生活方式。②大动脉粥样硬化患者的非药物治疗：这种卒中是复发率最高的分型。尽管高危因素的药物控制可以降低该类卒中的复发，但是部分内科治疗无效的患者需要考虑介入或者外科干预治疗。主要包括：a. 症状性颈动脉狭窄 70% ~99% 的患者，可考虑颈动脉内膜剥脱术（CEA），术后继续抗血小板治疗。b. 对于无条件做 CEA 时、有 CEA 禁忌或手术不能到达、CEA 后早期再狭窄、放疗后狭窄可考虑行颈动脉支架置入术（CAS）。支架置入术前给予氯吡格雷和阿司匹林联用，持续至术后至少 1 个月。③心源性栓塞的抗栓治疗：心源性栓塞所致卒中的二级预防基础是抗凝，从传统的口服华法林到凝血酶抑制药（如 dabigatran），依从性好的患者可以将卒中复发的概率降低 2/3。华法林的目标剂量是维持 INR 在 2.0 ~3.0，而凝血酶抑制药则可以不必检查 INR。对于不能接受抗凝治疗的患者，可以使用抗血小板治疗。④非心源性卒中的抗栓治疗：大多数情况均给予抗血小板药物进行二级预防。药物的选择以单药治疗为主，氯吡格雷（75mg/d）、阿司匹林（50 ~ 325mg/d）都可以作为首选药物；有证据表明氯吡格雷优于阿司匹林，尤其对于高危患者获益更显著，但是会大幅度增加治疗花费。长期应用双重抗血小板药物（>3 个月），可能会增加出血风险，但对于有急性冠状动脉疾病（例如不稳定型心绞痛，无 Q 波心肌梗死）或近期有支架成形术的患者，可以联合应用氯吡格雷和阿司匹林。⑤其他特殊情况：一些卒中具有非常见的病因，此类患者需要根据具体病因学进行处理。动脉夹层患者发生缺血性卒中后，可以选择抗凝治疗血小板或抗血小板治疗。常用抗凝治疗的方法为：静脉肝素，维持 APTT 50 ~ 70s 或低分子肝素治疗；随后改为口服华法林抗凝治疗（INR 2.0 ~3.0），通常使用 3 ~6 个月。药物规范治疗后仍有复发的患者可以考虑血管内治疗或者外科手术治疗。

不明原因的缺血性卒中/TIA 合并卵圆孔未闭的患者，多使用抗血小板治疗。如果合并存在下肢静脉血栓形成、房间隔瘤或者存在抗凝治疗的其他指征，如心房颤动、高凝状态，可以华法林治疗（目标 INR 2.0 ~3.0）。

伴有高同型半胱氨酸血症（空腹血浆水平 ≥16μmol/L）的卒中患者，每日给予维生素 B_6、维生素 B_{12} 和叶酸口服可以降低同型半胱氨酸水平。尽管降低同型半胱氨酸水平在卒中一级预防中的证据较充分，其是否可以降低卒中复发证据仍需进一步研究。

（3）康复：原则上在卒中稳定后 48h 就可以由专业康复医生进行。有条件的医院可以在脑卒中早期阶段应用运动再学习方案来促进脑卒中运动功能恢复。亚急性期或者慢性期的卒中患者可以使用强制性运动疗法（CIMT）。减重步行训练可以用于脑卒中后 3 个月后轻到中度步行障碍的患者。卒中后进行有效的康复能够减轻功能上的残疾，是脑卒中组织化管理中不可或缺的关键环节。

（何晓英）

第二节　脑出血

近年来我国脑卒中的发病人数不断增加，根据 1991—2000 年世界卫生组织 MONICA 方案对我国 15 组人群（每组包括 10 万人口）脑卒中事件的监测，脑出血年发病率由 20 世纪 90 年代初期的 98.5/10 万逐渐上升至 2000 年的 138.2/10 万，排除年龄增长因素，结果亦十分惊人。

中国人出血性卒中的比例远高于欧美人群，据"九五"研究结果，国人出血性卒中约占全部卒中的 32.9%，而在欧美人群仅占 10%~15%，其中自发性脑出血（SICH）是最为常见的出血性卒中类型，占出血性卒中总数的 70%~80%，而且随着年龄的增长，发病率不断增高，与长期高血压及高龄患者脑血管淀粉样变有关。其中大约 50% 为深部出血，35% 为脑叶出血，10% 为小脑内出血，6% 为脑干出血。

脑出血对社会生产力破坏极大，严重威胁人群的健康。其中自发性脑出血预后甚差，发病 30d 内的死亡率为 35%~52%，且 50% 的死亡发生在发病 48h 内。据美国对 67 000 例脑内出血患者的调查结果表明：发病 6 个月后仅 20% 的患者具有独立的生活能力。

一、病因及发病机制

脑内出血的原因较多，最常见的是高血压。其他病因包括：脑动脉粥样硬化，血液病（白血病、再生障碍性贫血、血小板减少性紫癜、血友病、红细胞增多症和镰状细胞病等），以及动脉瘤、动静脉畸形、Moyamoya 病、脑动脉炎、硬膜静脉窦血栓形成、夹层动脉瘤、脑梗死继发脑出血、抗凝或溶栓治疗等。脑淀粉样血管病是脑出血的罕见原因，本病在老年患者（平均年龄 70 岁）最常见，典型病例为多灶性脑叶出血。偶见原发性或转移性脑肿瘤性出血。伴发出血的肿瘤包括多形性胶质母细胞瘤、黑色素瘤、绒毛膜癌、肾细胞癌及支气管源性癌等。

长期慢性高血压，会使脑血管发生一系列的病理变化：

1. 脑内小动脉玻璃样变、纤维素样坏死和动脉瘤形成　脑动脉的外膜和中膜在结构上较其他脏器血管的结构要薄弱，在长期血压逐渐升高的患者中，脑内小动脉可发生玻璃样变和纤维素样坏死，这些病变使脑动脉管壁内发育完好的内膜受到损伤，高血压可促使这种被损伤的小动脉内膜破裂，形成夹层动脉瘤，动脉瘤破裂即可引起出血。在慢性高血压时，小动脉上还可间断地发生直径约 1mm 的微动脉瘤，这种动脉瘤是经薄弱的中层膨出的内膜。当血压骤然升高，微动脉瘤或纤维素样坏死的细小动脉直接破裂，引起出血性卒中。

2. 脑内小动脉痉挛　在高血压过程中，若平均动脉压迅速增高，可引起血管自动调节过强或不足，当血压超过自动调节上限而且持续时间较长，可导致弥散性血管痉挛，使进入微循环的血流量减少，引起毛细血管和神经元缺血，可使液体漏至细胞外间隙，发生脑水肿，同时毛细血管由于缺血、缺氧可导致破裂，发生点状出血，若病变广泛或呈多灶性，则可引起大片脑内出血。

二、病理

1. 血肿扩大　血肿体积增大超过首次 CT 血肿体积的 33% 或 20ml 为血肿扩大。血肿扩大是脑内出血病情进行性恶化的首要原因。血肿扩大的机制尚不清楚，目前的观点是血肿扩大是由于血管已破裂部位的持续出血或再次出血，但有证据表明血肿扩大可以是出血灶周围坏死和水肿组织内的继发性出血。这一观点与 Fujii 等观察到外形不规则的血肿更容易扩大的现象吻合，因为血肿形状不规则提示多根血管的活动性出血。

2. 血肿周围脑组织损伤　脑出血后血肿周围脑组织内存在复杂的病理生理变化过程，可引起血肿周围脑组织损伤和水肿形成。

（1）血肿周围脑组织缺血：脑出血后血肿周围脑组织局部血流量下降的原因有以下几种：①血肿直接压迫周围脑组织使血管床缩小；②血肿占位效应激活脑血流 - 容积自我调节系统，局部血流量下降；③血肿或血肿周围组织释放的血管活性物质引起血管痉挛等。该区域内的病理改变在一定时间内是可逆性的，如果能在此时间窗内给予适当的治疗措施，可使受损组织恢复功能，因此该区域称血肿周边半影区或半暗带。

（2）血肿周围脑组织水肿：主要有间质性和细胞性两种。其产生原因分别为缺血性、渗透性、代谢性和神经内分泌性。

缺血性水肿与机械压迫和血管活性物质异常升高有关。

血肿形成后很快开始溶解，血浆中的各种蛋白质、细胞膜性成分降解物即由细胞内逸出的各种大分子物质，可经组织间隙向脑组织渗透，引起细胞外间隙的胶体渗透压升高，造成渗透性水肿。

血肿溶解可以释放细胞毒性物质引起细胞代谢紊乱，最终导致细胞死亡或细胞水肿，主要有血红蛋白、自由基、蛋白酶等。蛋白酶中以凝血酶和基质金属蛋白酶（IMPs）最重要。凝血酶可诱发脑水肿形成，凝血酶抑制剂则可阻止凝血酶诱发脑水肿形成。脑内出血后 MMPs 活性增高，血管基质破坏增加，血 - 脑屏障完整性破坏，通透性增加，引起血管源性水肿，使用 MMPs 抑制剂可减轻水肿。

高血压性脑内出血后血管加压素与心房利钠肽的水平失衡及由此产生的脑细胞体积调节障碍，也可能引起细胞或组织水肿。

（3）颅内压增高：脑内出血后因血肿的占位效应使颅内压增高，而且由于血肿压迫周围组织及血液中血管活性物质的释放引起的继发性脑缺血、脑水肿，可进一步使颅内压升高。

三、病理改变

新鲜的脑出血标本可见出血侧半球肿胀，体积增大，脑回变宽，脑沟变浅。中线结构向病灶对侧移位，颅内压增高，病灶侧脑组织可疝出至大脑镰下或疝入小脑幕切迹。切面可见出血灶和病灶周围脑组织水肿、软化。镜下可分 3 期：①出血期，可见大片新鲜的红细胞。出血灶边缘脑组织坏死、软化，神经细胞消失或呈局部缺血改变，常有多核细胞浸润。②吸收期，出血后 24～36h 即可出现胶质细胞增生，小胶质细胞及来自血管外膜的细胞形成格子细胞，少数格子细胞含有含铁血黄素。星形胶质细胞增生及肥胖变性。③修复期，血液及坏死组织逐渐被清除，组织缺损部分由胶质细胞、胶质纤维及胶原纤维代替。出血量小的可完全修复，出血量大的形成囊腔。血红蛋白代谢产物高铁血红蛋白长久残存于瘢痕组织中，呈现棕黄色。

四、临床表现

脑出血好发于 50~70 岁，男性略多见，多在冬春季发病。患者多有高血压病史。在情绪激动或活动时易发生，发病前多无预兆，少数可有头痛、头晕、肢体麻木等前驱症状。临床症状常在数分钟到数小时内达到高峰，临床特点可因出血部位及出血量不同各异。

1. 基底节内囊区出血　基底节内囊区是高血压颅内出血最常见的部位，约占全部脑内出血的 60%，该区域由众多动脉供血。

(1) 菌部型：占 12% 左右，由 Heubner 返动脉供血（包括尾状核），主要累及尾状核头和（或）体（均称为尾状核出血），易破入侧脑室前角，严重者可同时累及第Ⅲ、Ⅳ脑室，血肿可向后外侧延伸，损伤内囊前肢与壳核前部。

临床特征：严重头痛和明显的脑膜刺激症状，类似蛛网膜下腔出血，多无意识障碍，个别患者可出现病初一过性嗜睡。若血肿向后外侧延伸累及内囊前肢和（或）壳核前部可出现程度较轻的语言障碍、对侧偏身运动、感觉功能缺损，通常预后较好。无精神异常、眼球分离、凝视、眼震、癫痫发作等症状。50% 患者完全恢复正常，70% 患者预后良好。

(2) 中间型：占 7% 左右，最为罕见，由内侧豆-纹动脉供血，血肿累及苍白球及壳核中部，可向后累及内囊膝部或向前外侧破入侧脑室。

临床特征：患者意识多不受影响，可有一过性嗜睡，但几天后恢复正常。该型出血虽死亡率极低，但常导致较严重的失语和（或）偏身症状，无精神异常、眼球分离、患侧忽视、癫痫发作等症状。预后差，患者多留有较明显后遗症，50% 以上存在严重残障。

(3) 后中间型：占 10% 左右，由脉络膜前动脉供血，通常位于内囊后肢前半部分，常向内囊膝部扩展，可导致壳核中部或丘脑外侧受压。若血肿较大可破入第Ⅲ、Ⅳ脑室并导致昏迷。

临床特征：多数患者神志清楚，50% 患者存在语言障碍，几乎所有患者均不同程度出现对侧面部、肢体运动障碍，60% 以上患者存在偏身感觉缺失。无精神异常、眼球分离、癫痫发作等症状。预后较中间型好，多数恢复良好，近 1/3 患者可遗留中、重度残障，几乎没有死亡病例。

(4) 后外侧型：是仅次于外侧型的常见基底节内囊区出血，所占比例近 20%，由外侧豆-纹动脉后内侧支供血，血肿位于豆状核后部的内囊区域，平均出血量 30ml，最大可达 90ml，血肿相对较大，主要向前侧延伸，累及颞叶峡部白质、壳核前部和（或）内囊区豆状核后部，少数可经前角破入侧脑室，严重者可同时累及蛛网膜下腔。

临床特征：多数患者神志清楚或仅有一过性意识障碍，出血量大者可有昏迷及瞳孔改变。30% 病例出现共轭凝视，80% 以上患者有语言障碍，几乎所有患者存在不同程度对侧面部、肢体感觉及运动障碍。脑疝时有瞳孔改变，无眼球分离。预后较差，20% 患者死亡，存活病例多遗留重度残障。

(5) 外侧型：最为常见，占 40% 左右，虽该型出血多被当作壳核出血，但头 MRI 证实其为介于壳核和岛叶皮质之间的裂隙样出血，不直接累及壳核。由外侧豆-纹动脉的大部分外侧支供血，原发灶位于壳核外部和岛叶皮层，多为凸透镜形和卵圆形，平均出血量 20ml，最大 80ml。常向前外侧扩展，可向内经前角破入侧脑室。

临床特征：多数患者神志清楚或仅有轻度意识水平下降，血肿较大者可出现昏迷。优势半球出血患者多有失语，非优势半球出血患者近50%出现构音障碍。出血量大患者可出现共轭凝视麻痹、瞳孔改变及癫痫发作。所有患者均存在不同程度偏身麻痹，60%以上患者出现对侧偏身感觉障碍。50%以上患者遗留中至重度残障，近10%患者死亡。

（6）大量出血型：发病率亦较高，血肿占据全部或大部分的基底节内囊区域，血肿极大（最大144ml，平均70ml），仅偶尔尾状核及内囊前肢得以保留，以致不能找到原发出血部位。常向前外侧延伸，50%以上破入侧脑室及第Ⅲ、Ⅳ脑室，严重者可同时破入蛛网膜下腔。

临床特征：意识、言语障碍，中至重度偏身感觉、运动缺失几乎出现于所有患者，共轭凝视或眼位改变（眼球分离或固定）。血肿常导致中线移位并继发Monro孔梗阻导致对侧脑室扩张，严重者常在几分钟或几小时内出现枕大孔疝或颞叶沟回疝，从而引起意识水平进一步下降及四肢瘫和脑干损伤所致的眼动障碍等脑疝症状，甚至错过住院治疗时机。几乎所有患者预后差，近50%患者死亡。

2. 丘脑出血　由丘脑膝状动脉和丘脑穿通动脉破裂所致，在脑出血中较常见，占全部脑出血的15%~24%，致残率、病死率均高。高龄、高血压是丘脑出血的主要因素，高脂血症、糖尿病、吸烟、饮酒是相关因素。

临床表现为突发对侧偏瘫、偏身感觉障碍、甚至偏盲等内囊性三偏症状，CT扫描呈圆形、椭圆形或不规则形境界比较清楚的高密度血肿影，意识障碍多见且较重，出血波及丘脑下部或破入第三脑室则出现昏迷加深、瞳孔缩小、去皮质强直等中线症状。

由于丘脑复杂的结构功能与毗邻关系，其临床表现复杂多样。如为小量出血或出血局限于丘脑内侧则症状较轻；丘脑中间腹侧核受累可出现运动性震颤、帕金森综合征表现；累及丘脑底核或纹状体可呈偏身舞蹈-投掷样运动。

3. 脑桥出血　约占全部脑内出血的10%，主要由基底动脉的脑桥支破裂出血引起，出血灶多位于脑桥基底与被盖部之间。

原发性脑桥出血病人中以大量出血型和基底被盖型死亡率最高，但两者之间无明显差异，单侧被盖型死亡率最低。在实际工作中要注意：①技术上采用薄层、小间隔扫描手段；②充分重视病人症状，特别是那些无法用CT特征来解释的脑桥损害症状，必要时可做MR扫描，以提高小病灶的检出率。

4. 中脑出血　罕见。但应用CT及MRI检查并结合临床已可确诊，轻症表现为一侧或双侧动眼神经不全瘫痪或Weber综合征；重症表现为深昏迷，四肢弛缓性瘫痪，可迅速死亡。

5. 小脑内血　多由小脑齿状核动脉破裂所致，约占脑出血的10%。自发性小脑出血的常见病因是高血压动脉硬化、脑血管畸形、脑动脉瘤、血液病及应用抗凝药，在成年人高血压动脉硬化是小脑出血的最常见原因，占50%~70%。

发病初期大多意识清楚或有轻度意识障碍，表现眩晕、频繁呕吐、枕部剧烈头痛和平衡障碍等，但无肢体瘫痪是其常见的临床特点；轻症者表现出一侧肢体笨拙、行动不稳、共济失调和眼球震颤，无瘫痪；两眼向病灶对侧凝视，吞咽及发音困难，四肢锥体束征，病侧或对侧瞳孔缩小、对光反应减弱，晚期瞳孔散大，中枢性呼吸障碍，最后枕大孔疝死亡；暴发型则常突然昏迷，在数小时内迅速死亡。如出血量较大，病情迅速进展，发病时或发病后12~24h出现昏迷及脑干受压征象，可有面神经麻痹、两眼凝视病灶对侧、肢体瘫痪及病理反射出现等。

由于小脑的代偿能力较强，小脑出血的临床征象变化多样，缺乏特异性，早期临床诊断较为困难，故临床上遇下列情况应注意小脑出血的可能：①40 岁以上并有高血压症病史；②以眩晕、呕吐、头痛起病；③有眼震、共济失调、脑膜刺激征阳性；④发病后迅速或渐进入昏迷，伴瞳孔缩小、凝视、麻痹、双侧病理征、偏瘫或四肢瘫。

6. 脑叶出血　约占脑出血的 10%，常由脑动静脉畸形、Moyamoya 病、血管淀粉样病变、肿瘤等所致。出血以顶叶最常见，其次为颞叶、枕叶、额叶，也可有多发脑叶出血。常表现头痛、呕吐、脑膜刺激征及出血脑叶的局灶定位症状，如额叶出血可有偏瘫、Broca 失语、摸索等；颞叶可有 Wernicke 失语、精神症状；枕叶可有视野缺损；顶叶可有偏身感觉障碍、空间构象障碍。抽搐较其他部位出血常见，昏迷较少见；部分病例缺乏脑叶的定位症状。

7. 脑室出血　占脑出血的 3% ~ 5%，由脑室内脉络丛动脉或室管膜下动脉破裂出血，血液直流入脑室内所致，又称原发性脑室出血。原发性脑室内出血最常见的部位是侧脑室，其次是第Ⅲ脑室和第Ⅳ脑室，在中间罕见。目前未见有文献报道透明隔腔（第Ⅴ脑室）内原发出血。

多数病例为小量脑室出血，常有头痛、呕吐、脑膜刺激征，一般无意识障碍及局灶性神经缺损症状，血性 CSF，酷似蛛网膜下腔出血，可完全恢复，预后良好。大量脑室出血造成脑室铸型或引起急性梗阻性脑积水未及时解除者，其临床过程符合传统描述的脑出血表现：起病急骤，迅速出现昏迷、频繁呕吐、针尖样瞳孔、眼球分离斜视或浮动、四肢弛缓性瘫痪及去脑强直发作等，病情危笃，预后不良，多在 24h 内死亡。而大多数原发性脑室出血不具备这些"典型"的表现。

由于原发性脑室出血没有脑实质损害或损害较轻，若无脑积水或及时解除，其预后要比继发性脑室出血好。与继发性脑室出血相比，原发性脑室出血有以下临床特点：高发年龄分布两极化；意识障碍较轻或无；可亚急性或慢性起病；定位体征不明显，即运动障碍轻或缺如，脑神经受累及瞳孔异常少见；多以认识功能障碍或精神症状为常见表现。

五、诊断

1. 病史询问　为了及时地发现和诊断脑出血，详细的病史询问是必不可少的。

（1）对症状的询问：了解发病时间，是白天起病还是晨起发病。如果病人是睡醒后发病，那么发病时间要从最后看似正常的时间算起。如果患者出现瘫痪，要了解瘫痪的发病形式，如是否急性起病，起病的诱因：如病史中有无导致全身血压下降的情况、由坐位或卧位变为直立位后发病等，肢体无力的进展和波动情况，有无麻木、疼痛、肌肉萎缩等伴随症状。如果合并头痛，要询问头痛的性质、部位、发作频率。如果出现眩晕，则要询问有无恶心、呕吐、出汗、耳鸣、听力减退、血压和脉搏的改变，以及发作的诱因和持续时间，以帮助鉴别周围性眩晕和中枢性眩晕。

（2）对既往病史的询问：对于来诊的患者要询问患者的既往病史，如有无高血压、心脏病、糖尿病等相关病史；同时了解患者既往有无类似短暂性脑缺血发作的症状，尤其要注意易被患者忽略的单眼黑矇；如果是中青年女性，还要询问有无避孕药服用史、多次自然流产史。除了个人既往病史以外，还要简要询问患者的家族中有无类似的病史。

2. 体格检查 病史采集完成后，要对患者进行神经系统体格检查和全身检查。对于脑出血患者，除了重要的神经系统检查外，还需着重检查以下几个方面。

（1）双侧颈动脉和桡动脉扪诊：检查双侧动脉搏动是否对称，同时可以初步了解心律是否齐整。

（2）测量双上肢血压。

（3）体表血管听诊：选择钟形听诊器，放在各个动脉在体表的标志。①颈动脉听诊区：胸锁乳突肌外缘与甲状软骨连线的交点。②椎动脉听诊区：胸锁乳突肌后缘上方，颈2、3横突水平。③锁骨下动脉听诊区：锁骨上窝内侧。④眼动脉听诊区：嘱患者轻闭双眼，将听诊器放在眼部上方。

3. 结构影像学检查 影像学检查方法包括 CT 和 MRI 成像。随着 CT、MRI 成像技术的不断提高，以及密度分辨力和空间分辨力的进一步完善，CT 和 IVIRI 已成为脑血管病的主要检查方法之一。

（1）头部 CT 检查：头颅 CT 是诊断脑出血的首选检查。急性脑内出血的 CT 检查以平扫为主，一般不需强化检查。急性脑实质内出血在 CT 平扫图像上表现为高密度影，病灶边缘清楚。当血肿破入脑室后常常可以观察到脑室内的血液平面。

（2）头部磁共振成像：超急性期血肿发病 2～3h，很难产生异常信号，此时 CT 可显示血肿存在。急性期血肿发病数小时至数天，稍长 T_1，短 T_2。亚急性期血肿发病数天至数月，短 T_1，长 T_2。慢性期血肿发病数月至不定期，长 T_1，短 T_2。

梯度回波序列也称为场回波序列，是非常基本的磁共振成像序列。由于具有许多优点，在各个系统都得到了广泛的应用。发病 6h 内急性卒中的多中心研究表明，梯度回波 MRI 在发现急性出血方面与 CT 检查一样精确，但在发现慢性出血方面优于 CT。MRI 在发现相关的血管畸形尤其是海绵状血管瘤方面也优于 CT，但是 MRI 并不像 CT 一样适于全部患者。

4. 血管影像学检查

（1）头部 CTA：是一种静脉注射含碘造影剂后，利用计算机三维重建方法合成的无创性血管造影术，可以三维显示颅内血管系统。CTA 对 Willis 环周围 >4mm 的颅内动脉瘤可达到与 DSA 相同的检出率，而且可以明确 DSA 显示不理想的动脉瘤的瘤颈和载瘤动脉的情况。对血栓性动脉瘤的检测 CTA 明显优于 DSA。CTA 对动静脉畸形（AVM）血管团的显示率达 100%，其中供血动脉的显示率为 93.9%，引流静脉的显示率为 87.8%。CTA 对脑动脉狭窄的显示基本达到与 DSA 相同的效果。CTA 是有效的无创伤性血管成像技术，在很大程度上可替代有创性 DSA。

（2）头部 MRA（V）：可以很好地显示颅内大动脉的形态，以及动脉发生病变时的一些侧支循环。

MRA 对正常脑动静脉的显示和对异常血管的显示有很好的效果，除对显示前交通动脉和后交通动脉的敏感性和特异性稍低外，对显示大脑前、中、后动脉、基底动脉和颈内动脉的敏感性和特异性均接近 100%。MRA 可以显示脑 AVM 的供血动脉、血管团和引流静脉，可以显示动静脉瘘的动脉、瘘口的位置和大小、静脉的扩张程度和引流方向。对于 >5mm 的动脉瘤，MRA 的显示率可达 100%，并且结合源图像可以显示那些 DSA 不能显示的有血栓形成的动脉瘤。MRA 对 <5mm 直径的脑动脉瘤漏诊率较高，对发生颅内出血的脑动脉瘤患者 MRA 不能替代常规脑血管造影做介入治疗。MRA 对脑动脉狭窄显示直观，与 DSA 的

相关性较好，但当动脉狭窄严重程度达75%以上时，有过高评价的倾向。

MRV对上下静脉窦、直窦、横窦、乙状窦、大脑内和大脑大静脉的显示率达100%，对岩上窦和岩下窦的显示率也达85%。MRV可显示脑静脉血栓的范围、是否完全闭塞和侧支引流的情况等。

（3）颈部MRA：磁共振对比增强血管三维成像（3D CE-MRA）可从任一角度观察血管的3D血管图像。与传统非增强MRA相比，该技术与血液的流动增强无关，不需空间予饱和，对平行于扫描平面的血管也能很好显示，因此可通过冠状位激发扫描，显示包括颈部大血管根部至颅内Willis环的颈部血管全程。3D CE-MRA可同时显示两侧头、颈部所有血管的受累情况，即受累血管段及其范围以及狭窄程度或闭塞后侧支循环血管情况。3D CE-MRA上动脉闭塞表现为动脉血流中断和远端动脉不显影；动脉狭窄表现为动脉腔节段性狭窄，其远端动脉分支减少，或显影差，有的动脉表现为该段动脉血流中断，但其远端动脉仍显影；明显的动脉硬化表现为动脉管腔粗细不均，呈"串珠状"。因此，3D CE-MRA可为临床血管性病变的筛选检查、制订治疗方案提供依据。

（4）血管造影：数字减影血管造影（DSA）具有很好的空间分辨率，可以显示0.5mm的脑血管，清晰显示脑血管各级分支的大小、位置、形态和变异。主要用于需要造影确诊或是否适合介入治疗的脑血管病。DSA可以用于了解脑动脉狭窄的部位程度；明确脑血栓形成时血管闭塞的部位和动脉溶栓；可以显示颅内动脉瘤的情况；显示AVM供血动脉的来源和引流静脉的方向等，为手术和介入治疗提供详细的资料。

目前认为DSA是诊断脑供血动脉狭窄的金标准，同时也是判断狭窄程度的有效方法，为临床治疗提供可靠依据。

血管造影的指征包括出血伴有SAH、局部异常钙化影、明显的血管畸形、异常的出血部位等，不明原因的出血，如孤立的脑室出血也需行血管造影。患高血压和深部出血的老年患者尽量避免血管造影检查。行血管造影检查的时间需依据患者病情平衡诊断的需要及外科手术干预的潜在时间。脑疝患者在血管造影检查前需紧急手术，病情稳定的动脉瘤或血管畸形的患者在任何干预之前应行血管造影检查。

5. 头部CT灌注影像（CT perfusion imaging） 是脑功能成像方法之一，通过研究脑组织的血流灌注状态以及组织血管化程度来揭示脑组织的病理解剖和病理生理改变的一种检查手段。

CT灌注成像是临床脑出血周围组织损伤研究较为理想的方法，一次检查可同时产生有关血肿体积的解剖学信息，以及有关血肿周围组织脑血流动力学变化的功能信息。CT灌注成像空间分辨率高，成像速度快，可对血肿周围组织脑血流动力学参数进行定量测量，有助于脑出血病人个体化救治和预后评估。

在CT灌注成像所用的参数中，TTP较为敏感，所有被观察对象均清晰地显示出血肿周围TTP延长区，TTP持续延长提示由血肿占位效应引起的脑微循环障碍在脑内出血慢性期可依然存在。MTT可以敏感地显示出血管远端局部灌注压的降低，对脑组织灌注异常具有良好的预测性。rCBF和rCBV可以准确地反映出脑出血后血肿周围组织的灌注状态，对于判断血肿周围组织缺血性损伤有重要的价值。

6. 实验室检查 脑出血患者常规实验室检查包括血常规、电解质、BUN、肌酐、血糖、心电图、X线胸片、凝血功能，青中年患者应行药物筛查排除可卡因的应用，育龄女性应行妊娠试验。

血糖升高可能是机体的应激反应或脑出血严重性的反应。华法林的应用，反映在凝血酶原时间或国际标准化比值（INR）的升高，是血肿扩大的一个危险因素（OR = 6.2），且较未应用华法林患者血肿扩大的持续时间长。

近来研究表明，检测血清生物学标志物有助于判断 ICH 患者的预后，且能提供病理生理学线索。金属蛋白酶是降解细胞外基质的酶，脑出血发生后此酶被炎症因子激活。脑出血发生 24h 后基质金属蛋白酶 - 9（MIP - 9）水平与血肿相关，而 MMP - 3 在卒中发生后的 24~48h 与死亡相关，两者的水平与残腔体积相关。细胞纤维连接蛋白（c - Fn）是一种糖蛋白，具有黏附血小板至纤维蛋白的作用，是血管损伤的标志。一项研究表明：c - Fn 高于 6μg/ml 或 IL - 6 高于 24 pg/ml 与血肿扩大独立相关。另一项研究表明，肿瘤坏死因子 - α（TNF - α）与血肿周围水肿相关，而谷氨酸盐水平则与血肿的残腔体积相关。这些血清标志物的临床应用需要进一步研究。

六、鉴别诊断

1. 壳核、丘脑及脑叶的高血压性脑出血与脑梗死难以鉴别　在某种程度上，严重的头痛、恶心、呕吐，以及意识障碍可能是发生脑出血的有用线索，CT 检查可以识别病变。脑干卒中或小脑梗死可似小脑出血，CT 扫描或 MRI 是最有用的诊断方法。

2. 外伤性脑出血是闭合性头部外伤的常见后果　这类出血可发生于受冲击处颅骨下或冲击直接相对的部位（对冲伤），最常见的部位是额极和颞极。外伤史可提供诊断线索。外伤性脑出血的 CT 扫描表现可延迟至伤后 24h 显影，MRI 可早期发现异常。

3. 突然发病、迅速陷入昏迷的脑出血患者须与全身性中毒（酒精、药物、CO）及代谢性疾病（糖尿病、低血糖、肝性昏迷、尿毒症）鉴别　癫史、相关实验室检查和头部 CT 检查可提供诊断线索。

4. 急性周围性前庭病　可引起恶心、呕吐及步态共济失调等症与小脑出血极为相似。然而，发病时严重头痛、意识障碍、血压升高或高龄等均强烈支持为小脑出血。

七、治疗

脑出血病情凶险，经常有血压和颅内压升高，经常需要气管插管和辅助通气，所以脑出血患者的监测与管理应在重症监护室进行。

需要监测神经功能状态、脉搏、血压、体温和氧饱和度。氧饱和度 < 95%，需要吸氧；意识水平下降或气道阻塞时，应进行气道支持和辅助通气。

1. 血压的管理　脑出血的急性期血压会明显升高，血压的升高会加剧脑出血量，增加死亡风险、神经功能恶化及残疾率，因此血压的控制尤为重要。脑出血急性期后，如无明显禁忌，建议良好控制血压，尤其对于出血位于高血压性血管病变部位者。脑出血急性期后，推荐的血压控制目标是 < 140/90mmHg，合并糖尿病和慢性肾损害者 < 130/80mmHg。脑出血急性期高血压的药物治疗，推荐的一线降压药物为口服卡托普利（captopril, 6.25~12.5mg），但是其作用短暂，且降压迅速。静脉用药的一线选择为半衰期短的降压药物。在美国和加拿大推荐使用静脉注射拉贝洛尔（labetalol），或者盐酸艾司洛尔（esmolol）、尼卡地平（nicardipin）、依那普利（enalapril）。静脉注射乌拉地尔（urapidil）的应用也日益广

泛。最后，必要时应用硝普钠（nitroprusside），但是其主要副作用有反射性心动过速、冠状动脉缺血、抗血小板活性、增高颅内压和降低脑灌注压。静脉注射治疗高血压需要对血压进行连续监测。

2. 血糖的管理 在脑出血后最初24h内持续高血糖（>140mg/dl）提示预后不良。血清葡萄糖>185mg/dl时，建议静脉滴注胰岛素治疗，并密切监测血糖浓度并调整胰岛素剂量，以避免发生低血糖。

3. 颅内压增高的治疗 颅内压增高、脑水肿和血肿占位效应都会使脑出血后的致残率和死亡率升高。对于怀疑颅内压增高和意识水平持续下降的患者，需要进行连续有创颅内压监测，但是其应用价值是否优于临床和放射学监测仍未被证实。

对于脑出血后颅内压增高的治疗应当是一个平衡和逐步的过程。抬高床头、镇痛和镇静、渗透性利尿药（甘露醇和高张盐水）、经脑室导管引流脑脊液、过度通气，目前仍不推荐使用类固醇激素。同步监测颅内压和血压，以使脑灌注压>70mmHg。

4. 脑出血并发症预防和治疗 病情不严重的患者采取措施预防亚急性并发症，如吸入性肺炎、深静脉血栓形成和压力性溃疡等。脑出血患者临床稳定后，应进行早期活动和康复治疗。

（1）发热：查找感染证据。治疗发热源，给发热的患者使用退热药以降低体温。

（2）控制感染：应用适当的抗生素治疗脑出血后感染。不建议预防性应用抗生素。

（3）预防深静脉血栓形成：有轻偏瘫或偏瘫患者使用间歇充气加压装置预防静脉血栓栓塞。如果脑出血停止，发病3~4d后，可以考虑给偏瘫患者皮下注射低剂量低分子肝素或普通肝素治疗。

（4）痫性发作：脑出血患者有临床痫性发作时，给予适当抗癫痫药物治疗；脑叶出血的患者在发病后立即短期预防性应用抗癫痫药，可能降低其早期痫性发作的风险。

5. 治疗凝血异常和纤维蛋白溶解引起的脑出血 使用鱼精蛋白逆转肝素引起的脑出血；华法林引起的脑出血，静脉给予维生素K以逆转华法林的效应，并给予凝血因子替代治疗；溶栓引起的脑出血使用凝血因子和血小板替代。合并严重凝血因子缺陷或严重血小板减少的患者，应该适当补充凝血因子或输注血小板。

6. 脑出血的外科治疗 外科治疗的意义：对于大多数脑出血患者而言，手术的作用尚不确定；对于有手术指征的脑出血患者。血肿的清除减少了血肿量，降低颅内压，提高了受损半球的灌注压及减少神经细胞毒性水肿。

（1）外科治疗指征：小脑出血伴神经功能继续恶化或脑干受压或脑室梗阻引起脑积水，应尽快手术清除血肿；脑叶出血超过30ml且血肿距皮质表面1cm以内者，可以考虑血肿清除术。

（2）手术时机：超早期开颅术能改善功能结局或降低死亡率。极早期开颅术可能使再出血的风险加大。严密监测病情，及时进行手术评估。

八、预后

脑出血急性期的死亡率为35%~52%，脑出血的预后与血肿的大小，GCS评分、脑水肿、破入脑室、出血部位、中线移位、意识水平、年龄、发热、高血糖及血匝等相关。脑出血的10年存活率约为24.1%。

九、康复

多数脑出血患者会发生功能残疾，因此所有的 ICH 患者都应当接受多方面的康复训练。如果可能的话，康复应该尽早开始并于出院后在社区继续进行，并形成良好协作的项目以实现早期出院和以家庭为基础的康复促进恢复。

（何晓英）

第三节　腔隙性梗死

腔隙性梗死是指脑深穿动脉及其分支闭塞引起的脑深部的微小梗死。简称腔梗。脑的微小梗死发生以后，坏死组织被吞噬细胞清除掉，遗留下来的小腔或小洞被称为腔隙，其容积介于 $0.2 \sim 15 mm^3$，大多数为 $2 mm^3$，本病好发于长期高血压、动脉粥样硬化的患者，男性多于女性，60 岁以上的老年人多见，其发病率约占所有脑卒中患者的 10% ~ 30%。临床上，神经缺失症状轻或单一，短期内有自愈倾向或预后良好。本病被定为缺血性中风范围内独立的一类疾病。CT 问世后，腔梗由病理诊断发展为临床诊断时代。

一、病因及发病机制

本病主要的病因是长期高血压病，约占 2/3。由于持续性高血压作用于小动脉及微血管壁，引起管壁纤维素样坏死，脂肪透明变性、微小动脉粥样硬化和粥样瘤，最终导致深穿动脉的狭窄和闭塞。其次的病因约占 1/3，包括多种病因，如脑动脉粥样硬化、颈动脉狭窄和闭塞、血管炎、白细胞、真性红细胞增多症、转移癌、脓肿等，引起深穿动脉或小动脉的缺血，血栓或心源性栓塞而发生小软化灶。腔隙性梗死一般为 4 ~ 6 个，最多达 15 个。梗死的好发部位在豆状核（37%）、脑桥（16%）、丘脑（14%）、尾状核（10%）、内囊（10%），其他部位罕见。

发病机制：Hughes 提出创伤学说，即高血压病后使基底动脉拉长，穿通动脉移位，血管扭曲进一步减少而发生缺血。内囊及其周围结构是脑动脉供血的交界区，常处于低血流灌注状态，加之深动脉因高血压小动脉病变引起管腔狭窄已形成血栓，进而闭塞发生软化灶。

二、临床表现

腔隙性脑梗死以急性或亚急性起病者居多，症状一般需要 12 ~ 72 小时达高峰。起病前有 TIA 史约为 20%。Fisher 将腔梗的临床表现归纳为 21 种腔隙综合征，常见的类型为下述的 5 种（约占 80%），其余 16 种均少见。最多见的是纯运动型轻偏瘫（约 50%）。这些综合征或经病理证实或根据临床与 CT 检查确定的。

（一）纯运动型轻偏瘫（PMH）

一侧面、臂、腿无力（不包括单瘫），偶诉感觉异常的症状，但无客观感觉障碍。病灶发生在对侧内囊后肢、放射冠、脑桥基底部的皮质脊髓束。PMH 至少有 7 种变异型。

1. 伴有"运动性失语"的 PMH　表现为右侧面肌重度、右手中度及右下肢轻度无力，巴宾斯基征阳性；病初有构音障碍，且逐渐加重，终于不能说话，理解力保持良好，但反应明显迟钝。系豆纹动脉闭塞所至，病灶位于内囊膝部和前肢及放射冠下部附近白质。

2. 无面瘫的 PMH 表现为起病时有轻度眩晕及跟震，一侧轻偏瘫；若伴有舌肌麻木和无力，则为延髓内侧综合征的症状，晚期可累及对侧锥体，造成四肢瘫。由椎动脉及其深穿支闭塞引起，病灶位于延髓锥体。

3. 伴有水平性凝视麻痹的 PMH 表现为一侧轻偏瘫，伴一过性一个半综合征，及同相凝视麻痹和交叉性核间性眼肌麻痹，而外展神经功能保持正常。由脑桥下部旁正中动脉梗死所致。

4. 伴有交叉性动眼神经麻痹的 PMH Wcber 综合征 表现为一侧动眼神经麻痹及对侧轻偏瘫，由大脑脚部梗死累及动眼神经纤维所致。

5. 伴有交叉性展神经麻痹的 PMH 表现为一侧展神经麻痹及对侧轻偏瘫。

6. 伴有精神错乱的 PMH 表现为一侧轻偏瘫，伴急性起病的精神错乱，记忆丧失和注意涣散。

7. 闭锁综合征 表现为四肢瘫，不能讲话而貌似昏迷，实则神志清醒，可借助眼球运动来表达思维。由双侧内囊、或双侧脑桥、或偶见的双侧大脑皮质脊髓束梗死所致。

（二）纯感觉性脑卒中（PPS）

一侧面、臂、腿感觉异常或减退。典型的半身感觉障碍严格按正中轴分布，可有或无客观感觉障碍。病灶位于对侧丘脑感觉核（即腹核）。

（三）感觉运动性脑卒中（SMS）

一侧面、臂、腿无力，伴有同侧感觉异常或感觉减退，仅损及面或腿者不包括在内。病灶在对侧内囊后肢和丘脑腹后外侧桉通常为大脑后动脉的丘脑深穿枝或脉络膜后动脉闭塞所致。

（四）共济失调性轻偏瘫（AN）

一侧下肢为重的轻偏瘫，伴同侧肢体明显共济失调。偶诉肢体感觉异常或轻度感觉减退。病灶位于对侧脑桥基底部，由基底动脉的旁正中支梗死所致。已有 CT 报告病灶在内囊或丘脑。

（五）构音障碍－手笨拙综合征（DDU）

中度以上构音障碍，吞咽发呛，一侧（常为右侧）中枢性偏瘫。舌肌轻瘫，手动作笨拙，但无明显肢体瘫痪，病灶在对侧的脑桥基底部或内囊膝部。

以上综合征的不同表现主要取决于腔隙性梗死的独特位置。除上述典型局灶症状外，尚可有一般症状如头痛、头昏、眼花、呃逆、扑翼动作或情绪不稳。

此外，还有无症状性腔隙及腔隙状态。

无症状性腔隙：腔隙局限于尾状核头部、壳核而不影响内囊，或大脑白质和斤脑中央部的小腔隙，通常无症状。临床亦不少见。

腔隙状态：系指多发性腔隙形成，表现为痴呆、假性延髓性麻痹、类震颤麻痹，不自主舞蹈样动作，尿便失禁等症状。病情演变通常呈渐进性或阶梯状恶化。

有人对 172 例经 CT 证实的腔梗患者进行分析，发现近半数表现为典型的腔隙综合征，而几乎确三分之一是无症状的，不典型的腔隙综合征亦不少见。有的学者认为由于梗死部位的某些变异，具体到某一病例，对照某一腔隙综合征，就可能有一些增减。因此，命名更多的腔隙综合征无多大意义。

三、辅助检查

（一）CT 扫描

在内囊、丘脑、基底部、脑干、大脑或小脑白质可发现最大直径在 20mm 以下的低密度灶，呈圆形、卵圆形、楔形，大多边界清楚，无占位效应。腔梗的 CT 检查阳性率在 30% ~ 90%，以发病后 8 ~ 11 天检查最为合适，过早检查往往不能发现病灶或阳性率低，过完检查往往与出血灶不易区别。腔梗在 5mm 以下或位于颅后凹易漏诊。有时发现腔梗病灶与临床表现并不相符，包括：

（1）CT 病灶与临床体征在同侧。

（2）两侧病灶仅有一侧体征。

（3）CT 阳性而无临床体征：可能的原因之一：腔梗病灶未位于感觉和运动束上，处于脑的静区，因此无相应的临床症状。原因之二：旧的（上次的）病灶可能位于瘫痪同侧，而新的（本次）病灶可能太小，或因位于后颅凹，或因 CT 及分辨性能差，未能显示出来的缘故。因此，CT 扫描阴性不能排除腔梗的存在。但是，CT 扫描阴性可以排除出血、大面积脑梗死、脑肿瘤等其他脑部疾患。

（二）脑电图

腔梗病灶由于位于脑的深部，EEC 大多正常，很少有轻度异常。

（三）脑脊液（CSF）检查

单纯腔梗脑脊液常规和压力一般正常，若合并其他脑血管病时可出现异常。脑脊液酶学检查有助于鉴别腔梗和皮层梗死。后者脑脊液肌酐酶（CK）、谷草转氨酶（GOT）、乳酸脱氢酶（LDH）升高占 80%，其中以 CK 意义最大，而前者酶学一般无异常。

（四）血生化及血流变学检查

血糖血脂血流变学列为常规辅助检查，对本病的治疗和预防有一定的参考意义。

（五）脑血管造影检查

由于造成腔梗的血管较细（直径 500μm），脑血管造影不易显示闭塞血管。

（六）MRI

MRI 显示腔梗明显优于 CT。因为 MRI 分辨率高、组织对比度好。其优点为：

病灶显示早，在 CT 能显示腔隙前一周，MRI 即可显示出长 T_1（暗区）和长 T_2（亮区）。

如为多发性腔隙梗死，MRI 显示较 CT 多。

CT 显示脑干的腔隙灶有一定缺陷，而 MRI 中较清楚地显示。

MRI 可行矢状及冠状面扫描，有利于准确定位。

四、诊断要点

国内魏岗之提出的五条标准为：

（1）中年以后有长期高血压病史。

（2）临床符合腔隙性综合征之一。

（3）预后良好，短期内有完全恢复倾向。

（4）辅助检查如 EEG、CSF 及脑血管造影无肯定的阳性所见。

（5）CT 或 MRI 证实与临床一致的病灶。

五、治疗

（一）控制高血压

对有高血压的患者应长期服用降压药物，以降低发病率；对已有腔隙性梗死或 TIA 发作史者，更应注意控制血压，以防再次复发。如患者处在急性发病期，降压应慎重，以防止血压下降过快而导致脑血流量下降，加重脑组织缺氧。

（二）抗凝治疗

目前对腔隙性梗死是否需要抗凝药物治疗还有争议。Fisher 等人为单纯感觉性卒中患者，其动脉病理变化为脂肪透明变性，红细胞可渗出血管外，如应用抗凝药物，可诱发出血，故抗凝药物属禁忌范围。而单纯性轻偏瘫患者，往有多次 TIA 发作史或病情逐渐进展，可试用抗凝药物。但目前多数认为腔梗患者禁忌使用抗凝药物，以防止出血的发生。

（三）抗血小板药物

对有高血压者，禁忌抗凝治疗和长期应用抗血小板药物。目前主张短期应用小剂量阿司匹林（50mg）或潘生丁（双嘧达莫）治疗。

（四）扩血管药物

其临床疗效尚难作出明确结论，总的趋向是用于恢复期或作为预防性药物。

（五）中药、针灸、体疗或理疗等

可治疗或预防腔隙性脑梗死。

六、注意事项

控制高血压、吸烟、饮酒等动脉硬化的高危因素，采取以预防为主的措施。对多发病灶或影响脑部重要功能的病灶应配合中医中药进行治疗。

（何晓英）

第四节　蛛网膜下腔出血

蛛网膜下腔出血（SAH）是指颅内血管破裂后，血液流入蛛网膜下腔而致。颅脑损伤引起的称为外伤性蛛网膜下腔出血。因脑实质出血血液穿破脑组织而进入蛛网膜下腔者，称为继发性蛛网膜下腔出血。本节只介绍原发性蛛网膜下腔出血，简称 SAH。蛛网膜下腔出血的病因依次为颅内动脉瘤、颅内血管畸形和高血压性动脉硬化。少见的病因有肿瘤、血液病、脑动脉炎、结缔组织病、抗凝治疗并发症等。

一、临床表现

部分患者发病前有一定的诱发因素，如体力劳动、咳嗽、排便、奔跑、饮酒、情绪激动、性生活等。

（一）急性起病者

多为急骤起病，主诉剧烈头痛，位于前额、后枕或整个头痛，并可延及颈、肩、背、腰等部位，头痛发生率为 70% ~ 100%。老年人头痛较轻，偶可主诉头昏或眩晕。半数以上患者伴恶心及呕吐，多为喷射性呕吐。33% ~ 81% 的患者有意识障碍，多为起病后立即发生，程度可从轻度意识模糊至昏迷。持续时间可自数分钟至数天。老年人意识障碍较重。可有淡漠、畏光、少动、言语减少等，有的患者出现谵妄、幻觉、妄想躁动等。

部分患者有癫痫发作，可发生在出血时或出血后，表现为全身性或部分性发作。个别患者可以癫痫发作为首发症状。

体格检查时可见颈项强直，Kernig 征和 Brudzinski 征阳性。少数患者在发病早期 Kernig 征可以阴性。

眼底检查可见一侧或双侧玻璃体下出血，在发病数小时内发现，约于 2 周内逐渐吸收和消失。玻璃体下出血的发现有诊断价值。可见到一侧或双侧视盘水肿。

此外，在体格检查中，可以见到不同程度的局限性神经系统体征。如颅神经麻痹：以一侧动眼神经最多见，可有面神经麻痹、视和听神经麻痹、三叉神经和展神经麻痹。偏瘫和偏身感觉障碍：可出现短暂或持久的肢体单瘫、偏瘫、四肢瘫、偏身感觉障碍等局限性症状和体征。

亦可见到自主神经和内脏功能紊乱，如体温升高、血压升高、心电图 ST 段降低、巨大 θ 波改变以及应激性溃疡、呼吸功能紊乱或急性肺水肿等。

（二）迟发性神经功能缺损

迟发性神经功能缺损或称作后期并发症，包括再出血、脑血管痉挛、急性非交通性脑积水和正常颅压脑积水等。再出血以 5 ~ 11d 为高峰，81% 发生在 1 个月内。临床表现为在病情稳定好转的情况下，突然发生剧烈头痛、恶心呕吐，意识障碍加重，原有局灶症状和体征亦可重新出现。血管痉挛通常在出血后 3 ~ 5d 发生，持续 1 ~ 2 周，表现为病情稳定后又出现神经系统定位体征和意识障碍。脑血管痉挛严重时可导致脑梗死，主要表现为蛛网膜下腔出血症状好转后又出现恶化或进行性加重；意识状态好转后又加重至嗜睡或昏迷；出现偏瘫、偏身感觉障碍、失语等神经系统局灶体征；出现头痛、呕吐等颅内压升高症状；腰椎穿刺无再出血的表现。蛛网膜下腔出血后 1 周左右可见脑室开始扩大，发生急性或亚急性脑室扩大和脑积水。晚期可出现正常颅压脑积水，表现为精神障碍、步态异常和尿失禁。

二、诊断要点

（一）诊断

突然发生的剧烈头痛和呕吐、脑膜刺激征阳性、癫痫发作、颅神经损害特别是动眼神经麻痹，或轻偏瘫等局限性体征，若眼底检查发现玻璃体下出血即可诊断 SAH。

（二）辅助检查

1. 脑脊液检查　均匀血性脑脊液是蛛网膜下腔出血的特征性表现，起病 1d 后红细胞开始破坏，脑脊液逐步变黄，持续 2 ~ 3 周，故脑脊液黄变提示蛛网膜下腔陈旧出血可能。脑脊液压力增高，白细胞计数轻度增高。

2. 影像学检查

（1）CT 检查：可以显示蛛网膜下腔、脑池、脑沟内高密度影的蛛网膜下腔出血，以及继发颅内血肿、脑室出血、脑积水、脑水肿、脑梗死等，颅底、鞍上池、侧裂等处可见高密度影，在发病开始后 5d 内阳性率较高。MRI 诊断蛛网膜下腔出血的实用价值没有 CT 高，但磁共振血管造影 MRA 可发现动脉瘤等。CT 和 MRI 也可排除非动脉瘤 SAH 的病因，如肿瘤或血管畸形等。

（2）脑血管造影：数字减影动脉造影（DSA）和磁共振血管造影（MRA）已广为应用，是确定蛛网膜下腔出血病因的重要手段，可确定出血的病因、部位、性质，如动脉瘤、动静脉畸形及血管痉挛等。MRA 可在任何时候进行，DSA 选择出血 3d 内或 3 周后进行为宜。

（三）鉴别诊断

包括脑膜炎、偏头痛急性发作、高血压脑病、脑实质内出血、脑室出血、颅内肿瘤等。

三、治疗方案及原则

治疗原则为尽早明确病因，对因治疗，防止继发性血管痉挛，降低颅内压，减轻脑水肿，防止再出血和并发症等。

（一）一般治疗

绝对卧床休息，避免情绪激动和用力，维持生命体征稳定，维持水、电解质平衡，保持大小便通畅。应尽早请神经外科会诊，完成病因检查和积极早期介入或手术治疗。没有条件的地区和医院应当立即告知病情的危险性，并绝对卧床 3~4 周。

（二）控制血压

血压过高是再出血的危险因素之一，过低可致脑缺血，故应使血压控制在正常偏低。

（三）控制颅内压

可予 20% 甘露醇 125~250ml，静脉滴注，每 6~8h 1 次，注意尿量、血钾及心、肾功能。也可应用甘油果糖 250~500ml 缓慢静脉滴注，每 8~12h 1 次，注意血糖和血钠。也可适量应用呋塞米。

（四）抗纤溶药物

为防止血块溶解引起的再出血，应用较大剂量的抗纤溶药物，常用包括：6-氨基己酸、氨甲苯酸（止血芳酸）、氨甲环酸（止血环酸）等。但抗纤溶药物易引起深静脉血栓形成、肺动脉栓塞和脑积水，以及诱发和加重脑血管痉挛等。近年来，对该类药物的应用尚有争议。

（五）预防和治疗脑血管痉挛

可应用钙通道拮抗剂如尼莫地平缓慢静滴治疗 14d。手术处理动脉瘤后，在保证无再出血的情况下，可在严密观察下进行短期扩容、增高血压和增加心排出量的治疗。

（六）对症处理

止痛，控制烦躁不安，改善睡眠和防止便秘等。

（何晓英）

第五节　脑动静脉血管畸形

脑动静脉畸形（AVM）是脑血管在发育过程中的变异，脑动静脉在胚胎第 45～60d 时发生。此时为脑血管的原始血管网期，血管分化出动脉、毛细血管及静脉，如果发育出现障碍则形成脑动静脉畸形。病变部位的脑动脉与脑静脉之间没有毛细血管，致使动脉与静脉直接沟通，形成脑动、静脉的短路。由此产生一系列脑血流动力学的紊乱，临床上表现为颅内出血，全身性或局部性抽搐，短暂脑缺血发作及进行性神经功能障碍等。

一、发生率

脑 AVM 发病率文献报道各有不同。大宗尸检显示，AVM 发生率为 1.4%～4.3%，但有症状的患者不到 10%。美国报道 AVM 发病率为 0.14%；在脑出血病例中，38% 为 AVM 所引起；与动脉瘤的发病率相比，低于脑动脉瘤，为 1：5.3。男性患者略多于女性，平均发病年龄 33 岁左右。国内资料显示，AVM 与动脉瘤发病率比例接近 1：1；男性 2 倍于女性；常见于 20～40 岁，平均 25 岁。约 20% 在 20 岁前发病，64% 在 40 岁前发病，81% 在 50 岁前发病，95% 在 60 岁前发病，超过 60 岁再发病的不到 5%。因此 60 岁以上出现的脑出血及蛛网膜下腔出血多半不是 AVM 引起，应首先考虑高血压动脉粥样硬化等病因。

二、病理

脑 AVM 有三个组成部分，即畸形血管团、供血动脉和引流静脉。畸形血管团大小不等，可发生在脑的各部位，是由形如互相缠绕并沟通、管径不同的异常血管构成的团块状结构。常有 1 支或多支增粗的动脉供血，供血动脉往往明显地比同一区域正常动脉粗而且搏动有力。引流静脉扩张而扭曲，可膨大成瘤样，内含动脉血。血管团周围有异常的增生血管。畸形团内和周围通常有变性的神经组织。AVM 病灶表面的软脑膜及蛛网膜增厚发白，或有含铁血黄素沉着。

1. 分布　90% 以上的 AVM 位于幕上脑组织内。65% 分布于大脑皮质与白质交界处，在皮质表面即可见浅表的供血动脉、引流静脉及部分血管团；于顶叶、额叶、颞叶和枕叶都可形成。也有在大脑纵裂内即额、顶、枕叶内侧面者，占幕上病灶的 15% 左右；外侧裂区 AVM 约为 8%；累及深部结构，如纹状体、内囊、丘脑区等部位者约为 6%，胼胝体及其他中线结构者为 6% 左右。幕下的 AVM，占 10% 以下，分布于小脑半球、小脑蚓部、小脑脚及脑干等部位。病变于左、右侧分布基本相等，多位于一侧。

2. 畸形血管团的形态　大脑浅表典型的 AVM 团常呈锥体形，其基底部位于大脑皮质，锥尖深入白质，往往达脑室壁，或与脉络丛相连。而各个血管团的形态有很大的不同。史玉泉（1982）在 1979 年起的几年中，将完整切除的 AVM 灌注塑料制成立体形态模型，根据血管团的立体形态分为四类（图 15-1）。①曲张型：动脉与静脉均明显扩张、扭曲，襻结成团，动静脉之间相互沟通，中间没有毛细血管，微血管也很少；此类型最多见，约占64.6%。②分支型：动脉比较挺直，从动脉发出很多细小分支，常较挺直，不太扭曲，与静脉的细小分支直接沟通。引流静脉一般亦不很扩张，扭曲亦不太多，约占 11.0%。③动静脉瘤型：动脉和静脉都很粗大，呈不规则球状膨大，似由多个动脉瘤及静脉瘤合并组成，占

12.2%。④混合型：由上述三种不同类型混合组成，占12.2%。

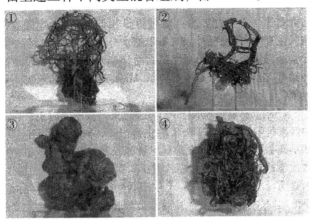

图 15 - 1　脑 AVM 注塑模型显示 AVM 立体形态
①曲张型；②分支型；③动静脉瘤型；④混合型

3. 病灶大小　AVM 的大小相差悬殊，小的肉眼看不到，需凭放大镜或显微镜来寻找；大的可以布满半球的大部分。AVM 大小的划分，应用 Drake 标准者较为普遍：①小型，最大径小于 2.5cm。②中型，最大径在 2.5～5cm 之间。③大型，最大径超过 5cm。但在这三类之外，应再增加巨型，其最大径超出 6cm 或 7.5cm。

自 CT 和 MRI 应用于临床以来，亦有人提出应以 AVM 的实际体积来表达其大小。如直径小于 2cm 的圆球体积（4.2ml）为小型，介于直径 2～4cm 圆球体积（4.2～33.5ml）为中型，超过直径 4cm 圆球体积（33.5ml）为大型。

4. AVM 周围脑组织的病理改变　AVM 周围脑组织由于脑盗血而缺血、缺氧，常见血管扩张、脑白质水肿、胶质增生，在 AVM 病灶边缘形成胶质样假包膜。长期缺血，可导致脑萎缩，脑回缩小，脑沟增宽变深。AVM 多数发生出血，即使临床上没有颅内出血症状，血管团内或其周缘的变性脑组织常有出血的痕迹。发生 SAH 后，出血部位的脑皮质和蛛网膜明显黄染，软脑膜和蛛网膜增厚并可与硬脑膜粘连。如脑内出血，在 AVM 附近形成血肿，内含不同期龄的凝血块。脑内血肿吸收消失后可遗留空腔及质地坚韧的胶质瘢痕。

5. 显微镜所见　可见病灶由大小不等的血管组成。血管壁大多成熟，但厚薄不均，动脉壁中层平滑肌菲薄或缺如，弹力纤维减少或缺如，并有玻璃样变性、粥样硬化或钙化斑块；有的部位血管壁甚至仅有单层或增生的内皮细胞和胶原纤维组成；而有的部位血管内膜增生肥厚，突向管腔，使其狭窄或阻塞。静脉壁更薄，局部管壁内侧可附有血栓。

6. 伴同病变　最常见的伴同病变是颅内动脉瘤，其检出率随着脑血管造影技术的发展不断增加。AVM 伴发动脉瘤的发生率为 7.5%～58%。好发于与 AVM 供血动脉有关的血管，包括主要供血动脉、供血动脉起始端和 AVM 团内动脉，称为血流相关性动脉瘤，占 80% 左右。其余位于与供血动脉无关的血管。合并动脉瘤的 AVM，其出血发生率比单纯 AVM 高。除动脉瘤外，常见的伴发病变还有颅内海绵状血管瘤、毛细血管扩张症或静脉型畸形、颅外血管畸形、三叉动脉等胚胎动脉未闭以及颈内动脉纤维肌肉发育不良（fibromuscular dystrophy）。颈内动脉纤维肌肉发育不良是动脉壁内局部弹力纤维及平滑肌变性，伴有胶原纤维增生，致使血管粗细不均，血管造影时呈念珠状，亦可伴发梭形动脉瘤或夹层动脉瘤。

7. AVM 团的扩大　AVM 虽不是新生物，但可随着时间的迁移逐渐扩大，儿童病例尤为明显。常见的原因可能是：①在高流量血液的长期冲击下，畸形团内发育不正常的血管壁受损，管腔扩大，AVM 团的体积增大。②畸形团内局部血栓形成，血流的重新分布导致团内其他部位血管腔扩大，于是畸形团有扩大的趋向。③AVM 造成的盗血致使邻近脑组织的血管长期扩张，可能加入 AVM 团。④分子生物学研究表明，畸形团附近脑组织释放血管内皮生长因子（VEGF），可促成血管增生，AVM 增大。但对大多数成年人来说，AVM 扩大是不明显的。

三、发病原理

AVM 的主要缺陷是病变区的动静脉之间缺乏毛细血管，血流阻力减小，动脉血直接进入静脉。于是局部脑动脉压降低、脑静脉压增高，脑血供紊乱。

1. 脑动脉压降低　邻近区的动脉血流向低压区，形成"脑盗血"现象。动脉的灌注范围缩小，病变丹周围脑组织得不到应有的灌注而缺血。脑缺血程度较重时可产生癫痫。由于 AVM 供血动脉的流量大，使动脉扩张扭曲，甚至形成动脉瘤。邻近区的小动脉，因动脉内压力降低亦处于扩张状态。原来已经闭合或应该闭合的动脉管道因此而开放或不闭。对侧半球的动脉通过脑底 Willis 环跨越中线供应脑缺血区，使对侧脑动脉的负荷增加，亦可引起动脉瘤及有关动脉扩张迂曲。

由于病变及其周围区脑动脉长期处于扩张状态，管壁上的平滑肌失去舒缩反应，血管自动调节功能失调。AVM 切除以后，脑动脉的自动调节不会马上恢复。随着动脉压突然上升，脑灌注压大幅度增高。脑灌注压超越脑血管自动调节功能阈值的上限，脑血流量呈线性递增，引起急性脑血管扩张、脑肿胀、脑水肿、颅内压增高、血管渗血及出血等，这一病理过程称为脑过度灌注现象。1978 年 Spetzler 将其命名为"正常灌注压突破现象"（NPPB）。中、大型 AVM 术后，脑过度灌注现象的发生率为 1% ~3%，巨大型高流量 AVM 切除后的发生率为 12% ~21%。一旦发生，致残率和病死率可高达 54%。

2. 脑静脉压升高　动脉血通过瘘管直接进入脑静脉大幅度地提高脑静脉压，致使正常区域的静脉回流受阻。脑组织长期处于瘀血状态而有脑水肿。因此，尽管 AVM 本身并没有占位性，不少患者可表现为颅高压。在颅高压及脑静脉压增高的同时，脑脊液的吸收减少，分泌增加，可导致不同程度的交通性脑积水。另外，扩张成球状的脑深静脉可以堵塞脑脊液的循环通路导致阻塞性脑积水。

AVM 切除后亦可造成引流静脉的残端狭窄、血栓形成或栓塞，致使周围脑组织的静脉回流障碍加重。AI – Roodhan（1993 年）将此现象称为静脉闭塞性充血（occlusive hyperemic），认为是术后出现脑水肿和残腔出血的原因。

3. 颅内出血　是脑 AVM 的最大危害，引起血管破裂的因素有以下几种：①大量血流冲击畸形血管团的静脉部分和引流静脉，管壁较薄的静脉局部容易扩张呈瘤状，亦容易破裂出血。②大流量的血液使管壁结构异常的动脉局部扩张，血管壁进一步损伤，一旦不能忍受血流压力时即破裂出血。③AVM 伴发的动脉瘤破裂出血。④病灶周围脑组织的长期缺血造成该区域的小动脉处于持续扩张状态，管壁结构随之发生改变，亦有破裂出血的可能。

AVM 的出血危险性与其大小有关，小型 AVM 的出血率相对较高。AVM 的出血危险性与其部位亦有一定关系。位于脑室、脑室旁、基底节和丘脑等深部结构的 AVM 出血率是位于大脑半球浅表部位的 1.5 倍，其中以脑室和脑室旁的病灶最高。

AVM 出血以脑内血肿多见，通常不伴有严重的脑血管痉挛。AVM 第一次出血的患者 80%～90%存活。未破裂的 AVM 每年出血的发生率为 2%～4%，破裂出血的 AVM 存活者第一年的再出血危险是 6%，第二年起每年亦有 2%～4%的出血可能。AVM 出血可反复发作，最多可达十余次，而随着出血次数的增多，症状、体征加重。继发于出血的年病死率为 1%，总病死率 10%～15%。永久性重残率每年 2%～3%，其中 20%～30%为出血所致。因此 AVM 对患者的健康和生命安全有不可忽视的危险，一经发现，应作相应的积极处理。.

4. 脑缺血　由大量"脑盗血"所引起。巨大型 AVM 的"盗血"量大，脑缺血的发生机会和程度也大，更容易发生癫痫及短暂性脑缺血发作。小型 AVM 因"盗血"量少，不致引起脑缺血，故发生癫痫的机会相对要少些。

5. 颅内压增高　除了上述的静脉压增高、脑脊液吸收与分泌的平衡失调及脑脊液通路的受阻等因素所致脑积水外，出血引起的脑内血肿及出血所引起的蛛网膜下腔的部分闭塞与蛛网膜粒的堵塞都可成为颅内压增高的因素。

四、分级

脑 AVM 的大小、部位和形态各异，没有完全相同的 AVM 存在。为了便于选择治疗方式、估计治疗效果，不少作者对 AVM 进行临床分级的设想。

史玉泉（1984 年）根据多年来从事 AVM 手术治疗的经验，制订了一个 AVM 分级的标准，供临床应用。评分标准有四个内容：①AVM 的大小；②AVM 的部位；③供血动脉的多少、部位及深浅；④引流静脉的多少、深浅及扩张情况。将以上每个标准又分为 1～4 级，见表 15－3。

表 15－3　史玉泉法分级标准

项目	Ⅰ级	Ⅱ级	Ⅲ级	Ⅳ级
大小	小型，直径<2.5cm	中型，2.5～5cm	大型，5.0～7.5cm	巨大型，>7.5cm
部位和深度	表浅，非功能区	表浅，在功能区	深部，包括大脑半球内侧面，基底节等	涉及脑深部重要结构如脑干，间脑等
供血动脉	单根大脑前或大脑中动脉的表浅支	多根大脑前或大脑中动脉的表浅支或其单根深支	大脑后动脉或大脑中和大脑前动脉深支，椎动脉分支	大脑前、中、后动脉都参与供血
引流静脉	单根，表浅，增粗不明显	多根，表浅，有静脉瘤样扩大	深静脉或深、浅静脉都参与	深静脉，增粗曲张呈静脉瘤

根据上表对照脑血管造影逐条评定，每一级别内如有 2 项以上因素符合者，即可归入该级；如只有一项因素符合时，则从该级减去半级。例如一例小型 AVM，位于脑"功能区"，其供血动脉及引流静脉都较表浅单一，则由于此例只有部位一项属 2 级，其他各项都为 1 级，故定为 1～2 级或 1.5 级。余类推之。上海华山医院神经外科应用此分级标准对手术全切除的 AVM 病例作评估，发现级别越高，术后的病残率也越大。1～2 级病例不但手术困难较小，术后没有病死率及病残率。2～3 级病例手术难度较大，手术后有病残率。3～4 级病

例术后有病残率和病死率。4 级 AVM 因巨大型、高流量和涉及脑的重要功能区，手术全切除的可能较小，可选择作较安全的血管内介入手术。

Spetzler 及 Martin（1986 年）以 AVM 是否具有明显的神经功能、引流静脉的模式及 AVM 血管团的最大径作为评级的主要指标，制订了一个分为 6 级的方案。AVM 所在的神经功能区包括：①感觉运动；②言语功能；③视觉；④丘脑及下丘脑；⑤内囊区；⑥脑干；⑦小脑脚；⑧小脑深部各核。凡 AVM 紧邻这些区域均记 1 分，否则列为"静区"，记 0 分。AVM 的引流静脉模式是根据脑血管造影中引流静脉分布的深浅来决定的。引流静脉中有部分或全部导入深静脉者，记 1 分，否则记 0 分。AVM 的大小是根据脑血管造影中血管团的最大径，经校正其放大系数后作为依据，小型 AVM 最大径 <3cm，记 1 分；中型 AVM 的最大径为 >3cm 而 <6cm，记 2 分；大型 AVM 的最大径 >6cm，记 3 分（表 15 - 4）。三项得分之和即为该 AVM 的级别。三项标准共有 12 种组合，其总分最低的只 1 分，共 1 个，为工级；总分最高的 5 分也只一个，为 V 级；总分为 2 分及 4 分者各有 3 个；均为 II 级；总分为 3 分者有 4 个，各为 IV 级。另外，作者将 AVM 明显涉及脑干、下丘脑者作为不能手术切除的病例，为 VI 级（表 15 - 5）。

表 15 - 4　Spetzler - Martin 评分标准

项目	记分
AVM 大小（血管团最大直径）	
小（ <3cm）	1
中（3 ~ 6cm）	2
大（ >6cm）	3
AVM 部位	
非重要功能区	0
重要功能区	1
引流静脉	
浅静脉	0
深静脉或深浅静脉都参与	1

表 15 - 5　Spetzler - Martin 分级

级别	大小（cm）			部位		引流静脉		总分
	<3	3 ~ 6	>6	非功能区	功能区	浅	深	
I	1			0		0		1
II	1				1	0		2
	1			0			1	2
		2		0				2
III		2			1		1	3
		2			1	0		3
		2		0			1	3
			3					3

级别	大小（cm）			部位		引流静脉		总分
	<3	3~6	>6	非功能区	功能区	浅	深	
Ⅳ		2			1		1	4
			3		1	0		4
			3	0			1	4
Ⅴ			3		1		1	4

此法与史氏分级法可相对应，如 Spetzler – Martin 分级法Ⅰ级与史氏分级法 1 级和 1.5 级相当，前者Ⅱ级与后者 2 级，前者Ⅲ级与后者 2.5 级，前者Ⅳ、Ⅴ、Ⅵ级与后者 3 级、3.5 级和 4 级相当。相当级别的 AVM 手术疗效几乎一致。

五、临床表现

常见的临床表现如以下。

1. 出血 多发生于年龄较小的病例，可表现为 SAH、脑内出血或硬膜下出血。往往在患者体力活动或有情绪波动时突发剧烈头痛、呕吐，有时出现意识丧失，颈项强硬，Kernig 征阳性。

2. 抽搐 多见于较大的 AVM 患者，40%~50% 的病例有癫痫发作，可全身性发作或局部性发作，尤以额、顶叶 AVM 发病最多。抽搐亦可发生于出血时。

3. 头痛 60% 以上的患者有长期头痛史，可能与脑血管扩张有关。常局限于一侧，类似偏头痛。AVM 出血时头痛比原有的头痛剧烈，多伴有呕吐。

4. 进行性神经功能障碍 主要表现为运动或感觉性瘫痪。引起神经功能障碍的主要原因为：①"脑盗血"引起的脑缺血。②由伴同的脑水肿或脑萎缩所致的神经功能障碍。③由出血所引起的脑损害或压迫。当出血逐渐吸收，瘫痪可逐步减轻甚至完全恢复正常。

5. 智力减退 见于巨大型 AVM 患者，由于"脑盗血"的程度严重，导致脑的弥漫性缺血及脑发育障碍。癫痫的频繁发作和抗痫药物的双重抑制，亦可使智力衰退。

6. 颅内杂音 患者自己感受到颅内及头皮上有颤动及杂音，但旁人多不易听到。AVM 涉及颅外软组织或硬脑膜时，则杂音可较明显。压迫颈总动脉可使杂音消失。

7. 眼球突出 较少见，一般见于颞叶前端的 AVM；由于较大引流静脉导入海绵窦，引起该窦区静脉压增高，影响眼静脉的血液回流所致。

幕下 AVM 的临床表现较幕上者为隐蔽，除了有自发性 SAH 以外，较少有其他症状。有的可完全无症状，而突然出血引起呼吸骤停。也有以双眼视力进行性减退为惟一症状。少数可表现出颅后窝的症状，如后组脑神经麻痹或小脑性共济失调等。

六、影像学表现

脑 AVM 有特异的放射影像学上的表现，对明确诊断有重要价值。

1. 头颅 CT 扫描 平扫时未出血的 AVM 表现为不规则的低、等或高密度混杂病灶，周围无明显的脑水肿带。注射造影剂后，表现为明显的片状或团块状强化，边界较清晰但不规则，有时在血管团附近可见异常增粗的血管影，为 AVM 的供血动脉或引流静脉。AVM 出血时，蛛网膜下腔或脑内或脑室内可见高密度的积血或血肿。脑内血肿常有占位征象，周围脑水肿明显，脑室受压、移位，中线亦可推向对侧（图 15 - 2）。

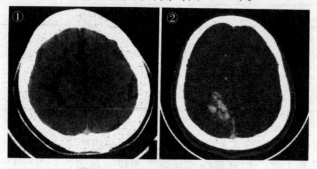

图 15 - 2　脑 AVM 的 CT 表现
①CT 平扫见 AVM 不规则的略高密度病灶；②病灶强化

2. 头颅 MRI 检查　血管内快速流动和呈涡流的血液在 MRI 图像的 T_1WI 或 T_2WI 上均呈低信号或无信号的管状或圆点状的血管影，因此，AVM 表现为由这类"流空"血管影组成的团块状病灶，边界可不规则；周围有出血形成的血肿或血肿吸收后的空腔；脑组织中常有粗大的供血动脉或引流静脉与血管团相连。注射增强剂后，部分血管影可强化。AVM 在 MRI 图像中的显示明显优于 CT。同时，MRI 可清晰地描绘病灶与邻近重要结构的关系，是对脑血管造影检查的补充，有助于治疗方案的制订和预后的估计（图 15 - 3）。

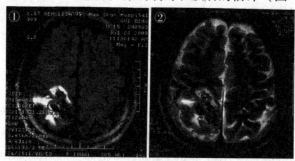

图 15 - 3　脑 AVM 的 MRI 表现
①T_1WI；②T_2WI。AVM 表现为由"流空"血管影组成的团块状病灶，边界可不规则

3. 脑血管造影　这是 AVM 最重要的诊断方法。目前，数字减影血管造影技术已广泛应用，不仅损伤较少而且可获得清楚的连续摄片的图像。在动脉期摄片上，AVM 呈一堆不规则的血管团，有一根或数根粗大而显影较深的供血动脉进入血管团。动脉期早期即出现扩张扭曲的引流静脉，导入颅内静脉窦。幕上 AVM 可由同侧颈内动脉的大脑前动脉、大脑中动脉的分支，或椎 - 基底动脉的大脑后动脉的分支供血，也可接受通过 Willis 环来自对侧颈内动脉系统或椎 - 基底动脉系统的血流。幕下 AVM 主要由椎 - 基底动脉系统的分支供血。部分 AVM 还接受颅外动脉系统的供血。位于皮质附近的 AVM，常由浅表的引流静脉汇入上矢状窦、下矢状窦、横窦、乙状窦，位于深部的病灶由深静脉引流入直窦，再到横窦。DSA 摄片中，有时可显示并发的动脉瘤，多位于畸形团内和供血动脉上。脑血管造影的动脉早期

尚未出现引流静脉时，畸形血管团内在两个不同的投影角度都出现不规则圆形造影剂浓集点则为动脉瘤。动脉瘤还可发生在与供血动脉无关的脑血管上。因此，AVM 患者常规作全脑六血管造影是必需的（图 15 - 4）。

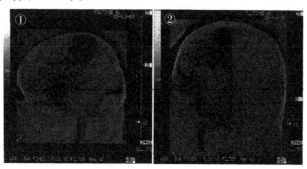

图 15 - 4　脑 AVM 的 DSA 表现
①侧位像；②正位像

　　AVM 远侧的脑动脉常因盗血而充盈不良或不显影；病灶切除或栓塞后，这些正常血管才显示出来。如有较大的脑内血肿时，局部可出现无血管区，正常脑血管发生移位。较小的 AVM 血管团被血肿压迫可不显影，直到血肿吸收后再作 DSA 时出现。因此，在出血急性期未显示畸形血管团的患者，1 ~ 2 个月后应再作 DSA 检查，以免漏诊。

　　4. 三维计算机断层扫描血管造影（3D - CTA）和磁共振血管成像（IRA）3D - CTA 和 MRA 均能显示 AVM 特征性图像而作出诊断。3D - CTA 的立体结构显示好，并能呈现 AVM 与周围颅骨间的关系。3D - CTA 无创伤、简便、迅速，费用又低，对 AVM 出血急性期的患者更适用，尤其是昏迷而又急需手术时，短时间即可完成 CT 扫描和病灶重建成像，明了 AVM 的大小、部位及脑内血肿的状况，以便指导急诊手术方案的确定和实施。但 3D - CTA 的小血管显影较差，引流静脉可有遗漏。MRA 的成像分辨率和清晰度较好，动脉和静脉能分期成像；一般不需要造影剂，无辐射，无创伤，费用较低，但病灶显影易受血肿、水肿、脑软化灶以及周围扩张的脑血管信号的影响，血液湍流和血管壁的钙化可产生伪影（图 15 - 5）。

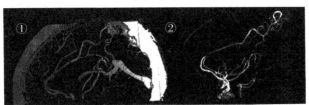

图 15 - 5　脑 AVM 的 3D - CTA 和 MRA 表现
①CTA 上表现；②MRA 上表现

七、诊断与鉴别诊断

　　1. 诊断　年轻人有自发 SAH 或脑内出血时应考虑本病。如有局部性或全身性癫痫发作病史则更应怀疑之。头颅 CT 扫描是重要的诊断依据，MRI 检查基本可确诊。DSA 是不可缺少的诊断手段。在出血急性期，尤其是出现脑疝危象，来不及作 DSA 而又急需手术者，

3D－CTA 检查有很大的帮助。

2. 鉴别诊断

（1）与其他常见的出血性脑血管病鉴别：如海绵状血管瘤、颅内动脉瘤及高血压脑出血等。

1）海绵状血管瘤：又称海绵状血管畸形（CM），中青年人好发。常见的起病方式是出血和癫痫发作。出血可以是 SAH 或脑内出血，一般来说出血量较少，位于功能区或脑干的病灶出血可有相应的体征出现。DSA 不显影。CT 平扫时呈边界清晰的圆形或类圆形高密度灶，内有钙化，增强后明显强化。出血时病灶可扩大，周围出现脑水肿，随着血肿吸收病灶缩小，水肿亦消退，但 CM 不会消失。MRI 的 T_1WI 图像上，CM 呈等信号或稍高信号，出血时为明显高信号，T_2WI 图像上为不均匀的高信号夹杂部分低信号；无论是 T_1 或 T_2WI，病灶周围有环状的低信号区，为出血后含铁血黄素沉积所致。增强时病灶可强化。

2）颅内动脉瘤：是引起 SAH 的最常见的病因，常发生于中老年人，发病高峰年龄在 40～60 岁。由于动脉瘤好发于脑底 Willis 环，SAH 伴有严重的脑血管痉挛，因此病情较重，意识障碍者较多见。以癫痫起病少见。一般 CT 与 MRI 检查除显示 SAH 外，很难发现动脉瘤本身；CTA 对颅内动脉瘤有较高的检出率，但可有假阳性和假阴性，因此需作 DSA 以确诊。

3）高血压脑出血：多数发生于 50 岁以上的高血压病患者，出血部位常见于基底节丘脑区，故很快出现偏瘫、偏身感觉障碍和同向偏盲的三偏征，患者轻则剧烈头痛伴呕吐，重者即刻昏迷，病情发展较快。

4）烟雾病（moyamoya 病）：又称脑底异常血管网症。好发于幼儿和青年，15 岁以下的儿童主要表现为颈内动脉系统缺血，成年患者多半为蛛网膜下腔出血、脑室内出血或脑内出血，以脑室内出血起病较常见。CT 和 MRI 扫描显示脑缺血、脑梗死病灶，常多发和双侧均有；有脑萎缩和脑室扩大。DSA 可见单侧或双侧颈内动脉和大脑前、中动脉完全或不全闭塞，脑底部有异常血管网，但没有早现的扩张的回流静脉。

（2）与血供丰富的颅内肿瘤鉴别：如恶性胶质瘤、血管外皮瘤、转移瘤、实体型血管母细胞瘤等。上述肿瘤有丰富的血供，可出血引起 SAH 或脑内血肿。出血前常伴有明显的颅内压增高征，神经功能障碍进行性发展较快。DSA 显示异常血管团，但不如 AVM 成熟，供血动脉不增粗，引流静脉可早现或不出现，即使出现也不扩张不扭曲。此外，各类肿瘤的 CT 和 MRI 表现均有特征性，可以鉴别。

八、治疗

脑 AVM 的主要危害是出血和"盗血"，两者都可导致严重后果。最合理的治疗应作手术切除，以杜绝后患。切除后由于脑血流动力学的紊乱得到纠正，脑的血供得到改善，原有的神经功能障碍可逐渐好转，癫痫发作可望减少或减轻，亦得以阻止智力障碍继续恶化。但不是每一例 AVM 都可以作全切除。级别高的 AVM 由于病变范围过于广泛或部位险要，彻底切除不仅技术上有困难，还具有较大的病死率和病残率。因此对 AVM 患者，必须根据其具体情况，权衡手术的利弊，慎重对待。实际上确有不少病例虽病变很广泛，但通过长期随访仍能正常生活，有的甚至还能担任较正常的工作。对这种病例不应单纯为抽搐或轻度的局灶性神经功能障碍而列为手术指征。只有病变的反复出血才应作为手术指征。对于级别低的

AVM 病例因切除术的危险性很小,只要患者有决心都可考虑作全切手术。

1. 非手术治疗　目的是防止或制止出血,控制癫痫发作及缓解已经存在的神经症状。一般适用于:①3～4 级或 4 级 AVM 病例;②未出血的其他病例;③因故暂时不适合做手术的病例。

(1)调节日常生活:有合理的作息制度,建议轻工作和适度体力活动,避免剧烈的情绪波动。

(2)控制癫痫:根据发作类型选择抗痫药物,正规服药。

(3)对症治疗:根据患者的症状给予药物以缓解或减轻其症状。

2. 手术治疗　即 AVM 全切除术,是解决病变破裂出血和脑盗血根源的最合理的治疗方法。适合于史氏分级法 1～3 级的 AVM;4 级 AVM 由于切除的危险性太大,不宜采用。介于 3 级与 4 级之间的病例则根据具体情况考虑。

有学者从 1979 年至 2006 年间在复旦大学附属华山医院神经外科实施 653 例脑 AVM (660 个病灶)显微手术。其中,男性 383 例,女性 270 例;年龄 5 个月～66 岁,平均 26.8 岁。AVM 病灶大小,小型(<2.5cm)172 个(26.1%),中型(2.5～5.0cm)296 个(44.8%),大型(5.0～7.5cm)161 个(24.4%),巨型(>7.5cm)31 个(4.7%)。AVM 病灶部位,左侧 327 个,右侧 333 例;位于小脑幕上 595 个,小脑幕下 65 个;浅型(皮质表面可见者)323 个,深型(皮质表面不可见者)337 个。分布于额叶 178 个(其中内侧面 45 个),颞叶 86 个(其中海马回 5 个),顶叶 133 个(其中内侧面 32 个),枕叶 90 个(其中内侧面 40 个),外侧裂区 52 个,纹状体丘脑内囊区 23 个,胼胝体 33 个,后颅窝 65 个。按史氏法分级法,1 级 30 例(4.6%),1.5 级 63 例(9.6%),2 级 139 例(21.3%),2.5 级 148 例(22.7%),3 级 202 例(30.9%),3.5 级 71 例(10.9%)。按 Spetzler - Martin 法分级,1 级 93 例(14.2%),2 级 139 例(21.3%),3 级 148 例(22.7%),4、5 级 273 例(41.8%)。

手术全切除 645 例(98.8%);术后死亡 1 例(0.2%),神经功能改善或与术前相同者 523 例(80.1%),出现轻度功能障碍(如同向偏盲等)者 66 例(10.0%),轻残(能生活自理)者 50 例(7.7%),重残(生活不能自理)者 13 例(2.0%)。近年来在术中采用 B 型超声导航定位,有助于 AVM 全切除(图 15 - 6)。因此认为,借助于娴熟的显微手术技术可以获得良好的治疗效果。

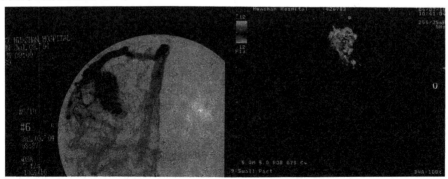

图 15 - 6　AVM 的 DSA 与术中 B 超图像

3. 介入放射治疗　1960 年,Luessenhop 和 Spence 在 X 线监视下,使用导管技术,经颈外动脉向颈内动脉注入塑料或涂硅的金属栓子治疗脑 AVM。目前，AVM 的血管内栓塞治疗在国内外广泛展开。但由于 AVM 的结构复杂，常常不能做到完全栓塞，因此不是根治的手段，可结合手术切除或放射外科，作为综合治疗措施之一。

栓塞材料应是无菌和"三不致"（不致癌、不致畸形、不致突变）的物质，而且要便于操作又不易再通。AVM 栓塞目前最常用的栓塞材料是 ONYX。ONYX 的优点是能避免微导管与血管的粘连，使病灶栓塞结束后撤回微导管相对容易；ONYX 对病灶渗透力强，注入病灶后变成海绵状膨胀并闭塞之；此外，ONYX 不会迅速凝固堵住导管，可一次性注入更多的栓塞物质。据统计，使用 ONYX 治疗 AVM 的一次完全栓塞率可高达 44%，分次治疗完全栓塞率将更高（图 15-7）。

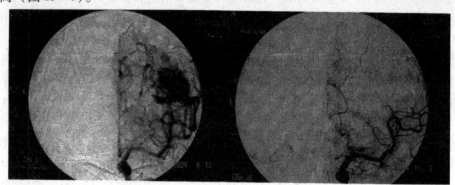

图 15-7　左额 AVM 采用 ONYX 栓塞前后 DSA 图像（左侧为栓塞前，右侧为栓塞后）

血管内介入栓塞治疗 AVM 可发生以下并发症：①脑过度灌注现象，巨大型高流量的 AVM 栓塞时可能发生。②颅内出血，其发生率约为 7%～11%。脑过度灌注是出血的原因之一。此外，操作时导管或导丝损伤血管也可导致出血。如一旦怀疑出血，即刻作头颅 CT 检查，并采取相应的治疗措施。③脑血管痉挛，术中发现患者神志不清、偏瘫等，在排除颅内出血后，应考虑到脑血管痉挛，即刻注入罂粟碱等解除血管痉挛后拔除导管。④误栓正常脑血管，立即停止栓塞，应用扩血管药物、神经营养药物等改善脑供血和神经功能。⑤微导管断裂或微导管前端黏着在血管内。

4. 放射外科治疗　1972 年 Steiner、Leksell 成功地应用 γ 刀治疗脑 AVM。近年来，国内已有不少单位开展此项工作。AVM 经放射外科治疗后，畸形血管壁正常结构破坏，被胶原性物质取代，血管腔变窄，腔内血栓形成而最后闭塞。AVM 的闭塞过程需 2 年左右，在未完全闭塞前仍有出血可能。Colombo 指出 2 年内的出血率亦在 4.1% 左右。放射外科治疗最常见的并发症，早期有恶心呕吐、癫痫发作，一般对症处理后能控制；晚期有脑白质放射性水肿和放射性坏死。水肿常发生于治疗后的 1～1.5 年，以后逐渐消退，3 年后完全消失。并发症的发生与畸形血管团的大小及照射剂量有关。通常认为，AVM 团的最大径≤3cm、位于脑深部结构或经过血管内栓塞或开颅手术后残留的最大径不大于 3cm 的 AVM 是合适的病例。照射剂量以一次性 25Gy 作为中心剂量。治疗后，应每隔 6 个月至 1 年复查 CT 或 MRI 或 DSA，直至 DSA 证实病灶完全消失。

九、预后

1. AVM 自发血栓形成　极为罕见。

2. 变为小型或微型 AVM　出血致局部组织破坏或坏死，AVM 自身亦被出血所破坏。

3. 畸形血管团保持相对稳定　在一段时间内不增大亦不缩小，临床上无特殊表现。但可以在若干年后，因破裂出血而致残或死亡。

4. 其他　随着脑盗血量的不断扩大、AVM 逐渐增大、出血次数增多，发病亦日益加重，患者智力逐渐衰退，甚至出现痴呆。

（何晓英）

第六节　烟雾病

一、概述

烟雾病（moyamoya disease）是以双侧颈内动脉末端慢性进行性狭窄或闭塞为特征，并继发引起颅底异常血管网形成的一种少见的脑血管疾病。这种颅底异常血管网在脑血管造影图像上形似"烟雾"，被称之为"烟雾状血管"（图 15 - 8）。因此，1969 年日本学者 Suzuki 及 Takaku 将该病称之为"烟雾病"。烟雾状血管是扩张的穿通动脉，起着侧支循环的代偿作用。病变可累及大脑中动脉和大脑前动脉的近端，少数亦可累及椎 - 基底动脉系统。该病可合并动脉瘤及动静脉畸形。

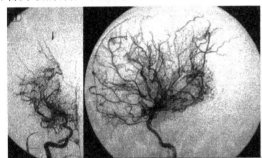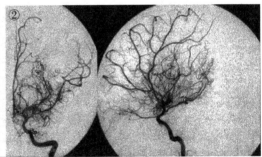

图 15 - 8　典型烟雾病脑血管造影表现

①右侧颈内动脉正侧位；②左侧颈内动脉正侧位。两图显示双侧颈内动脉末端至大脑前动脉、大脑中动脉起始段狭窄，并且颅底可见典型"烟雾状血管"

二、流行病学

烟雾病在韩国、日本等亚洲东部国家高发，其发病在性别、人种、地域等差别较大。2008 年日本北海道的一项全民调查结果与传统统计数据差别较大，该研究显示烟雾病的年患病率与年发病率分别为 10.5/10 万及 0.94/10 万，女性患者较男性患者多（约 2.8 : 1），该病有两个发病高峰，分别为 5 ~ 9 岁前后及 45 ~ 49 岁前后。该病在东亚其他地方发病率约为日本的 1/3 左右，而欧美的发病率大约为日本的 1/10 左右。目前我国尚无大规模流行病学调查数据。

流行病学调查显示烟雾病的发病有一定的家族聚集性，约占全部烟雾病患者的 15%，且有着独特的流行病学特征：女性明显高发，且平均发病年龄明显低于散发病例。

三、病理生理与病因学

烟雾病的病因迄今不明。通过术中观察及组织学检查发现烟雾病患者基底动脉环的主要分支内膜增厚、内弹力层不规则变厚或变薄断裂以及中膜变薄。内膜增生主要为平滑肌细胞增生并伴有大量细胞外基质，而内膜及内弹力层几乎没有磷脂沉积，这与动脉粥样硬化不同（图15-9）。烟雾病患者的心脏、肾脏及其他器官的动脉也可见到类似的病理改变，提示该病不单纯是脑血管疾病，有可能是一种系统性血管疾病。最近的研究表明胱冬酶-3依赖的细胞凋亡机制（caspase-3-dependent apoptosis）可能与上述病理变化相关。烟雾状血管是扩张的穿通支，可发生血管壁纤维蛋白沉积、弹力层断裂、中膜变薄以及微动脉瘤形成等许多不同的病理变化。烟雾状血管亦可发生管壁结构的破坏及继发血栓形成。这些病理改变是临床上烟雾病患者既可表现为缺血性症状，又可表现为出血性症状的病理学基础。

烟雾状血管的形成提示该病有丰富的血管新生过程。已有的研究发现多种生长因子及细胞因子与烟雾病的脑内血管新生相关，现择要介绍如下。

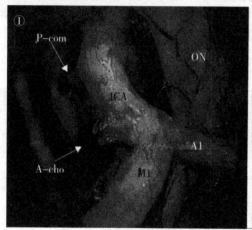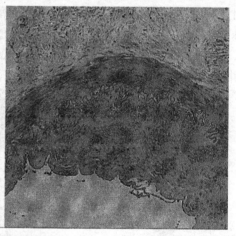

图15-9　烟雾病病理表现

①烟雾病患者X颈内动脉末端及其分叉部术中照片，可见颈内动脉末端及大脑前动脉、大脑中动脉起始段外径变细，但前交通动脉、后交通动脉及A1发出的穿通支直径正常。
②烟雾病患者颈内动脉末端组织学检查（HE染色），显示颈内动脉末端内膜增厚、内弹力层不规则及中膜变薄

1. 血管内皮生长因子（vascular endothelial growth factor, VEGF）　是一种分子量在40~45kD的分泌性糖蛋白，可刺激血管内皮细胞增生，促进血管形成和血管通透性增加。由于Willis环进行性狭窄或闭塞，脑组织发生缺血缺氧，而后者是刺激VEGF表达上调的重要因素，很可能是促使血管新生过程启动的始发因素。已经发现烟雾病的血管内皮细胞、平滑肌细胞、硬脑膜及脑脊液和血清中均有VEGF的高表达。

2. 碱性成纤维细胞生长因子（basic fibroblast growth factor, bFGF）　可促进血管内皮细胞和平滑肌细胞的有丝分裂并增强其分化，同时又是一种趋化因子，对内皮细胞、成纤维细胞和星形胶质细胞均有趋化作用。已经发现烟雾病者颈内动脉末端增厚、狭窄部位bFGF染色呈强阳性，而且颞浅动脉、脑膜中动脉血管平滑肌细胞及内皮细胞上存在bFGF及其受

体，染色结果均强于对照，提示 bFGF 可能在烟雾病的发生过程中起着重要作用，可能既刺激血管内皮细胞和血管平滑肌细胞增生，导致颈内动脉末端狭窄或闭塞，同时又刺激血管再生，促使颅底和皮层表面形成异常血管。而这两种不同的作用可能与 bFGF 浓度的不同有关。

3. 肝细胞生长因子（hepatocyte growth factor，bHGF）　是一种强有力的血管生成促进因子。血清 HGF 浓度的升高在烟雾病的演变中可能既起着促进侧支循环及颅底异常血管网形成的作用，又发挥着强大的神经保护作用。此外，HGF 虽然没有直接刺激血管平滑肌细胞生长的作用，但有实验表明它却对其具有趋化作用，可以刺激平滑肌细胞移行。故血清中升高的 HGF 很可能也参与了促进烟雾病动脉内膜进行性增厚的病理过程。

4. 血小板源性生长因子（platelet - derived growth factor，PDGF）　最早是由血小板中分离而得，有研究表明，PDGF 也会影响血管内皮细胞，诱导血管生成。PDGF - B 与 VEGF 共同作用于新血管形成，促进内皮细胞及平滑肌细胞的稳定性。血管新生过程中 PDGF 的缺乏可导致新生血管的脆弱易出血及组织缺血缺氧。已有研究发现 PDGF - B 与烟雾病尤其是出血性明显相关。

5. 前列腺素 - 2（prostaglandin E - 2，PGE - 2）与白细胞介素 - 1（interleukin - 1，IL - 1）　对起源于头皮动脉的平滑肌细胞研究发现，IL - 1 可导致 PGE - 2 水平增高，进一步的研究发现，烟雾病患者的 PGE - 2 水平显著增高。据此推测，过量的 PGE - 2 可降低血管紧张度，增加管壁通透性，从而使血管更容易接触到各种促进内膜增生的生长因子及细胞因子；同时 PGE - 2 抑制平滑肌细胞的移行阻碍了管壁损伤后的快速修复，进一步增加了血管通透性和平滑肌细胞与各种因子接触时间；另外，PGE - 2 与 IL - 1 还可诱导 VEGF 的表达，后者也能促进血管形成，增加血管通透性。因此，PGE - 2 与 IL - 1 可能在烟雾病的发病过程中发挥作用。

6. 可溶性细胞黏附因子（soluble vascular - cell adhesion molecule）　检测烟雾病患者血清及脑脊液中的可溶性黏附分子水平，结果发现三种亚型（细胞内黏附分子 - 1、血管细胞黏附分子 - 1、E 选择蛋白）在脑脊液中水平均显著升高，在血清中则无显著变化。因此推测烟雾病可能由慢性中枢神经系统炎症所致，但亦不能完全排除脑脊液中黏附分子来源于血管内皮细胞的可能，因为同时检测清蛋白指数（可反应血脑屏障功能），结果提示血脑屏障有轻度损害。究竟可溶性黏附分子与烟雾病发病直接相关，还是外周血液循环泄漏抑或是脑缺血后改变导致其升高，尚有待于进一步研究。

7. 细胞外基质（extracellular matrix，ECM）　ECM 包含了高度组织化的蛋白多糖和蛋白质，为内皮细胞提供支持作用；作为内皮细胞与其他因子（纤溶酶原激活剂、金属基质蛋白酶、类肝素酶、糜蛋白酶、类胰蛋白酶、组织蛋白酶类等）相互作用的容器，激活血管生成。基质金属蛋白酶（matrix metalloproteinase，MMP）与烟雾病关系密切，MMP 可通过改变 ECM 组成成分（包括Ⅳ型胶原，层粘连蛋白，纤维连接蛋白）而影响血管的稳定性。在血管新生过程中，MMP 通过影响血管的稳定性，为 bFGF、VEGF、TGF - β 等介导血管新生创造条件。

四、临床表现

儿童及成人烟雾病患者临床表现各有特点。儿童患者以缺血症状为主要临床表现，包括短暂性脑缺血发作、可逆性神经功能障碍及脑梗死。成人患者的缺血症状和体征与儿童患者类似，但成人患者常以出血症状为主，具体症状因出血部位而异。少数患者可无症状，因体检或其他原因被发现，可能属疾病早期。

1. 短暂性脑缺血发作　烟雾病患者通常可出现颈内动脉供血区（尤其是额叶）缺血。因此，大多数患者表现为一过性、短暂、反复发作局灶神经功能缺损，如失语、偏瘫、黑蒙。此外，少数可晕厥、轻度截瘫、视觉症状或出现不随意运动，以儿童患者多见。儿童患者可因反复发作出现智力受损、认知障碍（近事遗忘、易激惹或焦虑等），可被误诊为精神分裂症、抑郁症、多动症等精神疾病。

儿童患者的缺血发作的另一个特征是在哭闹或吹奏乐器（用力或过度换气）时诱发，此与过度通气引发血 CO_2 分压下降有关。

2. 颅内出血　近半数成年患者可出现颅内出血，出血往往可以给患者带来严重的神经功能损害，而且患者还面临着反复出血的威胁。文献报道再出血率高达 28.3% ~ 33%，年再出血率为 7.09%。

烟雾病患者发生颅内出血主要有两个原因：烟雾状血管破裂出血或合并的微动脉瘤破裂出血。烟雾状血管破裂出血主要是由于持续的血流动力学压力使脆弱的烟雾状血管破裂，通常出血发生于基底节区、丘脑及脑室旁区域，且常常合并脑室内出血，微动脉瘤可位于侧支或烟雾状血管的周围或基底动脉分叉部或基底动脉与小脑上动脉交界处。对于烟雾病患者的椎－基底动脉系统在提供血流代偿前循环上往往起着重要的作用，相应的椎－基底动脉系统也承担着较大的血流动力学压力，这或许是诱发患者动脉瘤形成和造成蛛网膜下腔出血的一个重要原因。目前有越来越多的证据表明成年烟雾病患者可诱发非颅内动脉瘤破裂所致的蛛网膜下腔出血。另外一种导致烟雾病患者发生颅内出血的少见原因是脑表面扩张的动脉侧支破裂所致。

3. 其他神经系统症状　头痛是较为常见的临床症状，尤其是儿童患者，主要表现为额部头痛或偏头痛样头痛。此外，癫痫及不随意运动见于部分患者，特别是儿童患者。

五、自然史及预后

研究较少，目前尚未明确，因此较难判断烟雾病患者的临床进展。早期的临床研究表明接受保守治疗（未采用血管重建手术）的儿童患者神经功能、智力状态等预后均较差。婴幼儿患者发生缺血性卒中的比例较其他患者高，且往往预后更差，儿童患者颈内动脉末端狭窄进展及临床表现进展较成人患者更为常见。妊娠时缺血性或出血性卒中的风险均增高，且这些患者往往预后很差。

烟雾病病死率约为 7.5%，其中成年患者为 10%，儿童患者约为 4.3%，导致死亡的主要原因为颅内出血。

六、辅助检查

1. 脑血管造影　是诊断烟雾病的金标准。典型的表现为双侧颈内动脉床突上段狭窄或闭塞；基底部位纤细的异常血管网，呈烟雾状；广泛的血管吻合，如大脑后动脉与胼周动脉吻合。可合并 ACAs 和 MCAs 近端狭窄或闭塞，约 25% 患者椎基底动脉系统亦存在狭窄或闭塞。脑血管造影还可用于评价烟雾病的进展变化，用于血管重建手术后评价。

1969 年 Suzuki 和 Takaku 提出的根据脑血管造影表现不同，将烟雾病分为 6 期的分期标准被普遍接受并广泛应用于临床（表 15 – 6、图 15 – 10）。

表 15 – 6　Suzuki 和 Takaku 烟雾病分期

分期	造影表现
Ⅰ期	颈内动脉末端狭窄，通常累及双侧
Ⅱ期	脑内主要动脉扩张，脑底产生特征性异常血管网（烟雾状血管）
Ⅲ期	颈内动脉进一步狭窄或闭塞，逐步累及 MCA 及 ACA；烟雾状血管更加明显（大多数病例在此期发现）
Ⅳ期	整个 Willis 环甚至 PCA 闭塞，颅外侧支循环开始出现；烟雾状血管开始减少
Ⅴ期	Ⅳ期的进一步发展
Ⅵ期	颈内动脉及其分支完全闭塞，烟雾状血管消失；脑的血供完全依赖于颈外动脉和椎 – 基底动脉系统的侧支循环

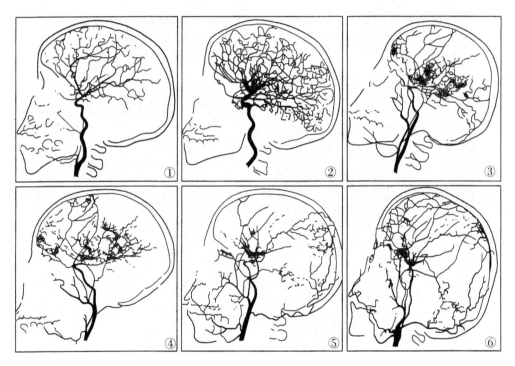

图 15 – 10　Suzuki 等对烟雾病的分期

①第Ⅰ期；②第Ⅱ期；③第Ⅲ期；④第Ⅳ期；⑤第Ⅴ期；⑥第Ⅵ期。第Ⅰ～Ⅵ期，Willis 环动脉闭塞性病变逐渐加重，颅底烟雾状血管表现为出现、旺盛、衰减到最后消失及减少的过程

典型的发展过程多见于儿童患者而少见于成人患者，而且可以停止在任何阶段，少部分患者可发生自发性改善。

2. CT 及 CTA　烟雾病患者头颅 CT 扫描并无特异性，主要是缺血或出血引起的改变。前者可见双侧多发的低密度区，常局限于皮质或皮质下，皮质萎缩，脑室扩大。后者为高密度影。增强 CT 成像可见基底节盘曲的血管。CTA 可见狭窄或闭塞的颈内动脉及其分支以及烟雾血管。

3. MRI 及 MRA　由于 MRI 多序列成像（包括 T_1WI、T_2WI、FLAIR、DWI）在诊断本病具有重要作用。例如，脑内微出血灶，尤其是基底节区的是导致患者认知障碍及颅内出血的一个重要的危险因素，在 15% ~44% 的成人烟雾病患者头颅 MRI 的 T_2WI 成像上可发现脑内微出血灶，从而及早进行干预（图 15 – 11）。MRA 通常可显示颈内动脉的狭窄或闭塞及增多的侧支循环。烟雾状血管在 MRI 上显示为流空信号，在 MRA 上显示为明确的血管网，与儿童患者比对成人患者显示更好。因此，在儿童患者可取代 DSA。

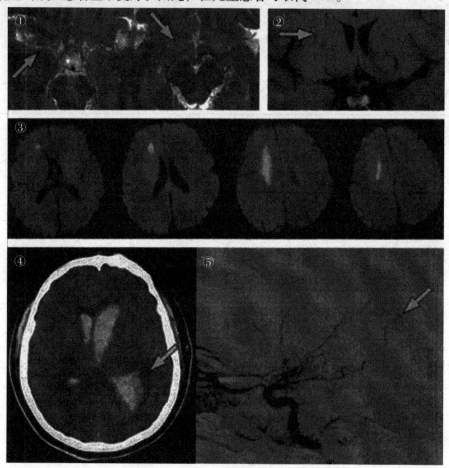

图 15 – 11　典型烟雾病患者影像表现

①T_2 序列显示一名患者大脑中动脉水平段流空信号消失，取而代之的是烟雾状血管的流空信号。②T_1 序列显示一名患者基底节区扩张的烟雾状血管。③DWI 序列显示一名缺血型烟雾病患者发生右侧额叶的急性梗死。④头颅 CT 平扫显示一名烟雾病患者发生脑室内出血。⑤左侧颈内动脉 DSA 造影显示该患者为烟雾病，且脉络膜前动脉远端可见一个小动脉瘤

4. 脑血流和脑代谢评价　单光子发射计算机断层显像（single photon emlssion computed tomography SPECT）、PET、PCT 及 PMRI 等脑血流评估手段为缺血性脑血管病的诊断提供了一种新方法，评价指标有脑灌注压（cerebral perfusionpressure，CPP）、脑血流量（cerebral bloocl flow，CBF）、脑血容量（cerebral blood volume，CBV）、达峰时间（time to peak，

TTP)、平均通过时间（mean transmit time，MTT）及脑血管储备功能（cerebrovascular reserve，CVR）等。其中 CPP 为平均动脉压与颅内压的差。CBF 是组织内血流量，CBV 是血管床容积；MTT 是显影剂通过观测区平均时间，主要是通过毛细血管的时间；TTP 指对比剂首次通过脑组织观测区至峰值的时间。此外，PET 还可获得脑氧代谢率（cerebral oxygen metabolism rate，$GMRO_2$）、氧摄取分数（oxygen extraction：fraction，OEF）以及脑葡萄糖代谢率（cerebral glucose metabolism rate，CMRglu）等反映脑代谢功能的指标。这些指标是用于评价脑血流灌注的理想方法之一，对指导临床医师选择最佳治疗方案及观察疗效也具有非常重要的意义。

七、诊断与鉴别诊断

患者出现自发性脑出血，特别是脑室内出血；儿童或年轻患者出现反复发作的 TIA，应考虑该病，经辅助诊断，可以明确诊断。

1997 年，日本卫生和福利部研究委员会制定了烟雾病的诊断标准指南（表 15 - 7）。

表 15 - 7 日本烟雾病的诊断标准指南（1997）

A. 脑血管造影是诊断烟雾病必不可缺少的，而且必须包括以下表现

  1. ICA 末端狭窄或闭塞，和（或）ACA 和（或）MCA 起始段狭窄或闭塞

  2. 动脉相出现颅底异常血管网

  3. 上述表现为双侧性

B. 当 MRI 及 MRA 能够清晰提示下述表现时，脑血管造影不是诊断必需的

  1. ICA 末端狭窄或闭塞，和（或）ACA 和（或）MCA 起始段狭窄或闭塞

  2. 基底节区出现异常血管网（在 1 个扫描层面上发现基底节区有 2 个以上明显的流空血管影，即可提示存在异常血管网）

  3. 上述表现为双侧性

C. 烟雾病的诊断必须排除下列情形

  1. 动脉粥样硬化 2. 自身免疫性疾病

  3. 脑膜炎 4. 颅内新生物

  5. 唐氏综合征 6. 神经纤维瘤病

  7. 颅脑创伤 8. 颅脑放射治疗后

  9. 其他，镰刀型红细胞病、结节性硬化症等

D. 对诊断有指导意义的病理表现

  1. 在 ICA 末端内及附近发现内膜增厚并引起管腔狭窄或闭塞，通常双侧均有；增生的内膜内偶见脂质沉积

  2. 构成 Willis 动脉环的主要分支血管均可见由内膜增厚所致的程度不等的管腔狭窄或闭塞；内弹力层不规则变厚或变薄断裂以及中膜变薄

  3. Willis 动脉环可发现大量的小血管（开放的穿通支及自发吻合血管）

  4. 软脑膜处可发现小血管网状聚集

诊断标准：（无脑血管造影的尸检病例可参考 D）

  1. 确切诊断

  （1）具备 A 或 B + C 的病例可作出确切诊断

  （2）儿童患者一侧脑血管出现 A1 + A2 或 B1 + B2，同时对侧 ICA 末端出现明显的狭窄也可做出确切诊断

  2. 可能诊断：A1 + A2 + C 或 B1 + B2 + C 的单侧累及病例

许多疾病的继发改变与烟雾病相似，有时难以鉴别，故笔者认为基于 MRI/MRA 做出烟

雾病的诊断只推荐应用于儿童及其他无法配合进行脑血管造影检查的患者。

八、治疗

1. 药物治疗　用于烟雾病治疗的药物有血管扩张剂、抗血小板药物及抗凝药等，这些药物有一定的临床疗效，但有效性均无循证医学Ⅰ、Ⅱ级试验证实。对于有缺血症状的患者可考虑使用阿司匹林、噻氯匹定等药物，癫痫患者可予使用抗癫痫药物。目前尚无有效的药物能够降低烟雾病患者出血率。

2. 外科治疗　烟雾病手术治疗疗效明显优于药物治疗，目前绝大多数的烟雾病患者是采用外科手术治疗。烟雾病有进展性，因此诊断明确后即应手术。手术可分为直接和间接的血管重建手术。但是，目前手术方法很不统一，而且各种方法都还缺乏有循证医学证据的大宗病例报道。外科治疗方法包括三类：间接血管重建手术、直接血管重建手术以及组合手术。

直接血管重建手术包括：①颞浅动脉－大脑中动脉分支吻合术，最常用；②枕动脉－大脑中动脉分支吻合术，在颞浅动脉细小时采用；③枕动脉－大脑后动脉吻合术。

间接血管重建手术包括：①脑－硬脑膜－动脉血管融合术（encephalo－duro－arterio－synangiosis. EDAS）；②脑－肌肉血管融合术（encephalo－myo－synangiosis，EMS）；③脑－肌肉－动脉血管融合术（encephalo－myo－arterio－synangiosis，ER/IAS）；④脑－硬脑膜－动脉－肌肉血管融合术（encephalo－duro－arterio－myo－synangiosis，EDAMS）；⑤环锯钻孔，硬脑膜和蛛网膜切开术；⑥大网膜移植术。

在间接手术血管供体的选择上，复旦大学附属华山医院根据不同术式术后随访血管造影得出的经验是：颞深动脉和脑膜中动脉在术后引起的新生血管吻合要明显好于颞浅动脉，颞浅动脉作为间接手术的供体血管，效果很差，但是在直接手术中，颞浅动脉是最好的供体血管。因此，我们设计了新的手术方式，采用颞浅动脉－大脑中动脉分支吻合术结合颞肌贴敷、硬膜翻转贴敷的组合术式，并将之命名为"颞浅动脉－大脑中动脉分支吻合术＋脑－硬膜－肌肉血管融合术（STA－MCA anastomosis combined. with encepho－duro－mvo－synangiosis，STA－MCA＋EDIVIS）"。随访DSA发现间接手术形成的脑膜中（副）动脉、颞中深动脉、蝶腭动脉均与皮层动脉形成的不同程度的吻合并相应的较术前明显增粗（图15－12）。术后CT灌注显示，吻合侧术后皮层血流量、血容量及血流峰值时间以对侧为参照，与术前相比明显改善（图15－13）。

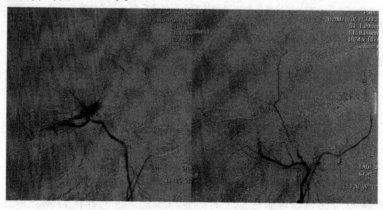

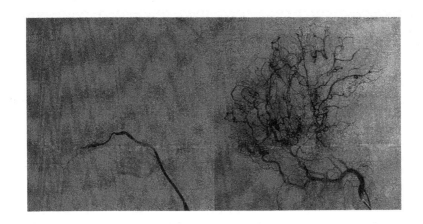

图 15 - 12 烟雾病 V 期患者术前与术后一年 DSA 对比

左上图：术前右颈内动脉造影，右上图：术前右颈外动脉造影，左下图：术后右颈内动脉造影，示颅内段完全闭塞，异网消失。右下图：术后右颈外动脉造影，示颞浅动脉吻合口通畅，颞中深动脉、脑膜中动脉、蝶腭动脉均较术前明显增粗，与皮层动脉吻合良好，术侧半球血供完全依赖颈外动脉

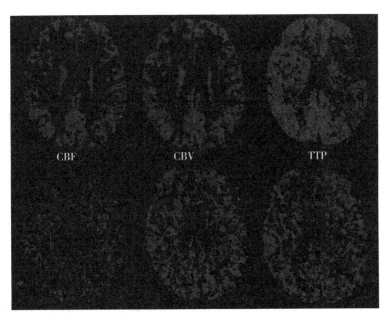

图 15 - 13 手术侧为左侧（白色箭头侧），CTP 图像，上排为术前，见左侧血

流达峰时间明显延长，下排为术后，显示术后双侧 CBF、CBV：明显增加，TTP 明显缩短，恢复正常

3. 手术疗效

（1）缺血型烟雾病患者的手术疗效：血管重建手术可以有效地改善患者的血流动力学受损、减少患者缺血型卒中的发生率。对于儿童患者，直接血管重建手术能明显改善患儿脑缺血状态，脑血管造影显示在缺血区能建立良好的侧支循环，还可使颅底烟雾状血管减少或

消失。但对于年龄较小的患者，由于血管条件限制而只能施以间接血管重建手术的患者，也可取得良好的临床疗效。30 岁以下成年缺血型患者，直接或间接血管重建手术都有一定的疗效，但间接手术效果不如儿童患者。30 岁以上尤其 40 岁以上患者间接手术效果不明显，应当尽量选择直接或组合血管重建手术。

围手术期的患者管理对于临床疗效有很大的影响，主要是患者的血压及呼吸管理。高/低碳酸血症、高/低血压可引起严重的并发症。

（2）出血性烟雾病患者手术疗效：大多数患者的随访过程中可以发现烟雾状血管在血管重建手术后明显减少，甚至消失。脆弱的烟雾状血管破裂出血是烟雾病患者出血的重要来源之一，因此，血管重建手术后烟雾状血管内血流动力学压力减轻，其破裂出血的风险下降，这可能是血管重建手术能降低患者出血率的机制。但也有一些研究表明血管重建手术并不能明显降低烟雾病患者出血率。有学者认为这些差异可能与烟雾病出血原因复杂有关。

接受保守治疗的成人患者发生缺血性或出血性卒中的风险亦显著高于接受手术治疗组，Hallemeier 等的一项临床研究显示一组包含 34 例接受保守治疗的烟雾病成年患者 5 年内反复发生起病同侧卒中的比例为 65%，5 年内发展为双侧血管均受累并出现临床症状的患者比例高达 82%。出血仍是成人烟雾病最为严重的表现，既往文献显示患者随访 2 ~ 20 年，成人患者出血的发生率为 30% ~ 65% 不等，且出血既可以发生在与前次相同部位，也可以发生在与前次不同部位。烟雾病的一个临床特征是患者既可以发生缺血症状，又可以发生出血性卒中。

一项包含 1 156 名烟雾病患者的 Meta 分析，平均随访时间为 73.6 个月，50% ~ 66% 的患者病程进展，最终神经功能受损加重，而仅 2.6% 的儿童患者出现病程的缓解。

综合分析后，患者病程进展取决于患者血管闭塞进展情况、侧支循环代偿情况、发病年龄、其病症状及严重程度等综合因素的影响。因此，烟雾病患者均应进行密切的随访，尤其是选择保守治疗的患者，以便能即时采取适当的手术治疗预防卒中的发生。

（何晓英）

第七节 | 血管性认知障碍

一、概述

血管性认知损害（vascular cognitive impairment，VCI）是指脑血管疾病（cerebrovascular disease，CVD）引起的认知功能障碍。VCI 包括了脑血管病引起的所有水平的认知功能下降，从一个至多个认知领域的轻度损害到广泛性痴呆综合征。

对于脑血管病导致认知功能障碍的认识在逐渐深入。虽然血管性痴呆被用于描述与脑血管病相关的痴呆，而且应用的血管性痴呆诊断标准已经提出超过 10 年，但是血管性痴呆这一概念在不断地演化过程中，至今尚缺乏统一的定义。Kraepelin 等在 1896 年提出了"动脉硬化性痴呆"的概念。Hachinski 等在 1975 年提出了"多发梗死性痴呆"的概念。在 20 世纪 80 年代到 90 年代初，几乎所有脑血管损害导致的痴呆都归因于大面积的皮质及皮质下梗死，即被称为多发性梗死性痴呆（multi lnfarct deffientia，IN/IID）。血管性痴呆（vascular dementia，VaD）概念的引入是以进一步细化痴呆的描述，包括大小不等的梗死性痴呆小腔隙性梗死和微梗死。VaD 界定了一组由血管性病因导致的但表现为不同临床综合征的痴呆人群，其中皮质和皮质下血管性痴呆是其重要亚型。虽然这是一个重要的进步，但不足以充分描述早期认知功能障碍的血管原因。直到 1993 年 Hachinski 和 Bowler 等提出了血管性认知障碍（vascular cognltlve impairment，VCI）的概念，其中包括血管性痴呆、伴血管病变的阿尔茨海默病和不符合痴呆诊断标准的血管性认知障碍等。随后血管性认知障碍逐渐替代成为描述脑血管病导致认知下降的主要概念。Sachdev 等 1999 年提出了血管性认知障碍疾病（VCD）的概念。迄今为止虽然血管性认知障碍的概念得到了广泛的认同，但是血管性痴呆这一概念仍然存在；正如 Aggarwal 等在 2007 年指出血管性痴呆是与脑血管损伤相关的血管性认知障碍综合征中的痴呆亚型。这些概念的提出与人们对于血管性痴呆的认识不断深入有关。目前血管性痴呆被认为是异质性的临床疾病实体，基于不同脑血管病亚型有着不同血管性病理生理过程。

二、流行病学

对血管性认知障碍人口分布及其结局的评估受到多种不同定义的影响。由于 VCI 包括合并 CVD 的阿尔茨海默病（Alzheimer's disease，AD）或伴有 AD 病变的 VaD，VCI 已成为老年人群慢性进行性认知损害的常见原因。在加拿大健康和老龄化研究中，VCI 在 65 岁以上人群中的患病率达 5%，其中包括非痴呆的认知损害。非痴呆的血管性认知损害的患病率为 2.4%，合并 CVD 的 AD 为 0.9%，VaD 为 1.5%。在所有年龄组中（最高为 85 岁）无血管性因素的 AD 占 5.1%。

关于血管性痴呆的发病率尚缺乏大样本的流行病学资料。血管性痴呆（vascular dementia，VaD）是痴呆的常见类型。近期的国际性流行病调查显示血管性痴呆约占痴呆总患病率的 30%。一般认为血管性痴呆在痴呆中属于仅次于阿尔茨海默病的类型。由于诊断需要缺血性事件的临床、神经影像或神经病理性证据。这可能导致低估微血管闭塞和慢性低灌注的作用，而这种作用很难在常规神经病理检查中检测到。因此，血管性痴呆的发生率可能比目前所认为的更高些。急性卒中相关痴呆的发病率可能较高，10%～35% 的病人在一次半球性卒中后在 5 年内发展为痴呆。症状性半球卒中的病人较年龄匹配的对照组，痴呆风险增加大约 4 倍。血管性痴呆和阿尔茨海默病的发病率都随着年龄增长而增加。Helsinki 卒中老年化研究显示卒中后认知损害常见。55～85 岁年龄段的患者中缺血性卒中后 3 个月有 1 个领域认知损害者占 62%，2 个领域损害者占 35%。受损的认知领域包括短期记忆（31%）、长期记忆（23%）、视空间结构功能（37%）、执行功能（25%）以及失语（14%）。卒中后 3 个月至 1 年卒中后痴呆的发病率为 12%～32%。在 Helsinki 研究中，卒中后 3 个月痴呆的发病率为 25%，并随着年龄增长而升高，55～64 岁年龄段的发病率为 19%，75～85 岁则为 32%。

三、病因和发病机制

VCI 涉及了包括血管性危险因素在内的所有 CVD 病因，它们可导致脑损伤并进一步引起认知损害。VCI 包括高血压、糖尿病或动脉硬化、TIA、皮质 - 皮质下梗死、静止性梗死、关键部位梗死、伴有脑白质病变和腔隙性梗死的小血管疾病相关的认知功能损害以及 AD 与 CVD 共存的认知障碍。它还包括脑出血性疾病患者出现的认知损害。

VCI 相关的危险因素包括卒中和缺血性白质病变的危险因素。临床上症状性梗死、静止性梗死及白质病变发生痴呆的风险更高。

VCI 的危险因素包括人口学特征（如年龄、教育水平），血管因素（如动脉性高血压、心房颤动、心肌梗死、冠心病、糖尿病、全身性动脉粥样硬化、血脂异常、吸烟），遗传因素（如家族史、特殊的遗传特征）和缺血性病变的特点（如 CVD 的类型、卒中的部位和大小）。缺氧缺血性事件（心律失常，充血性心力衰竭，心肌梗死，癫痫发作，肺炎）引起全脑血管缺血缺氧是引起脑卒中患者痴呆的重要危险因素。

血管性痴呆和脑血管病有共同的危险因素，包括年龄、男性、糖尿病、高血压症、心肌病和可能的同型半胱氨酸水平。血管性痴呆主要是由缺血性脑血管病造成的，也有少部分是出血性脑血管病造成。血管性痴呆中单纯血管病导致的并不多见，常合并有神经系统退行性病变，特别是 AD 样病变。因此从发病机制上分析，在已经退行性病变的基础上脑血管病导致的缺血性脑损伤可能是血管性痴呆的主要病因。血管性痴呆一个不太常见的病因是全脑缺氧缺血性损伤，不可逆性认知功能损害常见于冠状动脉旁路移植术后。颈动脉狭窄（CAS）相关的慢性脑缺血是否会改变认知功能仍存在争议性。颞动脉炎、结节性多动脉炎、原发性脑血管病、红斑狼疮和烟雾病等，以及常染色体显性遗传脑动脉病伴皮质下梗死和脑白质病（CADASIL）均可能导致血管性痴呆。

四、病理学

血管性痴呆的主要病理类型包括：多发梗死性痴呆或者皮质痴呆（常被称为卒中后 VaD），关键部位梗死性痴呆和小血管病痴呆或者皮质下血管性痴呆，也包括由全脑血管缺血所致的低灌注性痴呆以及出血性痴呆。VaD 的神经病理改变包括多灶性和（或）弥漫性病灶，从腔隙性病灶、微梗死（常累及皮质下、丘脑、前脑基底部和边缘系统）、白质病变和海马硬化到多发梗死性脑病、弥漫性缺血后病变。轻度 AD 在合并小血管病变后迅速恶化。卒中后血管性痴呆通常在病理上表现为多发性卒中后痴呆。1968 年，Blessed 等研究认为当梗死灶脑组织体积在 $100cm^3$ 以下则不会发生血管性痴呆，但是现在发现病灶体积较小但是部位（如丘脑、前脑底部、尾状核等部位）重要的梗死也会导致血管性痴呆的突然发生，称之为关键部位梗死性痴呆。皮质下缺血性血管性痴呆在病理上表现为小血管病变导致腔隙性和不完全白质缺血的结果。尸检病理研究显示痴呆患者中 15%～34% 有显著的血管性病变，有单独存在的也有合并 AD 病理的。这也是混合型痴呆（AD 合并脑血管病）的病理基础。白质病变（WMLs），常由神经影像学检测发现。广泛融合的 WMLs 与认知功能下降及残疾快速进展相关。WMLs 被认为与皮质下缺血性脑血管病性痴呆（SIVD）相关。

五、临床表现

血管性痴呆的认知障碍等表现常在卒中发生后较短时间内比较迅速地出现，以阶梯样方式进展。另一方面也有一些血管性痴呆患者的卒中病史并不明确，逐渐进展，可能与 AD 混淆。血管性痴呆的认知障碍程度也达到痴呆诊断标准要求，表现为记忆力和至少 1 项其他认知领域（如定向力、语言、实践、执行功能、视空间能力）的受损。这些损害应该足够严重而影响日常生活活动，并且持续存在以鉴别痴呆与短期意识障碍，例如谵妄。血管性痴呆的认知障碍被认为与 AD 等的认知障碍存在差异：一方面是某些血管性痴呆的记忆障碍并不突出而容易被忽略；另一方面是血管性痴呆的执行功能障碍比较突出，而对患者生活质量和工作能力产生较严重的影响。血管性痴呆还具有脑血管病的临床表现，特别是某些脑局灶性功能障碍的症状和体征。这些局灶性症状和体征与阿尔茨海默病存在较明显的差异。血管性痴呆也可能具有抑郁、焦虑和激越等神经精神症状，但一般比较轻微。

血管性痴呆的不同类型有不同的临床特点。卒中后血管性痴呆（多发性卒中后痴呆被称为 MID）的特点是突发局灶性神经缺损症状和体征，伴随皮质认知功能障碍，如失语、失用或者失认。MID 相对不常见或者与静息性梗死相关，在每次发病之间有长的间期，波动严重。梗死和功能障碍的相关性不明确。关键部位梗死性痴呆的临床特点根据病变在皮质或者皮质下区域不同而不同，记忆障碍、执行功能障碍、意识模糊和意识水平的波动都可能发生。行为的改变包括情感淡漠，缺乏自发性和持续性等。皮质下缺血性血管性痴呆临床上突出的认知功能障碍特点是执行功能不全综合征，由于错误的目标形成、起始、计划和组织影响了日常生活的表现；抽象思维也受影响，但是记忆障碍要比 AD 轻微；认知相对完整；抑郁情绪、个性改变和情绪不稳常见。起病通常缓慢隐袭，一般没有急性卒中样的发病。常并发局灶性运动症状、步态障碍、尿失禁和精神运动缓慢。混合性痴呆则可能发病缓慢，但有卒中后加重的阶梯样进展特点，其认知障碍兼具 AD 的特点，如记忆力严者受损。

1. 皮质下缺血性血管病性痴呆（subcortical ischemic vascular disease and dementia SIVD）包括两大类疾病"腔隙状态"和"Binswanger's 病"，属于小血管病，特征性表现为腔隙性梗死、局灶性和弥散性缺血性 WMLs 和不完全缺血性损伤。皮质下认知综合征是 SIVD 的主要临床表现，前额叶皮质下环路常先受损。SIVD 病人的神经影像学研究显示存在多发腔隙和广泛的 WMILs，这支持了诊断标准中影像学表现的重要性。SIVD 的早期认知综合征特点为执行功能障碍综合征伴信息处理减慢，通常有轻度记忆力受损和行为症状。SIVD 的执行功能障碍综合征包括目标制定、启动、计划、组织、排序、执行、设置 – 转换和设置 – 维护以及抽象功能受损。SIVD 的记忆力缺损通常轻于 AD，特征性表现为回忆受损、相对完整的再认功能、更轻的健忘和更好的提示性回忆。SIVD 的行为和精神症状包括抑郁、性格改变、情绪不稳定和不能自制以及迟钝、情感反应迟钝和精神运动发育迟滞。SIVD 的早期阶段可能包括轻度上运动神经元体征（肌力下降、反射不对称、共济失调）、步态异常、平衡障碍和跌倒、尿频和尿失禁、构音障碍、吞咽困难以及锥体外系体征，例如运动减少和肌强直。然而这些局灶性神经系统体征常常是轻微的。

2. 皮质型血管性痴呆（cortical vascular dementia）　典型特征为相对急性起病（数日至数周）、阶梯性恶化（恶化后可部分恢复）。皮质型 VaD 主要与大血管疾病和心脏栓塞事件相关。它的主要特征为皮质型和皮质 – 皮质下动脉分布区和远端区域（分水岭区）梗死。皮质型 VaD 的早期认知综合征包括轻度的记忆力受损和一些异质性皮质症状，例如失语、失用、失认和视空间或构建功能受损。此外，多数病人有一定程度的执行功能障碍综合征。由于多发皮质 – 皮质下梗死，皮质型 VaD 病人常有更多的神经系统缺损症状，例如视野缺损、下面部肌无力、单侧感觉运动障碍和步态障碍。

3. 合并脑血管病的 AD（alzheimer's disease with cerebro vascular disease）　AD 和脑血管病共存可见于大部分病人。此外，脑血管病在决定 AD 临床症状的表现和严重性方面也发挥了重要作用。AD 合并 CVD 在临床上表现为 AD 伴有影像学上发现脑血管性病变的证据，或者同时表现出 AD 和 VaD 的临床表现。血管性危险因素和局灶性神经系统体征在 AD 合并

CVD 中较单纯 AD 更常见。其他诊断 AD 合并 CVD 的临床线索可由分析病程特点和部分认知缺陷、早期痫性发作和步态障碍获得。一个更好地识别 AD 合并 CVD 病人的方法是发现临床 AD 可靠的生物学标记物。其他的潜在标记物包括早期突出的情景记忆力受损、早期 MRI 上显著的颞叶内侧萎缩、SPECT 双侧顶叶低灌注和脑脊液 Aβ 多肽降低伴 tau 蛋白升高。

六、辅助检查

血管性认知障碍的诊断有赖于辅助检查的支持和验证。这些检查主要涉及 3 个方面：①通过认知评测明确痴呆的诊断，将血管性痴呆与非痴呆的血管性认知障碍进行有效区分；②通过影像学检查明确脑血管病变；③通过神经生化标记物、神经影像技术鉴别血管性痴呆以及退行性病变导致的痴呆（主要是 AD）。

在认知评测方面，我国 2011 年血管性认知障碍诊治指南推荐应当采用适合国人的测验对 VCI 患者进行多个认知领域的评估，包括记忆力（如词语学习测验）、注意执行功能（如语意分类流畅性和数字符号测验）、视空间结构功能等。MoCA 量表比 MMSE 量表显示出更好的敏感度，有助于筛选出有认知障碍的受试者。应用临床痴呆量表（CDR≥0.5）对筛查痴呆可靠性性较高。结构影像学检查对于确认脑血管病以及病变的类型、部位和程度等十分必要。近年一些生物学标记物作为病理生理过程的客观指标被应用于血管性痴呆的诊断和鉴别诊断。这些生物学标记物不仅包括 CT、MRI 等结构影像学检查，还包括正电子发射断层扫描（PET）等分子影像检查，以及脑脊液标记物（Aβ 肽和 tau 蛋白）、血浆细胞因子和脑血管血流动力学检查等。

脑脊液和血液中的 Aβ 和 tau 蛋白是近年痴呆领域研究较深入的生物学标记物，主要用于 VaD 与 AD、VaD 与混合型痴呆的鉴别诊断。ROC 分析显示脑脊液 $Aβ_{42}$ 能够鉴别 AD 和 VaD（AUC=0.85），以 493 pg/ml 为临界值能达到 77% 的敏感度和 80% 的特异度。这些结果通过提示应用 $Aβ_{42}$ 可以鉴别 VaD 与 AD。联合三个生物学标记物或者通过比值（总 tau 蛋白×磷酸化 tau 蛋白/A/342），可以鉴别 VaD 和 AD 或者 VaD 和 MD，达到 85% 以上的正确率。脑脊液磷酸化 tau 蛋白可能有助于预测认知衰退的速度，但不能鉴别 AD 和 VaD。脑脊液标本的获取困难，通过血液测定用于 VaD 和 AD 的鉴别诊断正在广泛进行。血浆 $Aβ_{38}$/$Aβ_{40}$ 比值可以鉴别 VaD 与其他类型痴呆（AD、PDD）以及健康对照，准确度分别超过 80% 和 85%。这些结果提示血浆 $Aβ_{38}$/$Aβ_{40}$ 比值是 VaD 潜在的血液生物学标记物。

血管性痴呆的 PET 脑代谢研究虽然较少，但却提示在鉴别 VaD 与 AD 方面的重要应用价值。VaD 与 AD 在低代谢方面的差异主要在深部灰质核团、小脑、初级皮质、颞中回、扣带回前部；而 AD 与 VaD 相比的低代谢主要在海马区域和眶回、扣带回后部和顶叶皮质后部。通过 MRI 等结构影像学加深了对血管性痴呆病理基础的认识，特别是对于小血管病和慢性缺血性改变的识别。基于 MRI 的研究发现 VaD 的血管病以小血管病占主要，大血管病占大约 1/5。MRI 上内侧颞叶萎缩程度严重或者大血管 VaD 患者的整体认知障碍和执行功能障碍更严重，小血管病 VaD 则执行功能障碍更严重。

在已经研究的生物学标记物中，以 Aβ 和 tau 蛋白为代表的神经生化指标、以脑血流和脑代谢测定为主的功能影像标记物、以新型 MRI 技术为代表的结构影像显示出良好的前景。初步的研究支持这些生物学标记物在 VaD 诊断和鉴别诊断中的应用价值。但是疾病特异的生物学标记物应该能反映神经病理改变的基础性特征，并可以经神经病理验证。迄今以生物学标记物与病理对照研究来验证生物学标记物的研究较少。如果将这些生物学标记物作为 VaD 药物临床试验中评价疗效的替代终点，这些生物学标记物应该对治疗有反应，能预测治疗反应并且与痴呆病理生理过程相关。这些都有待深入研究。

七、诊断

目前 VCI 包括不同类型，非痴呆的血管性认知障碍以及 AD 合并脑血管病尚缺乏统一的诊断标准。国际上应用和研究较多的血管性痴呆诊断标准主要有下列四个标准：DSIVI - IV 诊断标准；ICD - 10 标准；ADDTC 标准；NINDS - AIREN 标准。虽然这些诊断标准都包括 3 个要素：痴呆、脑血管病以及脑血管病和痴呆的相关性，但是对于这些要素的具体描述仍有较多差异。

NINDS - AIREN 标准是为了临床研究目的提出的，也是目前临床研究中应用最广泛的标准。NINDS - AIREN 标准对于痴呆的定义中要求有记忆障碍以及至少两个其他认知领域的障碍。NINDS - AIREN 很可能血管性痴呆诊断标准要求有脑血管病的临床和放射学证据，以及在卒中和痴呆发生之间明确的时间关系 - 间隔不超过最长 3 个月；或者没有时间上的关联性但病程中有突然恶化或者阶梯样进展。NINDS - AIREN 可能血管性痴呆诊断标准包括以下 3 种情况：没有神经影像表现的病例，没有明确的时间相关性，以及不典型病程。

ADDTC 和 NINDS - AIREN 诊断标准都要求有痴呆，脑血管病的证据，根据两者之间的相关程度确定诊断水平（可能或者很可能）。ADDTC 标准中对痴呆的定义要求有两个认知领域异常，但不强调记忆障碍。ADDTC 很可能血管性痴呆标准要求：如果只有 1 次卒中需要在卒中事件和痴呆发生间有明确的时间上的相关性，如果病史中有 2 次或以上卒中事件则不要求这种时间上的相关性。ADDTC 可能血管性痴呆标准包括：1 次卒中但是在卒中和痴呆发生之间没有明确的时间上的相关性，或者有 Binswanger 病的临床和神经影像证据。

ICD - 10 和 DSI - IV 标准中对于脑血管病事件要求是显著的、并且可以合理地推断与痴呆发生有关；对于认知能力下降要求必须包括记忆障碍，判断和思考（例如计划和组织）的衰退等。另外要求有情绪改变。与其他标准相反，ICD - 10 标准要求局灶性神经系统发现限于下列情况：单侧肢体的痉挛性瘫痪，单侧腱反射活跃，巴氏征阳性或者假性延髓性麻痹；要求认知障碍分布的不平行。ICD - 10 标准也是 4 个标准中唯一对于认知障碍持续时间有规定的，要求持续 6 个月以上标准。与其他标准有比较明确的定义不同，该标准是描述性的。

DSM - IV 诊断标准要求有脑血管病的症状、体征，或者实验室证据。该标准对于痴呆的定义中要求多个认知领域障碍，包括记忆障碍和失用、失认、失语或者执行功能障碍中的至少一项；这种障碍必须是从以往水平上的下降，导致在社会或职业能力的显著障碍，并且不是在谵妄过程中出现的。DSIVI - IV 标准和 ICD - 10 标准都没有要求脑影像检查的证据。

根据 ADDTC 标准和 NINDS - AIREN 标准将患者分类为非血管性痴呆，可能血管性痴呆和很可能血管性痴呆。根据 DSM - IV 和 ICD - 10 标准将患者分类为非血管性痴呆或者血管性痴呆。目前关于血管性痴呆的临床诊断标准主要是建立在关于危险因素、神经系统表现和病因机制等的专家意见基础上的，其诊断的准确度需要通过临床、病理对照研究进行评价。迄今只有 6 项此类研究应用神经病理诊断作为对照，特异性地评价了 Hachinski 缺血量表、DSIVI - IV 诊断标准、ICD - 10 标准、AD - DTC 标准和 NINDS - AIREN 标准等 5 个血管性痴呆诊断标准的准确性。NINDS - AIREN 标准在各研究中被发现是最特异的标准。在诊断敏感度方面尚无统一的结果。这些诊断标准在鉴别 VaD 和 AD 方面准确度较高，在鉴别 VaD 与混合性痴呆方面误诊率较高。虽然这些诊断标准主要是用于鉴别 VD 和 AD，但是严格地将两种疾病截然分开面临困难。因为 AD 和脑血管病常同时存在，存在重叠。流行病学研究提示 AD 和 VD 有共同的危险因子。病理研究证实许多被诊断为 VD 的病例可能是血管性和神经退行性病两种病因共同的结果。将诊断建立在严格区分 AD 和 VD 有局限性，AD 合并脑血管病或者混合型痴呆的概念在理解 VD 患者潜在病理生理学方面是重要的。基于现有的诊断标准，借助于 CT、MRI 等脑结构影像和 PET 等脑功能影像学检查，以及持续性地随访，也有助于提高对于血管性痴呆诊断的准确度。

八、鉴别诊断

血管性痴呆需要与下列常见类型的痴呆进行鉴别：

1. 阿尔茨海默病（Alzheimer's disease，AD）　是发生在老年期及老年前期的一种原发性退行性脑病，表现为持续性高级神经功能活动障碍，在没有意识障碍的状态下，记忆、思维、分析判断、视空间辨认、情绪等方面的障碍。其特征性病理变化为大脑皮质萎缩伴 β - 淀粉样蛋白（β - amyloid，β - AP）沉积形成老年斑，神经元纤维缠结（neurofibrillary tangles，NFT），神经元减少。临床表现为缓慢起病，逐渐加重，无脑卒中史，头部 MRI 等结构影像学检查显示颞叶内侧萎缩进行性加重，晚期弥漫性脑萎缩，无局灶性病变。Hackinski 评分少于 4。SPECT 和 PET 等分子影像学检查提示以双顶为主的脑代谢降低。

2. 额颞叶痴呆　是一类神经退行性病变导致的痴呆，包括 Pick 病和原发性进行性非流利性失语等类型。通常在 50～60 岁缓慢起病。早期出现人格改变、情感变化和举止不当，逐渐出现行为异常。言语障碍早期出现，如言语减少、词汇贫乏、刻板语言和模仿语言随后出现明显失语症，早期计算力保存、记忆力障碍较轻，视空间定向力相对保留。晚期出现智能衰退，记忆力显著下降，伴有尿便失禁和缄默症等。头部 CT 和 MRI 显示额和（或）颞叶不对称性萎缩。PET 检查显示不对称的额颞叶为主的脑部低代谢。

3. 路易体痴呆　具有帕金森综合征样表现和痴呆的表现。主要特征是对于左旋多巴反应不良的帕金森综合征表现，波动性认知障碍和视幻觉等表现。与其他痴呆不同的是在早期出现运动迟缓减少、肢体强直等运动障碍，一般无锥体束征，也较少出现肢体静止性震颤。其认知状态可在数小时到数天之间波动，表现为认知障碍和认知相对正常的波动出现。与血管性痴呆、阿尔茨海默病等存在显著差异的是该病早期可出现生动、形象的视幻觉。用胆碱酯酶抑制药等治疗有较好的疗效。

4. 正常压力脑积水与脑脊液循环障碍有关　典型表现是认知障碍、步态障碍和排尿障碍为主的"三联征"。其认知障碍相对较轻，多表现为执行功能障碍；步态障碍相对较明显，伴有运动迟缓和轻度肌强直，但症状主要局限在躯干而四肢症状较轻微。该病腰穿脑脊液测压在正常范围内。头部 CT、MRI 等检查可见侧脑室为主的脑室扩大。部分患者在进行脑穿放脑脊液后症状可得到部分缓解，特别是步态障碍得到改善、行走速度加快等。

九、治疗

1. VCI 的预防

（1）一级预防：脑血管病的危险因素和脑血管病本身都是 VCI 的主要病因。因此，通过控制脑血管病的危险因素（例如高血压病、糖尿病、高脂血症等），减少脑血管病的发生是 VCI 一级预防的根本途径。降压治疗和对中年高胆固醇血症进行降脂治疗能改善认知功能或防止认知功能下降，应尽早干预以预防 VCI 的发生。血糖管理对于 VCI 预防可能有益，但需要进一步的大规模临床试验证实。

（2）二级预防：二级预防是对于已经出现卒中或 VCI 的患者，进行血管危险因素的干预以防止再次出现卒中，从而预防 VCI 的发生或缓解 VCI 的进展。PROGRESS 研究证明降压治疗能减少复发性卒中相关的痴呆和认知功能下降，该研究认为降压治疗对于认知功能下降和痴呆的预防作用主要在于其对卒中的预防。故脑血管病或者 VCI 患者伴有高血压时应该积极进行血压调控，同时存在其他血管危险因素时应进行干预，防止卒中的二次复发有助于减少或缓解 VCI。

2. VCI 治疗

（1）VCI 认知障碍的治疗：胆碱酯酶抑制药和非竞争性 N-甲基-D 天冬氨酸受体拮抗药：关于血管性痴呆的胆碱能障碍机制研究较多。血管性痴呆胆碱能障碍与是否合并 AD 无关。在脑缺血中胆碱能结构容易受损，例如前脑基底部胆碱能核团由于高血压导致的穿通动脉损伤而受累。海马 CA1 区神经元对缺血性损伤易感，在不合并 AD 的血管性痴呆中海马萎缩很常见。有学者在人脑中发现两个高度完整的胆碱能传导束从基底核投射到皮质和杏仁核。两个通路在白质内投射到新皮质，同时有广泛的胆碱能投射纤维加入。局灶性脑卒中可能破坏这些胆碱能传导束。有学者在年轻的 CADASIL 中发现在未合并 AD 的情况下，病灶导致传导通路胆碱能失神经改变。神经病理学研究显示 70% AD 患者和 40% 血管性痴呆患者有胆碱能神经元的缺失，表现为皮质、海马、纹状体和脑脊液的乙酰胆碱活性降低。有 3 个已经批准治疗 AD 的乙酰胆碱酯酶抑制药（多奈哌齐、酒石酸卡巴拉汀和加兰他敏）也被试用于血管性痴呆的治疗。

多奈哌齐作为哌啶衍生物，是一种可逆的中枢性胆碱酯酶抑制药，目前被批准治疗轻到中度 AD。在美国、日本和欧洲，只批准多奈哌齐治疗轻、中度 AD，印度、新西兰、菲律宾、罗马尼亚、韩国和泰国已经批准用于治疗 VaD。迄今为止最大的一个多奈哌齐对单纯血管性痴呆安全性和有效性的临床研究中 1 219 例患者参加了这个为期 24 周、随机、安慰剂对照的多中心、多国家的研究，分为两个独立的试验，307 研究和 308 研究。在 307 研究中，多奈哌齐组显示 ADAS-cog 测定的认知功能的显著改善，与基线比较：多奈哌齐 5mg/d 组下降 1.90（P=0.001）和多奈哌齐 10mg/d 组下降 2.33（P<0.001）。MMSE 测定也提示多奈哌齐组与对照组比较有显著差异。在 308 研究中，多奈哌齐显示 ADAS-cog 测定的认知功能的显著改善，与基线比较：多奈哌齐 5mg/d 组下降 1.65（P=0.001）和多奈哌齐 10mg/d 组下降 2.09（P<0.001）。MMSE 测定也提示与对照组比较的显著差异。

加兰他敏是乙酰胆碱酯酶抑制药，也能调节中枢烟碱型受体增加胆碱能神经递质。在一个随机双盲对照、多中心为期 6 个月的临床试验中，对诊断为很可能血管性痴呆或者很可能 AD 合并脑血管病的患者进行了研究。ADAS-cog 和 CIBIC-plus 评价显示加兰他敏比安慰剂有效，改变统计学方法可以发现多奈哌齐和加兰他敏对血管性痴呆的疗效可以与这些药物对 AD 的疗效相比较，尽管疗效较小，但是临床上可以检测出来。酒石酸卡巴拉汀是乙酰胆碱酯酶抑制药和丁酰胆碱酯酶抑制药，其对血管性痴呆的疗效有待研究。在一个皮质下血管性痴呆的小型开放试验中该药可以改善认知、看护者看护强度和行为。

美金刚是一个具有中度受体结合能力、电压依赖的非竞争性 NMDA 受体拮抗药。在对家庭护理的混合性痴呆患者的双盲、安慰剂对照研究中，与安慰剂比较美金刚（10mg/d）的耐受性好，可以改善功能，降低患者对看护人员的依赖度。根据谷氨酸对脑缺血的神经保护假说，进行了 2 个美金刚（20mg/d）对于轻、中度很可能血管性痴呆（依据 NINDS - AIREN 标准诊断）疗效的为期 6 个月的随机、安慰剂对照研究。在 MMM 300 研究中 GBS 智能评分和 NOSGER 异常行为程度评测提示美金刚更优。在 MMM 500 研究中，病情严重的患者比病情轻微的患者在认知方面获益更大。基线 MMSE 分数低于 15 分的患者 ADAS - cog 评分比对照组高 3.2 分。另外对于那些 CT 或者 MRI 排除皮质梗死并且有显著小血管病变的患者，美金刚在认知方面的效果更显著。

已经进行了一系列的临床试验评价多奈哌齐、加兰他敏和美金刚对血管性痴呆的疗效。尽管结果提示这些药物的有效性，但还没有被正式批准。胆碱酯酶抑制药对于血管性痴呆作用的机制依然值得研究。血管性病变，特别是影响到皮质下区域的病变，可能破坏从皮质下到皮质的胆碱能通路，这可能解释为何胆碱酯酶抑制药对于血管性痴呆还是有效的。目前，考虑到混合性痴呆的发病率，这些药物的使用是有一定道理的。其他药物：尼莫地平是一种二氢吡啶类钙离子拮抗药，对脑血管自主调节有效，可以在无盗血现象的情况下扩张血管，阻断 L 型钙离子受体，同时有某种程度的神经保护作用。该药主要对小血管有作用。一个大型双盲对照的开放试验评价尼莫地平对不同类型血管性痴呆的疗效。结果发现尼莫地平对皮质下缺血性血管性痴呆的注意力和精神运动表现有效，但对混合性痴呆无效。目前没有尼莫地平对血管性痴呆症状治疗有效的足够证据。此外，其他一些药物如尼麦角林、己酮可可碱、奥拉西坦等对 VaD 疗效尚存争议。中成药物：某些中药提取物如银杏制剂对改善 VaD 患者认知功能可能有效，但仍需进一步研究。

（2）VCI 精神行为症状治疗：一般较少出现明显的精神行为症状，即使出现，症状也多轻微，应首选非药物治疗，如音乐治疗、行为治疗和周围环境调整等。

VaD 较 VCIND 容易出现精神行为症状如抑郁、焦虑、幻觉、妄想、激越、睡眠倒错、冲动攻击行为等，且程度通常较重。如果症状使得患者痛苦或伴随的激越、冲动攻击行为使患者或他人处于危险之中，则是药物治疗的适应证。

选择性 5 - 羟色胺再摄取抑制剂（SSRIs）为常用的抗抑郁药。抗精神病药物常用于幻觉、妄想、激越、冲动攻击行为等症状的治疗。由于典型抗抗精神病药物不良反应较多，目前常用非典型抗精神病药物。目前指南建议治疗精神行为症状应首选非药物治疗，使用非典型抗精神病药物时应充分考虑患者的临床获益和潜在风险。

十、预后

血管性痴呆认知功能损害的进展率是多变的；一些病人以比 AD 病人更高的一个速率进展。然而，VaD 病人死亡率高于 AD 病人，50% 的 VaD 病人生存时间不超过 4 年。

（何晓英）

第十六章 伴瘤内分泌综合征

第一节 伴瘤低血糖症

一、概述

低血糖症是临床较为常见的一类代谢性疾病，可以由多种原因引起，其中包括伴瘤内分泌综合征。

临床上引起低血糖的肿瘤，50%系低度恶性或良性结缔组织肿瘤，即间质肿瘤，包括纤维肉瘤、神经纤维瘤、脂肪瘤、平滑肌肉瘤、横纹肌肉瘤、间皮瘤、淋巴肉瘤、血管外皮细胞瘤等。这些肿瘤往往较大，1/3位于胸腔，1/3位于腹膜后，10%左右位于腹腔内。肿瘤大多生长缓慢，10%为具有良性或低分化的特征。肝细胞癌是第二位常见的合并低血糖的肿瘤，占肿瘤引起低血糖的20%左右，而且1%~2%的肝细胞癌伴随低血糖症，亚洲肝细胞癌合并低血糖的比率高达26%。肾上腺皮质瘤占肿瘤合并低血糖的10%，肿瘤体积一般较大，诊断时多半合并转移，肿瘤可以表现有功能或无功能。当肿瘤表现有功能时，50%的患者出现库欣综合征，50%具有男性化表现。白血病、淋巴瘤等也可引起低血糖症，而其他引起低血糖的肿瘤很少见，如胃肠道肿瘤、胆管癌、肺癌、卵巢癌和肾癌等。伴瘤内分泌综合征导致低血糖的机制并非完全清楚，用肿瘤细胞消耗葡萄糖过多、肝脏葡萄胞产生不足、胰岛素反调节激素分泌减少等都无法圆满解释低血糖症。最近的研究证实，肿瘤细胞产生的胰岛素样生长因子-Ⅱ（IGF-Ⅱ）或IGF-Ⅱ前体物质是导致患者血糖降低的最主要的原因。

二、诊断思路

（一）临床特点

（1）低血糖症的临床表现。

（2）肿瘤相关的临床表现：肿瘤的部位、性质不同，其相关临床表现并非完全一致。间叶肿瘤一般位于胸腔、腹膜后或腹腔内。多数的体积较大，通常有咳嗽、疼痛、呼吸困难、腹部不适和外周神经系统症状以及肿瘤本身的压迫症状和代谢异常等。值得注意的是，有些肿瘤系低度恶性或者良性病变，可以没有任何典型的临床症状或体征。

（二）辅助检查

1. 常规检查　重点是确认血糖的水平，并进行血胰岛素、C肽和IGF-Ⅱ的测定。鉴于伴瘤内分泌综合征往往合并多种激素的生成，故临床上还需要进行其他相关激素测定。

2. 肿瘤的定位检查　由于间皮肿瘤与原发性肝癌是最常见的导致血糖降低的肿瘤，因此，应行胸、腹部影像学检查，甚至采用血管造影等方法，以明确肿瘤的发生部位。

（三）诊断依据

（1）典型低血糖表现，尤其是空腹低血糖（<2.8mmol/L）。

（2）空腹血糖降低，而血胰岛素水平低。如低血糖时血浆胰岛素（μU/ml）与血糖（mg/dl）比值>0.3，要考虑胰岛素瘤的诊断；当比值<0.3，则应排除其他伴低胰岛素血症的低血糖症，如暴发性肝坏死、慢性肾功能衰竭、严重营养不良，肾上腺皮质功能减退、酒精中毒、长期应用抑制肝糖原分解的药物等。

（3）血 IGF - Ⅱ升高。

（4）具有同时伴有肿瘤的证据。

（四）鉴别诊断

伴瘤低血糖症要与其他引起低血糖的原因鉴别，包括胰岛素瘤、严重的肝肾疾病、饮酒、胰岛素反调节激素缺乏（如垂体功能减退、肾上腺皮质功能减退、甲状腺功能减退）、应用磺脲类药物或外源胰岛素过量等。

三、治疗

（一）手术治疗

一旦肿瘤的定位诊断明确，即应手术治疗。即使部分切除也可能改善低血糖症。

（二）内科治疗

当无法手术时，可选用多次进食、口服或静脉补充葡萄糖等方法防治低血糖的发作。必要时可加用肾上腺糖皮质激素。对于一些顽固低血糖的患者，也可以给予胰高血糖素升高血糖，但后者对肝脏肿瘤引发的低血糖症无效。另外，苯妥英钠、二氮嗪、生长激素和生长抑素等亦可能在一定程度上控制低血糖的发生。

（三）其他治疗

内科治疗只能暂时起效，待血糖恢复，患者能耐受化疗或放疗时就应予相应的抗肿瘤治疗。

四、预后评价

伴瘤低血糖症的预后与原发肿瘤的恶性程度和部位密切相关。也有些肿瘤在发现时已无法施行手术治疗，而且手术后肿瘤常容易复发，这些患者大多在复发后1年内死亡。

（李金博）

第二节　伴瘤高钙血症

一、概述

高钙血症是恶性肿瘤患者最常见的内分泌方面的并发症之一，在肿瘤患者中的发生率为10%～14%，也是住院的高钙血症患者最常见的原因。引起高钙血症的肿瘤以肺癌、乳腺癌、多发性骨髓瘤最常见，三者约占肿瘤相关性高钙血症总数的50%。鳞状细胞型或大细胞型肺癌引起的高钙血症最多见，而小细胞肺癌极少导致血钙升高。其他实体癌多见于鳞状细胞癌或肾癌，但胃（肠）癌、前列腺癌、淋巴瘤和白血病极少引起高钙血症。另外，成人 T 细胞白血病、嗜铬细胞瘤也可引起高钙血症（表 16－1）。

表 16－1 伴瘤高钙血症的常见病因

病因	所占比例/%	已知转移情况/%
肺癌	25.0	62
乳腺癌	19.7	92
多发性骨髓瘤	9.7	100
头、颈部肿瘤	8.1	73
肾、泌尿道肿瘤	7.9	36
食管肿瘤	5.6	53
女性生殖道肿瘤	5.2	81
淋巴瘤	3.2	92
结肠癌	1.8	－
肝、胆肿瘤	1.6	－
皮肤癌	1.4	－
其他部位肿瘤	5.6	－
部位不明	5.2	－

引起高钙血症的原因有 3 个方面：①骨转移，癌瘤使骨破坏，骨钙直接进入血液；②体液因子变化，肿瘤分泌异源性甲状旁腺激素（PTH）或 PTH 相关肽（PTHrP）、1.25－$(OH)_2D_3$、细胞因子、前列腺素、破骨细胞活化因子等；③肿瘤合并原发性甲状旁腺功能亢进。

二、诊断思路

（一）临床特点

高钙血症是恶性肿瘤的晚期表现，多数患者在发现高钙血症后 3 个月内死亡。即使以高钙血症作为疾病的首发症状，其原发肿瘤也多已有明显的临床表现。

1. 高钙血症的临床表现

（1）非特异性症状：50% 的患者出现疲倦、乏力、虚弱、头痛、行为异常、全身不适等。

（2）胃肠道症状：30%～70% 的患者具有厌食、恶心、呕吐、腹部不适和腹胀、便秘等（占 1/3～3/4）表现。

（3）肾性尿崩症：由于大量的钙离子从肾脏排泄所致，患者表现为口渴、多尿、多饮水不足则会发失水。

（4）神经系统症状：多见于血钙 > 3.5mmol/L 的患者，表现为嗜睡、视力障碍、意识模糊、昏睡甚至昏迷，但无神经系统定位体征。

2. 原发肿瘤的临床表现 患者可以有局部肿块压迫症状，消耗性疾病表现如恶病质和贫血等，有些患者可伴有发热等全身表现。

（二）辅助检查

1. 实验室检查

（1）血钙：常明显升高。其特点是：①血钙一般在 3.5mmol/L 以上，一般较原发性甲状旁腺功能亢进症的血钙水平高；②血磷正常或降低；③肾小管磷重吸收率（TRP%）下降；④血清氯降低，一般 <100mmol/L；⑤约半数患者血碱性磷酸酶升高；⑥血 PTH 正常或升高。

（2）PTH：氨基端 PTH（PTH－N）较羟基端 PTH（ PTH－C）测定准确性高。高钙血症情况下，如果 PTH－N 升高或正常，则应静脉插管分别从甲状腺、肿瘤引流和外周静脉取血比较 PTH－N 水平。如果甲状腺静脉处 PTH－N 明显升高，要考虑原发性甲状旁腺功能亢进症；如果肿瘤引流静脉处 PTH－N 升高，则可诊断异源性 PTH 分泌瘤。

（3）PTHrP：升高或正常。

（4）1，25－（OH)$_2$D$_3$：淋巴瘤患者此指标多升高，而其他伴瘤高钙血症患者的 1，25－（OH)$_2$D$_3$ 降低。

2. 影像学检查　对肿瘤合并高钙血症的患者，应行胸、腹部 X 线片、B 超、CT、MRI 等检查以期明确肿瘤定位。而骨扫描是发现骨吸收最敏感的方法。

（三）诊断依据

根据病史、临床表现和相应的辅助检查，一般可以诊断伴瘤高钙血症。假如恶性肿瘤患者无明显骨转移灶而呈现高钙血症，但血磷低或正常时应疑诊本病。

伴瘤高钙血症需要与原发性甲状腺功能亢进症相鉴别（表 16－2）。

表 16－2　伴瘤高钙血症与原发性甲旁亢的鉴别

鉴别点	伴瘤高钙血症	原发性甲状旁腺功能亢进症
性别	男性多见	性别差别不显著
病程	短（2~6 个月）	长（2~25 年）
消化性溃疡	无	多
体重减轻	明显	无
多发性纤维性骨炎	少	多
肾石症	少	多
血液 pH	碱中毒	酸中毒
血磷	低或正常	低
血氯	低	正常
贫血	多	少
异源分泌的其他激素	可有	一般无

三、治疗

（一）内科治疗

首先要积极纠正高钙血症，防止因高钙危象导致严重的胃肠道症状和致命的心律紊乱。值得注意的是，伴瘤高钙血症往往易发展至高钙危象，病情危重，情况紧急，常需积极抢救，纠正血钙异常。

（二）手术疗法

高钙血症纠正后，切除肿瘤是治疗的最有效方法。

四、预后评价

伴瘤高钙血症往往源于恶性肿瘤，患者一旦确诊，常常合并了肿瘤的转移，因而，总体上本病的预后欠佳。如果肿瘤恶性程度低，诊断及时，并尽早接受手术治疗，其预后相对较好，甚至得到根治。

（李金博）

第三节　异位促肾上腺皮质激素综合征

一、概述

异位 ACTH 综合征（EAS）是库欣综合征的一种特殊类型，是由于垂体以外的肿瘤组织分泌过量有生物活性的促肾上腺皮质激素（ACTH）或 ACTH 类似物，刺激双侧肾上腺皮质增生，产生过量皮质类固醇引起的临床综合征，占库欣综合征患者总数的 10%～15%。EAS 与神经内分泌肿瘤密切相关。肺部肿瘤（支气管类癌或小细胞肺癌）约占所有病例的 50%，10% 由胸腺类癌瘤（胸腺上皮瘤）、10% 由胰岛细胞瘤、10% 由嗜铬细胞瘤、5% 由腹部类癌瘤、5% 由甲状腺髓样癌所致。

二、诊断思路

（一）临床特点

（1）病程进展快，从发病到严重库欣综合征表现和全身情况恶化平均 4～6 个月。

（2）血浆皮质醇，24h 尿游离皮质醇显著升高，失去分泌节律，不被大剂量地塞米松试验抑制，对美替拉酮试验无反应，血 ACTH 值超过正常水平 3～6 倍。

（3）分泌 ACTH 的肿瘤分为显性和隐性肿瘤：显性肿瘤最常见的是肺小细胞癌，没有典型的皮质醇症的临床表现，而表现出消瘦、肌无力、肌萎缩、严重低血钾、高血压和明显水肿。隐性肿瘤中较常见的为胸腺瘤，肿瘤恶性程度相对较低，病程较长，具有典型的皮质醇症的临床表现。由于异位分泌的 ACTH 水平较高且难以抑制，其肾上腺增生比较明显，且有细胞肥大和核多形性改变。

（4）发病初期仅 1/3 的患者可找到异位肿瘤。

（二）常规检查

1. 定性检查　24h 尿游离皮质醇、血浆皮质醇和 ACTH、大剂量地塞米松抑制试验、美替拉酮试验以及肿瘤相关性和特异性标志检查。

2. 影像学检查　垂体 MRI 和双侧肾上腺 CT 检查排除垂体瘤和肾上腺瘤。当临床怀疑异位 ACTH 综合征时，对可能存在肿瘤的区域做细致的影像学检查。胸部是异位 ACTH 最常发生的部位，CT 检查优于平片和体层，MRI 显示小气管类癌比 CT 更灵敏。此外，[111]铟-奥曲肽和^{123}I – 间碘苄胍（MIBG）扫描有助于发现病灶。

3. 静脉插管取血检测 ACTH　促肾上腺皮质素释放激素（CRH）刺激前后，经岩下窦静脉插管取血（BIPSS）测 ACTH 浓度及周围血 ACTH 浓度比值，排除垂体瘤。亦可全身静脉插管取血（WBCS）测 ACTH 浓度，以便发现病灶。

（三）诊断和鉴别诊断

异位 ACTH 综合征诊断困难，临床表现复杂，除库欣综合征及其并发症引起的一系列症候群外，还存在异位肿瘤的临床表现。异位 ACTH 综合征有时与垂体瘤所致库欣病难以鉴别，尤其是下颚骨岩部发育异常者，MRI 假阴性率为 0.8%。鉴别困难时，经岩下窦静脉插管取血测 ACTH 浓度有一定价值。

三、治疗措施

异位 ACTH 综合征最好的治疗方法是切除原发肿瘤，如果肿瘤已有转移，也应将原发肿瘤及转移灶尽可能切除干净，手术以后再加局部放疗，必要时用药物治疗。常选用美替拉酮、氨鲁米特、酮康唑、密妥坦等药物进行治疗。手术后局部放疗加药物治疗使患者的存活时间明显延长。但某些无法切除者，可选用化疗和（或）放疗。酮康唑已成功用于治疗肺小细胞癌引起的库欣综合征。如果怀疑是异位 ACTH 综合征，隐性肿瘤而无法定位，可考虑服用抑制类固醇合成的药物或用生长抑素类似物奥曲肽来治疗异位分泌 ACTH 的类癌，定期复查，寻找肿瘤。必要时重复寻找。2～3 年后假如仍未发现可考虑双侧肾上腺切除。异位 ACTH 综合征的诊疗流程见图 16 – 1。

四、预后评价

如能早期发现异位肿瘤，行根治性切除术后症状可迅速改善，预后较好。临床上不能及时找到异位肿瘤者，药物治疗虽然有一定疗效，但很少有存活满 5 年者。若库欣综合征症状严重，行双侧肾上腺切除加皮质激素替代疗法，术后患者高皮质醇血症、低钾血症、高血糖及高血压等均改善，生活质量显著提高。

五、最新进展和展望

异位 ACTH 分泌肿瘤细胞中，类癌的发病率有明显上升趋势，已成为异位 ACTH 综合征的主病理类型，尽管类癌为低度恶性肿瘤，但手术时约 50% 的患者已发生淋巴结转移或侵犯周围脏器。异位 ACTH 肿瘤可以完全切除，关键是早期诊断，即使部分切除后加放疗，也能取得较好疗效。

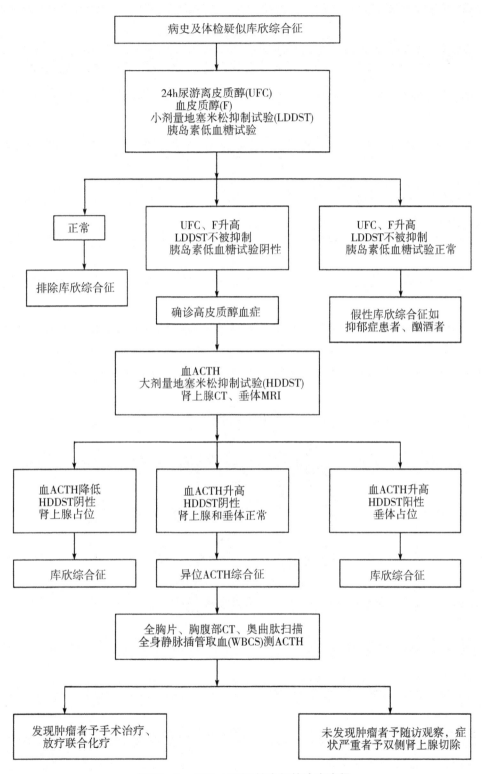

图 16－1　异位 ACTH 综合征的诊疗流程

（李金博）

第十七章 结构性心脏病的介入治疗

第一节 动脉导管未闭和介入治疗

动脉导管未闭是一种较常见的先天性心血管畸形，占先天性心脏病总数的 12%～15%，女性约 2 倍于男性。约 10% 的病例并存其他心血管畸形。

1938 年 Gross 成功地为 1 例 7 岁女孩进行了动脉导管未闭结扎手术，开创了外科动脉导管未闭的手术治疗。本专题仅就目前应用广泛的弹簧圈和 Amplatzer 封堵器的应用进行介绍。

一、病理解剖

1. 位置　未闭的动脉导管一般位于主动脉峡部和左肺动脉根部之间、肺总动脉分叉处（图 17-1）；少数右位主动脉弓者，导管可位于无名动脉根部远端主动脉和肺动脉之间。未闭的动脉导管一般位于主动脉峡部和左肺动脉根部之间、肺总动脉分叉处。

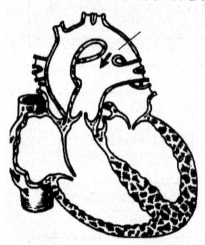

图 17-1　PDA 的解剖位置

2. 直径　未闭导管的直径差异很大，一般为 0.5～2.0cm，2cm 左右，长度 0.2～1.3cm。

二、分型

1. 根据未闭动脉导管的形态学改变分为漏斗型、管型和窗型 3 种类型：

（1）漏斗型：较多见，长度与管型相似，但近主动脉处粗大，近肺动脉处狭小，呈漏斗状，有时甚至类似动脉瘤形。

（2）管型：管状导管连接主动脉和肺动脉的两端口径相近，管壁厚度介于主动脉与肺动脉之间，此型最为多见。

（3）窗型：动脉导管极短，口径极粗，外观似主动脉，呈肺动脉窗样结构，管壁往往极薄，此型较少见。

2. krichenko 根据动脉导管未闭造影的具体形态分为 5 种类型（图 17 - 2）

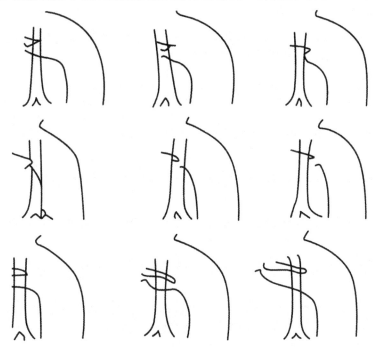

图 17 - 2　Krichenko 造影的形态分类

（1）A 型呈漏斗形，最狭窄端位于肺动脉，根据与气管的关系分为 1 型、2 型和 3 型。

（2）B 型动脉导管短，肺动脉与主动脉紧贴呈窗状，一般直径较大。

（3）C 型呈管状，长度约在 10mm 内，导管两端基本相等，无狭窄。

（4）D 型多处狭窄。

（5）E 型形状怪异，呈伸长的喇叭状结构，最狭窄处远离支气管前缘。

动脉导管未闭除上述变化外还可有肺动脉及其分支扩张，甚至类似动脉瘤样改变，导管内可有血栓形成，若导管粗大可有左右心室肥厚与扩张。

三、诊断

1. 症状　动脉导管未闭的临床表现主要取决于主动脉至肺动脉分流血量的多少以及是否产生继发肺动脉高压和其程度。轻者可无明显症状，重者可发生心力衰竭。常见的症状有劳累后心悸、气急、乏力，易患呼吸道感染和生长发育迟缓。晚期肺动脉高压严重，产生逆向分流时可出现下半身发绀。

2. 体征

（1）动脉导管未闭体检时，典型的体征是胸骨左缘第 2 肋间听到响亮的连续性机器样杂音，伴有震颤。

（2）肺动脉第 2 音亢进，但常被响亮的杂音所掩盖。

（3）分流量较大者，在心尖区尚可听到因二尖瓣相对性狭窄产生的舒张期杂音。

（4）测血压示收缩压多在正常范围，而舒张压降低，因而脉压增宽，四肢血管有水冲脉和枪击声。

（5）婴幼儿可仅听到收缩期杂音。

（6）晚期出现肺动脉高压时，杂音变异较大，可仅有收缩期杂音，或收缩期杂音亦消失而代之以肺动脉瓣关闭不全的舒张期杂音。

3. 特殊检查

（1）胸部 X 线检查：心影增大，早期为左心室增大，晚期时右心室亦增大，分流量较多者左心房亦扩大。升主动脉和主动脉弓阴影增宽，肺动脉段突出。肺动脉分支增粗，肺野充血。有时透视下可见肺门"舞蹈"征。

（2）心电图：轻者可无明显异常变化，典型表现示电轴左偏、左心室高电压或左心室肥大。肺动脉高压明显者，示左、右心室均肥大。晚期则以右心室肥大为主，并有心肌损害表现。

（3）超声心动图：是确诊动脉导管未闭最好的非创伤性检查。左心房、左心室增大，肺动脉增宽；如存在肺动脉高压，右心室亦可增大，在主动脉与肺动脉分叉之间可见异常的管道交通；彩色多普勒显示降主动脉至肺动脉的高速双期分流；连续多普勒可测得双期连续高速血流频谱。

（4）心导管及造影检查：一般不需要进行心导管检查，当有重度肺动脉高压和伴有其他心血管畸形，决定病人能否进行手术矫治用以判断血流动力学时，才需做心导管检查。通常肺动脉平均血氧含量高于右心室平均血氧含量 0.5vol% 即可诊断肺动脉水平有左向右的分流，再根据 Fick 法计算出分流量的大小。多数病人行右心导管检查时，心导管可通过动脉导管达降主动脉。某些干下型室缺或主肺动脉窗的病人，检查时导管从异常位置进入升主动脉，其走行与动脉导管有明显差别。主动脉弓降部造影是施行动脉导管未闭封堵术不可缺少的必要步骤，常规选择左侧位 90°造影。成人动脉导管由于钙化、短缩，在此位置不能清楚显示时可加大左侧位角度至 100°～110°或采用右前斜位 30°加头 15°～20°来明确解剖形态。注入造影剂的总量为≤5ml/kg。

四、鉴别诊断

大部分动脉导管未闭患者通过听诊和辅助检查可以明确诊断。但少数病例由于杂音不典型或伴有其他体征时，需与下列疾病相鉴别。

1. 生理性无害性杂音　在青少年时颈内静脉流向锁骨下静脉的血流急转可产生连续性血管性充盈音，头颈部转动可使杂音增强，压迫颈静脉和平卧时可使杂音消失。

2. 原发性肺动脉扩张　是一种很少见的先天性心血管畸形，无明显症状，多在体检时发现心脏杂音，杂音呈单纯收缩期吹风样或双期性，强度不超过 3 级。超声心动图和心导管检查仅能发现肺动脉扩张，无肺动脉水平的异常分流。

3. 轻度肺动脉瓣狭窄　在肺动脉瓣区可听到收缩期杂音，伴有收缩早期喷射音，肺动脉瓣区第二心音减弱；胸部 X 线片示肺动脉段凸出，肺血少或正常，而动脉导管未闭者肺血常增多，右心导管检查右心室－肺动脉的跨瓣压差在 20mmHg 以上。精确的超声心动图能够明确诊断。

4. 原发性肺动脉高压　在临床上很容易与动脉导管未闭伴有重度肺动脉高压混淆。原发性肺动脉高压多见于青年女性，有心悸、气短、呼吸困难、轻度发绀和杵状指，听诊可有单纯收缩期或双期性杂音，常需心血管造影明确诊断。

5. 主肺间隔缺损　一般来说主肺动脉间隔缺损较小时，患者的连续性杂音易误诊为动脉导管未闭，当主肺动脉间隔缺损较大，距主动脉又近，可造成大量左向右分流，患者较幼小时即出现心衰和严重肺动脉高压，心脏杂音多为单纯收缩期杂音。超声心动图能够发现主肺动脉间隔的缺损。施行右心导管检查时，导管可经主肺动脉间隔进入升主动脉及头臂动脉，而后或有可能进入降主动脉。选择性升主动脉造影可最后明确诊断及了解主肺间隔缺损的解剖形态。

6. 动、静脉瘘　瘘道如由冠状动脉、肋间动脉或胸廓内动脉与附近静脉相通，即可产生与动脉导管未闭相似的连续性杂音。但音源表浅，似来自心外。一侧肺动脉起源于主动脉亦可产生连续性杂音。较大的肺动静脉瘘可于不寻常的部位听到杂音，但分流量大时病人会出现发绀和杵状指。

7. 左冠状动脉起源于肺动脉　出生后肺动脉压力下降，不能灌注左冠状动脉；右冠状动脉仍由主动脉起源，产生茂密侧支以灌注左冠状动脉，并由左冠状动脉倒流入肺动脉；流量大者可产生连续性杂音，心电图上有特殊冠状动脉供血不足的图形。

8. 主动脉窦瘤破裂　患者发病年龄大，有室间隔缺损、胸部外伤或细菌性心内膜炎等病史。发病突然，有明显心力衰竭的表现，体检可发现连续性杂音，杂音粗糙伴有震颤，超声心动图能够作出诊断，不需行主动脉根部造影，以免使乏氏窦瘤破裂口增大，造成病人猝死。

五、适应证

根据 2004 年中华儿科医学杂志《先天性心脏病经导管介入治疗指南》中，动脉导管未闭封堵术的适应证如下所示。

1. Amplatzer 法

（1）左向右分流不合并需外科手术的心脏畸形的动脉导管未闭，动脉导管未闭最窄直径≥2.0mm，年龄通常≥6 个月，体重≥4kg。

（2）外科术后残余分流。

2. 弹簧栓子法

（1）左向右分流不合并需外科手术的心脏畸形的动脉导管未闭，动脉导管未闭最窄直径（单个 cook 栓子≤2.0mm；单个 pfm 栓子≤3.0mm）。年龄通常≥6 月龄，体重≥4kg。

（2）外科术后残余分流。

六、禁忌证

（1）感染性心内膜炎，动脉导管未闭内有赘生物者。

（2）严重肺动脉高压出现右向左的分流，肺总阻力＞14Woods。

（3）同时合并有需要外科手术矫治的心内畸形。

七、器材准备

1. 可控弹簧圈　主要应用于临床的是德国 pfm 公司生产的 Duct – Occlud 弹簧圈（图 17 – 3）及美国 Cook 公司生产的 Gianturco 弹簧圈（图 17 – 4）和 Detachable 弹簧圈（图 17 – 5），上述弹簧圈均具有回收功能。

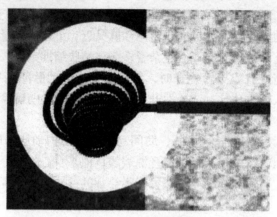

图 17 – 3　pfm 弹簧圈

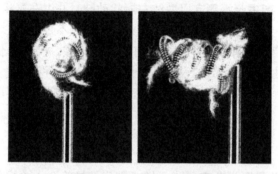

图 17 – 4　Gianturco 弹簧图

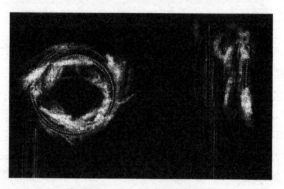

图 17 – 5　Detachable 弹簧圈

（1）1994 年 D. Redel 发明了 pfm 螺旋状弹簧圈。pfm 可控螺旋弹簧圈的头部和尾部较大，中间较小呈哑铃状，根据弹簧圈两端螺旋连接镍钛记忆合金而分为标准型（无记忆合金），加强型（主动脉侧为记忆合金）和 S 型（两端均有记忆合金），可根据动脉导管未闭形态和直径选择不同型号；适用于直径 < 3.5mm 的动脉导管未闭，输送鞘管均为 F5 或 F4

输送系统，带有内芯和锁扣装置及控制手柄，具有释放和回收双重保险功能，提供使用的安全可靠性。

（2）Cook 弹簧圈由白金和合成纤维制成，适用于直径 < 2.0mm 的动脉导管未闭，动、静脉径路均可以输送，根据弹簧圈的直径及圈数可分为 3mm 5 圈（MWCE – 3 – PDA5）；5mm 5 圈（MWCE – 5 – PDA5）；8mm 5 圈（MWCE – 8 – PDA5）等型号，目前 Cook 公司防磁性的弹簧圈已用于临床。

2. Amplatzer 蘑菇伞封堵器 为美国 AGA 公司制造，多用于直径 >2mm 的 PDA，经静脉途径输送。封堵器由镍钛记忆合金编织，呈蘑菇形孔状结构，内有三层高分子聚酯纤维，具有自身膨胀性能，反复牵拉不变形，耐疲劳性较好，置入体内后无金属支架折断现象（图17 –6）。用激光技术焊接铂标记在 X 线下可显示封堵器的位置，封堵器长 5mm、7mm、8mm 三种规格；肺动脉侧直径分为 4～16mm 不同直径的 7 种型号，用旋钮与输送器相连能够回收，输送器由长鞘管和装载器组成（图 17 –7）。主要优点是输送鞘管细（6～9F），通过静脉传送，能闭合较大内径的动脉导管未闭，操作方便，当封堵器选择不合适时也容易退回导管鞘内，便于取出，使用更安全可靠。

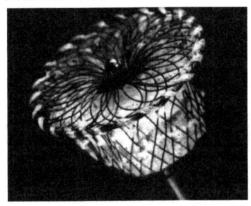

图 17 –6 Amplatzer 蘑菇伞封堵器

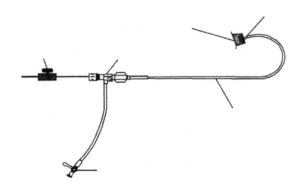

图 17 –7 蘑菇伞封堵器传送系统

3. 国产封堵器 与 Amplatzer 蘑菇伞封堵器相类似，腰部圆柱直径 4～24mm，共 14 种型号，其价位较低，已广泛应用于临床。封堵器圆柱部分直径在 4～14mm。应用的输送鞘管与普通的封堵器相同。

八、操作步骤和技巧

1. 术前准备　常规履行签字手续，与病人及其家属交代介入治疗中可能发生的并发症，并取得同意后方可进行手术。

2. 麻醉　婴幼儿采用静脉氯胺酮麻醉，术前 6h 禁食，2h 禁水，同时给予一定比例的钾镁等渗盐水和足够热量的葡萄糖静脉补液。较大儿童能够配合者和成人选用局部麻醉。

3. 穿刺　常规右股动静脉，送入动静脉鞘管，4kg 以下婴幼儿动脉最好选用 4F 鞘管，以防动脉损伤。先行右心导管检查后再做主动脉弓降部正侧位造影，测量动脉导管未闭形态、大小、选择合适的封堵材料。术中可用少量肝素 0.5mg/kg。

4. 建立轨道　将端孔导管送入肺动脉，经动脉导管至降主动脉，若动脉导管未闭较细或异常而不能通过时，可从主动脉侧直接将端孔导管或用导丝通过动脉导管未闭送至肺动脉，采用动脉侧封堵法封堵或用网套导管从肺动脉内套住通过端孔导管的交换导丝，拉出股静脉外建立输送轨道。

5. 交换导丝　经导管送入 260cm 长交换导丝至降主动脉后撤出导管。

6. 送入传送器　沿长交换导丝送入相适应的传送器至降主动脉后撤出内芯及交换导丝。

7. 弹簧圈堵塞法　选择适当的弹簧栓子装置到传送导丝顶端，并顶入端孔导管内，小心将其送出导管顶端 2~3 圈。回撤全套装置，使该弹簧圈封堵动脉导管的主动脉一侧。端孔导管退至动脉导管的肺动脉侧，回撤导丝内芯，并旋转传送装置，使弹簧栓子在肺动脉侧形成 1.5~2 圈后旋转传送柄，使弹簧栓子释放。从动脉侧放置弹簧圈方法基本与经静脉途径相同，不同是增加股动脉穿刺，经鞘管送入猪尾导管，行主动脉造影评价封堵效果。

8. Amplatzer 封堵法　要选择比动脉导管未闭最窄处内径大 3~6mm 的 Amplatzer 封堵器连接于输送导丝前端，将输送杆通过装载鞘管与伞的螺丝口旋接，将用生理盐水浸泡的封堵伞完全浸在盐水中回拉输送杆，使伞进入装载鞘管内。用肝素盐水冲洗传送长鞘管，保证鞘管通畅及无气体和血栓。从传送鞘管中送入封堵器至降主动脉打开封堵器前端，将封堵器缓缓回撤至动脉导管未闭主动脉侧，嵌在动脉导管未闭主动脉端，回撤传送鞘管，使封堵器腰部镶嵌在动脉导管内（图 17-8），观察 5~10min，重复主动脉弓降部造影，封堵器位置良好，无明显造影剂反流可释放封堵器（图 17-9）。

9. 撤出传输系统　撤除长鞘管及所有导管，压迫止血。

10. 术后处理　术后卧床 24h。静脉给予抗生素，3~5d。一般不需服用阿司匹林，术后 24h，1 个、3 个、6 个月至 1 年复查心电图、超声心动图和心脏 X 线片。

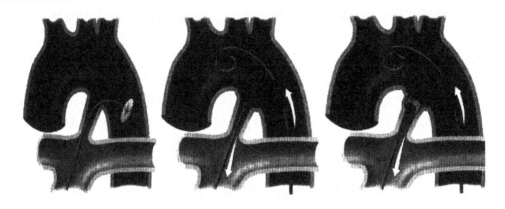

图 17 - 8   经传送鞘送入封堵器过程

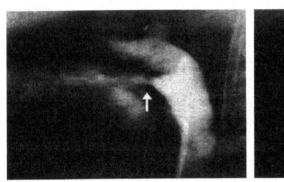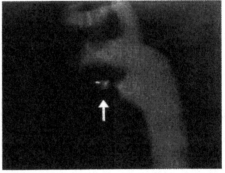

图 17 - 9   PDA 封堵术前后降主动脉造影图片

九、并发症、特殊情况及处理

应用弹簧圈和 Amplatzer 封堵器介入治疗的并发症发生率低，总并发症分别为 7.6% 和 2.2%。其病死率 <0.1%，死亡原因为 Amplatzer 封堵器严重阻塞降主动脉。因此规范化操作是非常重要的，可以避免死亡。

1. 封堵器脱落   发生率为 0.3%，主要为器材本身质量问题所致，个别操作不当也可引起。封堵器置入体内前应仔细检查，包括输送鞘管及其附件等。术中推送封堵器切忌旋转动作以免发生脱载。一旦发生弹簧圈或封堵器脱落可酌情通过网篮或异物钳将其取出，栓塞重要脏器而难于取出时要急诊外科手术。严格按照操作规程，选择合适的封堵器材，一般不会造成脱落。

2. 溶血   发生率为 <0.8%。主要与术后残余分流过大或封堵器过多突入主动脉有关。可发生于术后 1~24h。尿颜色呈洗肉水样，严重者为酱油色，可伴发热、黄疸、血色素下降等。防治措施：尽量避免高速血流的残余分流；一旦发生术后溶血可使用激素、止血药、碳酸氢钠碱化尿液，保护肾功能等治疗，多数患者可自愈。残余分流较大者，内科药物控制无效时，可再置入一个或多个封堵器（常用弹簧圈）封堵残余缺口后溶血能治愈。若患者持续发热、溶血性贫血及黄疸加重等，则应酌情外科处理。

3. 降主动脉狭窄　应用 Amplatzer 封堵器的发生率为 0.2%，主要发生在婴幼儿，封堵器过多突入降主动脉造成。轻度狭窄（跨狭窄处压差 <15mmHg）可严密观察，如狭窄较重需考虑接受外科手术。

4. 左肺动脉狭窄　主要由于封堵器突入肺动脉过多造成。应用弹簧圈的发生率为 3.9%，Amplatzer 封堵器的发生率为 0.2%。与动脉导管未闭的解剖形态有关，如动脉导管较长，入口较大而出口较小，如选择封堵出口，封堵器占据左肺动脉的管腔较多，就有可能发生左肺动脉狭窄。因此术中应对动脉导管未闭的形态有充分的了解，根据解剖形态选择合适的封堵器来避免发生此种并发症。术中可行超声监测，观察封堵前后血流速度的变化。如血流速度明显增加，应调整弹簧圈的位置。必要时行肺动脉造影评价。轻度狭窄可严密观察，若狭窄较重则需要外科手术。

5. 动静脉血管损伤　尤其是婴幼儿操作应十分小心细致。由于穿刺、插管损伤引起动脉痉挛，术后下肢不能活动，伤口加压致血流缓慢，在穿刺口处形成血凝块，造成动脉栓塞或部分栓塞。因此，在拔出动脉套管时，应用示指轻轻压迫穿刺部位 10~15min，压迫的力量以穿刺部位不出血且能触及足背动脉搏动为标准，止血后再包扎伤口。如足背动脉搏动不能触及，下肢皮肤温度低，要考虑有股动脉栓塞；个别出现下肢颜色紫暗，肿胀明显时要考虑有股静脉的血栓形成；这两种情况时均应行抗凝、溶栓和扩血管治疗。如药物治疗后上述症状不能缓解，应考虑外科手术探查。股动脉的出血、血肿形成，多是由于穿刺后未能适当加压或外鞘管较粗，血管损伤大造成。一般小血肿可自行吸收，大血肿则将血肿内血液抽出后再加压包扎。

6. 封堵术后残余分流　动脉导管未闭，封堵后再通，弹簧圈的发生率为 0.9%，Amplatzer 封堵器的发生率≤0.1%。一般封堵后再通，可以采用一个或多个弹簧圈将其封堵，必要时接受外科手术。封堵器移位的发生率为 0.4%，需严密观察，如移位后发现残余分流明显或移位至影响正常心脏内结构，须行外科手术取出封堵器。

7. 失血过多　需接受输血治疗的发生率为 0.2%，全都发生在婴儿。

8. 心前区闷痛　Amplatzer 封堵器发生率为 0.3%。主要由于置入的封堵器较大，扩张牵拉动脉导管及周围组织造成，一般随着置入时间的延长逐渐缓解。

9. 一过性高血压　如短暂血压升高和心电图 ST 段下移，多见于较大的动脉导管未闭病人在动脉导管封堵后，动脉系统血容量突然增加等因素所致，可用硝酸甘油或硝普钠静脉滴注，也有自然缓解。部分病人出现术后高血压可用降压药物治疗。

10. 声带麻痹　在年龄 <1 岁的幼儿，动脉导管长度≥12mm、直径 <1mm 者是发生喉返神经损伤的危险因素。

11. 感染性心内膜炎　患有动脉导管未闭的病人多有反复呼吸道感染病史，机体抵抗力差，若消毒不严格，操作时间过长，术后发热而抗生素应用不当，都有患感染性心内膜炎的可能。因此，导管室的无菌消毒，规范操作，术后抗生素的应用，是防止感染性心内膜炎的有力措施。

12. 术后出现心律失常　房性和室性心律失常均可以发生。

13. 导丝问题　导丝无法通过动脉导管未闭，甚至发生在较粗的动脉导管未闭患者上，其原因可能为：①动脉导管未闭开口异常，位置较高位于主动脉弓下，或开口与肺动脉成角；②动脉导管未闭为不规则型，并发多处的狭窄；③动脉导管未闭较细。

处理方法如下。

（1）对于前二种情况，可以尝试用特殊的导管（如右冠导管或多功能导管）及导丝（如泥鳅导丝），将导丝送入降主动脉，如果不成功，可从主动脉侧送入导丝，通过网篮将导丝从肺动脉内套住，建立动静脉轨道，再利用轨道从静脉侧送入动脉导管未闭输送器来进行封堵治疗；

（2）第三种情况时，应该采用弹簧栓子进行封堵。特别细小的动脉导管未闭导管和导丝都很难通过，阜外医院采用自体血栓形成法治疗可以借鉴。他们对2例降主动脉造影显示直径<1mm的动脉导管未闭，利用5F的右冠导管前端静置在动脉导管未闭的主动脉侧，以阻断动脉导管内的血流，让血栓在其内形成，以达到永久封堵的作用，术后24h及1个月复查超声心动图无动脉导管分流，证实封堵完全成功。

14. 直径粗大的动脉导管未闭　进口动脉导管未闭封堵器的最大型号是16/14mm，故仅适用于直径≤10mm的动脉导管未闭。国产封堵器的直径最大为24mm，如有必要可制作更大的封堵器。对于较大内径的动脉导管封堵时，要避免反复多次的释放和回收，容易造成肺动脉夹层。肺动脉夹层是罕见的严重并发症，其发生率<0.2%，临床处理困难，尤其合并重度肺动脉高压者，手术风险大，效果也不满意。因此，介入治疗术中操作要规范、轻柔，避免导管及导丝对肺动脉内膜的损伤。

15. 动脉导管未闭合并肺动脉高压　重度肺动脉高压时，存在不同程度的肺血管改变，病理上分为4级：Ⅰ级和Ⅱ级为可逆性病变，畸形纠正后病变可恢复，Ⅳ级为不可逆病变，应视为手术禁忌证，Ⅲ级则为临界性病变。正确判断肺血管病变的类型是手术适应证选择的关键，但仅从临床和导管资料，有时无法区分是动力性肺动脉高压还是阻力性肺动脉高压。结合外科动脉导管未闭合并肺动脉高压的治疗参考指标，如病人的Qp/Qs>1.3、股动脉血氧饱和度≥90%，可考虑行介入治疗。外科术中常用动脉导管未闭阻断及测压进行鉴别，创伤大，危险高。Amplatzer封堵器具有置入后及释放前仍可回收的特点，在手术中可以作为封堵动脉导管的判断指标。也可以采用2个步骤进行试验性封堵和永久性封堵的方法。试验性封堵为封堵成功后暂不释放封堵器，严密监测肺动脉压力、主动脉压力和动脉血氧饱和度的变化，以此来推测肺血管病变是否可逆。此时有3种情况：①如肺动脉压降低幅度为原来压力的20%或下降30mmHg以上，主动脉压力和动脉血氧饱和度无下降或上升，且无全身反应，在造影证实封堵器位置适当，左向右分流消失或仅残存微量分流时，可释放封堵器，进行永久封堵；②如肺动脉压力升高，或主动脉压力下降，患者出现心悸气短，烦躁，血压下降等明显的全身反应，应立即收回封堵器，并对症处理；③如试验性封堵后肺动脉压无变化，病人无全身反应、血氧饱和度及心排血量无下降，也可释放，但要慎重，这种情况无法判定肺血管病变是否可逆，难以预料预后，应该向病人和亲属交待病情，征得同意后再释放封堵伞，对这部分病人的介入治疗尤为慎重。

16. 婴幼儿动脉导管未闭　≤3岁的婴幼儿动脉导管未闭有其特殊性，选用蘑菇伞封堵时要注意以下几个问题。

（1）正确选择封堵伞的型号：婴幼儿动脉导管弹性较大，置入伞后动脉导管最窄径大多增宽，可能是由于封堵器本身具有膨胀性而小儿动脉导管弹性又大所致，年龄越小扩大越明显。因此，越小的患儿越要选择稍大一点的封堵伞，最好大于动脉导管未闭最窄处4～6mm，管状动脉导管未闭选用封堵伞要大于管径的一倍以上，同时要考虑到主动脉端的大小，使主动脉侧的伞尽量在主动脉的壶腹部内，术后要测量升主动脉到降主动脉的连续压力曲线，如压差 >5mmHg，应该考虑有狭窄可能，必须收回封堵伞，重新置入合适的封堵器。

（2）避免封堵伞过分牵拉：对 1 岁以内的婴儿，还需注意未闭导管的长度和封堵伞的关系及操作技巧，避免置入伞时过分向肺动脉端牵拉，造成医源性左肺动脉狭窄，多普勒超声心动图若显示左肺动脉血流速超过 1.5 m/s，可考虑有医源性左肺动脉狭窄，应该及时调整封堵伞的位置，避免将封堵伞过分牵拉至肺动脉内。

（3）导管形态的特异性：婴幼儿动脉导管内径较大，以管状形态居多，主动脉壶腹部小，主动脉腔直径相对较细，常规蘑菇伞置入后会凸入主动脉腔内，造成主动脉的变形和管腔狭窄。此时可选用成角型封堵伞治疗，减少封堵器置入后占据部分管腔和对主动脉的牵拉所引起的变形。成角型封堵伞上缘仅有 0.5mm 边，置入后不突入到升主动脉内，不会造成管腔的变形和狭窄。沈阳军区总医院对 15 例动脉导管未闭患儿选用新型成角封堵伞进行封堵获得成功，其中 4 例先行常规封堵伞堵闭动脉导管未闭，测量升主动脉到降主动脉的连续压力均有 5~10mmHg 压差，造影亦显示封堵伞呈蘑菇形占据主动脉腔内，更换成角型封堵伞后压差消失，主动脉造影无狭窄征像（图 17-10）。

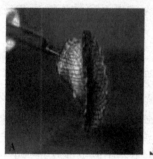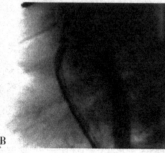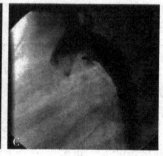

图 17-10　导管形态的特异性
A. 成角封堵器；B. 蘑菇伞置入后封堵器部分凸入主动脉管腔引起主动脉变形；C. 成角封堵器在降主动脉造影显示主动脉管腔正常

（4）传送鞘管的使用：体重 <8kg 的婴幼儿静脉尽量不要选用 >9F 的鞘管，送入鞘管时应该用逐渐增粗的鞘管逐一扩张静脉穿刺口，以免大鞘管的突然进入造成髂静脉痉挛、撕裂、内膜卷曲断裂而形成静脉血栓、破裂等并发症。若选用新型成角形伞时要选用较大的鞘管，此种伞回收时所需面积较大，细鞘管难以回收。

17. 成人动脉导管未闭　30 岁以上成人血管壁钙化明显，开胸手术危险大，易出现大出血、残余漏、动脉瘤等并发症，应该积极建议患者做介入治疗。年龄较大的患者病史长，心肌损伤较重，精神紧张，手术时常常会出现血压升高、心律失常和心电图 ST 段下移、T 波倒置。术前应给予镇静药物，常规准备硝普钠、硝酸甘油等药物，及时对症处理。建议 >50 岁的患者常规行冠状动脉造影。此外，还要注意的是成人的动脉导管管壁纤维化重，血管弹性差，不应选择过大的封堵器，以免造成术后胸闷不适等症状。一般选择大于未闭动脉导管直径的 2~4mm 封堵器。

18. 外科手术后再通的动脉导管未闭　外科结扎术后由于局部组织粘连、纤维化及瘢痕形成，再通的动脉导管管壁弹性差，可伸展性小，且结扎后漏斗部有变小变浅的倾向。选择

Amplazter 封堵伞直径与再通动脉导管的最窄直径不能相差太大，以免造成主动脉弓或肺动脉的狭窄。选用的 Amplazter 封堵伞一般应比再通动脉导管的最窄直径大 1～2mm，但若外科术后再通的动脉导管最窄直径无变化，则应选择比再通动脉导管最窄直径大 3～4mm 为宜。对于形态怪异的小导管多选用弹簧圈封堵，治疗效果相同。

19. 合并下腔静脉肝下段缺如 下腔静脉肝下段缺如是一种极为少见的先天性心血管畸形，其发生率占先天性心脏病的 0.6%～2.9%，常发现于复杂性发绀型先天性心脏病中，约 1/4 的病例有心脏位置异常。动脉导管未闭合并下腔静脉异位连接较少见，术中心导管不能从下腔静脉直接进入右心房，肝下段血流经由下腔静脉异位连接的奇静脉引流到右上腔静脉至右心房，无法经常规途径行动脉导管封堵术。常规经股静脉封堵动脉导管未闭，关键的一步是将输送鞘管经肺动脉侧通过动脉导管送至降主动脉，如患者合并下腔静脉异位连接等其他畸形，不能经此途径进入右房，可根据动脉导管的大小和形状，穿刺右锁骨下静脉、右颈内静脉，最好是选用右颈内静脉或经主动脉侧送入封堵器进行封堵的方法。

20. 合并感染性心内膜炎的治疗 动脉导管未闭合并感染性心内膜炎后再行封堵治疗的报道较少，在感染性心内膜炎治愈后仍可行介入治疗。

21. 合并能够介入治疗的其他心血管畸形

(1) 合并肺动脉瓣狭窄：两种均是常见的先天性心血管畸形。经皮球囊肺动脉瓣扩张术，与动脉导管未闭封堵术的疗效同样优良。可根据动脉导管未闭的大小和肺动脉瓣狭窄的程度选择同期或分期治疗。如同期进行治疗，原则上应先行经皮球囊肺动脉瓣扩张术，再行动脉导管未闭封堵术。

(2) 合并房间隔缺损：动脉导管未闭的杂音易于掩盖房间隔缺损的杂音而将其漏诊，超声心动图为本病的有效诊断方法，动脉导管未闭合并房间隔缺损进行同期介入治疗时，一般先行动脉导管未闭封堵术，后行房间隔缺损封堵术。

(3) 合并室间隔缺损：动脉导管未闭合并室间隔缺损进行同期介入治疗时，一般先行室间隔缺损封堵术，后行动脉导管未闭封堵术。

十、疗效评价

应用弹簧圈和 Amplatzer 蘑菇伞封堵器介入治疗动脉导管未闭均取得了满意的疗效。弹簧圈的手术技术成功率为 94.7%，Amplatzer 蘑菇伞的手术技术成功率为 98.9%，不成功的病例主要是因为动脉导管未闭的直径过小或者是特别大的导管。术后残余分流是评价动脉导管未闭介入治疗疗效的最主要指标，弹簧圈的即刻术后残余分流发生率为 36.2%，术后 24～45h 为 17.7%，术后 1～6 个月为 11%，术后 1 年为 4.3%；而 Amplatzer 蘑菇伞术后即刻残余分流发生率为 34.9%，其中主要为微量至少量分流，术后 24～48h 为 12.3%，术后 1～3 个月为 1%，术后 6 个月为 0.2%。

(毕旭明)

第二节 房间隔缺损封堵术

房间隔缺损是成人最常见的先天性心脏病，传统的外科手术修补方法已相当成熟。1976 年 King 和 Mills 首次使用的双伞形装置行经导管房间隔缺损封堵术，1997 年 Amplatzer 发明了双盘状的镍钛合金封堵器。此项技术操作简单、安全,并发症少。

由于目前国内外应用最多的是 Amplatzer 房间隔缺损封堵器,本章主要介绍应用 Amplatzer 封堵器治疗房间隔缺损的操作过程。

一、分型

房间隔缺损可分为原发孔型和继发孔型。与封堵治疗有关的是继发孔型。根据继发孔房间隔缺损的部位、大小及其形成的机制,可分为四型。

1. 中心型 是房间隔缺损中最常见的一种,约占全部房间隔缺损的80%以上,缺损位于卵圆窝及其附近,周围为房间隔组织,缺损面积一般较大,直径为1~4cm,多为单发,少数可为多发的筛孔状。

2. 上腔型 为高位缺损,缺损位于上腔静脉入口的下方,下缘为房间隔,从上腔静脉回流的血液直接流入左右心房,常常合并右上肺静脉异位引流。

3. 下腔型 为低位缺损,下缘缺损。

房间隔组织,直达下腔静脉入口处。有较大的下腔静脉瓣。一般情况下,下腔静脉回流的血液可同时流入两侧心房。

4. 混合型 两种以上的缺损同时存在,心房间隔几乎完全缺如,其血流动力学变化与单心房畸形相似。

二、适应证

(1)中央型房间隔缺损。

(2)缺口边缘有5mm的房间隔组织。

(3)边缘离冠状窦口、二尖瓣、三尖瓣和肺静脉5mm以上者。

(4)最大缺损直径可达40mm,但一般建议超声测量的房间隔缺损直径在34mm以内为宜。

三、禁忌证

(1)伴有右向左分流的肺动脉高压患者。

(2)合并部分或完全性肺静脉异位引流。

(3)房间隔缺损合并其他需要行外科手术治疗其他心脏畸形。

(4)不宜行心导管检查的其他情况,如发热、下腔静脉血栓形成等。

(5)心房内血栓。

四、器材准备

1. Amplatzer 封堵器 由具有自膨胀性的双盘及连接双盘的腰部三部分组成。双盘及腰部均系镍钛记忆合金编织成的密集网状结构,双盘内充高分子聚合材料。根据腰部直径决定封堵房间隔缺损的大小,可关闭34mm以下的继发孔房间隔缺损。

Amplatzer 封堵器有以下优点:可自轴旋转;可回收重新放置;需附着房间隔的边缘小;输送鞘管小,适于小儿的房间隔缺损封堵;其腰部直径与房间隔缺损直径相匹配,不易发生移位;能封堵邻近继发孔边缘的多发缺损;左右心房侧的盘状结构在恢复记忆形状后,可协助封堵房间隔缺损的边缘部分，降低残余分流的发生率。封堵器的型号有 6 ~ 40mm，直径大小为封堵器的腰部圆柱的直径。每一型号相差 1 ~ 2mm。封堵器的左心房侧的边缘比腰部直径大 12 ~ 14mm，右心房面比腰部直径大 10 ~ 12mm（图 17 - 11）。

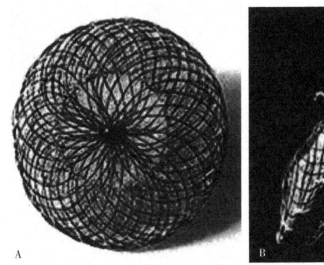
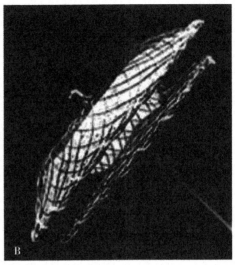

图 17 - 11　Amplatzer 房间隔缺损封堵器

A. 正面观；B. 侧面观

　　国产的封堵器最大直径为 46mm（图 17 - 12），能治疗直径 40mm 的房间隔缺损，其质量和性能与进口的封堵器无差别，价格仅为进口同类产品的 1/3 左右。但术后有一定量的镍释放入血，引起血镍浓度升高，尽管在正常范围，仍需评价其对人体的长期影响。

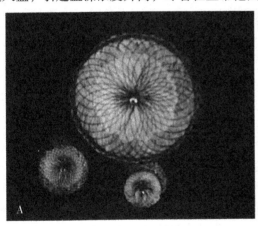
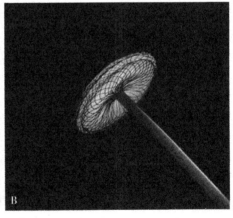

图 17 - 12　国产房间隔缺损封堵器

A. 正面观；B. 侧面观

　　2. HELEX　HELEX 房间隔缺损封堵器是最新型房间隔缺损封堵器，由可延伸的聚四氟乙烯（ePTTF）补片缝合在超弹性镍钛合金丝支架上。ePTTF 补片表面有亲水涂层。封堵器受外力牵拉时可呈线条状，释放后自然恢复成双盘状（图 17 - 13）。

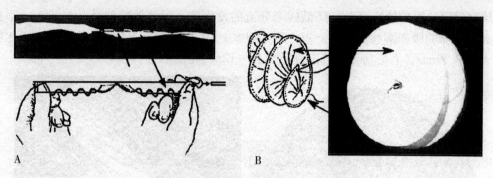

图 17 - 13　HELEX 房间隔缺损封堵器

A. 受外力牵拉时可呈线条状；B. 释放后自然恢复成双盘状

　　输送系统由三部分组成：9F 的输送鞘管、6F 的操作导管和一根中心导线。操作导管上配有一根 Gore - Tex 制成的回收绳，用于调整封堵器位置和回收封堵器。封堵器有 15 ~ 35mm 共 5 种规格（每个之间相差 5mm）供选用。与 Amplatzer 封堵器相比，其金属成分含量明显减少。

　　HELEX 封堵器的优点是输送鞘管较短，因此在输送过程中引起潜在性空气栓塞的机会较少。另外，其压缩直径较小，有利于快速输送。由于其主要成分为聚四氟乙烯，置入体内后具有良好的组织相容性，内皮化速度快，减少了继发性血栓形成的危险。

　　HELEX 封堵器的不足之处是只能治疗缺损直径在 22mm 以下的房间隔缺损，选择封堵器直径与房缺直径的比值为 1.6∶1。另外，其操作过程较复杂，封堵器无自行中心定位功能，对术者的操作要求高。

　　3. CardiolSEAL 封堵器　CardioSEAL 封堵器是由蚌状夹式装置的双伞和八个放射状可张开的镍钛金属臂构成，上面覆有高分子聚合材料薄膜。该封堵器直径 17 ~ 40mm，可关闭 20mm 以下的继发孔型房间隔缺损。由于采用了抗疲劳特性的金属材料并改进了形状设计，具有了比 Clamshell 更高的安全性和更好的疗效。它的主要优点是：不易移位，操作比 Clamshell 装置简便，成功率高；封堵器金属含量较低，利于心内膜细胞在上面附着；其盘状结构更易贴壁，最小贴壁边缘仅需 2mm，适应证相对扩大。其缺点为只能封堵 20mm 以下继发孔型房间隔缺损；需 11F 输送鞘管，不适于婴幼儿。

　　4. STA RFlex 封堵器　是 CardioSEAL 封堵器的改良型，2 个伞面之间由高弹性镍钛合金丝连接（图 17 - 14）。具有自行中心定位功能，输送鞘管直径进一步缩小，可通过 10F 的输送鞘管进行释放和回收，释放前封堵器可以旋转，释放后较少引起房间隔扭曲，有利于更好的定位。封堵器大小不合适时可以回收。目前提供临床应用的有 5 种规格（17 ~ 40mm）。选择封堵器直径与房缺直径的比率为 1.8/1.00 因此只能封堵缺损直径在 22mm 以下的继发孔型房缺。

　　5. 其他类型封堵器　曾在临床应用或目前尚在应用的房间隔缺损封堵器还有 ASD（atral septal defect occlusion system）双伞型房间隔缺损关闭系统、Angell Wings 封堵装置和 Clamshell 蚌夹样封堵器以及 Siderisbutton 封堵器等，这些类型的封堵器由于其设计本身的缺陷或操作过于复杂正逐渐退出临床应用。

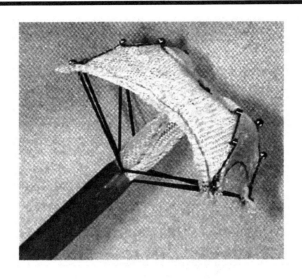

图 17 - 14　STARFlex 房间隔缺损封堵器

6. 其他器械　除封堵器外，尚应准备下列器械。

（1）输送鞘管：输送鞘管规格有 6~14F。一般封堵器的供应商会有配套供应。

（2）推送杆：为不锈钢材料制作的金属杆，头端有与封堵器相连接的螺丝，顺钟向旋转为连接，逆钟向旋转为释放。通常与输送鞘管配套供应。

（3）加硬导丝：主要为配合球囊测量房间隔直径设计的，导丝较硬，在加硬导丝上充盈球囊，一般球囊移动较少。而应用非加硬导丝，球囊容易移位，难以测量。加硬导丝长260cm，直径为 0.9mm。导引钢丝可应用 AGA 公司或 Codis 公司产品。

（4）测量球囊：直径为 7f，充盈直径有 24mm 和 34mm 两种规格供选用。球囊壁薄，充盈后无张力，故不引起房间隔缺损扩大。球囊后方的导管上有 3 个标志，分别为 10mm、5mm、2mm（测量标志的内缘）。在术中可作为测量房间隔缺损直径的参照。34mm 直径的球囊可充盈至 36mm，由于球囊壁比较薄，充盈后对房间隔残缘无扩张和撕裂作用。

（5）Seldiger 穿刺针和动脉鞘管，右心导管或右冠状动脉造影导管等。

五、术前检查

（1）常规行血常规、尿常规检查，同时检查肝功能、肾功能、血钾、钠、氯等检查。

（2）行 X 线胸片、心电图、心脏超声波检查，了解房间隔缺损的基本情况。对于缺损直径较大的房缺，必要时行经食管心脏超声检查，决定是否适合于封堵治疗。

（3）做静脉碘过敏试验和青霉素皮试。

（4）其他按一般心导管检查的术前要求准备。

六、操作步骤及技巧

（1）麻醉：年长儿及成人用 1% 普鲁卡因或利多卡因局部麻醉，小儿用静脉复合麻醉。

（2）穿刺股静脉，放置 6F 或 7F 鞘管。进行常规右心导管检查，测定右心室、肺动脉压力和血氧饱和度等，必要时计算分流量和肺血管阻力。

（3）全身肝素化：首剂肝素 100U/kg，静脉注射，如术程超过 1h，可每小时追加 1 000U 肝素。保持激活凝血时间（ACT）大于 200s。

（4）将端孔右心导管或 Judkin 右冠造影导管送至左上肺静脉内，经导管插入 0.889mm（0.035in）或 0.965 2mm（0.038in）长 260cm 加硬导引钢丝至左上肺静脉，退出导管及股静脉鞘管，保留导引钢丝头于左上肺静脉内。

（5）沿导丝送入测量球囊至左心房中部，测量房间隔缺损直径。方法是在体外将球囊内气体排尽，应用 1：4 稀释的造影剂 - 生理盐水充盈球囊，直到球囊中部有"腰征"出现（图 17 - 15），取正位或左前斜位测量球囊腰部直径，或应用超声测量。

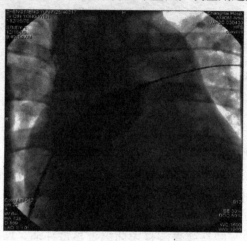

图 17 - 15　球囊测量房间隔缺损直径

如房间隔缺损直径 >34mm，球囊测量较困难，可以根据超声检查结果选择封堵器，或用三维超声成像技术测量。也可经左心房造影测量房间隔缺损直径，但准确性较差。

（6）根据选择的封堵器选择输送长鞘：通常按厂方推荐的要求选择。沿导引钢丝送入长鞘，一直送至左上肺静脉口，撤去长鞘的扩张管，保留鞘管在左心房中部，用肝素盐水冲洗长鞘，以保证长鞘通畅及无气体。

（7）封堵器的选择和装载

1）封堵器的选择：选择的封堵器腰部直径应比球囊测量的房间隔缺损伸展直径大 1 ~ 2mm。如房间隔缺损的残缘较薄，主动脉侧无边缘，封堵器直径应比伸展直径大 4mm。对直径 >34mm 的房间隔缺损，可根据超声测量的缺损直径加 4 ~ 6mm，并要测量房间隔的总长度，要保证封堵器放置后在心房内有足够空间。

30mm 直径以上的封堵器应选择 12 ~ 14F 输送长鞘，并在体外检查封堵器在释放过程中成型是否满意。当右心房的盘片释放前，左心房的盘片应充分展开，呈一平面的圆盘，封堵器的腰部圆柱充分展开。这样的成形才能保证容易放置到位。

2）封堵器的装载：生理盐水浸湿封堵器，将通过负载导管的推送杆与封堵器的右心房面盘片的螺丝口旋接，补片完全浸在肝素盐水中，回拉推送钢丝，使补片装入负载导管内，应用肝素盐水从负载鞘管的侧孔快速注入，排尽封堵器及鞘管内的气体。

（8）将负载导管插入长鞘管内，向前推送输送杆使封堵器至左心房，左心房面和腰部部分顶出长鞘，使其恢复成盘状，回拉鞘管和输送杆，在左心房面垂直站立堵住房间隔缺损，用彩色多普勒二维超声心动图取心尖四腔切面观察房间隔缺损有无残余分流，并注意补片不能影响二尖瓣的开放和关闭，不能阻挡肺静脉回流。

超声监测必须观察以下几个切面。

1）心尖四腔心切面，可以观察房间隔的全长，房间隔缺损的直径，缺损上缘有无边缘，或部分边缘无残缘。

2）剑突下切面，观察房间隔缺损边缘长度，缺损直径。

3）心底短轴切面，观察主动脉的对侧房间隔缺损边缘的长度。

当封堵器放置后重复观察上述切面，确定封堵器是否夹在房间隔缺损边缘的两侧，特别是在心底短轴切面上应观察到封堵器夹在主动脉上，形成"V"字形。反复推拉推送杆，封堵器位置固定，说明封堵器位置可靠（图17-16）。并结合透视，一般取左前斜位45°，头位25°，观察封堵器的边缘是否张开（图17-17），如有一侧未张开，需要重新调整位置，必要时放置食管超声探头，观察封堵器与房间隔缺损边缘的关系。

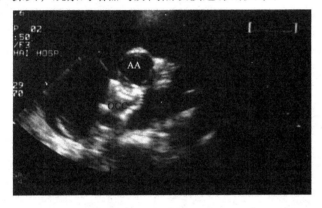

图17-16　术中超声
显示主动脉与封堵器的关系，封堵器夹在主动脉上，形成"V"字形
（AA：主动脉，OCC：封堵器）

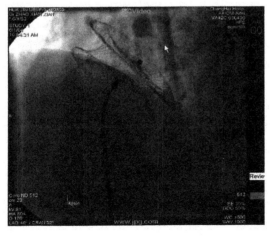

图17-17　封堵器释放前
显示左右心房盘片面充分展开

< 30mm 的房间隔缺损，封堵器容易放置。当房间隔缺损较大时，边缘较短或薄时，应用常规方法封堵器难以放置到位，在左心房内释放左心房盘片，左心房的盘片容易从左心房滑向右心房。如将输送长鞘送至左上肺静脉，固定推送杆回撤输送长鞘，使封堵器的左心房盘片和腰部在肺静脉和左心房内全部释放，形成圆桶状，继续回撤鞘管释放出右心房盘片，随着右心房盘片的释放，封堵器在房间隔的两侧自行回弹，夹在房间隔缺损的两侧（图 17 - 18）。

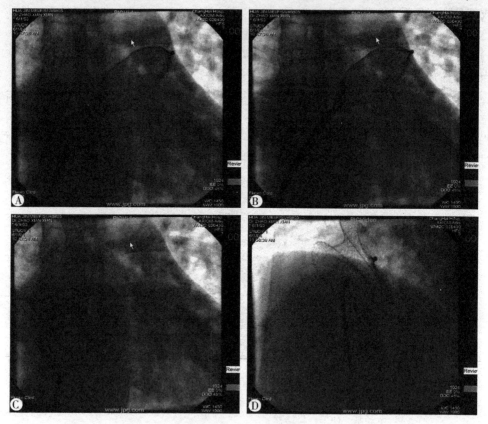

图 17 - 18　大房缺封堵器释放过程

（9）在超声指导下确认正面补片已关闭房间隔缺损和位置恰当后，固定输送杆，回撤长鞘管，释放出右心房面部分，使两块补片紧贴在一起，如超声示无左向右分流即可逆向旋转输送杆，释放出封堵器。

（10）撤除长鞘及所有导管，压迫止血。

国内外近来有应用心腔内超声心动图引导房间隔缺损介入治疗。与食管超声技术对比，心腔内超声技术在获得清晰图像方面更优且无需全身麻醉，从而减少了全身麻醉带来的相关风险，也免除了食管超声给患者带来的痛苦及并发症。可能是有发展前途的监测方法，但费用较高。

七、术后处理

（1）术后卧床 12h。静脉给予抗生素，3 ~ 5d。

（2）静脉注射肝素 10U/（kg·h），或皮下注射低分子肝素 5 000U，每日 2 次，3 ~ 5d。

口服阿司匹林 3 ~ 5mg/（kg·d），疗程 6 个月。

（3）对封堵器直径 > 36mm 的患者，术后可口服华法林抗凝治疗 3 ~ 6 个月，以防止封堵器表面形成血栓，以及发生血栓栓塞并发症。

八、并发症及处理

1. 残余分流　镍钛合金封堵器由于金属网中有三层聚酯膜，如封堵器完全覆盖房间隔缺损处，随着时间的延长，聚酯膜的孔隙中血小板和纤维蛋白黏附，最终使网孔封闭，达到完全隔离血流的作用。术后早期超声可见到星点状的分流，一般在随访中无分流。如出现分流，可能是双孔型的房间隔缺损，或缺损呈椭圆形，有一部分未能完全覆盖。术后出现通过封堵器的微量分流，一般不需要处理，随着时间的推移，会自行闭合。如在封堵器覆盖的以外部分发现分流，在术中应穿刺对侧静脉，放置球囊导管测量缺损直径，如缺损 >5mm 应考虑再置入另一封堵器，保证完全封堵。对 <5mm 的缺损可不处理。

2. 血栓栓塞

（1）左心房的封堵器表面形成血栓，可引起全身的血栓栓塞，如外周动脉栓塞，视网膜动脉栓塞等。

（2）如在右心房的盘片处形成血栓，可引起肺栓塞。

血栓栓塞并发症的发生率较低，术中和术后应用肝素抗凝及应用抗血小板药物，可减少发生血栓栓塞的并发症。对直径较大房间隔缺损封堵术后是否常规应用华法林抗凝治疗预防血栓是值得研究的课题。

3. 气体栓塞　主要是未能排尽封堵器内的气泡，多为右冠状动脉气栓。临床表现为患者突感胸痛、胸闷，心率减慢，心电图 Ⅱ、Ⅲ、aVF 导联上 ST 段明显抬高。通常在 20 ~ 30min 可自行缓解。

治疗主要是对症治疗，可应用阿托品提高心率。另外，气泡可栓塞脑血管，引起意识改变，如空气量少，可自行恢复。严格操作规程，避免发生。

4. 心脏压塞　与推送导管过程中引起心壁穿孔所致。因此在推送导管和导引钢丝过程中动作应轻柔，避免动作粗暴。

5. 封堵器脱落　可发生在术中和术后。有在封堵器推出输送鞘时发生封堵器脱落，可能与旋接的螺丝在推送时发生旋转有关；也有在置入后，可能与封堵器偏小和心房间隔缺损的边缘较短有关。术中应用食管超声监护，和应用球囊测量有可能避免发生封堵器脱落。

6. 心律失常　术中可出现窦性心动过速、心房性期前收缩及房室传导阻滞，也有出现心房颤动。减少对心房的刺激后可缓解，个别患者房性期前收缩和心房颤动可持续数小时和1 周。可能与封堵器的刺激有关，应用心律平治疗有效。

7. 主动脉 – 右心房瘘　可能与右心房的盘片损伤主动脉有关。需要急诊外科手术治疗。发生与房间隔缺损的前上缘较短有关。

8. 镍过敏　目前尚无报道。如对镍过敏可能引起治疗方面的问题。

9. 血肿　静脉穿刺尽管放置的长鞘直径较粗，但静脉压力低，很少引起血肿。发生血肿可能是静脉穿刺同时穿过动脉，术后压迫止血不当造成血肿。

10. 猝死　原因不明。

11. 合并其他畸形的处理　部分房间隔缺损的患者可同时合并其他心血管畸形，如动脉导管未闭、肺动脉瓣狭窄、室间隔缺损等。如果合并的畸形适合介入治疗，多可同期进行处理，疗效肯定，同时可减轻患者的经济负担。治疗的原则是先治疗其他畸形，最后行房间隔缺损封堵术，以避免后续的操作对房间隔缺损封堵器的影响。

（1）合并肺动脉瓣狭窄，应先行肺动脉瓣狭窄球囊扩张术，再行房间隔缺损封堵术。

（2）合并室间隔缺损，则先行室缺封堵术，再行房缺封堵术。

（杨丽霞）

第十八章 儿科疾病护理

第一节 新生儿黄疸

新生儿黄疸又称高胆红素血症，是由于新生儿时期血清胆红素浓度升高而引起皮肤、巩膜等黄染的临床现象。分生理性黄疸及病理性黄疸两大类。严重者非结合胆红素进入脑部可引起胆红素脑病（核黄疸），危及生命或导致中枢神经系统永久性损害而留下智力落后、听力障碍等后遗症。

一、临床特点

1. 生理性黄疸　主要由于新生儿肝葡萄糖醛酸转移酶活力不足引起。黄疸一般生后 2～3d 开始出现，4～5d 达高峰，10～14d 消退，早产儿可延迟到 3～4 周。血清胆红素足月儿 $<221\mu mol/L$（12.9mg/dl），早产儿 $<256.5\mu mol/L$（15mg/dl）。一般情况良好，以血中非结合胆红素升高为主。

2. 病理性黄疸

（1）一般特点：①黄疸出现早，一般在生后 24h 内出现。②黄疸程度重，血清胆红素足月儿 $>221\mu mol/L$（12.9mg/dl），早产儿 $>256.5\mu mol/L$（15mg/dl）。③黄疸进展快，血清胆红素每日上升 $>85\mu mol/L$（5mg/dl）。④黄疸持续时间长，足月儿超过 2 周或早产儿超过 4 周黄疸仍不退或退而复现。⑤血清结合胆红素 $>26\mu mol/L$（1.5mg/dl）。⑥重者可引起胆红素脑病，又称核黄疸，是由于血中游离非结合胆红素通过血脑屏障引起脑组织的病理性损害。胆红素脑病一般发生在生后 2～7d，早产儿更易发生。临床分警告期、痉挛期、恢复期、后遗症期。警告期表现：嗜睡、吸吮力减弱、肌张力低下，持续 12～24h。痉挛期表现：发热、两眼凝视、肌张力增高、抽搐、两手握拳、双臂伸直内旋、角弓反张，多数因呼吸衰竭或肺出血死亡，持续 12～48h。恢复期表现：抽搐减少或消失，恢复吸吮能力，反应好转，此期约持续 2 周。后遗症期于生后 2 个月或更晚时出现，表现为手足徐动、眼球运动障碍、听力障碍、牙釉质发育不良、智力障碍等。

（2）不同病因引起病理性黄疸的特点

1）胆红素来源增多引起病理性黄疸：以非结合胆红素增高为主。

Ⅰ. 新生儿溶血

a. 同族免疫性溶血如新生儿 ABO 或 Rh 溶血症或其他血型不合溶血。ABO 或 Rh 溶血症往往于生后 24h 内出现黄疸，并迅速加重，可有进行性贫血。ABO 溶血病可呈轻中度贫血或无明显贫血；Rh 溶血病贫血出现早且重，严重者死胎或出生时已有严重贫血、心力衰竭，部分患儿因抗体持续存在，可于生后 3～6 周发生晚期贫血。全身水肿，主要见于 Rh 溶血病；肝脾肿大，髓外造血活跃所致；低血糖，见于重症 Rh 溶血病大量溶血时造成还原型谷胱甘肽增高刺激胰岛素释放所致；重症者可有皮肤瘀点、瘀斑、肺出血等出血倾向；容易发生胆红素脑病。血型鉴定母婴 Rh 或 ABO 血型不合；血中有致敏红细胞及免疫性抗体，改良直接抗人球蛋白试验阳性，抗体释放试验阳性，游离抗体试验阳性。

b. 红细胞酶缺陷溶血如葡萄糖 6 – 磷酸脱氢酶（G – 6 – PD）缺乏症，往往生理性黄疸持续不退或进行性加重、贫血、易发生胆红素脑病、高铁血红蛋白还原率下降。

c. 红细胞形态异常如遗传性球形或椭圆形、口形红细胞增多症等。球形红细胞增多症可早期出现溶血性贫血，外周血直径较小的球形红细胞增多，红细胞脆性试验阳性，有家族史。

d. 血红蛋白病如地中海贫血，可引起胎儿水肿综合征、低色素小细胞性贫血、黄疸、肝脾肿大。

Ⅱ. 体内出血：头颅血肿、颅内出血、内脏出血等逸至血管外红细胞寿命会缩短而出现黄疸，有相应部位出血的表现。

Ⅲ. 红细胞增多症：常见于宫内缺氧、胎 – 胎输血、脐带结扎延迟等。一般在生后 48h 出现黄疸加深，病儿有多血貌或青紫，呼吸暂停，静脉血红细胞 $>6 \times 10^{12}/L$，血红蛋白 $>220g/L$，血细胞比容 $>65\%$。

Ⅳ. 肠肝循环增加

a. 开奶延迟，吃奶少，大便排出延迟、排出少或不排（如肠闭锁等消化道畸形）使胆红素重吸收增加而出现黄疸。以非结合胆红素升高为主。

b. 母乳性黄疸，见于母乳喂养儿，可能与母乳中 β – 葡萄糖醛酸苷酶活性高使胆红素重吸收增加有关。黄疸于生后 3 ~ 8d 出现，1 ~ 3 周达高峰，6 ~ 12 周消退，停喂母乳 3 ~ 5d 黄疸明显减轻或消退，如重新母乳喂养黄疸可稍加重，患儿一般情况良好。

Ⅴ. 其他：维生素 E 缺乏、低锌血症可影响红细胞膜功能；孕母分娩前静滴催产素（> 5U）和不含电解质的葡萄糖溶液使胎儿处于低渗状态导致红细胞通透性及脆性增加而溶血，母亲有分娩前用药史。以非结合胆红素升高为主。

2）肝摄取结合胆红素减少：以非结合胆红素升高为主。

Ⅰ. 葡萄糖醛酸转移酶受抑制：家族性、窒息、缺氧、低体温、低血糖、使用水合氯醛、婴儿室应用酚类清洁剂可抑制肝酶活力。患儿有血糖及体温异常、窒息、用药等相应病史，以非结合胆红素升高为主。

Ⅱ. 先天性葡萄糖醛酸转移酶缺乏症（Crigler – Najjar 综合征）：分两型。Crigler – Najjar Ⅰ型为葡萄糖醛酸转移酶完全缺乏，常染色体隐性遗传病，多于生后 3d 内出现明显黄疸，并持续终身，黄疸不能被光疗所控制，需换血再行光疗方能奏效，如不换血大多发生胆红素脑病，酶诱导剂无效。Crigler – Najjar Ⅱ型为葡萄糖醛酸转移酶部分缺乏，常染色体显性遗传病，酶诱导剂有效，个别发生胆红素脑病。

Ⅲ. 家族性暂时性新生儿高胆红素血症（Lucey – Driscoll 综合征）：为母孕中、后期血清中一种能通过胎盘到达胎儿体内的孕激素抑制了葡萄糖醛酸转移酶所致。有明显家族史，多于生后 48h 内出现严重黄疸，如不及时换血可发生胆红素脑病，生后 2 周内黄疸逐渐消退。

Ⅳ. 先天性非溶血性黄疸（Gilbert 综合征）：常染色体显性遗传病。肝细胞摄取胆红素功能障碍，也可伴有葡萄糖醛酸转移酶活性部分减低。一般黄疸轻，呈慢性或间歇性。

Ⅴ. 酸中毒、低蛋白血症：影响非结合胆红素与白蛋白结合。血气分析 pH 降低或血白蛋白低。

Ⅵ. 药物：磺胺类、水杨酸盐、维生素 K_3、吲哚美辛、毛花苷丙与胆红素竞争 Y、Z 蛋白结合位点；噻嗪类利尿剂可使胆红素与白蛋白分离等。患儿有用药史。

Ⅶ. 其他：甲状腺功能低下、脑垂体功能低下、先天愚型等常伴血胆红素升高或生理性黄疸消退延迟。甲状腺功能低下表现为少哭、喂奶困难、吸吮无力、肌张力低、腹膨大、便秘、生理性黄疸持续不退，血清 T_3、T_4 降低，TSH 增高。

3）胆红素排泄障碍：引起结合胆红素增高或混合性高胆红素血症。

Ⅰ. 肝细胞对胆红素的排泄障碍

a. 新生儿肝炎综合征如 TORCH（T：弓形虫；R：风疹病毒；C：巨细胞病毒；H：单纯疱疹病毒；O：其他如乙肝病毒、梅毒螺旋体、EB 病毒等感染）引起，以巨细胞病毒感染最常见。感染可经胎盘传给胎儿或在通过产道时被感染，常在生后 1~3 周或更晚时出现黄疸，粪便色浅或灰白，尿色深黄，可有厌食、呕吐、肝脏肿大、肝功能异常；血清巨细胞病毒、疱疹病毒、风疹病毒、弓形虫 IgM 抗体阳性；巨细胞病毒（CMV）感染者还可有 CMV 特异性结构蛋白 PP65 阳性、尿 CMV – DNA 阳性；梅毒患儿梅毒螺旋体间接血凝试验（TPHA）及快速血浆反应素试验（RPR）阳性。

b. 先天性代谢缺陷病：如半乳糖血症，患儿进食乳类后出现黄疸、呕吐、体重不增、白内障、低血糖和氨基酸尿，红细胞 1 – 磷酸半乳糖尿苷转移酶活性低，血半乳糖升高。

c. 先天性遗传性疾病如家族性进行性胆汁瘀积、先天性非溶血性黄疸（结合胆红素增高型）等。以结合胆红素升高为主。家族性进行性胆汁瘀积初为间歇性黄疸，常诱发于感染，以后转变为慢性进行性胆汁瘀积，肝硬化。

Ⅱ. 胆管胆红素的排泄障碍

a. 新生儿先天性胆道闭锁，生后 1~3 周出现黄疸并逐渐加重，大便生后不久即呈灰白色，皮肤呈深黄绿色，肝脏明显增大，质硬，大多于 3~4 个月后发展为胆汁性肝硬化，以结合胆红素增高为主，腹部 B 超检查可发现异常。

b. 先天性胆总管囊肿：呈间歇性黄疸、腹部肿块、呕吐、无黄色大便，超声检查可确诊。

c. 胆汁黏稠综合征：严重新生儿溶血病时大量溶血造成胆总管被黏液或浓缩胆汁所阻塞。皮肤呈深黄绿色，大便呈灰白色，尿色深黄，以结合胆红素升高为主。

d. 肝和胆道肿瘤、胆道周围淋巴结病压迫胆总管引起黄疸，以结合胆红素升高为主。腹部 B 超或 CT 协助诊断。

4）混合性：如新生儿败血症，感染的病原体或病原体产生毒素破坏红细胞及抑制肝酶活性引起黄疸。常表现为生理性黄疸持续不退或退而复现或进行性加重，有全身中毒症状，有时可见感染灶，早期以非结合胆红素升高为主或两者均高，晚期有的以结合胆红素升高为主，血培养可阳性，白细胞总数、C 反应蛋白增高。

3. 辅助检查

（1）血常规：溶血者红细胞和血红蛋白降低（早期新生儿小于 145g/L），网织红细胞显著增高（大于 6%），有核红细胞增高（大于 10/100 个白细胞）。

（2）血清总胆红素增高，结合和（或）非结合胆红素升高。

二、护理评估

1. 健康史　了解母亲妊娠史（胎次、有无不明原因的流产、早产及死胎、死产史和输血史，妊娠并发症，产前有无感染和羊膜早破）；有无黄疸家族史；患儿的兄、姐有无在新生儿期死亡或者明确有新生儿溶血病；询问父母血型、母婴用药史；了解患儿喂养方式（母乳或人工喂养）、喂养量和大小便颜色、量；了解患儿有无接触樟脑丸、萘；询问黄疸出现时间及动态变化。

2. 症状、体征　评估黄疸程度、范围；有无皮肤黏膜苍白、水肿、肝脾肿大；评估患儿有无心率快等心力衰竭表现及嗜睡、角弓反张、抽搐等胆红素脑病的表现；检查有无头颅血肿；注意有无脓疱疹、脐部红肿等感染灶；注意大小便颜色及大便次数、量。

3. 社会、心理　评估家长对黄疸病因、预后、治疗、护理的认识程度；了解家长心理状态。有无认识不足和焦虑。

4. 辅助检查　了解母子血型，血红蛋白、网织红细胞、血清胆红素值尤其是非结合胆红素是否升高，抗人球蛋白试验、红细胞抗体释放试验等是否阳性。了解红细胞脆性试验、肝功能检查是否异常。高铁血红蛋白还原率是否小于 75%。了解血培养是否阳性、白细胞总数、C 反应蛋白是否增高。了解血、宫内感染病原学检查结果及腹部 B 超等检查结果。

三、常见护理问题

1. 合作性问题　胆红素脑病。
2. 有体液不足的危险　与光照使失水增加有关。
3. 皮肤完整性受损　与光照疗法引起结膜炎、皮疹、腹泻致尿布疹有关。
4. 有感染的危险　与机体免疫功能低下有关。
5. 知识缺乏　家长缺乏黄疸的护理知识。

四、护理措施

1. 密切观察病情

（1）观察黄疸的进展和消退情况：监测胆红素值；观察皮肤黄染程度、范围及其变化；注意大小便色泽。

（2）注意有无拒食、嗜睡、肌张力减退等胆红素脑病的早期表现。

（3）观察贫血进展情况：严密监测患儿贫血的实验室检查结果。观察患儿面色、呼吸、心率、尿量、水肿、肝脏大小等情况，判断有无心力衰竭。

2. 减少胆红素产生，促进胆红素代谢，预防胆红素脑病

（1）做好蓝光疗法和换血疗法准备工作与护理工作：需做换血疗法者用无菌生理盐水持续湿敷脐带残端保持新鲜，防止脐血管干燥闭合，为脐动脉插管做准备。

（2）遵医嘱给予血浆、白蛋白和肝酶诱导剂：非结合胆红素增高明显者遵医嘱尽早使用血浆、白蛋白以降低胆红素脑病的危险。白蛋白一般稀释至 5% 静脉输注。溶血症者遵医嘱正确输注丙种球蛋白以抑制溶血。

（3）杜绝一切能加重黄疸、诱发胆红素脑病的因素：避免发生低温、低血糖、窒息、

缺氧、酸中毒、感染，避免不恰当使用药物等。①做好保暖工作，监测体温，维持体温正常。②供给足够的热量和水分，如病情允许及早、足量的喂养，不能进食者由静脉补充液体和热量。监测血糖，及时处理低血糖。③监测血气分析、电解质，缺氧时给予吸氧，及时纠正酸中毒。④避免使用影响胆红素代谢的药物如磺胺类、吲哚美辛等。⑤防止感染：加强皮肤、黏膜、脐带、臀部护理，接触患儿前洗手。⑥保持大便通畅，必要时开塞露灌肠，促进胆红素排泄。⑦避免快速输入高渗性药液，以免血脑屏障暂时开放而使胆红素进入脑组织。

3. 减轻心脏负担，防止心力衰竭

（1）保持患儿安静，减少不必要的刺激，各项治疗护理操作尽量集中进行。

（2）白蛋白静脉输注 4h 左右，必要时在输注后遵医嘱预防性使用呋塞米以减轻心脏负荷。

（3）心力衰竭时输液速度 5ml/（kg·h）左右。遵医嘱给予利尿剂和洋地黄类药物，并密切观察药物反应，防止中毒。

五、出院指导

1. 用药　出院时若黄疸程度较轻，日龄已大，可不必再服用退黄药物。出院时黄疸仍明显，可能需要服用苯巴比妥与尼可刹米联合制剂（酶诱导剂）3~6d。贫血者强调铁剂的补充。G-6-PD 缺陷者，可因某些药物如维生素 K_3、磺胺类、解热镇痛药及新生霉素等引起溶血和黄疸，乳母和小儿都应避免应用。肝炎综合征病程较长，一般需 4~6 个月，出院后常需要服用保肝药，如葡醛内酯、胆酸钠等，同时小儿要加强脂溶性维生素 A、D、E、K 的补充。

2. 复查　疑有胆红素脑病或已确诊胆红素脑病，应加强神经系统方面的随访，以便尽早做康复治疗。新生儿溶血病的小儿，一般在生后 2~3 个月内每 1~2 周复查一次血红蛋白，若血红蛋白降至 80g/L 以下，应输血以纠正贫血。患肝炎综合征的小儿，应每隔 1~2 个月复查肝功能，直至完全康复。

3. 就诊　孩子出现下列情况如小儿黄疸持续时间较长，足月儿大于 2 周，早产儿大于 4 周，黄疸消退或减轻后又再出现或加重，更换尿布时发现大便颜色淡黄或发白甚至呈陶土色，尿色变深黄或呈茶色，或者皮肤出现瘀斑、瘀点、大便变黑等，家长要引起重视，及时就诊。

4. 喂养　母乳营养高、吸收快、无菌且含有多种免疫活性物质，即使是新生儿溶血病仍提倡母乳喂养，可按需喂养。若为 G-6-PD 缺陷者，乳母和小儿忌食蚕豆及其制品。母乳性黄疸，若黄疸较深可暂停或减少母乳喂养，改喂其他乳制品，2~4d 后黄疸会减退，再喂母乳时黄疸再现，但较前为轻且会逐渐消退，所以不必因黄疸而放弃母乳喂养。

5. 促进孩子康复的措施　婴儿和产妇的房间应该空气清新，阳光充足。抱孩子适当户外活动，多晒太阳。保持大便通畅，如大便秘结及时用开塞露灌肠排出大便减少胆红素吸收。由于低温、低血糖会加重黄疸，应避免受寒和饥饿。G-6-PD 缺陷者衣服保管时勿放樟脑丸。

6. 溶血症患儿母亲如再次妊娠，需做好产前监测与处理　孕期监测抗体滴度，不断增高者，可采用反复血浆置换术。胎儿水肿，或胎儿 Hb 低于 80g/L，而肺尚未成熟者，可行宫内输血；重症 Rh 阴性孕妇既往有死胎、流产史，再次妊娠中 Rh 抗体效价升高，羊水中胆红素增高，且羊水中磷脂酰胆碱/鞘磷脂比值大于 2，可提前分娩，减轻胎儿受累。胎儿娩出后及时送新生儿科诊治。

（阎海燕）

第二节　新生儿肺炎

新生儿肺炎是一种常见病。按病因不同可分为吸入性肺炎和感染性肺炎两大类。

一、临床特点

（一）吸入性肺炎

主要指胎儿或新生儿吸入羊水、胎粪、乳汁等引起的肺部炎症。胎儿在宫内或娩出时吸入羊水所致肺炎称羊水吸入性肺炎；吸入被胎粪污染的羊水引起的肺炎称胎粪吸入性肺炎；出生后因喂养不当、吞咽功能不全、反流或呕吐、食管闭锁和唇裂、腭裂等引起乳汁吸入而致肺炎称乳汁吸入性肺炎。其中以胎粪吸入性肺炎最为严重，病死率最高。

1. 羊水、胎粪吸入者多有宫内窘迫和（或）产时的窒息史

（1）羊水吸入量少者可无症状或仅轻度呼吸困难，吸入量多者常在窒息复苏后出现呼吸窘迫、青紫，口腔流出液体或泡沫，肺部可闻及粗湿啰音。

（2）胎粪吸入者症状常较重，分娩时可见羊水混胎粪，患儿皮肤、脐窝、指（趾）甲胎粪污染，口鼻腔、气管内吸引物中含胎粪。窒息复苏后很快出现呼吸急促、鼻翼扇动、三凹征、呼气呻吟及发绀、甚至呼吸衰竭。双肺可闻及干湿性啰音。可并发肺不张、肺气肿、纵隔气肿或气胸、持续肺动脉高压、ARDS 等。

2. 乳汁吸入者常有喂奶时或喂奶后呛咳，乳汁从口、鼻腔流出或涌出　症状与吸入程度有关。患儿可有咳嗽、喘憋、气促、发绀、肺部啰音等。严重者可导致窒息。

3. 辅助检查

（1）血气分析：常有低氧血症或高碳酸血症，pH 降低。

（2）胸部 X 线检查：双肺纹理增粗，常伴肺气肿或肺不张，可见结节状阴影或不规则斑片状影。胎粪吸入性肺炎双肺可有广泛粗颗粒阴影或斑片状云絮影，常伴气漏。

（二）感染性肺炎

感染性肺炎是指出生前、出生时或出生后感染细菌、病毒、原虫等微生物引起的肺炎。宫内和分娩过程中感染以大肠埃希菌、B 族链球菌、巨细胞病毒为主；生后感染以金黄色葡萄球菌、大肠埃希菌为主，近年来条件致病菌如克雷白菌、表皮葡萄球菌、厌氧菌、真菌等亦可引起。新生儿感染性肺炎多数为产后感染性肺炎，可由上呼吸道炎症向下蔓延引起，也可为败血症并发。

1. 症状与体征　主要有发绀、呻吟、口吐泡沫、呼吸急促、鼻翼扇动、点头样呼吸、三凹征、体温异常、反应差、吃奶差。早产儿可见呼吸暂停，日龄大的新生儿可有咳嗽。双肺可闻及干湿性啰音。严重者可出现呼吸衰竭、心力衰竭。金黄色葡萄球菌肺炎易并发气胸、脓胸、脓气胸，病情常较严重。

2. 辅助检查

（1）外周血象：白细胞总数细菌感染大多增高；病毒感染正常或降低。

（2）宫内感染脐血或出生早期血 IgM > 200mg/L。

（3）血气分析和电解质测定：常有低氧血症或高碳酸血症，pH 降低，可伴有电解质紊乱。

（4）病原学检查：采集深部气道分泌物或支气管肺泡灌洗液作细菌培养，必要时作病毒学及支原体、衣原体、解脲脲原体检测可呈阳性。

（5）胸部 X 线摄片：产前感染者常以肺间质病变为主；产时 B 族链球菌感染，胸片与肺透明膜病相似，后期呈大片毛玻璃影；产后感染者多见两肺散在斑片状阴影，可伴大片融合或肺不张、肺气肿等。

二、护理评估

1. 健康史　询问母亲孕期尤其是孕后期有无感染病史如巨细胞病毒或弓形虫等感染；有无羊膜早破；询问羊水颜色、性质，有无宫内窘迫或产时窒息；了解 Apgar 评分；了解生后新生儿有无脐部或皮肤等感染病史及呼吸道感染性疾病接触史；有无长期住院、气管插管等医源性感染的因素。

2. 症状、体征　注意评估患儿是否反应差、发热或体温不升，注意呼吸频率、节律、深浅度，观察有无发绀、呻吟、口吐白沫、呼吸急促、吸气性三凹征、胸腹式呼吸、咳嗽、呼吸暂停等。

3. 社会、心理　新生儿肺炎多数预后良好，痊愈出院。少数早产儿肺炎、胎粪吸入性肺炎、呼吸机肺炎等病情较重、病死率高或病程迁延者应注意评估家长有无焦虑与恐惧。

4. 辅助检查　了解痰、血化验、胸部 X 线片检查结果，尤其应注意了解血气分析结果，以指导氧疗。

三、常见护理问题

1. 不能有效清理呼吸道　与炎症使呼吸道分泌物增多、咳嗽无力等有关。

2. 气体交换功能受损　与吸入羊水、胎粪、奶汁及肺部炎症有关。

3. 喂养困难　与呼吸困难、反应差、拒奶、呛奶等有关。

4. 体温异常　与肺部感染有关。

5. 合作性问题　心力衰竭、气胸、脓胸或纵隔气肿。

四、护理措施

1. 保持呼吸道畅通，改善肺部血液循环，改善通气和换气功能

（1）胎头娩出后立即吸尽口、咽、鼻黏液，无呼吸及疑有分泌物堵塞气道者，立即进行气管插管，并通过气管内导管将黏液吸出，再吸氧或人工呼吸。

（2）室内空气宜新鲜，保持湿度在 60% 左右；分泌物黏稠者可行雾化吸入，湿化气道分泌物，使之易排出。雾化液可用生理盐水，也可加入抗感染、平喘、化痰药物，雾化吸入每次不超过 15min，以免引起肺水肿。

（3）胸部物理疗法促进血液循环，利于肺部炎症吸收：①头高位或半卧位以利呼吸，

肺不张者取健侧卧位。经常翻身、有条件多怀抱。②拍背：由下而上，由外周向肺门用弓状手掌拍击，使小气道分泌物松动易于进入大气道。③吸痰：吸痰负压 75 ~ 100mmHg。有下呼吸道分泌物黏稠，造成局部阻塞引起肺不张、肺气肿者可用纤维支气管镜术吸痰。④根据病情和胸片中病变的部位选用适当的体位引流，以利呼吸道分泌物或胎粪的清除；⑤病程迁延者可行胸部超短波或红外线理疗。

2. 合理用氧　轻、中度缺氧采用鼻导管给氧，氧流量为 0.5 ~ 1L/min 或面罩给氧，氧流量为 2 ~ 3L/min。重度缺氧可用头罩给氧，氧流量为 5 ~ 8L/min。并根据动脉血氧分压及时调节吸入氧浓度，使 PaO_2 维持在 50 ~ 80mmHg 至青紫消失为止。如青紫无改善，PaO_2 持续低于 50mmHg 或 $PaCO_2$ 持续高于 60mmHg，并发生呼吸衰竭时，可气管内插管进行机械通气。给氧浓度不宜过高，时间不宜太长，以免发生早产儿视网膜病、支气管肺发育不良等并发症。

3. 维持正常体温　置患儿于中性环境温度中。患新生儿肺炎时，体温可能升高也可能降低，应根据病情不同，采取相应方法维持正常体温。

4. 耐心喂养，保证营养供给　患儿易呛奶，能喂奶时应将头部抬高或抱起，并少量多餐耐心间隙喂奶，不宜过饱，以免影响呼吸和引起呕吐、吸入。呛奶严重或呼吸困难明显者可行鼻饲。进食少者根据不同日龄、体重、对液量的具体要求给予静脉补液，重症肺炎补液时适当控制输液速度避免诱发心力衰竭。

5. 密切观察病情　及时发现异常并积极处理监测体温、心率、呼吸、血压、经皮氧饱和度、动脉血气，记录出入液量。并注意观察：

（1）呼吸系统表现是否改善，如青紫、呼吸困难、咳嗽有无改善。

（2）全身症状是否好转如反应、体温、进奶量等。

（3）观察有无并发症，如面色苍白或发绀加重、烦躁、短期内呼吸明显加快，心率加快，肝脏增大，提示并发心力衰竭，应配合做好给氧、镇静、强心、利尿等处理。如烦躁不安、突然呼吸困难伴青紫加重、一侧胸廓饱满及呼吸音降低可能合并气胸，应立即做好胸腔穿刺或胸腔闭锁引流准备。如出现烦躁、前囟隆起、惊厥、昏迷，则可能并发中毒性脑病，遵医嘱止痉、脱水等治疗。如腹胀明显，可能存在中毒性肠麻痹或低血钾，予禁食、胃肠减压、肛管排气，低血钾根据血钾报告补钾。

五、出院指导

1. 孩子出院后的环境　选择阳光充足、空气流通的朝南房间为佳。室温要求在 22 ~ 24℃，夏冬季可借助空调或取暖器调节。相对湿度 55% ~ 65% 为宜，气候干燥时可在室内放一盆水。保持室内空气新鲜，无层流或新风系统病室应定时通风，冬天可每日通风 2 次，每次 30min，避免对流风。

2. 用药　病愈出院后，一般不需要用药。如需服用药物要根据医嘱，不可随意增减。请勿在小儿哭闹时喂药，以免误吸入气管。

3. 喂养　喂养要有耐心，以少量多餐为宜。奶头孔大小要适宜。喂好后将小儿竖直，头伏于母亲肩上，轻拍其背以排出咽下的空气避免溢乳和呕吐，待打嗝后再取右侧卧位数分钟。容易吐奶的小儿可同时抬高肩背部，以促进胃排空减少吐奶的发生。当小儿发生呕吐时，迅速将小儿的头侧向一边，轻拍其背部，并及时清除口鼻腔内的奶汁防止奶汁吸入。

4. 日常护理　多怀抱小儿，如肺炎未愈出院或肺炎恢复期可在脊柱两侧由下而上，由外向内用弓状手掌拍其背部。经常检查鼻孔是否通畅，清除鼻孔内的分泌物。卧位一般取右侧卧位，如仰卧时要避免颈部前屈或过度后伸。洗澡时，要求室温 26~30℃ 左右，水温 38~40℃ 左右，关好门窗，动作轻快，及时擦干，注意保暖避免着凉。根据季节及气候及时增减衣服，防止过热或着凉，衣着以小儿的手足温暖而不出汗为宜。少去公共场所，减少探视，避免接触呼吸道感染者。

（阎海燕）

第三节　支气管哮喘

支气管哮喘简称哮喘，是由多种炎症细胞（如嗜酸性粒细胞、肥大细胞、T 淋巴细胞、嗜中性粒细胞、气道上皮细胞等）和细胞组分参与的气道慢性炎症性疾病。这种慢性炎症导致气道高反应性的增加，并引起反复发作性的喘息、气急、胸闷或咳嗽等症状，常在夜间和（或）清晨发作、加剧，通常出现广泛多变的可逆性气流受限，多数患儿可自行缓解或经治疗缓解。哮喘是当今世界威胁公共健康最常见的慢性肺部疾病。

一、临床特点

1. 症状

（1）起病较急，反复发作咳嗽和喘息，有过敏性鼻炎者发作前可先有鼻痒、打喷嚏、干咳，然后出现喘憋、气急、胸闷。

（2）根据临床表现哮喘可分为急性发作期、慢性持续期和临床缓解期。

1）哮喘急性发作期：喘息、气促、咳嗽、胸闷等症状突然发生，或原有症状急剧加重，常有呼吸困难，常因接触变应原、刺激物或呼吸道感染诱发。其程度轻重不一，病情加重可在数小时或数天内出现，偶尔可在数分钟内即危及生命。

2）慢性持续期：每周不同频度和（或）不同程度地出现症状（喘息、气急、胸闷、咳嗽等）。

3）临床缓解期：症状、体征消失，肺功能恢复到急性发作前水平，并维持 3 个月以上。

（3）哮喘发作以夜间更为严重，一般可自行或用平喘药物后缓解。若哮喘急性严重发作，经合理应用拟交感神经药物仍不能缓解，称作哮喘持续状态。

（4）患儿在呼吸极度困难时，哮喘最主要体征——喘息可以不存在。年幼儿常伴有腹痛。

2. 体征

（1）中重度哮喘发作时胸廓饱满呈吸气状，颈静脉怒张。严重呼吸困难时呼吸音反而减弱，哮鸣音消失。叩诊两肺呈鼓音，心浊音界缩小，提示已发生肺气肿，并有膈下移，致使可触及肝脾。

（2）听诊全肺布满哮鸣音，可闻及干啰音。

（3）严重持续哮喘气道阻塞可出现桶状胸。无并发症时较少有杵状指。

3. 分类　根据 1998 年全国儿科哮喘协作组制定的儿童哮喘防治常规将儿童哮喘分为婴

幼儿哮喘和儿童哮喘、咳嗽变异性哮喘。

（1）儿童哮喘：3岁以上哮喘反复发作，平喘药有明显疗效，发作时肺部闻及哮鸣音。

（2）婴幼儿哮喘：3岁以下，有其他过敏史，哮喘发作≥3次，发作时肺部闻及哮鸣音，父母有哮喘病史。

（3）咳嗽变异性哮喘：又称隐性哮喘。咳嗽反复或持续一个月以上，常在夜间和（或）清晨发作，运动后加重，痰少，临床无感染征象，或经长期抗生素治疗无效而平喘药可使咳嗽发作缓解，有个人或家族过敏史，变态原测试阳性。

4. 辅助检查

（1）痰液嗜酸性粒细胞（EOS）上升，血清免疫球蛋白 IgE 上升。

（2）胸部 X 线检查多数患儿在发病期呈单纯过度充气及血管阴影增加。

（3）支气管舒张试验阳性，可助哮喘诊断。

二、护理评估

1. 健康史　询问发病史，有无过敏源接触史，有无呼吸道感染现象，家庭成员有无呼吸道疾病，一、二级亲属中有无过敏性鼻炎、荨麻疹、哮喘等变态反应疾病史，以及患儿的以往发病史（有无湿疹史）。

2. 症状、体征　检查患儿，评估呼吸困难的症状、体征和严重程度。

3. 社会、心理　评估患儿及家长对本病的认识程度及有无焦虑和恐惧，评估家庭社会支持系统。

4. 辅助检查　了解外周血白细胞、血气分析、肺功能、过敏源测定等检查结果。

三、常见护理问题

1. 低效性呼吸形态　与气道狭窄、阻力增加有关。

2. 清理呼吸道无效　与气道水分丢失、分泌物黏稠有关。

3. 焦虑、恐惧　与疾病的痛苦、环境的改变有关。

4. 有体液失衡的危险　与进食少、出汗多、呼吸快有关。

5. 合作性问题　呼吸衰竭。

四、护理措施

1. 消除呼吸窘迫，维持气道通畅。

（1）用药护理：支气管扩张剂（如拟肾上腺素类，茶碱类及抗胆碱药物）可采用吸入疗法、口服、皮下注射或静脉滴注等方式给药，其中吸入治疗具有用量少、起效快、不良反应小等优点，是首选的药物治疗方法。使用吸入疗法时可嘱患儿在按压喷药于咽喉部的同时深吸气，然后屏气10秒钟。目前常用的拟肾上腺素类药物有硫酸沙丁胺醇气雾剂、硫酸特布他林气雾剂等。拟肾上腺素类药物的副作用主要是心动过速、血压升高、虚弱、恶心、过敏反应及反常的支气管痉挛，每周用药不能超过10ml。常用茶碱类药物有氨茶碱，注射剂一般用于哮喘发作严重时，每日用量不超过 1.2～1.5g 为宜，一般不静脉推注，以免引起心律失常，其不良反应主要有胃部不适、恶心、呕吐、头晕、头痛、心悸及心律不齐等。另外由于氨茶碱的有效浓度与中毒浓度很接近，故宜做血药浓度监测，使之维持在 $10 \sim 15 \mu g/ml$ 的最佳血药浓度。如和拟肾上腺素类药物联合应用时，两药均应适当减量，因两药合用易诱发心律失常。发热、患有肝脏疾病、心脏功能或肾功能障碍及甲状腺功能亢进者尤需慎用。合用西咪替丁、喹诺酮、大环内酯类药物等可影响氨茶碱代谢而排泄缓慢，应减少用量。正确使用糖皮质激素。布地奈德是一种非卤代化糖皮质激素，它具有很强的局部抗炎作用，雾化吸入后可以以较高浓度快速到达靶器官，直接作用于支气管的固有细胞，如上皮细胞、内皮细胞、平滑肌细胞和分泌腺细胞等，以及局部炎性细胞，抑制炎症损伤，从而降低气道高反应性，减少腺体分泌，改善呼吸功能，缓解哮喘症状。

（2）吸氧：哮喘时大多有缺氧现象，故应给予氧气，以减少无氧代谢，预防酸中毒。氧气浓度以40%为宜。哮喘严重时常并发呼吸性酸中毒，应给予持续低流量吸氧，同时密切观察患儿呼吸频率、节律、深浅度的变化及缺氧改善情况和生命体征、神志变化，并密切监测动脉血气分析值。严重呼吸困难、呼吸音降低甚至哮鸣音消失，吸氧后仍有发绀，血气分析 $PaCO_2$ 大于 $8.65kPa$（$65mmHg$）应考虑机械通气。

（3）体位：采取使肺部扩张的体位，可取半坐卧位或坐位。

（4）呼吸道护理：补充足够的水分，定时翻身拍背，雾化吸入，湿化气道，稀释痰液，防止痰栓形成，病情许可时采用体位引流，痰多、无力咳嗽者及时吸痰。

2. 保证休息　过度的呼吸运动、低氧血症使患儿感到极度的疲倦，给患儿提供一个安静、舒适的环境利于休息，病房内空气流通、新鲜，无灰尘、煤气、油雾、油漆味及其他一切刺激性物质及花鸟等过敏源。护理操作应尽可能地集中进行。采取措施缓解恐惧心理，确保安全，促使患儿放松。

3. 心理护理　进行耐心的解释，指出哮喘是完全可以控制的，同时请哮喘控制较好的患儿现身说法，树立战胜疾病的信心。对容易接受消极暗示的人，应给予积极暗示，保持情绪稳定、心情愉快，必要时可帮助患儿转移注意力。家庭成员应尽力创造和谐、温馨的环境，不要过于关心或疏忽患儿。

4. 提高活动耐力　协助日常生活，指导患儿活动，尽量避免情绪激动及紧张的活动。活动前后，监测其呼吸和心率情况，活动时如有气促、心率加快可给予吸氧并给予休息。依病情而定，逐渐增加活动量。

5. 密切监测病情　观察哮喘发作情况，当呼吸困难加重时有无呼吸音及哮鸣音的减弱或消失、心率加快等。另外应密切监测患儿是否有烦躁不安、气喘加剧、心率加快、神志模糊等情况。警惕呼吸衰竭及呼吸骤停等并发症的发生，同时还应警惕哮喘持续状态的发生。

6. 哮喘持续状态的护理

（1）给予半坐卧位或端坐卧位：保持病室安静，避免有害气体及强光刺激。

（2）改善缺氧，保持呼吸道通畅：温湿化面罩给氧，浓度以40%为宜，流量约 $4 \sim 5L/min$，使 PaO_2 保持在 $70mmHg$（$9.3kPa$）以上，及时清除呼吸道分泌物，必要时做好机械通气准备。

（3）遵医嘱应用支气管扩张剂和抗感染药物，并观察药物疗效。

（4）镇静：极度烦躁时酌情应用镇静剂，如10%水合氯醛灌肠。禁用吗啡与盐酸哌替啶（度冷丁）和氯丙嗪（冬眠灵）。

（5）守护并安抚患儿，教会患儿作深而慢的呼吸运动。

（6）维持水和电解质平衡，保持静脉通路。

7. 健康教育

（1）饮食指导：尽量避免食入会激发哮喘发作的食物如蛋、牛奶、肉、鲜鱼、虾、蟹。但也不要过分小心谨慎，在忌食方面，婴幼儿应警惕异体蛋白，儿童应少吃生痰的食物，如鸡蛋、肥肉、花生、油腻食品等。在哮喘发作期，应注意多补充水分，进清淡流质，避免脱水或痰稠难以咳出而加重呼吸困难。

（2）指导呼吸运动：呼吸运动可以强化横膈肌，在进行呼吸运动前，应先清除患儿鼻通道的分泌物。避免在寒冷干湿的环境中运动。

1）腹部呼吸：①平躺，双手平放在身体两侧，膝弯曲，脚平放。②用鼻连续吸气，但胸部不扩张。③缩紧双唇，慢慢吐气直到吐完，重复以上动作 10 次。

2）向前弯曲运动：①坐在椅上，背伸直，头前倾，双手放在膝上。②由鼻吸气，扩张上腹部，胸部保持直立不动，由口将气慢慢吹出。

3）侧扩张运动：①坐在椅上，将手掌放在左右两侧的最下肋骨上。②吸气，扩张下肋骨，然后由嘴吐气，收缩上胸部和下肋骨。③用手掌下压肋骨，可将肺底部的空气排出。

4）重复以上动作 10 次。

（3）介绍有关用药及防病知识告诫患儿必须严格遵守医嘱用药，不能突然停药，以免引起疾病复发。

五、出院指导

（1）协助患儿及家长确认导致哮喘发作的因素，评估家庭及生活环境中的变态原，避免接触变态原，去除各种诱发因素，如避免患儿暴露在寒冷空气中，避免与呼吸道感染的人接触，不养宠物，不种花草，不接触烟尘，被褥保持清洁干燥，禁用阿司匹林、普萘洛尔、吲哚美辛等药物。

（2）使患儿及家长能辨认哮喘发作的早期征象（如鼻痒、咳嗽、打喷嚏等）及适当的处理方法。

（3）提供出院后用药资料，不能自行停药或减药。

（4）教会患儿在运动前使用支气管扩张剂（预防性药物）预防哮喘发作。

（5）介绍呼吸治疗仪的使用和清洁。

（6）出院后适当参加体育锻炼，多晒太阳，增强机体抗病能力。

（7）指导心理卫生，保持良好的心境，正确对待疾病，不宜过分的轻视或重视，并积极与其交流沟通。避免过度劳累和情绪激动，消除不良刺激。

（阎海燕）

第四节　急性肾小球肾炎

急性肾小球肾炎是一组不同病因所致的感染后免疫反应引起的急性弥漫性肾小球炎性病变，以链球菌感染后急性肾炎最为常见。肾小球以毛细血管内皮细胞增生为主，病程多在 1 年内。本病一般预后良好，发展为慢性肾炎者罕见。少数严重病例起病 2 周内可出现高血压脑病、严重循环充血、急性肾功能不全的严重表现。

一、临床特点

1. 典型症状

（1）前驱症状：急性起病，多数病例病前 1～2 周有呼吸道或皮肤感染史。

（2）水肿、少尿：早期常有水肿，先见于眼睑，严重时迅速延及全身。水肿时尿量减少。

（3）血尿：常为起病的首发症状，多为镜下血尿，其中 30%～50% 患儿有肉眼血尿。

2. 体征

（1）水肿：程度不等，呈非凹陷性，严重病例可有少量胸腔积液或腹水。

（2）高血压：约 1/2 患儿有高血压，学龄儿童 > 130/90mmHg，学龄前儿童 > 120/80mmHg。

3. 严重表现

（1）高血压脑病：多发生于急性肾炎病程早期，起病一般较急，表现为剧烈头痛、频繁恶心呕吐，继之视力障碍，眼花、复视、暂时性黑矇，并有嗜睡或烦躁，如不及时治疗则发生惊厥、昏迷，少数暂时偏瘫、失语，严重时发生脑疝。

（2）严重循环充血：临床表现为气急、不能平卧，胸闷、咳嗽，口吐粉红色血性泡沫，听诊肺底湿啰音、心跳呈奔马律，肝大压痛等左右心衰竭症状。危重者可因肺水肿于数小时内死亡。

（3）急性肾功能不全：临床表现为少尿或无尿，血尿素氮、血肌酐升高，高血钾，代谢性酸中毒。

4. 辅助检查

（1）尿常规：以红细胞为主，可伴有蛋白尿、白细胞尿、管型尿。

（2）血沉：早期一般增快，提示病情处于活动阶段。

（3）抗"O"：大部分患儿升高，可持续 6 个月。

（4）补体 C_3：血补体 C_3 于 6～8 周内一过性低下，是链球菌感染后肾炎的首要确诊条件。

（5）肾功能：常有一过性氮质血症，血肌酐及尿素氮轻度升高，经利尿数日后，氮质血症即可恢复正常。

（6）腹部 B 超：多数患儿肾脏有肿胀，结构模糊，呈弥漫性病变。

二、护理评估

1. 健康史　询问发病前有无上呼吸道感染或皮肤感染史，水肿及其发生发展过程，以往有无类似疾病发生。

2. 症状、体征　评估患儿有无水肿及水肿的部位、性质和程度；尿量是否减少，尿色是否呈茶色、烟灰水样、鲜红色或洗肉水样；血压有否升高；有无心悸、气短，不能平卧等循环充血表现。

3. 社会、心理　了解患儿的心态，家长对本病的了解程度及对患儿健康的需求。

4. 辅助检查　了解患儿尿常规、肾功能、补体 C_3 等检查结果。

三、常见护理问题

1. 体液过多　与肾小球滤过率下降有关。
2. 活动无耐力　与水钠潴留、血压升高有关。
3. 合作性问题　高血压脑病、严重循环充血、急性肾功能不全。
4. 有感染的危险　与机体抵抗力下降有关。

四、护理措施

1. 环境　要求病室阳光充足，空气新鲜，室温保持在 18～20℃。减少病室的探访人数及次数，以防交叉感染。

2. 休息　起病 2 周内患儿应卧床休息，待水肿消退、血压降至正常、肉眼血尿消失，可下床轻微活动。

3. 饮食　有水肿及高血压的患儿应限制钠盐摄入，每日钠盐量 1～2g；有氮质血症时限制蛋白质的入量，每日 0.5g/kg；供给高糖饮食以满足患儿热量需要；除非严重少尿或循环充血，一般不必严格限水。在尿量增加，水肿消退，血压正常后可恢复正常饮食，以保证患儿生长发育的需要。

4. 皮肤护理　加强全身皮肤黏膜清洁工作，注意保护水肿部位的皮肤，以免损伤而引起感染。注意腰部保暖，可促进血液循环，增加肾血流量，增加尿量，减轻水肿。

5. 观察病情变化

（1）观察尿量、尿色，准确记录 24h 出入液量，每日晨测体重 1 次。患儿尿量增加，肉眼血尿消失，提示病情好转。如尿量持续减少，出现头痛、恶心、呕吐等，要警惕急性肾功能不全的发生，此时应嘱患儿绝对卧床休息，精确记录出入液量，严格控制液体量，给无盐、低优质蛋白、高碳水化合物饮食，并做好透析前的准备工作。

（2）每 8h 一次监测血压，血压显著增高者，酌情增加测量次数。若出现血压突然升高，剧烈头痛、眼花、呕吐等，提示高血压脑病可能，立即绝对卧床休息，抬高头肩 15°～30°，吸氧，并遵医嘱予镇静、降压、利尿处理。

（3）密切观察患儿有无烦躁不安、不能平卧、胸闷、心率增快、尿少、肝脏肿大，发现上述症状立即予以吸氧、半卧位、严格控制液体摄入，并通知主管医生。

6. 观察药物治疗的效果和副作用　应用降压药后应定时测量血压，评价降压效果，并观察有无不良反应。如应用利血平后可有鼻塞、面红、嗜睡等副作用；应用硝苯地平降压的患儿避免突然起立，以防直立性低血压的发生；应用利尿剂，尤其静脉注射呋塞米后，要注意有无利尿过度，导致脱水、电解质紊乱等。

7. 健康教育

（1）告知患儿及家长本病是一种自限性疾病，无特异治疗，主要是休息，对症处理，加强护理。本病预后良好，发展为慢性肾炎者少见。

（2）认真向患儿及家长讲解休息的重要性，以及疾病不同阶段对饮食的特殊要求，取得患儿及家长的配合。

（3）指导家长正确留取尿标本。

五、出院指导

1. 休息　出院后可在室内适当活动，至第 2 个月，如病情恢复顺利，血沉正常，可以上学，但要免体育课，避免剧烈运动。一般在病情稳定 3 个月后，可逐渐恢复体力活动。

2. 饮食　宜清淡、少刺激、易消化的食物。多吃新鲜蔬菜和去皮水果，忌吃罐头食品。如血压正常，水肿消退，可给予普通饮食，不必忌口，以免影响小儿的生长发育。

3. 预防感染　向患儿及家长说明预防呼吸道及皮肤感染的重要性。患儿居室内要保持空气新鲜，不要门窗紧闭。应尽量谢绝亲友探视，特别是患感冒的人，以预防呼吸道感染。同时应经常洗澡，保持皮肤清洁，夏秋季节要预防蚊虫叮咬。衣服要常洗晒，以预防皮肤感染。

4. 每周化验尿常规 1 次　待尿蛋白阴性，尿中红细胞偶见或消失，就可以每 2～4 周化验 1 次。送化验盛尿的容器要清洁，容器内如有其他物质，会影响化验结果。尿标本以留取晨起第一次尿较好。

（阎海燕）

第五节　先天性心脏病

先天性心脏病简称"先心病"，是胎儿时期心脏血管发育异常而致的畸形，是小儿时期最常见的心脏病。根据左右心腔或大血管间有无直接分流和临床有无青紫，可将先心病分为三大类。

一、先心病类型

1. 左向右分流型（潜伏青紫型）　常见有室间隔缺损、房间隔缺损、动脉导管未闭。
2. 右向左分流型（青紫型）　常见有法洛四联症和大动脉错位。
3. 无分流型（无青紫型）　常见有主动脉缩窄和肺动脉狭窄。

小儿先天性心脏病中最常见的是室间隔缺损、房间隔缺损、动脉导管未闭、肺动脉狭窄、法洛四联症和大动脉错位。

二、临床特点

（一）室间隔缺损

室间隔缺损为小儿最常见的先天性心脏病，缺损可单独存在，亦可为其他畸形的一部分。按缺损部位可分为室上嵴上方、室上嵴下方、三尖瓣后方、室间隔肌部四种类型。临床症状与缺损大小及肺血管阻力有关。大型 VSD（缺损 1～3cm 者）可继发肺动脉高压，当肺动脉压超过主动脉压时，造成右向左分流而产生发绀，称为艾森曼格综合征。

1. 症状　小型室间隔缺损可无症状；中型室间隔缺损易患呼吸道感染，或在剧烈运动时发生呼吸急促，生长发育多为正常，偶有心力衰竭；大型室间隔缺损在婴幼儿时期由于缺损较大，左向右分流量多超过肺循环量的 50%，使体循环内血量显著减少，而肺循环内明显充血，可于生后 1～3 个月即发生充血性心力衰竭，平时反复呼吸道感染、肺炎、哭声嘶哑、喂养困难、乏力、多汗等，并有生长发育迟缓。

2. 体征　心前区隆起；胸骨左缘 3~4 肋间可闻及Ⅲ~Ⅳ/6 级全收缩期杂音，在心前区广泛传导；肺动脉第二心音显著增强或亢进。

3. 辅助检查

（1）X 线检查：肺充血，心脏左室或左右室大；肺动脉段突出，主动脉结缩小。

（2）心电图：小型室间隔缺损，心电图多数正常；中等大小室间隔缺损示左心室增大或左右心室增大；大型室间隔缺损或有肺动脉高压时，心电图示左右心室增大。

（3）超声心动图：室间隔回声中断征象，左右心室增大。

（二）房间隔缺损

房间隔缺损按病理解剖分为继发孔（第二孔）缺损和原发孔（第一孔）缺损，以继发孔缺损为多见。继发孔缺损为较常见的先天性心脏病之一，以女性较多见，缺损位于房间隔中部卵圆窝处，血流动力学特点为右心室舒张期负荷过重。原发孔缺损位于房间隔下端，是心内膜垫发育障碍未能与第一房间隔融合，常合并二尖瓣裂缺。

1. 症状　在出生后及婴儿期大多无症状，偶有暂时性青紫。年龄稍大，症状渐渐明显，患儿发育迟缓，体格瘦小，易反复呼吸道感染，活动耐力减低，有劳累后气促、咳嗽等症状。左胸部常隆起，一般无青紫或杵状指（趾）。

2. 体征　胸骨左缘第 2~3 肋间闻及柔和的喷射性收缩期杂音，肺动脉瓣区第二心音可增强或亢进、固定分裂。

3. 辅助检查

（1）X 线检查：右心房、右心室扩大，主动脉结缩小，肺动脉段突出，肺血管纹理增多，肺门舞蹈。

（2）心电图：电轴右偏，完全性或不完全性右束支传导阻滞，右心房、右心室增大；原发孔 ASD 常见电轴左偏及心室肥大。

（3）超声心动图：右心房右心室增大，右心室流出道增宽，室间隔与左心室后壁呈同向运动。二维切面可显示房间隔缺损的位置及大小。

（三）动脉导管未闭

动脉导管未闭是临床较常见的先天性心脏病，女性多于男性。开放的动脉导管位于肺总动脉分叉与主动脉之间，有管型、漏斗型和窗型，以漏斗型为多见。

1. 症状　导管较细时，临床无症状。导管较粗时临床表现为反复呼吸道感染、肺炎、发育迟缓，早期即可发生心力衰竭。重症病例常有呼吸急促、心悸。临床无青紫，但若合并肺动脉高压，即出现青紫。

2. 体征　胸骨左缘第 2 肋间可闻及粗糙、响亮、机器样的连续性杂音，向心前区、颈部及左肩部传导，肺动脉第二音亢进。脉压增宽，出现股动脉枪击音、毛细血管搏动和水冲脉。

3. 辅助检查

（1）X 线检查：分流量小者，心影正常；分流量大者，多见左心房、左心室增大，主动脉结增宽，可有漏斗征，肺动脉段突出，肺血增多，重症病例左右心室均肥大。

（2）心电图：左心房、左心室增大或双心室肥大。

（3）超声心动图：左心房、左心室大，肺动脉与降主动脉之间有交通。

（四）法洛四联症

法洛四联症是临床上最常见的发绀型先天性心脏病，病变包括肺动脉狭窄、室间隔缺损、主动脉骑跨及右心室肥大，其中肺动脉狭窄程度是决定病情严重程度的主要因素。主动脉骑跨及室间隔缺损存在使体循环血液中混有静脉血，临床上出现发绀与缺氧，并代偿性引起红细胞增多现象。

1. 症状　发绀是主要症状，它出现的时间早、晚和程度与肺动脉狭窄程度有关，多见于毛细血管丰富的浅表部位，如唇、指（趾）甲床、球结膜等。患儿活动后有气促、易疲劳、蹲踞等；并常有缺氧发作，表现为呼吸加快、加深，烦躁不安，发绀加重，持续数分钟至数小时，严重者可表现为神志不清，惊厥或偏瘫，死亡。发作多在清晨、哭闹、吸乳或用力后诱发，发绀严重者常有鼻出血和咯血。

2. 体征　生长发育落后，全身发绀，眼结膜充血，杵状指（趾）；多有行走不远自动蹲踞姿势或膝胸位。胸骨左缘第 2～4 肋间闻及粗糙收缩期杂音；肺动脉第二心音减弱。

3. 辅助检查

（1）X 线检查：心影呈靴形，上纵隔增宽，肺动脉段凹陷，心尖上翘，肺纹理减少，右心房、右心室肥厚。

（2）心电图：电轴右偏，右心房、右心室肥大。

（3）超声心动图：显示主动脉骑跨及室间隔缺损，右心室流出道、肺动脉狭窄，右心室内径增大，左心室内径缩小。

（4）血常规：血红细胞增多，一般在（5.0～9.0）×10^{12}/L，血红蛋白 170～200g/L，红细胞容积 60%～80%。当有相对性贫血时，血红蛋白低于 150g/L。

三、护理评估

1. 健康史　了解母亲妊娠史，在孕期最初 3 个月内有无病毒感染、放射线接触和服用过影响胎儿发育的药物，孕母是否有代谢性疾病。患儿出生有无缺氧、心脏杂音，出生后各阶段的生长发育状况。是否有下列常见表现：喂养困难，哭声嘶哑，易气促、咳嗽，青紫，蹲踞现象，突发性晕厥。

2. 症状、体征　评估患儿的一般情况，生长发育是否正常，皮肤发绀程度，有无气急、缺氧、杵状指（趾），有无哭声嘶哑，有无蹲踞现象，胸廓有无畸形。听诊心脏杂音位置、性质、程度，尤其要注意肺动脉第二心音的变化。评估有无肺部啰音及心力衰竭的表现。

3. 社会、心理　评估家长对疾病的认知程度和对治疗的信心。

4. 辅助检查　了解并分析 X 线、心电图、超声心动图、血液等检查结果。较复杂的畸形者还应了解心导管检查和心血管造影的结果。

四、常见护理问题

1. 活动无耐力　与氧的供需失调有关。

2. 有感染的危险　与机体免疫力低下有关。

3. 营养失调：低于机体需要量　与缺氧使胃肠功能障碍、喂养困难有关。

4. 焦虑　与疾病严重，花费大，预后难以估计有关。

5. 合作性问题　脑血栓、脑脓肿、心力衰竭、感染性心内膜炎、晕厥。

五、护理措施

1. 休息　制定适合患儿活动的生活制度，轻症无症状者与正常儿童一样生活，但要避免剧烈活动；有症状患儿应限制活动，避免情绪激动和剧烈哭闹；重症患儿应卧床休息，给予妥善的生活照顾。

2. 饮食护理　给予高蛋白、高热量、高维生素饮食，适当限制食盐摄入，并给予适量的蔬菜类粗纤维食品，以保证大便通畅。重症患儿喂养困难，应有耐心，少量多餐，以免导致呛咳、气促、呼吸困难等，必要时从静脉补充营养。

3. 预防感染　病室空气清新，穿着衣服冷热要适中，防止受凉，应避免与感染性疾病患儿接触。

4. 青紫型先天性心脏病患儿　由于血液黏稠度高，暑天、发热、吐泻时体液量减少，加重血液浓缩，易形成血栓，有造成重要器官栓塞的危险，因此应注意多饮水，必要时静脉输液。

5. 做好心理护理　关心患儿，建立良好护患关系，充分理解家长及患儿对检查、治疗、预后的期望心理，介绍疾病的有关知识、诊疗计划、检查过程、病室环境，消除恐惧心理。

6. 健康教育

(1) 向家长讲述疾病的相关护理知识和各种检查的必要性，以取得配合。

(2) 指导患儿及家长掌握活动种类和强度。

(3) 告知家长如何观察病情变化，一旦发现异常（婴儿哭声无力，呕吐，不肯进食，手脚发软，皮肤出现花纹，较大患儿自诉头晕等），应立即呼叫。

(4) 向患儿及家长讲述重要药物如地高辛的作用及注意事项。

六、出院指导

1. 饮食　宜高营养、易消化，少量多餐。人工喂养儿用柔软的奶头孔稍大的奶嘴，每次喂奶时间不宜过长。

2. 休息　根据耐受力确立适宜的活动，以不出现乏力、气短为度，重者应卧床休息。

3. 避免感染　居室空气新鲜，经常通风，不去公共场所、人群集中的地方。注意气候变化及时添减衣服，预防感冒。按时预防接种。

4. 补液　发热、出汗时要给足水分，呕吐、腹泻时应到医院就诊补液，以免血液黏稠而发生脑血栓。

5. 保证休息，避免哭闹　减少外界刺激以预防晕厥的发生。当患儿在吃奶、哭闹或活动后出现气急、青紫加重或年长儿诉头痛、头晕时应立即将患儿取胸膝卧位并送医院。

（阎海燕）

第六节　小儿惊厥

惊厥是小儿时期的常见急诊，由于多种原因使大脑细胞神经元过量放电所致的大脑功能暂时性紊乱，表现为突然发作的全身性或局部肌肉抽搐，多数伴有意识障碍，若惊厥持续时间超过30min，或频繁惊厥中间无清醒者，称为惊厥持续状态。小儿惊厥的发病率很高，多见于婴幼儿。惊厥反复发作可致脑组织缺氧，遗留严重的后遗症，影响小儿智力发育和健康。

一、病因和发病机制

小儿惊厥由各种病因引起，可为感染性和非感染性两大类，病变部位可为颅内病变或颅外病变。

1. 感染性疾病 多数伴有发热，严重感染可以不发热。感染性又分为颅内感染和颅外感染。

（1）颅内感染：细菌、病毒、原虫、寄生虫、真菌等引起的脑膜炎和脑炎等，如脑脓肿、颅内静脉窦炎、脑性疟疾及脑囊虫病等。

（2）颅外感染：有呼吸道感染、消化道感染、泌尿道感染、全身性感染或其他传染病引起的中毒性脑病和破伤风等，其中高热是小儿惊厥最常见的原因。

2. 非感染性疾病 非感染性疾病的惊厥多为无热惊厥，但非感染性惊厥亦可为发热诱发。

（1）颅内疾病：各型癫痫、颅内出血、颅脑损伤、先天性发育异常、中枢神经系统畸形、颅内占位病变，如肿瘤、囊肿、血肿、脑退行性病和接种后脑炎等。

（2）颅外疾病：可为系统性疾病、遗传代谢病、代谢性疾病，或水、电解质紊乱，以及缺氧、中毒性脑病等。

惊厥是一种神经功能暂时紊乱，它不是一个疾病，而是一组临床综合征。由于小儿大脑皮质功能发育未完善，神经髓鞘未完全形成，即使较弱的刺激也能在大脑皮质形成强烈兴奋灶并迅速扩散，导致神经细胞突然大量异常发电。高热惊厥可能与遗传有关，大多数有家族史。

二、临床表现

1. 惊厥发作 对于任何突然发生的发作，形式刻板，伴有意识障碍，都应想到惊厥发作的可能。发作前可有先兆，但多数患儿突然发生全身性或局部肌群的强直性或阵挛性抽动，双眼凝视、斜视或上翻，常伴有不同程度改变。发作大多在数秒钟或几分钟内自行停止，严重者可持续数十分钟或反复发作，抽搐停止后多入睡。根据抽搐发作持续时间、间隙时间、部位不同可分为全身性抽搐和局限性抽搐。

（1）全身性抽搐

1）强直阵挛性抽搐：躯干及四肢对称性抽动，眼球上斜固定，呼吸暂停，面色苍白或紫绀，意识丧失。

2）强直性抽搐：表现为全身及四肢张力增高，上下肢伸直，前臂旋前，足距曲，有时呈角弓反张状。多见于破伤风、脑炎或脑病后遗症。

（2）局限性抽搐：表现为一侧眼轮匝肌面肌或口轮匝肌抽动，或一侧肢体，或趾、指抽动，局部以面部（特别是眼睑、口唇）和拇指抽搐为突出，双眼球常有凝视、发直或上翻，瞳孔扩大，同时有不同程度的意识障碍。以上抽搐多见于新生儿或幼小婴儿。

2. 高热惊厥 小儿时期特殊类型的癫痫，是婴幼儿最常见的惊厥，多为急性病毒性上呼吸道感染引起。其特点如下：

（1）典型病例最常见于4个月至3岁的小儿，5岁以后较少见。

（2）先发热后惊厥，急骤高热（39～40℃），惊厥发作多在初热体温骤升期的24h内。

（3）惊厥发作时间短暂，惊厥持续10min内，不超过15min，在一次发热性疾病中，很少连续发作多次，发作后清醒如常，没有神经系统异常体征。

（4）多伴有呼吸道、消化道感染，而无中枢神经系统感染及其他脑损伤。

（5）惊厥发作后 2 周脑电图正常。

（6）如果一次发热过程中惊厥发作频繁，发作后昏睡、有椎体束征，38℃ 以下即可引起惊厥，脑电图持续异常，有癫痫家族史者，多数可转变为癫痫。

3. 惊厥持续状态　当惊厥发作持续 30min 以上，或两次发作间隙期意识不能恢复者称惊厥持续状态。此时可引起机体氧消耗增多，脑组织缺氧可导致脑水肿及脑损伤，出现颅内压增高及脑损伤的表现。

三、辅助检查

根据病史、体检及病情需要选择性地进行实验室及其他辅助检查。

1. 血、尿、粪常规检查　周围血象中白细胞显著增多，中性粒细胞百分数增高常提示细菌性感染。

2. 血液生化检查　血糖、血钙、血镁、血钠、尿素氮及肌酐等测定，有助于寻找惊厥的原因。

3. 脑脊液检查　主要鉴别有无颅内感染。可作脑脊液常规、生化检查，必要时作涂片染色和培养。

4. 心电图与脑电图检查　有助于诊断。脑电图检查有利于预后推测（主要用于癫痫）。

5. 眼底检查　有视网膜下出血提示颅内出血；视乳头水肿提示颅内高压。

6. 其他检查　脑血管造型、头颅 CT 等检查，有助于鉴别诊断。

四、治疗要点和预后

惊厥急症处理的目的是防止惊厥性脑损伤，减少后遗症，解除长时间惊厥引起的颅内高压、代谢性和生理性紊乱。治疗原则是：①维持生命功能。②药物控制惊厥发作。③寻找并治疗引起惊厥的病因。④预防惊厥发作。

1. 一般处理

（1）保持环境安静，将患儿平放在床上，头侧向一边，减少刺激。

（2）保持呼吸道通畅，有紫绀者给予氧气吸入，窒息时进行人工呼吸。

（3）使用药物或物理降温方法控制高热。

（4）注意心、肺功能。

（5）维持营养和体液平衡：新生儿和婴幼儿，以及低血糖和低血钙是无热惊厥的常见原因，可先用适量 25% 葡萄糖溶液与 10% 葡萄糖酸钙 5～10ml，缓慢静脉注射。如有可能，应在注射前先检查血钙和血糖。

（6）持续惊厥者，为避免发生脑水肿，输入液量及钠量不可过多，一般总液量控制在60～80ml/（kg·d）、钠 2mmol/d、钾 1.5mmol/d。

（7）密切观察病情变化，特别是颅内压增高等神经系统体征。

2. 抗惊厥药物的应用

（1）止惊剂

1）地西泮（安定）：为首选药物，静脉注射后数秒钟进入脑组织，数分钟内于血和脑组织达到峰值，但作用短暂，其剂量为 0.25～0.5mg/kg（最大剂量 10mg，每分钟 1～2mg），必要时 15min 后重复。也可以通过直肠和口服给药，肌内注射吸收不佳。芬拉西泮的效果也较好，为惊厥持续状态首选药。

2）苯巴比妥：苯巴比妥的止惊效果好，维持时间长，不良反应少，是新生儿惊厥的首选药。首次静脉注射负荷剂量 15～20mg/kg，一般负荷剂量不超过 250～300mg。给予负荷剂量后 12h 可给维持剂量每天 4～5mg/kg。新生儿破伤风仍应首选地西泮。

3）10% 水合氯醛：每次 0.5ml/kg，1 次最大剂量不超过 10ml，加等量生理盐水保留灌肠。以上措施无效时，可选用苯妥英钠或硫喷妥钠。

（2）针刺法：针刺人中、百会、涌泉、十宣、合谷、内关等，在 2～3min 内不能止惊时，应迅速选用止惊药物。

3. 对症治疗

（1）降温：高热者应用物理方法及药物等降温处理。

（2）治疗脑水肿：对于严重而反复惊厥者常有脑水肿，可静脉注射 20% 甘露醇、地塞米松和 50% 葡萄糖溶液。必要时可同时选用，增强脱水效果。

4. 病因治疗　在应用抗惊厥药物积极控制惊厥发作的同时，必须及时查明引起惊厥的原因，以进行去因治疗。如有其他危重症状，也应及时对症处理。

五、常见护理诊断及问题

1. 有窒息的危险　惊厥发生时意识障碍，咳嗽反射、呕吐反射减弱和喉肌痉挛不能及时清除呼吸道分泌物或造成误吸而发生窒息。

2. 有外伤的危险　有意识丧失，可发生跌倒摔伤或抽搐时损伤。

3. 体温过高　与感染或持续惊厥状态有关。

4. 潜在并发症　惊厥发作时间长可造成机体缺氧，脑组织缺氧而引起脑水肿。

5. 恐惧（家长）　与患儿惊厥发作有关。

6. 知识缺乏　家长缺乏有关惊厥的急救和护理知识。

六、护理措施

1. 迅速止惊，防止窒息

（1）惊厥发作时不要搬动，应就地抢救，立即松解患儿衣扣，取侧卧位或让患儿去枕仰卧位，头偏向一侧，以防衣服对颈、胸部产生束缚而影响呼吸，并使呕吐物误吸而发生窒息。

（2）将舌头轻轻向外牵拉，防止舌后坠阻塞呼吸道引起呼吸不畅，及时清除口鼻分泌物及呕吐物，保持呼吸道通畅，防止误吸而引起窒息。

（3）遵医嘱迅速应用止惊药物，如地西泮、苯巴比妥等以解除肌肉痉挛。给予氧气吸入，改善缺氧，观察患儿用药的反应并记录。

2. 注意安全，防止外伤

（1）对有可能发生皮肤损伤的患儿应剪短指甲，将纱布放于患儿的手中或腋下，防止皮肤摩擦受损；已出牙的患儿应在上下磨牙之间放置牙垫，防止舌咬伤。

（2）在床边设置防护床档，防止坠地摔伤；若患儿发作时倒在地上，应就地抢救，及时移开可能伤害患儿的一切物品，切勿用力强行牵拉或按压患儿肢体，以免骨折或脱臼。

（3）对可能发生惊厥的患儿要有专人守护，以防患儿发作时受伤。

3. 密切观察病情变化

（1）观察惊厥时的变化，惊厥持续时间长、发作频繁时，应警惕有无脑水肿、颅内压增高的表现，如发现患儿伴有意识障碍、收缩压升高、脉率减慢、呼吸节律不齐、瞳孔散大等，提示颅内压增高，应及时通知医生，采取相应的措施。

（2）密切监测体温变化，采取正确的降温措施如物理降温和药物降温等。及时更换汗湿的衣服，保持口腔和皮肤清洁。

（3）加强巡视，随时观察生命体征、瞳孔及神志等变化，发现异常，及时通知医生，并积极配合紧急抢救。

4. 心理护理　关心体贴患儿，操作熟练、准确，取得患儿和家属的信任，消除恐惧心理。解释说明各项检查的目的和意义，使患儿和家长能主动配合。

七、健康教育

（1）根据患儿和家属的接受能力选择适当的方法讲解疾病的过程、转归及护理要点，以消除家属对患儿疾病的恐惧心理，并取得家长对治疗、护理的配合。

（2）患儿出院时向家长讲解惊厥的预防及急救处理原则，高热惊厥的患儿应向家长介绍物理降温方法，以预防惊厥再次发作。

（3）指导家长观察患儿惊厥发生之前的征兆，以便尽早发现和预防惊厥的发生，指导家长尽可能地避免惊厥的诱发因素。

（4）保持室内适宜的温湿度，尽可能为患儿提供一个舒适的环境。指导家长加强生活护理，注意患儿衣着松软；鼓励患儿多参加户外活动，增强体质，积极防治可能引起小儿惊厥的常见病，如上呼吸道感染、佝偻病、小儿腹泻、低钙血症、低镁血症等。

（5）癫痫患儿出院后应坚持长期服药，不能随便停药，以免诱发惊厥，病情如有变化，应随时来院诊治。

（6）对惊厥和惊厥持续状态所致的脑损伤和肢体功能障碍的患儿，应指导家属继续为患儿康复治疗，将疾病所致的损伤降低到最低程度。

（阎海燕）

第七节　急性颅内压增高

急性颅内压增高是指由于多种原因引起脑实质及其液体增加所致的脑容积和重量增多所造成颅内压力增高的一种严重临床综合征。重者可迅速发展成脑疝而危及生命，是儿科的常见急症之一。

一、病因和发病机制

不同年龄阶段的小儿，颅内压增高的原因各异。新生儿主要由于缺氧缺血性脑病、产伤、颅内出血等所致；婴幼儿主要由于颅内感染、颅内出血和脑积水等所致。

1. 急性感染　感染后24h之内可出现脑水肿致颅内压增高表现。

2. 脑缺氧 严重缺氧数小时之内即可出现脑水肿，常见原因有颅脑损伤、窒息、心跳骤停、休克、心力衰竭和呼吸衰竭、肺性脑病、癫痫持续状态、严重贫血、溺水等均可引起。

3. 颅内出血 常见于颅内畸形血管或动脉瘤破裂、蛛网膜下隙出血、婴儿维生素 K 缺乏症、血友病和白血病等，偶见颅内血管炎引起的血管破溃出血。

4. 各种中毒 一氧化碳或氰化物中毒、重金属中毒、农药中毒、食物和酒精中毒等。

5. 水、电解质平衡紊乱 急性低钠血症、水中毒，以及各种原因所致酸中毒等。

6. 颅内占位病变 脑肿瘤、颅内血肿、脑血管畸形和寄生虫病等。

7. 其他 如高血压脑病、瑞氏综合征、各种代谢性疾病等。

二、病理变化

脑水肿的病理改变主要是充血和水肿。

1. 大体标本 可见脑肿胀、脑组织变嫩，似有流动感。脑膜充血、脑沟回浅平、切面灰质与白质分界不清，白质明显肿胀，灰质受压，侧脑室体积减小或呈裂隙状。

2. 组织学改变

（1）细胞外水肿：细胞和微血管周围间隙明显增宽，HE 染色可见粉红色的水肿液，白质含水量增加呈海绵状。

（2）细胞内水肿：灰质及白质细胞肿胀，尤以星状胶质细胞最明显，核淡染，胞质内出现空泡，有时核呈固缩状态。神经纤维髓鞘肿胀、变形或断裂。微血管扩张，内皮细胞肿胀甚至坏死。

（3）脑疝形成：当肿胀的脑组织容积和重量继续增加，颅内压力不断增高，迫使较易易位的脑组织被挤压到较低空间或空隙中去，形成脑疝，导致中枢性呼吸衰竭，甚至呼吸骤停危及生命。小儿囟门或颅缝未闭合时，对颅内结构扩张有一定的缓冲作用，可暂时避免颅内高压对脑的损伤，容易掩盖病情。

三、临床表现

1. 头痛 颅内压增高使脑膜、血管及颅神经受到牵拉及炎性变化刺激神经而致头痛。开始时为阵发性头痛，以后转为持续性，部位以前额及双颞侧为主，轻重不等。常于咳嗽、打喷嚏、用力大便、弯腰或起立时加重。婴幼儿变得烦躁不安、尖叫、拍打头部。

2. 喷射性呕吐 颅高压刺激第四脑室底部及延髓的呕吐中枢而引起喷射性呕吐，与进食无关，多无恶心症状，清晨较重，呕吐后头痛症状减轻。

3. 头部体征 1 岁以内小儿测量头围有诊断价值，婴幼儿可见前囟紧张隆起，失去正常搏动，前囟迟闭可与头围增长过快并存，同时可有颅骨骨缝裂开。

4. 意识障碍 颅内高压引起大脑皮质的广泛损害及脑干上行网状结构损伤，使患儿发生不同程度的意识障碍。如早期有性格改变、表情淡漠、嗜睡或不安、兴奋，以后可致昏迷。

5. 眼部体征 眼部改变多提示中脑受压。主要有：①眼球突出。②复视。③视野变化。④眼底检查：慢性颅内压增高可表现出视盘水肿的症状，急性脑水肿时很少见，在婴幼儿更为罕见。

6. 生命体征改变　血压升高、脉压增大、呼吸障碍、体温升高等。

7. 脑疝表现

（1）小脑幕切迹疝：表现为瞳孔忽大忽小，双侧大小不等，对光反射迟钝或消失，单侧或双侧眼睑下垂，斜视或凝视；呼吸异常有双吸气、叹气样呼吸、抽泣样呼吸、下颌呼吸、呼吸暂停。

（2）枕骨大孔疝：多继发于小脑幕切迹疝，表现为昏迷迅速加深，瞳孔缩小后散大，对光反射消失，眼球固定，可因中枢性呼吸衰竭而致呼吸骤停。

（3）脑死亡：颅内压升高到颅内平均动脉水平时，可出现脑血流阻断状态，称为"脑填塞"。此时脑循环停止，若短时间内得不到纠正，脑细胞则发生不可逆损害，常伴有临床脑死亡。

四、辅助检查

1. 腰椎穿刺　颅内压测定，颅内压 1.47 ~ 2.67kPa（11 ~ 20mmHg）为轻度增高，2.80 ~ 5.33kPa（21 ~ 40mmHg）为中度增高，>5.33kPa（40mmHg）为重度增高。

2. X 线检查　颅缝增宽可见于婴儿和 10 岁以下的儿童。

3. 头部 CT 检查　有脑组织丰满、脑沟回变浅、脑室受压缩小、中线结构移位等表现。

4. 影像学检查　头部 B 超、脑电图、脑 MRI、脑 MRA 等影像学检查。

五、治疗要点和预后

治疗小儿颅高压应采取综合性措施，必须严密守护，密切观察病情变化，在积极治疗原发病的同时，及时合理地控制脑水肿，以预防脑疝形成。因小儿颅高压最常见的原因为脑水肿，故主要针对脑水肿进行治疗，治疗小儿急性脑水肿的一线药物目前公认为甘露醇、地塞米松和呋塞米（速尿）。

1. 病因治疗　去除病因，制止病变发展是治疗本病的根本措施。如抗感染、纠正休克与缺氧、改善通气状况、防治二氧化碳潴留、清除颅内占位性病变等。

2. 急诊处理　意识障碍严重，疑有脑疝危险时，需行气管插管，保持气道通畅，以气囊通气或呼吸机控制呼吸，监测血气。快速静脉注入 20% 甘露醇 0.5 ~ 1g/kg，有脑疝表现时可 2h 给药 1 次；有脑干受压体征和症状者，行颅骨钻孔减压术，也可做脑室内或脑膜下穿刺，以降低和监测颅内压。

3. 降低颅内压

（1）20% 甘露醇：一般用量为每次 0.5 ~ 1.0g/kg，4 ~ 8h 1 次，严重的颅高压或脑疝时，每次剂量 1.5 ~ 2.0g/kg，2 ~ 4h 1 次。甘露醇无明确禁忌证，但对心功能减退的患儿应慎用，这是因用药后血容量突然增加，有引发心力衰竭的可能。久用或剂量过大可导致水、电解质紊乱。

（2）利尿剂：重症或脑疝者可合并使用利尿剂如呋塞米（速尿），静脉注射每次 0.5 ~ 1mg/kg（用 20ml 的液体稀释），15 ~ 25min 开始利尿，2h 作用最强，持续 6 ~ 8h，可在两次应用高渗脱水剂之间或与高渗脱水剂同时使用。

（3）肾上腺皮质激素：有降低颅内压的作用，对血管源性脑水肿疗效较好。地塞米松的抗炎作用较强。对水、钠潴留作用甚微，故可首选。开始剂量为每次 0.5 ~ 1mg/kg，每 4

小时静脉注射，用 2~3 次后改 0.1~0.5mg/kg，每天 3~4 次，连用 2~7d。

（4）巴比妥类药物：可减少脑血流，降低脑有氧和无氧代谢率。以戊巴比妥钠和硫喷妥钠较常用。硫喷妥钠首次剂量 15mg/kg，以后每小时 4~6mg/kg 静脉滴注，血液浓度不宜超过 5mg/L。戊巴比妥钠首次剂量为 3~6mg/kg，以后 2~3.5mg/kg 静脉滴注，血液浓度不宜超过 4mg/L，最好维持 72h 以上。

（5）中药：山莨菪碱（654－2），每次 1.0~2.0mg/kg 静脉注射可缓解脑血管痉挛，改善脑微循环，从而增加脑供氧，减轻脑水肿；大黄可用于感染性脑水肿，有通便泻下、促进毒素排泄作用。

4. 液体疗法　液体入量每天 1 000ml/m²，量出为入，入量应略少于出量，用 3~5（10% 葡萄糖）：1（生理盐水）的含钾液。如同时有循环障碍，应按"边补边脱"原则给予低分子右旋糖酐等扩容；有酸中毒者按血气测定逐步给予纠正。

5. 其他措施

（1）气管切开和人工呼吸机的应用：对严重颅内高压的患儿，如因深昏迷及频繁惊厥，呼吸道内痰液阻塞，导致明显缺氧紫绀，经一般吸痰和供氧不能缓解者，应作气管插管或切开术以利排痰和供氧，力争缩短脑缺氧的时间。

（2）应用冬眠药物和物理降温：对过高热或难以控制的高热、伴有频繁惊厥的患儿，经用一般退热止惊的方法无效时，可用冬眠药物和物理降温。

六、常见护理诊断及问题

1. 调节颅内压能力下降　与脑实质体积增大或颅内液体量增加有关。
2. 舒适度的改变　与头痛、呕吐和颅内压增高有关。
3. 潜在并发症
（1）脑疝：与颅内压增高有关。
（2）窒息：与呼吸道分泌或呕吐物吸入有关。
（3）受伤：与抽搐有关。
4. 体温异常　与感染和体温调节中枢受压有关。
5. 知识缺乏　家长缺乏有关颅内压增高的护理和预后知识。

七、护理措施

（1）保持环境安静，严密观察病情变化。定时监测生命体征，检查瞳孔、肌张力及有无惊厥、意识状态改变等。有脑疝前驱症状者，检查或治疗时不可猛力转头、翻身，护理操作宜集中进行，减少对患儿的刺激。

（2）患儿卧床时将床头抬高 15°~30°，以利颅内血液回流。但当有脑疝前驱症状时，则以平卧位为宜。

（3）遵医嘱应用 20% 甘露醇脱水，15~30min 快速滴注，注射时避免药物外漏。

（4）氧气吸入，保持呼吸道通畅，昏迷抽搐患儿头偏向一侧。及时清除呼吸道分泌物，必要时做好气管插管和气管切开准备。

（5）做好生活护理，防止压疮的发生，定时翻身，受压部位可放置气垫，对于昏迷患儿注意眼、口、鼻及皮肤护理，防止暴露性角膜炎、中耳炎、口腔炎、吸入性肺炎，加强口腔护理。

（6）体温过高时给予物理降温。体温每下降1℃，颅内压可下降5.5%。头部用冰帽降温。

（7）及时止惊，在应用止惊药过程中，注意是否发生呼吸及心血管功能抑制。

八、健康教育

（1）根据家长文化程度和接受能力选择适当方式向家长讲解疾病的发病原因及预后，安慰和鼓励他们树立信心战胜疾病，与医务人员配合。

（2）解释保持安静的重要性及保证患儿头肩抬高位的意义。

（3）应向高热患儿的家长介绍物理降温方法，以预防惊厥再次发作。

（4）指导家长在日常生活中注意观察患儿有无肢体活动障碍、智力低下等神经系统后遗症，定期到医院进行复查。

（阎海燕）

第十九章　内科疾病护理

第一节　心力衰竭

在致病因素作用下，心功能必将受到不同程度的影响，即为心功能不全（heart insufficiency）。在疾病的早期，机体能够通过心脏本身的代偿机制以及心外的代偿措施，可使机体的生命活动处于相对恒定状态，患者无明显的临床症状和体征，此为心功能不全的代偿阶段。心力衰竭（heart failure），简称心衰，又称充血性心力衰竭，一般是指心功能不全的晚期，属于失代偿阶段，是指在多种致病因素作用下，心脏泵功能发生异常变化，导致心排血量绝对减少或相对不足，以致不能满足机体组织细胞代谢需要，患者有明显的临床症状和体征的病理过程。常见心力衰竭分类见图 19 - 1。

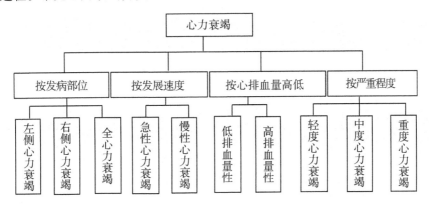

图 19 - 1　心力衰竭的分类

近年来，很多学者将心力衰竭按危险因素和终末等级进行了分类，并指出新的治疗方式可以改善患者的生活质量。

A 和 B 阶段指患者缺乏心力衰竭早期征象或症状，但存在有风险因素或心脏的异常，这些可能包括心脏形态和结构上的改变。

C 阶段指患者目前或既往有过心力衰竭的症状，如气短等。

D 阶段指患者目前有难治性心力衰竭，并适于进行特殊的进阶治疗，包括心脏移植。

一、病因与发病机制

（一）病因

1. 基本病因　心力衰竭的关键环节是心排血量的绝对减少或相对不足，而心排血量的多少与心肌收缩性的强弱、前负荷和后负荷的高低以及心率的快慢密切相关。因此，凡是能够减弱心肌收缩性、使心脏负荷过度和引起心率显著加快的因素均可导致心力衰竭的发生。

2. 诱因

（1）感染：呼吸道感染为最多，其次是风湿热。女性患者中泌尿道感染亦常见。亚急性感染性心内膜炎也常诱发心力衰竭。

（2）过重的体力劳动或情绪激动。

（3）钠盐摄入过多。

（4）心律失常：尤其是快速性心律失常，如阵发性心动过速、心房颤动等。

（5）妊娠分娩。

（6）输液（特别是含钠盐的液体）或输血过快或过量。

（7）洋地黄过量或不足。

（8）药物作用：如利舍平类、胍乙啶、维拉帕米、奎尼丁、肾上腺皮质激素等。

（9）其他：出血和贫血、肺栓塞、室壁膨胀瘤、心肌收缩不协调，乳头肌功能不全等。

（二）发病机制

心脏有规律的协调的收缩与舒张是保障心排血量的重要前提，其中收缩性是决定心排血量的最关键因素，也是血液循环动力的来源。因此，心力衰竭发病的中心环节，主要是收缩性减弱，但也可见于舒张功能障碍，或二者兼而有之。心肌收缩性减弱的基本机制包括：①心肌结构破坏，导致收缩蛋白和调节蛋白减少。②心肌能量代谢障碍。③心肌兴奋 – 收缩耦联障碍。④肥大心肌的不平衡生长。

二、临床表现与诊断

（一）临床表现

1. 症状和体征　心力衰竭的临床表现与左右心室或心房受累有密切关系。左侧心力衰竭的临床特点主要是由于左心房和（或）左心室衰竭引起肺淤血、肺水肿；右侧心力衰竭的临床特点是由于右心房和（或）右心室衰竭引起体循环静脉淤血和钠水潴留。发生左侧心力衰竭后，右心也常相继发生功能损害，最终导致全心心力衰竭。出现右侧心力衰竭后，左心衰竭的症状可有所减轻。

2. 辅助检查

（1）X线：左侧心力衰竭可显示心影扩大，上叶肺野内血管纹理增粗，下叶血管纹理细，有肺静脉内血液重新分布的表现，肺门阴影增大，肺间质水肿引起肺野模糊，在两肺野外侧可见水平位的 Kerley B 线。

（2）心脏超声：利用心脏超声可以评价瓣膜、心腔结构、心室肥厚以及收缩和舒张功能等心脏完整功能参数。其对心室容积的测定、收缩功能和局部室壁运动异常的检出结果可靠。可检测射血分数，心脏舒张功能。

（3）血流动力学监测：除二尖瓣狭窄外，肺毛细血管楔嵌压的测定能间接反应左房压或左室充盈压，肺毛细血管楔嵌压的平均压，正常值为 <1.6kPa（12mmHg）。

（4）心脏核素检查：心血池核素扫描为评价左和右室整体收缩功能以及心肌灌注提供了简单方法。利用核素技术可以评价左室舒张充盈早期相。

（5）吸氧运动试验：运动耐量有助于评价其病情的严重性并监测其进展。运动时最大氧摄入量和无氧代谢阈（AT）。

（二）诊断

1. 急性心力衰竭（AHF）　AHF 的诊断主要依靠症状和体征，辅以适当的检查，如心电图、胸部 X 线、生化标志物和超声心动图。

2. 慢性心力衰竭

（1）收缩性心力衰竭（SHF）：多指左侧心力衰竭，主要判定标准为心力衰竭的症状、左心腔增大、左心室收缩末容量增加和左室射血分数（LVEF）≤40%。近年研究发现 BNP 在心力衰竭诊断中具有较高的临床价值，其诊断心力衰竭的敏感性为 94%，特异性为 95%，为心力衰竭的现代诊断提供重要的方法。

（2）舒张性心力衰竭（DHF）：是指以心肌松弛性、顺应性下降为特征的慢性充血性心力衰竭，往往发生于收缩性心力衰竭前，约占心力衰竭总数的 1/3，欧洲心脏病协会于 1998 年制定了原发性 DHF 的诊断标准，即必须具有以下 3 点：①有充血性心力衰竭的症状和体征。②LVEF≥45%。③有左心室松弛、充盈、舒张期扩张度降低或僵硬度异常的证据。这个诊断原则在临床上往往难以做到，因此 Zile 等经过研究认为只要患者满足以下 2 项就可以诊断为 DHF：①有心力衰竭的症状和体征。②LVEF＞50%。

三、治疗原则

（一）急性心力衰竭

治疗即刻目标是改善症状和稳定血流动力学状态。

（二）慢性心力衰竭

慢性心力衰竭治疗原则：去除病因；减轻心脏负荷；增强心肌收缩力；改善心脏舒张功能；支持疗法与对症处理。治疗目的：纠正血流动力学异常，缓解症状；提高运动耐量，改善生活质量；防治心肌损害进一步加重；降低病死率。

1. 防治病因及诱因　如能应用药物和手术治疗基本病因，则心力衰竭可获改善。如高血压心脏病的降压治疗，心脏瓣膜病及先天性心脏病的外科手术矫治等。避免或控制心力衰竭的诱发因素，如感染，心律失常，操劳过度及甲状腺功能亢进纠正甲状腺功能。

2. 休息　限制其体力活动，以保证有充足的睡眠和休息。较严重的心力衰竭者应卧床休息。

3. 控制钠盐摄入　减少钠盐的摄入，可减少体内水潴留，减轻心脏的前负荷，是治疗心力衰竭的重要措施。在大量利尿的患者，可不必严格限制食盐。

4. 利尿药的应用　可作为基础用药。控制心力衰竭体液潴留的唯一可靠方法。应该用于所有伴有体液潴留的、有症状的心力衰竭患者。但对远期存活率、死亡率的影响尚无大宗试验验证；多与一种 ACEI 类或 β 受体阻滞药合用。旨在减轻症状和体液潴留的表现。

5. 血管扩张药的应用　是通过减轻前负荷和（或）后负荷来改善心脏功能。应用小动脉扩张药如肼屈嗪等，可以降低动脉压力，减少左心室射血阻力，增加心排血量。

6. 洋地黄类药物的应用　洋地黄可致心肌收缩力加强，可直接或间接通过兴奋迷走神经减慢房室传导。能改善血流动力学，提高左室射血分数，提高运动耐量，缓解症状；降低交感神经及肾素－血管紧张素－醛固酮（R－A－A）活性，增加压力感受器敏感性。地高辛为迄今唯一被证明既能改善症状又不增加死亡危险的强心药，地高辛对病死率呈中性作用。

7. 非洋地黄类正性肌力药物　虽有短期改善心力衰竭症状作用，但对远期病死率并无有益的作用。研究结果表明不但不能使长期病死率下降，其与安慰剂相比反而有较高的病死率。

8. 血管紧张素转换酶抑制药（ACEI 类）　其作为神经内分泌拮抗药之一已广泛用于临床。可改善血流动力学，直接扩张血管；降低肾素、血管紧张素 Ⅱ（Ang Ⅱ）及醛固酮水平，间接抑制交感神经活性；纠正低血钾、低血镁，降低室性心律失常危险，减少心脏猝死（SCD）。

9. β 受体阻滞药　其作为神经内分泌阻断药的治疗地位日显重要。21 世纪慢性心力衰竭的主要药物是 β 受体阻滞药。可拮抗交感神经及 R-A-A 活性，阻断神经内分泌激活；减缓心肌增生、肥厚及过度氧化，延缓心肌坏死与凋亡；上调 $β_1$ 受体密度，介导信号传递至心肌细胞；通过减缓心率而提高心肌收缩力；改善心肌松弛，增强心室充盈；提高心电稳定性，降低室性心律失常及猝死率。

四、常见护理问题

（一）有急性左侧心力衰竭发作的可能

1. 相关因素　左心房和（或）左心室衰竭引起肺淤血、肺水肿。

2. 临床表现　突发呼吸困难，尤其是夜间阵发性呼吸困难明显，患者不能平卧，只能端坐呼吸。呼吸急促、频繁，可达 30~40 次/min，同时患者有窒息感、面色灰白、口唇发绀、烦躁不安、大汗淋漓、皮肤湿冷、咳嗽，咳出浆液性泡沫痰，严重时咳出大量红色泡沫痰，甚至出现呼吸抑制、窒息、神志障碍、休克、猝死等。

3. 护理措施　急性左侧心力衰竭发生后的急救口诀：坐位下垂降前荷，酒精高氧吗啡静，利尿扩管两并用，强心解痉激素添。

（二）心排血量下降

1. 相关因素　与心肌收缩力降低、心脏前后负荷的改变、缺氧有关。

2. 临床表现　左、右侧心力衰竭常见的症状和体征均可出现。

3. 护理措施

（1）遵医嘱给予强心、利尿、扩血管药物，注意药效和观察副作用以及毒性反应。

（2）保持最佳体液平衡状态：遵医嘱补液，密切观察效果；限制液体和钠的摄入量；根据病情控制输液速度，一般每分钟 20~30 滴。

（3）根据病情选择适当的体位。

（4）根据患者缺氧程度予（适当）氧气吸入。

（5）保持患者身体和心理上得到良好的休息：限制活动减少氧耗量；为患者提供安静舒适的环境，限制探视。

（6）必要时每日测体重，记录 24h 尿量。

（三）气体交换受损

1. 相关因素　与肺循环淤血，肺部感染，及不能有效排痰与咳嗽相关。

2. 临床表现

（1）劳力性呼吸困难、端坐呼吸、发绀（是指毛细血管血液内还原斑红蛋白浓度超过50g/L，是指皮肤、黏膜出现青紫的颜色，以口唇、舌、口腔黏膜、鼻尖、颊部、耳垂和指、趾末端最为明显）。

（2）咳嗽、咳痰、咯血。

（3）呼吸频率、深度异常。

3. 护理措施

（1）休息：为患者提供安静、舒适的环境，保持病房空气新鲜，定时通风换气。

（2）体位：协助患者取有利于呼吸的卧位，如高枕卧位、半坐卧位、端坐卧位。

（3）根据患者缺氧程度给予（适当）氧气吸入。

（4）咳嗽与排痰方法：协助患者翻身、拍背，利于痰液排出，保持呼吸道通畅。

（5）教会患者正确咳嗽、深呼吸与排痰方法：屏气3~5s，用力地将痰咳出来，连续2次短而有力地咳嗽。

1）深呼吸：首先，患者应舒服地斜靠在躺椅或床上，两个膝盖微微弯曲，垫几个枕头在头和肩部后作为支撑，这样的深呼吸练习，也可以让患者坐在椅子上，以患者的手臂做支撑。其次，护理者将双手展开抵住患者最下面的肋骨，轻轻地挤压，挤压的同时，要求患者尽可能地用力呼吸，使肋骨突起，来对抗护理者手的挤压力。

2）年龄较大的心力衰竭患者排痰姿势：年龄较大、排痰困难的心衰患者，俯卧向下的姿势可能不适合他们，因为这样可能会压迫横膈膜，使得呼吸发生困难。可采取把枕头垫得很高，患者身体侧过来倚靠在枕头上，呈半躺半卧的姿势，这样将有助于患者排痰。

（6）病情允许时，鼓励患者下床活动，以增加肺活量。

（7）呼吸状况监测：呼吸频率、深度改变，有无呼吸困难、发绀。血气分析、血氧饱和度改变。

（8）使用血管扩张药的护理。

（9）向患者或家属解释预防肺部感染方法：如避免受凉、避免潮湿、戒烟等。

（四）体液过多

1. 相关因素　与静脉系统淤血致毛细血管压增高，R－A－A系统活性和血管加压素水平，升高使水、钠潴留，饮食不当相关。

2. 临床表现

（1）水肿：表现为下垂部位如双下肢水肿，为凹陷性，起床活动者以足、踝内侧和胫前部较明显。仰卧者则表现为骶部、腰背部、腿部水肿，严重者可发展为全身水肿，皮肤绷紧而光亮。

（2）胸腔积液：全心心力衰竭者多数存在，右侧多见，主要与体静脉压增高及胸膜毛细血管通透性增加有关。

（3）腹水：多发生在心力衰竭晚期，常合并有心源性肝硬化，由于腹腔内体静脉压及门静脉压增高引起。

（4）尿量减少，体重增加。

（5）精神差，乏力，焦虑不安。

（6）呼吸短促，端坐呼吸。

3. 护理措施

（1）水肿程度的评估：每日称体重，一般在清晨起床后排空大小便而未进食前穿同样的衣服、用同样的磅秤测量。如1~2d内体重快速增加，应考虑是否有水潴留，可增加利尿药的用量，应用利尿药后尿量明显增加，水肿消退。体重下降至正常时，体重又称干体重。同时为患者记出入水量。在急性期出量大于入量，出入量的基本平衡，有利于防止或控制心力衰竭。出量为每日全部尿量、大便量、引流量，同时加入呼吸及皮肤蒸发量600~800ml。入量为饮食、饮水量、水果、输液等，每日总入量为1 500~2 000ml。

（2）体位：尽量抬高水肿的双下肢，以利于下肢静脉回流，减轻水肿的程度。

（3）饮食护理：予低盐、高蛋白饮食，少食多餐。按病情限制钠盐及水分摄入，重度水肿盐摄入量为1g/d、中度水肿3g/d、轻度水肿5g/d；还要控制含钠高的食物摄入，如腊制品、发酵的点心、味精、酱油、皮蛋、方便面、啤酒、汽水等。每日的饮水量通常一半量在用餐时摄取，另一半量在两餐之间摄入，必要时可给患者行口腔护理，以减轻口渴感。

（4）用药护理：应用强心苷和利尿药期间，监测水、电解质平衡情况，及时补钾。控制输液量和速度。

（5）保持皮肤清洁干燥，保持衣着宽松舒适，床单、衣服干净平整。观察患者皮肤水肿消退情况，定时更换体位，避免水肿部位长时间受压，避免在水肿明显的下肢行静脉输液，防止皮肤破损和压疮形成。

（五）活动无耐力

1. 相关因素　与心排血量减少，组织缺血、缺氧及胃肠道淤血引起食欲缺乏、进食减少有关。

2. 临床表现

（1）生活不能自理。

（2）活动持续时间短。

（3）主诉疲乏、无力。

3. 护理措施

（1）评估心功能状态。

（2）设计活动目标与计划，以调节其心理状况，促进活动的动机和兴趣。让患者了解活动无耐力原因及限制活动的必要性，根据心功能决定活动量。

（3）循序渐进为原则，逐渐增加患者的活动量，避免使心脏负荷突然增加。

（4）注意监测活动时患者心率、呼吸、面色、发现异常立即停止活动。

（5）在患者活动量允许范围内，让患者尽可能自理，为患者自理活动提供方便条件。①将患者的常用物品放置在患者容易拿到的地方。②及时巡视病房，询问患者有无生活需要，及时满足其需求。③教会患者使用节力技巧。

（6）教会患者使用环境中的辅助设施，如床栏，病区走廊内、厕所内的扶手等，以增加患者的活动耐力。

（7）根据病情和活动耐力限制探视人次和时间。

（8）间断或持续鼻导管吸氧，氧流量2~3L/min，严重缺氧时4~6L/min为宜。

（六）潜在并发症——电解质紊乱

1. 相关因素

（1）全身血流动力学、肾功能及体内内分泌的改变。

（2）交感神经张力增高与 R－A－A 系统活性增高的代偿机制对电解质的影响。

（3）心力衰竭使 $Na^+－K^+－ATP$ 酶受抑制，使离子交换发生异常改变。

（4）药物治疗可影响电解质：①袢利尿药及噻嗪类利尿药可导致低钾血症、低钠血症和低镁血症。②保钾利尿药如螺内酯可导致高钾血症。③血管紧张素转换酶抑制药（ACEI）可引起高钾血症，尤其肾功能不全的患者。

2. 临床表现

（1）低钾血症：轻度乏力至严重的麻痹性肠梗阻、肌肉麻痹、心电图的改变（T 波低平、U 波）、心律失常，并增加地高辛的致心律失常作用。

（2）低钠血症：轻度缺钠的患者可有疲乏、无力、头晕等症状，严重者可出现休克、昏迷，甚至死亡。

（3）低镁血症：恶心，呕吐，乏力，头晕，震颤，痉挛，麻痹，严重低镁可导致房性或室性心律失常。

（4）高钾血症：乏力及心律失常。高钾血症会引起致死性心律失常，出现以下 ECG 改变：T 波高尖；P－R 间期延长；QRS 波增宽。

3. 护理措施

（1）密切监测患者的电解质，及时了解患者的电解质变化，尤其是血钾、血钠和血镁。

（2）在服用利尿药、ACEI 等药物期间，密切观察患者的尿量和生命体征变化，观察患者有无因电解质紊乱引起的胃肠道反应、神志变化、心电图改变。

（3）一旦出现电解质紊乱，应立即报告医生，给予相应的处理

1）低钾血症：停用排钾利尿药及洋地黄制剂；补充钾剂，通常应用 10% 枸橼酸钾口服与氯化钾静脉应用均可有效吸收。传统观念认为严重低钾者可静脉补钾，静滴浓度不宜超过 40mmol/L，速度最大为 20mmol/h（1.5g/h），严禁用氯化钾溶液直接静脉推注。但新的观点认为在做好患者生命体征监护的情况下，高浓度补钾也是安全的。

高浓度静脉补钾有如下优点：能快速、有效地提高血钾的水平，防止低钾引起的心肌应激性及血管张力的影响；高浓度静脉补钾避免了传统的需输注大量液体，从而减轻了心脏负荷，尤其适合于心力衰竭等低钾血症患者。

高浓度补钾时的护理：①高浓度静脉补钾必须在严密的监测血清钾水平的情况下和心电监护下进行，需每 1~2h 监测 1 次血气分析，了解血清钾水平并根据血钾提高的程度来调整补钾速度，一般心力衰竭患者血钾要求控制在 4.0mmol/L 以上，>45mmol/L 需停止补钾。②严格控制补钾速度，最好用微泵调节，速度控制在 20mmol/h 以内，补钾的通道严禁推注其他药物，避免因瞬间通过心脏的血钾浓度过高而致心律失常。③高浓度静脉补钾应在中心静脉管道内输注，严禁在外周血管注射，因易刺激血管的血管壁引起剧痛或静脉炎。④补钾期间应监测尿量 >30ml/h，若尿量不足可结合中心静脉压（CVP）判断血容量，如为血容量不足应及时扩容使尿量恢复。⑤严密观察心电图改变，了解血钾情况，如 T 波低平，ST 段压低，出现 U 波，提示低钾可能，反之 T 波高耸则表示有高钾血症的可能。⑥补钾的同时也应补镁，因为细胞内缺钾的同时多数也缺镁，且缺镁也易诱发心律失常，甚至有人认为即

使血镁正常也应适当补镁，建议监测血钾的同时也监测血镁的情况。

2）低钠血症：稀释性低钠血症患者对利尿药的反应很差，血浆渗透压低，因此选用渗透性利尿药甘露醇利尿效果要优于其他利尿药，联合应用强心药和袢利尿药。甘露醇 100 ~ 250ml 需缓慢静滴，一般控制在 2 ~ 3h 内静滴，并在输注到一半时应用强心药（毛花苷 C），10 ~ 20min 后根据患者情况静脉注射呋塞米 100 ~ 200mg。

真性低钠血症利尿药的效果很差。应当采用联合应用大剂量袢利尿药和输注小剂量高渗盐水的治疗方法。补钠的量可以参照补钠公式计算。

补钠量（g）=（142mmol/L − 实测血清钠）×0.55×体重（kg）/17

根据临床情况，一般第 1d 输入补充钠盐量的 1/4 ~ 1/3，根据患者的耐受程度及血清钠的水平决定下次补盐量。具体方案 1.4% ~ 3.0% 的高渗盐水 150ml，30min 内快速输入，如果尿量增多，应注意静脉给予 10% KCl 20 ~ 40ml/d，以预防低钾血症。入液量为 1 000ml，每天测定患者体重、24h 尿量、血电解质和尿的实验室指标。严密观察心肺功能等病情变化，以调节剂量和滴速，一般以分次补给为宜。

3）低镁血症：有症状的低镁血症：口服 2 ~ 4mmol/kg 体重，每 8 ~ 24h 服 1 次。补镁的过程中应注意不要太快，如过快会超过肾阈值，导致镁从尿液排出。无症状者亦应口服补充。不能口服时，也可用 50% 硫酸镁 20ml 溶于 50% 葡萄糖 1 000ml 静滴，缓慢滴注。通常需连续应用 3 ~ 5d 才能纠正低镁血症。

4）高钾血症：出现高钾血症时，应立即停用保钾利尿药，纠正酸中毒；静注葡萄糖酸钙剂对抗高钾对心肌传导的作用，这种作用是快速而短暂的，一般数分钟起作用，但只维持不足 1h。如 ECG 改变持续存在，5min 后再次应用。为了增加钾向细胞内的转移，应用胰岛素 10U 加入 50% 葡萄糖 50ml 静滴可在 10 ~ 20min 内降低血钾，此作用可持续 4 ~ 6h；应用袢利尿药以增加钾的肾排出；肾功能不全的严重高血钾（ > 7mmol/L）患者应当立即给予透析治疗。

（七）潜在的并发症——洋地黄中毒

1. 相关因素　与洋地黄类药物使用过量、低血钾等因素有关。

2. 临床表现

（1）胃肠道反应：一般较轻，常见食欲缺乏、恶心、呕吐、腹泻、腹痛。

（2）心律失常：服用洋地黄过程中，心律突然转变，是诊断洋地黄中毒的重要依据。如心率突然显著减慢或加速，由不规则转为规则，或由规则转为有特殊规律的不规则。洋地黄中毒的特征性心律失常有：多源性室性期前收缩呈二联律，特别是发生在心房颤动基础上；心房颤动伴完全性房室传导阻滞与房室结性心律；心房颤动伴加速的交接性自主心律呈干扰性房室分离；心房颤动频发交界性逸搏或短阵交界性心律；室上性心动过速伴房室传导阻滞；双向性交界性或室性心动过速和双重性心动过速。洋地黄引起的不同程度的窦房和房室传导阻滞也颇常见。应用洋地黄过程中出现室上性心动过速伴房室传导阻滞是洋地黄中毒的特征性表现。

（3）神经系统表现：可有头痛、失眠、忧郁、眩晕，甚至神志错乱。

（4）视觉改变：可出现黄视或绿视以及复视。

（5）血清地高辛浓度 > 2.0ng/ml。

3. 护理措施

（1）遵医嘱正确给予洋地黄类药物。

（2）熟悉洋地黄药物使用的适应证、禁忌证和中毒反应，若用药前心率 <60 次/min，禁止给药。

用药适应证：心功能Ⅱ级以上各种心衰，除非有禁忌证，心功能Ⅲ、Ⅳ级收缩性心力衰竭，窦性心律的心力衰竭。

用药禁忌证：预激综合征并心房颤动，二度或三度房室传导阻滞，病态窦房结综合征无起搏器保护者，低血钾。

洋地黄中毒敏感人群：老年人；急性心肌梗死心肌炎、肺心病、重度心力衰竭；肝、肾功能不全；低钾血症、贫血、甲状腺功能减退症。

使地高辛浓度升高的药物：奎尼丁、胺碘酮、维拉帕米。

（3）了解静脉使用毛花苷 C 的注意事项：需稀释后才能使用，成人静脉注射毛花苷 C 洋地黄化负荷剂量为 0.8mg，首次给药 0.2mg 或 0.4mg 稀释后静脉推注，每隔 2～4h 可追加 0.2mg，24h 内总剂量不宜超过 0.8～1.2mg。对于易于发生洋地黄中毒者及 24h 内用过洋地黄类药物者应根据情况酌情减量或减半量给药。推注时间一般 15～20min，推注过程中密切观察患者心律和心率的变化，一旦心律出现房室传导阻滞、长间歇，心率 <60 次/min，均应立即停止给药，并通知医生。

（4）注意观察患者有无洋地黄中毒反应的发生。

（5）一旦发生洋地黄中毒，及时处理洋地黄制剂的毒性反应：①临床中毒患者立即停药，同时停用排钾性利尿药，重者内服不久时立即用温水、浓茶或 1：2 000 高锰酸钾溶液洗胃，用硫酸镁导泻。②内服通用解毒药或鞣酸蛋白 3～5g。③发生少量期前收缩或短阵二联律时可口服 10% 氯化钾液 10～20ml，每日 3～4 次，片剂有发生小肠炎、出血或肠梗阻的可能，故不宜用。如中毒较重，出现频发的异位搏动，伴心动过速、室性心律失常时，可静脉滴注氯化钾，注意用钾安全。④如有重度房室传导阻滞、窦性心动过缓、窦房阻滞、窦性停搏、心室率缓慢的心房颤动及交界性逸搏心律等，根据病情轻重酌情采用硫酸阿托品静脉滴注、静脉注射或皮下注射。⑤当出现洋地黄引起的各种快速心律失常时如伴有房室传导阻滞的房性心动过速和室性期前收缩等患者，苯妥英钠可称为安全有效的良好药物，可用 250mg 稀释于 20ml 的注射用水或生理盐水中（因为强碱性，不宜用葡萄糖液稀释），于 5～15min 内注射完，待转为窦性心律后，用口服法维持，每次 0.1g，每日 3～4 次。⑥出现急性快速型室性心律失常，如频发室性期前收缩、室性心动过速、心室扑动及心室颤动等，可用利多卡因 50～100mg 溶于 10% 葡萄糖溶液 20ml，在 5min 内缓慢静脉注入，若无效可取低限剂量重复数次，间隔 20min，总量不超过 300mg，心律失常控制后，继以 1～3mg/min 静脉滴注维持。

除上述方法外，电起搏对洋地黄中毒诱发的室上性心动过速和引起的完全性房室传导阻滞且伴有阿-斯综合征者是有效而适宜的方法。前者利用人工心脏起搏器发出的电脉冲频率，超过或接近心脏的异位频率，通过超速抑制而控制异位心律；后者是采用按需型人工心脏起搏器进行暂时性右室起搏。为避免起搏电极刺激诱发严重心律失常，应同时合用苯妥英钠或利多卡因。

（八）焦虑

1. 相关因素　与疾病的影响、对治疗及预后缺乏信心、对死亡的恐惧有关。

2. 临床表现　精神萎靡、消沉、失望；容易激动；夜间难以入睡；治疗、护理欠合作。

3. 护理措施

（1）患者出现呼吸困难、胸闷等不适时，守候患者身旁，给患者以安全感。

（2）耐心解答患者提出的问题，给予健康指导。

（3）与患者和家属建立融洽关系，避免精神应激，护理操作要细致、耐心。

（4）尽量减少外界压力刺激，创造轻松和谐的气氛。

（5）提供有关治疗信息，介绍治疗成功的病例，注意正面效果，使患者树立信心。

（6）必要时寻找合适的支持系统，如单位领导和家属对患者进行安慰和关心。

五、健康教育

（一）心理指导

急性心力衰竭发作时，患者因不适而烦躁。护士要以亲切语言安慰患者，告知患者尽量做缓慢深呼吸，采取放松疗法，稳定情绪，配合治疗及护理，才能很快缓解症状。长期反复发病患者，需保持情绪稳定，避免焦虑、抑郁、紧张及过度兴奋，以免诱发心力衰竭。

（二）饮食指导

（1）提供令人愉快、舒畅的进餐环境，避免进餐时间进行治疗。饮食宜少食多餐、不宜过饱，在食欲最佳的时间进食，宜进食易消化、营养丰富的食物。控制钠盐的摄入，每日摄入食盐5g以下。对使用利尿药患者，由于在使用利尿药的同时，常伴有体内电解质的排出，容易出现低血钾、低血钠等电解质紊乱，并容易诱发心律失常、洋地黄中毒等，可指导患者多食香蕉、菠菜、苹果、橙子等含钾高的食物。

（2）适当控制主食和含糖零食，多吃粗粮、杂粮，如玉米、小米、荞麦等；禽肉、鱼类，以及核桃仁、花生、葵花子等硬果类含不饱和脂肪酸较多，可多用；多食蔬菜和水果，不限量，尤其是超体重者，更应多选用带色蔬菜，如菠菜、油菜、番茄、茄子和带酸味的新鲜水果，如苹果、橘子、山楂，提倡吃新鲜蔬菜；多用豆油、花生油、菜油及香油等植物油；蛋白质按2g/kg供给，蛋白尽量多用黄豆及其制品，如豆腐、豆干、百叶等，其他如绿豆、赤豆。

（3）禁忌食物：限制精制糖，包括蔗糖、果糖、蜂蜜等单糖类；最好忌烟酒，忌刺激性食物及调味品，忌油煎、油炸等烹调方法；少用猪油、黄油等动物油烹调；禁用动物脂肪高的食物，如猪肉、牛肉、羊肉及含胆固醇高的动物内脏、动物脂肪、蛋黄等；食盐不宜多用，每天2~4g；含钠味精也应适量限用。

（三）作息指导

减少干扰，为患者提供休息的环境，保证睡眠时间。有呼吸困难者，协助患者采取适当的体位。教会患者放松疗法如局部按摩、缓慢有节奏的呼吸或深呼吸等。根据不同的心功能采取不同的活动量。在患者活动耐力许可范围内，鼓励患者尽可能生活自理。教会患者保存体力，减少氧耗的技巧，在较长时间活动中穿插休息，日常用品放在易取放位置。部分自理活动可坐着进行，如刷牙、洗脸等。心力衰竭症状改善后增加活动量时，首先是增加活动时间和频率，然后才考虑增加运动强度。运动方式可采取半坐卧、坐起、床边摆动肢体、床边站立、室内活动、短距离步行。

（四）出院指导

（1）避免诱发因素，气候转凉时及时添加衣服，预防感冒。

（2）合理休息，体力劳动不要过重，适当的体育锻炼以提高活动耐力。

（3）进食富含维生素、粗纤维食物，保持大便通畅。少量多餐，避免过饱。

（4）强调正确按医嘱服药，不随意减药或撤换药的重要性。

（5）定期门诊随访，防止病情发展。

（黄玉蓉）

第二节　高血压

高血压是一种以动脉压升高为主要特征，同时伴有心、脑、肾、血管等靶器官功能性或器质性损害以及代谢改变的全身性疾病。我国目前采用的高血压诊断标准是《2005年中国高血压诊治指南》，是在未用抗高血压药情况下，收缩压≥140mmHg和（或）舒张压≥90mmHg，按血压水平将高血压分为3级。收缩压≥140mmHg和舒张压<90mmHg单列为单纯性收缩期高血压。患者既往有高血压史，目前正在用抗高血压药，血压虽然低于140/90mmHg，亦应该诊断为高血压见表19-1。

表19-1　高血压诊断标准

类别	收缩压（mmHg）	舒张压（mmHg）
正常血压	<120	<80
正常高值	120~139	80~89
高血压	≥140	≥90
1级高血压（轻度）	140~159	90~99
2级高血压（中度）	160~179	100~109
3级高血压（重度）	≥180	≥110
单纯收缩期高血压	≥140	<90

注：若患者的收缩压与舒张压分属不同的级别时，则以较高的分级为准。单纯收缩期高血压也可按照收缩压水平分为1、2、3级。

临床上高血压见于两类疾病，第一类为原发性高血压，又称高血压病，是一种以血压升高为主要临床表现而病因尚不明确的独立疾病（占所有高血压病患者的90%以上）。第二类为继发性高血压，又称症状性高血压，在这类疾病中病因明确，高血压是该种疾病的临床表现之一，血压可暂时性或持续性升高，如继发于急慢性肾小球肾炎、肾动脉狭窄等肾疾病之后的肾性高血压；继发于嗜络细胞瘤等内分泌疾病之后的内分泌性高血压；继发于脑瘤等疾病之后的神经源性高血压等。下面主要介绍原发性高血压。

一、病因和发病机制

（一）病因

高血压的病因尚未完全明了，可能与下列因素有关。

（1）遗传因素：调查表明，60%左右的高血压病患者均有家族史，但遗传的方式未明。某些学者认为属单基因常染色体显性遗传，但也有学者认为属多基因遗传。

（2）环境因素：包括饮食习惯（如饮食中热能过高以至肥胖或超重，高盐饮食等）、职业、噪声、吸烟、气候改变、微量元素摄入不足和水质硬度等。

（3）神经精神因素：缺少运动或体力活动，精神紧张或情绪创伤与本病的发生有一定的关系。

（二）发病机制

有关高血压的发病原理的学说较多，包括精神神经源学说、内分泌学说、肾源学说、遗传学说以及钠盐摄入过多学说等。各种学说各有其根据，综合起来认为高级神经中枢功能失调在发病中占主导地位，体液、内分泌因素、肾脏以及钠盐摄入过多也参与本病的发病过程。

外界环境的不良刺激以及某些不利的内在因素，引起剧烈、反复、长时间的精神紧张和情绪波动，导致大脑皮质功能障碍和下丘脑神经内分泌中枢功能失调。由此可通过下列几条途径促使周围小动脉痉挛，进而形成高血压：①皮质下血管舒缩中枢形成了以血管收缩神经冲动占优势的兴奋灶，引起细小动脉痉挛，外周血管阻力增加，血压增高。②大脑皮质功能失调可引起神经垂体释放更多的血管升压素，后者可直接引起小动脉痉挛，也可通过肾素 - 醛固酮系统，引起钠潴留，进一步促使小动脉痉挛。③大脑皮质功能失调也可引起垂体前叶促肾上腺皮质激素（ACTH）和肾上腺皮质激素分泌增加，促使钠潴留。④大脑皮质功能失调还可引起肾上腺髓质激素分泌增多，后者可直接引起小动脉痉挛，也可通过增加心排血量进一步加重高血压。

二、临床表现

（一）一般表现

大多数的高血压患者在血压升高早期仅有轻微的自觉症状，如头痛、头晕、失眠、耳鸣、烦躁、工作和学习精力不易集中，容易出现疲劳等。

（二）并发症

疼痛或出现颈背部肌肉酸痛紧张感。血压持久升高可导致心、脑、肾、血管等靶器官受损的表现。当出现心慌、气促、胸闷、心前区疼痛时表明心脏已受累；出现尿频、多尿、尿液清淡时表明肾脏受累；如果高血压患者突然出现神志不清、呼吸深沉不规则、大小便失禁等提示可能发生脑出血；如果是逐渐出现一侧肢体活动不利、麻木甚至麻痹应当怀疑是否有脑血栓的形成。

（三）高血压危险度分层

1. 心血管危险因素和靶器官受损的情况

（1）低危组：男性年龄 < 55 岁、女性年龄 < 65 岁，高血压 1 级、无其他危险因素者，

属低危组。典型情况下，10 年随访中患者发生主要心血管事件的危险 <15%。

（2）中危组：高血压 2 级或 1~2 级同时有 1~2 个危险因素，患者应否给予药物治疗，开始药物治疗前应经多长时间的观察，医生需予十分缜密的判断。典型情况下，该组患者随后 10 年内发生主要心血管事件的危险 15%~20%，若患者属高血压 1 级，兼有一种危险因素，10 年内发生心血管事件危险约 15%。

（3）高危组：高血压水平属 1 级或 2 级，兼有 3 种或更多危险因素、兼患糖尿病或靶器官损害或高血压水平属 3 级但无其他危险因素患者属高危组。典型情况下，他们随后 10 年间发生主要心血管事件的危险 20%~30%。

（4）很高危组：高血压 3 级同时有 1 种以上危险因素或兼患糖尿病或靶器官损害，或高血压 1~3 级并有临床相关疾病。典型情况下，随后 10 年间发生主要心血管事件的危险 ≥ 30%，应迅速开始最积极的治疗。

（四）几种特殊高血压类型

1. 高血压危象　在高血压疾病发展过程中，因为劳累、紧张、精神创伤、寒冷所诱发，出现烦躁不安、心慌、多汗、手足发抖、面色苍白、异常兴奋等临床表现，可伴有心绞痛、心力衰竭，也可伴有高血压脑病的临床表现。血压升高以收缩压升高为主，往往收缩压 >200mmHg。

2. 高血压脑病　在高血压疾病发展过程中，因为劳累、紧张、情绪激动等诱发，急性脑血液循环障碍，引起脑水肿和颅内压增高，出现头痛、呕吐、烦躁不安、心跳慢、视物模糊、意识障碍甚至昏迷等临床表现。血压升高以舒张压升高为主，往往舒张压 >120mmHg。

3. 恶性高血压　又称急进性高血压，是指舒张压和收缩压均显著增高，病情进展迅速，常伴有视网膜病变，多见于青年人，常常出现头晕、头痛、视物模糊、心慌、气短、体重减轻等临床表现，舒张压常 >130mmHg，易并发心、脑、肾等重要脏器的严重并发症，短时间内可因肾衰竭而死亡。

三、治疗

（一）药物治疗

临床上常用的降压药物主要有六大类：利尿药、α - 受体阻断药、钙通道阻滞药（CCBs）、血管紧张素转换酶抑制药（ACEI）、β - 受体阻断药以及血管紧张素 Ⅱ 受体拮抗药（ARBs）。临床试验结果证实几种降血压药物，均能减少高血压并发症。

1. 治疗目标　抗高血压治疗的最终目标是减少心血管和肾脏疾病的发病率和病死率。多数高血压患者，特别是 50 岁以上者 SBP 达标时，DBP 也会达标，治疗重点应放在 SBP 达标上。普通高血压患者降至 140/90mmHg 以下，糖尿病、肾病等高危患者降压目标是 <130/80mmHg 以下，老年高血压患者的收缩压降至 150mmHg 以下。

需要说明的是，降压目标是 140/90mmHg 以下，而不仅仅是达到 140/90mmHg。如患者耐受，还可进一步降低，如对年轻高血压患者可降至 130/80mmHg 或 120/80mmHg。

2. 治疗原则　高血压的治疗应全面考虑患者的血压升高水平、并存的危险因素、临床情况，以及靶器官损害，确定合理的治疗方案。对不同危险等级的高血压患者应采用不同的治疗原则。选择抗高血压药物时应考虑对其他伴随疾病存在有利和不利的影响。

（1）潜在的有利影响：噻嗪类利尿药有助于延缓骨质疏松患者的矿物质脱失。β 受体阻断药可治疗心房快速房性心律失常或心房颤动，偏头痛，甲亢（短期应用），特发性震颤或手术期高血压。CCBs 治疗雷诺综合征和某些心律失常。α 受体阻断药可治疗前列腺疾病。

（2）潜在的不利影响：噻嗪类利尿药慎用于痛风或有明显低钠血症史的患者。β 受体阻断药禁用于哮喘、反应性气道疾病、二度或三度心脏传导阻滞。ACEI 和 ARBs 不适于准备怀孕的妇女，禁用于孕妇。ACEI 不适于有血管性水肿病史的患者。醛固酮拮抗药和保钾利尿药会导致高钾血症，应避免用于服药前血清钾超过 5.0mEq/L 的患者。

3. 治疗的有效措施

（1）降低高血压患者的血压水平是预防脑卒中及冠心病的根本，只要降低高血压患者的血压水平，就对患者有益处。

（2）由于大多数高血压患者需要两种或以上药物联合应用才能达到目标血压，故提倡小剂量降压药的联合应用或固定剂量复方制剂的应用。

（3）利尿药、β 受体阻断药、ACE 抑制药、钙通道阻滞药、血管紧张素受体拮抗药及小剂量复方制剂均可作为初始或维持治疗高血压的药物。

（4）推荐应用每日口服 1 次，降压效果维持 24h 的降压药，强调长期有规律的抗高血压治疗，达到有效、平稳、长期控制的要求。

（二）非药物治疗

非药物治疗是高血压的基础治疗，主要通过改善不合理的生活方式，减低危险因素水平，进而使血压水平下降。对 1 级高血压患者，仅通过非药物治疗就有可能使血压降至正常水平。对于必须接受药物治疗的 2、3 级高血压患者，非药物治疗可以提高药物疗效，减少药物用量，从而降低药物的副作用，减少治疗费用（表 19 - 2）。

表 19 - 2　防治高血压的非药物措施

措施	目标	收缩压下降范围
减重	减少热量，膳食平衡，增加运动，BMI 保持 20～24kg/m³	5～20mmHg/减重 10kg
膳食限盐	北方首先将每人每日平均食盐量降至 8g，以后再降至 6g，南方可控制在 6g 以下	2～8mmHg
减少膳食脂肪	总脂肪＜总热量的 30%，饱和脂肪＜10%，增加新鲜蔬菜每日 400～500g，水果 100g，肉类 50～100g，鱼虾类 50g 蛋类每周 3～4 枚，奶类每日 250g，每日食油 20～25g，少吃糖类和甜食	-
增加及保持适当体力活动	一般每周运动 3～5 次，每次持续 20～60min。如运动后自我感觉良好，且保持理想体重，则表明运动量和运动方式会话	4～9mmHg
保持乐观心态，提高应激能力	通过宣教和咨询，提高人群自我防病能力。提倡选择适合个体的体育，绘画等文化活动，增加老年人社交机会，提高生活质量	-
戒烟、限酒	不吸烟；不提倡饮酒，如饮酒，男性每日饮酒精量不超过 25g，即葡萄酒小于 100～150ml（相当于 2～3 两），或啤酒小于 250～500ml（相当于 0.5～1 斤），或白酒小于 25～50ml（相当于 0.5～1 两）；女性则减半量，孕妇不饮酒。不提倡饮高度烈性酒。高血压及心脑血管病患者应尽量戒酒	2～4mmHg

注：BMI：体重指数 = 体重/身高^2（kg/m^2）。

（三）特殊人群高血压治疗方案

1. 老年高血压　65 岁以上的老年人中 2/3 以上有高血压，老年人降压治疗强调平缓降压，应给予长效制剂，对可耐受者应尽可能降至 140/90mmHg 以下，但舒张压不宜低于 60mmHg，否则是预后不佳的危险因素。

2. 糖尿病　常合并血脂异常、直立性低血压、肾功能不全、冠心病，选择降压药应兼顾或至少不加重这些异常。

3. 冠心病　高血压合并冠心病的患者发生再次梗死或猝死的机会要高于不合高血压的冠心病患者，它们均与高血压有直接关系，应积极治疗。研究显示，伴有冠心病的高血压患者，不论选用 β - 受体阻断药还是钙通道阻滞药，作为控制血压的一线药物，最后结果是一样的。

4. 脑血管病　对于病情稳定的非急性期脑血管病患者，血压水平应控制在 140/90mmHg 以下。急性期脑血管病患者另作别论。

5. 肾脏损害　血肌酐 < 221μmol/L，首选 ACEI，因其对减少蛋白尿及延缓肾病变的进展有利；血肌酐 > 265μmol/L 应停用 ACEI，可选择钙通道阻滞药、α 受体阻断药、β 受体阻断药。伴有肾脏损害或有蛋白尿的患者（24h 蛋白尿 > 1g），控制血压宜更严格。

6. 妊娠高血压　因妊娠早期的血管扩张作用，在妊娠 20 周前，轻度高血压的患者不需药物治疗，从 16 周至分娩通常使用的较为安全的药物包括：甲基多巴、β 受体阻滞药、肼屈嗪（短期），降低所有的心血管危险因素，须停止吸烟。改变生活方式产生的效果与量和时间有关，某些人的效果更好。

四、高血压病常见护理问题

（一）疼痛——头痛

1. 相关因素　与血压升高有关。

2. 临床表现　头部疼痛。

3. 护理措施

（1）评估患者头痛的情况，如头痛程度（长海痛尺）、持续时间、是否伴有恶心、呕吐、视物模糊等伴随症状。

（2）尽量减少或避免引起或加重头痛的因素，保持病室环境安静，减少探视，护理人员做到操作轻、说话轻、走路轻、关门轻，保证患者有充足的睡眠。

（3）向患者讲解引起头痛的原因，嘱患者合理安排工作和休息，避免劳累、精神紧张、情绪激动等，戒烟、酒。

（4）指导患者放松的技巧，如听轻音乐、缓慢呼吸等。

（5）告知患者控制血压稳定和坚持长期、规律服药的重要性，加强患者的服药依从性。

（二）活动无耐力

1. 相关因素　与并发心力衰竭有关。

2. 临床表现　乏力，轻微活动后即感呼吸困难、无力等。

3. 护理措施

（1）告知患者引起乏力的原因，尽量减少增加心脏负担的因素，如剧烈活动等。

（2）评估患者心功能状态，评估患者活动情况，根据患者心功能情况制定合理的活动计划。督促患者坚持动静结合，循序渐进增加活动量。

（3）嘱患者一旦出现心慌、呼吸困难，胸闷等情况应立即停止活动，保证休息，并一次作为最大活动量的指征。

（三）有受伤的危险

1. 相关因素　与头晕、视物模糊有关。

2. 临床表现　头晕、眼花、视物模糊，严重时可出现晕厥。

3. 护理措施

（1）警惕急性低血压反应，避免剧烈运动、突然改变体位，改变体位时动作应缓慢，特别是夜间起床时；服药后不要站立太久，因为长时间的站立会使腿部血管扩张，血流增加，导致脑部供血不足；避免用过热的水洗澡，防止周围血管扩张导致晕厥。

（2）如出现晕厥、恶心、乏力时应立即平卧，头低足高位，促进静脉回流，增加脑部的血液供应。上厕所或外出应有人陪伴，若头晕严重应尽量卧床休息，床上大小便。

（3）避免受伤，活动场所应灯光明亮，地面防滑，厕所安装扶手，房间应减少障碍物。

（4）密切检测血压的变化，避免血压过高或过低。

（四）执行治疗方案无效

1. 相关因素　与缺乏相应治疗知识和治疗长期性、复杂性有关。

2. 临床表现　不能遵医嘱按时服药。

3. 护理措施

（1）告知患者按时服药的重要性，不能血压正常时就自行停药。

（2）嘱患者定期门诊随访，监测血压控制情况。

（3）坚持服药的同时还要注意观察药物的副作用，如使用利尿药时应注意监测血钾水平，防止低血钾；用 β－受体阻断药应注意其抑制心肌收缩力、心动过缓、支气管痉挛、低血糖等副作用；使用血管紧张素转换酶（ACE）抑制应注意其头晕、咳嗽、肾功能损害等不良反应。

（五）潜在并发症——高血压危重症

1. 相关因素　与血压短时间突然升高。

2. 临床表现　在高血压病病程中，患者血压显著升高，出现头痛、烦躁、心悸、气急、恶心、呕吐、视物模糊等。

3. 护理措施

（1）患者应进入加强监护室，绝对卧床休息，避免一切不良刺激，保证良好的休息环境。持续监测血压和尽快应用适合的降压药。

（2）安抚患者，做好心理护理，严密观察患者病情变化。

（3）迅速减压，静脉输注降压药，1h 使平均动脉血压迅速下降但不超过 25%，在以后的 2~6h 内血压降至 60（100~110）mmHg。血压过度降低可引起肾、脑或冠脉缺血。如果这样的血压水平可耐受和临床情况稳定，在以后 24~48h 逐步降低血压达到正常水平。

（4）急症常用降压药有硝普钠（静脉）、尼卡地平、乌拉地尔、二氮嗪，肼屈嗪、拉贝洛尔、艾司洛尔、酚妥拉明等。用药时注意效果以及有无不良反应，如静滴硝酸甘油等药物时应注意监测血压变化。

（5）向患者讲明遵医嘱按时服药，保证血压稳定的重要性，争取患者及家属的配合。

（6）告知患者如出现血压急剧升高、剧烈头痛。呕吐等不适应及时来院就诊。

（7）协助生活护理，勤巡视病房，勤询问患者的生活需要。

五、健康教育

高血压的健康教育就是根据文化、经济、环境和地理的差异，针对不同的目标人群采用多种形式进行信息的传播，公众教育应着重于宣传高血压的特点、原因和并发症的有关知识；它的可预防性和可治疗性，以及生活方式在高血压的预防和治疗中的作用。尤其应针对不同人群开展不同内容的健康教育。

（一）随访教育

1. 教育诊断　确定患者的目前行为状况、知识、技能水平和学习能力、态度和信念以及近期内患者首先要采取改变的问题。

2. 咨询指导　指导要具体化，行为改变从小量开始，多方面的参与支持，从各方面给患者持续的一致的正面的健康信息可加强患者行为的改变。要加强家庭和朋友的参与全体医务人员的参与。

3. 随访和监测　定期随访患者，及时评价和反馈，并继续设定下一步的目标，可使患者改变的行为巩固和持续下去。一旦开始应用抗高血压药物治疗，多数患者应每月随诊，调整用药直至达到目标血压。2级高血压或有复杂合并症的患者应增加随访的次数。每年至少监测1或2次血钾和肌酐。如血压已达标并保持稳定，可每隔3~6个月随访1次。如有伴随疾病如心力衰竭；或合并其他疾病如糖尿病；或实验室检查的需要均会影响随诊的频率。其他的心血管危险因素也应达到相应的治疗目标，并大力提倡戒烟。由于未控制的高血压患者服用小剂量阿司匹林脑出血的危险增加，只有在血压控制的前提下，才提倡小剂量阿司匹林治疗。

（二）饮食指导

在利尿药及其他降压药问世以前，高血压的治疗主要以饮食为主，随着药物学的发展，饮食治疗逐渐降至次要地位。然而近年来关于高血压病病因和发病机制的研究又促进人们重新评价营养在本病防治中的重要作用。其主要原因是由于：第一，高血压病作为一种常见病，其发生与环境因素，特别是与营养因素密切相关；第二，现有的各种降压药物均有一定的副作用，而营养治疗不仅具有一定的疗效，而且合乎生理，因此更适宜于大规模人群的防治。

1. 营养因素在高血压痛防治中的作用

（1）钠和钾的摄入与高血压病的发病和防治有关：首先，流行病学方面大量资料表明，高血压病的发病率与居民膳食中钠盐摄入量呈显著正相关；其次，临床观察发现，不少轻度高血压患者，只需中度限制钠盐摄入，即可使其血压降至正常范围。即使是重度或顽固性高血压病患者，低盐饮食也常可增加药物疗效，减少用药剂量。第三，动物实验表明，钠盐摄入过多可使小鸡和大鼠形成高血压，血压增高的程度与盐量成正比。进一步研究还表明，钠盐对血压的影响与遗传因素有关。通过近亲交配所产生的对盐敏感的大鼠，即使喂以钠盐不高的饲料，也可产生高血压。钠盐摄入过多引起高血压的机制尚未明了。据认为可能与细胞外液扩张，心排血量增加，组织过分灌注，以至造成周围血管阻力增加和血压增高。有人发现高血压患者小动脉中每单位干重所含钠盐较正常人为高，这可使动脉壁增厚，血管阻力增加，也可使血管的舒缩性发生改变。

钾不论动物实验或人体观察均提示其具有对抗钠所引起的不利作用。临床观察表明，氯化钾可使血压呈规律性下降，而氯化钠则可使之上升。

（2）水质硬度和微量元素：软水地区高血压的发病率较硬水地区为高，这可能与微量元素镉有关。动物实验已证明，镉可引起大鼠的高血压，而当用镉的螯合剂时则可使其逆转。上海市高血压病研究所发现不论健康人或高血压患者的血压增高与血中镉含量的对数呈正相关。锌具有对抗镉的作用，其含量降低可使血压升高。此外，也有报道提到镁对高血压患者有扩张血管作用，能使大多数类型患者的心排血量增加。

（3）其他因素：包括热能、蛋白质、糖类和脂肪等也与本病的发生和防治有一定的联系。

2. 防治措施

（1）限制钠盐摄入：健康成人每天钠的需要量仅为 200mg（相当于 0.5g 食盐）。WHO 建议每人每日食盐量不超过 6g。我国膳食中约 80% 的钠来自烹调或含盐高的腌制品，因此限盐首先要减少烹调用盐及含盐高的调料，少食各种咸菜及盐腌食品。根据 WHO 的建议，北方居民应减少日常用盐一半，南方居民减少 1/3。

（2）减少膳食脂肪，补充适量优质蛋白质：有流行病学资料显示，即使不减少膳食中的钠和不减重，如果将膳食脂肪控制在总热量 25% 以下，P/S 比值维持在 1，连续 40d 可使男性 SBP 和 DBP 下降 12%，女性下降 5%。有研究表明每周吃鱼 4 次以上与吃鱼最少的相比，冠心病发病率减少 28%。

建议改善动物性食物结构，减少含脂肪高的猪肉，增加含蛋白质较高而脂肪较少的禽类及鱼类。蛋白质占总热量 15% 左右，动物蛋白占总蛋白质 20%。蛋白质质量依次为：奶、蛋；鱼、虾；鸡、鸭；猪、牛、羊肉；植物蛋白，其中豆类最好。

（3）注意补充钾和钙：研究资料表明钾与血压呈明显负相关，中国膳食低钾、低钙，因此要增加含钾多、含钙高的食物，如绿叶菜、鲜奶、豆类制品等。这一点在使用利尿药，特别是当血钾含量偏低时尤为重要。

（4）多吃蔬菜和水果：增加蔬菜或水果摄入，减少脂肪摄入可使 SBP 和 DBP 有所下降。素食者比肉食者有较低的血压，其降压的作用可能基于水果、蔬菜、食物纤维和低脂肪的综合作用。人类饮食应以素食为主，适当肉量最理想。

（5）限制饮酒：尽管有研究表明非常少量饮酒可能减少冠心病发病的危险，但是饮酒和血压水平及高血压患病率之间却呈线性相关，大量饮酒可诱发心脑血管事件发作。因此不提倡用少量饮酒预防冠心病，提倡高血压患者应戒酒，因饮酒可增加服用降压药物的耐药性。如饮酒，建议每日饮酒量应为少量，男性饮酒的酒精不超过 25g，即葡萄酒 < 100 ~ 150ml，或啤酒 <250 ~500ml，或白酒 <25 ~50ml；女性则减半量，孕妇不饮酒。不提倡饮高度烈性酒。WHO 对酒的新建议是越少越好。

（三）心理护理

1. 评估患者　通过问诊了解患者的家庭、社会、文化状况及行为，分析患者的心理，向患者解释造成高血压病最主要的原因及疾病的转归，再向患者说明高血压病可以控制，甚至可以治愈，从而以增强患者战胜疾病的信心。

2. 克服心理障碍 针对中年高血压患者存在的不良心理进行施护。麻痹大意心理：自以为年轻，身强力壮，采取无所谓的态度。针对这种心理首先要唤起患者对疾病的重视，使之认识到防治高血压病的重要性，在调养方法和注意事项上给予正确的引导，使之配合医师治疗，同时给患者制定个体化健康教育计划，并调动家属参与治疗活动，配合医护完成治疗任务，使之早日康复；焦虑、紧张、恐惧心理：一些患者，认为得了高血压病就是终身疾病，而且还会得心脑血管病，于是，久而久之产生焦虑恐惧心理。采取的措施是暗示诱导，应诱导患者使其注意力从一个客体转移到另一个客体，从而打破原来心理上存在的恶性循环，保持乐观情绪，轻松愉快地接受治疗，以达到防病治病的目的。

（四）正确测量血压

血压测量是诊断高血压及评估其严重程度的主要手段，目前主要用以下3种方法：

1. 诊所血压 是目前临床诊断高血压和分级的标准方法，由医护人员在标准条件下按统一的规范进行测量。具体要求如下：

（1）选择符合计量标准的水银柱血压计或者经国际标准（BHS和AAMD）检验合格的电子血压计进行测量。

（2）使用大小合适的袖带，袖带气囊至少应包裹80%上臂。大多数人的臂围25～35cm，应使用长35cm、宽12～13cm规格气囊的袖带；肥胖者或臂围大者应使用大规格袖带；儿童使用小规格袖带。

（3）被测量者至少安静休息5min，在测量前30min内禁止吸烟或饮咖啡，排空膀胱。

（4）被测量者取坐位，最好坐靠背椅，裸露右上臂，上臂与心脏处在同一水平。如果怀疑外周血管病，首次就诊时应测量左、右上臂血压。特殊情况下可以取卧位或站立位。老年人、糖尿病患者及出现直立性低血压情况者，应加测直立位血压。直立位血压应在卧位改为直立位后1min和5min时测量。

（5）将袖带缚于被测者的上臂，袖带的下缘应在肘弯上2.5cm，松紧适宜。将听诊器探头置于肱动脉搏动处。

（6）测量时快速充气，使气囊内压力达到桡动脉搏动消失后再升高30mmHg（4.0kPa），然后以恒定的速率（2～6mmHg/s）缓慢放气。在心率缓慢者，放气速率应更慢些。获得舒张压读数后，快速放气至零。

（7）在放气过程中仔细听取柯氏音，观察柯氏音第Ⅰ时相（第一音）和第Ⅴ时相（消失音）水银柱凸面的垂直高度。收缩压读数取柯氏音第Ⅰ时相，舒张压读数取柯氏音第Ⅴ时相。<12岁儿童、妊娠妇女、严重贫血、甲状腺功能亢进、主动脉瓣关闭不全及柯氏音不消失者，以柯氏音第Ⅳ时相（变音）定为舒张压。

（8）血压单位在临床使用时采用毫米汞柱（mmHg），在我国正式出版物中注明毫米汞柱与千帕斯卡（kPa）的换算关系，1mmHg=0.133kPa。

（9）应相隔1～2min重复测量，取2次读数的平均值记录。如果收缩压或舒张压的2次读数相差5mmHg以上，应再次测量，取3次读数的平均值记录。

2. 自测血压

（1）对于评估血压水平及严重程度，评价降压效应，改善治疗依从性，增强治疗的主动参与，自测血压具有独特优点。且无白大衣效应，可重复性较好。目前，患者家庭自测血压在评价血压水平和指导降压治疗上已经成为诊所血压的重要补充。然而，对于精神焦虑或根据血压读数常自行改变治疗方案的患者，不建议自测血压。

（2）推荐使用符合国际标准的上臂式全自动或半自动电子血压计，正常上限参考值为135/85mmHg。应注意患者向医生报告自测血压数据时可能有主观选择性，即报告偏差，患者有意或无意选择较高或较低的血压读数向医师报告，影响医师判断病情和修改治疗。有记忆存储数据功能的电子血压计可克服报告偏差。血压读数的报告方式可采用每周或每月的平均值。家庭自测血压低于诊所血压，家庭自测血压135/85mmHg相当于诊所血压140/90mmHg。对血压正常的人建议定期测量血压（20~29岁，每2年测1次；30岁以上每年至少1次）。

3. 动态血压

（1）动态血压监测能提供日常活动和睡眠时血压的情况：动态血压监测提供评价在无靶器官损害的情况下（白大衣效应）高血压的可靠证据，也有助于评估明显耐药的患者，抗高血压药物引起的低血压综合征，阵发性高血压以及自主神经功能失调。动态血压测值常低于诊所血压测值。通常高血压患者清醒时血压≥135/85mmHg，睡眠时≥120/75mmHg。动态血压监测值与靶器官损害的相关性优于诊所血压。动态血压监测能提供血压升高占测量总数的百分比、整体血压负荷及睡眠时血压降低的程度。大多数人在夜间血压下降10%~20%，如果不存在这种血压下降现象，则其发生心血管事件的危险会增加。

（2）动态血压测量应使用符合国际标准的监测仪：动态血压的正常值推荐以下国内参考标准：24h平均值<130/80mmHg，白昼平均值<135/85mmHg，夜间平均值<125/75mmHg。正常情况下，夜间血压均值比白昼血压值低10%~15%。

（3）动态血压监测在临床上可用于诊断白大衣性高血压、隐蔽性高血压、顽固难治性高血压、发作性高血压或低血压，评估血压升高严重程度，但是目前主要仍用于临床研究，例如评估心血管调节机制、预后意义、新药或治疗方案疗效考核等，不能取代诊所血压测量。

（4）动态血压测量时应注意以下问题：①测量时间间隔应设定一般为每30min测1次。可根据需要而设定所需的时间间隔。②指导患者日常活动，避免剧烈运动。测血压时患者上臂要保持伸展和静止状态。③若首次检查由于伪迹较多而使读数<80%的预期值，应再次测量。④可根据24h平均血压，日间血压或夜间血压进行临床决策参考，但倾向于应用24h平均血压。

（五）适量运动

1. 运动的作用　运动除了可以促进血液循环，降低胆固醇的生成外，并能增强肌肉、骨骼，减少关节僵硬的发生，还能增加食欲，促进肠胃蠕动、预防便秘、改善睡眠。

2. 运动的形式　最好养成持续运动的习惯，对中老年人应包括有氧、伸展及增强肌力练习3类，具体项目可选择步行、慢跑、太极拳、门球、气功等。

3. 运动强度的控制　每个参加运动的人特别是中老年人和高血压患者在运动前最好了解一下自己的身体状况，以决定自己的运动种类、强度、频度和持续运动时间。运动强度必须因人而异，按科学锻炼的要求，常用运动强度指标可用运动时最大心率达到180（或170）减去年龄，如50岁的人运动心率为120~130次/min，如果求精确则采用最大心率的

60%～85%作为运动适宜心率，需在医师指导下进行。运动频度一般要求每周3～5次，每次持续20～60min即可，可根据运动者身体状况和所选择的运动种类以及气候条件等而定。

（六）在医生指导下正确用药

1. 减药　高血压患者一般须终身治疗。患者经确诊为高血压后若自行停药，其血压（或迟或早）终将回复到治疗前水平。但患者的血压若长期控制，可以试图小心、逐步地减少服药数或剂量。尤其是认真地进行非药物治疗，密切地观察改进生活方式进度和效果的患者。患者在试行这种"逐步减药"时，应十分仔细地监测血压。

2. 记录　一般高血压病患者的治疗时间长达数十年，治疗方案会有多次变换，包括药物的选择。最好建议患者详细记录其用过的治疗药物及疗效。医生则更应为经手治疗的患者保存充分的记录，随时备用。

3. 剂量的调整　对大多数非重症或急症高血压，要寻找其最小有效耐受剂量药物，也不宜降压太快。故开始给小剂量药物，经1个月后，如疗效不够而不良反应少或可耐受，可增加剂量；如出现不良反应不能耐受，则改用另一类药物。随访期间血压的测量应在每天的同一时间，对重症高血压，须及早控制其血压，可以较早递增剂量和合并用药。随访时除患者主观感觉外，还要做必要的化验检查，以了解靶器官状况和有无药物不良反应。对于非重症或急症高血压，经治疗血压长期稳定达1年以上，可以考虑减少剂量，目的为减少药物的可能副作用，但以不影响疗效为前提。

（1）选择针对性强的降血压药：降血压药物品种很多，个体差异很大，同一种药物不同的患者服用后的效果会因人而异。对医生开的降血压药，护理人员和患者必须了解药物的名称、作用、剂量、用法、不良反应等，并遵照医嘱按时服药。

（2）合适的剂量：一般由小剂量开始，逐渐调整到合适的剂量。晚上睡觉前的治疗剂量，尤其要偏小，因入睡后如果血压降得太低，则易出现脑动脉血栓形成。药品剂量不能忽大忽小，否则血压波动太大，会造成实质性脏器的损伤。

（3）不能急于求成：如血压降得太低，常会引起急性缺血性脑血管病和心脏缺血性疾病的发生。

（4）不要轻易中断治疗：应用降血压药过程中，症状改善后，仍需坚持长期服药，也不可随意减少剂量，必须听从医生的治疗安排。

（5）不宜频繁更换降血压药物：各种降血压药，在人体内的作用时间不尽相同，更换降血压药时，往往会引起血压的波动，换降血压药必须在医生指导下进行，不宜多种药合用，以避免药物不良反应。

（6）患痴呆症或意识不清的老人，护理人员必须协助服药，并帮助管理好药物，以免发生危险。

（7）注意观察副作用，必要时，采取相应的防范措施。若患者突然出现头痛、多汗、恶心、呕吐、烦躁、心慌等症状，家人协助患者立即平卧抬高头部，用湿毛巾敷在头部；测量血压，若血压过高，应用硝苯地平嚼碎舌下含服等，以快速降血压；如果半小时后血压仍不下降，且症状明显，应立即去医院就诊。

（黄玉蓉）

第三节　心绞痛

心绞痛（angina pectoris）是冠状动脉供血不足，心肌急剧的、暂时的缺血与缺氧引起的综合征。其特点为阵发性的前胸压榨性疼痛感觉，主要位于胸骨后部，可放射至左上肢，常发生于劳累或情绪激动时，持续数分钟，休息或服用硝酸酯制剂后消失。本病多见于男性，多数患者在40岁以上，劳累、情绪激动、饱食、受寒、阴雨天气、急性循环衰竭等为常见的诱因。

一、病因

1. 基本病因　对心脏予以机械性刺激并不引起疼痛，但心肌缺血、缺氧则引起疼痛。当冠状动脉的"供血"与心肌的"需氧"出现矛盾，冠状动脉血流量不能满足心肌代谢需要时，引起心肌急剧的、暂时的缺血、缺氧时，即产生心绞痛。

2. 其他病因　除冠状动脉粥样硬化外，主动脉瓣狭窄或关闭不全、梅毒性主动脉炎、肥厚性心肌病、先天性冠状动脉畸形、风湿性冠状动脉炎，都可引起冠状动脉在心室舒张期充盈障碍，引发心绞痛。

二、临床表现与诊断

（一）临床表现

1. 症状和体征

（1）部位：典型心绞痛主要在胸骨体上段或中段之后，可波及心前区，有手掌大小范围，可放射至左肩、左上肢前内侧，达无名指和小指；不典型心绞痛疼痛可位于胸骨下段、左心前区或上腹部，放射至颈、下颌、左肩胛部或右前胸。

（2）性质：胸痛为压迫、发闷，或紧缩性，也可有烧灼感。发作时，患者往往不自觉地停止原来的活动，直至症状缓解。

（3）诱因：典型的心绞痛常在相似的条件下发生。以体力劳累为主，其次为情绪激动。登楼、平地快步走、饱餐后步行、逆风行走，甚至用力大便或将臂举过头部的轻微动作，暴露于寒冷环境、进冷饮、身体其他部位的疼痛，以及恐怖、紧张、发怒、烦恼等情绪变化，都可诱发。晨间痛阈低，轻微劳力如刷牙、剃须、步行即可引起发作；上午及下午痛阈提高，则较重的劳力亦可不诱发。

（4）时间：疼痛出现后常逐步加重，然后在3～5min内逐渐消失，一般在停止原活动后缓解。一般为1～15min，多数3～5min，偶可达30min的，可数天或数星期发作1次，亦可1d内发作多次。

（5）硝酸甘油的效应：舌下含有硝酸甘油片如有效，心绞痛应于1～2min内缓解，对卧位型心绞痛，硝酸甘油可能无效。在评定硝酸甘油的效应时，还要注意患者所用的药物是否已经失效或接近失效。

2. 体征　平时无异常体征，心绞痛发作时常见心律增快、血压升高、表情焦虑、皮肤冷或出汗，有时出现第四或第三奔马律。可有暂时性心尖部收缩期杂音，是乳头肌缺血以致功能失调引起二尖瓣关闭不全所致。

（二）诊断

1. 冠心病诊断

（1）据典型的发作特点和体征，含用硝酸甘油后缓解，结合年龄和存在冠心病易患因素，除外其他原因所致的心绞痛，一般即可建立诊断。

（2）心绞痛发作时心电图：绝大多数患者 ST 段压低 0.1mV（1mm）以上，T 波平坦或倒置（变异型心绞痛者则有关导联 ST 段抬高），发作过后数分钟内逐渐恢复。

（3）心电图无改变的患者可考虑做负荷试验：发作不典型者，诊断要依靠观察硝酸甘油的疗效和发作时心电图的改变；如仍不能确诊，可多次复查心电图、心电图负荷试验或 24h 动态心电图连续监测，如心电图出现阳性变化或负荷试验诱发心绞痛发作亦可确诊。

（4）诊断有困难者可考虑行选择性冠状动脉造影或做冠状动脉 CT：考虑施行外科手术治疗者则必须行选择性冠状动脉造影。冠状动脉内超声检查可显示管壁的病变，对诊断可能更有帮助。

2. 近年对确诊心绞痛的患者主张进行仔细的分型诊断 根据世界卫生组织"缺血性心脏病的命名及诊断标准"，现将心绞痛作如下归类。

（1）劳累性心绞痛：是由运动或其他增加心肌需氧量的情况所诱发的心绞痛。包括 3 种类型。①稳定型劳累性心绞痛：简称稳定型心绞痛，亦称普通型心绞痛。是最常见的心绞痛。指由心肌缺血缺氧引起的典型心绞痛发作，其性质在 1~3 个月内并无改变。即每日和每周疼痛发作次数大致相同，诱发疼痛的劳累和情绪激动程度相同，每次发作疼痛的性质和疼痛部位无改变，用硝酸甘油后也在相同时间内发生疗效。②初发型劳累性心绞痛：简称初发型心绞痛。指患者过去未发生过心绞痛或心肌梗死，而现在发生由心肌缺血缺氧引起的心绞痛，时间尚在 1~2 个月内。有过稳定型心绞痛但已数月不发生心绞痛，再发生心绞痛未到 1 个月者也归入本型。③恶化型劳累性心绞痛：进行型心绞痛指原有稳定型心绞痛的患者，在 3 个月内疼痛的频率、程度、诱发因素经常变动，进行性恶化。可发展为心肌梗死与猝死。

（2）自发性心绞痛：心绞痛发作与心肌需氧量无明显关系，与劳累性心绞痛相比，疼痛持续时间一般较长，程度较重，且不易为硝酸甘油所缓解。包括四种类型。①卧位型心绞痛：在休息时或熟睡时发生的心绞痛，其发作时间较长，症状也较重，发作与体力活动或情绪激动无明显关系，常发生在半夜，偶尔在午睡或休息时发作。疼痛常剧烈难忍，患者烦躁不安、起床走动。硝酸甘油的疗效不明显或仅能暂时缓解。可能与夜梦、夜间血压降低或发生未被察觉的左心室衰竭，以致狭窄的冠状动脉远端心肌灌注不足；或平卧时静脉回流增加，心脏工作量增加，需氧增加等有关。②变异型心绞痛：本型患者心绞痛的性质、与卧位型心绞痛相似，也常在夜间发作，但发作时心电图表现不同，显示有关导联的 ST 段抬高而与之相对应的导联中则 ST 段压低。本型心绞痛是由于在冠状动脉狭窄的基础上，该支血管发生痉挛，引起一片心肌缺血所致。③中间综合征：亦称冠状动脉功能不全。指心肌缺血引起的心绞痛发作历时较长，达 30min 或 1h 以上，发作常在休息时或睡眠中发生，但心电图、放射性核素和血清学检查无心肌坏死的表现。本型疼痛其性质是介于心绞痛与心肌梗死之间，常是心肌梗死的前奏。④梗死后心绞痛：在急性心肌梗死后不久或数周后发生的心绞痛。由于供血的冠状动脉阻塞，发生心肌梗死，但心肌尚未完全坏死，一部分未坏死的心肌处于严重缺血状态下又发生疼痛，随时有再发生梗死的可能。

（3）混合性心绞痛：劳累性和自发性心绞痛混合出现，因冠状动脉的病变使冠状动脉血流储备固定地减少，同时又发生短暂的再减损所致，兼有劳累性和自发性心绞痛的临床表现。有人认为这种心绞痛在临床上实甚常见。

（4）不稳定型心绞痛：在临床上被广泛应用并被认为是稳定型劳累性心绞痛和心肌梗死和猝死之间的中间状态。它包括了除稳定型劳累性心绞痛外的上述所有了类型。其病理基础是在原有病变上发生冠状动脉内膜下出血、粥样硬化斑块破裂、血小板或纤维蛋白凝集、冠状动脉痉挛等除了没有诊断心肌梗死的明确的心电图和心肌酶谱变化外，目前应用的不稳定心绞痛的定义根据以下 3 个病史特征做出。①在相对稳定的劳累相关性心绞痛基础上出现逐渐增强的疼痛。②新出现的心绞痛（通常 1 个月内），由很轻度的劳力活动即可引起心绞痛。③在静息和很轻劳力时出现心绞痛。

三、治疗原则

预防：主要预防动脉粥样硬化的发生和发展。

治疗原则：改善冠状动脉的血供；减低心肌的耗氧；同时治疗动脉粥样硬化。

（一）发作时的治疗

（1）休息：发作时立刻休息，经休息后症状可缓解。

（2）药物治疗：应用作用较快硝酸酯制剂。

（3）在应用上述药物的同时，可考虑用镇静药。

（二）缓解期的治疗

系统治疗，清除诱因、注意休息、使用作用持久的抗动脉粥样硬化药物，以防心绞痛发作，可单独、交替或联合应用。宜尽量避免各种确知足以诱致发作的因素。调节饮食，特别是一次进食不应过饱；禁绝烟酒。调整日常生活与工作量；减轻精神负担；保持适当的体力活动，但以不致发生疼痛症状为度；一般不需卧床休息。

（三）其他治疗

低分子右旋糖酐或羟乙基淀粉注射液，作用为改善微循环的灌流，可用于心绞痛的频繁发作。抗凝药，如肝素；溶血栓药和抗血小板药可用于治疗不稳定型心绞痛。高压氧治疗增加全身的氧供应，可使顽固的心绞痛得到改善，但疗效不易巩固。体外反搏治疗可能增加冠状动脉的血供，也可考虑应用。兼有早期心力衰竭者，治疗心绞痛的同时宜用快速作用的洋地黄类制剂。

（四）外科手术治疗

主动脉 - 冠状动脉旁路移植手术（coronary artery bypass grafting，CABG）方法：取患者自身的大隐静脉或内乳动脉作为旁路移植材料。一端吻合在主动脉，另一端吻合在有病变的冠状动脉段的远端，引主动脉的血液以改善该冠状动脉所供血的心肌的血流量。

（五）经皮腔内冠状动脉成形术

经皮腔内冠状动脉成形术（percutaneous transluminal coronary angioplasty，PTCA）方法：冠状动脉造影后，针对相应病变，应用带球囊的心导管经周围动脉送到冠状动脉，在导引钢丝的指引下进入狭窄部位；向球囊内加压注入稀释的造影剂使之扩张，解除狭窄。

（六）其他冠状动脉介入性治疗

由于 PTCA 有较高的术后再狭窄发生率，近来采用一些其他成形方法如激光冠状动脉成形术（PTCLA）、冠状动脉斑块旋切术、冠状动脉斑块旋磨术、冠状动脉内支架安置等，期望降低再狭窄发生率。

（七）运动锻炼疗法

谨慎安排进度适宜的运动锻炼有助于促进侧支循环的发展，提高体力活动的耐受量，改善症状。

四、常见护理问题

（一）舒适的改变——心绞痛

1. 相关因素　与心肌急剧、短暂地缺血、缺氧，冠状动脉痉挛有关。
2. 临床表现　阵发性胸骨后疼痛。
3. 护理措施

（1）心绞痛发作时立即停止步行或工作，休息片刻即可缓解。根据疼痛发生的特点，评估心绞痛严重程度（表19-3），制定相应活动计划。频发者或严重心绞痛者，严格限制体力活动，并绝对卧床休息。

表 19-3　劳累性心绞痛分级

心绞痛分级	表现
Ⅰ级：日常活动时无症状	较日常活动重的体力活动，如平地小跑步、快速或持重物上三楼、上陡坡等时引起心绞痛
Ⅱ级：日常活动稍受限制	一般体力活动，如常速步行1.5~2km、上三楼、上坡等即引起心绞痛
Ⅲ级：日常活动明显受损	较日常活动轻的体力活动，如常速步行0.5~1km、上二楼、上小坡等即引起心绞痛
Ⅳ级：任何体力活动均引起心绞痛	轻微体力活动（如在室内缓行）即引起心绞痛，严重者休息时亦发生心绞痛

（2）遵医嘱给予患者舌下含服硝酸甘油、吸氧，记录心电图，并通知医生。心绞痛频发或严重者遵医嘱使用硝酸甘油静脉微泵推注。由于此类药物能扩张头面部血管，有些患者使用后会出现颜面潮红、头痛等症状，应向患者说明。

（3）用药后动态观察患者胸痛变化情况，同时监测 ECG，必要时进行心电监测。

（4）告知患者在心绞痛发作时的应对技巧：一是立即停止活动；另一是立即含服硝酸甘油。向患者讲解含服硝酸甘油是因为舌下有丰富的静脉丛，吸收见效比口服硝酸甘油快。若疼痛持续 15min 以上不缓解，则有可能发生心肌梗死，需立即急诊就医。

（二）焦虑

1. 相关因素　与心绞痛反复频繁发作、疗效不理想有关。
2. 临床表现　睡眠不佳，缺乏自信心、思维混乱。
3. 护理措施

（1）向患者讲解心绞痛的治疗是一个长期过程，需要有毅力，鼓励其说出内心想法，针对其具体心理情况给予指导与帮助。

（2）心绞痛发作时，尽量陪伴患者，多与患者沟通，指导患者掌握心绞痛发作的有效应对措施。

（3）及时向患者分析讲解疾病好转信息，增强患者治疗信心。

（4）告知患者不良心理状况对疾病的负面影响，鼓励患者进行舒展身心的活动（如听音乐、看报纸）等活动，转移患者注意力。

（三）知识缺乏

1. 相关因素　与缺乏知识来源，认识能力有限有关。

2. 临床表现　患者不能说出心绞痛相关知识，不知如何避免相关因素。

3. 护理措施

（1）避免诱发心绞痛的相关因素：如情绪激动、饱食、焦虑不安等不良心理状态。

（2）告知患者心绞痛的症状为胸骨后疼痛，可放射至左臂、颈、胸，常为压迫或紧缩感。

（3）指导患者硝酸甘油使用注意事项。

（4）提供简单易懂的书面或影像资料，使患者了解自身疾病的相关知识。

五、健康教育

（一）心理指导

告知患者需保持良好心态，因精神紧张、情绪激动、饱食、焦虑不安等不良心理状态，可诱发和加重病情。患者常因不适而烦躁不安，且伴恐惧，此时鼓励患者表达感觉，告知尽量做深呼吸，放松情绪才能使疾病尽快消除。

（二）饮食指导

1. 减少饮食热能　控制体重少量多餐（每天 4～5 餐），晚餐尤应控制进食量，提倡饭后散步，切忌暴饮暴食，避免过饱；减少脂肪总量，限制饱和脂肪酸和胆固醇的摄入量，增加不饱和脂肪酸；限制单糖和双糖摄入量，供给适量的矿物质及维生素，戒烟戒酒。

2. 在食物选择方面，应适当控制主食和含糖零食　多吃粗粮、杂粮，如玉米、小米、荞麦等；禽肉、鱼类，以及核桃仁、花生、葵花子等硬果类含不饱和脂肪酸较多，可多食用；多食蔬菜和水果，不限量，尤其是超体重者，更应多选用带色蔬菜，如菠菜、油菜、番茄、茄子和带酸味的新鲜水果，如苹果、橘子、山楂，提倡吃新鲜泡菜；多用豆油、花生油、菜油及香油等植物油；蛋白质按劳动强度供给，冠心病患者蛋白质按 2g/kg 供给。尽量多食用黄豆及其制品，如豆腐、豆干、百叶等，其他如绿豆、赤豆也很好。

3. 禁忌食物　忌烟、酒、咖啡以及辛辣的刺激性食品；少用猪油、黄油等动物油烹调；禁用动物脂肪高的食物，如猪肉、牛肉、羊肉及含胆固醇高的动物内脏、动物脂肪、脑髓、贝类、乌贼鱼、蛋黄等；食盐不宜多用，每天 2～4g；含钠味精也应适量限用。

（三）作息指导

制定固定的日常活动计划，避免劳累。避免突发性的劳力动作，尤其在较长时间休息以后。如凌晨起来后活动动作宜慢。心绞痛发作时，应停止所有活动，卧床休息。频发或严重心绞痛患者，严格限制体力活动，应绝对卧床休息。

（四）用药指导

1. 硝酸酯类 硝酸甘油是缓解心绞痛的首选药。

（1）心绞痛发作时可用短效制剂1片舌下含化，1~2min即开始起作用，持续半小时；勿吞服。如药物不易溶解，可轻轻嚼碎继续含化。

（2）应用硝酸酯类药物时可能出现头晕、头胀痛、头部跳动感、面红、心悸，继续用药数日后可自行消失。

（3）硝酸甘油应储存在棕褐色的密闭小玻璃瓶中，防止受热、受潮，使用时应注意有效期，每用6个月须更换药物。如果含服药物时无舌尖麻刺、烧灼感，说明药物已失效，不宜再使用。

（4）为避免直立性低血压所引起的晕厥，用药后患者应平卧片刻，必要时吸氧。长期反复应用会产生耐药性而效力降低，但停用10d以上，复用可恢复效力。

2. 长期服用β受体阻滞药者 如使用阿替洛尔（氨酰心安）、美托洛尔（倍他乐克）时，应指导患者用药。

（1）不能随意突然停药或漏服，否则会引起心绞痛加重或心肌梗死。

（2）应在饭前服用，因食物能延缓此类药物吸收。

（3）用药过程中注意监测心率、血压、心电图等。

3. 钙通道阻滞药 目前不主张使用短效制剂（如硝苯地平），以减少心肌耗氧量。

（五）特殊及行为指导

（1）寒冷刺激可诱发心绞痛发作，不宜用冷水洗脸，洗澡时注意水温及时间。外出应戴口罩或围巾。

（2）患者应随身携带心绞痛急救盒（内装硝酸甘油片）：心绞痛发作时，立即停止活动并休息，保持安静。及时使用硝酸甘油制剂，如片剂舌下含服，喷雾剂喷舌底1~2下，贴剂粘贴在心前区。如果自行用药后，心绞痛未缓解。应请求协助救护。

（3）有条件者可以氧气吸入，使用氧气时，避免明火。

（4）患者洗澡时应告诉家属，不宜在饱餐或饥饿时进行，水温勿过冷过热，时间不宜过长，门不要上锁，以防发生意外。

（5）与患者讨论引起心绞痛的发作诱因，确定需要的帮助，总结预防发作的方法。

（六）病情观察指导

注意观察胸痛的发作时间、部位、性质、有无放射性及伴随症状，定时监测心率、心律。若心绞痛发作次数增加，持续时间延长，疼痛程度加重，含服硝酸甘油无效者，有可能是心肌梗死先兆，应立即就诊。

（七）出院指导

（1）减轻体重，肥胖者需限制饮食热量及适当增加体力活动，避免采用剧烈运动防治各种可加重病情的疾病，如高血压、糖尿病、贫血、甲亢等。特别要控制血压，使血压维持在正常水平。

（2）慢性稳定型心绞痛患者大多数可继续正常性生活，为预防心绞痛发作，可在1h前含服硝酸甘油1片。

（3）患者应随身携带硝酸甘油片以备急用，患者及家属应熟知药物的放置地点，以备急需。

（黄玉蓉）

第四节　心肌梗死

心肌梗死（myocardial infarction）是心肌缺血性坏死。为在冠状动脉病变基础上，发生冠状动脉供血急剧减少或中断，使相应的心肌严重而持久地急性缺血所致。

一、病因和发病机制

1. 病因　基本病因是冠状动脉粥样硬化（偶为冠状动脉痉挛、栓塞、炎症、先天性畸形、外伤、冠状动脉阻塞所致）。造成管腔狭窄和心肌供血不足，而侧支循环尚未建立时，下列原因加重心肌缺血即可发生心肌梗死。在此基础上，一旦冠状动脉血供进一步急剧减少或中断 20～30min，使心肌严重而持久地急性缺血达 0.5h 以上，即可发生心肌梗死。

另心肌梗死发生严重心律失常、休克、心力衰竭，均可使冠状动脉血流量进一步下降，心肌坏死范围扩大。

2. 发病机制　冠状动脉病变：血管闭塞处于相应的心肌部位坏死。

二、临床表现

临床表现与梗死面积大小、梗死部位、侧支循环情况密切相关。

1. 先兆　多数患者于发病前数日可有前驱症状，如原有心绞痛近日发作频繁，程度加重，持续时间较久，休息或硝酸甘油不能缓解，甚至在休息中或睡眠中发作。表现为突发上腹部剧痛、恶心、呕吐、急性心力衰竭，或严重律失常。心电图检查可显示 ST 段一过性抬高或降低，T 波高大或明显倒置。

2. 症状

（1）疼痛：最早出现症状。少数患者可无疼痛，起病即表现休克或急性肺水肿。有些患者疼痛部位在上腹部，且伴有恶心、呕吐、易与胃穿孔、急性胰腺炎等急腹症相混淆。

（2）全身症状：发热、心动过速、白细胞增高、红细胞沉降率增快，由坏死物质吸收所引起。一般在疼痛 24～48h 出现，程度与梗死范围呈正相关，体温 38℃ 左右，很少超过 39℃，持续约 1 周。

（3）胃肠道症状：疼痛可伴恶心、呕吐、上腹胀痛，与迷走神经受坏死物质刺激和胃肠道组织灌注不足等有关。

（4）心律失常：75%～95% 的患者伴有心律失常，以 24h 内为最多见，以室性心律失常最多。

（5）休克：20% 患者，数小时至 1 周内发生，主要原因如下。①心肌遭受严重损害，左心室排血量急剧将低（心源性休克）。②剧烈胸痛引起神经反射性周围血管扩张。③因呕吐、大汗、摄入不足所致血容量不足。

（6）心力衰竭：主要是急性左侧心力衰竭。可在最初几天内发生，或在疼痛、休克好转阶段，为梗死后心脏舒缩力减弱或不协调所致。

急性心肌梗死引起的心力衰竭称为泵衰竭。按 Killip 分级法可分为：Ⅰ级，尚无明显心力衰竭；Ⅱ级，有左侧心力衰竭；Ⅲ级，有急性肺水肿；Ⅳ级，右心源性休克。

3. 体征

（1）心脏体征：心率多增快，第一心音减弱，出现第四心音。若心尖区出现收缩期杂音，多为乳头肌功能不全所致。反应性纤维心包炎者，有心包摩擦音。

（2）血压：均有不同程度的降低，起病前有高血压者，血压可降至正常。

（3）其他：可有心力衰竭、休克体征、心律失常有关的体征。

三、治疗原则

心肌梗死的救治原则为：①挽救濒死心肌，防止梗死扩大，缩小心肌缺血范围。②保护、维持心脏功能。③及时处理严重心律失常、泵衰竭及各种并发症。

（一）监护及一般治疗（momtoring and general care）

1. 休息　卧床休息 1 周，保持安静，必要时给予镇静药。

2. 吸氧　持续吸氧 2~3d，有并发症者须延长吸氧时间。

3. 监测　在 CCU 进行 ECG、血压、呼吸、监测 5~7d。

4. 限制活动　无并发症者，根据病情制定活动计划，详见护理部分。

5. 进食易消化食物　不宜过饱，可少量多餐。保持大便通畅，必要时给予缓泻药。

（二）解除疼痛（relief of pain）

尽快止痛，可应用强力止痛药。

（1）哌替啶（度冷丁）50~100mg 紧急肌内注射。

（2）吗啡 5~10mg 皮下注射，必要时 1~2h 后再注射 1 次以后每 4~6h 可重复应用，注意呼吸抑制作用。

（3）轻者：可待因 0.03~0.06g 口服或罂粟碱 0.03~0.06g 肌内注射或口服。

（4）试用硝酸甘油 0.3mg，异山梨酯 5~10mg 舌下含用或静脉滴注，注意心率增快，Bp 下降等副作用。

（5）顽固者：人工冬眠疗法。

（三）再灌注心肌（myocardial reperfusion）

意义：再通疗法是目前治疗 AMI 的积极治疗措施，在起病 3~6h 内，使闭塞的冠状动脉再通，心肌得到再灌注，挽救濒死的心肌，以缩小梗死范围，改善预后。

适应证：再通疗法只适于透壁心肌梗死，所以心电图上必须要有 2 个或 2 个以上相邻导联 ST 段抬高 >0.1mV，方可进行再通治疗。心肌梗死发病后 6h 内再通疗法是最理想的；发病 6~12h ST 段抬高的 AMI。

方法：溶栓疗法，紧急施行 PTCA，随后再安置支架。

1. 溶栓疗法（thrombolysis）

（1）溶栓的药物：尿激酶、链激酶、重组组织型纤维蛋白溶酶原激活药（rt-PA）等。

（2）注意事项：①溶栓期间进行严密心电监护：及时发现并处理再灌注心律失常。溶栓 3h 内心律失常发生率最高，84% 心律失常发生在溶栓 4h 之内。前壁心肌梗死时，心律失常多为室性心律失常，如频发室性期前收缩，加速室性自主心律、室性心动过速、心室颤动等；下壁梗死时，心律失常多发生窦性心动过缓、房室传导阻滞。②血压监测：低血压是急性心梗的常见症状，可由于心肌大面积梗死、心肌收缩力明显降低、心排血量减少所至，但也可能与血容量不足、再灌注性损伤、血管扩张药及合并出血等有关。一般低血压在急性心肌梗死后4h最明显。对单纯的低血压状态，应加强对血压的监测。在溶栓进行的30min内，10min测量1次血压；溶栓结束后3h内，30min测量1次；之后1h测量1次；血压平稳后根据病情延长测量时间。③用药期间注意出血倾向：在溶栓期间应严密观察患者有无皮肤黏膜出血、尿血、便血及颅内出血（观察瞳孔意识），输液穿刺部位有无瘀点、瘀斑、牙龈出血等。溶栓后3d内每天检查1次尿常规、大便隐血和出凝血时间，溶栓次日复查血小板，应尽早发现出血性并发症，早期采取有效的治疗措施。

（3）不宜溶栓的情况：①年龄大于70岁。②ST段抬高，时间 >24h。③就诊时严重高血压（ >180/110mmHg）。④仅有ST段压低（如非Q心梗，心内膜下心梗）及不稳定性心绞痛。⑤有出血倾向、外伤、活动性溃疡病、糖尿病视网膜病变，脑出血史及6个月内缺血性脑卒中史，夹层动脉瘤，半个月内手术等。

（4）判断再通指标

1）冠状动脉造影直接判断。

2）临床间接判断血栓溶解（再通）指标：①ECG抬高的ST段于2h内回降 >50%。②胸痛2h内基本消失。③2h内出现再灌注性心律失常。④血清CK - MB酶峰值提前出现（14h内）。

2. 经皮冠状动脉腔内成形术

（1）补救性PTCA：经溶栓治疗，冠状动脉再通后又再堵塞，或再通后仍有重度狭窄者，如无出血禁忌，可紧急施行PTCA，随后再安置支架。预防再梗和再发心绞痛。

（2）直接PTCA：不进行溶栓治疗，直接进行PTCA作为冠状动脉再通的手段，其目的在于挽救心肌。

适应证：①对有溶栓禁忌或不适宜溶栓治疗的患者，以及对升压药无反应的心源性休克患者应首选直接PTCA。②对有溶栓禁忌证的高危患者，如年龄 >70岁、既往有AMI史、广泛前壁心肌梗死以及收缩压 <100mmHg、心率 >100/min或Killip分级 > I级的患者若有条件最好选择直接PTCA。

（四）控制休克

最好根据血流动力学监测结果用药。

1. 补充血容量　估计血容量不足，中心静脉压下降者，用低分子右旋糖酐、10% GS 500ml或0.9%NS 500ml静脉滴入。输液后中心静脉压 >18cmH$_2$O，则停止补充血容量。

2. 应用升压药　补充血容量后血压仍不升，而心排血量正常时，提示周围血管张力不足，此时可用升压药物。多巴胺或间羟胺微泵静脉使用，两者亦可合用。亦可选用多巴酚丁胺。

3. 应用血管扩张药　经上述处理后血压仍不升，周围血管收缩致四肢厥冷时可使用硝酸甘油。

4. 其他措施　纠正酸中毒，保护肾功能，避免脑缺血，必要时应用糖皮质激素和洋地黄制剂。

5. 主动脉内球囊反搏术（intra - aortic balloon pumping，IABP）　上述治疗无效时可考

虑应用 IABP，在 IABP 辅助循环下行冠脉造影，随即行 PTCA、CABG。

（五）治疗心力衰竭

主要治疗左侧心力衰竭，见心力衰竭急性左侧心力衰竭的急救。

（六）其他治疗

有助于挽救濒死心肌，防止梗死扩大，缩小缺血范围，根据患者具体情况选用。

1. β 受体阻滞药、钙通道阻滞药，ACE 抑制药的使用 改善心肌重构，防止梗死范围扩大改善预后。

2. 抗凝疗法 口服阿司匹林等药物。

3. 极化液疗法 有利于心脏收缩，减少心律失常，有利 ST 段恢复。极化液具体配置 10% KCl 15ml + 胰岛素 8U + 10% GS 500ml。

4. 促进心肌代谢药物 维生素 C、维生素 B_6、1、6 - 二磷酸果糖、辅酶 Q_{10} 等。

5. 右旋糖酐 40 或羟乙基淀粉 降低血黏度，改善微循环。

（七）并发症的处理

1. 栓塞 溶栓或抗凝治疗。

2. 心脏破裂 乳头肌断裂、VSD 者手术治疗。

3. 室壁瘤 影响心功能或引起严重心律失常者手术治疗。

4. 心肌梗死后综合征 可用糖皮质激素、阿司匹林、吲哚美辛等。

（八）右室心肌梗死的处理

表现为右侧心力衰竭伴低血压者治疗以扩容为主，维持血压治疗，不宜用利尿药。

四、常见护理问题

（一）疼痛

1. 相关因素 与心肌急剧缺血、缺氧有关。

2. 主要表现 胸骨后剧烈疼痛，伴烦躁不安、出汗、恐惧或有濒死感。

3. 护理措施

（1）绝对卧床休息（包括精神和体力）：休息即为最好的疗法之一，病情稳定无特殊不适，且在急性期均应绝对卧床休息，严禁探视，避免精神紧张，一切活动包括翻身、进食、洗脸、大小便等均应在医护人员协助下进行，避免生扯硬拽现象。如果患者焦虑、抑郁情绪严重并有睡眠障碍等表现时，应根据病情选择没有禁忌的镇静药物，如哌替啶等。

（2）做好氧疗管理：心肌梗死时由于持续的心肌缺血缺氧，代谢物积聚或产生多肽类致痛物等，刺激神经末梢，经神经传导至大脑产生痛觉，而疼痛使患者烦躁不安、情绪恶化，加重心肌缺氧，影响治疗效果。若胸闷、疼痛剧烈或症状不缓解、持续时间长，氧流量可控制在 5 ~ 6L/min，待症状消失后改为 3 ~ 4L/min，一般不少于 72h，5d 后可根据情况间断给氧。

（3）患者的心理管理：疾病给患者带来胸闷、疼痛等压抑的感觉，再加上环境的生疏，可使患者恐惧、紧张不安，而这又导致交感神经兴奋引起血压升高，心肌耗氧量增加，诱发心律失常，加重心肌缺血坏死，因此，我们应了解患者的职业、文化、经济、家庭情况及发病的诱因，关心体贴患者，消除紧张恐惧心理，让患者树立战胜疾病的信心，使患者处于一个最佳心理状态。

（二）恐惧

1. 相关因素　可与下列因素有关。①胸闷不适、胸痛、濒死感。②因病房病友病重或死亡。③病室环境陌生/监护、抢救设备。

2. 主要表现　心情紧张、烦躁不安。

3. 护理措施

（1）消除患者紧张与恐惧心理：救治过程中要始终关心体贴，态度和蔼，鼓励患者表达自己的感受，安慰患者，使之尽快适应环境，进入患者角色。

（2）了解患者的思想状况，向患者讲清情绪与疾病的关系，使患者明白紧张的情绪会加重病情，使病情恶化。劝慰患者消除紧张情绪，使患者处于接受治疗的最佳心理状态。

（3）向患者介绍救治心梗的特效药及先进仪器设备，肯定效果与作用，使患者得到精神上的安慰和对医护人员的信任。在治疗护理过程中做到忙而不乱，紧张而有序，迅速而准确。

（4）给患者讲解抢救成功的例子，使其树立战胜疾病的信心。

（5）针对心理反应进行耐心解释，真诚坦率地为其排忧解难，做好生活护理，给他们创造一个安静、舒适、安全、整洁的休息环境。

（三）自理缺陷

1. 相关因素　与治疗性活动受限有关。

2. 主要表现　日常生活不能自理。

3. 护理措施

（1）心肌梗死急性期卧床期间协助患者洗漱进食、大小便及个人卫生等生活护理。

（2）将患者经常使用的物品放在易拿取的地方，以减少患者拿东西时的体力消耗。

（3）将呼叫器放在患者手边，听到铃响立即给予答复。

（4）提供患者有关疾病治疗及预后的确切消息，强调正面效果，以增加患者自我照顾的能力和信心，并向患者说明健康程序，不要允许患者延长卧床休息时间。

（5）在患者活动耐力范围内，鼓励患者从事部分生活自理活动和运动，以增加患者的自我价值感。

（6）让患者有足够的时间，缓慢地进行自理活动或者在活动过程中提供多次短暂的休息时间；或者给予较多的协助，以避免患者过度劳累。

（四）便秘

1. 相关因素　与长期卧床、不习惯床上排便、进食量减少有关。

2. 主要表现　大便干结，超过 2d 未排大便。

3. 护理措施

（1）合理饮食：提醒患者饮食要节制，要选择清淡易消化、产气少、无刺激的食物。进食速度不宜过快、少食多餐。

（2）遵医嘱给予大便软化药或缓泻药。

（3）鼓励患者定时排便，安置患者于舒适体位排便。

（4）不习惯于床上排便的患者，应向其讲明病情及需要在床上排便的理由并用屏风遮挡。

（5）告知病患者排便时不要太用力，可用手掌在腹部按乙状结肠走行方向做环形按摩。

（五）潜在并发症——心力衰竭

1. 相关因素　与梗死面积过大、心肌收缩力减弱有关。

2. 主要表现　咳嗽、气短、心悸、发绀，严重者出现肺水肿表现。

3. 护理措施

（1）避免诱发心力衰竭的因素：上感、劳累、情绪激动、感染，不适当的活动。

（2）若突然出现急性左侧心力衰竭，应立即采取急救，详见"心力衰竭护理"一章。

（六）潜在并发症——心源性休克

1. 相关因素　心肌梗死、心排血量减少。

2. 主要表现　血压下降，面色苍白、皮肤湿冷、脉细速、尿少。

3. 护理措施

（1）严密观察神志、意识、血压、脉搏、呼吸、尿量等情况并做好记录。

（2）观察患者末梢循环情况，如皮肤温度、湿度、色泽。

（3）注意保暖。

（4）保持输液通畅，并根据心率、血压、呼吸及用药情况随时调整滴速。

（七）潜在并发症——心律失常

1. 相关因素　与心肌缺血、缺氧、电解质失衡有关。

2. 主要表现　室性期前收缩、快速型心律失常、缓慢型心律失常，

3. 护理措施

（1）给予心电监护，监测患者心律、心率、血压、脉搏、呼吸及心电图改变，并做好记录。

（2）嘱患者尽量避免诱发心律失常的因素：如情绪激动、烟酒、浓茶、咖啡等。

（3）向患者说明心律失常的临床表现及感受，若出现心悸、胸闷、胸痛、心前区不适等症状，应及时告诉医护人员。

（4）遵医嘱应用抗心律失常药物，并观察药物疗效及副作用。

（5）备好各种抢救药物和仪器：如除颤器、起搏器，抗心律失常药及复苏药。

五、健康教育

（一）心理指导

本病起病急，症状明显，患者因剧烈疼痛而有濒死感，又因担心病情及疾病预后而产生焦虑、紧张等情绪，护士应陪伴在患者身旁，允许患者表达出对死亡的恐惧如呻吟、易怒等，用亲切的态度回答患者提出的问题。解释先进的治疗方法及监护设备的作用。

（二）饮食指导

急性心梗2~3d时以流质为主，每天总热能500~800kcal；控制液体量，减轻心脏负担，口服液体量应控制在1 000ml/d；用低脂、低胆固醇、低盐、适量蛋白质、高食物纤维

饮食，脂肪限制在 40g/d 以内，胆固醇应 <300mg/d；选择容易消化吸收的食物，不宜过热过冷，保持大便通畅，排便时不可用力过猛；病情稳定 3d 后可逐渐改半流质、低脂饮食，总热能 1 000kcal/d 左右。避免食用辛辣或发酵食物，减少便秘和腹胀。康复期低糖、低胆固醇饮食，多吃富含维生素和钾的食物，伴有高血压病或心力衰竭者应限制钠盐摄入量。

在食物选择方面，心梗急性期主食可用藕粉、米汤、菜水、去油过筛肉汤、淡茶水、红枣泥汤；选低胆固醇及有降脂作用的食物，可食用的有鱼类、鸡蛋清、瘦肉末、嫩碎蔬菜及水果，降脂食物有山楂、香菇、大蒜、洋葱、海鱼、绿豆等。病情好转后改为半流质，可食用浓米汤、厚藕粉、枣泥汤、去油肉绒、鸡绒汤、薄面糊等。病情稳定后，可逐渐增加或进软食，如面条、面片、馄饨、面包、米粉、粥等。恢复期饮食治疗按冠心病饮食治疗。

禁忌食物：凡胀气、刺激性流质不宜吃，如豆浆、牛奶、浓茶、咖啡等；忌烟酒及刺激性食物和调味品，限制食盐和味精用量。

（三）作息指导

保证睡眠时间，2 次活动间要有充分的休息。急性期后 1～3d 应绝对卧床，第 4～6d 可在床上做上下肢被动运动。1 周后，无并发症的患者可床上坐起活动。每天 3～5 次，每次 20min，动作宜慢。有并发症者，卧床时间延长。第 2 周起开始床边站立→床旁活动→室内活动→完成个人卫生。根据患者对运动的反应，逐渐增加活动量。第 2 周后室外走廊行走，第 3～4 周试着上下 1 层楼梯。

（四）用药指导

常见治疗及用药观察如下。

1. 止痛　使用吗啡或哌替啶止痛，配合观察镇静止痛的效果及有无呼吸抑制，脉搏加快。

2. 溶栓治疗　溶栓过程中应配合监测心率、心律、呼吸、血压，注意胸痛情况和皮肤、牙龈、呕吐物及尿液有无出血现象，发现异常应及时报告医护人员，及时处理。

3. 硝酸酯类药　配合用药时间及用药剂量，使用过程中要注意观察疼痛有无缓解，有无头晕、头痛、血压下降等副作用。

4. 抑制血小板聚集药物　药物宜餐后服。用药期间注意有无胃部不适，有无皮下、牙龈出血，定期检查血小板数量。

（五）行为指导

（1）大便干结时忌用力排便，应用开塞露塞肛或服用缓泻药如口服酚酞等方法保持大便通畅。

（2）接受氧气吸入时，要保证氧气吸入的有效浓度以达到改善缺氧状态的效果，同时注意用氧安全，避免明火。

（3）病情未稳定时忌随意增加活动量，以免加重心脏负担，诱发或加重心肌梗死。

（4）在输液过程中，应遵循医护人员控制的静脉滴注速度，切忌随意加快输液速度。

（5）当患者严重气急，大汗，端坐呼吸，应取坐位或半坐卧位，两腿下垂，有条件者立即吸氧。并应注意用氧的安全。

（6）当患者出现心脏骤停时，应积极处理。

（7）指导患者 3 个月后性生活技巧。

（8）选择一天中休息最充分的时刻行房事（早晨最好）。避免温度过高或过低时，避免饭后或酒后进行房事。

（9）如需要，可在性生活时吸氧。

（10）如果出现胸部不舒适或呼吸困难，应立即终止。

（六）病情观察指导

注意观察胸痛的性质、部位、程度、持续时间，有无向他处放射；配合监测体温、心率、心律、呼吸及血压及电解质情况，以便及时处理。

（七）出院指导

（1）养成良好的生活方式，生活规律，作息定时，保证充足的睡眠。病情稳定无并发症的急性心肌梗死，6周后可每天步行、打太极拳。8～12周可骑车、洗衣等。3～6个月后可部分或完全恢复工作。但不应继续从事重体力劳动、驾驶员、高空作业或工作量过大。

（2）注意保暖，适当添加衣服。

（3）饮食宜清淡，避免饱餐，忌烟酒及减肥，防止便秘。

（4）坚持按医嘱服药，随身备硝酸甘油，有多种剂型的药物，如片剂、喷雾剂，定期复诊。

（5）心肌梗死最初3个月内不适宜坐飞机及单独外出，原则上不过性生活。

（黄玉蓉）

第五节　感染性心内膜炎

感染性心内膜炎是心内膜表面的微生物感染，伴赘生物形成。生物是大小不等、形状不一的血小板和纤维素团块，内有微生物和炎症细胞。瓣膜是最常受累部位，间隔缺损部位、腱索或心壁内膜也可发生感染。而动静脉瘘、动脉瘘（如动脉导管未闭）、主动脉缩窄部位的感染虽然属于动脉内膜炎，但临床与病理均类似于感染性心膜炎。

感染性心内膜炎根据病程可分为急性和亚急性。急性感染性心内膜炎特点是：中毒症状明显；病情发展迅速，数天或数周引起瓣膜损害；迁移性感染多见；病原体主要是金黄色葡萄球菌。亚急性感染性心内膜炎特点是：中毒症状轻；病程长，可数周至数月；迁移性感染少见；病原体多见草绿色链球菌，其次为肠球菌。

感染性心内膜炎又可分为自体瓣膜心内膜炎、人工瓣膜心内膜炎和静脉药瘾者的心内膜炎。本章主要阐述自体瓣膜心内膜炎。

一、病因与发病机制

（一）病因

感染性心内膜炎主要是由链球菌和葡萄球菌感染。急性感染性心内膜炎主要由金黄色葡萄球菌引起，少数患者由肺炎球菌、淋球菌、A族链球菌和流感杆菌等所致。亚急性感染性心内膜炎由草绿色链球菌感染最常见，其次为D族链球菌（牛链球菌和肠球菌）、表皮葡萄球菌，其他细菌较少见。真菌、立克次体和衣原体等是感染性心内膜炎少见的致病微生物。

（二）发病机制

1. 急性感染性心内膜炎　目前尚不明确，由来自皮肤、肌肉、骨骼、肺等部位的活动性感染灶的病原菌，细菌量大，细菌毒力强，具有很强的侵袭性和黏附于心内膜的能力。主要累及正常心瓣膜，主动脉瓣常受累。

2. 亚急性感染性心内膜炎　亚急性感染性心内膜炎临床上至少占据病例的 2/3，其发病与以下因素有关：

（1）血流动力学因素：亚急性感染性心内膜炎患者约有 3/4 主要发生于器质性心脏病，多为心脏瓣膜病，主要是二尖瓣和主动脉瓣，其次是先天性心血管病，如室间隔缺损、动脉导管未闭、法洛四联症和主动脉狭窄。赘生物常位于二尖瓣关闭不全的瓣叶心房面、主动脉瓣关闭不全的瓣叶心室面和室间隔缺损的间隔右心室侧，可能与这些部位的压力下降和内膜灌注减少，利于微生物沉积和生长有关。高速射流冲击心脏或大血管内膜处可使局部损伤，如二尖瓣反流面对的左心房壁、主动脉反流面对的二尖瓣前叶有关腱索和乳头肌，未闭动脉导管射流面对的肺动脉壁的内皮损伤，并容易感染。在压差小的部位，发生亚急性感染性心内膜炎少见，如房间隔缺损和大室间隔缺损或血流缓慢时，如房颤和心力衰竭时少见，瓣膜狭窄时比关闭不全少见。

近年来，随着风湿性心脏病发病率的下降，风湿性瓣膜心内膜炎发生率也随之下降。由于超声心动图诊断技术的普遍应用，主动脉瓣二叶瓣畸形、二尖瓣脱垂和老年性退行性瓣膜病的诊断率提高和风湿性瓣膜病心内膜炎发病率的下降，而非风湿性瓣膜病的心内膜炎发病率有所升高。

（2）非细菌性血栓性心内膜病变：研究证实，当内膜的内皮受损暴露内皮下结缔组织的胶原纤维时，血小板聚集，形成血小板微血栓和纤维蛋白沉积，成为结节样无菌性赘生物，称其为非细菌性血栓性心内膜病变，是细菌定居瓣膜表面的重要因素。无菌性赘生物最常见于湍流区域、瘢痕处（如感染性心内膜炎后）和心脏外因素所致内膜受损。正常瓣膜可偶见。

（3）短暂性菌血症感染无菌性赘生物：各种感染或细菌寄居的皮肤黏膜的创伤（如手术、器械操作等）导致暂时性菌血症。皮肤和心脏外其他部位葡萄球菌感染的菌血症；口腔创伤常致草绿色链球菌菌血症；消化道和泌尿生殖道创伤或感染常引起肠球菌和革兰阴性杆菌菌血症，循环中的细菌如定居在无菌性赘生物上。细菌定居后，迅速繁殖，促使血小板进一步聚集和纤维蛋白沉积，感染性赘生物增大。纤维蛋白层覆盖在赘生物外，阻止吞噬细胞进入，为细菌生存繁殖提供良好的庇护所，即发生感染性心内膜炎。

细菌感染无菌性赘生物需要有几个因素：①发生菌血症的频度。②循环中细菌的数量，这与感染程度和局部寄居细菌的数量有关。③细菌黏附于无菌性赘生物的能力。草绿色链球菌从口腔进入血流的机会频繁，黏附性强，因而成为亚急性感染性心内膜炎最常见致病菌；虽然大肠埃希菌的菌血症常见，但黏附性差，极少引起心内膜炎。

二、临床表现

从短暂性菌血症的发生至症状出现之间的时间多在 2 周以内，但有不少患者无明确的细菌进入途径可寻。

（一）症状

1. 发热　发热是感染性心内膜炎最常见的症状，除有些老年或心、肾衰竭重症患者外，几乎均有发热，常伴有头痛、背痛和肌肉关节痛的症状。亚急性感染性心内膜炎起病隐匿，可伴有全身不适、乏力、食欲缺乏和体重减轻等症状，可有弛张性低热，一般＜39℃，午后和晚上高。急性感染性心内膜炎常有急性化脓性感染，呈暴发性败血症过程，有高热、寒战。常可突发心力衰竭。

2. 非特异性症状

（1）脾大：有15%～50%，病程＞6周的患者可出现。急性感染性心内膜炎少见。

（2）贫血：贫血较为常见，尤其多见于亚急性感染性心内膜炎，伴有苍白无力和多汗。多为轻、中度贫血，晚期患者有重度贫血。主要由于感染骨髓抑制所致。

（3）杵状指（趾）：部分患者可见。

3. 动脉栓塞　多发生于病程后期，但也有少部分患者为首发症状。赘生物引起动脉栓塞可发生在机体的任何部位，如脑、心脏、脾、肾、肠系膜及四肢。脑栓塞的发生率最高。在由左向右分流的先天性心血管病或右心内膜炎时，肺循环栓塞常见。如三尖瓣赘生物脱落引起肺栓塞，表现为突然咳嗽、呼吸困难、咯血或胸痛等症状。肺栓塞还可发展为肺坏死、空洞，甚至脓气胸。

（二）体征

1. 心脏杂音　80%～85%的患者可闻心脏杂音，是基础心脏病和（或）心内膜炎导致瓣膜损害所致。

2. 周围体征　可能是微血管炎或微栓塞所致，多为非特异性，包括：①瘀点：多见病程长者，可出现于任何部位，以锁骨、皮肤、口腔黏膜和睑结膜常见。②指、趾甲下线状出血。③Roth斑：多见于亚急性感染性心内膜炎，表现为视网膜的卵圆形出血斑，其中心呈白色。④Osler结节：为指和趾垫出现豌豆大的红或紫色痛性结节，较常见于亚急性感染性心内膜炎。⑤Janeway损害：是手掌和足底处直径1～4mm，无痛性出血红斑，主要见于急性感染性心内膜炎。

（三）并发症

1. 心脏

（1）心力衰竭：是最常见并发症，主要由瓣膜关闭不全所致，以主动脉瓣受损患者最多见。其次为二尖瓣受损的患者，三尖瓣受损的患者也可发生。各种原因的瓣膜穿孔或腱索断裂导致急性瓣膜关闭不全时，均可诱发急性左心衰竭。

（2）心肌脓肿：常见于急性感染性心内膜炎病人，可发生于心脏任何部位，以瓣膜周围特别在主动脉瓣环多见，可导致房室和室内传导阻滞。可偶见心肌脓肿穿破。

（3）急性心肌梗死：多见于主动脉瓣感染时，出现冠状动脉细菌性动脉瘤，引起冠状动脉栓塞，发生急性心肌梗死。

（4）化脓性心包炎：主要发生于急性感染性心内膜炎患者，但不多见。

（5）心肌炎。

2. 细菌性动脉瘤　多见于亚急性感染性心内膜炎患者，发生率为3%～5%。一般见于病程晚期，多无自觉症状。受累动脉多为近端主动脉及主动脉窦、脑、内脏和四肢，可扪及的搏动性肿块，发生周围血管时易诊断。如果发生在脑、肠系膜动脉或其他深部组织的动脉时，常到动脉瘤出血时才可确诊。

3. 迁移性脓肿　多见于急性感染性心内膜炎患者，亚急性感染性心内膜炎患者少见，多发生在肝、脾、骨髓和神经系统。

4. 神经系统　神经系统受累表现，约有 1/3 患者发生。

（1）脑栓塞：占其中 1/2。最常受累的是大脑中动脉及其分支。

（2）脑细菌性动脉瘤：除非破裂出血，多无症状。

（3）脑出血：由脑栓塞或细菌性动脉瘤破裂所致。

（4）中毒性脑病：可有脑膜刺激征。

（5）化脓性脑膜炎：不常见，主要见于急性感染性心内膜炎患者，尤其是金黄色葡萄球菌性心内膜炎。

（6）脑脓肿。

5. 肾　大多数患者有肾损害：①肾动脉栓塞和肾梗死：多见于急性感染性心内膜炎患者。②局灶性或弥漫性肾小球肾炎：常见于亚急性感染性心内膜炎患者。③肾脓肿：但少见。

三、实验室检查

（一）常规项目

1. 尿常规　显微镜下常有血尿和轻度蛋白尿。肉眼血尿提示肾梗死。红细胞管型和大量蛋白尿提示弥漫性肾小球性肾炎。

2. 血常规　白细胞计数正常或轻度升高，分类计数轻度左移。可有"耳垂组织细胞"现象，即揉耳垂后穿刺的第一滴血液涂片时可见大单核细胞，是单核 - 吞噬细胞系统过度受刺激的表现。急性感染性心内膜炎常有血白细胞计数增高，并有核左移。红细胞沉降率升高。亚急性感染性心内膜炎患者常见正常色素型正常细胞性贫血。

（二）免疫学检查

80% 的患者血清出现免疫复合物，25% 的患者有高丙种球蛋白血症。亚急性感染性心内膜炎在病程 6 周以上的患者中有 50% 类风湿因子阳性。当并发弥漫性肾小球肾炎的患者，血清补体可降低。免疫学异常表现在感染治愈后可消失。

（三）血培养

血培养是诊断菌血症和感染性心内膜炎的最有价值重要方法。近期未接受过抗生素治疗的病人血培养阳性率可高达 95% 以上。血培养的阳性率降低，常由于 2 周内用过抗生素或采血、培养技术不当所致。

（四）X 线检查

肺部多处小片状浸润阴影，提示脓毒性肺栓塞所致的肺炎。左心衰竭时可有肺淤血或肺水肿征。主动脉增宽可是主动脉细菌性动脉瘤所致。

细菌性动脉瘤有时需经血管造影协助诊断。

CT 扫描有助于脑梗死、脓肿和出血的诊断。

（五）心电图

心肌梗死心电图表现可见于急性感染性心内膜炎患者。主动脉瓣环或室间隔脓肿的患者可出现房室、室内传导阻滞的情况。

（六）超声心动图

超声心动图发现赘生物、瓣周并发症等支持心内膜炎的证据，对明确感染性心内膜炎诊断有重要价值。经食管超声（TTE）可以检出 <5mm 的赘生物，敏感性高达 95% 以上。

四、治疗原则

（一）抗微生物药物治疗

抗微生物药物治疗是治疗本病最重要的措施。用药原则为：①早期应用。②充分用药，选用灭菌性抗微生物药物，大剂量和长疗程。③静脉用药为主，保持稳定、高的血药浓度。④病原微生物不明时，急性感染性心内膜炎应选用针对金黄色葡萄球菌、链球菌和革兰阴性杆菌均有效的广谱抗生素，亚急性感染性心内膜炎应用针对链球菌、肠球菌的抗生素。⑤培养出病原微生物时，应根据致病菌对药物的敏感程度选择抗微生物药物。

1. 经验治疗　病原菌尚未培养出时，对急性感染性心内膜炎患者，采用萘夫西林、氨苄西林和庆大霉素，静脉注射或滴注。亚急性感染性心内膜炎患者，按常见的致病菌链球菌的用药方案，以青霉素为主或加庆大霉素静脉滴注。

2. 已知致病微生物时的治疗

（1）青霉素敏感的细菌治疗：至少用药 4 周。对青霉素敏感的细菌如草绿色链球菌、牛链球菌、肺炎球菌等。①首选大剂量青霉素分次静脉滴注。②青霉素加庆大霉素静脉滴注或肌注。③青霉素过敏时可选择头孢曲松或万古霉素静脉滴注。

（2）青霉素耐药的链球菌治疗：①青霉素加庆大霉素，青霉素应用 4 周，庆大霉素应用 2 周。②万古霉素剂量同前，疗程 4 周。

（3）肠球菌心内膜炎治疗：①大剂量青霉素加庆大霉素静脉滴注。②氨苄西林加庆大霉素，用药 4~6 周，治疗过程中酌减或撤除庆大霉素，防其不良反应。③治疗效果不佳或不能耐受者可改用万古霉素，静脉滴注，疗程 4~6 周。

（4）对金黄色葡萄球菌和表皮葡萄球菌的治疗：①萘夫西林或苯唑西林，静脉滴注，用药 4~6 周，治疗开始 3~5d 加用庆大霉素，剂量同前。②青霉素过敏或无效患者，可用头孢唑林，静脉滴注，用药 4~6 周，治疗开始 3~5d，加用庆大霉素。③如青霉素和头孢菌素无效时，可用万古霉素 4~6 周。

（5）耐药的金黄色葡萄球菌和表皮葡萄球菌治疗：应用万古霉素治疗 4 周。

（6）对其他细菌治疗：用青霉素、头孢菌素或万古霉素，加或不加氨基糖苷类，疗程 4~6 周。革兰阴性杆菌感染，可用氨苄西林、哌拉西林、头孢噻肟或头孢拉定，静脉滴注。加庆大霉素，静脉滴注。环丙沙星，静脉滴注也可有效。

（7）真菌感染治疗：用两性霉素 B，静脉滴注。首日 1mg，之后每日递增 3~5mg，总量 3~5g。在用药过程中，应注意两性霉素的不良反应。完成两性霉素疗程后，可口服氟胞嘧啶，用药需数月。

（二）外科治疗

有严重心脏并发症或抗生素治疗无效的患者，应考虑手术治疗。

五、护理措施

（一）一般护理

要保持室内环境清洁整齐，定时开窗通风，保持空气新鲜。注意防寒保暖，保持口腔、皮肤清洁，预防呼吸道、皮肤感染。

（二）饮食护理

给予高热量、高蛋白、高维生素、易消化的半流食或软食，注意补充蔬菜、水果，变换膳食花样和口味，促进食欲，补充高热引起的机体消耗。

（三）发热护理

观察体温和皮肤黏膜，每 4 ~6h 测量 1 次，并准确记录，以判断病情进展和治疗效果。观察患者皮肤情况，检查有无指、趾甲下线状出血、指和趾垫出现豌豆大的红或紫色痛性结节、手掌和足底无痛性出血红斑等周围体征。

高热患者应卧床休息，给予物理降温如温水擦浴、冰袋等，及时记录降温后体温变化。及时更换被汗浸湿的床单、被套，为避免患者因大汗频繁更换衣服而受凉，可在患者出汗多的时候，在衣服与皮肤之间衬以柔软的毛巾，便于及时更换，增加舒适感。

患者高热、大汗要及时补充水分，必要时注意补充电解质，记录出入量，保证水及电解质的平衡。注意口腔护理，防止感染，增加食欲。

（四）正确采集血标本

正确留取合格的血培养标本，对于本病的诊断、治疗十分重要，而采血方法、培养技术及应用抗生素的时间，都可影响血培养阳性率。告诉患者暂时停用抗生素和反复多次抽取血的必要性，以取得患者的理解和配合。留取血培养标本方法如下：

对于未开始治疗的亚急性感染性心内膜炎病人应在第 1d 每间隔 1h 采血 1 次，共 3 次。如次日未见细菌生长，重复采血 3 次后，开始抗生素治疗。

已用过抗生素患者，应停药 2 ~7d 后采血。急性感染心内膜炎患者应在入院后 3h 内，每隔 1h 1 次共取 3 个血标本后开始治疗。

每次取静脉血 10 ~20ml，做需氧和厌氧培养，至少应培养 3 周，并周期性做革兰染色涂片和次代培养。必要时培养基需补充特殊营养或采用特殊培养技术。

（五）病情观察

严密观察体温及生命体征的变化；观察心脏杂音的部位、强度、性质有无变化，如有新杂音出现、杂音性质的改变往往与赘生物导致瓣叶破损、穿孔或腱索断裂有关；注意观察脏器动脉栓塞有关症状，当患者发生可疑征象，尽早报告医师及时处理。

（六）用药护理

遵医嘱给予抗生素治疗，告诉患者病原菌隐藏在赘生物内和内皮下，需要坚持大剂量、全疗程、时间长的抗生素治疗才能杀灭，要严格按时间、剂量准确地用药，以确保维持有效的血药浓度。注意保护患者静脉血管，有计划地使用，以保证完成长时间的治疗。在用药过程中要注意观察用药效果和可能出现的不良反应，如有发生及时报告医师，调整抗生素应用方案。

（七）健康教育

1. 提高患者依从性　帮助患者及家属认识本病的病因、发病机制，坚持足够疗程的治疗意义。

2. 就诊注意事项　告诉患者在就诊时应向医师讲明本人有心内膜炎病史，在实施口腔内手术如拔牙、扁桃体摘除，上呼吸道手术或操作及生殖、泌尿、消化道侵入性检查或其他外科手术前，应预防性使用抗生素。

3. 预防感染　嘱咐患者平时要注意防寒、保暖，保持口腔及皮肤清洁，不要挤压痤疮、疖、痈等感染病灶，减少病原菌侵入机会。

4. 病情观察　帮助患者掌握病情自我观察方法，如自测体温，观察体温变化，观察有无栓塞表现等，定期门诊随诊，有病情变化及时就诊。

5. 家属支持　教育患者家属要在长时间疾病诊治过程中，注意给患者生活照顾，心理支持，鼓励协助患者积极治疗。

（黄玉蓉）

参考文献

[1] 郭继鸿，王志鹏，等. 临床实用心血管病学. 北京：北京大学医学出版社，2015.

[2] 胡大一. 心血管内科学高级教程. 北京：人民军医出版社，2009.

[3] 宁光. 内分泌学高级教程. 北京：人民军医出版社，2014.

[4] 周巧玲. 肾内科临床心得. 北京：科学出版社，2016.

[5] 彭文. 肾内科疾病. 上海：第二军医大学出版社，2015.

[6] 葛建国. 肾内科疾病用药指导. 北京：人民军医出版社，2012.

[7] 侯波，张英民，等. 实用内科疾病诊断流程与治疗策略. 北京：科学技术文献出版社，2014.

[8] 陈建. 内分泌代谢病经方治验. 北京：中国医药科技出版社，2016.

[9] 张玉顺. 卵圆孔未闭与心脑血管疾病. 北京：科学出版社，2016.

[10] 黄连军. 先天性心脏病介入治疗. 北京：北京大学医学出版社，2015.

[11] 井霖源. 内科学基础. 北京：中国中医出版社，2015.

[12] 吕坤聚. 现代呼吸系统危重症学. 北京：世界图书出版公司，2015.

[13] 杨岚，沈华浩. 呼吸系统疾病. 北京：人民卫生出版社，2015.

[14] 董卫国，魏云巍，富冀枫. 消化系统. 北京：人民卫生出版社，2015.

[15] 崔屹. 消化系统疾病合理用药. 山东：山东科学技术出版社，2010.

[16] 冯京生，任红. 泌尿系统. 上海：上海交通大学出版社，2011.

[17] 唐发宽，李俊峡，曹雪滨. 心血管疾病介入技术. 北京：人民军医出版社，2015.

[18] 李青. 中枢神经系统肿瘤病理学. 北京：人民卫生出版社，2011.

[19] 闫剑群. 中枢神经系统与感觉器官. 北京：人民卫生出版社，2015.

[20] 王丽霞，周琦. 儿科护理学. 北京：清华大学出版社，2014.